神経病理を学ぶ人のために

第4版

平野朝雄　The Harry M. Zimmerman Professor of Neuropathology, Montefiore Medical Center; Albert Einstein 医科大学病理学教授兼Neuroscience部門教授

冨安　斉　半城土とみやすクリニック・院長

医学書院

This is a Japanese language publication entitled "Shinkei-byori o Manabu Hito no Tameni" which is cataloged in the National Diet Library.
Translated title, the author and years of publication are as follows:

A Guide to Neuropathology

Asao Hirano, M.D.
　The Harry M. Zimmerman Professor of Neuropathology, Montefiore Medical Center, Bronx, New York;
　Professor, Department of Pathology, and Professor, Department of Neuroscience, Albert Einstein College of Medicine, Bronx, New York

Hitoshi Tomiyasu, M.D.
　Department of Internal Medicine, Kariya General Hospital, Kariya, Aichi;
　Division of Neurology, Department of Internal Medicine, Tokai University School of Medicine, Isehara, Kanagawa

　© Fourth edition 2003, Third edition 1992, Second edition 1986 and First edition 1976 published by Igaku-Shoin Ltd., Tokyo

　Foreign editions
　© English (First edition), 1981 published by Igaku-Shoin Medical Publishers, Inc., New York
　© German (First edition), 1983 published by Springer-Verlag, Berlin

Printed and bound in Japan

神経病理を学ぶ人のために

発　行	1976年4月15日	第1版第1刷
	1984年1月15日	第1版第6刷
	1986年1月15日	第2版第1刷
	1990年10月1日	第2版第3刷
	1992年5月15日	第3版第1刷
	2003年5月1日	第4版第1刷
	2015年4月1日	第4版第2刷

著　者　平野朝雄・冨安　斉
発行者　株式会社　医学書院
　　　　代表取締役　金原　優
　　　　〒113-8719　東京都文京区本郷1-28-23
　　　　電話　03-3817-5600(社内案内)
印刷・製本　横山印刷

本書の複製権・翻訳権・上映権・譲渡権・公衆送信権(送信可能化権を含む)は(株)医学書院が保有します．

ISBN978-4-260-10360-2

本書を無断で複製する行為(複写，スキャン，デジタルデータ化など)は，「私的使用のための複製」など著作権法上の限られた例外を除き禁じられています．大学，病院，診療所，企業などにおいて，業務上使用する目的(診療，研究活動を含む)で上記の行為を行うことは，その使用範囲が内部的であっても，私的使用には該当せず，違法です．また私的使用に該当する場合であっても，代行業者等の第三者に依頼して上記の行為を行うことは違法となります．

JCOPY　〈出版者著作権管理機構　委託出版物〉
本書の無断複製は著作権法上での例外を除き禁じられています．複製される場合は，そのつど事前に，出版者著作権管理機構(電話03-5513-6969，FAX 03-5513-6979，info@jcopy.or.jp)の許諾を得てください．

第4版 まえがき

　1953年にNew Yorkに来て，その後Neuropathologyを学ぶ道を選び47年になります。本書が出版されてから約四半世紀，そして第3版が出版されてから，すでに10年の歳月が流れました。本書の初版は電顕，第2版はCT，第3版はimmunohistochemistry，そしてこの第4版はmolecular geneticsのNeuropathologyへの導入が主流となっています。

　この間，Montefioreにおいて100人に余る日本の研究者たちとNeuropathologyをご一緒に勉強する機会に恵まれています(文献1)。この留学生の半数以上の方々は，日本に帰国されてから教授，助教授，研究所長または院長として活躍されており，Montefioreとの交流は引き続き活発に行われています。日本における学会やセミナーに毎年参加させていただき，とくに毎年春に開催されているNeuropathologyのセミナーはすでに18回となり，これに参加された若い先生方は2000人を超えます。こうした若い研究者よりこの本のサインを求められるたびに，第3版の内容では到底時代の要求に即しているとはいえず，新しい知見を加えなければ申し訳ないと痛感していました。Neuropathologyの知見は年とともに加速度的に増加し，新しいNeuropathologyの専門誌も続々と刊行されています。私自身，現在7つのjournalの編集にたずさわる立場にあり，こうした論文のreviewや，この研究室における日本の留学生との共著の論文はそれぞれ700を超えるようになりました。

　本書はこの10年間に折に触れては書き加えていった新しい知見をもとに，当研究室に留学された下記の19人の若い先生方と少しずつ追加していったものです。

　馬原　孝彦　　東京医科大学　老年病科
　池本　明人　　京都大学　病理部
　笹岡　昇　　　香川大学　脳神経外科
　杉山　一彦　　広島大学　脳神経外科
　宇山栄一郎　　熊本大学　神経内科

森田　能弘	宮崎医科大学	脳神経外科
髙橋　潤	京都大学	脳神経外科
大井　章史	金沢大学	病理
笠井　治文	関西医科大学	脳神経外科
三竹　重久	名古屋市立大学	内科
竹内　浩明	福井医科大学	脳神経外科
北井　隆平	福井医科大学	脳神経外科
飯田(柳田)真岐	東邦大学	病理
髙橋　牧郎	京都大学	臨床脳生理
冨安　斉	東海大学	神経内科
栗栖　薫	広島大学	脳神経外科
山中　一浩	大阪市立大学	脳神経外科
家本　陽一	聖隷三方原病院	病理
立川　浩	東海大学	神経内科

　とくに3年前からは飯田真岐，髙橋牧郎，冨安　斉，栗栖　薫，山中一浩，家本陽一各先生と毎週水曜日の午後に本書を初めから1頁ずつ検討し，それぞれの専門の分野からの意見を反映して大幅に改訂を行いました．その結果ほとんどすべての頁に手を加えることとなりましたが，とくにneuronとgliaの封入体，脳腫瘍のマーカーおよびWHOの新しい分類，プリオン病，tauopathy，triplet repeat diseaseやSOD1 mutationを伴う家族性ALSなどのdegenerative diseases，現在までに同定されているgeneの記載はほとんど全文を書き改めることとなりました．

　本書は，快く共著者になってくださった冨安　斉先生が，ご親切にもワープロで改訂文を挿入してくださり，種々の不備な点を補いながら，特にmolecular geneticsの知見についての追加をしてくださったことは本書の改訂に直接の励ましとなりました．

　私達の恩師であるDr. Harry M. ZimmermanのNeuropathologyに対しての長年にわたる偉大な貢献を後世に伝えるために，MontefioreにおいてThe Harry M. Zimmerman Professor of NeuropathologyのChairが1995年6月12日に創立され，盛大な式典がManhattanのEssex House Hotelで挙行されました．その初代のChairに就任させていただく光栄に浴しましたことは，私にとりまして誠に身に余る名誉なことと感激しております．Dr. Zimmermanはその約1カ月後の7月28日に93歳で亡くなられました（文献2）．

　私は毎日Dr. Zimmermanの大きな肖像画が掲げてある部屋でNeuropathology一筋の道を歩み続けています．この肖像画の中でDr. Zimmermanはかつて最もお好きで，毎年必ず7月の夏休みを過ごしておられたConnecticutの大きな農場で，ボウタイをつけ，パイプをくゆらせて座っておられ，穏やかで思いやりにあふれるスマイルで毎日あたたかく見守ってくださいます．私は本当に偉大なNeuropathologyの恩師であるDr. Zimmermanの在りし日を生き生きと思い出すとともに，現在でもDr. Zimmermanの薫陶を受けていることを実感しております．

この度，改訂される第4版が日本の若い研究者のNeuropathologyを学ぶ何かの手引きとなり，恩師の恩恵にいささかでも報いることができればこれに勝る喜びはありません。

文献
1. Hirano A. Visiting scientists from Japan. Division of Neuropathology, Montefiore Medical Center, New York. Neuropathology 2000 ; 20 : S98-S111
2. Hirano A. Obituary. Harry M. Zimmerman, M.D. (1901-1995). J Neuropathol Exp Neurol 1996 ; 55 : 127-128

　2003年2月

平野朝雄

初版 序

 このたび Albert Einstein 医科大学の平野朝雄教授によって「神経病理を学ぶ人のために」という専門書が世に出されることとなった。このことは，神経病理学を学ぶ人びとはもちろんのこと，神経内科学，脳神経外科学および関連領域の人びとにとって，平野教授から新しい知識の糧が与えられる契機となり，本書の完成に，心からの感謝と祝福を申しのべたいと思う。

 平野教授は，群馬県ご出身の方で，旧制の新潟高等学校をへて，京都大学医学部を昭和 27 年に卒業された。当時，大阪にあった米陸軍病院が，日本人のインターン生を初めて募集した折に，私は九州の田舎から応募したが，2 名の採用者のなかに平野先生と私が幸いにも含まれていた。これが平野先生と私の出会いであった。
 その後，2 人で同じ下宿で勉強し，一緒に楽しいインターン生活を送ることができた。このとき，平野先生がたいへんな勉強家であることを知った。学生時代に沖中著「内科書」3 巻の全頁に赤線が入れられ読了されていることを知ったときは，大きな驚きであり，また脅威でもあった。しかしゲーテのファウストを愛読され，古典音楽，とくにバッハやベートーベンを楽しむ趣味の人であり，謙遜で，誠実で，かつ純粋な精神を持たれた，心豊かな方であることを知った。
 幸いにして，インターン終了後，昭和 28 年の初夏に，2 人とも米国留学の機会を得ることができた。この頃のある日，京都大学脳外科の荒木千里教授宅を 2 人揃って訪問し，将来の進むべき道を乞うたのである。
 荒木千里教授は，わが国における脳神経外科学の開拓者の 1 人であるが，私ども 2 人の申出に心よく応じられ，つぎのように申されたのである。「日本では脳外科が次第に発展しているが，神経内科学がまったく育っていない。米国で勉強するなら神経内科学がよい。そして開拓者の道は，いずこも厳しいことをよく知っておくように」とさとされたのである。

平野先生と私は，このときのことを一生忘れないだろう。それは2人とも，神経内科学を学ぶことを決心し，将来の進路を誓いあったからである。まさに師の一言によって，平野先生も私も運命が決められたといっても過言ではない。

　昭和28年，米国に渡り，New York の Montefiore 病院で一緒に生活しつつ，お互いに励まし合いながら Neurology の勉強に情熱をもやしたのである。

　そのとき以来，今日に至るまで約23年間，平野先生は米国に留まられ，神経内科学の訓練をおえられてから，Zimmerman 教授の門下生となって，神経病理学ひとすじに研鑽をつづけられているのである。神経内科学の臨床を充分に経験された上での神経病理学探求であったことが，先生にとって臨床と病理の関連性に重みが加えられて，それが測りしれない実力の基盤となっていると思うのである。

　Zimmerman 教授は，学問に対しては極めて厳しく指導される方であるが，反面，非常に暖かい心を持たれた人柄で，日本人をよく理解し，かわいがって下さった。この恵まれた環境の下で，平野先生は，すくすくと成長され，グァム島での parkinsonism-dementia complex では，米国の神経病理学会から金賞をうけられ，最高の栄誉に輝かれたのである。そして今日，神経病理学者としては，「世界の平野」として，その実力を高く評価されるまでに大成された。先生の求道者のごとき厳しい日常の修道を知っている私は，今日の神経病理学における評価は当然のことと理解できるのである。

　本書は，平野教授のまえがきにもあるように，Albert Einstein 医科大学の学生やレジデントのための講義を土台とされている。したがって記述は，極めて直截簡明であり，図も多く，しかも健全である。このことは，平野教授が，多くのもののなかから精錬醇化された知見のみをもととされたからであろう。けだし神経病理学における英知の書ともいうべきであろう。

　この書物は，日本の若いこれからの人びとのために，遠い外国の地から，著者が祈りをこめて書かれた最高の贈物であるように感じられる。永年，日本を離れた一学者の故国への愛の表現であり，また激励の言葉でなくてなんであろうか。私は，著者の暖かい心づかいに対し，心から感謝を申し上げたい気持で一杯である。そして，平野教授の多くの友人の中の1人に加えられていることを恐縮かつうれしく思う次第である。

　本書の内容は，きわめてユニークであり，かつ最高の専門家によるものであり，最も広く読まれるにちがいない。そして多くの若い人びとに強い感化を与えることだろう。

　最後に，本書の出版に対し，ご協力をいただいた医学書院の所沢綾子氏に対し，厚く謝意を表したい。

　5年前，1971年の晩秋，New York 郊外の静かなご自宅を訪問し，旧交を温めながら楽しい

1日を送ることができたとき，私はふとゲーテの「人間は努める間は，迷うものである」という言葉を思い出した。平野教授のよく口にされるもので，平野教授は，研究にますます努力を傾倒されていた。多くの迷いもきっとあるにちがいない。平野教授のご健康を祈りつつ私の序文としたい。

　　昭和51年2月20日

川崎医科大学　内科学教室
教授　荒木淑郎

第3版 まえがき

　神経系に対する関心は医学の分野のみならず，一般社会においても，加速度的に高まり，老人性痴呆，Alzheimer病，AIDSの問題は，TVやニュースメディアの主要テーマの一つとして頻繁にとりあげられ，21世紀は脳の時代であるともいわれている。neuroscienceに関する雑誌や参考書のこの数年間における急速な増加は驚異的である。5年前に本書の第2版のまえがきを書いて以来，現在までにreviewした欧米の神経病理の雑誌の論文は200をこえる。その間に当研究室で学ばれた日本人の研究者は33人におよぶ。

中州　　敏　　滋賀医科大学　脳神経外科
加藤　丈夫　　山形大学　第3内科
黒岩　敏彦　　大阪医科大学　脳神経外科
水澤　英洋　　筑波大学　神経内科
新宅　正純　　大阪日赤病院　病理主任
河野　寛一　　福井医科大学　脳神経外科
欅　　　篤　　天理よろづ相談所病院　脳神経外科
松本　禎之　　北野病院　神経内科
末長　敏彦　　京都大学　神経内科
高木　　誠　　東京都済生会中央病院
高松　淳一　　国立肥前療養所
上松　右二　　和歌山県立医科大学　脳神経外科
後藤　　恵　　熊本大学　脳神経外科
日高　徹雄　　岩手医科大学　脳神経外科
加藤　修一　　東京都立神経病院　神経内科
呉　　勝洋　　昭和大学藤が丘病院　病理
佐藤　健吾　　浜松医科大学　脳神経外科
脇　理一郎　　国立循環器病センター
塩田　　敬　　埼玉医科大学　病理
小川　道子　　浜松労災病院　神経内科

伊東　秀文	北野病院　神経内科
陣内　敬文	長崎大学　脳神経外科
西岡　　宏	東京医科大学　脳神経外科
伊井　邦雄	徳島大学　病理
松田　一己	国立療養所静岡東病院　脳神経外科
加藤　信介	鳥取大学　脳研病理
芳川　浩男	大阪大学　神経内科
坂本　静樹	日本医科大学　第2内科
川並　　透	山形大学　第3内科
馬原　孝彦	東京医科大学　老年科
池本　明人	北野病院　神経内科
小保内主税	岩手医科大学　脳神経外科
柴田　亮行	東京女子医科大学　第1病理

　そしてこれらの方々と書いた論文も200をこえる。こうした新しい知識をとり入れて，第3版は大幅に書きかえ，または書き加えた。一方，"IV．神経病理学の参考書および専門雑誌"の章はあまりに急増し，それだけで多数の頁を要するので省略した。しかし主要な参考書はそれぞれの分野に記述した。誠に本書の初版を書いた1976年とはまさに隔世の感がある。こうした神経系統の学問の発展と普及は想像以上で，実に慶ばしいことであると同時に，その内容の取捨選択が一方ならぬことをひしひしと実感している。

　毎年春に脳神経外科は観音寺市，日本脳神経研究所の松井孝嘉先生，神経内科は，大阪市北野病院の今井輝國先生を中心に同門の方々や同志の方々に支援していただき，神経病理セミナーを開催し，すでに6回に及んだ。本書をひもといてくださる方々に少しでも，私達のたづさわっている神経病理のup-to-dateの知識をお伝えしたいと思って，気のつく度に少しずつ手を加えて来たのがこの第3版である。ちなみに筋生検の方法の項は神経病理セミナーにおいてこのテーマを担当していただいた東京都立神経病院の宮本和人先生にお願いしたところ，快諾していただいた。神経内科において不可欠のこの分野を簡潔に紹介していただいたことを感謝しております。

　この稿を終るにあたる時に，鳥取大学医学部附属脳幹性疾患研究施設にて中村晴臣名誉教授の下で学ばれた加藤信介先生が当研究室に参加された。幸いにも加藤信介先生が積極的に本書の改訂の部分を含め全頁目をとおし，大変に木目の細かい行き届いた訂正をしてくださった。誠に有難く感謝しております。同時に現在当研究室におられる伊東秀文，坂本静樹，川並　透先生にいろいろと協力支援していただいたことを，そして私達の恩師 Dr. H.M. Zimmerman および，Montefiore Medical Center にて長年一緒に神経病理にたづさわっている Dr. J.F. Llena に厚くお礼を申しあげます。

　1990年秋の京都における国際神経病理学会の折に Montefiore Medical Center の同門会が

谷　栄一（兵庫医科大学）教授を始め80人余りの諸先生方により宝ケ池プリンスホテルにおいて盛大に挙行され，Dr. & Mrs. H.M. Zimmerman 始め皆様と御一緒の楽しい夕を過すことが出来ましたことは忘れられない感激でした。今度の改訂がこうした方々の御厚意に対し，万分の一でも報いることが出来，神経病理を学ぶ志の方々にお役にたつことが出来れば，これにすぎるよろこびはありません。

　1991年10月

平野朝雄

第2版 まえがき

　本書が1976年に出版されてから10年近い年月が流れた。そしてこの本についての若い読者の卒直な反響と，先輩・友人の心温る御支援は，私にとって神経病理を学ぶ道を辿ってきたことの，何よりのよろこびと生きがいを感じさせてくれた。

　一般に，形態学は他の分野に比べて，新しい所見を得ることは困難でも，いったん得られた像は長い間その価値を保持するといわれている。この原則は正しい。しかし加速度的な科学技術の進歩は，疾患の変遷にも影響を及している。老化の問題，公害の問題に加え医療の進歩に伴って，ウイルス，真菌，寄生虫などのテーマが古い衣をやぶって新しい問題として登場してきている。AIDS も New York では深刻な疾患である。一方，CT の開発や電顕，免疫組織学の普及・進歩・適用により新しい知見が続々と生れている。医学の分野で，神経系についての関心の高まりは，出版される成書，雑誌の数からみても如実に知ることができる。現在，六つの専門誌の editorial や advisory board に携わり，1年に少なくとも 40〜50 の paper を review する責任のある立場におかれ，この実感は一入である。

　医学書院の方々により改訂版のおすすめをうけたのは，初版を出して1〜2年後である。1978年に Washington で開かれた第8回国際神経病理学会において，私の担当した presidential symposium に参加をお願いした生田房弘教授にそのことを御相談したのがつい昨日のことのように思い出される。しかし私自身現職のこととて，毎日の忙しさに心ならずもペンをとる充分な余裕をもたず，今日に至った。

　本書は医学書院のおすすめにしたがい，初版の趣旨を保ちながら，新しい知見を追加したいと希望してペンをとった。しかし「II．細胞からみた神経病理学」は全面的に書き直し，紙面も大幅に増加せざるをえないことになった。各論ではとくに変性疾患はほとんど書き変えた。初版に掲載された38枚の写真や図を除き，44枚の新しいものを加えた。内容の増加に伴う頁数の増加をおさえるために，差支えのない程度に写真の縮小を行った。文献は新しいものにして

古いのは多数を取り除いた。初版のままで読んでいただくことはあまりにも時代にそぐわないので，書き改めたいことはあまりにも多いが，時間的制約と紙面の制限を考慮して，今回は思いきってこの改訂で，出版させていただくことにした。

この本の初版の日本語版は，総論を主にして1981年に英文版，その後，1983年にドイツ語版として出版された。一方標本の白黒の写真は初心者にはわかりにくいので，1980年にカラーアトラス神経病理（Color Atlas of Pathology of the Nervous System）を日本語，英語，フランス語で出版して戴き，幸いに好評を得ている。本書の光顕の不足の部分は，これにて補って戴ければ幸いである。

初版のあとがきを削除したので，その一部をここに追加して述べる。本書もカラーアトラスも神経病理学の一般を浅く広く知ってもらうために書いたものである。一つ一つの事項を参考書として索引し，調べるための本ではない。初版と同様に文献もごく少数の最近の review や当研究室からの論文のなかから選び，それも電顕的所見のものを主としてとり入れた。新しく追加された当研究室よりの文献は殆んど初版の出版後に日本から留学された50人近くの方々のものである。一般の文献についてはIV章に紹介した成書を参照して戴きたい。肉眼的写真は私が Montefiore Medical Center にきて以来，現在まで集積された膨大な記録の中から少数のものを選んだ。顕微鏡写真もすべて当研究室の材料から選び，電子顕微鏡写真の殆んどは著者自身が作成したものである。これらには光学顕微鏡写真では省略した倍率を記入した。これは読者のなかには，光顕と異なり電顕の写真には，まだ慣れてない方々もあると思ったためである。

本書の改訂にあたり，医学書院の方々，とくに担当された三輪　敏氏，島田征志氏には格別な御支援と御世話にあずかった。更に三輪氏のはからいで厚東篤生先生は全文に目を通し，数々の貴重な用語についての修正をして下さった。これらの方々と共に現在当研究室にて神経病理の研究に携わっておられる日下博文，山本　徹，加藤丈夫，森村安史，中洲　敏，鳴海　新，黒岩敏彦先生に校正のお手伝いをしていただきましたことを心から御礼申しあげます。そして最後に私の神経病理学の恩師である Dr. H.M. Zimmerman および Montefiore Medical Center の Neuropathology の人々の御支援を深く感謝しつつ擱筆します。

1985年10月

平野朝雄

初版 まえがき

　終戦後，なお日の浅い1953年（昭和28年）の春，intern修了後（日本で初めての制度），京都大学第一外科（荒木脳外科）に憧れて入局の願書を提出した後，間もなく，当時としては比較的まれな米国留学の機会を得た．

　早速，internを共にして同じような立場にあった荒木淑郎先生（現在，川崎医大内科教授）とともに，母校の恩師の荒木千里教授（往年脳腫瘍の大系を確立した米国のDr. P. Baileyの下で学ばれた）にご意見を伺ったところ，米国に留学するのもよろしいが，折角ゆくのなら，現在の日本にない，すなわち日本では本格的に学ぶことのできない学問を選ぶべきであり，荒木教授のお考えでは臨床神経内科が現在の日本ではぜひ必要とのことで，この一言で目的を得て，片道切符と30ドル（当時のドルの国外持ち出しの最大限）をもって横浜を同年6月1日に出航した．

　このMexico丸という大阪商船の貨物船は出航後間もなく，レーダーが故障したが，乗務員たちは真摯な目で航路を導き，霧のSan Franciscoに6月14日に無事入港した．

　あとから，この航海が当時の日本での太平洋横断最短記録を確立したと聞き，数少ない船客の一人となった，まったく思いがけないできごとに驚いたのを今でも楽しく思いおこす．

　臨床神経学をresidentとして3年学んでいる間に，神経疾患の診断には正確な神経病理の裏付けがぜひとも必要であることを切実に感じた．折も折り，神経病理学の世界の大家であるDr. H.M. Zimmerman（平沢　興元京大総長と共に，昔ドイツのSpielmeyerの門下で学ばれておられる）の情熱あふれる講義に傾倒し，門下に加えていただき，ひたすら，その道一筋を歩んでいくうちに20年の歳月が夢のように流れていた．

　この間，前半の10年はまさに米国における神経病理学の古今未曾有の発展期であった．

電子顕微鏡，組織化学，生化学，組織培養を始め，数々の強力な新しい技術が続々と導入され，古典的な神経病理学の基礎の上に目ざましい発展が，驚異的速度で確立されていった。

Dr. Zimmerman の研究室で親しく教えをうけ，また，机を並べて学んだ数々の先輩，友人は現在，神経病理学，臨床神経学，神経外科学の分野で，まさに世界的な最高指導者層のうちにある。これらの人々から，今もって貴重な教えや，励ましを与えてもらえる環境にあることは誠に幸甚の至りである。

Dr. Zimmerman の下で研究された日本の諸先生を留学の年代順にみても，荒木淑郎先生，小川和朗先生（現関西医大教授），景山直樹先生（現名古屋大学教授），生田房弘先生（現新潟大学教授），豊倉康夫先生（現東京大学教授），徳臣晴比古先生（現熊本大学教授），谷　栄一先生（現兵庫医大教授），と第一流の学者が現在，日本で活躍しておられ，そのほかに現在，アメリカで教授，または助教授として活躍しておられる日本の先生方には，鈴木衣子，塚田義雄，岡崎春雄，富安有和美の諸先生方がおられる。

これらの先生方と，一緒に学ぶことができたことが誇りと共になつかしく思い出される。

後半の10年，とくに1965年以降，すなわち Montefiore Hospital and Medical Center の Division of Neuropathology の Head として，Dr. Lucien J. Rubinstein（現 Stanford 大学教授）の後継として Office に移って以来，Dr. Zimmerman の門下に入ってくる多数の若い人々に手をとって神経病理を教える立場におかれるようになった。

入局してくる人々は多様な専門分野から集まるために，神経病理を将来専攻する少数の人のほかは，臨床神経内科，脳外科，一般病理からの residents や fellows であり，その期間も，3カ月から6カ月という短期間の制約のために，いかんせん，その修練は浅く広くならざるを得ないのが実情である。

さらに，深刻な問題として，後者の場合は神経病理を生涯専攻する意図がないために，難解な議論の多い理論的問題より，平易で臨床に直接関連する知識を，そのものずばり式に知りたがる傾向があるが，それはもっともなことである。

もっとも極端な実例をあげるならば，毎年行っている Albert Einstein 大学の2年生や3年生の学生に対する講義および実習がある。医学用語の基礎さえ不十分な学生に，約3週間で神経病理全般を教えるむずかしさは想像にかたくない。

初心者と学生に，まず第一に教科書はなにがいいかと尋ねられ，私は本当に当惑してしまうのである。

数々の立派な専門書はあるものの，3カ月，6カ月，1カ年の短い間で，将来，神経病理を専門としない人に，手引きとなるような本は，私の知る限り，英文では適当なものが極めて少ない。しかも，それらの稀有の本ですら，新しい時代の激しい学問の進歩の流れの中に，すっかり影をひそめてしまっている。

15年前に私が好んで読んだ諸教科書は，すでに過去の懐古的記念的存在となり，誠に残念な

がら，到底，現在の欲求を満たすものではなくなってしまっている。

　先年，正確にいえば1973年5月2日正午に，まったく思いがけず，医学書院の所沢綾子氏にMontefiore Hospital and Medical Centerで，初めてお目にかかった折に，神経病理学の教科書を日本語で書いてはとのお話があり，よく考えて欲しいといわれた。

　久しく以前,「脳と神経」に連載された武谷止孝先生の「神経組織学を学ぶ人の為に」という極めて立派な総説を読み，日本語で標本のみかた，神経病変の意味を知ることの喜びに非常な感銘をうけた。豊倉康夫先生がNew Yorkにわざわざ持ってこられた武谷先生のこれらの別冊をすべてお借りして，一字一句清書して座右のみちびきとして愛用したことを忘れることはできない。

　私は毎日，脳をしらべ，光学顕微鏡をのぞき，電子顕微鏡の写真をとって，当研究室の人々と教え合い，学び合っての生活をつづけている。ところが近年，深刻化する米国の National Institutes of Health その他の研究ならびに教育 training grant の廃止，または極度の制限のために，日本の研究生を当研究室にお迎えするには，日本のfundやgrantを利用できる人以外はほとんど不可能となり，当研究室への数々の日本の優秀な方々の切々たる要望にもかかわらず，折角のご希望におこたえすることができないことは，私にとって誠に遺憾なことである。
　私自身は現在は最も軌道に乗って研究できるときであり，このときに，共に学んでいただける日本の方があれば私にとってはなによりのことである。
　とくに，往年の夏（1972年）に，国際組織細胞化学学会への出席を機に，10年ぶりに日本を訪れた折に，思いがけず諸先輩のご好意により，東大学士会館，名古屋中日ビル，岐阜大，新潟大脳研，慶応大内科でお話をさせていただく機会を与えていただいた。そのとき，私の日本語での始めての speech にもかかわらず，過分の温いご厚情あふれるご支援をいただいたことは，私にとって一生涯の忘れがたいよき思い出となった。
　このことに刺激され，この際，思いきって，ありのままに，たとえ下手でも率直な表現で，米国で今まで私自身で歩み学んだ神経病理を一面なりとも書いて知っていただくことは，日本の同好の方々に対して，なんらかの新しい参考になり，また一面，温いご支援をいただいた方々に対し，ささやかな恩返しになるのではないかと考えるようになった。

　一方，私の神経病理は米国で学び始め，私の出版した学術論文はすべて英文で，唯一の日本文は，Guam島に1年滞在した折に，余暇にまかせて書いた博士論文という現状で，学問的内容のほかにも，日本語の表現について懸念せざるをえない。とくに現在は漢字やことば使いがすっかり変わり途方にくれるのである。
　でも，知っていただきたいと思う気持ちが形式や表現のいたらなさに対する懸念を片隅に追

い込んでしまうほど，高揚していることは事実である．

　幸いにして，第一稿の終了したときに，東京大学より松井孝嘉先生が1973年当研究室にresearch fellowとしてこられ，ご親切にも快く清書を手伝って下さるとのことで，ご好意に感謝し，お願いすることとなった．

　現在，電子顕微鏡写真は，すべての形態学分野に不可欠のものであるにもかかわらず，現行の臨床神経学関係の大部分の米国の教科書，および専門雑誌には，往々にして飾り程度にしか採り入れられていない．
　本書はその点，微細構造からみた臨床神経学，神経病理学という新風をとり入れることを試みてみた．
　著者の意図がなんらかの形で一歩なりとも，日本の神経学の普及に貢献できて，私なりの病理に対する見方なり，考え方にご批判をいただければなによりの喜びである．

　1976年

平野朝雄

カラー口絵
免疫染色の効果

　ここ数年間に神経病理学において画期的な貢献をし，日常の診断および研究に不可欠な役割を果たしているのが免疫染色である。従来の神経病理学の特殊染色が果たしてきた役割をさらに深め，いかなる蛋白質を標識しているのか判定できることが大きな効果である。ここに付録として，いくつかの代表的な例をカラー写真で示す。

　脳腫瘍の症例は，hematoxylin and eosin（H.E.）染色と，それに相当した標本の免疫染色を施した同一倍率の所見を対比して免疫染色の効果が明瞭に認められた症例として掲載した。次に正常の下垂体に存在する folliculo-stellate cell が免疫染色でみられることを示した。それ以降の変性疾患においては，各種の免疫染色のみを選んで，若干ではあるが，その代表例を掲載した。ここに掲載した免疫染色は，すべて適当な counter-stain を施してある。

　本書の初版の特色は電子顕微鏡を主軸にした点で，第2版では CT の活用が加わったことであった。第3版では多くの改訂の中で，最も大きな役割を占めているのが，免疫染色の活用であり，はじめてそのカラー写真を巻頭口絵として載せることにした。

　今回，第4版を出版するにあたり，脳腫瘍では，Ki 67 染色の有用性を示し，変性疾患のところでは Gallyas 染色と α-synuclein 染色について追加をした。

hematoxylin and eosin(H.E.)染色と免疫染色との対比でみる組織像

腎癌の脳内転移

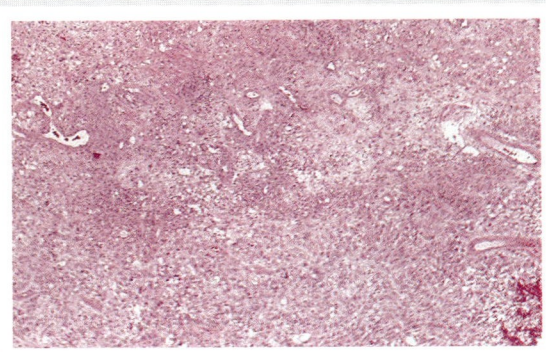
H.E. 染色 ×40

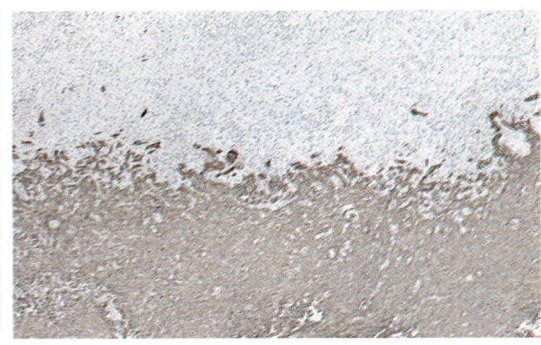
免疫染色, cytokeratin ×40

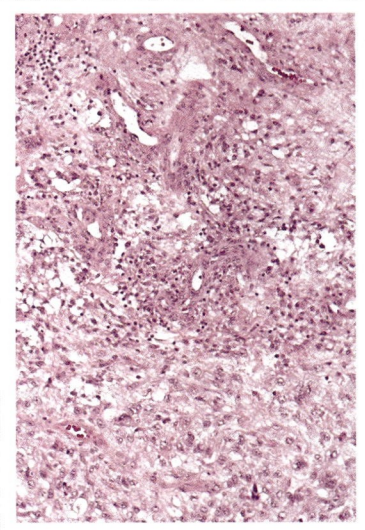
H.E. 染色 ×100

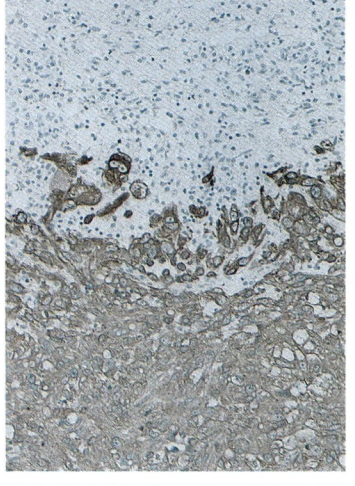
免疫染色, cytokeratin ×100

H.E. 染色では病巣の性質および領域はわかりにくいのに対して，cytokeratin に対する免疫染色を施した場合に，cytokeratin 陽性の細胞群が明白に強く染まり，脳組織から区別されているのが認められる。この患者は85歳の男性で左前頭葉部に腫瘍が存在し，摘出された。H.E. 染色では，腫瘍の部分およびそれに対する反応性の脳組織の部分の区別がしにくく，さらに腫瘍細胞が上皮性の転移巣であるか，悪性の glioma であるかはっきり判定できかねる像を呈していた。しかし，褐色に染まった cytokeratin 陽性の細胞群がみられたことから，glioma ではない上皮性腫瘍であることがわかった。さらに，この患者は腎癌の病歴があり，脳内転移であることが診断された。この症例は，glial fibrillary acidic protein(GFAP)陽性の反応性 astrocyte が脳組織内に認められている。glioblastoma multiforme に cytokeratin が染まる場合も存在するが，一般には上皮細胞の marker として利用されている(307頁参照)。

> hematoxylin and eosin(H.E.)染色と免疫染色との対比でみる組織像

下垂体腫(prolactinoma)

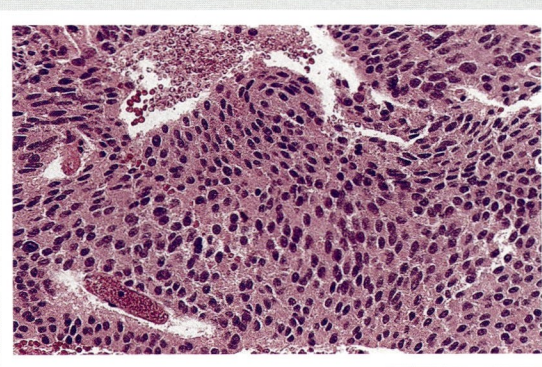

H.E. 染色 ×200

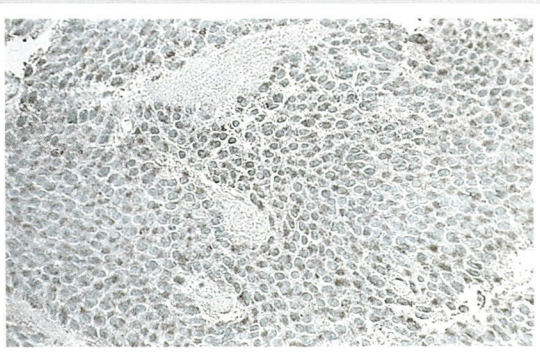

免疫染色, prolactin ×200

H.E. 染色では，従来 chromophobe adenoma とよばれているように，細胞体内のホルモン顆粒が乏しいので，判定が難しかった。免疫染色により prolactin 産生腫瘍であることが証明され，血中 prolactin 濃度の上昇を裏づける所見となっている(348 頁参照)。この症例は 65 歳女性であった。

転移性 amelanotic melanoma

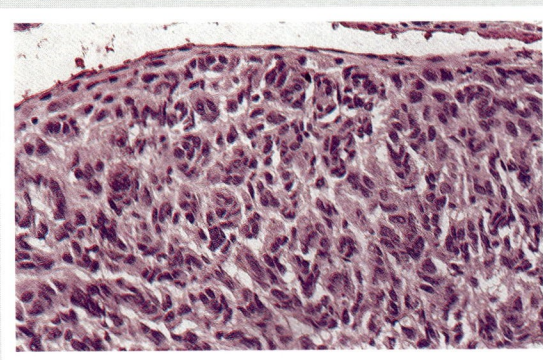

H.E. 染色 ×200

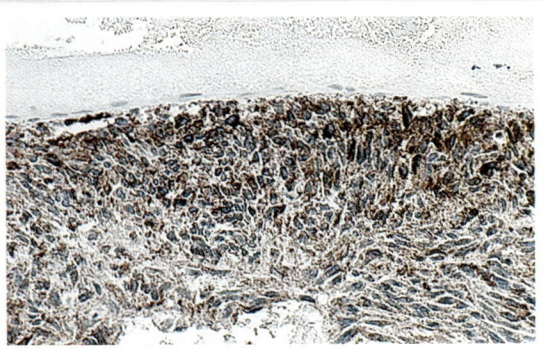

免疫染色, melanoma specific antigen ×200

melanoma の診断，とくに amelanotic melanoma の場合には，留意していないと誤診しやすいものである。H.E. 染色に比べて melanoma specific antigen が強陽性に染まる腫瘍細胞が認められることから，診断に役に立つ(307 頁参照)。腫瘍に面する血管の内皮細胞が陰性である。この患者は，腋窩リンパ節より amelanotic melanoma が摘出され，診断されていた。脳内の転移果は左頭頂葉内であった。

hematoxylin and eosin (H.E.) 染色と免疫染色との対比でみる組織像

リンパ腫 (lymphoma)

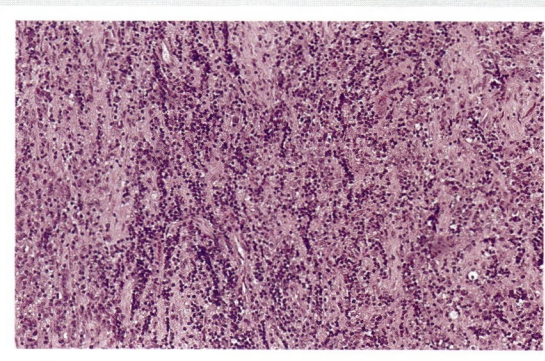
H.E. 染色　×100

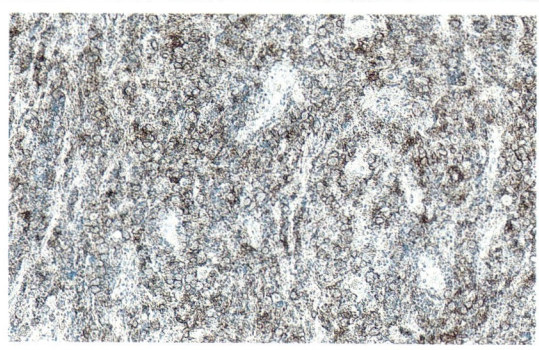
免疫染色，B cell marker (L-26)　×100

AIDS 患者の第六頸椎椎体に発生した腫瘍で，末梢神経へ浸潤していた症例である。H.E. 染色では，末梢神経に浸潤している lymphoma がみられるが，B cell marker である L-26 を用いた免疫染色では，lymphoma 細胞のみが染色されている。しかし，同じ標本が S-100 蛋白の免疫染色では Schwann 細胞が染まり，さらに T cell marker を用いた免疫染色では，反応性の小型リンパ球が，それぞれ陽性に検出されている (365 頁参照)。

neurocytoma

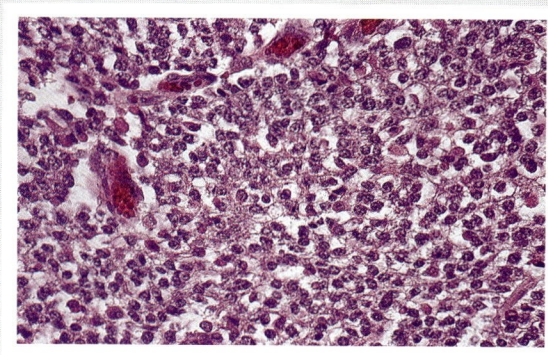
H.E. 染色　×250

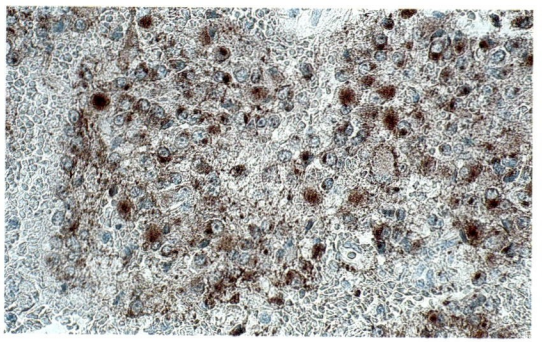
免疫染色，synaptophysin　×250

H.E. 染色をみると，この腫瘍は oligodendroglioma のような像を呈している。しかし，synaptophysin を用いた免疫染色では，この細胞が synaptophysin 陽性の物質をもっていることから，神経細胞から由来する腫瘍であることがわかる。43 歳の男性で，Monro 孔周辺部に発生した脳室内 neurocytoma である (333 頁参照)。

> hematoxylin and eosin (H.E.) 染色と免疫染色との対比でみる組織像

下垂体内 folliculo-stellate cell

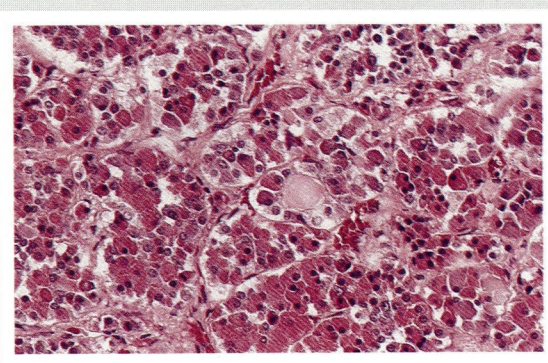

H.E. 染色 ×200

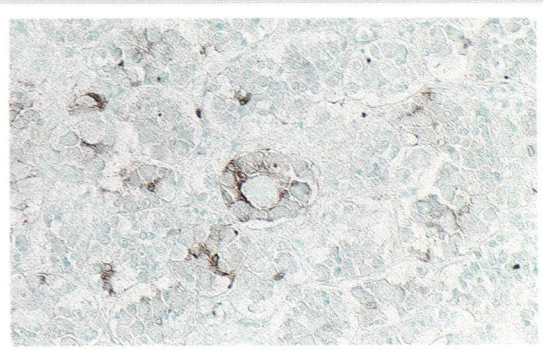

免疫染色, S-100 蛋白 ×200

folliculo-stellate cell とよばれる細胞は正常の下垂体内に存在しているのであるが, H.E. 染色ではどこにあるかわからない。しかし, S-100 蛋白の免疫染色では, はっきりとこの細胞が陽性に染め上がってみえる。この細胞は GFAP にも陽性である。電子顕微鏡では, はっきりと下垂体内ホルモン産生細胞とは区別される (351 頁参照)。本症例は 42 歳の男性である。

> 免疫染色でみる腫瘍の組織像

central neurocytoma   glioblastoma

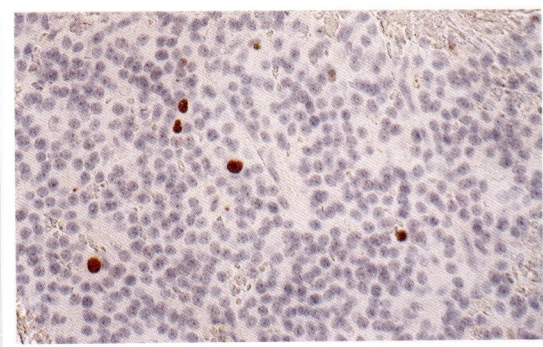

免疫染色, Ki 67

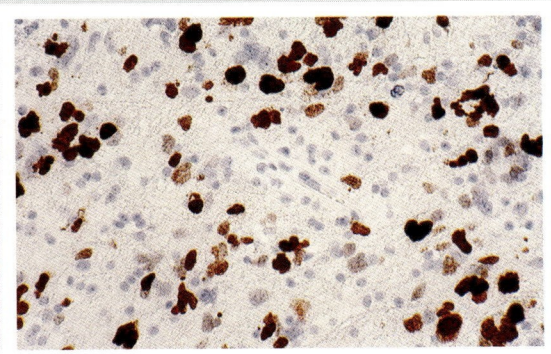

免疫染色, Ki 67

central neurocytoma の Ki 67 免疫染色 (左)。この腫瘍細胞の核はほとんど陰性で, ごく少数の細胞が陽性である。この index は低く mitotic activity に乏しい良性腫瘍である。glioblastoma の Ki 67 免疫染色 (右)。mitotic index は非常に高い悪性腫瘍である。

免疫染色でみる変性疾患の組織像

diffuse plaque

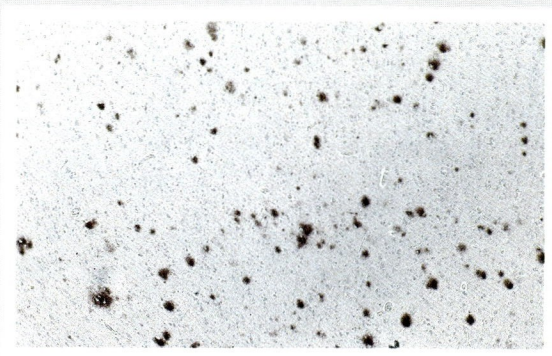

72歳女性で，Alzheimer病のhippocampal gyrusに認められた散在する大小さまざまのdiffuse plaque。H.E.染色では，diffuse plaqueはみえないが，β-protein免疫染色では，このようにはっきりみえる（162頁および409頁参照）。この症例の他の部位には，典型的な老人斑も認められた。

免疫染色，β-protein ×40

典型的な老人斑

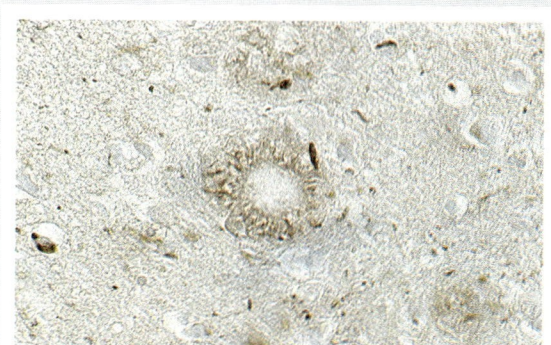

68歳男性で，Alzheimer病の側頭葉皮質にみられた典型的な老人斑。中央部に存在する陰性のamyloid coreを取り込んで，paired helical filament(PHF)陽性の構造物が認められる。これは，神経細胞の腫大した突起の中に存在するAlzheimer神経原線維変化のepitopeの一つを認識している（157頁および409頁参照）。この図の3時方向に小型神経細胞体の中にある。Alzheimer神経原線維変化も認められる。

免疫染色，PHF ×400

反応性 astrocyte

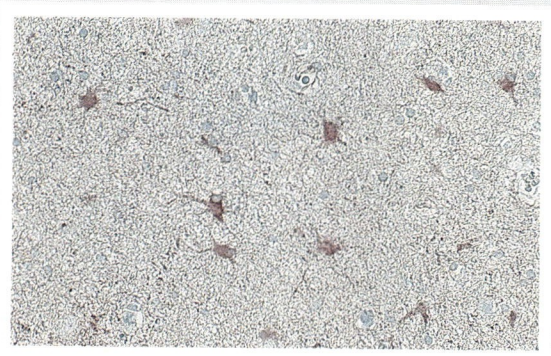

64歳女性の大脳の梗塞部周辺に認められた反応性のastrocyte。astrocyteの細胞体およびその近辺の突起がとくに目立ち，典型的な星状の像を示している。glial fibrillary acidic protein(GFAP)はastrocyteに最もよく用いられる免疫染色のmarkerである（306頁参照）。

免疫染色，GFAP ×200

免疫染色でみる変性疾患の組織像

脊髄前角細胞内 Alzheimer 神経原線維変化

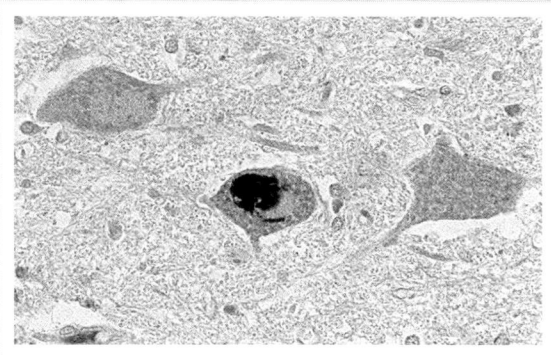

免疫染色，tau ×400

Guam 島の 59 歳，Chamorro 族の男性で，parkinsonism-dementia complex の患者の脊髄にみられた前角細胞。中央部にみられる神経細胞体内に tau 陽性の構造物が存在する。これは Alzheimer 神経原線維変化に相当する（104 頁参照）。

錐体細胞内 Alzheimer 神経原線維変化

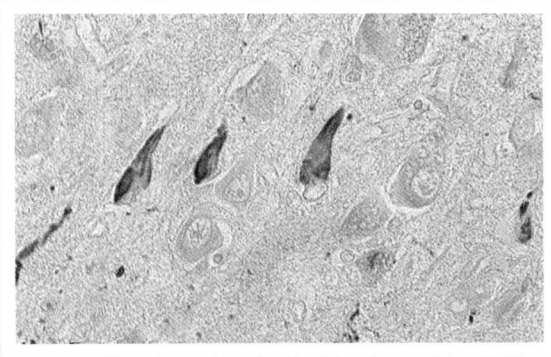

免疫染色，tau ×400

68 歳女性。Alzheimer 病。
Ammon 角における錐体細胞内に認められた tau 陽性の Alzheimer 神経原線維変化。炎状にみえる細胞体内の Alzheimer 神経原線維変化が比較的選択的に，この tau 免疫染色では陽性に染色されている（99 頁および 410 頁参照）。

錐体細胞内 Pick 小体

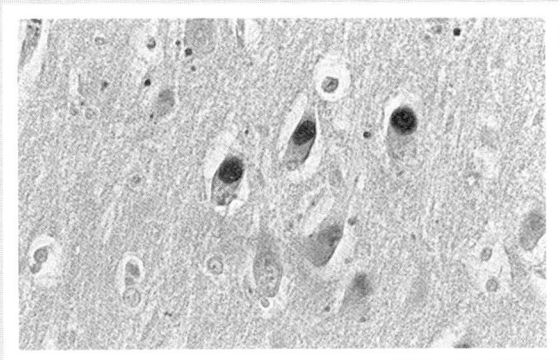

免疫染色，ubiquitin ×400

62 歳女性。Pick 病。
Ammon 角の錐体細胞内に存在する Pick 小体が ubiquitin 陽性に染色されている（120 頁および 413 頁参照）。

免疫染色でみる変性疾患の組織像

大脳皮質神経細胞内 Lewy 小体

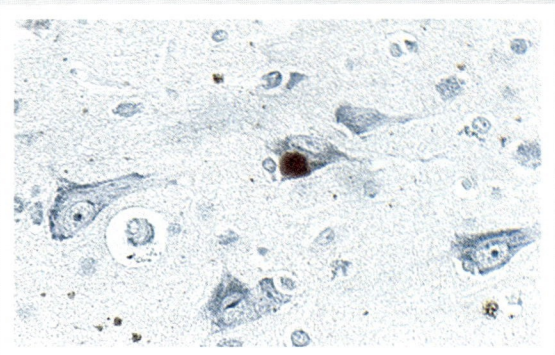

免疫染色, ubiquitin ×400

70歳男性。diffuse Lewy body disease。大脳皮質内の神経細胞体に ubiquitin 陽性の Lewy 小体が認められる。大脳皮質に存在する Lewy 小体は, H.E. 染色ではよほど注意しないと見逃すものである。それに対して, ubiquitin 免疫染色は最も有効な marker である(122 頁および 418 頁参照)。

脳幹部の Alzheimer 神経原線維変化

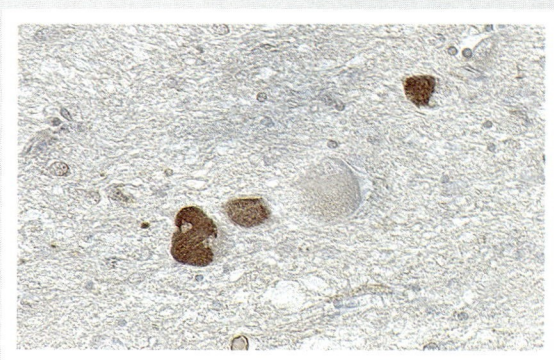

免疫染色, tau ×400

63歳女性。進行性核上性麻痺。橋被蓋部の青斑核近くの神経細胞内に認められた tau 陽性の神経原線維変化(99 頁および 422 頁参照)。

橋核神経細胞内封入体

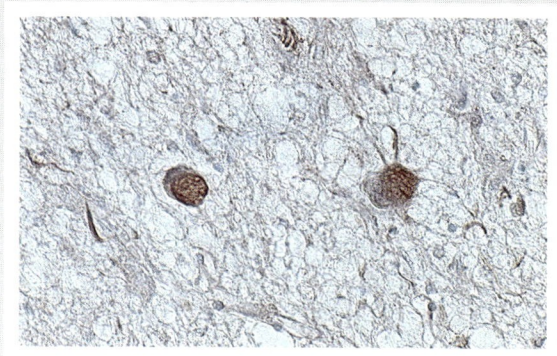

免疫染色, ubiquitin ×200

55歳女性。olivopontocerebellar atrophy (OPCA)。橋核神経細胞体内に ubiquitin 陽性の封入体が認められる。H.E. 染色ではペラグラの ballooned neuron に似た所見を呈するが, Bielschowsky 変法では嗜銀球として認められる。免疫染色では ubiquitin に選択的に染まる(430 頁参照)。

淡蒼球外節

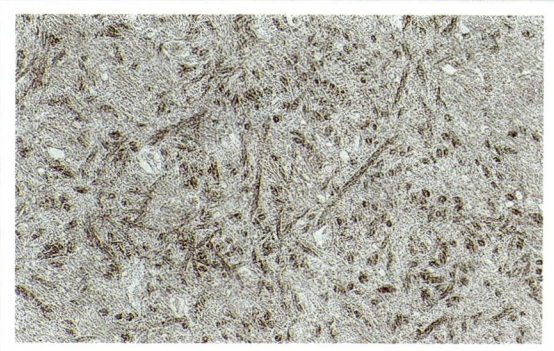

免疫染色, met-enkephalin ×200

褐色に染まった管状の構造物が, 縦, 横, 斜めの断面で散在している. 一見髄鞘染色のようにみえるが, 実は軸索ではなくて, 樹状突起の周囲に密に付着している presynaptic terminal の中に存在する met-enkephalin が陽性に染まっている結果, 出現した像である. 同様な所見は, 黒質の pars reticularis にも認められる. これは, 淡蒼球外節と pars reticularis とは striatum からの投射線維が存在するためである. 同様の所見は, met-enkephalin 以外 calcineurin でも認められる(137頁参照).

α-synuclein 染色

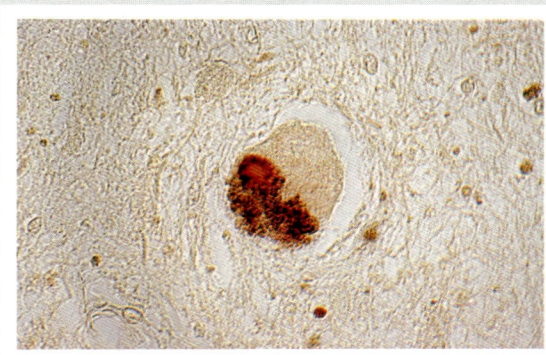
A

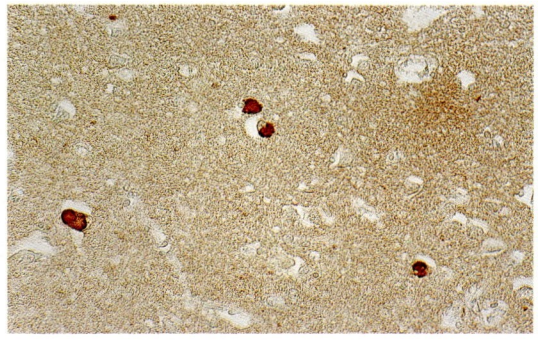
B

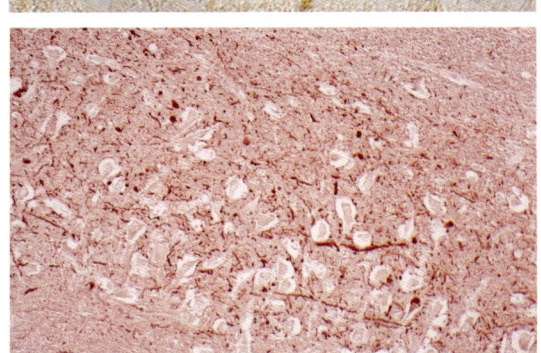
C

A：黒質の melanin 含有細胞に認められた α-synuclein 陽性の Lewy 小体。Parkinsonism-dementia complex on Guam に認められた例外的所見。

B：dementia with Lewy bodies の parahippocampus の大脳皮質深層の神経細胞に出現した α-synuclein 陽性の cortical Lewy 小体。

C：dementia with Lewy bodies の hippocampus の $CA_{2,3}$ に出現した α-synuclein 陽性の多数の neuropil threads。

Gallyas染色

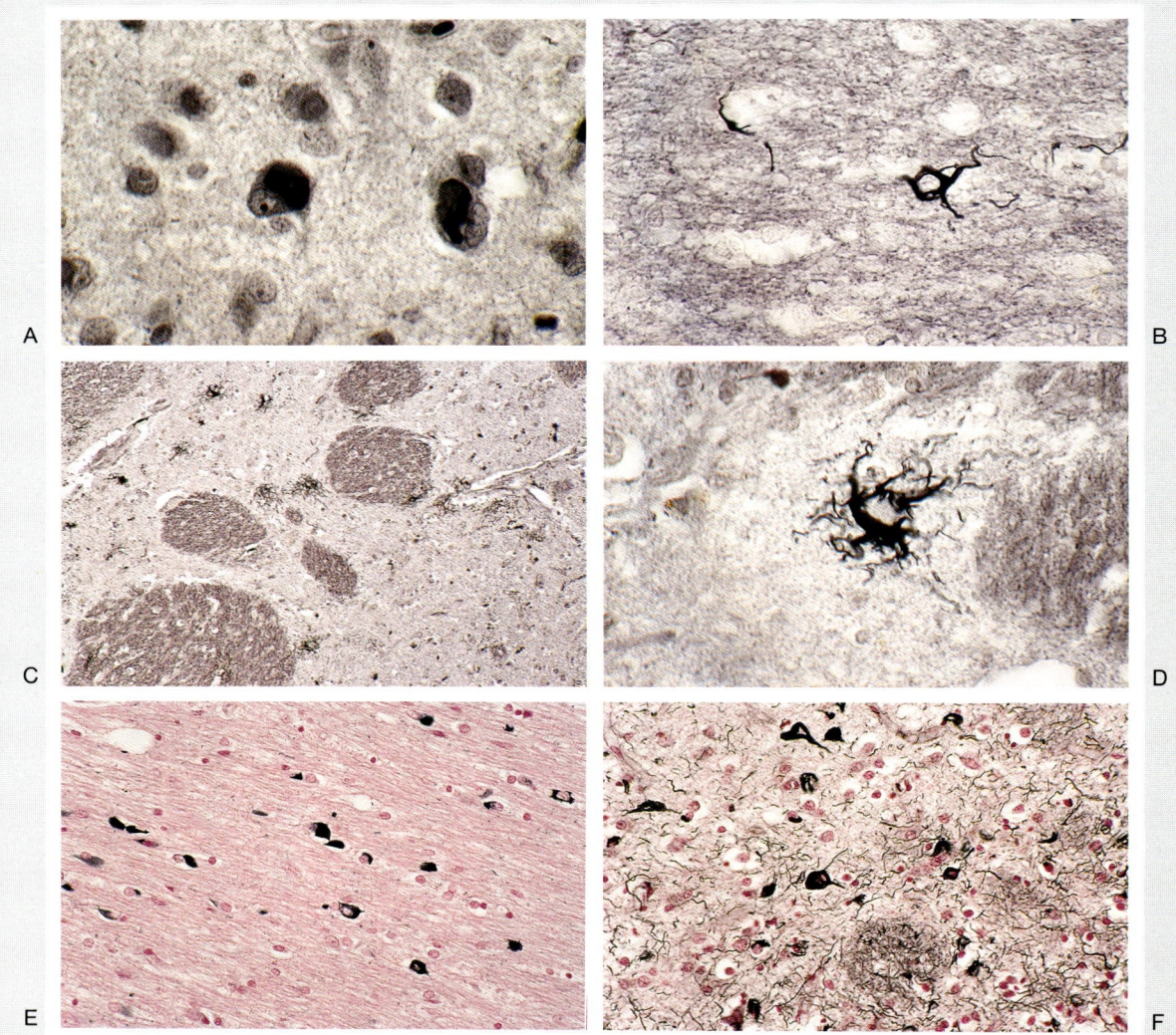

Gallyas染色ではPick小体(A), PSPでみられるcoiled body(B)やtaft-shaped astrocyte(C 弱拡, D 強拡), multiple system atrophyのglial cytoplasmic inclusion(E)などが陽性となる他, NFT, senile plaqueやneurophil threads(F)なども強く染まる(下段の2枚の写真は七沢リハビリテーションセンターの柳下三郎先生のところで勉強された飯田真岐先生のご好意で使用させていただいた)。

遺伝性神経・筋疾患の遺伝子

疾患名	遺伝子座	遺伝子産物
spinocerebellar degeneration		
SCA1	6p21.3	ataxin-1
SCA2	12q24.1	ataxin-2
SCA3/Machado-Joseph 病（MJD）	14p32.1	ataxin-3
SCA4	16q22.1	
SCA5	11p11-q11	
SCA6	19p13.1	α1A Ca^{2+} channel
SCA7	3p12-p13	ataxin-7
SCA8	13q21	
SCA10	22q13.3	E46
SCA11	15q14-q21.3	
SCA12	5q31-q33	protein phosphatase 2 regulatory subunit B
SCA13	19q13.3-q13.4	
SCA14	19q13.4-qter	
SCA16	8q22.1-q24.1	
SCA17	6q27	TATA binding protein
SCA18	7q31-q32	
SCA19	1p21-q21	
SCA21	7p21.3-p15.1	
SCA23	20p13-p12.2	
SCA24	1p36	
dentatorubral pallidoluysian atrophy (DRPLA)	12p12	atrophin
Friedreich ataxia (FRDA)	9q13	frataxin
Friedreich ataxia 2 (FRDA2)	9p23-p11	

疾患名	遺伝子座	遺伝子産物
Friedreich-like ataxia with selective vitamine E deficiency (AVED)	8q13.1-q13.3	α-tocopherol transfer protein
Carlevoix-Saguenay spastic ataxia	13q11	sacsin
infantile onset SCA (IOSCA)	10q24.1	
early-onset ataxia with ocular motor apraxia and hypoalbuminemia	9q13	aprataxin
ataxia-oculomotor apraxia 2 (AOA2/SCAR1)	9q34	
early onset cerebellar ataxia with retained tendon reflexes in Tunisian family	13q11-q12	
ataxia telangiectasia	11q22.3	ATM
Marinesco-Sjögren syndrome	18q23-qter?	
posterior colum ataxia & retinitis pigmentosa	1q31-q32	
spinocerebellar ataxia with blindness and deafness	6p23-p21	
leukoencephalopathy with vanishing white matter	3q27	eukaryotic translation initiation factor 2B, subunit 5
	14q24	eukaryotic translation initiation factor 2B, subunit 2
Huntington 病	4p16.3	huntingtin
Kennedy-Alter-Sung 症候群	Xq11-q12	androgen receptor
脆弱 X 症候群 A 型	Xq27.3	FMR-1 product
脆弱 X 症候群 E 型	Xq28	FMR-2 product
Jacobsen 症候群	11q23.3	CBL2 protooncogene product
筋緊張性ジストロフィー	19q13.3	myotonin kinase
眼咽頭型筋ジストロフィー	14q11	poly(A)-binding protein 2
仮性軟骨発育不全症	19p13.1	cartilage oligomeric matrix protein
多発性骨端形成不全症	19p13.1	cartilage oligomeric matrix protein
hereditary spacitic paraparesis		
SPG1	Xq28	L1 cell adhesion molecule
SPG2	Xq22	proteolipid protein
SPG3A	14q11-q21	atlastin
SPG4	2p21-p22	spastin
SPG5A	8p12-q13	
SPG6	15q11.1	
SPG7	16q24.3	paraplegin
SPG8	8q24	
SPG9	10q23.3-q24.2	
SPG10	12q13	kinesin heavy chain gene
SPG11	15q13-q15	
SPG12	19q13	

疾患名	遺伝子座	遺伝子産物
SPG13	2q24-q34	heat shock protein 60 gene
SPG14	3q27-q28	
SPG15	14q22-q24	
SPG16	Xq11.2	
SPG17	11q12-q14	
SPG19	9q33-q34	
SPG20	13q12.3	spartin
neuronal ceroid-lipofuscinosis (NCL)		
CLN1 (infantile NCL)	1p32	palmitoyl protein thioesterase
CLN2 (classical late infantile NCL)	11p15	pepstatin insensitive lysosomal peptidase
CLN3 (juvenile NCL)	16p12	CLN3 product
CLN5 (Finnish variant late infantile NCL)	13q22	
CLN6 (variant late infantile NCL)	15q21-q23	
常染色体優性遺伝性家族性パーキンソン病	4q21-q22	α-synuclein
	2q13	
	4p14	ubiquitin carboxyl terminal esterase L1 (ubiquitin thiolesterase)
	4p16.3	
常染色体劣性遺伝性家族性パーキンソン病	6q25.2-q27	parkin
FTDP-17	17q21-q22	tau
瀬川病	14q22.1-q22.2	GTP cyclohydrolase 1
捻転ジストニア	9q34	DYT1
myoclonus-dystonia syndrome	7q21	sarcoglycan, epsilon
	11q23	dopamine receptor 2
chorea-acanthocytosis	9q21	chorein
Huntington disease-like 2	16q24.3	junctophilin 3
Hallervordon-Spatz 病	20p13	pantothenate kinase
家族性 Alzheimer 病	14q24.3	presenilin 1
	1q31-q42	presenilin 2
	21q21	amyloid β protein precursor
脳血管アミロイドアンギオパチー（オランダ型）	21q21	amyloid β protein precursor
CADASIL	19q	notch 3
プリオン病	20p12-pter	prion protein
Sjögren-Larsson 症候群	17p11.2	fatty aldehyde dehydrogenase
進行性ミオクローヌスてんかん（Unverricht-Lundborg）	21q22.3	cystatin B

疾患名	遺伝子座	遺伝子産物
nocturnal frontal lobe epilepsy	20q13.2-q13.3	neuronal nicotinic acetylcholine receptor 4
hereditary hyperexplexia (startle 病)	5q	glycine receptor α1 subunit
generalized epilepsy with febrile seizure plus	19q13.1	voltage gated Na$^+$ channel β1 subunit
Wilson 病	13q14.3	Cu-transporting P-type ATPase
Menkes 病	Xq13	Cu-transporting P-type ATPase
無セルロプラスミン血症	3q23-q24	ceruloplasmin
家族性筋萎縮性側索硬化症		
ALS1	21q21.1-q22.3	Cu/Zu superoxide dismutase (SOD1)
ALS2	2q33	ALS2
ALS4	9q34	
ALS5	15q15-q22	
ALS18q	18q21	
ALS-FTD	9q21-q22	
ALSX	Xp11-q12	
脊髄性筋萎縮症	5q11.2-q13.3	SMN protein, NAIP
spinal muscular atrophy with respiratory distress type 1	11q13.2-q13.4	immunoglobulin mu binding protein 2
結節性硬化症 type I	9q34	hamartin
結節性硬化症 type II	16q13.3	tuberin
von Hippel-Lindau 病	3p25-p26	VHL tumor suppressor protein
neurofibromatosis 1	17q11.2	neurofibromin
neurofibromatosis 2	22q11.2-q13	merlin (schwanomin)
家族性アミロイドポリニューロパチー I （ポルトガル型）	18q11.2-q12.1	transthyretin
家族性アミロイドポリニューロパチー II （インディアナ型）	18q11.2-q12.1	transthyretin
家族性アミロイドポリニューロパチー III （アイオワ型）	11q23-qter	apolipoprotein A1
家族性アミロイドポリニューロパチー IV （フィンランド型）	9q32-q34	gelsolin
先天性無痛無汗症	1q21-q22	TRKA
Riley-Day 症候群 （familial dysautonomia）	9q31	inhibitor of kappa light chain polypeptide gene enhancer in B-cells, kinase-associated protein
Charcot-Marie-Tooth 病		
CMT1A	17q11.2-p12	peripheral myelin protein 22
CMT1B	1q22-q23	P zero protein
CMT1D	10q21.1-q22.5	early growth response 2
CMT2A	1p36.2	kinesin family member 1B
	7p15	

疾患名	遺伝子座	遺伝子産物
CMT2B	3q13-q22	
	9q22	
CMT2C	5q	
CMT2D	7p14	
CMT2E	8p21	neurofilament-light
	1q22-q23	P zero protein
CMT3A	1q21.3	
CMT4A	8q13-q21.1	
CMT4B1	11q22	myotubularin-related protein-2
CMT4B2	11p15	
CMT4C	5q31-q33	
CMT4D	8q24.3	
CMT4E	10q21-q22	early growth response 2
CMT4F	19q13.13-q13.2	periaxin
CMTX1	Xq13.1	connexin 32
CMTX2	Xp22.2	
Dejerine-Sottas 病	17p11.2-p12	peripheral myelin protein 22
	1q22-q23	P zero protein
	10q21.1-q22.5	early growth response 2
	19q13.13-q13.2	periaxin
遺伝性圧脆弱性ニューロパチー	17p11.2-p12	peripheral myelin protein 22
GM1-ガングリオシドーシス	3p21-pter	β-galactosidase
Tay-Sacks 病	15q22-q25.1	hexosaminidase A
Sandhoff 病	5q13	hexosaminidase B
Gaucher 病	1q21	β-glucosidase
Fabry 病	Xq22	α-galactosidase
Krabbe 病	14q24.3-32.1	galactocerebrosidase
Alexander 病	17q21	glial fibrillary acid protein
異染性白質ジストロフィー	22q13.3-qter	arylsulfatase A
	10q21-q22	SAP-1
Pelizaeus-Merzbacher 病	Xq22	proteolipid protein
Refsum 病	10pter-p11.2	phytanoyl-CoA hydroxylase
副腎白質ジストロフィー	Xq28	ALD protein
Pompe 病	17q23	acid α-glucosidase
McArdle 病	11q12-q13.2	muscle glycogen phosphorylase
垂井病	1cen-q32	phosphofructokinase
Hurler 症候群	4p16.3	α-L-iduronidase
Hunter 症候群	Xq27.3	iduronate sulfatase
フコシドーシス	1p34	α-L-fucosidase
急性間欠性ポルフィリン症	11q23.3-qter	porphobilinogen deaminase
フェニルケトン尿症	12q24.1	phenylalanine hydroxylase
Lesh-Nyhan 症候群	Xq26-q27.2	hypoxanthine guanine phosphoribosyl transferase

疾患名	遺伝子座	遺伝子産物
低カリウム血性周期性四肢麻痺	1q32	skeletal muscle L-type Ca^{2+} channel α1 subunit
	11q13-q14	K^+ voltage-gated channel, ISK-related family, member 3
高カリウム血性周期性四肢麻痺	17q12-q22	skeletal muscle Na^+ channel
周期性失調症1型	12p13	voltage gated K^+ channel 1
周期性失調症2型	19p13	α1A Ca^{2+} channel
家族性片麻痺型片頭痛	19p13	α1A Ca^{2+} channel
発作性運動誘発性舞踏アテトーゼ	16p12-q12	
発作性非運動誘発性舞踏アテトーゼ	2q33-q35	
Lafora 病	6q23-q25	laforin
familial adult myoclonic epilepsy	8q23.3-q24.11	
familial advanced sleep phase syndrome	2q37.3	period homolog 2
speech and language disorder	7q31	fork head box P2
Duchenne 型筋ジストロフィー	Xp21	dystrophin
Becker 型筋ジストロフィー	Xp21	dystrophin
Emery-Dreifuss 型筋ジストロフィー	Xq28	emerin
顔面肩甲上腕型筋ジストロフィー	4q35-ter	
福山型筋ジストロフィー	9q31-q33	fukutin
Bethlem ミオパチー	21q22.3	collagen, type VI, α1,2
	2q37	collagen, type VI, α3
Ullrich 症候群	21q22.3	collagen, type VI, α2
先天性メロシン欠損症	6q2	laminin α2
肢帯型筋ジストロフィー		
LGMD1A	5q31	myotilin
LGMD1B	1q11-q21	lamin A/C
LGMD1C	3p25	caveolin 3
LGMD2A	15q15.1-q21.2	calpain 3
LGMD2B	2p13	dysferlin
（三好型筋ジストロフィー）		
LGMD2C	13q12	γ-sarcoglycan
LGMD2D	17q12-q21.33	α-sarcoglycan
LGMD2E	4q12	β-sarcoglycan
LGMD2F	5q33-q34	δ-sarcoglycan
LGMD2G	17q11-q12	telethonin
LGMD2H	9q31-q34.1	
LGMD2I	19q13.3	fukutin-related protein
Welander 型遠位型ミオパチー	2p13	
Markesbery-Griggs/Udd 型遠位型ミオパチー	2q31-q33	
distal myopathy with rimmed vacuole	9p1-q1	
Laing 型遠位型ミオパチー	2p12-p14	

疾患名	遺伝子座	遺伝子産物
デスミン関連ミオパチー	2q35	desmin
	11q22.3-q23.1	α-B-crystallin
nemaline myopathy	1q22-q23	α-tropomyosin(TPM3 product)
	1q42.1	ACTA
	2q22	nebulin
先天性筋緊張性ジストロフィー（Thomsen病）	7q35	skeletal muscle Cl^- channel
悪性高体温症	19q13.1	ryanodine receptor
central core 病	19q13.1	ryanodine receptor
筋緊張性ジストロフィー type 2	3q13.3-q24	zinc finger protein 9
congenital muscular dystrophy with spinal rigidity and restrictive respiratory syndrome	1p36.13	selenoprotein N, 1
hereditary inclusion body myopathy 2	9p12-p13	UDP-N-acetyl-glucosamine-2-epimerase/N-acetylmannosamine kinase
ミトコンドリア病		
CPEO	ミトコンドリア	
MELAS	ミトコンドリア	
MERRF	ミトコンドリア	
Leigh 脳症	ミトコンドリア	

目次

〔カラー口絵〕免疫染色の効果 …………………………………………………………… *19*
遺伝性神経・筋疾患の遺伝子 ……………………………………………………………… *29*

1. 入門の第一歩 ……………………………………………………………………………… 1

A．検査の対象 …………………………………………………………………………… 1
B．神経病理学に入門する人びと ……………………………………………………… 1
C．まず，なにより臨床所見と診断から ……………………………………………… 4
D．脳・脊髄のとり方と固定法 ………………………………………………………… 7
E．脳・脊髄の肉眼的検査 ……………………………………………………………… 11
　1．臨床像と病理所見の間 ………………………………………………………………… 11
　2．脳の調べ方 ……………………………………………………………………………… 13
　　a．硬膜 ………………………………………………………………………………… 13
　　b．軟膜 ………………………………………………………………………………… 15
　　c．Willis 動脈輪 ……………………………………………………………………… 17
　　d．脳神経 ……………………………………………………………………………… 18
　　e．頭蓋内圧亢進所見 ………………………………………………………………… 21
　　　1) 帯状回ヘルニア …………………………………………………………………… 22
　　　2) テント切痕ヘルニア，鈎ヘルニア …………………………………………… 22
　　　3) 小脳扁桃ヘルニア（大後頭孔ヘルニア） ……………………………………… 26
　　f．脳実質の外観 ……………………………………………………………………… 27
　　g．脳の切り方 ………………………………………………………………………… 31
　3．脊髄の調べ方 …………………………………………………………………………… 45
　4．組織標本のとり方 ……………………………………………………………………… 50

F．染色 53
1．hematoxylin-eosin 染色 53
2．特殊染色 54
   a．Nissl 染色 55
   b．Bielschowsky 染色およびその変法 55
   c．グリア線維の染色 57
   d．髄鞘染色 58
   e．Sudan 染色 59
   f．reticulin 染色および結合組織の染色 59
3．電子顕微鏡用に包埋した組織の染色 63
4．免疫組織化学染色法 64
5．筋生検の適応と筋生検からわかること ....宮本和人・65
   a．筋生検の方法 65
   b．正常筋について 66
   c．病理所見について 66
      1) 神経原性変化と筋原性変化 67
      2) fiber type 別の変化 67
      3) 筋線維の特異的変化 72
      4) paraffin 切片で診断できる変化 73
      5) 筋ジストロフィー症 73

2．細胞からみた神経病理学 75

A．神経細胞 75
1．神経細胞の発生と形態 75
   a．発生 75
   b．神経細胞の構成 76
   c．神経細胞の形態 78
2．核 79
3．Nissl 小体と Golgi 装置 82
   a．正常構造 82
   b．Nissl 小体の変化 82
      1) chromatolysis 82
      2) lamellar body 85
      3) membrane-particle complex 86
      4) その他の Nissl 小体の変化 87
   c．Golgi 装置の変化 88
4．リポフスチン 89
   a．メラニン 91
   b．顆粒空胞変性 92

        c．異常脂質の沈着 …………………………………………………………94
    5．神経原線維 ……………………………………………………………………94
        a．正常構造 …………………………………………………………………94
        b．異常構造 …………………………………………………………………98
            1) 10 nm neurofilament の異常蓄積 …………………………………98
            2) Alzheimer 神経原線維変化 …………………………………………99
            3) eosin 好性杆状構造物 ………………………………………………112
                付〕平野小体類似の封入体 ……………………………………116
    6．ミトコンドリア ………………………………………………………………116
                付〕ミトコンドリア病(ミトコンドリア脳筋症) ………………119
    7．神経細胞体内封入体 …………………………………………………………119
        a．Pick 小体 …………………………………………………………………119
        b．Lewy 小体 …………………………………………………………………121
        c．Lewy 小体様の前角細胞の封入体 ……………………………………126
        d．Lafora 小体 ………………………………………………………………127
        e．Negri 小体 ………………………………………………………………129
        f．大型の運動神経細胞体内の colloid 状封入体 ………………………130
        g．Bunina 小体 ………………………………………………………………130
        h．skein-like inclusion ……………………………………………………133
        i．basophilic inclusion ……………………………………………………135
        j．黒質の神経細胞体内の eosin 好性小顆粒 ……………………………135
        k．視床の神経細胞体内の eosin 好性小顆粒 ……………………………136
        l．尾状核の神経細胞体内の eosin 好性小封入体 ………………………136
    8．神経突起 ………………………………………………………………………137
        a．樹状突起 …………………………………………………………………137
            1) 正常構造 ……………………………………………………………137
            2) 樹状突起の病変 ……………………………………………………138
        b．軸索 ………………………………………………………………………140
            1) 正常構造 ……………………………………………………………140
            2) 軸索の病変 …………………………………………………………143
    9．シナプス ………………………………………………………………………152
        a．正常のシナプス …………………………………………………………152
        b．シナプスの変化 …………………………………………………………156
            1) empty swelling ……………………………………………………156
            2) 萎縮 …………………………………………………………………156
            3) tubulovesicular structure …………………………………………157
            4) 老人斑 ………………………………………………………………157
            5) グルモース変性 ……………………………………………………163
            6) aberrant synaptic development ……………………………………164
    10．神経細胞のその他の病変 …………………………………………………167
        a．神経細胞の消失 …………………………………………………………167
        b．神経細胞の萎縮 …………………………………………………………169

　　　　c．虚血性変化 ···169
　　　　　　付）delayed neuronal death ·························169
　　　　d．ferrugination ··170
　　　　e．neuronophagia ··170
　　　　f．binucleated neuron ·····································171
　　　　g．空胞変性 ··171
　　　　h．幼若神経細胞 ··172
　　　　i．transneuronal 変性 ····································172
　　　　　　付）olivary hypertrophy ····························173
　　　　j．神経細胞体の特殊な変形 ····························173
　　　　k．アポトーシス ··174

B．astrocyte ··174
　　1．正常の astrocyte ···174
　　2．astrocyte の変化 ···180
　　　　a．腫脹 ··180
　　　　b．核の変化 ··182
　　　　c．hypertrophic astrocyte ······························184
　　　　d．原線維性 gliosis ···184
　　　　e．glial bundle ··186
　　　　f．astrocyte の封入体 ····································187
　　　　　　1) corpora amylacea ································187
　　　　　　2) Rosenthal fiber ····································188
　　　　　　3) astrocyte の細胞質内好酸球性封入体 ······189
　　　　　　4) glial fibrillary tangles ·························189
　　　　　　5) grumose または foamy spheroid bodies ···191
　　　　　　6) SOD 1 陽性の hyaline inclusion (Lewy body-like inclusion) ·················191
　　　　　　7) astrocyte に包まれた oligodendroglia ·····192
　　　　g．astrocyte の突起の形の変化 ·······················193

C．oligodendroglia ·······································195
　　1．正常の oligodendroglia ································195
　　2．oligodendroglia の変化 ································198
　　　　付）oligodendroglia の封入体 ························199

D．髄鞘 ··200
　　1．中枢性髄鞘 ··201
　　　　a．正常の中枢性髄鞘 ·······································201
　　　　b．中枢性髄鞘の変化 ·······································205
　　　　　　1) intralamellar split ·······························205
　　　　　　2) 規則的 intraperiod line の分離 ·············205
　　　　　　3) vesicular dissolution ··························209
　　　　　　4) 髄鞘再生 ··210
　　　　　　5) その他 ··210

       2．末梢性髄鞘 ··212
          a．正常の末梢性髄鞘 ··212
          b．末梢性髄鞘の変化 ··217
          c．inner loop の変化 ··219
   E．マクロファージおよび結合組織 ··221
   F．上衣 ···225
   G．脈絡叢 ··229
   H．髄膜 ···232
       1．硬膜 ··232
       2．軟膜 ··232
   I．血管 ···233
       1．動脈 ··233
       2．静脈 ··234
       3．毛細血管 ··234
          a．正常の毛細血管 ···234
          b．毛細血管および小静脈の変化 ·····································240
             1) fenestration ··240
             2) intercellular junction ···241
             3) pinocytotic (plasmalemmal) vesicle ······················243
             4) surface modulation ··244
             5) Weibel-Palade 小体 ···244
             6) tubular array ··246
             7) 内皮細胞の増殖 ··246
             8) 内皮細胞のそのほかの病変 ···································246
                付〕 neoplastic angioendotheliosis ························247

3．病因からみた神経病理学 ···249

   A．血管障害 ···249
       1．動脈の病変 ··250
          a．粥状硬化 ···250
          b．動脈塞栓 ···252
          c．動脈炎 ··253
             付〕 側頭動脈炎 ···253
       2．梗塞 ··253
          a．組織像 ··253
             1) 貧血性梗塞 ··253
             2) 出血性梗塞 ··255
          b．梗塞の原因 ···255
          c．動脈閉塞による梗塞の範囲 ·······································256

              1）内頸動脈の領域 ……………………………………256
              2）椎骨脳底動脈の領域 ………………………………258
              3）脊髄の梗塞 …………………………………………261
          d．その他の梗塞 …………………………………………264
              1）血管周囲性軟化 ……………………………………264
              2）大脳皮質の顆粒萎縮 ………………………………264
              3）Binswanger's subcortical encephalopathy ……264
              4）CADASIL ……………………………………………264
      3．脳内出血 …………………………………………………………265
          a．高血圧性出血 …………………………………………265
          b．動脈瘤 …………………………………………………267
              1）前交通動脈瘤 ………………………………………268
              2）内頸動脈-後交通動脈分岐部動脈瘤 ……………269
              3）中大脳動脈瘤 ………………………………………271
                  付〕その他の動脈瘤 ………………………………273
          c．血管奇形 ………………………………………………273
          d．上矢状静脈洞血栓症 …………………………………275
          e．cerebral amyloid angiopathy, congophilic angiopathy …275
  B．浮腫に伴う脳の微細構造の変化 ……………………………………276
          付1〕脳の灰白質の海綿状態 ……………………………286
          付2〕脳の白質の海綿状態 ………………………………287
          付3〕有髄神経に関係した細胞外腔 ……………………289
          付4〕ischemic infarct に伴う浮腫 ……………………289
          付5〕Reye's syndrome …………………………………289
          付6〕脳浮腫の治療について ……………………………290
  C．外傷 ……………………………………………………………………290
      1．頭蓋骨折 …………………………………………………………291
      2．貫通創 ……………………………………………………………292
      3．鈍傷 ………………………………………………………………293
      4．硬膜外血腫 ………………………………………………………295
      5．硬膜下血腫 ………………………………………………………296
      6．脳実質内血腫 ……………………………………………………299
      7．衝撃に伴う広汎性の脳損傷 ……………………………………300
      8．脊髄および末梢神経の外傷 ……………………………………300
  D．腫瘍 ……………………………………………………………………302
      1．頻度と分類について ……………………………………………302
              付〕腫瘍の免疫組織化学的 marker ……………………305
      2．腫瘍の各論 ………………………………………………………310
          a．中枢神経実質から由来するもの ……………………310
              1）glioma ………………………………………………310
                  a）astrocytoma ……………………………………310

　　　　付1）　pilocytic astrocytoma ··314
　　　　付2）　subependymal giant cell astrocytoma ·······················314
　　　　付3）　pleomorphic xanthoastrocytoma ································315
　　　　付4）　glioma の中の軟骨 ··315
　　b）glioblastoma multiforme ···315
　　c）oligodendroglioma ···320
　　d）ependymoma ··321
　　　　付1）　subependymoma ··324
　　　　付2）　astroblastoma ···325
  2）choroid plexus papilloma ···326
  3）第三脳室の colloid cyst ···326
  4）medulloblastoma ···329
  5）中枢神経系の神経細胞の腫瘍 ··331
　　a）olfactory neuroblastoma (esthesioneuroblastoma) ·············332
　　b）cerebellar neuroblastoma ···332
　　c）central neurocytoma ··333
　　d）dysplastic gangliocytoma of cerebellum (Lhermitte-Duclose disease) ···············333
　　e）paraganglioma ···334
　　　　付）　aggressive papillary tumor of the temporal bone ············334
　　f）desmoplastic infantile ganglioglioma ······························335
　　g）dysembryoplastic neuroepithelial tumor (DNT) ················335
　　　　付）　てんかんの病理 ··335
b．中枢神経実質以外から発生する腫瘍 ··336
  1）meningioma ···336
　　　　付）　hemangiopericytoma ···343
  2）脳神経根と脊髄神経根の腫瘍 ··344
　　a）schwannoma (neurilemmoma, neurinoma) ·······················344
　　b）neurofibroma ···347
  3）下垂体腺腫 ···348
　　a）内分泌学的に活動性の下垂体腺腫 ·································348
　　b）内分泌学的に活動性を欠く下垂体腺腫，非機能性腺腫 ·····349
　　　　付）　folliculo-stellate cell ··351
  4）松果体およびその近くにみられる腫瘍 ································351
　　a）pineocytoma ··351
　　b）germinoma ··352
　　c）奇形腫 ··353
　　d）他の腫瘤 ···354
  5）頭蓋咽頭腫 ···354
  6）Rathke's cleft cyst ···356
  7）epidermoid cyst (cholesteatoma) ····································357
  8）chordoma ··357
　　　　付）　third ventricular chordoid glioma ·····························357
  9）hemangioblastoma ···358
 10）lipoma ···359
 11）granular cell tumor ··359
 12）amyloidoma ···360
 13）plasma cell myeloma (plasmacytoma) ······························360
 14）eosinophilic granuloma ···360

15) 転移性腫瘍 360
16) リンパ腫 365
　　付〕 lymphomatoid granulomatosis 367
17) 遅発性放射線障害 367
　　付〕 傍腫瘍性神経症候群 369
18) 実験腫瘍 369
　　a) 発癌性炭化水素の intracerebral implantation 369
　　b) nitrosourea 370
　　c) 腫瘍形成ウイルス 370

E．細菌および真菌による感染 370

1. 髄膜炎 371
   a．急性化膿性髄膜炎 371
   b．慢性肉芽腫性髄膜炎 373
   　　付1〕 sarcoidosis 373
   　　付2〕 granulomatous angitis of the nervous system 373
2. 脳膿瘍 374
3. 真菌による感染 375
   a．candidiasis (moniliasis) 375
   b．aspergillosis 376
   c．phycomycosis (mucormycosis) 376
   d．cryptococcosis 376
4. 寄生虫による感染 377
   a．原虫による感染 377
   b．吸虫による感染 379
   c．条虫による感染 379

F．ウイルスによる感染 379

1. 急性ウイルス性脳炎 380
   a．急性単純ヘルペス脳炎 381
   b．巨細胞性封入体病 383
   c．急性灰白脊髄炎（ポリオ） 385
2. 亜急性硬化性全脳炎（亜急性封入体脳炎） 386
3. 進行性多巣性白質脳症 387
4. AIDS の神経病理 389
   1) 日和見感染症 389
   2) リンパ腫 390
   3) HIV 脳炎 390
   4) 脳血管障害 390
   5) その他 390
   　　付〕 HTLV-I-associated myelopathy (HAM) 391
5. 中枢神経系のウイルス性疾患はいかにして発生するか？ 392
   1) 末梢神経から 393
   2) olfactory の経路から 393

3）血流を介して ……………………………………………………………………395

G．プリオン病 …………………………………………………………………………398
1．歴史的背景 …………………………………………………………………………398
2．プリオン蛋白 ………………………………………………………………………400
3．ヒトの prion disease ………………………………………………………………401
　a．Creutzfeldt-Jakob 病（CJD）……………………………………………………401
　b．Gerstmann-Sträussler-Sheinker 病（GSS）……………………………………404
　c．英国の新変異型 CJD ……………………………………………………………405
　d．家族性致死性不眠症 ……………………………………………………………406

H．変性疾患 ……………………………………………………………………………406
1．加齢に伴う中枢神経系の変化 ……………………………………………………407
　a．肉眼的所見 ………………………………………………………………………407
　b．光顕的所見 ………………………………………………………………………407
2．大脳皮質を主としておかす疾患 …………………………………………………408
　a．Alzheimer 病 ……………………………………………………………………409
　　付〕presenilin 1 の遺伝子変異を伴う家族性 Alzheimer 病 …………………412
　b．Pick 病 ……………………………………………………………………………412
　c．frontotemporal dementia and parkinsonism linked to chromosome 17（FTDP-17）…413
　　付〕白質病変を伴う痴呆 ………………………………………………………414
3．皮質下神経核を主としておかす疾患 ……………………………………………415
　a．parkinsonism ……………………………………………………………………415
　　1）Parkinson 病 …………………………………………………………………415
　　　付〕Lewy 小体を伴う痴呆症 …………………………………………………418
　　2）脳炎後 parkinsonism …………………………………………………………419
　　3）線条体黒質変性症 ……………………………………………………………419
　　4）parkinsonism-dementia complex on Guam ………………………………420
　　5）進行性核上性麻痺（Steele-Richardson-Olszewski syndrome）……………422
　　6）corticobasal degeneration（CBD）……………………………………………423
　b．Huntington 病 ……………………………………………………………………424
　　　付〕chorea-acanthocytosis ……………………………………………………426
　c．その他 ……………………………………………………………………………426
　　1）hemiballismus …………………………………………………………………426
　　2）Hallervorden-Spatz 病 ………………………………………………………426
　　3）double athetosis ………………………………………………………………427
4．小脳を主としておかす疾患 ………………………………………………………427
　a．小脳皮質を主としておかす疾患 ………………………………………………428
　　1）Purkinje 細胞を主としておかすもの ………………………………………428
　　2）顆粒細胞を主としておかすもの ……………………………………………428
　b．その他 ……………………………………………………………………………430
　　1）オリーブ・橋・小脳萎縮症 …………………………………………………430
　　　付〕Shy-Drager syndrome ……………………………………………………431

2) 歯状核赤核淡蒼球ルイ体萎縮症 ……………………………………………431
3) Machado-Joseph disease (SCA-3/MJD) ………………………………432
4) kinky hair disease (Menkes 病) ………………………………………432
5) 悪性腫瘍に伴う亜急性小脳変性症 …………………………………………435

5. 脊髄を主としておかす疾患 ……………………………………………………436
　a. フリードライヒ病 ……………………………………………………………436
　b. 運動ニューロン疾患 …………………………………………………………438
　　1) 筋萎縮性側索硬化症 ……………………………………………………438
　　　付1〕原発性側索硬化症 ……………………………………………443
　　　付2〕痴呆を伴った運動ニューロン疾患 …………………………443
　　　付3〕sporadic juvenile ALS with basophilic inclusion ………444
　　2) 下位運動ニューロン疾患 ………………………………………………445
　　　a) spinal muscular atrophy (SMA) ……………………………445
　　　　付〕平山病 ……………………………………………………446
　　　b) 進行性脊髄性筋萎縮症 ……………………………………………446
　　　　付〕Kennedy-Alter-Sung disease (KAS) ……………………446
　　3) SOD1遺伝子異常を伴った家族性ALS ………………………………447
　　　a) A4V ……………………………………………………………447
　　　b) codon 126 の two base pair deletion ……………………448
　　　c) その他 ………………………………………………………………449
　　4) その他の特殊な遺伝性ALSについて …………………………………449
　　　a) 痴呆を伴う遺伝性若年筋萎縮性側索硬化症 (ALS) …………449
　　　b) 痴呆を伴う家族性筋萎縮性側索硬化症 (ALS) ………………449
　　　c) 黒質の変性を伴う家族性筋萎縮性側索硬化症 (ALS) ………450
　c. Charcot-Marie-Tooth 病 (CMT) ………………………………………450

I. 脱髄疾患 ………………………………………………………………………………451

1. 脱髄疾患 …………………………………………………………………………451
　a. 多発性硬化症 …………………………………………………………………451
　b. 病巣が限定されたまれな脱髄疾患 ………………………………………454
　　1) 視神経脊髄炎 ……………………………………………………………454
　　2) adrenoleukodystrophy …………………………………………………454

2. dysmyelinating disease (leukodystrophy) ………………………………455
　a. 異染性白質ジストロフィー …………………………………………………455
　b. Krabbe's globoid cell leukodystrophy ……………………………456
　c. Alexander 病 …………………………………………………………………457
　d. Canavan 病 ……………………………………………………………………457
　e. Pelizaeus-Merzbacher 病 …………………………………………………458
　f. lipidosis ………………………………………………………………………458
　g. Cockayne's syndrome ………………………………………………………458
　h. murine mutant ………………………………………………………………459

3. 免疫疾患 …………………………………………………………………………459
　a. 中枢神経系 ……………………………………………………………………459
　　1) 種痘後および感染後脳脊髄炎 …………………………………………460

2）急性出血性白質脳炎 …………………………………………………………461
　b．末梢神経系 ……………………………………………………………………461
　　　Guillain-Barré 症候群（GBS）………………………………………………461
4．その他 ………………………………………………………………………………462
　a．中毒 ……………………………………………………………………………462
　　　1）トリエチル錫 ……………………………………………………………462
　　　2）ジフテリア毒素 …………………………………………………………462
　b．Marchiafava-Bignami 病 ……………………………………………………462
　c．central pontine myelinolysis …………………………………………………463
　　　付〕橋底部多発性海綿状壊死 ……………………………………………464
　d．Binswanger 病 …………………………………………………………………464
　　　付〕vascular dementia ………………………………………………………464
　e．進行性多巣性白質脳症 ………………………………………………………464
　f．carmofur による subacute leukoencephalopathy …………………………464

J．蓄積症 ……………………………………………………………………………465
1．lipidosis ……………………………………………………………………………465
　a．GM_2 gangliosidosis（Tay-Sacks disease）…………………………………467
　b．GM_1 gangliosidosis …………………………………………………………469
　c．Gaucher 病 ……………………………………………………………………469
　d．metachromatic leukodystrophy ………………………………………………470
　e．Krabbe 病 ……………………………………………………………………470
　f．Fabry 病 ………………………………………………………………………470
　g．Niemann-Pick 病 ……………………………………………………………470
　h．Refsum 病 ……………………………………………………………………471
　i．neuronal ceroid-lipofuscinosis（NCL）……………………………………471
2．ムコ多糖体沈着症 ………………………………………………………………472
　a．Hurler 病（MPS-I・H）……………………………………………………472
　b．Hunter 病（MPS-II）………………………………………………………473
　c．Sanfilippo 病（MPS-III）……………………………………………………473
　d．Morquio 病（MPS-IV）……………………………………………………474
3．glycogen 蓄積症（糖原病）……………………………………………………474
4．amino acid 代謝の障害 …………………………………………………………474
　a．フェニールケトン尿症 ………………………………………………………474
　b．楓シロップ病 …………………………………………………………………475
5．porphyrin 代謝の障害 …………………………………………………………475

K．栄養障害および中毒症 …………………………………………………………475
1．vitamin 欠乏症 ……………………………………………………………………475
　a．thiamine（vitamin B_1）欠乏症 ……………………………………………476
　　　1）末梢神経障害 ……………………………………………………………476
　　　2）Wernicke 症候群；Wernicke 脳症 ……………………………………476

　　　　3） Leigh 病（乳児性亜急性壊死性脳症） ……………………………………… 477
　　b．ニコチン酸の欠乏症 ……………………………………………………………… 478
　　c．vitamin B$_{12}$ 欠乏症 ……………………………………………………………… 478
　　　　付〕　慢性 alcohol 中毒に伴う神経系障害について ………………………… 479
2．ガス中毒 …………………………………………………………………………………… 480
　　a．無酸素脳症 ………………………………………………………………………… 480
　　　　付〕　pontosubicular neuronal necrosis ………………………………………… 480
　　b．一酸化炭素中毒 …………………………………………………………………… 481
　　c．シアン化物中毒 …………………………………………………………………… 481
3．重金属中毒 ………………………………………………………………………………… 482
　　a．鉛 …………………………………………………………………………………… 482
　　　　1） 急性鉛脳症 …………………………………………………………………… 482
　　　　2） 慢性多発性 neuropathy ……………………………………………………… 483
　　b．有機水銀 …………………………………………………………………………… 483
4．金属代謝障害による encephalopathy …………………………………………………… 484
　　a．銅代謝障害 ………………………………………………………………………… 484
　　　　1） hereditary hepatolenticular degeneration（Wilson 病） …………………… 484
　　　　2） kinky hair disease（Menkes 病） …………………………………………… 485
　　b．calcium 代謝の障害 ……………………………………………………………… 485
5．薬物中毒 …………………………………………………………………………………… 486
6．その他の全身疾患に伴う神経障害 ……………………………………………………… 486
　　a．悪性腫瘍に伴う神経障害 ………………………………………………………… 486
　　　　1） neuropathy …………………………………………………………………… 486
　　　　2） necrotizing myelopathy ……………………………………………………… 487
　　　　3） 小脳萎縮 ……………………………………………………………………… 487
　　b．amyloidosis ………………………………………………………………………… 487
　　c．糖尿病 ……………………………………………………………………………… 487

L．発生障害 …………………………………………………………………………………… 487

1．水頭症 ……………………………………………………………………………………… 488
　　a．閉塞性水頭症 ……………………………………………………………………… 488
　　　　1） Monro 孔 ……………………………………………………………………… 489
　　　　2） 中脳水道 ……………………………………………………………………… 490
　　　　3） Luschka および Magendie 孔 ……………………………………………… 491
　　b．非閉塞性水頭症 …………………………………………………………………… 491
　　　　付1〕　脊髄空洞症 ……………………………………………………………… 491
　　　　付2〕　透明中隔腔 ……………………………………………………………… 492
2．神経溝の閉鎖障害 ………………………………………………………………………… 492
　　a．潜在性脊椎披裂 …………………………………………………………………… 493
　　b．髄膜瘤 ……………………………………………………………………………… 494
　　c．髄膜脊髄瘤 ………………………………………………………………………… 494
　　d．髄膜空洞脊髄瘤 …………………………………………………………………… 494
　　e．脊髄瘤 ……………………………………………………………………………… 494

　　　　付〕Arnold-Chiari 奇形 …………………………………… 494
3. 欠損症および発育不全 ………………………………………… 496
　　a. 小頭症 …………………………………………………… 496
　　b. 巨大頭症 ………………………………………………… 496
　　c. 単眼症 …………………………………………………… 496
　　d. 脳孔症 …………………………………………………… 496
　　e. 欠損および交連奇形 …………………………………… 497
　　　　1) 中隔欠損 …………………………………………… 497
　　　　2) 脳梁欠損 …………………………………………… 497
　　f. 無嗅脳症 ………………………………………………… 497
　　g. 大脳および小脳の欠損 ………………………………… 497
4. migration disorder (cortical anomaly) ……………………… 497
　　a. 脳回欠損 ………………………………………………… 497
　　b. 大脳皮質の異所存在 …………………………………… 498
　　c. microgyria および polymicrogyria …………………… 498
　　d. Down 症候群 …………………………………………… 498
　　e. Warburg's syndrome …………………………………… 498
　　f. Zellweger syndrome (cerebro-hepato-renal syndrome) … 499
　　g. 脆弱 X 症候群 …………………………………………… 499
　　　　付〕triplet repeat disease ………………………………… 500
5. 増殖性異常（母斑症）………………………………………… 501
　　a. neurofibromatosis ……………………………………… 501
　　b. 結節性硬化症（Bourneville 病）……………………… 501
　　c. Sturge-Weber 病 (encephalotrigeminal angiomatosis) … 502
　　d. von Hippel-Lindau 病 ………………………………… 502
　　e. 神経皮膚 melanin 症 …………………………………… 503
6. 周産期病理学 …………………………………………………… 503
　　a. 急性の病変 ……………………………………………… 503
　　b. 二次的病変 ……………………………………………… 503
　　　　付〕核黄疸 …………………………………………………… 505

索引 ……………………………………………………………………… 507
　和文索引 …………………………………………………………… 507
　欧文索引 …………………………………………………………… 513

1 入門の第一歩

A 検査の対象 (図1)

　神経病理学 neuropathology は神経系統を対象とする病理学である。

　神経系統は，中枢神経系 central nervous system と末梢神経系 peripheral nervous system とに区別されるが，そのほかに習慣として筋肉系も検査の対象とされ，実際には，さらに脳を囲む頭蓋骨 skull および頭皮 scalp の病変も含まれる。

　脊髄を囲む脊椎 spine の病変，硬膜外腫瘍 epidural tumor および椎間板ヘルニア herniated intervertebral disc なども脊髄や脊髄神経根の圧迫症状を呈するために脳神経外科的手術の対象となり，病理検査を要する。

　脊髄硬膜外腫瘍の大部分は全身の器官に原発する腫瘍からの二次的転移巣 metastatic neoplasm であり，往年，王座を占めていた結核などの炎症性病変は比較的少ない。

　そのほかにも，皮膚筋炎 dermatomyositis の診断のために，筋肉のほかに皮膚組織の生検や，またリピドーシス lipidosis の鑑別診断のため直腸粘膜の生検も行われる。

　なお，例外的には眼窩内の病変組織をはじめ，末梢感覚器すら時には検査の対象となる。

B 神経病理学に入門する人びと (図2)

　神経病理学に入門する人びとは各国により，また各研究所，大学，病院によりさまざまである。

　私たちの教室に入ってくる人びとも，目的は一つ，すなわち神経病理を学ぶことであるが，

1. 入門の第一歩

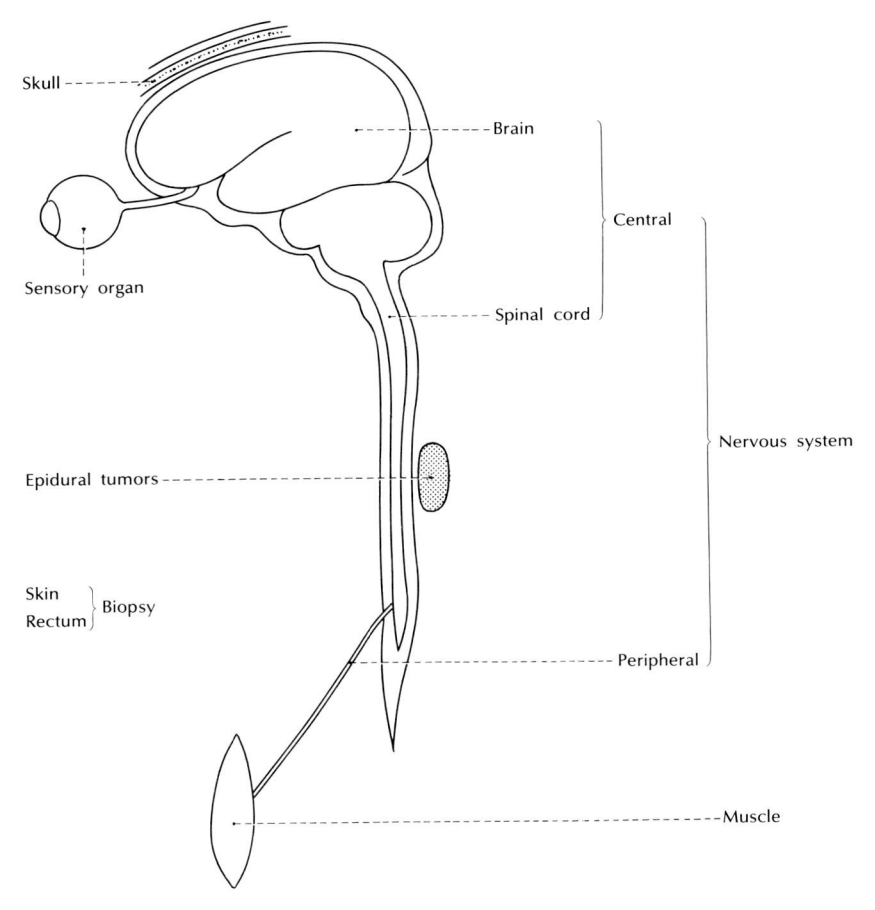

図 1 検査の対象

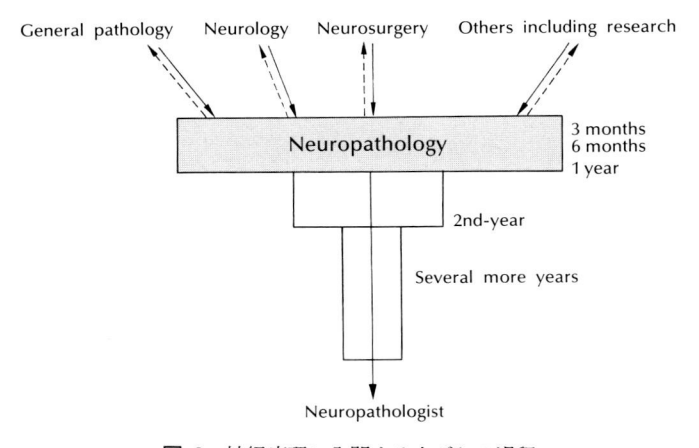

図 2 神経病理に入門する人びとの過程

初版のまえがきに述べたように，各個人の過去の教育や将来の目標はさまざまである。

たとえば，すでにほかの大学その他で神経病理を専攻した人が，当研究所の人びとの病変に対するものの見方や考え方を知るために滞在することがあり，また特定の研究に一定期間専心されることもある。

しかし，大部分は一般病理部門より，その教育課程の一部として短期間派遣される人びとである。これらの人びとは神経系統には，ほとんど未経験であるため，耳慣れぬさまざまな神経学の臨床診断名と，うんざりするほど複雑な神経解剖の局所名と，さらに神経病理特有のいわゆる特殊染色名に直面することになる。

これらの病理畑からの人びとには，必要なところを拾い読みするために簡明な学生用の臨床神経学の教科書と神経解剖の教科書を通読することを薦めている。その反面，これらの人びとは組織の取り扱いや，とくに顕微鏡を見慣れているために，たいていの人は顕微鏡下で病変をよむ力を，驚くべき速さで身につけることができる。このことは，とくに腫瘍の診断において顕著である。

これといわば反対の立場にあたるのが神経内科および脳神経外科からきた人びとである。

当然の結果として，まず臨床記録をもとにして生前の臨床診断の総括を求め，病変のあるべき局所，および病変の原因をその範囲内で推定する。臨床像と神経病理を関連させる考え方で育てられているために，脳の肉眼的検査までは，きわめて教えやすい。さまざまの新しい知識を彼らからかえって教えてもらえることもある。内科および外科的臨床神経学の普及と，とくに神経放射線学 neuroradiology の急速な発展に基づいて，臨床からくる若い人びとの脳の解剖の知識はきわめて優れている。ただし，一般的にいって脳の局所の解剖名は本のうえではよく心得ているが，実際にその名前にあたるものが，どこにあり，どう見えるのかということになると，とくに顕微鏡で見たものを判定する経験はきわめて浅いので，この点は病理出身の人びとと正反対である。名前や機能をよく知っているだけに，本人の興味さえ強ければ，短期間に非常な進歩をとげる。

アメリカでも，昔は精神科と神経内科はきわめて近い関係にあり，雑誌も 30 年前までは両者を含めた，たとえば *Archives of Neurology and Psychiatry* や *The Journal of Nervous and Mental Disease* などであったが，その後分かれて，*Archives of Neurology* と *Archives of Psychiatry* になり，*Archives of Neurology* からさらに *Annals of Neurology* が発行されている。*The Journal of Nervous and Mental Disease* には形態学関係の論文はまったくなくなり，その代わりにさまざまの新しい雑誌が生まれている。精神科専門の病院と異なり，現在の私たちの病院では精神科の residents や fellows が，正規に神経病理に入門してくることはない。

一般に，3 カ月や 6 カ月というローテーション期間はあまりに短かすぎる。せっかく本当の興味がわき出すころに去らなければならないことは遺憾にたえない。

神経病理学の歴史はドイツの精神病理学者，Nissl, Alzheimer, Spielmeyer らが主流を開いた。しかし，現在の神経病理学は，アメリカでは病理学の subspecialty に一応入っているもの

の，各方面の専門家がそれぞれの立場によって創立してきた学問である。そのよい例として，英文で書かれた教科書としては世界で最も広く利用されていた Greenfield's Neuropathology がある。この本の初版は5人の大家の分担執筆となっていたが，それぞれ異なった分野から生まれた世界的な神経病理学書であることは案外知られていないように思われる。J.G. Greenfield は一般病理より，W.H. McMenemey は神経内科より，A. Meyer と R.M. Norman は精神科より，そして W. Blackwood は始めから神経病理出身である。このことを Oxford の J. Trevor Hughes が Great Britain の Neuropathology について1968年に Washington, D.C. の Hotel Hilton で開かれた American Association of Neuropathologists の Annual Meeting で述べたことを，今なお印象深く記憶している。

C まず，なにより臨床所見と診断から (図3)

神経病理学の意義 ほかの学問と同じく，神経病理学も長年の碩学の累々とした努力の下に，独立した学問体系が確立されて現在に至っている。神経病理学はヒトの神経系統の疾患について，その pathogenesis（病因）および正統な診断ないし治療方針を学問の対象の第一義としていることは言をまたない。当然の結果として，患者の臨床所見ないし診断の導きなしには神経病理学の意義はその大部分を失うものである。もっと率直にいって，相応した臨床神経学，脳神経外科学，その他の臨床的導きなしには神経病理学教室は満足すべき教室としては，とうてい存在しえない。もちろん，同時に神経組織は体全体の組織の一部であり，ほかの組織の正当な所見の裏づけなしには正確な診断をつけにくいのは当然のことである。

具体例を述べるならば，死体解剖に直面したとき，なによりもまず臨床記録から，自分であ

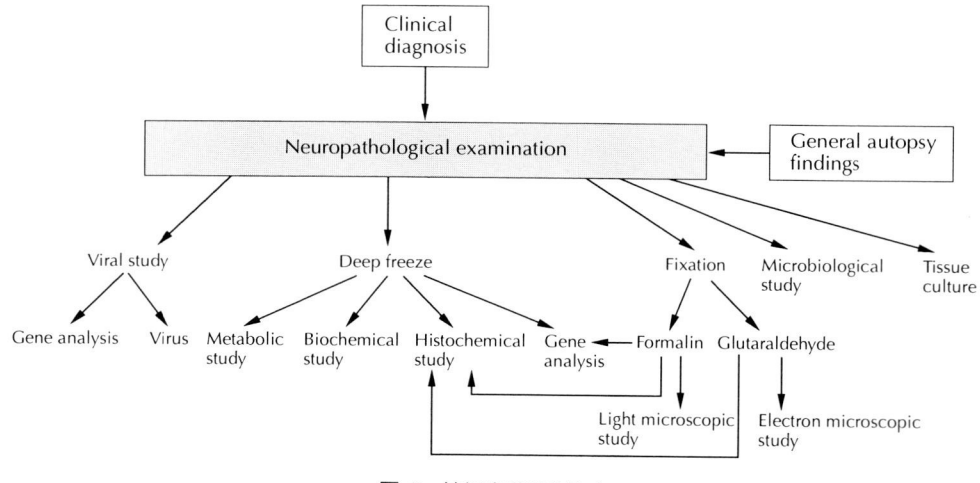

図3　神経病理学的検査

る程度臨床像を把握し、また、できれば直接に患者の治療にあたった臨床家に病気の診断を、そして臨床的な問題の焦点がどこにあったかを指摘してもらうべきである。

さて、臨床診断がほぼ確定されている場合、病理解剖を患者の家族が拒否する場合を除いては、脳と脊髄は 10% の formalin（4% formaldehyde）で固定する。しかし、すべての症例において全部の神経組織を formalin 液の中に入れてしまうのではない。たとえばヘルペス脳炎 herpes encephalitis を例にとるならば、死後変化 autolysis をできるだけ少なくするため、全身解剖に先立って脳の摘出を第一に始め、その際、好発部位である側頭葉の前端部をまず切り出して一部の切片は組織の固定をせずに、ウイルスの存在を検討するため polymerase chain reaction（PCR）法などの適切な検査に送り、同時に他の小切片を formalin でなく、後日の電子顕微鏡の検査のために glutaraldehyde の固定液のなかに保存しておく。

そのほか、Alzheimer 病などの変性疾患、リピドーシス lipidosis や多発性硬化症 multiple sclerosis（MS）の場合などは後日の生化学その他の検査のために、大脳半球の半分は deep freeze（−70℃）して保存し、残りの神経組織だけを formalin およびほかの固定液のなかに入れる。deep freeze した脳は、必要となれば室温に戻して固定し、電顕なり光顕で検査できる。

deep freeze または formalin などで固定された脳からDNAを抽出し遺伝子解析することは以前より可能であったが、とくに 1990 年代に多くの神経疾患の原因遺伝子が単離されてからは、さかんに行われるようになった。この方法で Alzheimer 病の原著の症例など歴史的な症例に対しても遺伝子解析がされている（Graeber et al 1997）。

文献
Graeber MB, Kösel S, Egensperger R, Banati RB, Müller U, Bise K, Hoff P, Möller HJ, Fujisawa K, Mehraein P. Rediscovery of the case described by Alois Alzheimer in 1911 : historical, histological and molecular genetic analysis. Neurogenetics 1997 ; 1 : 73-80

なお細菌や真菌類の感染が予想される場合には、脳組織や脳脊髄液を微生物学教室に送るのは一般病理と同様である。

そのほかの場合でも、剖検する人に臨床知識があるかないかにより、検査材料のとり方が相当に違うものである。たとえば、筋萎縮性側索硬化症 amyotrophic lateral sclerosis（ALS）の場合には、脳はもちろんであるが、それ以外にも脊髄、場合によっては末梢神経、筋肉をとることも重要である。

脳に転移癌、リンパ腫 lymphoma や黒色腫 melanoma の臨床診断が下されている場合には、全身の器官のどこに原発巣があるか否かを見極めることはなによりも大切である。

これらの例は、ほんの一部であり、一度、組織をとることを怠ったり、忘れたりすると、いくら知りたくても調べる材料は永久に得られないことを肝に銘じておくべきである。また、剖検時には、たとえ肉眼的には正常と思われても、一応、病巣である疑いが少しでもある組織は一時的に保存することを薦めている。神経病理学のように、とくに未知なベールに包まれてい

る分野では，思わぬ所見を得ることは多く，あのときあの組織をとっておけばよかったと心残りに思うことは，しばしば経験するものである．

脳神経外科における腫瘍の biopsy　神経病理学が臨床診断に貢献するものとして，最も一般に知られているのは脳神経外科における腫瘍の生検 biopsy の診断である．この場合，摘出標本を生のまま，すぐに病理部門に届け，凍結切片での診断を待ち，その結果によって，手術の方針を定める場合と，摘出標本を formalin の固定液に入れて病理に届け，手術は予定どおり終了し，標本は paraffin 切片の染色後，翌日，診断を確認する場合と二通りある．

恩師の Dr. Zimmerman がたびたびいわれたように，一般に前者は未経験の若い外科医に圧倒的に多かった．一般病理の乳癌か否かのように，直ちにその予後を決定する手術を要求されることは脳神経外科の場合は比較的少ないのが私たちの経験である．しかし，現在では腫瘍の凍結切片の診断は低温槽 cryostat の使用により，一般化されている．

すぐれた脳神経外科医たちが，とくに注目に値する所見のために，凍結切片を要求する場合はもちろんあり，その場合には臨床に直接に役立つ喜びとともに，学問的にも新しい知識を学ぶことができ，その際，凍結切片のために送られてきた組織の一部を glutaraldehyde の中に保存しておくと，後日電顕で調べて診断に思わぬ貢献ができることがある．これは常に凍結切片担当の人びとに推奨している．

珍しい例として，腰椎部の痛みを訴えて椎間板ヘルニアのための神経痛として入院した症例がある．この症例は手術の結果，硬膜内脊髄外の脊髄円錐 conus medullaris 付近の囊腫 cyst であることが判明した．cyst の壁は 1 層の上皮細胞よりなり，それに多数の繊毛 cilia が認められた．神経系で cilia があるのは上衣 ependyma だけであるため**上衣囊腫** ependymal cyst と光学顕微鏡で診断されたが，後に，電子顕微鏡で ependymal cyst でなく内胚葉性の**上皮囊胞** epithelial cyst であることが確認されたことがある（327 頁参照）．

また biopsy の標本では通常の組織診断のほかに症例によっては組織培養や flow cytometry などの検査も行われる．

腫瘍以外に，炎症性の病変もその病原体の検出による診断の確立は，治療に直結するので，biopsy が行われることがある．後天性免疫不全症候群 acquired immune deficiency syndrome（AIDS）におけるトキソプラスマ toxoplasma の感染の診断はその一例である．

筋肉および末梢神経の biopsy は，それぞれの分野の専門書を参照されたい．

文献

Hirano A. Electron microscopy in neuropathology. In : Zimmerman HM, ed. Progress in Neuropathology, Vol 1. New York : Grune & Stratton, 1971 : 1-61

Kajikawa H, Kawamoto K, Herz F, Wooley RC, Hirano A, Koss LG. Flow-through cytometry of meningiomas and cultured meningioma cells. Acta Neuropathol 1978 ; 44 : 183-187

Kawamoto K, Hirano A, Herz F. Simplified in situ preparation of cultured cell monolayer for electron microscopy. J Histochem Cytochem 1979 ; 28 : 178-180

D 脳・脊髄のとり方と固定法

脳のとり出し方 脳をとり出すには，死体を仰向けにし，頭皮を頭の中央より両耳にかけて小刀 scalpel で切り，前後に眼窩上縁および外後頭隆起のところまで折り返し頭蓋骨を露出する．つぎに電動回転のこぎり electric saw で頭蓋骨を水平面に切る．硬膜 dura mater は頭蓋の水平断面に沿ってさらにはさみで切り離す．大脳鎌 falx cerebri の前方の癒着部は下方の鶏冠 crista galli のところで切り離す．

つぎに前頭葉をゆっくり持ち上げながら前から後に向かって脳をとり出す．その際，視神経，内頸動脈，下垂体柄 pituitary stalk をはさみで切る．小脳テント tentorium cerebelli は岩様骨 petrous bone の上端部で切り離す．

つぎに，脳が後方に落ちないように左手で支えながら，脳神経および椎骨動脈を切り離し，最後に，もし脊髄を前もってとり出してない場合は長めの小刀で頸髄上部で切り，後頭蓋窩 posterior fossa の硬膜の癒着部を切り離して脳をとり出す．

つぎに，重量を量ってから，左右の内頸動脈と椎骨動脈に鉗子をかけ，約 200 ml の中性 formalin 液を注入して，血管からの血管灌流 vascular perfusion をする．その後，formalin をたたえた大きな容器の中に，ガーゼで包んだ脳を入れ，ガーゼと脳底動脈にかけた紐で脳を固定液の中につるして，約2週間放置した後，脳の検査をするのが慣例である．

とくに注意したいことは，脳をとり出した後で決して長い間，解剖台の上に，ベッタリと放置しておかないことである．なぜなら脳の変形が，固定後にまでみにくく残り，検査をより困難にするからである．なお，いうまでもないが，標本自体に番号札をつけることを忘れてはならない．とくに，同じ日に二つ，三つと解剖が行われた場合にはなおさらである．番号札をつける場所は脳底動脈のところがよく，脊髄の場合には，ゆるく，しかも抜けない程度に札の紐を周囲に巻いておく．

脳血管閉塞の場合の固定 脳血管の閉塞の場合には，固定液は病変部より先に進まないので，無理に注入液を押し込むと，閉塞部分を損傷するので血管灌流をせずに，**浸透固定** immersion fixation を行う．この場合は固定液が脳の表面と脳室内から徐々に浸み込んでいくために，脳の中央部，すなわち大脳なら基底核 basal ganglia や白質，また小脳なら深部の顆粒層や白質に死後変化が起こりやすく，とくに夏の温度の高いとき，死後時間の長いとき，患者が感染などで高熱で死亡した場合などには，その変化は著明になる傾向がある．また，ガスを産生する細菌がその部分に繁殖して，しばしばスイスチーズ Swiss-cheese のような多数の孔をつくる（図4）．

脳の血管障害に伴う軟化は，最もありふれた脳病変の一つである．脳のある部分が壊死に陥っているにもかかわらず，脳検査でその灌流する領域の動脈に閉塞がみつからないことがよくあるが，これは昔から大きな謎の一つとされていた．

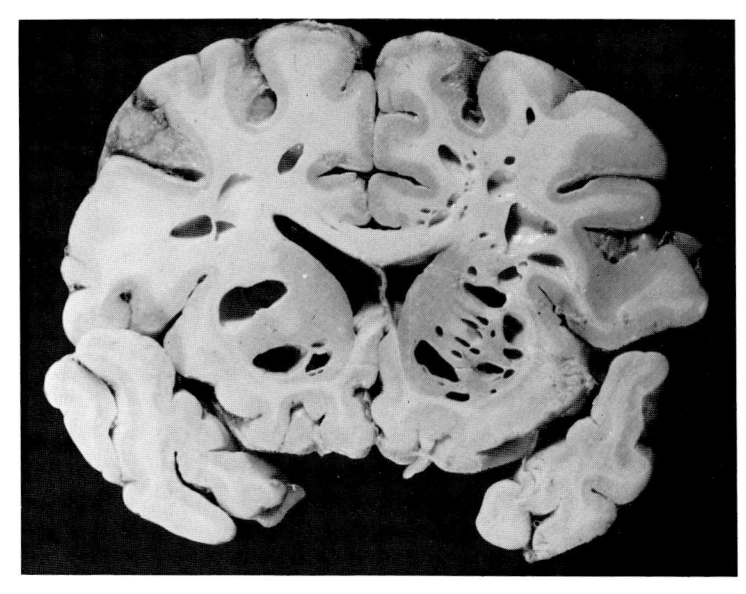

図 4 "Swiss-cheese" 死後変化

　その後，とくに脳血管撮影法と頸動脈超音波エコー法の普及と進歩に伴い，内頸動脈の閉塞が想像以上に多いことがわかってきた。この場合に，後述するように，ほかの Willis 動脈輪のでき方や変化いかんにももちろん影響されるが，中大脳動脈の閉塞時と区別できにくい所見を示す。ゆえに，生前の動脈撮影で血流の停止部が証明されたとき，また血管撮影のされていない場合で大脳半球側面に大きな軟化のあるときには，内頸動脈をとくによく検査し，保存すべきである。この場合，少なくとも総頸動脈に液を注射器で注入し，脳内の内頸動脈の断端から注入液が出るか否かを確かめることはぜひしなければならないことの一つである。もし，通じていない場合は閉塞している部分をとり出して固定する。そのほかに脳のいわゆる "border zone infarct" は全身性の低血圧などによるもので脳血管の閉塞はない（30 頁参照）。

　くも膜下出血のある場合の固定　くも膜下出血は，とくに Willis 動脈輪の動脈瘤破裂によるものが多い。これはよくある病気で，最近，その頻度も上昇する傾向にある。くも膜下出血の場合には，以上述べたような固定法は極力避けるべきである。なぜなら，血液は formalin に触れると黒く固まり，固定後は石炭の塊のようになる。そのために，出血塊の中に埋もれた脳動脈を破損しないように遊離し，とくに破裂した動脈瘤の解剖関係をつまびらかにすることは，固定後では至難のわざとなってしまう。これを避けるために，くも膜下出血の場合には，脳検査の主眼は，出血した動脈瘤の解明であるから，脳をとり出したら，すぐに固定せずに冷水で脳底の出血部を洗い流すことである。血液はすぐに溶血して，出血部はきれいにとれ，Willis 動脈輪および動脈瘤は一見してわかるようになる。このことはぜひ利用してほしい検査法である。その後に，初めて脳を固定液に浸す。

　なお，動脈瘤の破裂，硬膜外または硬膜下出血，動静脈奇形 arterio-venous malformation

（AVM），またヘルペス脳炎など，一般に出血を主体とした病変の場合には，脳をとり出した後に，できたらカラー写真をとることが望ましい。

脊髄のとり方　脊髄のとり方は一般に二通りある。一つは背部よりとり出す方法で，他は腹部よりとる方法である。

前者はまず，死体をうつぶせにして，皮膚および皮下組織を棘突起 spinous process に沿って外後頭隆起より仙骨 sacrum の基まで小刀で一直線に切る。そのあと小刀と擦過器 scraper で棘突起の両側の溝を露出する。ついで，椎弓 vertebral laminae を両側で脊柱の全長にわたり電動のこぎりで切る。棘突起は全長にわたり，それを連絡している腱様組織とともに持ち上げて引き離す。前もって脳を取り出していない場合は，頸髄はできるだけ延髄と近い端で切り離す。硬膜をつけたまま脊髄を上から下に向かって，外傷を加えないように注意深くとり出す。その際，神経根 nerve roots の出口をはさみで一つ一つ切り離しながら馬尾 cauda equina まで到達させる。とり出した脊髄は formalin を満たした細長い容器に曲げないように入れて固定する。

後者は腹部より椎体 vertebral body を，その両側の小根 radicle の部分を切ってとりはずし脊髄をとる方法である。

脊髄を上手にとることは，脳に比較して，はるかに困難で，時間のかかる重労働である。とくに，いわゆる "tooth paste artifact" をつくらないようにする細心の注意を払わなければならない。

脊髄は比較的強い脊髄軟膜で包まれており，新鮮な脊髄の1カ所が指またはほかの固形物で押された場合に，押された部分の脊髄は上下の部に移動し，上下の部分は膨隆し，圧迫部は反対に薄くなる。こうなった脊髄が固定液を入れた円筒中で1～2週間過ぎたとき，肉眼では薄い部分は外部から腫瘍かなにかに押されて萎縮し，また上下の膨隆部は一見腫瘍そのもののようにみえる（図5）。

その部分を後日，切片標本をつくってみた場合に，すべてが死後変化のため，組織反応がまったくみられない。つまり，組織の異常な変形が起きているにもかかわらず，細胞や血管の病的変化はみられない。ちょうど，ねり歯みがきのチューブを押したときのように，脊髄の灰白質または白質が既存の組織中に入り込んで脊髄が二つあるようにみえたり，または異常な組織像をとり，一見して先天性奇形のような所見を呈する（図6）。また，この **tooth paste artifact** は病変部にとくにできやすいという困った問題がある。すなわち，梗塞 infarct で軟化した部分や各種の感染で壊死巣がある部分はとくに機械的圧迫に弱く，真の病変が上述の artifact に重なってくることが多い。悪性腫瘍の脊髄の硬膜外転移による脊髄圧迫などでも起こりやすい（Hashizume et al 1983）。

末梢神経・筋肉のとり方　末梢神経および筋肉はとり出す場合に，できるだけ機械的損傷を避け，とくに引っぱらないようにする。固定する場合，常に横断面と縦断面の両方を同じスライドでみられるように配置する。

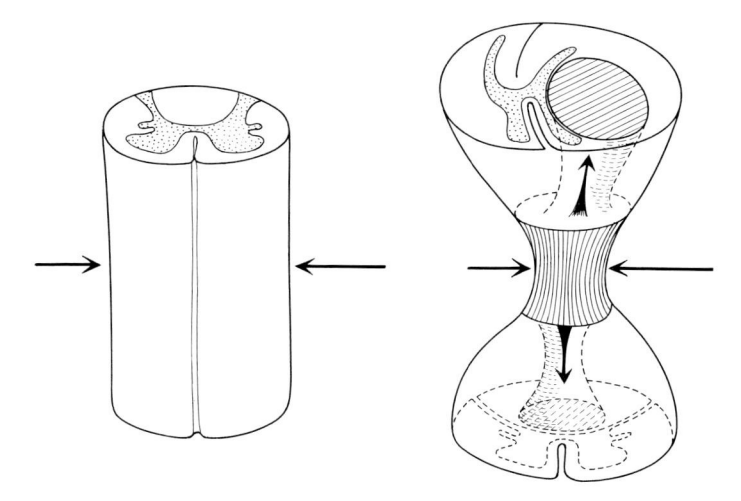

図 5 tooth paste artifact

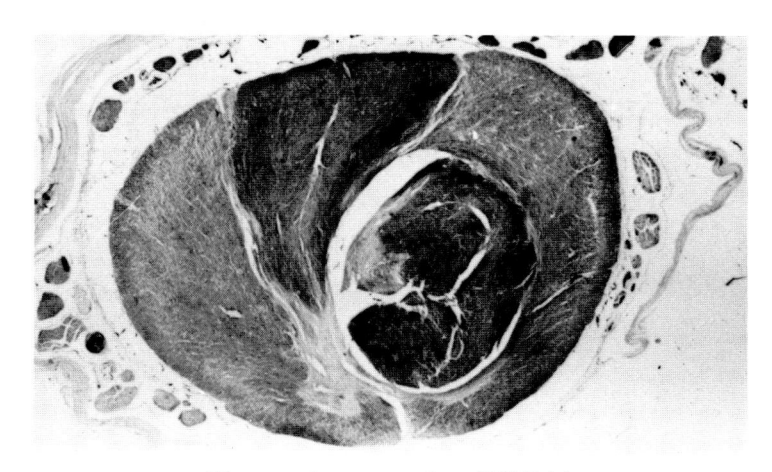

図 6 tooth paste artifact（髄鞘染色）

　一般的にいって，中枢神経はよい固定をすることがきわめて困難である．とくに電子顕微鏡でみた場合にはその事情がよくわかる．そのため，動物実験の場合には特別の事情のないかぎり細心の注意を払って麻酔の下に，血管灌流を行っている．この場合，使用する固定液は通常 paraformaldehyde か glutaraldehyde である．

文献
Hashizume Y, Iijima S, Kishimoto H, Hirano A. Pencil-shaped softening of the spinal cord. Pathologic study in 12 autopsy cases. Acta Neuropathol 1983 ; 61 : 219-224

E 脳・脊髄の肉眼的検査

1. 臨床像と病理所見の間

　肉眼的検査にあたって　神経組織を約1〜2週間固定液の中に保存したあとで，いよいよ本格的肉眼的検査を行う．私たちは毎週木曜の午前に脳を切る．この数は病理解剖数のいかんによって異なる．

　前日から数個の脳を流しの中に入れて，水道の水を流してformalinを洗い去る．数時間洗ってもformalinのにおいは残り，brain cuttingのときにその刺激のために涙を流す人が多いことから，少なくとも半日はかけてよく洗い流すことが必要である．

　さて，脳を大きな板の上に置き，前に述べた臨床神経の所見から，一応どの部分にどのような変化が予想されるかを必ず前もって頭に描いておくよう心がけることは，なによりも勉強になり，かつ，検査に一段と興味と刺激を与える．

　臨床家が見学に来ている場合には，その意見をはじめに教えてもらうことは適切な検査をするのにきわめて役に立つ．それと同時に，全身の肉眼的剖検所見の大要summaryはぜひとも知っておくべきである．ただ脳だけを臨床像の導きなしに検査をする場合には，いかに脳の検査に経験のある人でも顕微鏡的な，または機能的な重大な病変が実際には広範にあるにもかかわらず見逃してしまうこともある．

　ごく手近な例として，多くの非器質的な精神病，痙攣性疾患，変形性筋ジストニー dystonia musculorum deformans，重症筋無力症 myasthenia gravis，睡眠薬の多量摂取などの薬物中毒症，乳児精薄 infantile mental retardation などはそのほんの一部である．そのほかにいわゆる発作性疾患 paroxysmal disorders も，その形態学的所見は現在なおあいまいなものが多い．すなわち片頭痛 migraine および他の頭痛，Ménière症候群，ナルコレプシー narcolepsy，家族性周期性四肢麻痺 familial periodic paralysis，頸動脈洞性失神 carotid sinus syncope などである．これらの疾患については一般の臨床の教科書に書かれているので参照されたい．

　一般に臨床像と病理所見とはきわめて密接な関連があることが常識となっているが，例外が実に多いということは，決して忘れてはならないことである．

　Charcot以来，一般の成書で学生の得る知識では，ALSは臨床像と病理所見の最もぴったり呼応する神経疾患の一つにあげられている．これはもちろん疑う余地のない事実である．しかし，臨床からALSであるという診断がきてない場合，ただ脳だけを肉眼的に調べて，正常脳ではなくALSと断定し，脳を保存できる人がいたら，その人はすばらしい病理学者である．一般にいわれている，そして当然予想されることであるが，運動皮質 motor cortex の限局的萎縮，舌下神経はじめ脊髄前根の極度の萎縮は，むしろ例外的なもので，200例近くのALSを

みたうちでも，学生のために，満足な教材用の写真をとることに苦労するほどである．一般的にいって，正常な脊髄でも後根は前根よりはるかによく発達し，数からも，太さからも相違は明らかである．ALS の場合には，その目でみれば病変は，はっきりみつけることができる例もあるが，きわめてわかりにくい例も多い．なお，錐体路の萎縮変性はもう一つの ALS の特徴的な肉眼的所見である．これは色が変わり萎縮していることから容易に確認される例も多いが，慢性の大脳半球の梗塞などにみられる片側性の変性と異なり，両側性にくるために比較が難しい．そのうえ，固定などで影響される組織の色合いなどを考慮に入れると，必ずしも一般に考えられるほどはっきりしていない例もある．極端にいうと，ALS の脳と知りながらも錐体路の変化の判定は光学顕微鏡に頼らざるをえないことがあるくらいである．筋肉の萎縮があれば，もちろん診断の助けとなる．しかし，癌その他の慢性疾患のために，やせおとろえた患者や筋疾患または慢性多発性神経炎などの場合との鑑別は，剖検の場合には臨床像のように動きがないために，その診断は容易でない場合が少なくない．

　さらに，もう一つだけ臨床の助けなしには正常脳と誤診しかねない例をあげると，それは海綿状脳症 spongiform encephalopathy を呈する Creutzfeldt-Jakob 症候群である．進行性の痴呆であり，そのほかにミオクローヌス痙攣がみられることが多く，さらに錐体外路系の変性を伴う場合もある．以上の臨床像から考えて，常識的には脳の萎縮をまず想像しがちであるが，実際は，脳の重量も減少せず，また，肉眼的変化はみつけにくい症例も少なくない．

　臨床所見と病理所見の差　以上述べた例とは違った意味で，臨床像と形態上の病変が一致しない症例が，残念ながらほかにもきわめて多い．

　剖検時にたまたま見出される前頭葉の髄膜腫 incidental meningioma や破裂してない動脈瘤 aneurysm や動静脈奇形はそのよい例である．

　なお，比較的診断の容易といわれる**聴神経鞘腫** acoustic neurinoma が CT 以前の時代には偶発所見 incidental findings としてみつけられ，しかも，その大きさは必ずしも小さくはなく，直径 2 cm 以上のものもまれではなかった．このことはあまり臨床の人びとには知られていないことらしく，実例をあげるたびに驚かれることである．もっとも，これらの患者は神経疾患以外の内科や外科の重篤な疾患で入院し，医学的関心の焦点が別の問題にしぼられていることが多い．このような偶発所見の諸例は枚挙にいとまがない．とくに最近，急激に増加しつつある臓器移植や悪性腫瘍に対する化学療法，免疫抑制剤，抗菌性薬剤，ステロイド療法に伴って出現してきたウイルス，真菌をはじめ，トキソプラスマ toxoplasma などの二次感染は重要な問題である．特別の注意を払っても，病巣が肉眼的にまったくみえないことが多いため，脳検査のおりに見逃してしまうことが多い．そのため，腎移植，悪性リンパ腫 malignant lymphoma，白血病などの場合には肉眼的に正常脳とみなされる場合でも必ず数カ所の切片をとり，少しでも疑わしい所見がある場合には一時的に脳を保存しておくことが望ましい．近年 AIDS の神経組織の検査についてはとくに注意を要する．

2. 脳の調べ方

　脳の調べ方は，施設により多少異なる。ここでは，私たちが現在行っているやり方を述べる。脳の大きさや重量については，統計のことを扱った成書を参考にされたい。

　脳の場合は，心臓の場合と異なり，成人では平均が約300gで，それ以上は肥大 hypertrophy であるというような一定の基準は決めにくく，個人差が大きい。一般的には，成人の脳は約1,300gぐらいで，女性の場合は少し軽い。年齢とともに重量は減り，脳全体の萎縮は65歳ぐらいより著明に進行する。重量がとくに重い場合は(たとえば1,500g以上)，大きな男子を除いては，さまざまの病因，たとえば脳浮腫，脳腫瘍や脳壊死などで，脳がふくれ上がっているときである。とくに減少しているとき，たとえば1,000g以下といったような場合には，さまざまの病因により，脳の萎縮を起こしている結果である。小児の重量は年齢により著しく異なる(図7)。

　以下つぎの順序で述べる。

　　　a. 硬膜
　　　b. 軟膜
　　　c. Willis 動脈輪
　　　d. 脳神経
　　　e. 頭蓋内圧亢進所見
　　　f. 脳実質の外観
　　　g. 脳の切り方

a. 硬膜 dura mater

　硬膜は成人および子供の場合は脳をおおっているが，新生児や乳幼児では脳だけで硬膜はな

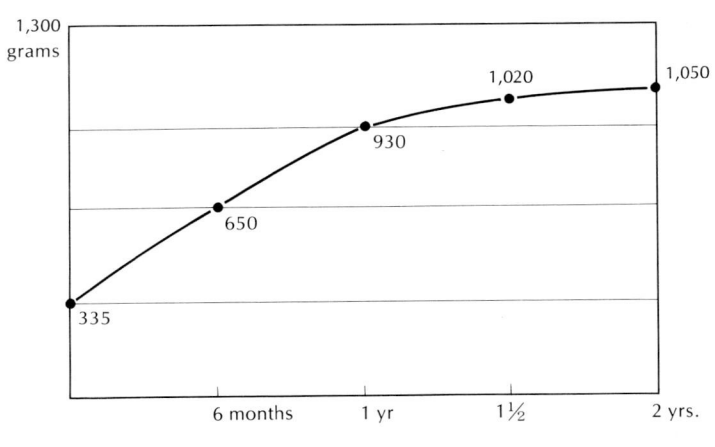

図 7　小児の脳の重量

い。これは硬膜は頭蓋骨の骨膜 periosteum であり，頭蓋骨に密接に付着しているためである。しかし脊髄の硬膜は骨膜でなく脊髄をとり囲んでいる。一方，老人の場合には硬膜が欠損していることが少なくない。これは硬膜が頭蓋骨に癒着する傾向があるためである。一般に老人の硬膜はその内面が滑らかで光沢があるのに対して，その外面はざらざらとなり，いぶし銀のようにみえる。これは硬膜の外面に微細な線維性の小突起が生ずるためである。この程度は加齢と並行する。成人の硬膜は子供のよりも厚い。硬膜動脈 meningeal artery は頭蓋骨の溝に沿って硬膜外面に突出しているのに対し，相当部の内面は平坦で指でさわってもその存在はわからない。このことから頭蓋骨折の場合に，これらの動脈が障害されることがうなづける。硬膜では，脳の場合と異なり，動脈と静脈の走行が平行している。

硬膜外血腫・硬膜下血腫 硬膜の病変中，最も目につくのは，硬膜外血腫，硬膜下血腫である（図172，173参照）。後者の場合では，両側性のものも少なくない。軽度で古いものは，ただ褐色の薄い膜が硬膜の内側にあり，ピンセットで容易にはぎとることができる。

古くなった硬膜下血腫は相当に厚い紡錘形の膜で包まれている。時には，その膜は硬膜そのものよりも厚くなる。これは硬膜直下の**外膜**とよばれるものと，くも膜に面した**内膜**とよばれるものからなる（図173参照）。その内部は，血性物質を含んだ肉芽組織である。また外膜は硬膜から，内膜はくも膜から離れやすく，紡錘形の血腫を膜に包んだまま，ぽっくりとり出すこともできる。

慢性の硬膜下血腫の場合には，相当の大きさのものでも，急性ないし亜急性のものに比べて，頭蓋内圧亢進所見はひどくなく，臨床診断もなかなかつけにくい場合もある。脳萎縮の強いAlzheimer 病などで，往々に大きな慢性の硬膜下血腫を合併することがある。この場合には，頭蓋内圧亢進の所見はないことさえある。

腫瘍 つぎにわかりやすい硬膜の病変は，腫瘍である。これには二つあり，一つは髄膜そのものから発生する髄膜腫 meningioma（図201参照）であり，ほかは別の組織から二次的に転移してきた転移性腫瘍 metastatic tumor である（図219参照）。両者とも多発性のものが少なくなく，とくにテントおよび頭蓋底部のものを，剖検のときに見逃さぬように注意すべきである。この場合，脳の該当部に球形の凹みを残す。転移性腫瘍の場合は，原発巣はどこでもよいが，とくに乳癌の場合には硬膜が好発部位である。meningioma も中年以上の女性にとくに多く，meningioma の中に，乳癌が転移巣をつくることもある。

一般に小さな meningioma は，決して珍しいものではない。また，肉眼的所見だけでは meningioma か，metastatic tumor か区別しにくい場合も少なくない。

静脈洞の病変 静脈洞 sinus の病変としては，静脈洞血栓症 sinus thrombosis がある。上矢状静脈洞 superior sagittal sinus の場合は，両側の傍矢状部 parasagittal region に出血性梗塞 hemorrhagic infarct があり，かつ，器質化された血塊を，静脈洞のうちにみつけることにより診断がつく。

静脈洞血栓症の原因中，昔，最も多かったのは，中耳炎からの乳突炎 mastoiditis によるも

ので，S状静脈洞 sigmoid sinus が好発部位であった。

　硬膜の大脳鎌 falx cerebri は，老人の場合には，局所的に石灰沈着，または骨化し，相当の厚さと広さにわたることはよくみられる所見である。これは病変ではなく，腫瘍や炎症後の変化と混同しないようにする。また，硬膜に関連したものに，ガレン静脈の動脈瘤 aneurysm of great vein of Galen がある。これは動脈瘤とはいっても，結局は動脈と静脈洞の異常な吻合から生じた血管腫である。栄養動脈 feeding artery は，前大脳動脈または後大脳動脈の分枝であることが多い。

b. 軟膜 leptomeninx （図8）

　硬膜を脳からとりさるためには小刀 scalpel で上矢状静脈洞の両側に沿って存在する癒着組織を切り離さなければならない。この癒着組織は静脈洞に入る静脈と，**くも膜絨毛** arachnoid villi （くも膜顆粒 arachnoid granulation またはパキオニ小体 pacchionian body ともよばれる）からなる。くも膜絨毛は小さな白い粟粒が固まったようにみえ，静脈洞の中に入り込んでいる。その機能は脳脊髄液を静脈洞へ送る装置とされている。くも膜絨毛は meningioma の縮小模型といえるくらいよく似た光顕像を示す。またその分布の多い部分に meningioma の発生率も高い。小児の脳では，成人と異なり肉眼的に正常でも，くも膜絨毛は認めにくい。水頭症 hydrocephalus の存在する場合でも安易にくも膜絨毛の欠損とみなさないように注意が必要である。

　硬膜をとると，脳の表面が露出するようにみえるが，実はさらに脳実質は軟膜 leptomeninx （複数は leptomeninges）でおおわれている。軟膜は外側の**くも膜** arachnoid と内側の脳実質をおおう**柔膜** pia mater からなる。その間の腔は**くも膜下腔** subarachnoid space とよばれ，脳脊髄液を満たす。またこの腔には細胞が網状に配置され，血管を含んでいる。くも膜は左右の大脳半球・小脳・脳幹，および脊髄の表面をおおい，中枢神経を完全に硬膜から隔離している。

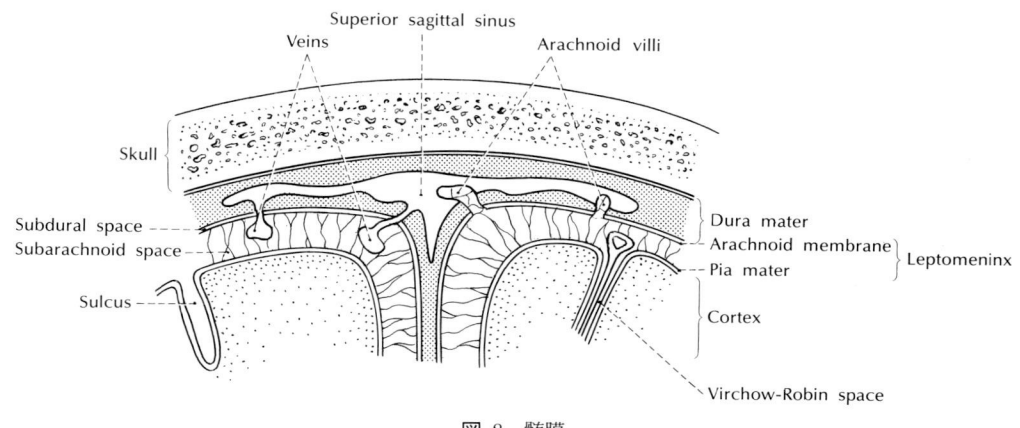

図 8　髄膜

柔膜は脳の表面すべてをおおい，すべての脳溝 sulci に入り込んでいる。くも膜の表層は脳溝の中には入らず Sylvius 裂溝のような深い切れ目にも入り込んでいない。そのために両方の膜の間にあるくも膜下腔は広く，多量の脳脊髄液を入れ，とくに脳萎縮の場合には，頭蓋や硬膜の大きさは変わらないので，多量の脳脊髄液が代償的に増加している。

　軟膜の色　軟膜は固定後にやや白色がかるが透明であり，脳の表面がよくみえる。とくに若い人の場合は色は淡く膜も薄い。老人になると褐色味が加わり，膠原線維 collagen の増加に伴って肥厚し，濁った乳色にみえる。慣れない人には，髄膜炎 meningitis を考えさせるほどである。同様な所見が小児や若年者にみられる場合にはもちろん病変を意味する。とくに灌流固定をしていない場合には血管，とりわけ静脈に血液が充満しているために，さらに暗褐色を増し，正常といいきるまでには多少の経験を要する。ただし，この点について例外があることも指摘したい。このような正常にみえる老人の軟膜を調べてみると，ときどき，軽度ではあるが，局所的髄膜炎の所見を光顕で見出して，驚くことがある。これは病気の末期に合併した偶発所見で，前述した臓器移植や lymphoma などの場合と同じような条件により起こされる。

　くも膜下出血　軟膜の病変中，最も多いのはくも膜下出血である（図147参照）。この場合，新鮮な脳の場合には真紅の，固定後の脳では黒い血液がくも膜下腔にみられる。その原因中，最も多いのは Willis 動脈輪に起こる動脈瘤の破裂である。その中でも前交通動脈・後交通動脈，および中大脳動脈から由来する動脈瘤が多い。動脈瘤は太い脳動脈の分岐部に起こるため，出血は脳底部に強い。病理検査のときに大きな動脈瘤にもかかわらず，脳血管撮影では血栓のために内腔がかえって狭くみえることもある。血管攣縮 spasm は臨床上重要な問題であるが，ヒトの場合の病理所見については未解決である。動脈瘤に対して手術が行われた症例では，クリップの場所など各症例ごとに，それぞれの問題を含んでいるのでとくに注意して検査すべきである。一般に脳動脈瘤の場合には Willis 動脈輪をとりはずして写真をとる。これは動脈瘤の場所を示すほかに，周辺の動脈との解剖学的関係や，ほかの偶発的な動脈瘤の有無を記録することができるためである（図152参照）。動脈瘤を paraffin に包埋するときには，動脈とそれらの膨出部とを同じ面で切ることができるように特別の注意をはらう。

　くも膜下出血は脳動静脈奇形の破裂でも起こる。これは血腫の内外に多数の異常血管をみつけることにより診断できる。これらの血管はくも膜下腔から発生している。異常な血管が，動脈か静脈かを判定することは hematoxylin-eosin 染色（H.E. 染色）ではなかなか難しいことから elastic tissue van Gieson 染色をして，内弾性板を見つけることにより動脈を鑑別する。しかし異常血管には，"いわゆる"arterialized vein がしばしば認められ，その判定は容易でないことが多いことに注意すべきである。

　脳には偶発的な，小さな血管腫 hemangioma がときどきみられる。出血巣と異なり，血液は小さな血管内に限局されていて，固定後には黒い小孔の一群として認められる。

　髄膜炎　髄膜炎 leptomeningitis は軟膜 leptomeninx の炎症であり，くも膜下腔に細胞の浸潤および増殖が起こるために，くも膜は不透明となり，混濁，肥厚し，血管の拡張が著明とな

る。単にくも膜の変化以外に，脳実質の腫脹 swelling を伴う。細菌によるもののほかに，真菌類などの病原体によることもある。さらに腫瘍が主としてくも膜下腔に拡がることもある。急性の髄膜炎で ependymitis を伴うことも多い。慢性の場合には軟膜の肥厚のために髄液吸収障害のほかに脳底部で第四脳室の Luschka 孔と Magendie 孔を狭くするために水頭症 hydrocephalus を起こすことがある。問題はどこから細菌が侵入したかという点であるが，これは解剖のとき，中耳・副鼻腔などに炎症所見を確認することや，外傷によることが明らかな場合もあるが，血行性のほかにはっきりとした侵入経路がわからないことも多い。

　［注］髄膜 meninges は硬膜，くも膜，柔膜からなる。髄膜炎 meningitis はくも膜と柔膜の間に病変の主座がある leptomeningitis である。日本神経学用語委員会の神経学用語集で改訂第2版では leptomeninges と pia mater を両方軟膜と記載している。本書では便宜上 pia mater を柔膜と訳している南山堂の医学英和大辞典（加藤勝治編）の用語を使用した。

c. Willis 動脈輪　circle of Willis

　Willis 動脈輪を形成する動脈の名前はよく知られているので，ただ略図を添えて，二，三の気のついたことを述べるにとどめる（図9）。

　まず第一に注意すべきことは，図に画かれたような典型的な Willis 動脈輪は，実際にはきわめて少なく，なんらかの variation がみられる点である。とくに前交通動脈や後交通動脈の太さや形は個人差が大きい。一方，年をとるにつれて進行する動脈硬化に伴うアテローム斑 atheromatous plaques は血管腔を狭くする。そのために，ある脳底動脈の一部が閉塞したり著しく狭くなった場合，必ずしもその動脈の灌流領域だけが壊死を起こすとはかぎらない。ほかの動脈からの代償的血流により，まったく変化を免れる場合もあるし，壊死領域は，はるかに広範なこともある。すなわち各個人によりさまざまの結果をきたし，ただ単に，閉塞した動脈を記載するだけでは不十分で，脳血管系全体を考慮しなければならない。この例として図9cのように一側の内頸動脈の末端部に閉塞が起こった場合をとりあげてみる。この場合の，その主要灌流領域である中大脳動脈の領域は壊死を起こす。これは同側の前大脳動脈がきわめて細いために，反対側から前交通動脈を介しての血流の補給がないためである。さらにこの例では，同側の後大脳動脈が，通常は脳底動脈から主として血流を受けているのに反して，太い後交通動脈を経て内頸動脈から血流を受けている。そのために中大脳動脈と同側の後大脳動脈の領域に同時に壊死が起こることになる。

　同じような例は実験動物でもみられる。イヌやネズミの頸動脈を結紮しても脳に壊死は起こらない。しかし **mongolian gerbils** の場合にはまったく異なり，一側の総頸動脈を結紮した場合に，高い頻度に中大脳動脈の領域に壊死を起こす。この動物は前交通動脈と後交通動脈の発育が悪く，細いために，代償性の血流の補給がほとんどできないからである。脳の循環障害の研究に便利な実験動物として注目されている。

　一般的にいって，脳底部の動脈硬化の程度は，全身のほかの器官の動脈の硬化度と必ずしも並行しないのは注意すべきことである。

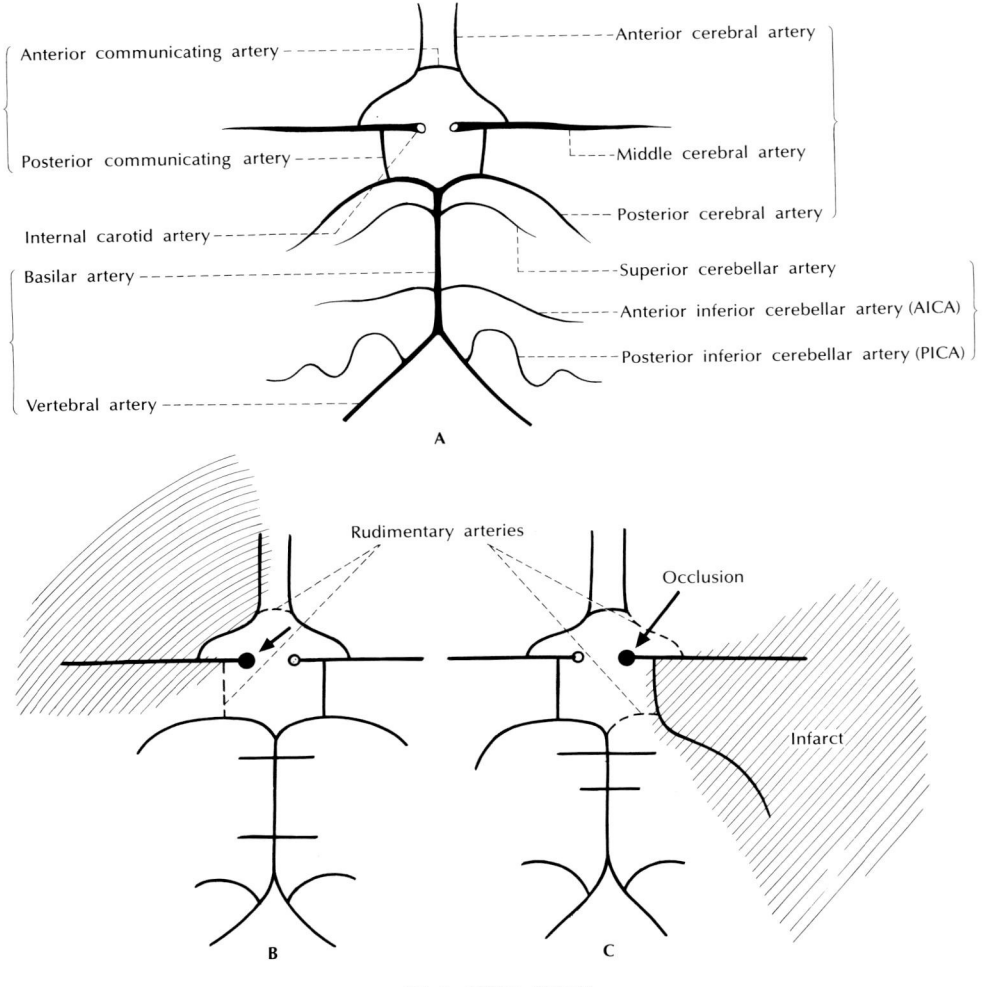

図 9 Willis 動脈輪

なお，血管の閉塞のある場合には，血栓塞栓 thrombo-embolus の可能性も考慮に入れることはもちろんである．脳に多数の壊死巣があり，動脈硬化症が軽い場合には，心臓の左心房に壁在血栓 mural thrombus があるか，動脈弁に疣贅 vegetation があるか，ほかの全身器官に壊死巣があるかなど，必ず調べなければならない．

文献
Takamatsu J, Hirano A, Levy D, Henkind P. Experimental bilateral carotid artery occlusion : a study of the optic nerve in the rat. Neuropathol Appl Neurobiol 1984 ; 10 : 423-428

d. 脳神経

脳神経の番号，名前，場所，機能などは，あたかも神経学の ABC といった調子で，学生は記憶しており，脳検査となると，まずそれからというような考え方をもった人すらある．ここ

E. 脳・脊髄の肉眼的検査　19

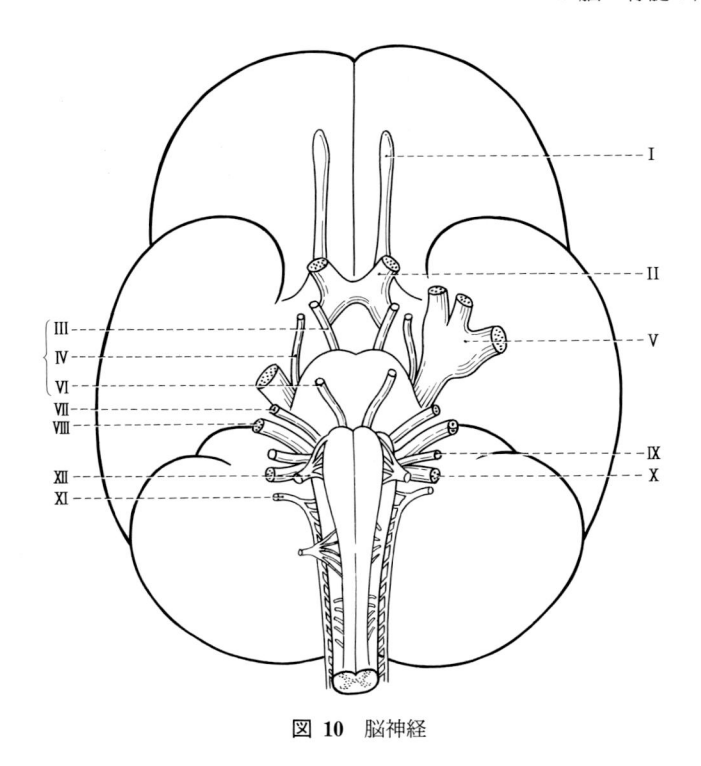

図 10　脳神経

ではただ略図に番号を書くだけにして（図10），ほかは解剖学の教科書を参考にしていただく。ただ二，三の病理的に必要な知識を断片的に，簡単に追加しておくことにする。

　まず第一と第二脳神経は，実は末梢神経ではなく中枢神経の延長であり，グリアと軸索 axon を主体として，髄鞘も中枢性の髄鞘（201頁参照）であり，末梢性のものではない。ほかの脳神経ならびに脊髄神経の前根と後根は，末梢神経系の構造をもち，軸索は Schwann 細胞およびそれからつくられた末梢性の髄鞘をもっている。しかし，これらの脳神経および脊髄神経根の出入部分は，中枢神経組織である。各神経により長短の差はあるが，末梢神経は数 mm から 1〜2 cm 外に出てから，はじめてみられる。中枢神経と末梢神経は明瞭な相違があり，これについては後述する。第一と第二脳神経には，末梢神経にしばしばみられる神経鞘腫 schwannoma や外傷性神経腫 traumatic neuroma はない。第二脳神経に出現する腫瘍は glioma であり，また多発性硬化症 multiple sclerosis（MS）では，末梢神経には決してみられない脱髄斑 demyelinating plaques の好発部位である。

　そのほか第一脳神経の有無を確認することは，脳の奇形とくに Kallmann 症候群，Meckel 症候群，Apert 症候群や Patau 症候群（trisomy 13）の場合に必要である。ただし第一脳神経は篩板 lamina cribriformis に多数の細い神経を出しているために，脳をとり出すときに第一脳神経を頭蓋底に残してしまうことがある。trisomy は小児にみられるもので，小児の脳は成人脳に比較して，壊れやすい。これは水分が多く，細胞間隙が広く，髄鞘は未発達で，血管

の発育も不十分なためである。

　Guam 島の原住民の Alzheimer 原線維変化が，とくに大脳辺縁系 limbic system に多く分布することに気づき，嗅球 olfactory bulb を調べたところ，はたしてここにも出現することを1962年に平野は，Alzheimer 原線維変化の分布の中に発表した(104頁参照)。この最初の報告後，22年を経て Esiri と Wilcock (1984) により Alzheimer 病においても確認され，現在この第一脳神経の老人性変化の研究は注目されているテーマである。

文献
Esiri MM, Wilcock GK. The olfactory bulbs in Alzheimer's disease. J Neurol Neurosurg Psychiatry 1984 ; 47 : 56-60
Averback P. Two new lesions in Alzheimer's disease. Lancet 1983 ; 2 : 1203
Ohm TG, Braak H. Olfactory bulb changes in Alzheimer's disease. Acta Neuropathol 1987 ; 73 : 365-369

　第三脳神経は，後交通動脈の動脈瘤の項で述べるように，臨床診断にとくに重要な役割を果たす。この神経は後大脳動脈と上小脳動脈の間を通り，その後後交通動脈に並んで走行する。またその外側には鉤が存在する。したがって後交通動脈，とくに内頸動脈-後交通動脈分岐部(IC-PC) の動脈瘤や頭蓋内圧亢進に伴って起こる uncal herniation では第三脳神経の麻痺が生じる。また，中脳の出口のところでとれやすいので，取り扱いに注意を要する。

　第四脳神経は，それに特別に注意しないかぎり見逃しやすい。しかし，中脳の下丘部後部で交差することを学生にみせるぐらいで，形態的変化が問題になることはまずない。しかし，下丘に lipoma がみられることがある (359頁参照)。

　第五脳神経は一番太い脳神経である。中枢神経部が相当長く伸びているので，多発性硬化症の際に，その部分に，脱髄斑がみられることもある。比較的まれではあるが，三叉神経節には神経鞘腫が起こることがある。三叉神経痛の場合，さまざまな外科的処置が施行されることがあり，その後遺症がみられることもある。また帯状疱疹 herpes zoster の病変，とくに，ウイルスの確認が問題とされている。

　第六脳神経は外直筋を支配する神経で橋と延髄の境界から出るが，脳神経の中で頭蓋内の走行が最も長く臨床上でその障害はきわめて大切な神経である。

　第七脳神経は顔面の筋肉を支配することが主体であるが，分泌や味覚などの機能も重要である。これらの複雑な機能を覚えるために昔から次のような語呂合わせがある。「お七（第七脳神経）涙（涙腺）に味（味覚）もたせ，舌下（舌下腺）顎下（顎下腺）のつばをはくなり。」

　そのほか，神経病理学上，最もよく知られているのは第八脳神経の聴神経鞘腫 acoustic neurinoma で，これは meningioma とともに**小脳橋角部** cerebellopontine angle に発生する代表的な腫瘍 である (図206参照)。

　第九脳神経から第十二脳神経のいわゆる下部脳幹の脳神経は障害される脳神経の組み合わせにより，Vernet 症候群，Collet-Sicard 症候群や Villaret 症候群などと命名されているが，詳細は一般の臨床の教科書を参考されたい。病理学的に重要なこととしていずれも原因は後頭蓋

窩の腫瘍，転移癌，リンパ腫，動脈瘤，外傷や局所の炎症が考えられる。

第十二脳神経は motor neuron disease において障害されやすいことがよく知られている。

e. 頭蓋内圧亢進所見

脳の肉眼的所見で血管および脳神経を記載したあとで，頭蓋内圧亢進所見の有無についても言及する。脳は強い頭皮・頭蓋骨，および硬膜により保護されている。これは軟らかくて繊細な脳組織にとり理想的な nest である。しかし，いったん頭蓋内圧が上昇する事態が生ずると，その圧の逃げ場がほとんどないために致命的な結果をきたす。ゆえに，神経学上の最も危険な臨床症状は頭蓋内圧亢進によるものである。これは脳外傷，頭蓋内の腫瘍，炎症，血管障害など，多くの原因により起こる。このさまざまの原因中，頭蓋内圧亢進をとくに促進させるものは**脳浮腫** brain edema, すなわち脳の水分の異常な増加である。この脳浮腫の病因については後述するが (276 頁参照)，ここでは，肉眼的病変について臨床像を考慮に入れて述べる。

脳浮腫では脳の大きさおよび重さが増加する。大脳の脳回 gyri は平坦となり，溝 sulci は狭くなっている。大脳半球の一部に expanding lesion がある場合には，同側の大脳半球の膨大により，他の半球を圧迫し，さまざまの脳のヘルニアを起こす (図 11)。

① Flattening of gyri and narrowing of sulci
② Cingulate herniation
③ Ventricular shift
④ Uncal herniation
⑤ Kernohan's notch
⑥ Cerebellar herniation
⑦ Pontine hemorrhage

図 11　頭蓋内圧亢進

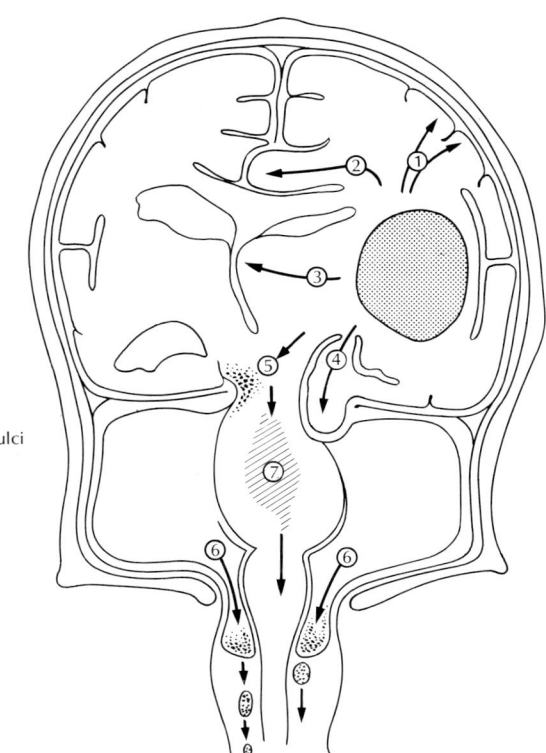

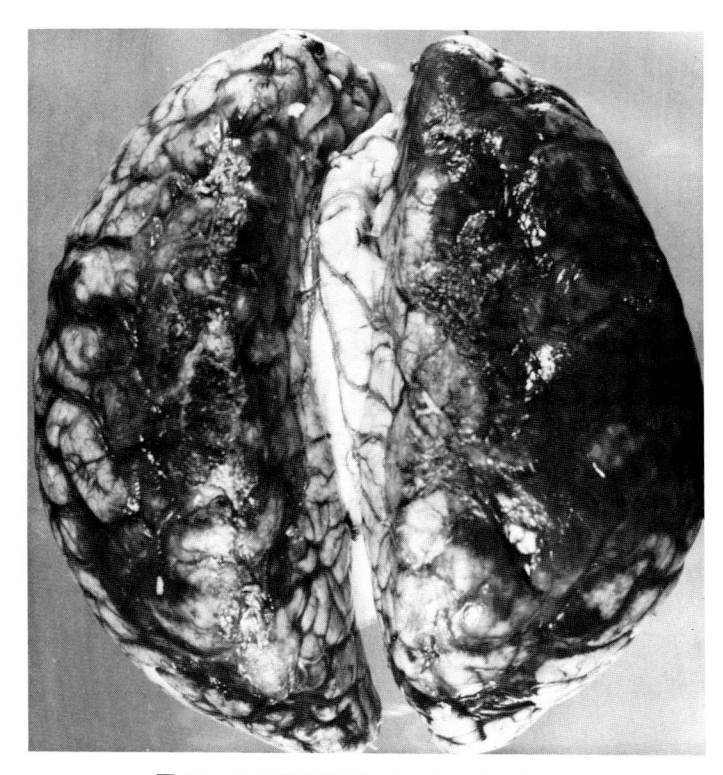

図 12　くも膜下出血と cingulate herniation

1) 帯状回ヘルニア cingulate herniation (subfalcial herniation)

　これは拡大性病変 expanding lesion が，一側の大脳半球の前上方部にある場合にとくに著明にみられる。脳実質の膨化は，すべての方向に拡がるが，前額の面では図11に示すように大脳鎌 falx があり，阻止されている。しかし，falx は脳梁に届いていないので，帯状回は，そこから中央の面を越えてはみ出ていくことになる(図12,13)。この場合に前大脳動脈の主幹も，同時に押し出されるが，帯状回以外の前頭葉に分布している動脈分枝は，そのまま移動せず固定している。そのために血管撮影の前後像 antero-posterior (AP) view で，いわゆる **step sign** (falx sign) すなわち，踏台状の所見を呈する。この鎌と脳梁の間隔は前方ほど広く，後方ではほとんど密着しているために，帯状回ヘルニアは前半部にのみ著明である。硬膜をとり去ったあと，両大脳半球を少し拡げて上からみれば，ヘルニアの程度がわかる (図12)。脳の前額断 coronal section の切断面でも，明瞭にみえる (図13)。

2) テント切痕ヘルニア transtentorial herniation, 鈎ヘルニア uncal herniation

　これは expanding lesion が，大脳半球の下方にある場合，たとえば側頭葉の glioma などにとくに著明に起こる。鈎 uncus の一部が広くなり，内下方にはみ出しているので，すぐ気がつく。内側では，第三脳室を弓状に圧迫し移動させる。そのために第三脳室および Monro 孔は狭められて，反対側の側脳室は拡大する。下方は中脳が通る場所で硬膜の大きな開き口があり，

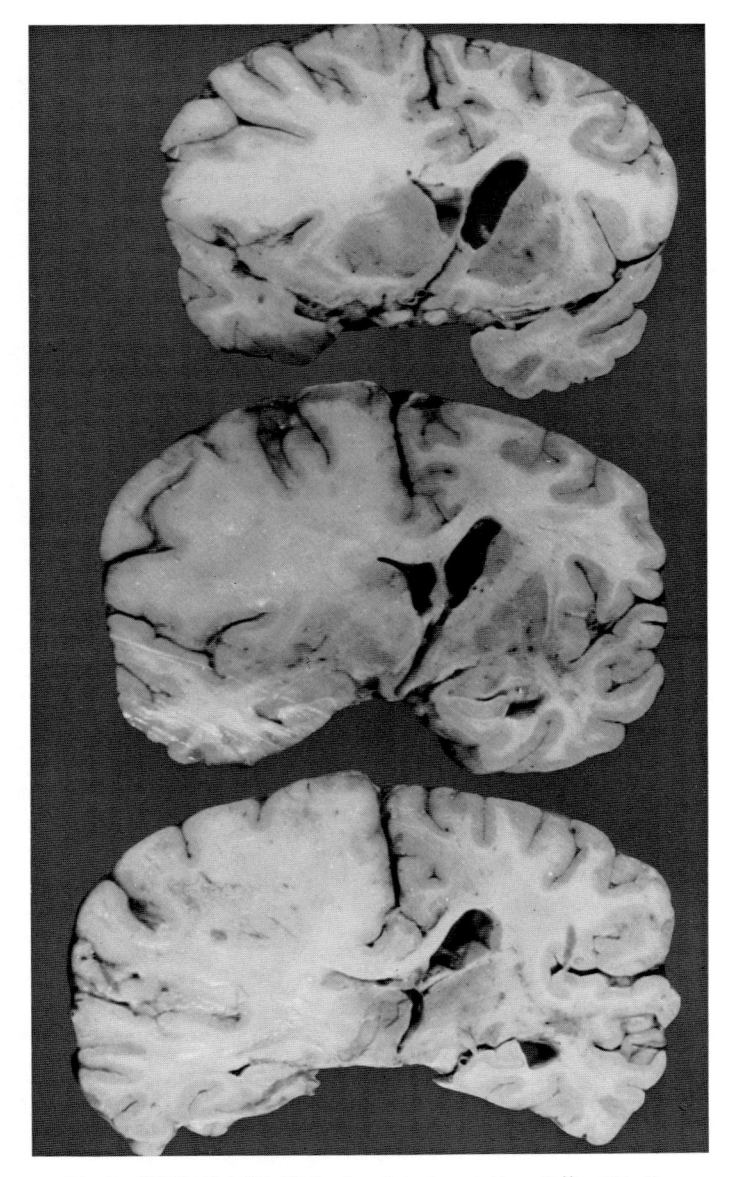

図 13　脳浮腫は白質に強く cingulate herniation を伴っている。

　その縁は**テント縁** tentorial edge または**テント切痕** incisura tentorii とよばれる。ここがヘルニアの起こる場所となり，大脳が後頭蓋窩に向かって錐体状に陥入する（図14）。この鈎ヘルニアに伴ってほかの組織の圧迫が起こり，さまざまの重要な臨床上の局所的所見を呈する。
　その第一が第三脳神経であるが，これは鈎と後交通動脈の間で圧迫される。なお，第三脳神経は後大脳動脈と上小脳動脈の間を通るが，脳全体が下方に押し出されてくるために，脳をつり下げている血管は当然引き伸ばされ，両動脈の間に圧迫される結果となる。なお，さらに第三脳神経自体も脳幹部の下方移動に伴って引き伸ばされ，第三脳神経麻痺の一因となる。

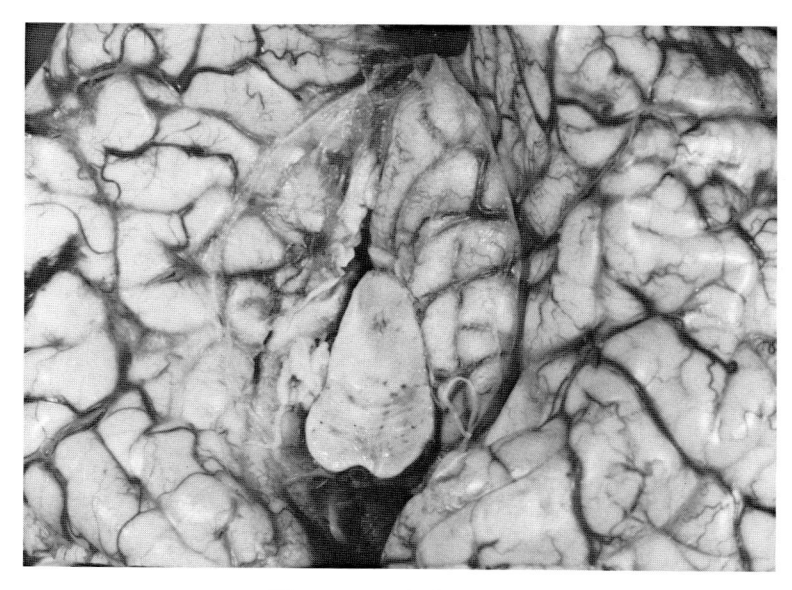

図 14　テント切痕ヘルニア

　つぎは **Kernohan's notch** である。これは中脳が反対側に圧迫移動し，21 頁の図 11 に示したように，反対側の大脳脚 cerebral peduncle が鋭いテント縁に押しつけられて，壊死を起こしたものである。この大脳脚の切れ込みを発見者の名をつけて Kernohan's notch とよぶ。たとえば，大脳半球の右側に大きな病巣が生ずると，左側の片麻痺を起こすのが一般原則である。しかし，上述の Kernohan's notch が起こると，臨床上，大脳の病巣と同じ側である右側にも麻痺をきたす。

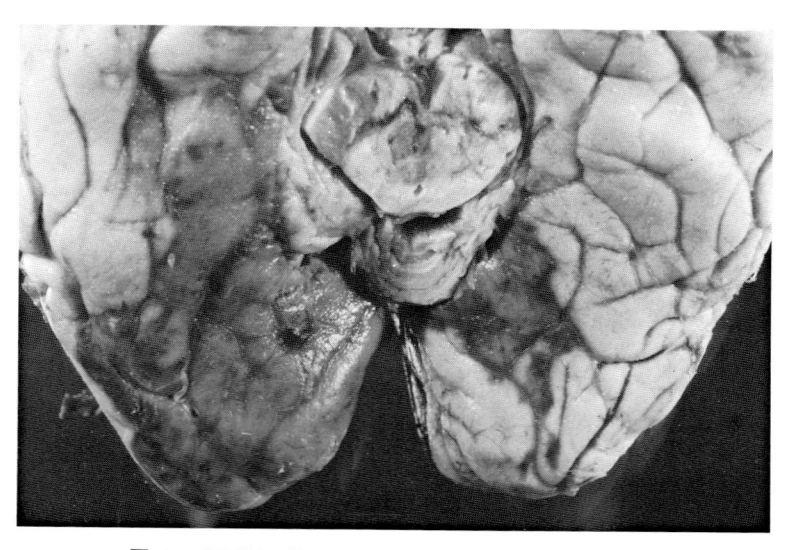

図 15　脳浮腫に伴った両側の後頭葉内側部の出血性壊死

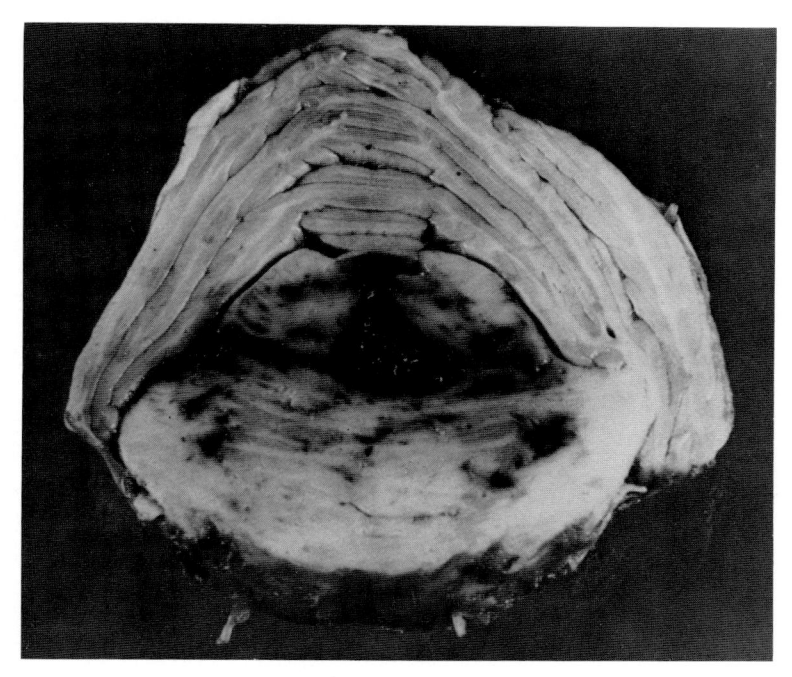

図 16　頭蓋内圧の亢進に伴った二次的な橋内出血（"Duret" hemorrhage）

　第三に，血管の圧迫により，視覚皮質 visual cortex と脳幹の出血性梗塞が起こることがある（図15）。前者は同名半盲 homonymous hemianopsia を起こす。後者は二次的な脳幹出血 "Duret" hemorrhage（図16）として知られている。出血の原因は学者によりその意見を異にする。すなわち，静脈の圧迫による出血と主張する人と，動脈性の出血によるとする人とある。後者の例として，視覚皮質の出血性梗塞は後大脳動脈が一時圧迫されて，その領域に壊死が起こり，その後，血流が再開したために出血を起こすとされている。脳幹出血は頭蓋内圧亢進により脳幹部 brain stem が圧迫され下行する。それに対し脳底動脈は circle of Willis を形成して固定されているため，脳底動脈の脳幹部の穿孔枝，とくに paramedian arteries が伸展され，その領域の血行障害と arterioles の裂けることにより出血壊死をきたすという。

　以上述べたヘルニア以外に，臨床上の意味づけはとくにないが，形態学的に著明な頭蓋内圧亢進所見を二つ述べる。その一つは，蝶形骨縁 sphenoidal ridge に沿って著明にできる眼窩回の圧入 indentation である。他は**側頭葉の小窩** temporal pits とよばれる所見である。これは側頭極 temporal pole 付近の側頭葉の表面に小さな多数の孔がみられることをいう。患側部に，より著明であるが，両側性に現れやすく，大脳のほかの部分にはみられない。これらの小孔は，一見して Virchow-Robin 腔のようにみえるが，単なる大脳表面の硬膜に面する部分に生ずる組織の欠損である。これは，まず大脳浮腫の亢進により，側頭葉が頭蓋底に強く押しつけられて硬膜に密着する。この部分の硬膜はきわめて目があらく，その凹みに脳実質が一面にヘルニアを起こす。そのために脳をとり出すときに，ヘルニアを起こした無数の脳の細片をちぎりと

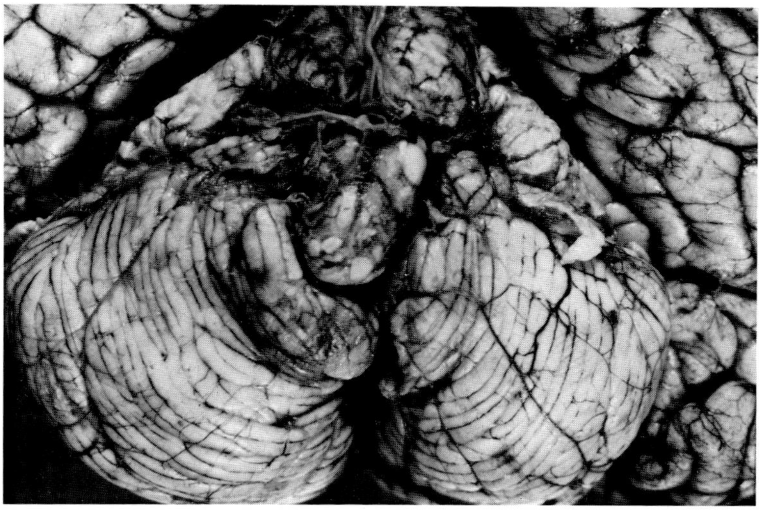

図 17　小脳扁桃ヘルニア

り，切れた脳の部分を硬膜につけたまま，頭蓋底部に残してしまうために起こる現象である。切片標本を作ってみても，ただ単なる脳の表層の組織欠損のための孔である。ヘルニアの時期が長ければグリオーシス gliosis がみられることもある。

3）小脳扁桃ヘルニア cerebellar tonsillar herniation（大後頭孔ヘルニア）

これは小脳の扁桃 tonsils が**大後頭孔** foramen magnum に陥入して生ずる（図17）。延髄を圧迫し，いわゆる vital center をおかし，死に至らしめるものとして一般によく知られている。頭蓋内圧亢進症状のある場合に，腰椎穿刺で髄液をとると，この現象を増強するといわれている。ほかのヘルニアと同じく，ヘルニアを起こした部分は，圧迫と血流障害のために，壊死を起こす。時に，良性の脳腫瘍の手術後に頭蓋内圧亢進が回復した例で，ヘルニアのあとが gliosis を起こしているのが認められる。小脳のヘルニアが強度の場合には，ヘルニアを起こした扁桃はちぎれて脊髄のくも膜下腔を下り，腰椎部の方まで小脳組織が認められる。これはいわゆる**non-perfused brain（respirator brain）**でとくによくみられる所見である。

ここで注意したいことは，正常でも小脳の扁桃は一部大後頭孔の中に入り込んで cerebellar coning を形成しており，人によってかなり著明なこともある。この場合，ただ cerebellar coning をみただけで頭蓋内圧亢進とはいえない。多少の uncal grooving も正常人にみられる。なお，臨床上によく記載される**中心性ヘルニア** central herniation の病理学的意味づけは，現在のところあいまいである。最後に，テント切痕ヘルニアでは中脳水道 aqueductus of Sylvius を，また小脳ヘルニアでは Luschka および Magendie 孔を閉塞するために，急性の水頭症を起こして脳圧亢進状態の悪化にさらに拍車をかける結果になる。

中心性ヘルニア　頭蓋内のテント上拡大性病巣により大脳が下方に伸展する場合，まず間脳が圧迫され，次いで中脳がテント切痕を通って下降し，ついに橋や延髄を圧迫しゆがめるに至

る。大脳半球内や頭蓋内の腫瘍や血管障害などによる拡大性局所病巣のほかに，Reye's syndrome や外傷により頭蓋内血管の調節機能が失われ，大脳半球の白質の全般的膨化が脳幹の変化に先行するために圧較差を起こして，中心性ヘルニアを起こすといわれる。この現象についての臨床像の時期的変化についてとくに注目されている。

付〕 **non-perfused brain（respirator brain）**

　強い anoxic-ischemic episodes により coma となり，通常脳波が消失し，脳圧亢進のために脳の血流が停止後，mechanical respirator を使用した患者の脳にみられる in vivo autolysis による所見である。脳は腫脹し，汚く，もろく，光顕上反応性の glia や血管の所見を欠く。脊髄は脳死例でも生存し続ける（生田，武田 1992）。

文献
生田房弘，武田茂樹：「脳死」の神経病理学. 神経進歩 1992；36：322-344

f. 脳実質の外観 （図18）

　脳実質の表面の検査を述べる前に，神経病理の診断に必要な基礎的概念を一言したい。ほかの器官を調べるときと同様に，まず病変の場所を，つぎにその性質，さらに原因をつきとめようとする。ほかの器官と異なり，脳はいろいろな意味で，実に独特な器官である。たとえば肝臓の場合，実質細胞は肝細胞であるが，それぞれの肝細胞のどれをとってみても同じ形態をしている。また肝細胞は強い再生能力をもっている。それに対して神経組織の実質細胞は神経細胞である。小脳の大きな Purkinje 細胞から，小さな顆粒細胞に至るまで，各種の神経細胞には，形態上また機能上の著しい相違がある。さらに，同じようにみえる脊髄前角細胞ですら，一つ一つの細胞が同じ筋肉に同じように分布しているのではなくて，支配領域に特異性がある。すなわち，おのおのの神経細胞にそれぞれの個性があり，しかも再生能力は，人間の場合にはまずない。以上の理由から病変の局在をつきとめることは，神経病理ではきわめて大切なことである。このことは臨床診断上もちろん重要なことで，肝臓の右葉の一部がおかされても，左葉の一部がおかされても，機能上の相違はまずないが，脳の場合には大脳の右半球に病巣があるか，左半球にあるかで，まったく症状が異なる。また同じ直径 1 cm の病巣でも，大脳前頭葉内にあるか，脊髄の中にあるかで，臨床像に著しい相違ができる。一般に脊髄には，偶発所見が比較的少ない。さらに外傷でも，腫瘍でも，血管障害でも，また，ほかの原因によるものでも，同じ場所に同じ大きさの病巣があれば，同じ欠落症状が出る。

　さて，実際に脳を前におき，まず着目すべきことは，病変が脳全般に左右両側に拡がっているものか，巣状 focal なものか，ということである。

　前者の例としては，**脳浮腫**で，大脳が一様に膨化している場合や，その逆に，Alzheimer 病で，大脳が一様に**萎縮**している場合などがあげられる。大脳皮質の全般的萎縮を効果的にみせるには，軟膜をピンセットではぎとって，光を斜めにあてると大脳回の狭さと，大脳溝の深さ

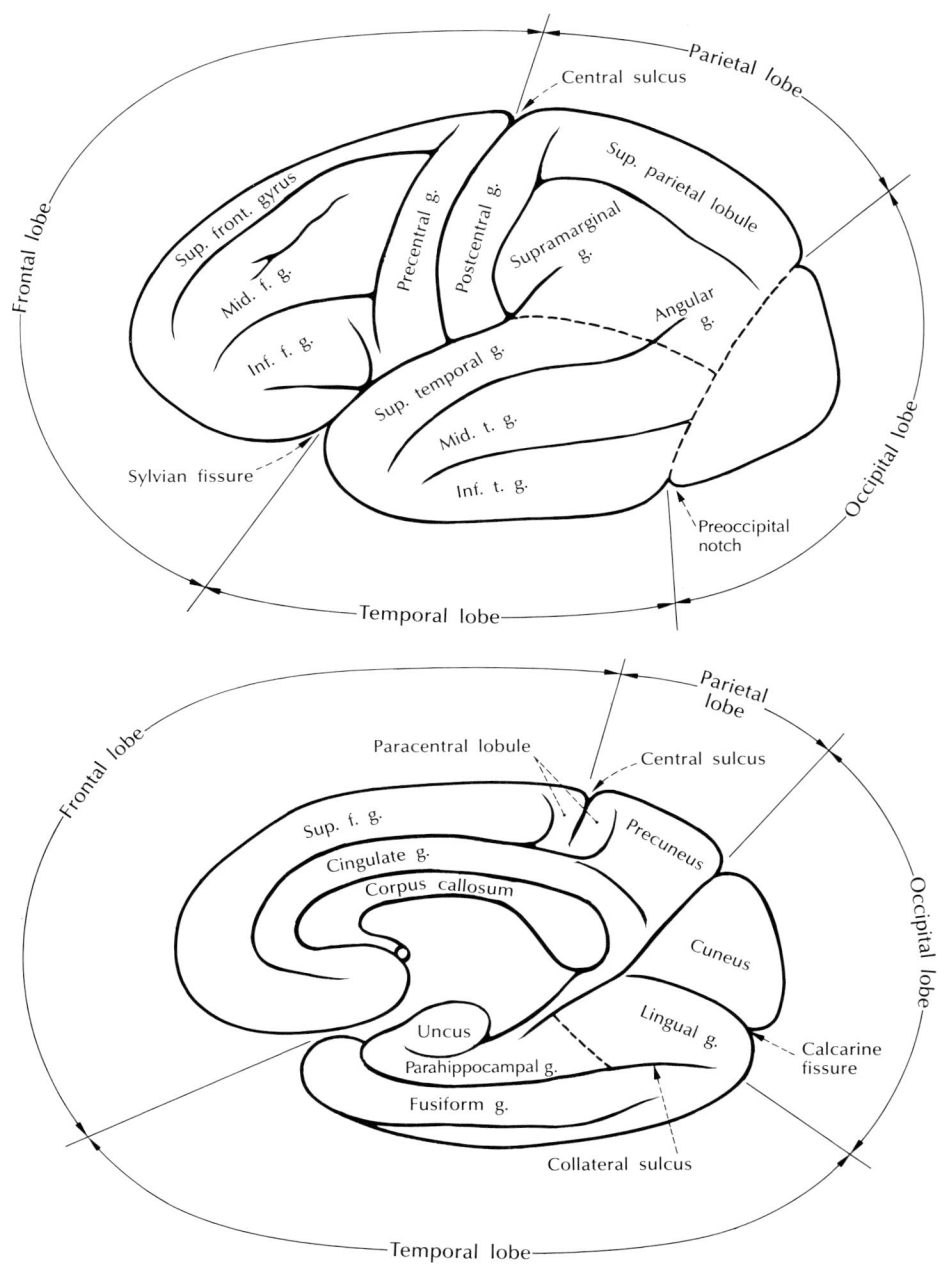

図 18 大脳の gyri と sulci

による陰影が強く現れて，教科書用の写真によく用いられる(図234参照)。ただし，これをすると，顕微鏡検査の標本をつくったとき，軟膜の所見を得られず，さらに脳実質の損傷をつくりやすいので，避けた方がよい。軟膜をはがしにくいのは，脳に出入する血管はすべて，その外表から穿孔して，脳内に入るためである。脳室内には血管はなく，脈絡叢 choroid plexus の

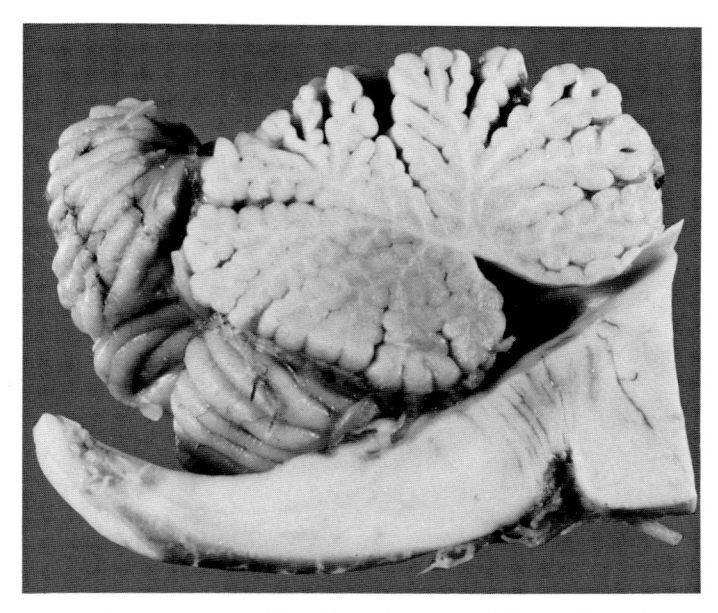

図 19 正常な老人脳の小脳虫部（前部の葉 folia は後部に比較して疎である）

中にある血管は，くも膜下腔の血管の延長で，血管は脈絡叢上皮下にあり，脳室内に血管自体が露出することはない。髄膜をはぎとるときに，穿孔血管をすべてちぎりとることになり，強い血管が軟らかい脳実質を損傷しやすい。このことは乳幼児の脳の場合にはまったく異なり，軟膜はちょっとさわっただけで容易にとり除くことができる。これは穿孔血管がまだ発達不十分なためである。

　前頭葉の萎縮はよく知られ，老人ではとくに著明である。これは真の萎縮のほかに，死後の変化が加わるためであろう。死体は剖検まで相当の時間仰向けに放置されているために，大脳の後頭部は下になり，上部にあたる前頭葉はより萎縮してみえることになる。このことは小脳の虫部についてもいえる。小脳の虫部の前上部の萎縮は，alcohol 中毒をはじめ，さまざまの小脳萎縮のときに著明にみられる所見である。同じような所見は，軽度ではあるが，肉眼上ほとんどすべての老人の小脳にみられる（図19）。ゆえに肉眼的検査のほかに，光顕的検査が必要である。

　昔から神経病理学の中核をなし，つねに神秘のベールに包まれているのが，**系統変性疾患**といわれている多数の原因不明の神経病である。この中で最も有名なものの一つは，小脳変性症といわれている疾患である。小脳全体の萎縮は案外気づきにくいものである。最もよい目標は，大脳との比較である。一般に小脳は大脳の後頭極に到達する大きさをもっている。ただし，乳幼児の場合には，正常であれば，小脳は大脳に比してはるかに発育が遅れ，小さく，生後1〜2年間に追いつくものである。

　一般に，巣状の病巣はわかりやすい。これは正常組織が，そばにつくりつけの尺度としてつ

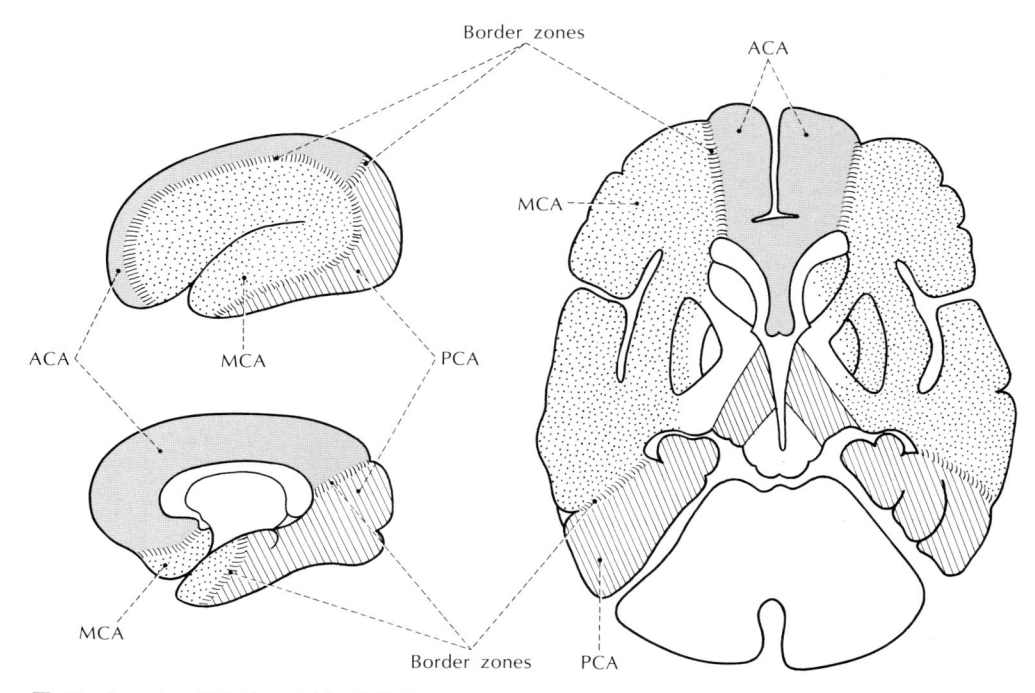

図 20 Anterior (ACA), middle (MCA), posterior cerebral artery (PCA) の領域および border zones

いているからである．これには多発病巣と単一病巣とある．多発病巣のよい例は，癌の転移巣や，塞栓性梗塞である．いわゆる **"border zone"** または **"watershed zone" infarcts** もこの一例である（図20）．これは心停止 cardiac arrest や心筋梗塞などによる循環器障害や無酸素症 anoxia の発作がある場合にみられる．帯状の軟化巣が，脳の各動脈の灌流領域の境界にあたる部分に限ってみられるもので，一側性のこともあるが，一般には両側性に左右対称性に起こりやすい．前・中ならびに後大脳動脈の灌流領域の境界部にみられ，とくに後半部に著明であることが多いが，古い病巣をみることも少なくない．また，脳は皮質でおおわれていて，一般には白質は容易には外からみえない．しかし，視神経・橋・脊髄などでは外から白質がみえるので，白質の病変も表層に達する場合には認められる．たとえば多発性硬化症の診断が，脳の外観だけでできることがある（図26参照）．

単一病巣は，最も普通にみられるもので，そのよい例は原発性の脳腫瘍である．単一病巣はみつけやすく，臨床像との関連もつけやすいことが多い．

神経細胞体またはその軸索がおかされた場合には軸索の末梢部は，二次変性を起こす．初めは軸索が，つぎに髄鞘が破壊され，マクロファージ macrophage により消化され，最後に gliosis を残す．この所見は tract degeneration として，病巣が大きな場合には肉眼でも認めうる．たとえば大脳半球に広範な病巣があった場合に，延髄の同側の錐体 pyramid が萎縮する．この萎縮は徐々に起こるために，肉眼で認められるに至るまでには数カ月以上かかる．

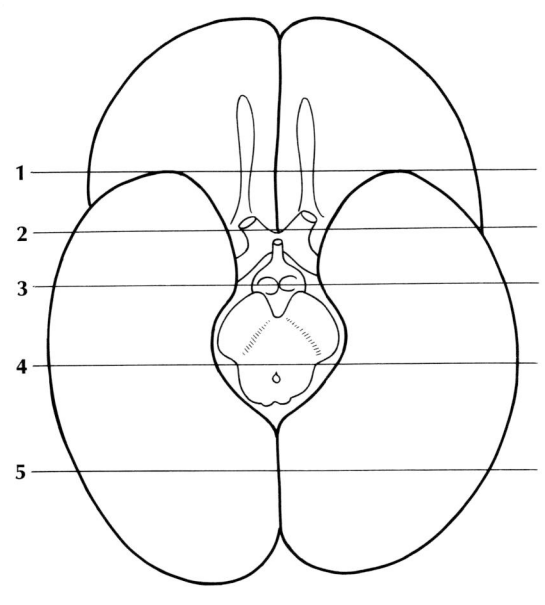

図 21　脳の切断面

g. 脳の切り方

　脳の切り方は，人によりさまざまである．特別の機械で一定の幅に切って並べてみる方法から，長い刀で手で切り，検査の目的により切り方を変える方法まであり，どれがよいとは一概にいえず，ここでは私達が行っているやり方を記載する．

　まず脳の底面を上に向けて置き，左手で後頭葉の部分を支え，比較的長い刀で，前頭葉の端から約 1 cm の幅で前額断をする．脳底部を下にすれば脳のすわり方がよいために切りやすいのに，なぜわざわざ脳底部を上にするかといえば，脳底部の方により重要な部分が集合しているので，刀をあてる場合に，どこを切るか，はっきり目当てをつけることが容易であるためである．また切り方にもよるが，終わりの方は厚くなったり薄くなったりして，なかなか思うにまかせない．

　切り方は，大きく刀を動かして，一往復で切り終わるようにすると，病巣をみやすい．この反対に，刀が鈍かったり，刀を動かさず力で押しつけたり，また小刻みに刀を動かした場合には，断面は粗で，凹凸が多く，病巣を認めにくいものである．さらに切る場合には，最後まで切り終わるようにして，決して切れていない部分を残さないようにすること．切り残りの部分は，裂けてしまって病巣が判定しにくくなる．

　とくに気をつけて切る面(図 21, 22)としては，まず両側の側頭葉の端である．ここを切って脳室の断面がみえれば，脳室が異常に拡大しているといえる．また，左右の対称を保った切断面を得るのに役立つ面である．

　ほかには**乳頭体** mamillary body の面で，とくにアルコール中毒などで Wernicke 脳症が予想される場合には必要である．

1

- - - Pole of anterior horn
- - - Rectal gyrus
- - - Olfactory nerve

2

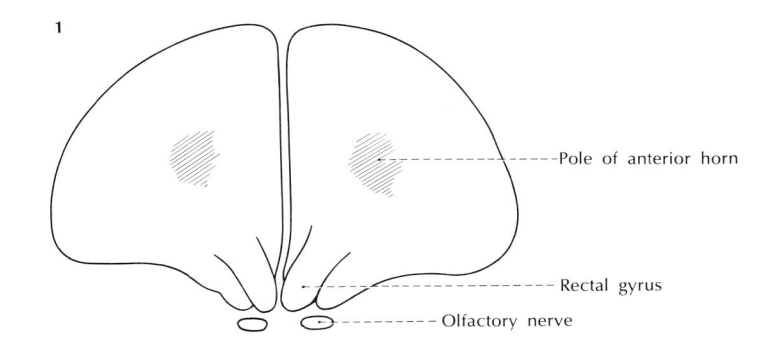

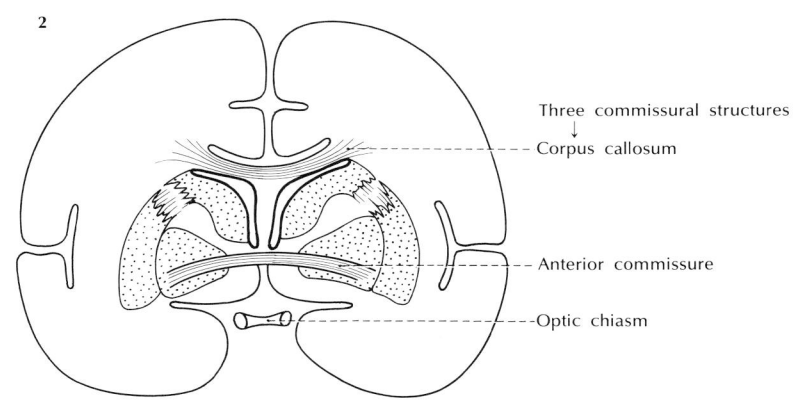

Three commissural structures
↓
- - - Corpus callosum
- - - Anterior commissure
- - - Optic chiasm

図 22-1 脳の切断面

　このあと，中脳上部では，外科用の小さな半月状の小刀で大脳から脳幹小脳部を切り離す。この操作は，大脳を切る前に行ってもよい。みたところ簡単な操作であるが，初めの数回はなかなかうまくいかず，斜めに切ったり，切り目を彎曲させたり，切り足りずに上丘部をちぎりとったりすることがよくある。この切り方のこつは，小刀の手もとの部分を固定するような気持ちで，小刀の先が円を描くように，平行に動かす点にある。器用な手つきで，数回で上手にできる人もあるが，いつまでもなかなか思うように切れない人もある。だいたい，この中脳の切り方をみれば，脳を切った経験をみるときのある程度の尺度になる。

　この切り方についてとくに述べるのは，中脳は大切な部分で，とくに中脳水道の大きさや形，また Parkinson 病のときの黒質の変化など，よい断面を得ることは，診断上不可欠なためである。中脳水道狭窄は，決してまれなものでなく，偶発所見として側脳室と第三脳室が拡大している場合には，中脳水道の相対的狭窄を常に注意すべきである。黒質は，子供では肉眼的には着色してない。20歳代でも，その色はなお淡い。老人になると，再びいくぶん色があせてくる。Parkinson 病の場合には，黒質は萎縮および変色し，薄い灰黒色にあせてみえる（図23）。同様な青斑の所見とともに，病理上の唯一の肉眼的変化であるといってよい。黒質および青斑の脱色は Guam 島の parkinsonism-dementia complex や脳炎後 parkinsonism の場合にははるか

E. 脳・脊髄の肉眼的検査　33

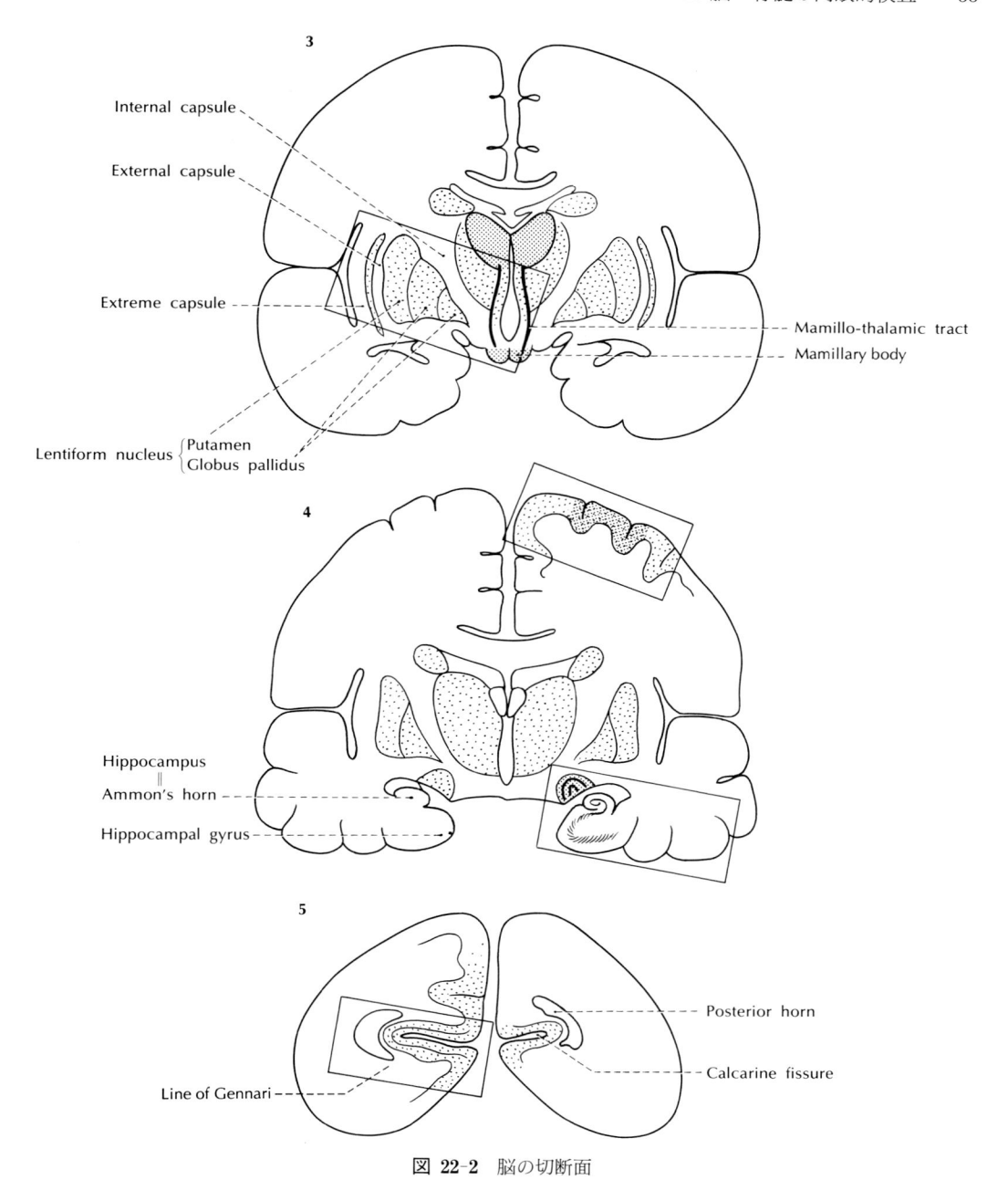

図 22-2 脳の切断面

に強い。一側がとくにおかされる場合には，臨床的に反対側の症状が強い。

　ここで注意しておきたいのは，黒質の大きさは限度があり，切り方により中脳と橋の境を切ったときには，黒質はすでになく，反対に，あまり上部を深く斜めに切りすぎたときには，一方の黒質はみえないために，hemiparkinsonism の病理標本と間違えるような切断面をつくることがある。これは，あとから左右平行したレベルで切り直してみればすぐわかる。なお，黒質

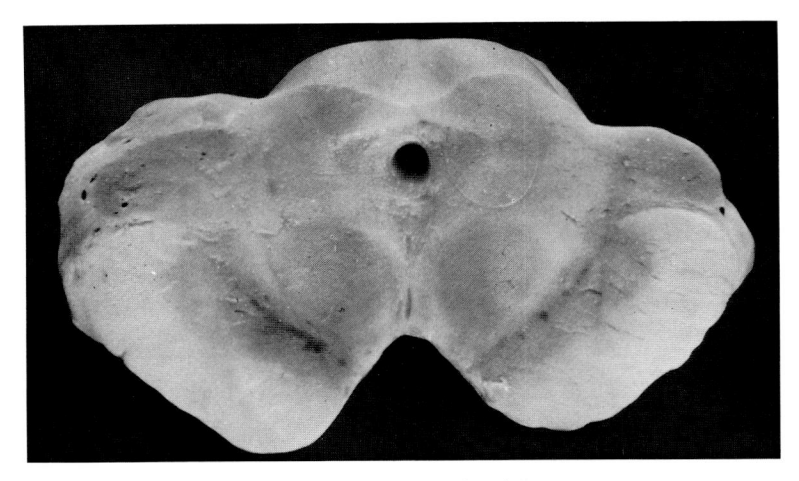

図 23 Parkinson 病の中脳

は，長い間 formalin にさらしておくと色があせる。

　さて，脳幹を切り離したあとで，もしも，**外側膝状体** lateral geniculate body の面をみたい場合には，黒質の両側後端を通る面で切るとよい(31頁図21参照)。外側膝状体のほかに，このレベルで**海馬角** Ammon's horn をとるのが適切である。海馬角は老人性変化や anoxia などの病変をみるのに重要な部分である。外側膝状体の面では，海馬角の構造が前部ほど複雑でないためによみやすい。この面を切ったあとは，切断面を板の上に面してのせて，やはり底部から板に平行に 1cm の幅で切っていく。脳幹と小脳とは，長軸に垂直に，大脳よりもやや薄めの幅（だいたい 7mm くらい）で切る。

　後角の面では次のことが観察される。後角は calcarine fissure に相当する脳組織が図 22-2 のように内部に突出している。この視覚皮質 visual cortex の中央部には視放線 optic radiation の延長が line of Gennari として認められる。これは他の大脳皮質にはみられない特徴的所見である。また calcarine fissure や後角の形には左右差があるのが普通である。

　切り終わったあとで，切片を脳の右側が向かって右手にあたるように配置して，改めて切片の検査にかかる。この場合，表面からみて予想した病巣の，内部への拡がりや，また割面により得られた内部の病巣を検査する。

　切断面をみる場合も，表面をみるのと同じ見方をするとよい。ただし，所見がきわめて豊富に得られるために，病巣の場所も性質も，外面をみるだけよりはるかに明らかにされる場合が多い。ことに白質は，大脳と小脳では，ほとんど内部に隠れてみえないし，もちろん，基底核や脳室の所見は，切断面で初めてみえるわけである。

　まず灰白質では，萎縮の場合には一様に薄くなっている。**層状壊死** laminar necrosis とよばれる病巣では，とくに錐体細胞がひどくおかされて，灰白質にはっきりと層状構造ができる。一般的な注意として，灰白質は複雑に入り込んでいるために，その切り方により，正常な灰白質でもその厚さに相当な相違が生ずることは，心得ておくべきである。一般に，浸透固定のと

きには表面はよく固定されているが，内部の固定が悪い。小脳でもその傾向はあり，特有な所見を呈する。この所見は顆粒細胞の**死後変化**が選択的に著明に起こるため，顆粒層は肉眼上白く色があせてみえる。この変化は深部ほど強く，光顕でみると，顆粒層は洗い流されたように脱色し，かつ組織がまばらになるが，Purkinje 細胞や，分子層 molecular layer は比較的よく保存されている（図24,25）。死後，小脳の固定までの時間が長い場合，患者に炎症性疾患があったり，糖尿病のある場合にはとくに目立って起こる。脳死の状態が18時間以上経過した症例では頭蓋内血流の停止または著明な減少により，小脳全周辺にわたり顆粒層の autolysis が認められる（Ogata et al 1986）。

　白質は，成人ではその名のように白くみえるのは，脂質に富む髄鞘が多いためである。新生児では，髄鞘ができていないために，灰白質と白質に色の相違は目立たないが，むしろ成人とは逆に白質の方が灰白質よりも灰色である。同様に多発性硬化症などで，脱髄巣がある場合にも灰白色となり，正常な脳の解剖を知っていれば，病巣はすぐわかる（図26）。脱髄巣では，局所全体の組織が壊死を起こして失われ，cyst を生ずることはまずない。これは，髄鞘だけが主として失われて，他の成分，とくに軸索が保たれているためである。後述する dysmyelinating disease（455頁参照），すなわち，さまざまの原因により，正常の髄鞘ができない病気の場合には，白質は一様に灰白色にみえ，かつ gliosis のために硬く，昔から**汎発性硬化症** diffuse sclerosis とよばれている。この場合，灰白質に接した部分には，髄鞘が存在していて，**U-fiber** とよばれている。また後述するが，脳浮腫の場合や，そのほかにもさまざまな原因で白質が膨化し，光顕像上海綿状にみえることがある（287頁参照）。

　白質をよくみると，正常でもすべての部分がまったく均一に白いというわけではない。これは髄鞘を含んだ神経線維が多いか少ないかによることのほかに，髄鞘を含んだ神経線維束を横断したときと，縦断したときとは，白さの度合は相当に違うためである。前者は後者ほど白くみえない。そのために，後角 posterior horn に沿って走る視放線 optic radiation は，冠状断では他の白質に比して，つねに灰白色がかってみえる。また橋を通過する錐体路は，横断面 transverse section では，橋横走線維 transverse pontine fiber ほど白くみえない。この所見は切断面を垂直に切り直してみると，白さの度合が逆転する。

　前述した border zone infarcts も，系統変性疾患も，脳を切ると病巣が，より明白になることはもちろんである。基底核をおかす Huntington 病（図237参照），線状体黒質変性症 striatonigral degeneration, Hallervorden-Spatz 病, Wilson 病などは脳の切断面により初めて病巣を認めうる。多発性か単一病巣かは，脳を切ってみないうちは，はっきりしない場合が多い。そして，薄く切れば切るほど，また注意を払えば払うだけ，多発性病巣の場合には，病巣の数が増えるものである。多発性硬化症の脱髄巣や，腫瘍の二次的転移巣の場合などは，そのよい例である（図217参照）。

　単一病巣の場合でも，その大きさのほかに，その拡がり方，すなわち被包 encapsulate されたものか，周囲に浸潤性のものか，切ってみた方がわかりやすい。glioma は浸潤性で，癌の転

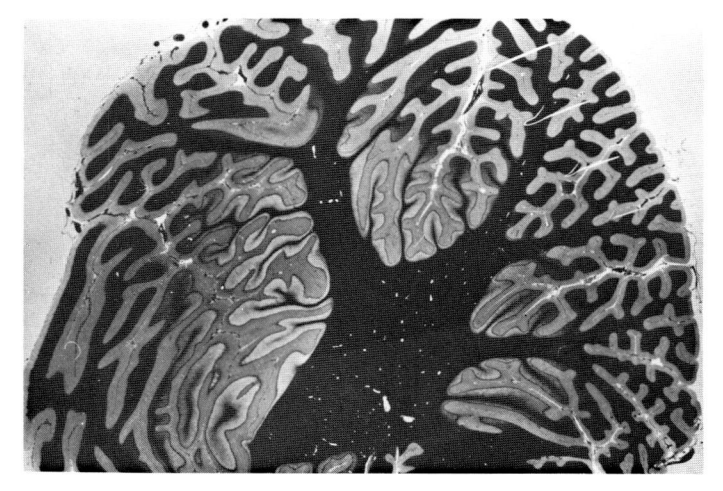

図 24　小脳顆粒細胞の死後変化（髄鞘染色）

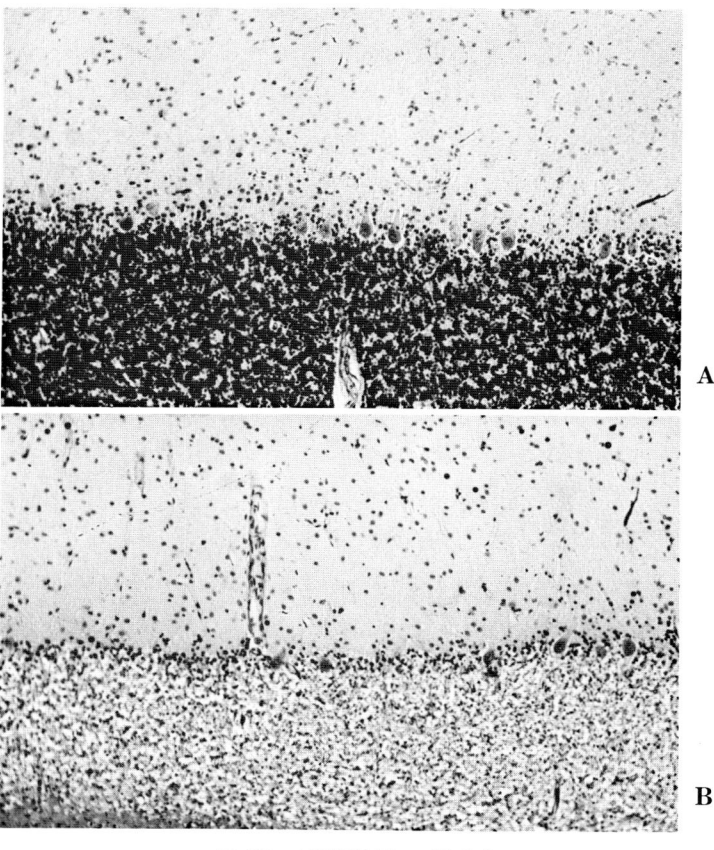

図 25　小脳顆粒層の死後変化
　　A. 正常　　B. 死後変化

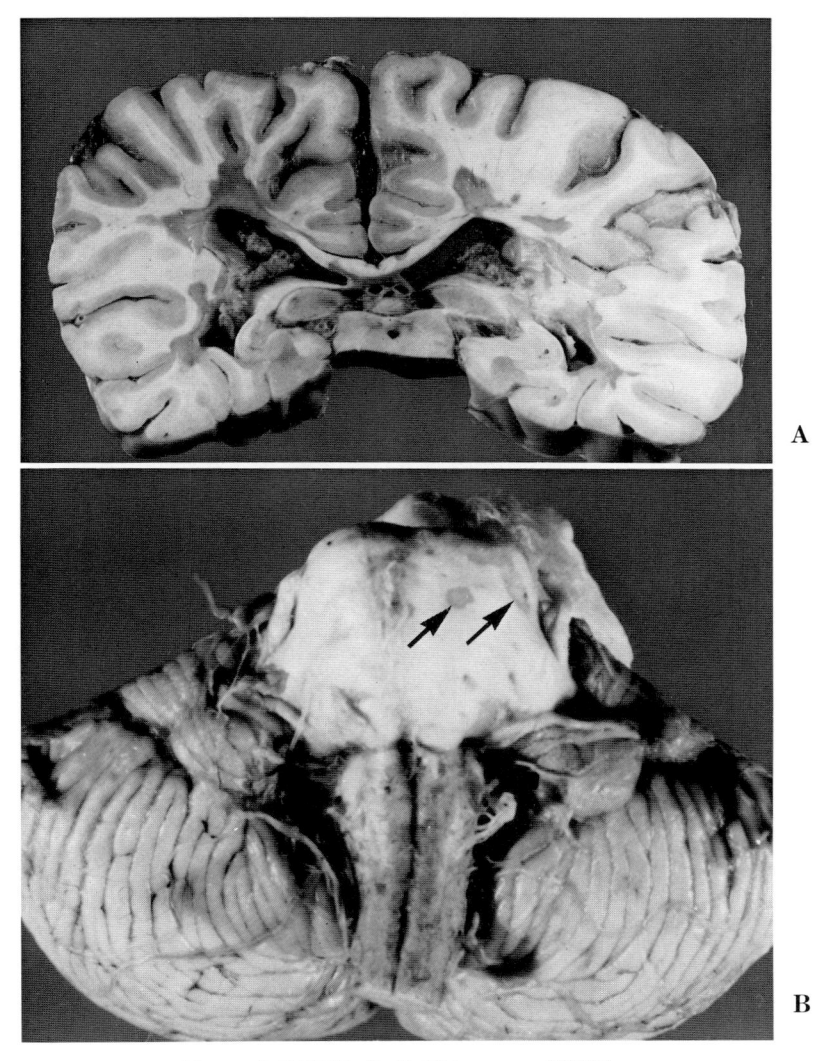

図 26 多発性硬化症（矢印は pons の脱髄巣）

移巣と異なり，正常部との境界がわかりにくく（図180参照），この点は肉眼的所見もさることながら，顕微鏡下ではなおさら実感できるものである．また外見的に単一病巣であると思われたものが，切ってみて多発病巣であることも少なくない．

　以上，冠状断について述べたが，被殻 putamen の外側近くに起こりやすい脳内出血のときには，水平断の方が，内包との関係や fiber tracts に沿って拡がる出血の範囲を知るのに便利である（図144参照）．CT（computed tomography）の普及につれて，脳の水平断の利用が増加した時期もあった（図27-1～7）が，現在は MRI が普及し再び冠状断が主流となっている．また視交叉 optic chiasm を検査するときは，あらかじめ冠状断をする前に切りとっておいた方がよい．nucleus basalis of Meynert をみるには下垂体の stalk のところで冠状断をするのがよ

38   1. 入門の第一歩

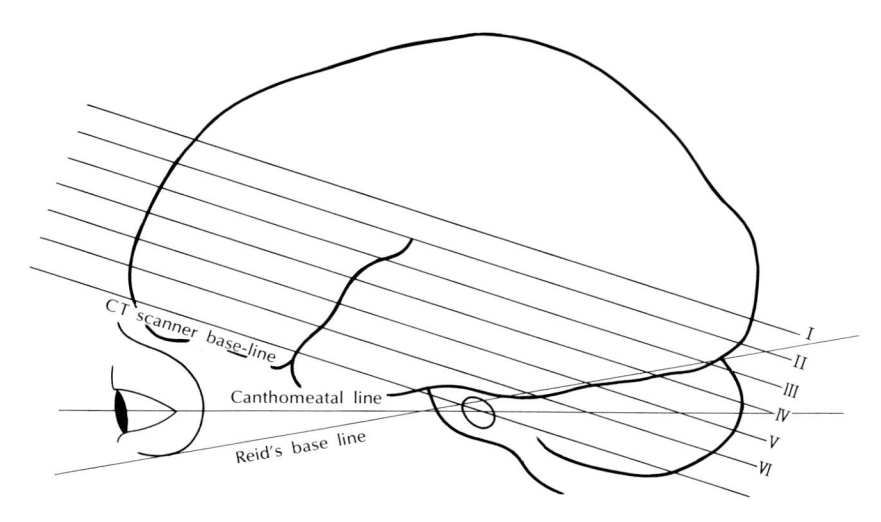

図 27-1 A　CT の横断線（図 27-2 から図 27-7 を参照）

　現在 **EMI** scanner, **ACTA** (automatic computerized transverse axial tomographic) scanner など, computerized axial tomography (CT) scanner の普及にともない診断面では，これらの scanner と同じ角度で脳を切った atlas が必要である．また, pathology の方でも，この角度からみた病変と，その周囲の脳組織の関係が重要になっている．

　従来の解剖学用の horizontal section の atlas は数種類発売されているが，いずれも，眼窩下縁と外耳孔上縁を結ぶ Reid's base line に平行に section を行っているものであり，CT scanner の section とは角度が異なるため，これらの新しい scanner の診断や病理学的な検索にはあまり役に立たない．

　CT scanner の section の基準線は，これを使用する病院により，多少の方法の違いはあるが，Montefiore Medical Center では canthomeatal line（外眼角と外耳孔を結ぶ線）から 15°または 20°傾けて検査に使っている．ここでは，その標準的な検査法の一つである cantho-meatal line より 15°前上方に傾けた線を base line とした section を図 27-2〜27-7 に示す．

　Reid's base line と canthomeatal line は 8°前後の開きがあり，CT scanner の base line はしたがって，Reid's base line と 20°以上の差が生ずる．
（松井孝嘉，平野朝雄：CT Scan 診断のための脳解剖図譜. 医学書院, 1977）

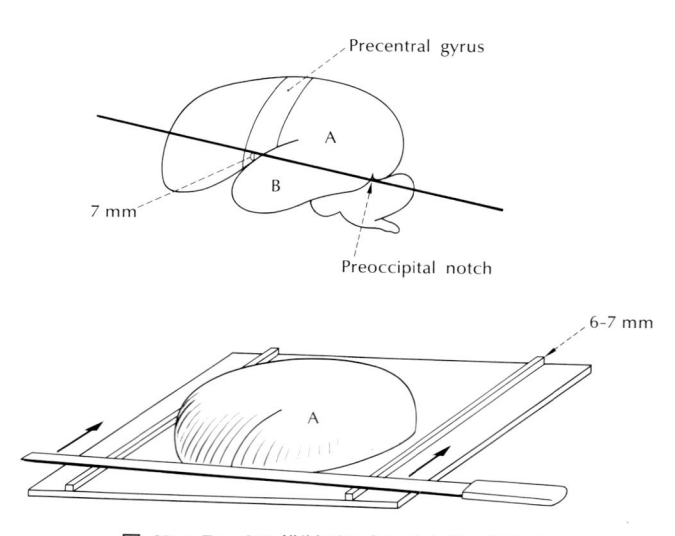

図 27-1 B　CT 横断面に合わせた脳の切り方

E. 脳・脊髄の肉眼的検査　39

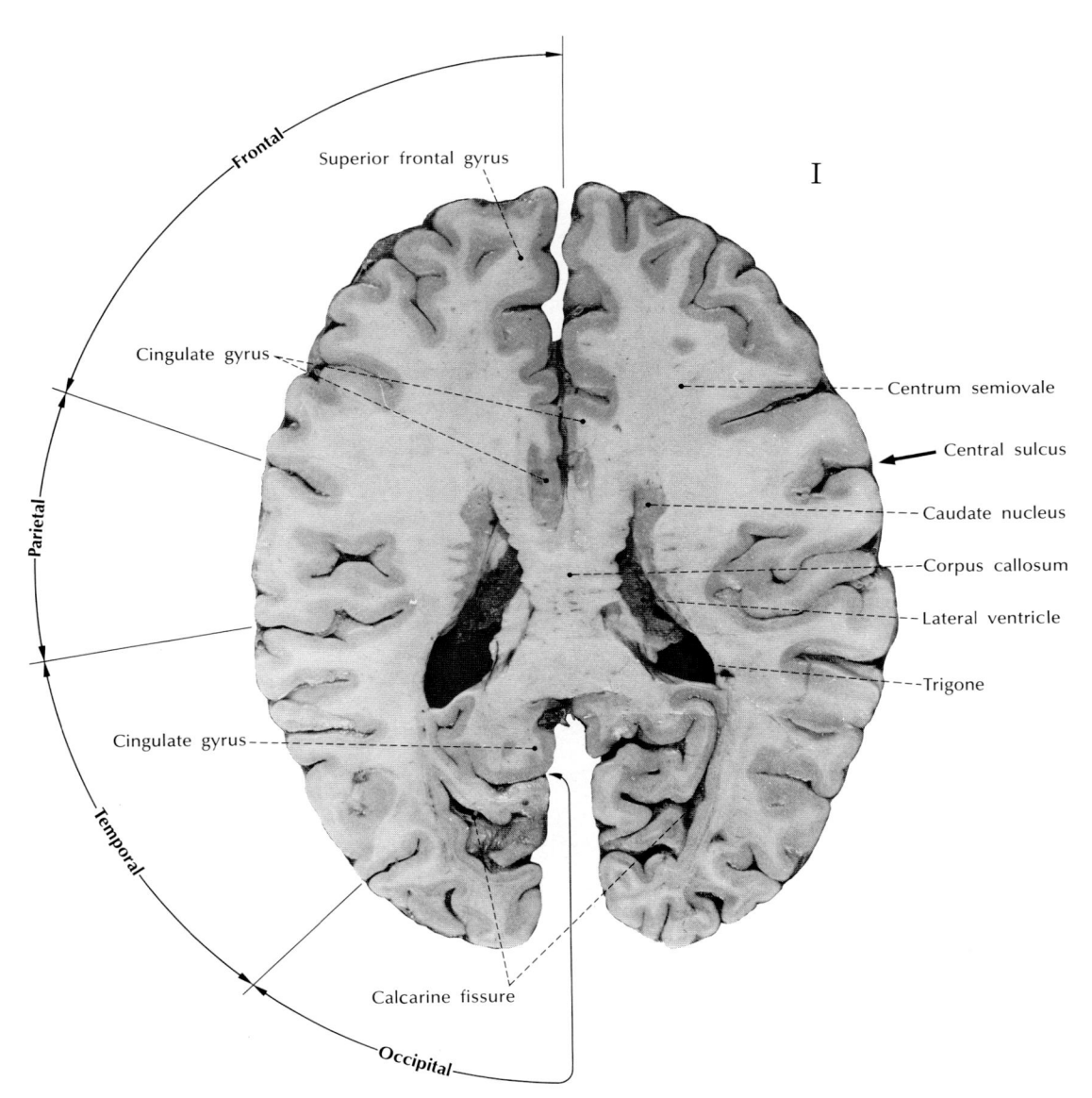

図 27-2　図 27-1 A の横断線（I）に相当する脳の切断面

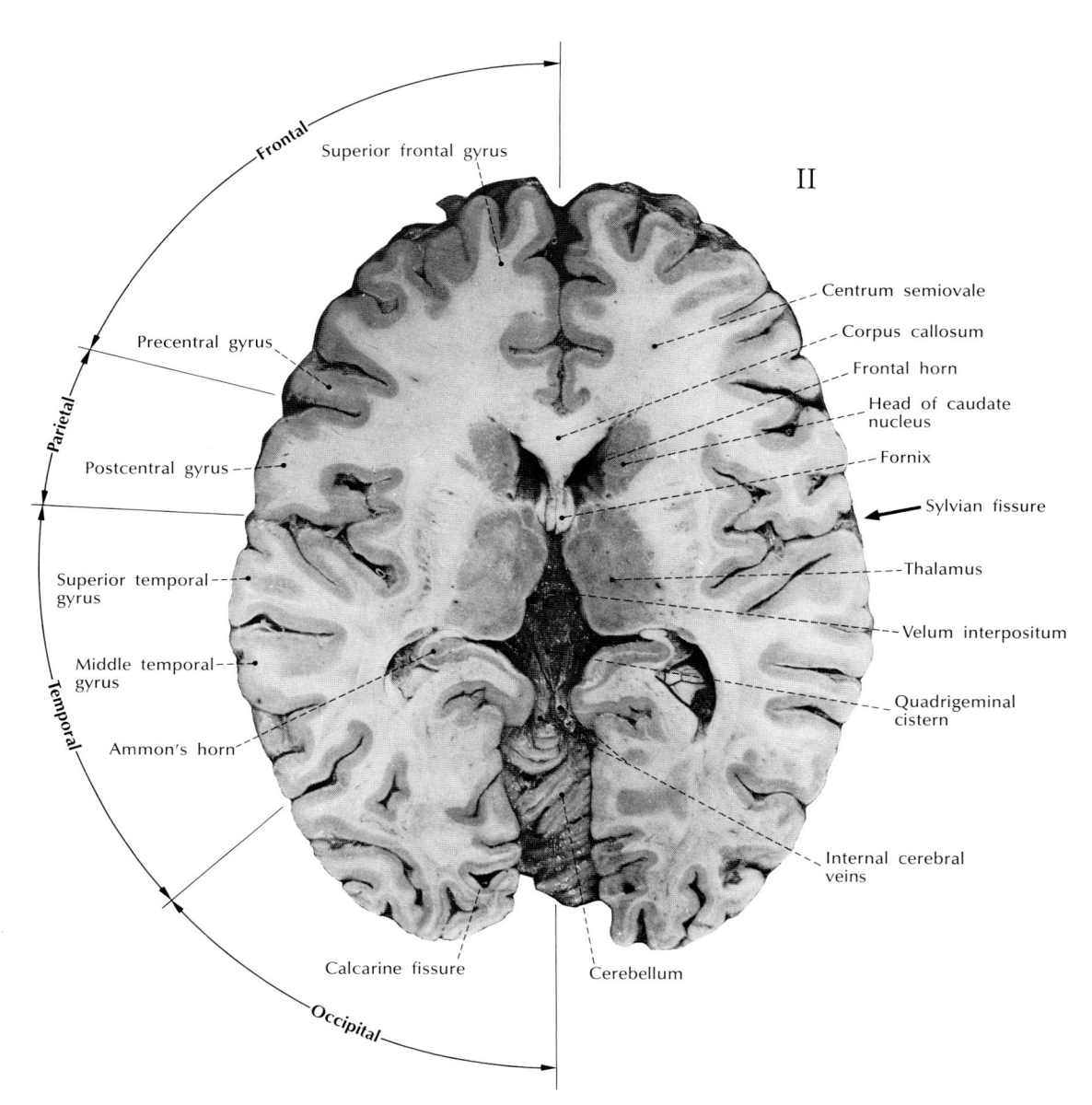

図 27-3　図 27-1 A の横断線（II）に相当する脳の切断面

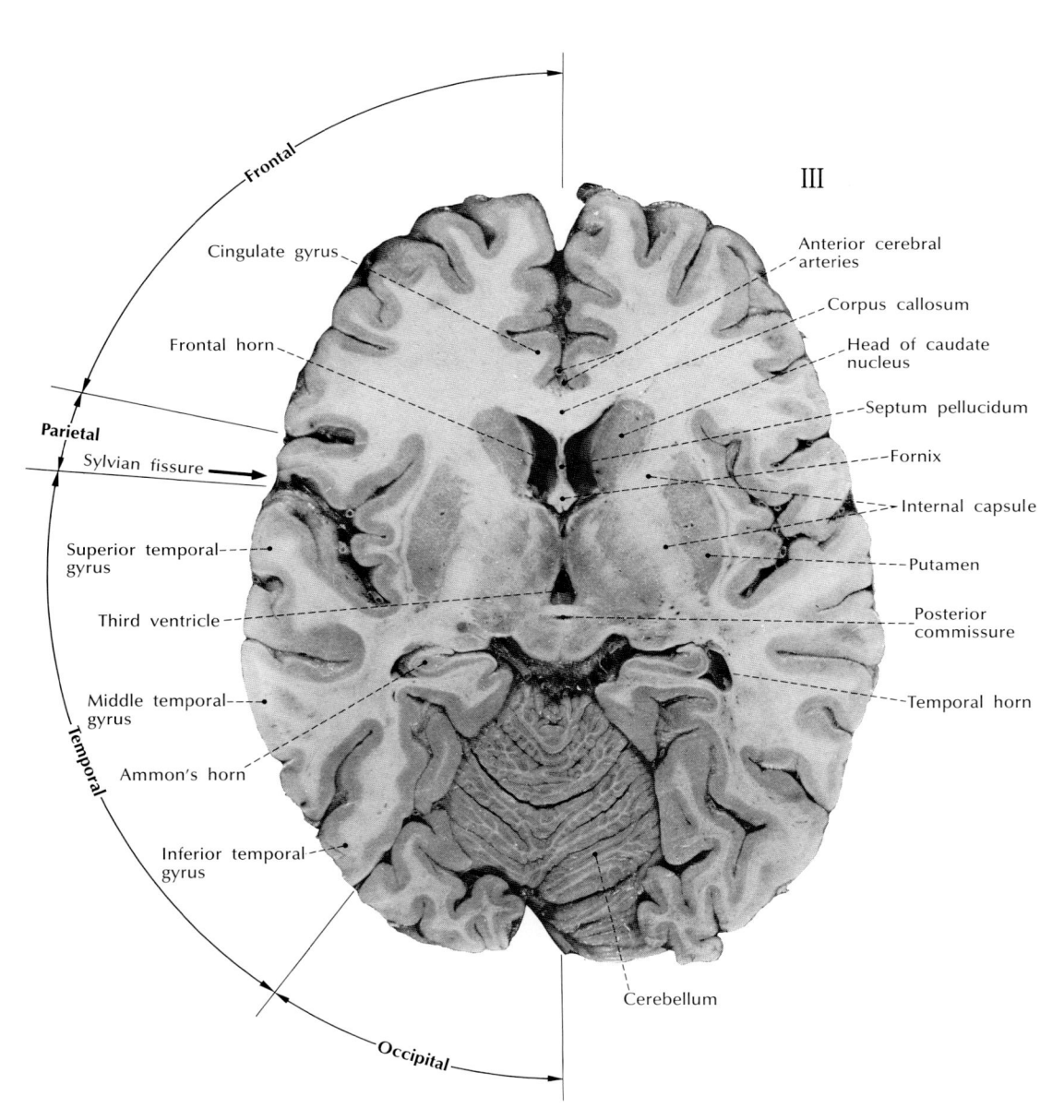

図 27-4　図 27-1 A の横断線(III)に相当する脳の切断面

42   1. 入門の第一歩

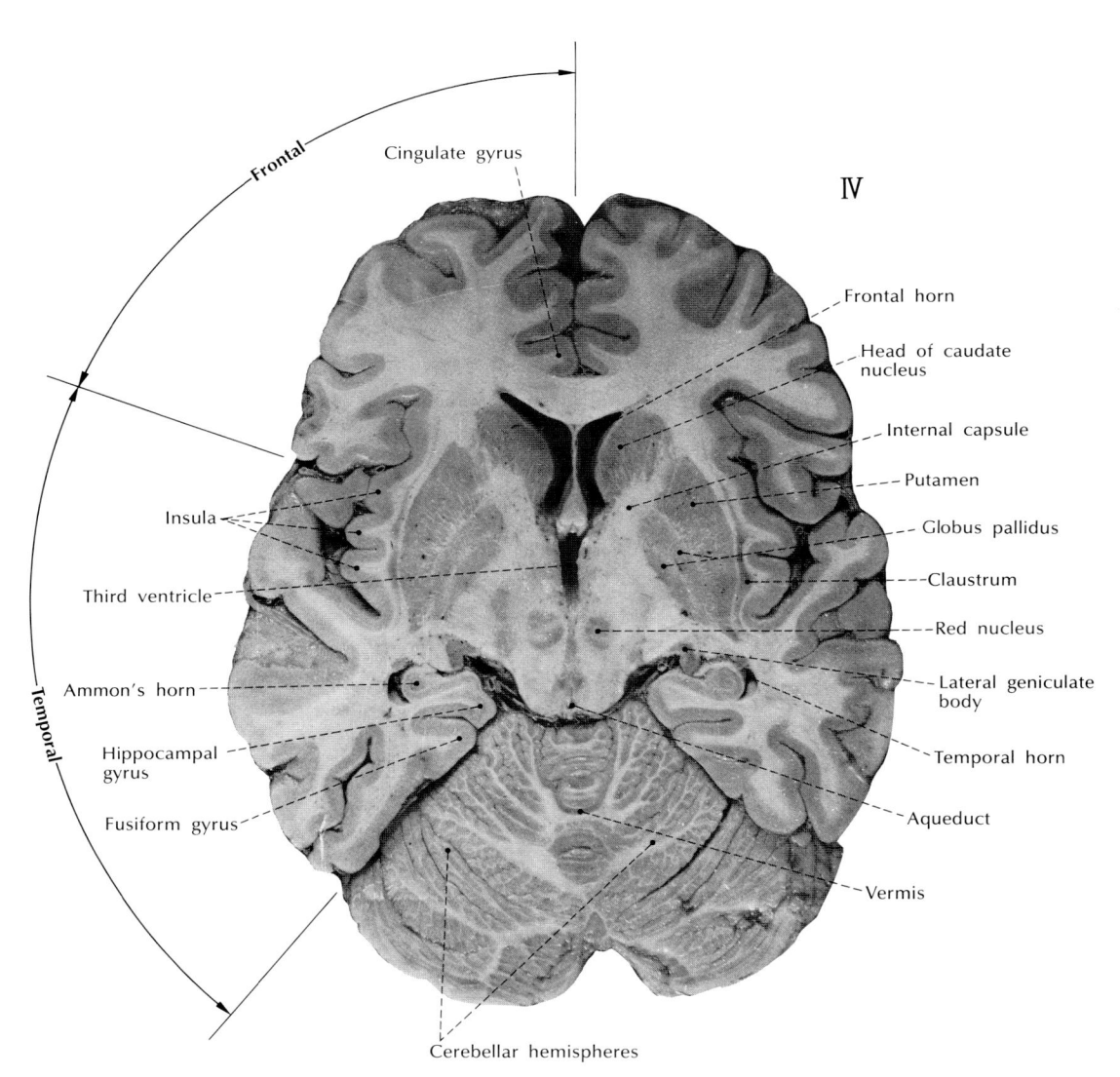

図 27-5　図 27-1 A の横断線(IV)に相当する脳の切断面

E. 脳・脊髄の肉眼的検査　43

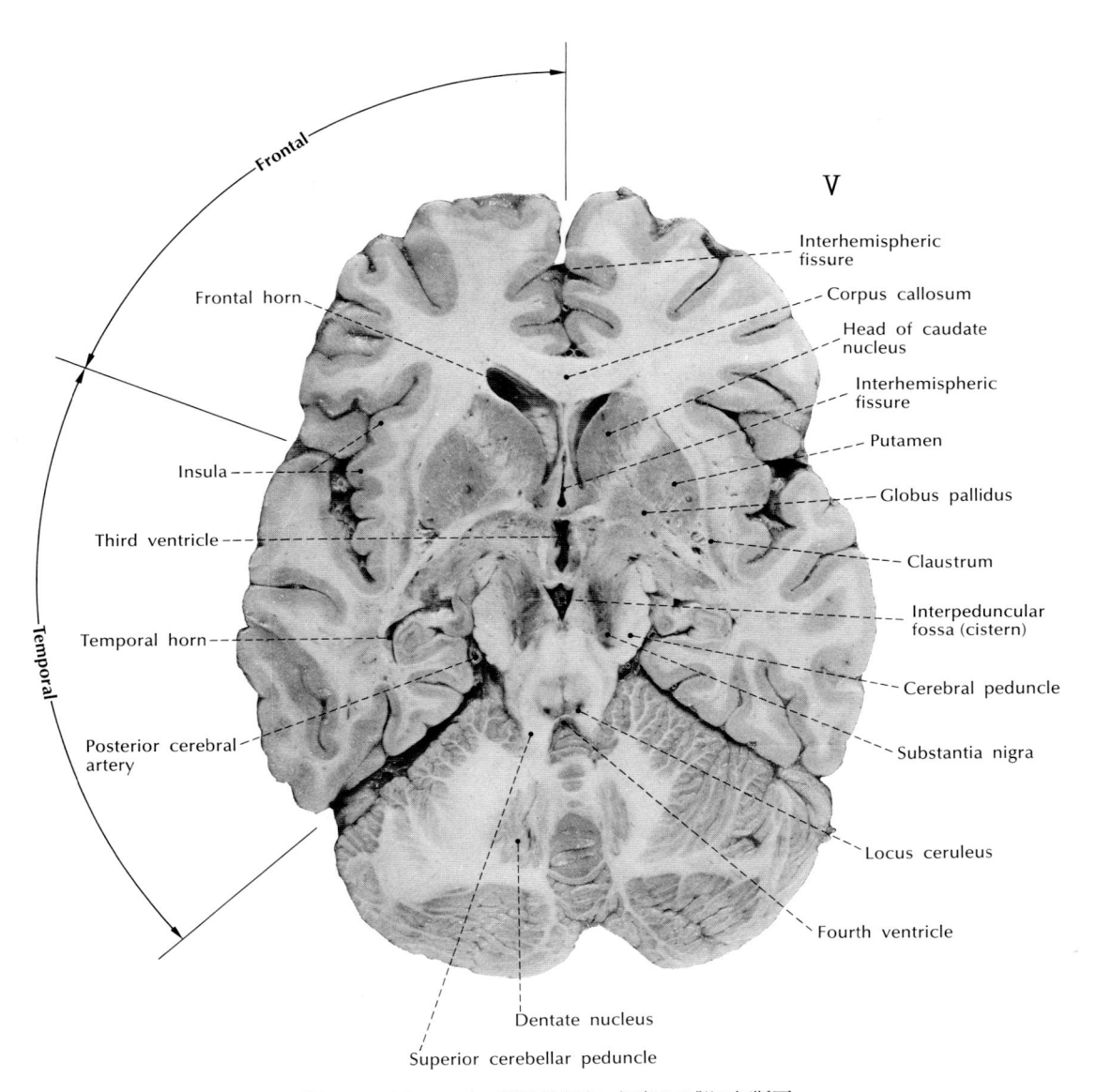

図 27-6　図 27-1 A の横断線(V)に相当する脳の切断面

44   1. 入門の第一歩

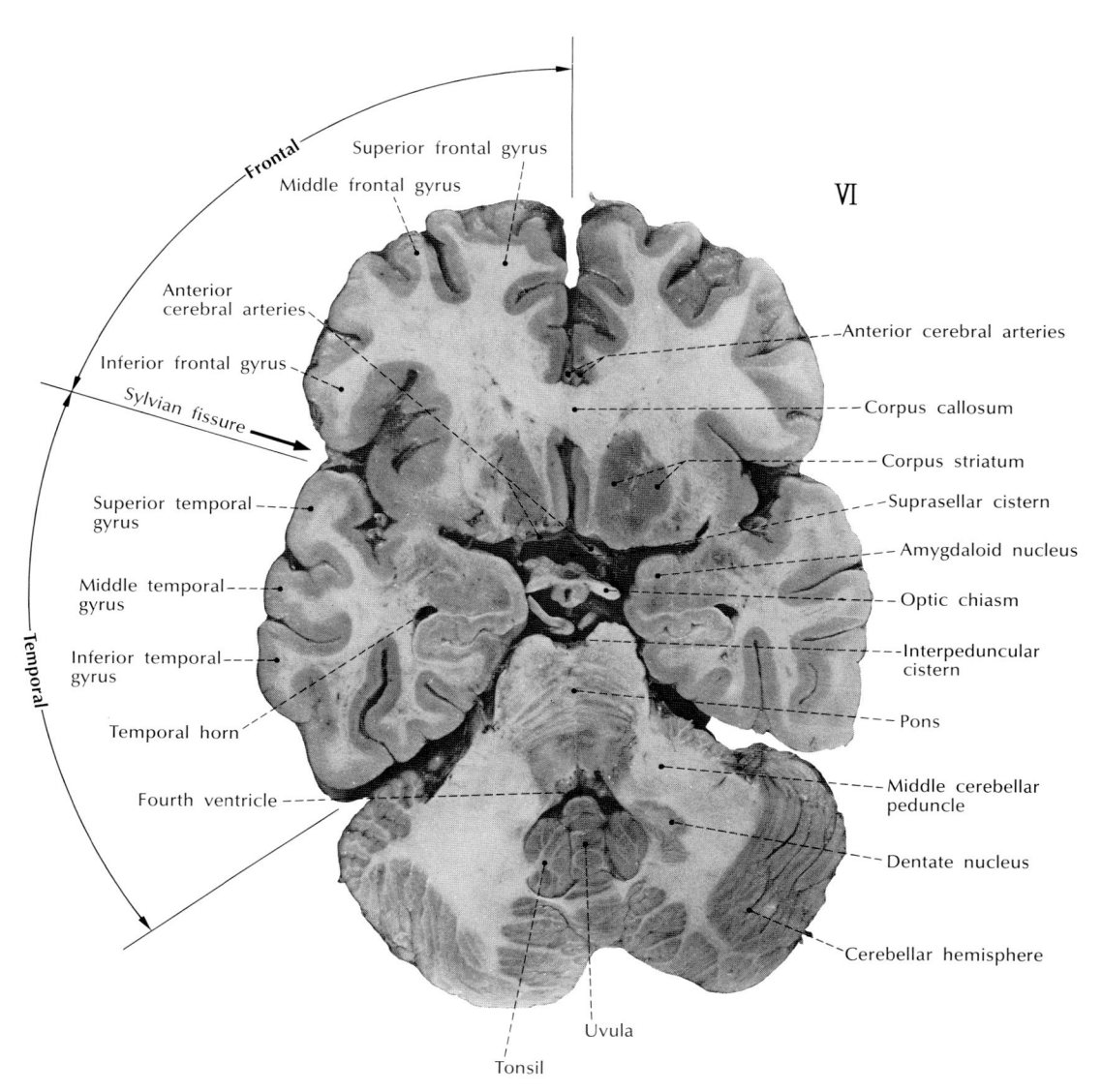

図 27-7　図 27-1 A の横断線(VI)に相当する脳の切断面

い。その他，それぞれの症例の病巣いかんに応じて適当に切り方を変えて，最も効果的な調べ方を工夫すべきである。また，必要に応じて，固定後の脳の写真をとることはきわめて大切な事項である。

　図27-7では虫部垂 uvula と小脳扁桃 tonsil の位置関係がよく観察できる。これをみるとなぜ小脳に uvula と tonsil と呼ばれる部位が存在するかがよくわかる。また以下はこじつけであるが uvula と tonsil の周囲をよくみると歯（歯状核）も舌（舌下神経核）も存在する。non-perfused brain（以前は respirator brain と呼ばれた）の際には tonsillectomy が生じる。すなわち扁桃ヘルニアの結果，壊死に陥った tonsil がちぎれ，小脳組織が脊髄くも膜下腔に充満する。

文献
Ikuta F, Hirano A, Zimmerman HM. An experimental study of postmortem alterations in the granular layer of the cerebellar cortex. J Neuropathol Exp Neurol 1963 ; 22 : 581-593
Ogata J, Yutani C, Imakita M, Ueda H, Waki R, Ogawa M, Yamaguchi T, Sawada T, Kikuchi H. Autolysis of the granular layer of the cerebellar cortex in brain death. Acta Neuropathol 1986 ; 70 : 75-78

3. 脊髄の調べ方

　硬膜外腔　脊髄の硬膜と椎骨の間には，広い硬膜外腔 epidural space がある。そこには脂肪組織と血管がある。この点は脳の場合と異なる。すなわち，前述したように脳では硬膜は頭蓋骨の内面をおおう**骨膜** periosteum であり，特別な硬膜外腔はない。

　脊髄の硬膜外腔は，しばしば腫瘍の転移や，炎症の場となり，その結果，脊髄の圧迫を起こす。脊髄には潜在病変 occult lesion は少なく，剖検前に，脊髄のどの部分が圧迫されているかは，脊髄の神経根の圧迫による根痛 radicular pain，椎骨の局所痛，脊髄の level sign などから予想できる。剖検のときに，脊髄だけでなく，腫瘍も含めて周囲の組織を一緒にとり出すのがよい。そして硬膜を開かずに腫瘍組織に囲まれたままの脊髄を，そのまま輪切りにして，横断面を調べる（図216，図220参照）。この方法で，腫瘍がどの部分にあり，どのような変形を脊髄に与えているか，硬膜外腔の血管の状態，硬膜内への腫瘍細胞の侵入の有無，神経根や脊髄の病変などを，すべてみることができる。骨が含まれている場合には，脱灰 decalcification をしなければならない。脱灰操作をすると染色の結果は悪くなるがやむをえない。

　脊髄の硬膜外腫瘍は，男子では肺癌によるものが，また女子の場合には乳癌の転移によるものが圧倒的に多い。臨床的に注意すべきことは，肺癌の転移の場合には，脊髄障害が，肺癌の症状なしに急に，または，時には突然起こることが少なくない。これに反して乳癌の転移巣による脊髄の圧迫は，ほとんどすべての場合に徐々に起こる。すなわち乳癌の既往歴があり，脊椎骨への腫瘍転移による痛み，その他の臨床症状，X線の所見などがあり，しかも多発性で広

い範囲がおかされる。そのため鑑別診断に迷うことは少ない。

　軟膜やくも膜下腔については脳の場合と同様である。成人の脊髄では，この部分に薄くて白い局所的に大小さまざまの卵の殻のような膜状の構造物質（arachnoid plaque）がよくみられる。これは脊髄，とくに後面でよくみられる所見であるが，脳のくも膜にはほとんどみられないか，あっても目立たない。これは脊髄くも膜炎によるものではなく，石灰や脂肪が沈着したものでもない。これは局所的に collagen fiber と思われる細い線維状構造物が集積したものと考えられている（新宅 1997）。一方，くも膜下腔全般にわたる collagen fiber の増加は，加齢に伴う変化のほかにも，脊髄が慢性疾患を起こしている場合には必ず著明にみられる。逆に collagen fiber が増加し軟膜が厚くにごっている場合には，多発性硬化症や筋萎縮性側索硬化症（ALS）などの脊髄の慢性疾患を予想させる。

文献
　新宅雅幸. 脊髄の arachnoid plaque の研究. 神経内科 1997；46：71-77

　脊髄の前面・後面を決める　脊髄を調べる場合に，どちらが前面（腹面）か，または後面（背面）かを決める（図28）。これには四つの手がかりがある。第一は脊髄神経の走行からの判断である。脊髄全体がすっかり硬膜でおおわれていて，脊髄後根神経節を含めた，比較的長い脊髄神経が付着している場合には，脊髄神経は硬膜から出て前方に，肋骨の方向に沿って内臓をかかえこむような走行をとる。この方法は硬膜から出た神経が短く切ってあるとか，少数しか付着してない場合には，あてにならないばかりか，かえって脊髄の固定のいかんにより，artifact のために逆の方向をとることすらある。第二は，硬膜の厚さからの判断である。一般に，脊髄を囲む硬膜は腹面と背面とではその厚さが著しく異なり，背面が2～3倍ぐらい厚い。そのために腹面では硬膜をすかして脊髄の表面を走る血管がみえやすい。これが前後面の判定に利用できる。第三の方法は，硬膜を縦に開いたときに，1本の動脈を中央部に認めれば，その面は前面である。深い中央の溝が認められず，2本の血管がやや側面に近い部分に両側に1本ずつ平行して走っていれば後面である。第四は，脊髄の横断面をみて決定する方法である。

　脊髄のレベルを決める　後面がわかったら，つぎは脊髄のレベルを決める。脊髄の後面をみると，頸髄では後根が前根に比べてはるかに太い。この後根を一つ一つレベルにしたがって下方に向かって調べてゆくと，後根が急に両側ともに細くなっているレベルがみつかる。この最後の太い後根が第八頸髄で，その下にある第一胸髄（Th_1）の後根はそれよりもやや細く，さらにその下にある第二胸髄（Th_2）になると著しく細くなり他の胸髄後根と同じ太さになる。あとは上下に向かって数えてゆけば，目標の後根のレベルが決定できる。頸髄の前根は後根ほど密でなく，また胸髄 Th_1 と Th_2 の差異は明らかでないために適用できない。ついでに述べると，とくに胸髄では前根は後根に比べて一般に細いので，「前根が萎縮している」と診断するのには余程の注意を要する。

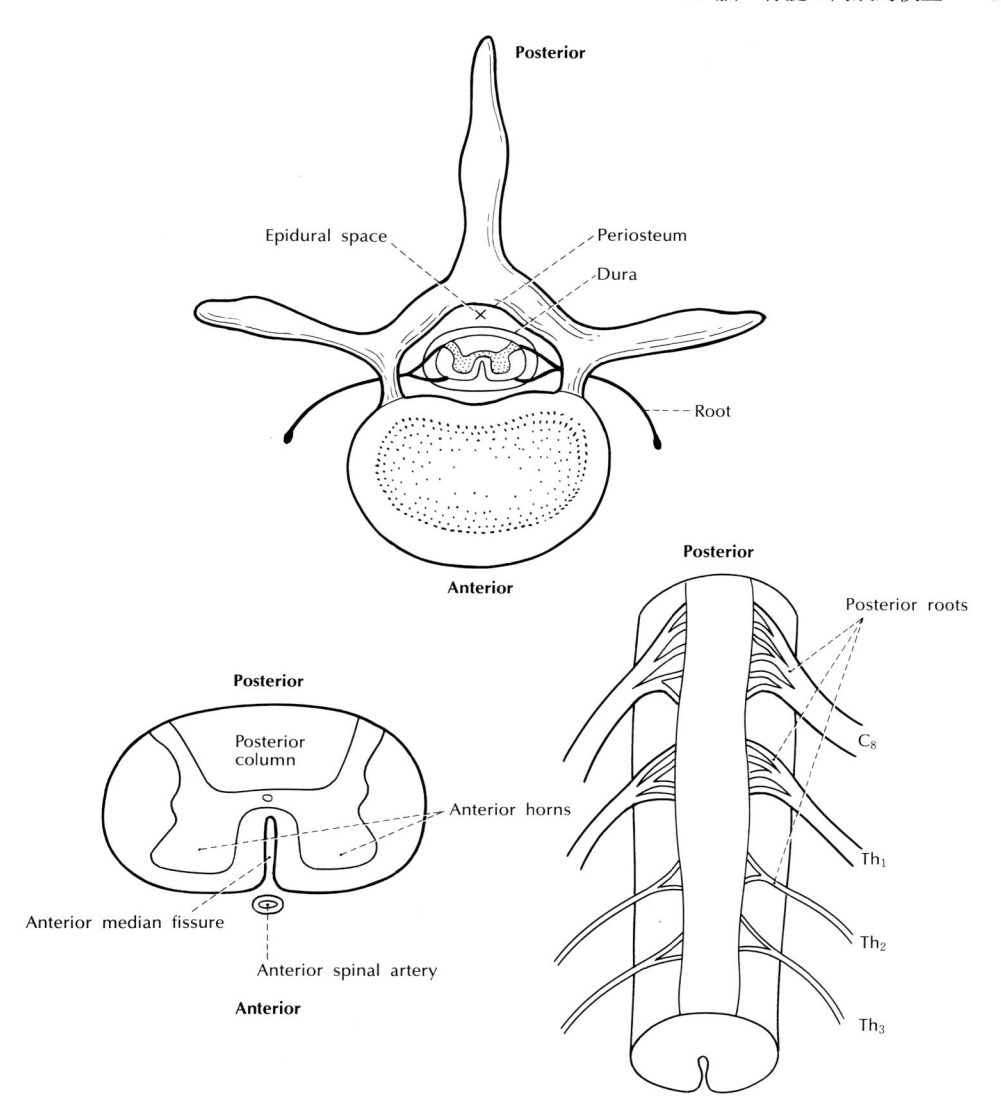

図 28 脊髄の前後面

　脊髄のレベルを腰仙髄から同定する場合，腰仙髄の前根の太さが，ほぼ恒常的に $L_5 ≒ S_1 > S_2 > S_3$ の関係を有することを利用できる（岩田，平野 1977）。しかし例外として，新生児や運動ニューロン疾患では，こうした階段的細小化を認められない場合もある。仙髄の Onufrowicz 核（439頁参照）を検査するのには S_2 のレベルをとる。

文献
岩田　誠, 平野朝雄. ヒト腰仙髄レベルの肉眼的同定法. 神経内科 1977；7：126-131

　脊髄のレベルについては，脊髄実質のレベルと神経根のレベル，硬膜の出入口のレベルがある。その差は下方にゆくにつれて大きくなる。臨床的に，たとえば L_1 といった場合に，実際

に，どちらのレベルをさすのか，はっきりとしておくべきである。

　脊髄のあるレベルと，そこに出入する脊髄神経根を一つの切片標本でみることは通常の横断面ではできない。脊髄をやや斜めに，脊髄神経根の走行に沿って切ると脊髄とその神経根の連続をみることができる。昔から有名な **Obersteiner-Redlich area** は神経後根が脊髄内に入る陥凹した無髄部をさし，そこは脊髄癆 tabes dorsalis の発生の説明に利用された。しかし，その部分は実際に髄鞘の欠損した部分ではなく，そこにみえる神経根はまったく別の，上方から出てきた神経根で，1枚の脊髄横断標本にみえる後角細胞や，白質の神経線維とは，直接のつながりはない。Ranvier 絞輪 node of Ranvier は髄鞘の不連続部であり，これは中枢および末梢両神経にある。中枢と末梢神経の境目をとらえた，電子顕微鏡の所見では，神経の軸索の太さは同一であるが，末梢神経の部分の髄鞘は，中枢のそれに比較してはるかに厚い。ただしこの場合，Ranvier 絞輪は特別に広くなってはいない。

　小さなくも膜顆粒様の構造物は，静脈洞系のない脊髄の軟膜の表層にもよくみられる。meningioma は，よくみられる脊髄の腫瘍の一つであり，女子に圧倒的に多い。そして psammoma body が出現しやすい。また，第八脳神経を除いては，脳神経の神経鞘腫 schwannoma はきわめてまれなものであるが，脊髄神経根の schwannoma はよくみられる。一般に脊髄後根に好発するが前根に出現することもある。von Recklinghausen 病のときに，脊髄神経根にも多数の腫瘍が生ずることはよく知られている。なお転移性腫瘍でも，神経根にも似たような多発性の病巣を示すことがある。また，癌性ニューロパチー carcinomatous neuropathy（486頁参照）といわれるもののままには，腫瘍細胞が，実際に神経根や末梢神経のなかに侵入している所見に接するのは決して珍しいことではない。前述した脊髄硬膜外への転移腫瘍では，腫瘍細胞は硬膜にさえぎられ，これを越えて硬膜下に侵入することはまずないといってよいが，硬膜を出入する神経根に沿って，くも膜下腔に腫瘍細胞が入り込んでくることはときどきみられる。脳の場合と異なり，脊髄実質のなかに孤立した転移巣をつくることは比較的少ない。

文献
Hashizume Y, Hirano A. Intramedullary spinal cord metastasis. Pathological findings in five autopsy cases. Acta Neuropathol 1983 ; 61 : 214-218

　脊髄の血管障害や外傷については後述する（261，300頁参照）。

　脊髄を検査するのに，一律に 0.5 cm ぐらいごとに，初めから機械的に脊髄の横断面をつくり，その割面をみる人が多い。臨床像と対比し，病巣と予想される場所を第一に調べ，病巣を確認できたうえで，その上部および下部を切って調べていく方が効果的である。初めから小きざみに脊髄を切ってしまうと，あとからレベルを決めることや，前根と後根の区別を決めることが**脊髄円錐** conus medullaris の部分ではほとんど不可能になる。**脊髄終糸** filum terminale は細く，他の神経根と一見して区別しにくいが，太い血管が平行して走っていることと，脊髄

図 29 脊髄の横断面

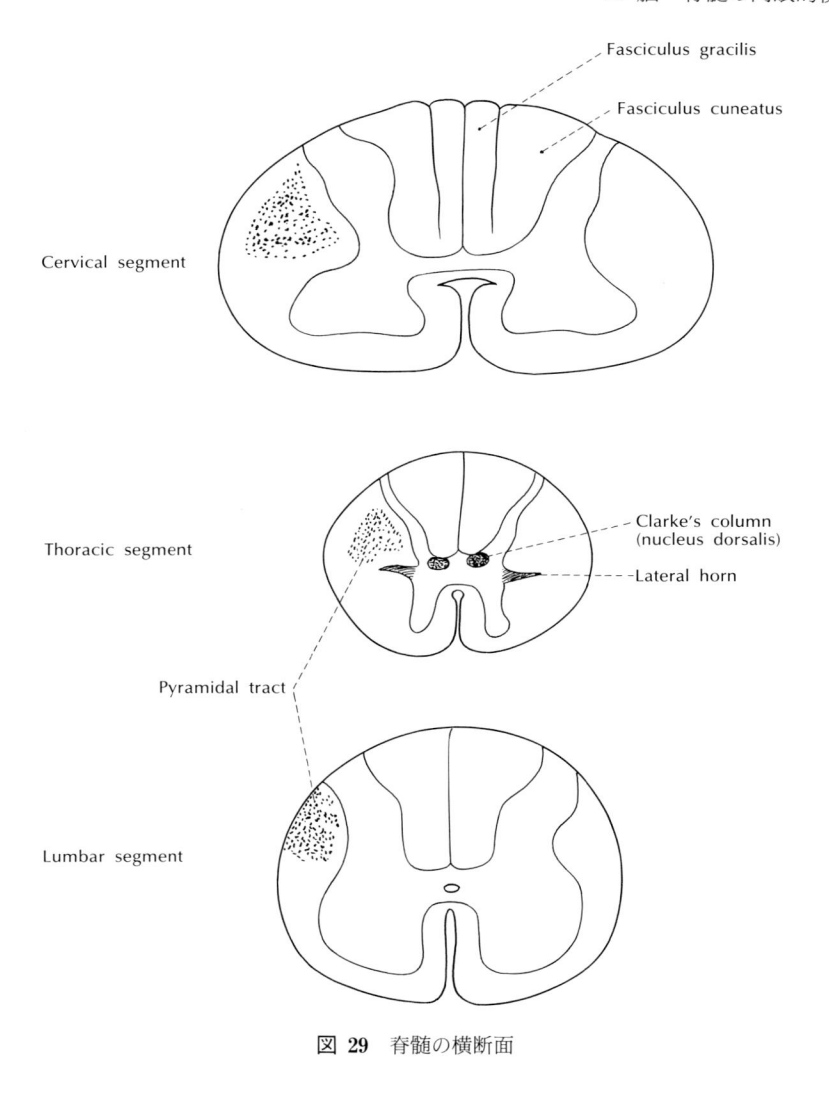

円錐との連続により判定できる。

　この部分に発生する上衣腫 ependymoma はほかの部分にみられるものと多少変わった型をとることがあり，その特殊な組織像から粘液乳頭状上衣腫 myxopapillary ependymoma とよばれることがある．後根の神経節は正常でも比較的に大きく，時に周囲組織からの腫瘍の侵入による膨大化ではないかとの疑問を抱かせることすらある．なお，正常の脊髄でも，一応，頸・胸・腰部の標本はとることにしている（図29）．脊髄の神経細胞はレベルにより分布が異なり，左右差もあるので1枚のレベルだけでは細胞数の判定は困難なことがある．とくに胸髄の Clarke 核については留意すべきである．

　近年は，CT，MRI そして脊髄の外科的治療が普及して，この分野の大きな進歩がみられる．

文献
阿部　弘（編）. 脊髄の外科. 東京：医学書院, 1990
玉木紀彦, 中川　洋（編）. 脊髄のMRI—総合画像的アプローチ. 東京：医学書院, 1990

4. 組織標本のとり方

切片のとり方　脳と脊髄を切り，病巣をみつけたら，染色標本をつくるための切片をとる（図30）. 神経組織は，他の組織と異なり，解剖学的位置の認識が必要なために，なるべく大きな標本をとる. よい固定を早く得るための，こまぎれのような小切片をとらないようにする. このことは，とくに一般病理からきた人びとに，始めに注意することである. 標本にはできるだけ正常部も含めるように心がける. これは正常組織が同じ切片にみえるために基準になり，病巣が認識しやすいと同時に，両者の境を調べることができるからである. さらに標本製作や固定条件などによる artifact をみつけやすい. また，染色の結果を判定するのにも便利で，未知の染色法でも，正常組織の検査から，ある程度病巣の染色像を理解できる. そのほかにも，肉眼で正常部と思ってとった部分が，顕微鏡下ではまったく病的組織で置き換えられていることもある. glioma の浸潤はそのよい例である.

celloidin 切片　一般病理では，paraffin 切片と，凍結切片がすべてであるが，神経病理では，

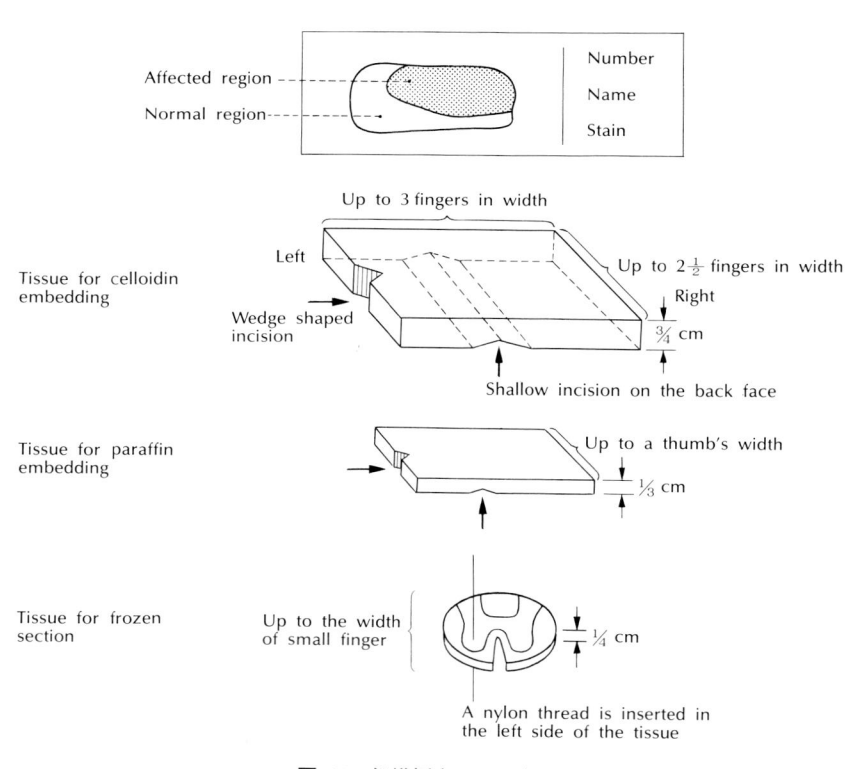

図 30　組織標本のとり方

さらに celloidin が包埋剤としてよく用いられた。celloidin を使用すると，大きな切片をとることが容易であり，病巣の解剖的位置を知りやすいので，神経病理では好んで使用された。celloidin の性質上，包埋後切片をつくるときに，厚く切りやすく，髄鞘染色のときには $30\mu m$，Nissl 染色のときには $20\mu m$ というように，paraffin 切片の場合の数倍の厚さで切ることができる。ことに髄鞘染色の場合には理想的である。さらに celloidin の大きな利点は，包埋過程に長い日数をかけて室内温度で行われ，paraffin のように高い温度を必要としないので，paraffin 切片にみられやすいさまざまの artifact をある程度少なくできることである。とくに血管周囲や，その他の組織内外にできる空白な vacuolar spaces は paraffin 切片に目立ちやすい artifact の一つである。髄鞘染色の出来栄えは paraffin や凍結切片の比ではない。また神経細胞の分布を知るには，切片に一定度以上の厚さを必要とするので，celloidin の Nissl 染色が薄い paraffin 切片を用いるよりもはるかに有利である。celloidin は，日本とヨーロッパの各地では，広く利用されていた。アメリカではその利用は減少の一途をたどり，とくに近年は，病理出身の人びとはまったく使用していない。

では，なぜ celloidin が現在アメリカでなくなりつつあるかという質問に対して，つぎのような理由があげられる。まず神経病理の分野が臨床から一般病理出身の人びとの手に移っているために，なじみの浅い celloidin は敬遠される傾向にある。第二の理由は，celloidin 包埋にはきわめて長い月日を要し，かつ，切片を1枚1枚染色しなければならないので，その操作に手数がかかり，高い人件費を要する。第三の理由は，肉眼的にはきわめてみやすい標本でも，大きすぎて，一般に用いられている病理用の顕微鏡の標本台の上には載せにくい。さらに標本が厚いので，各細胞内部の病変は，相当に慣れないかぎり，薄い paraffin 切片ほど，みつけやすくない点である。たとえば，核内 eosin 好性封入体や，Alzheimer 神経原線維変化などは，H.E. 染色をしても celloidin の場合では，paraffin 切片に比べてみにくい。そのほか，paraffin の方は celloidin のように貯蔵のための 70% alcohol を満たした容器に入れる必要がないとか，celloidin のように大きな標本用のガラス板が必要でなく，標本の整理が便利で場所をとらないとか，その他さまざまの理由があげられる。

それを補足する意味で，Montefiore Medical Center では，Dr. Zimmerman は，大きな切片標本をつくらず，せいぜい 3.5 cm×7.5 cm のスライドにのせるくらいの大きさに制限し，celloidin の組織への浸透をうながすために超音波装置を使用した。またさらに celloidin 万能を排して，使用目的を制限し，おもな切片は paraffin と凍結を用い，celloidin はその補足用にした。実際には大きな病巣をできるだけ元のままの大きさで，しかも周囲の正常組織を含めて，標本として保存したいときには，celloidin 用として，だいたい指2本の幅で長さは 3.5 cm くらいの大きさにし，その厚さは 3/4 cm ぐらいにする。左右を決める目印として，左側に細く深い切り込みをつける。また検査する面でない方には広く浅い切れ目をつけておく。現在，当研究室でも celloidin 切片は使用していない。しかし，Montefiore Medical Center や他の研究所の archive の豊富な資料を参照し，勉強する場合のために以上の記載を残しておく。

paraffin 用の切片は，大きさはだいたい親指くらいの幅の切片をとり，長さは celloidin の場合と同じで，厚さは薄く約 1/3 cm ぐらいにする。左右および使用面を判別するための切れ目のつけ方は同様である。とり出した切片は標本をつくる面とは反対の面に Bradley Products, Inc. から出ている The Davidson Marking system© の yellow dye (catalog #34-08-2) で印をつけておく。

脊髄のように，小さくて左右の目印のための切れ目をつけたくないときは，nylon の太い糸を左側の正常部に1本通しておくと，小さな孔が目印として残る。馬尾のように，神経根がばらばらになりやすい場所は，硬膜を開いたあとでも，硬膜をかぶせてその周囲を細い糸で軽くしばって束ねておくと，まとまったよい横断面が得られる。この方法は paraffin でも celloidin でも利用できる。

凍結切片のとり方　凍結切片の場合には，凍結装置の凍結台の大きさを考えに入れて，組織切片はなるべく小さく，たとえば小指の幅ぐらいにとどめる。凍結切片の場合には，包埋材という，組織をまとめている基質がないので，水の中で組織はばらばらになる。そのために，とる組織は一つにまとまった切片としてとるようにする。たとえば，小脳皮質のように入り込んだ組織は，白質の部分も入れて一つにまとめると，いったんばらばらになった組織でもガラス板上にとりあげることができる。また神経根や末梢神経をとるときには，横断面をつくらず，太い少数の神経束の長い縦断面とする。なお一様に早く凍結させたり，また，早く溶かすことができるように，標本の厚さは paraffin 用よりもさらに薄くする。celloidin や paraffin 包埋では脱水のために，alcohol をはじめ有機溶媒を必要とし，その結果，脂質は失われる。凍結標本では脂質が保存されるので，その染色に最適である。Waller 変性や脱髄病巣などは，髄鞘の崩壊後に sudanophilic lipids が出現し，凍結切片で容易に診断ができる。

外科手術の生検材料では，急を要し，標本を固定する時間がないために，とり出されたままの生の材料を低温槽 cryostat を用い，切片をつくり染色する。組織を入手して，短時間内に顕微鏡下に染色標本をみることができるが，確定的診断は翌日できあがる固定標本により決定されることが少なくない。また迅速標本をつくる前に生検組織をプレパラートにくっつけて調べているが，この touch plate の方が glioma やリンパ腫などでは細胞の構造がみやすい場合もある。

さて，染色用の切片標本をとり出した後の脳は三つに区別する。一つは珍しい症例で，永久的に formalin の容器に保存する。つぎは，一時的に保存し，光顕で標本を検査した結果をまって永久保存か，または放棄かを決定する。第三は肉眼的検査後に放棄するものである。脳標本の保存は場所をとり，また，formalin の臭いのために保存室に特別の換気が必要とされ，さらに formalin の減少を補充するなど，後の手入れが必要であるために，脳の保存は制限されざるをえない。

ヒトの中枢神経系の剖検資料は，その患者の診断に大きな貢献をするばかりでなく，ヒトの神経疾患の解明ならびに治療法の確立に重要であることはいうまでもない。しかし近年米国に

おいても剖検例の減少が深刻な問題となっている。とくに現在脚光を浴びている種々の神経疾患，例えば ALS, Alzheimer 病，Pick 病などでそれぞれの特殊な局所組織の多方面からのアプローチが不可欠である。一つの病院や大学での資料だけでは，年々増加する要求を満たすことはできない。一方，加速度的に増加する特殊な検査はそれに適合した設備のある研究所で行われるようになってきた。Brain bank はこうした必要性に応じて欧米で発足されている。理想的なことであっても，それに伴う数々の現実的問題があるのが現状である。

F 染色

一般病理と比較して神経病理には実に多数の染色法があり，その聞きなれない特殊染色の名前を聞いただけで，神経病理学はきわめて疎遠なものにされてしまう。

ここでは特殊染色から始めることを避けて，現在，アメリカでいちばん用いられている paraffin 包埋の H.E. 染色から始める。他の特殊染色は，それぞれの学者の好みや，また学派の習慣の違いによりさまざまであるが，ここではわれわれの研究室で日常神経病理の診断に使用しているものだけを選んで，簡単に述べることにする（図31）。

1. hematoxylin-eosin 染色 （図32A）

中枢神経組織は第2章に述べるように神経細胞やグリア，それに血管および髄膜からなり，末梢神経組織ではグリアの代わりに Schwann 細胞と結合組織からなる。hematoxylin-eosin (H.E.)染色では，多少の例外はあるが，これらの組織の各要素がともかく，一応はみることができる。色は hematoxylin による青か（たとえば，核小体や Nissl 小体），eosin により赤く（たとえば赤血球），または染まらずに原色のままにみえる（たとえば，リポフスチン lipofuscin）。錐体神経細胞の細胞体や太い apical dendrite や basal dendrite の起始部，グリア細胞・血管・髄膜・末梢神経などは形と色と組織学的位置から比較的明瞭に判別される。病変により，細胞体内に脂質や封入体など病変産物が蓄積した場合には，とくによく目立つ。H.E. 染色は全体の組織像をみるうえにきわめて重宝なもので，基本としてぜひ必要な染色である。たとえば多くの脳腫瘍，炎症，血管障害などは，これだけで十分に診断ができる。H.E. 染色だけで不十分な場合，あらためて特殊染色を要求する。

一方，脱髄巣に髄鞘染色や軸索染色をするように，肉眼的所見により，H.E. 染色のほかに初めから特殊染色を行う場合もある。

たとえば，Alzheimer 神経原線維変化 neurofibrillary changes は，H.E. 染色ではっきりとみえるが，特殊染色をすればより顕著に病変線維が染め出される。一方，H.E. 染色では全然染まらないか，または染まりにくい物質がある。たとえば老人斑・軸索・髄鞘・動脈の内弾性板

54   1. 入門の第一歩

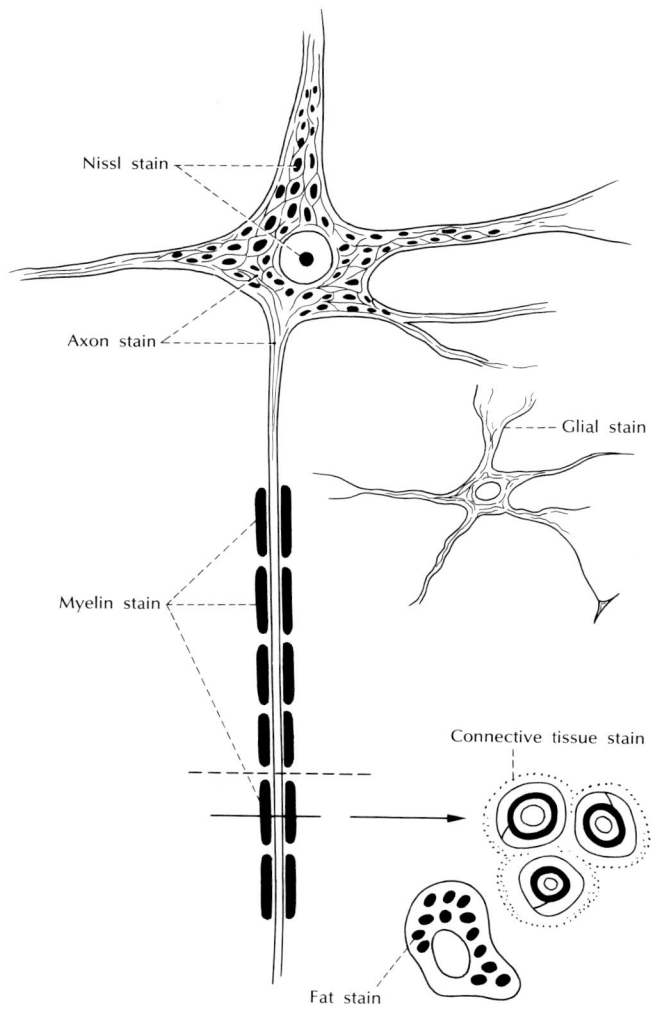

図 31 特殊染色の例

などである。これに対して，つぎに述べるさまざまの染色法が必要である。

2. 特殊染色

　神経組織には，ほかの組織にはない特殊な構造物が多い。たとえば髄鞘・軸索・シナプスなどがそれに属する。または存在していても正常には比較的少量で目立たないものがある。そのよい例は，中枢神経実質中の結合組織であり，灰白質の星状膠細胞である protoplasmic astrocyte のなかのグリア線維などである。

a. Nissl 染色 （図 32 B）

　これは celloidin を用いたときには，髄鞘染色とともに古典的神経病理の染色法の双璧であった。以前にも述べたように，神経細胞の分布や数を調査する目的や，または Nissl 小体をみるためには最上の方法である。paraffin 切片でも，この染色をするためには，少なくとも 15μm ぐらいに厚く切った方がはるかにみやすい。これは後述する髄鞘染色でも同様である。使用する染色剤は青色の aniline 色素である。そのなかで，以前に Nissl 染色に使用された toluidine blue よりもアメリカでは cresyl violet または thionine を用いることが多い。この染色では神経細胞のなかに存在する核小体と Nissl 小体が選択的に美しく染められる。

　これらの aniline 色素は青色であるが，異染性白質ジストロフィー症 metachromatic leukodystrophy といわれる正常の髄鞘をつくることのできない疾患では白質の細胞中にある脂質顆粒が，その名のように **異染性** metachromasia を呈し，toluidine blue で染色したにもかかわらず赤くみえる。これを検出するときに注意しなければならないことがある。それは凍結切片をつくり，最後に切片を封入 mounting するときに，バルサム系の封入剤を使わずに水を使用することである。これを忘れると赤色が消えてしまい，青く染色されて異染性はみえなくなる。

b. Bielschowsky 染色およびその変法

　Nissl 小体と同様に，神経原線維は神経細胞を確認するための指標となる細胞内特殊構造である。Bielschowsky 染色は凍結切片に行う銀染色で，正常の神経原線維を染める方法である。この染色は paraffin や celloidin 切片には適用できない。神経原線維の染色には多くの変法があり，凍結切片以外に paraffin 切片にも使用できる種々の方法がある。そのなかで，私たちのところでは最もよく利用されている paraffin 切片用の方法を紹介する。この染色法は病理標本をみるのに適していて，しかも他の銀染色と異なり，つねに安定したよい結果が得られる。

paraffin 切片のための軸索銀染色
染色液
　20% 硝酸銀溶液
　developer
　　formalin　　　　　　20 ml
　　蒸留水　　　　　　　100 ml
　　濃硝酸　　　　　　　1 滴
　　クエン酸　　　　　　0.5 g
まず水酸化 ammonia を蒸発する。約 200 ml の液を蒸発するのには，20 分かかる。
① スライドを xylol に浸して paraffin を抜き，純 alcohol，95% alcohol を通して蒸留水に浸す。
② coplin jar に 20% 硝酸銀溶液を約 50 ml 入れて，その中にスライドを入れてから 20 分間暗所に放置する。
③ スライドを蒸留水液に移し，jar の中の硝酸銀液はつぎの step のために保存する。

④ この保存した硝酸銀液の中に，蒸発した ammonia を 1 滴ずつ落としていくと褐色の沈澱ができる。これを十分にかきまぜながら ammonia 液をさらに点滴していくと沈澱が消えて透明な液となる。これには約 10 ml の ammonia 液を必要とする。さらにそのあとで 2 滴だけ余分に加える。

⑤ この ammonia 銀液にスライドを入れ，15 分暗室に放置する。

⑥ 別の jar に蒸留水を入れ，それに 3 滴の蒸発した ammonia を加える。この液にスライドを浸す。

⑦ 使用した ammonia 銀の入っている jar のなかに developer を 3 滴加えてよくかきまぜる。そのあとでスライドをこの液の中に移し，組織が黒みがかった褐色になるまで放置する。約 2〜3 分したら顕微鏡下で染まり具合を調べた方がよい。

⑧ 染まったらスライドを蒸留水の中でよく水洗する。

⑨ 5% のチオ硫酸ソーダの液を入れた jar にスライドを移し 1/2 分間放置する。

⑩ 蒸留水でよく洗ってから，脱水し，さらに封入する。

〔注意〕developer を多く入れると組織が早く黒くなり，背景も黒ずんだ褐色となる。

　この方法では，正常の神経細胞体内の神経原線維は通常，染まらない。黒くはっきりと染まってくるのは主として病的所見である。それだけを探す病理学者にとっては染色の恒常性とともに一石二鳥の方法である。つまり，Alzheimer 神経原線維変化をはじめ，さまざまな病的神経原線維の変化（これらについては 94 頁に後述する），さらに老人斑，正常および異常の軸索が茶色の背景のなかに黒く浮き出てくるので Bielschowsky の原法とは比較にならないほど容易に病変を検出できる（図 32C）。白質の軸索はよく染まる。

　なお，paraffin 切片にはそのほかに，**Bodian 染色**も広く用いられる。この染色では神経原線維変化や axon は非常によく染まるが，老人斑の中の diffuse plaque は染まらない。一般に鍍銀染色では celloidin そのものが黒く染まるので使用しない。

　現在，10 nm neurofilament を免疫組織化学的に染め出す方法が，銀染色と違い，選択性があるので実験ならびに診断用に広く使用されている。この場合，使用する抗体が neurofilament のどの成分を抗原として認知できるのか確かめる必要がある。たとえば phosphorylated か，または nonphosphorylated neurofilament か，またその分子量は high, medium または low molecular weight の neurofilament であるかなどである。さらに tau やその他の microtubule に関係した蛋白，さらに paired helical filament, ubiquitin, actin, synaptophysin など，さまざまな蛋白についての抗体が続々と神経病理に活用されている。

文献

Hirano A, Zimmerman HM. Silver impregnation of nerve cells and fibers in celloidin sections. Arch Neurol 1962 ; 6 : 114-122

Gambetti P, Shecket G, Ghetti B, Hirano A, Dahl D. Neurofibrillary changes in human brain. An immunocytochemical study with a neurofilament antiserum. J Neuropathol Exp Neurol 1983 ; 42 : 69-79

Yamamoto T, Hirano A. A comparative study of modified Bielschowsky, Bodian and thioflavin S stains on Alzheimer's neurofibrillary tangles. Neuropathol Appl Neurobiol 1986 ; 12 : 3-9

Wisniewski HM, Wen GY, Kim KS. Comparison of four staining methods on the detection of neuritic plaques. Acta Neuropathol 1989 ; 78 : 22-27

Ikemoto A, Hirano A. Comparative immunohistochemical study on synaptophysin expression in the anterior horn of post-poliomyelitis and sporadic amyotrophic lateral sclerosis. Acta Neuropathol 1996 ; 92 : 473-478

c. グリア線維の染色

　astrocyte のなかのグリア線維は慢性の病変組織においては一般に大きく増加し，これがあれば逆に，その部分に長期にわたる病巣のあることを意味する。

　glial fibrillary acidic protein（GFAP）（48～52 KD）はグリア線維を構成する大部分の蛋白で，グリア線維の染色には immunoperoxidase による GFAP 染色が最も秀れた方法として，広く利用されている。この染色法の市販のセットがある。グリア線維については後述する（178頁）。GFAP は astrocyte 以外の細胞，たとえば上衣細胞，発育途上の oligodendroglia, 末梢神経系の細胞，さらに神経系以外の組織のある種の細胞にも陽性に出現することが報告されている（306 頁参照）。たとえば眼のレンズの上皮細胞も陽性に染まる（Hatfield et al 1984）。こうしたことは，astrocyte の発育途上において vimentin が出現することとともに，astrocyte の判定において留意すべきことである。

　昔から用いられているグリア線維をみるのに効果的な方法は **Holzer 染色**である。これは gliosis の強いところだけが選択的に青く染色され，肉眼的にもはっきりとみることができる。光顕的には青く染まったグリア線維の増加が検出できる。ただし，Holzer 染色は神経病理の染色中で最も難しいものの一つである。さらに，この方法では髄膜や大きな血管の周囲組織など中枢神経の実質以外の結合組織がグリア以上に強く染まるため，神経根を含めて，結合組織の多い組織の検査には使用できない。

　もう一つ，よく使用される染色法は Mallory's phosphotungstic acid hematoxylin（**PTAH**）**染色**である。この方法は Holzer 染色に比べて，はるかに染めやすいため，イギリスやアメリカでは Holzer 染色よりもはるかに普及している。この方法ではグリアはやはり青く染まるが，それよりも正常白質がもっと青く染まり，髄鞘染色のようにさえみえる。この染色法は肉眼的にみてはっきり gliosis がわかる Holzer 染色とは違い顕微鏡用のものである。この方法も，実際には，よい結果を常に得るのはなかなか困難である。その理由は，通常の formalin 固定された組織に対しては，再度 Zenker 液につけて修正しなければならないためである。また，PTAH 染色液には適当な成熟が必要で，つくってから 6 カ月以上経ないとよく染まらないことなど，自分でやってみると思いがけない点が出てくるものである。

　GFAP の使用以前には，PTAH 染色は脳腫瘍の特殊染色として glioma のグリア線維を染めるために，しばしば使用された。Holzer 染色と PTAH 染色は，ともに paraffin 切片を通常使用する。PTAH 染色はあまり光に露出すると青い色が消える。

文献
Eng LF, De Armond SJ. Immunochemistry of the glial fibrillary acidic protein. In : Zimmerman HM, ed. Progress in Neuropathology, Vol 5. New York : Raven Press, 1983 : 19-39
Hatfield JS, Skoff RP, Maisel H, Eng LF. Glial fibrillary acidic protein localized in the lens epithelium. J Cell Biol 1984 ; 98 : 1895-1898

d. 髄鞘染色

　H.E. 染色では脱髄があってもわかりにくいものであり，髄鞘染色は神経病理に不可欠である。髄鞘の病変にとくに関心をもつ人のなかには，H.E. 染色と髄鞘染色を1枚の paraffin 切片標本にすることをルーチンにしている学者もある。この場合に，使用できる髄鞘染色は **Luxol fast blue（LFB）染色**である。LFB 染色はほかの髄鞘染色と異なり，その名のように，髄鞘を青く染める。LFB 染色はポルフィリン症の尿を着色する研究の副産物であり，比較的新しく，この 50 年間にきわめてよく普及した。染色が容易で，かつ染まった色には安定性がある。そのためこの青色に対比色となる赤系統の別の細胞染色法がよく対比染色 counter stain として併用される。この場合には，髄鞘は青色にさらにほかの色が加わり，より濃く染まり，みやすくなる。たとえば neutral red や periodic acid-Schiff（PAS）の併用がそれである。ただし，後者の場合には，paraffin 切片で，末梢性の髄鞘のみが PAS の色をとるので，中枢性の髄鞘との鑑別診断に用いられる。neutral red は Nissl 小体を青の代わりに赤く染める。

　LFB 染色は凍結切片および celloidin 切片，paraffin 切片にも同様に用いられる。しかし，paraffin 切片が圧倒的によく使用され，その場合には Nissl 染色のように，切片をなるべく厚く切って染める。Nissl 染色と対比染色したものを **Klüver-Barrera 染色**という。

　その他の髄鞘染色は髄鞘を黒く染める。celloidin が主として用いられ，これには，また多くの方法がある。当研究室では，Kultschitzky 法が，いちばん見事な結果を呈するので Dr. Zimmerman に最も好まれた染色法であった。ただしこの染色法は数ヵ月も日数がかかり，またこれに包埋した標本は髄鞘染色しかできない欠点がある。一方，Nissl 染色とともに愛用されていたのは **Woelcke 染色**であった。Kultschitzky 法がほかの染色には使用できない特別の標本片 block をつくらなければならないという欠点をもっているが，Woelcke 染色はこれを補って，Nissl その他の染色を同じ block からつくった切片標本に行うことができる。さらに，比較にならないほど早く容易に染色できるという長所をもっている。しかし，LFB 法のように，1 枚の標本に染色を組み合わせるというわけにはいかない。最も注意しなければならない欠点は，中枢性の髄鞘は必ず，よく染まるのに反して，末梢性の髄鞘は染色がきわめてあてにならない。これは脊髄の白質とそのまわりの神経根を比較してみるとよくわかる。末梢性の髄鞘がよく染まっている場合は問題がないが，もし染まっていない場合には，髄鞘の病変を考える前に，まず末梢性の髄鞘は存在しても染色されないことがあることを思い出すべきである。一応，疑問があるときは，LFB 法なり，後述する Sudan 法なりの別の方法で確かめてみる必要がある。

　paraffin 切片にも，Heidenhain，Woelcke，Weil 法そのほか髄鞘を黒く染める celloidin か

らの変法が多数ある。

現在では，髄鞘染色は osmium 酸で行い，標本を電顕用の epon などの plastic に包埋した場合に最高の結果が得られる。

近年，髄鞘成分である **myelin basic protein（MBP）** を染める免疫組織化学的染色法が髄鞘染色として使用されている。MBP は，oligodendroglia で形成され髄鞘内に挿入される。髄鞘形成途上の oligodendroglia 内には MBP は存在するが，髄鞘完成後には認められなくなる。なお，**myelin-associated glycoprotein（MAG）** の免疫組織化学検出も行われている。光顕像上，MAG は発生途上の中枢神経系の髄鞘に認められる。しかし成熟後には有髄神経の peri-axonal space にのみ限局するといわれている（Trapp and Quarles 1982）。この光顕の報告に対して，電顕像上 MAG は，発生途上のみならず，完成した髄鞘でも，髄鞘そのもののなかに存在するとの報告がある（Webster et al 1984）。

文献

Itoyama Y, Sternberger NH, Webster H de F, Quarles RH, Cohen SR, Richardson EP Jr. Immunocytochemical observations of the distribution of myelin-associated glycoprotein and myelin basic protein in multiple sclerosis lesions. Ann Neurol 1980 ; 7 : 167-177

Trapp BD, Quarles RH. Presence of the myelin-associated glycoprotein correlated with alterations in the periodicity of peripheral myelin. J Cell Biol 1982 ; 92 : 877-882

Webster H de F, Palkovits CG, Stoner GL, Fairlla JT, Frail DE, Braun PE. Myelin-associated glycoprotein : electron microscopic immunocytochemical localization in compact developing and adult central nervous system myelin. J Neurochem 1983 ; 41 : 469-1479

Webster H de F. Localization of myelin-associated glycoprotein. Evidence and interpretation. J Neurochem 1984 ; 43 : 1774-1777

e. Sudan 染色（図 32 D）

正常成人の中枢神経および脳脊髄神経根には Sudan IV という脂肪染色で赤く染まる物質は存在しない。もし存在すれば病的な所見であり，それは主としてマクロファージのなかにみられる中性脂肪である。この染色法では必ず凍結切片を用いる。なお，同時に対比染色として，hematoxylin を用いるので髄鞘が青くみえる。そのため，下手な髄鞘染色よりも，hematoxylin で対比染色した Sudan 染色の方が簡単でより正確な結果が得られるほどである。凍結切片を使用するため，前述はしていないが古典的な髄鞘染色の一つである Spielmeyer 法を，Sudan 法と併せて行うこともできる。

f. reticulin 染色および結合組織の染色

reticulin, collagen およびそれをつくる線維芽細胞 fibroblast は，血管周囲およびくも膜下腔に存在するだけである。そのため Wilder らの reticulin 染色で陽性に染まる物質が脳実質内に増加している場合には診断的意味をもつ。ことに，脳腫瘍の鑑別診断で glioma か肉腫 sarcoma かを区別するには，腫瘍全面に黒色に染まる reticulin 陽性物質が入り込んでいる場

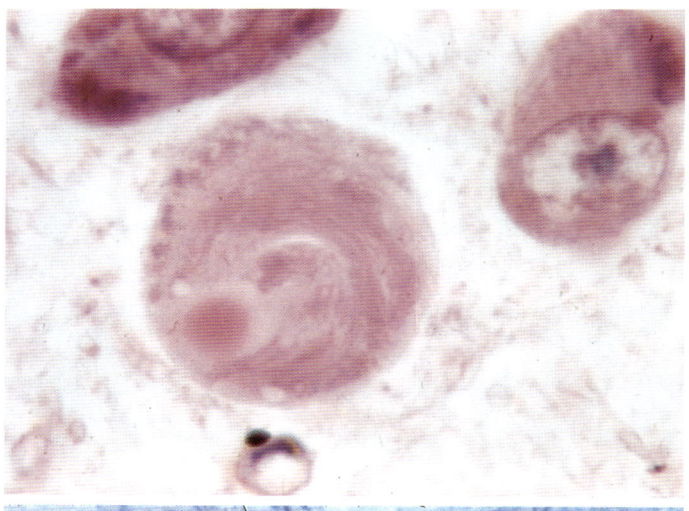

A．神経細胞内にみられた Alzheimer 神経原線維変化と Lewy 小体（H.E. 染色）

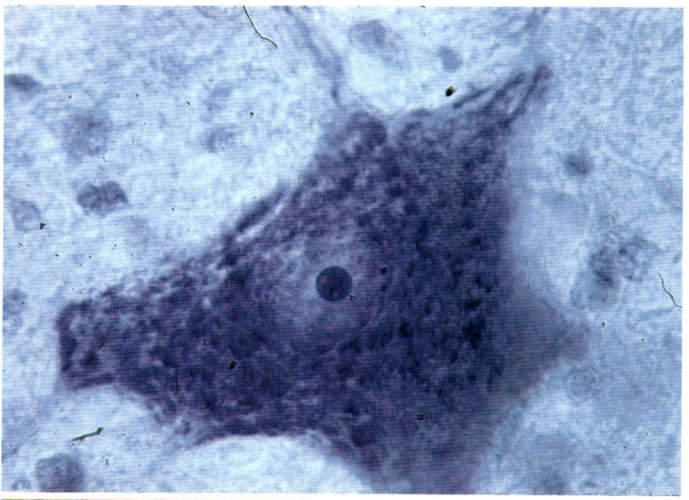

B．正常の前角細胞（Nissl 染色）

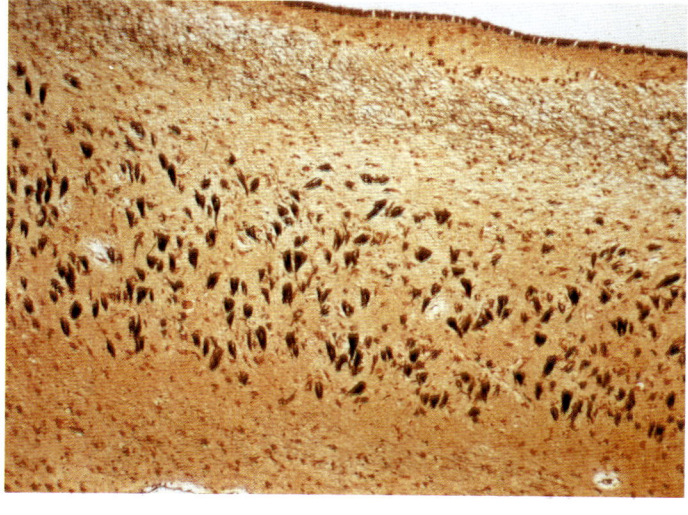

C．Sommer's sector にみられた Alzheimer 神経原線維変化（軸索染色）55 頁参照

図 32　H.E. 染色および特殊染色

D．脂肪顆粒を含んだマクロファージ（Sudan 染色）

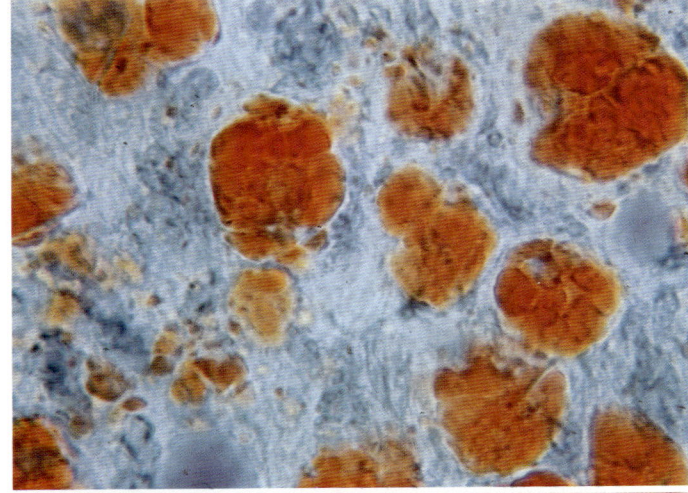

E．Lewy 小体（Masson 染色）

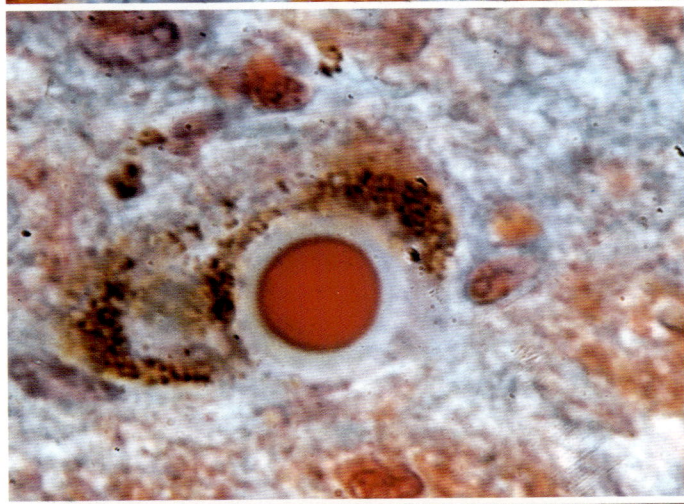

F．前脊髄動脈（elastic tissue van Gieson 染色）

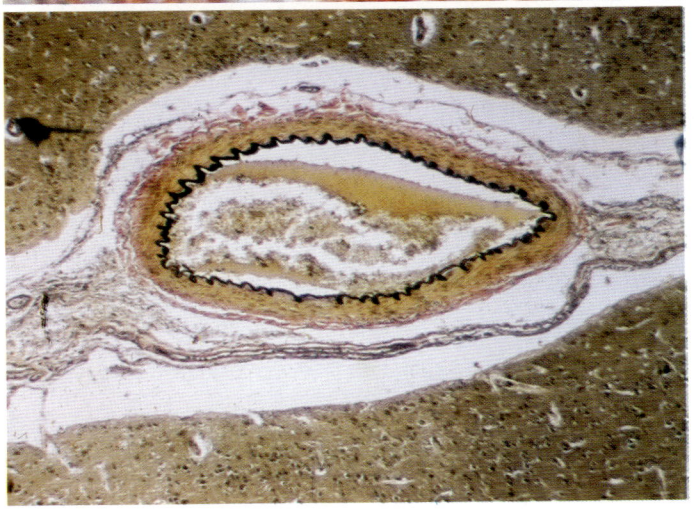

合には，glioma ではなく，sarcoma である。

　一般に病変がくも膜下腔に浸潤すると，すでに存在していた結合組織が反応性に増え，reticulin 陽性物質も著しく増加する。そのためくも膜下腔に浸潤している腫瘍をみたときに，それ自体が reticulin 陽性物質をつくったのかどうかの判定が難しいことは常に頭に入れておかなくてはならない。たとえば glioma がくも膜下腔に浸潤した場合，一見 sarcoma にみえることがあるので注意が必要である。

　本来 reticulin は光顕で Wilder の reticulin 染色で黒く染まる細胞外にある細い網状の線維をいう。昔から collagen と reticulin は区別されていた。reticulin は細く網状をなして，銀染色で強く染まり，さらに偏光 polarized light で複屈折性 birefringent でないからである。しかし電顕では，reticulin は collagen と同じ基本構造をもち，さらに同じ蛋白質から構成されている。collagen は太く，約 400Å の幅をもち，一定の方向に走る線維がぎっしりとつまった束をなしている。縦断面で，より電子密度の高い縞が規則的に 64nm の periodicity で配列されているのがみえる。この縞は collagen を構成する tropocollagen 分子の配列の規則的なずれのためにできたものである。さらに高倍率では，それぞれの 64nm の幅の中にさらに微細な periodicity をもった構造がみえる。Wilder の reticulin 染色は，さらに基底膜も陽性に染める。

　Masson の trichrome 染色（図32E）は結合組織が青みがかった緑色に染まる。筋肉・赤血球・髄鞘などが赤みを帯びた褐色に染まるのに対照的である。

　なお，脳内では，ほかの組織の同じ直径をもつ動脈と比べて，動脈壁の厚さはより薄いのが通常である。動静脈奇形のように病的に変形した血管が多数存在する場合には，動脈か，肥厚した静脈かを決定することはなかなか困難なことがある。このときに **elastic tissue van Gieson 法**を用いることは内弾性板を黒く染め出すので動脈の判別ができる（図32F）。また，同じ方法で動脈瘤をみた場合に，その膨出部で急に内弾性板が失われ，または断裂しているのがわかる。

　アメリカでいちばん普及している染色の本は L.G. Luna が編集し McGraw-Hill Book Co., New York より出版されている Manual of Histologic Staining Methods of the Armed Forces Institute of Pathology (3rd ed.) であり，これはとくに神経病理用ではないが，実用的なものはほとんど含まれている。

　ここで一言したいのは，アメリカでは神経病理学の診断面を担当している人びとは，染色技術はすべてその方面の専門技術者にまかせているのが現状である。よい染色標本を得ることは診断をするための大半のお膳立てができているようなものである。ゆえに，よい標本を作成できる技術者がその病院にいるかといういないかは，神経病理学教室の良し悪しを決定するといっても過言でない。現在の教育システムのなかでは，病理を専攻する若い人びとは病理の知識そのものにはきわめて関心があるが，固定・染色などの技術面はほとんど経験するチャンスがないまま一人前に育っていくためである。したがって，往年行われたように，技術者が医師に教えを求めることが，残念ながら不可能のことが少なくない。ゆえに，良い技術者を1人だ

けでも中心として，その面の指導者としていることはなにより必要なことである．免疫組織化学的染色，Holzer 染色や銀染色のできる人とともに仕事のできることはなにより恵まれたことの一つである．

　以上のことは，神経内科と神経病理の resident を5年受けて Guam 島へ行き，神経標本をつくって初めて実感したことである．脳や脊髄の取り出しから，固定，そして染色まで自分で試みた．Guam Memorial Hospital という原地の病院で働いていた技術者が paraffin H.E. 染色をしており，その器具を借り，alcohol と xylol の区別さえ知らなかった文科出身の妻の手をかりて仕事をした．acetone を街の美容室で入手したり，硝酸銀の小瓶一つを入手するのに，規則で航空便を使用できず，数カ月の船便で到着するのを待ち，やっと Alzheimer 神経原線維変化の染色を試み，その染色が実際には，いかに難しいかを味わった．また，PTAH 染色液には成熟が必要であるとか，paraffin は熱帯用にはより固い品を使用すべきだとか，New York の完備した研究所で，いわば温室育ちだった私には思いがけぬことの連続であった．

　以上のことをつけ加えて書いたのは，1人で神経病理のないところに赴任する人には，その前に，一応最小限度の染色法を自分で，一通り知っておくことがいかに必要であるかを知ってもらうためである．

3. 電子顕微鏡用に包埋した組織の染色

　電子顕微鏡用の標本は，新鮮な組織は glutaraldehyde や paraformaldehyde で固定後に，また，すでに formalin の中に保存されている古いものでも同様に osmium に入れて再固定して epon なり，その他の plastic の包埋物質の中に入れて保存する．この標本は，ただ小さいという短所を除けば，おそらく前述したどの光学顕微鏡用の標本でも得られないようなすばらしい光顕的所見が得られる．plastic の中に包埋されているために組織がよりよく保存されている．ガラスナイフで 1μm くらいの厚さで切る．これは電顕用の薄い標本を切る前に，とくにオリエンテーションの難しい神経系のような組織では不可欠のことである．本当に必要な部分を探し出して，そこだけを含む小さな切面をつくる．そのあとで，ダイヤモンドナイフで電顕用の薄い標本（約 100 nm 以下）をつくる．

　光顕用の厚い 1μm の標本は位相差顕微鏡でみる人もあるが，私たちはこれを 1% の toluidine blue で染める．toluidine blue を使用してもこれは決して Nissl 染色のように選択的な特殊染色ではなく，電顕のようになんでもみえる一般染色となる．ただ，色はこの場合，青一色となるが，osmium 固定のために黒色染色としての効果が現れて，ほかのどんな方法よりも，すばらしい髄鞘染色をみることができる（図 33）．しかも，簡単な方法で，切って染色を終わるまで数分でできる．急げば固定より始めても1日でできるので paraffin 操作より早いくらいである．現在は包埋にはテクニコンのような自動操作の機械もある．

　電顕の薄い標本は，特別の銅の孔のあいた丸い小さな標本台の上にのせて，通常は，鉛とウ

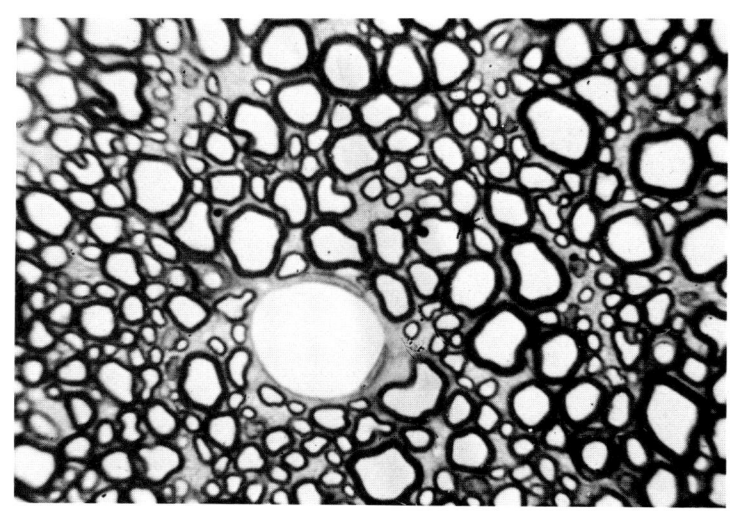

図 33　末梢神経の横断面（epon 包埋標本）

ラニウムの二重染色をして検査する。詳細は電顕標本のつくり方の本を参照されたい。

4. 免疫組織化学染色法

　最近，他の分野と同様に，神経病理学においても，免疫組織化学染色法は不可欠となっている。この方法は特殊抗体を用いて，組織内のある抗原の局在を染め出す。蛍光 fluorescein または peroxidase のようなマーカーを直接に特殊抗体，または間接に特殊抗体につく第二の抗体に付着させる。こうして fluorescein または peroxidase を切片標本に見出すことにより，目的とする抗原の局在を検出するわけである。この方法は前述した neurofilament, GFAP, MBP など神経系を構成する細胞要素をはじめ，その他，各種のホルモン，ウイルス，真菌など，広い分野の種々の抗原に日常使用され，診断上，重要な役割を果たしている。

　神経細胞のシナプスの transmitter substance や modulator の正常組織の分布を調べておいて，その部分の病変を呈する症例の分布を調査することにより詳細に病巣を理解することができる場合もある。たとえば substance P は脊髄の膠様質 substantia gelatinosa に存在する後根神経節よりの小型神経細胞の終末に認められる。この神経細胞が消失する familial dysautonomia では脊髄の substantia gelatinosa の **substance P** も激減するのに対し，後根神経節の大型神経細胞が選択的に消失する Friedreich ataxia では同じ場所の substance P は変化が認められない（436頁参照）。

　淡蒼球 globus pallidus は内節と外節という二つの部分に分かれている。この内節には substance P 陽性の神経終末が密集するのに対し，外節には **met-enkephalin** 陽性の神経終末が striatum から投射されている。calcineurin は striatum の medium-sized spiny neuron の細胞体およびその神経突起，軸索終末部で陽性である。こうした物質の抗体を染色することによ

り Huntington 病，striatonigral degeneration，Parkinson 病，parkinsonism-dementia complex，progressive supranuclear palsy などの基底核の病変を検索することにより，従来の一般染色では得られない新しい知見を得ることができた (419 頁参照)。こうした神経回路の免疫組織学的研究は神経系いたるところで行われ，神経病理学の検索の主流の一つをなしている (156 頁参照)。

中枢神経の種々の変性疾患に出現する ubiquitin，α-synuclein，tau，β蛋白，Cu/Zn superoxide dismutase (SOD 1) などの免疫組織学的検索は現在最も脚光をあびている分野である。これらは神経細胞やグリア細胞の封入体において述べる。

一方，現在の段階では，染色結果の判定については，まず抗原の純粋性，操作過程における artifact，非特異性染色の問題などが必ず考慮されるべきである。さらに，その陽性物質の存在する場所が，はたしてその物質を生産した細胞にあるのか，または，二次的に取り込まれているものか，という解釈について慎重な注意が必要である。一般に反応が陰性の場合には，検出しようとする物質の量の問題以外，方法そのものの問題点などから，その抗原がないということはできない。神経系の腫瘍に対しての marker については 305 頁を参照。

文献
特集：神経組織のマーカー，モノクローナル抗体を中心として．神経進歩 1987；31 巻 2 号

5. 筋生検の適応と筋生検からわかること

筋生検は，病歴や身体所見から神経筋疾患が疑われる場合に適応となる。近年遺伝子解析などが進んできているが，病理形態学的検索の重要性は低下しておらず，形態学的検索で方向付けをしておくことで能率的に遺伝子解析などに進むことができる。筋生検は，未固定の瞬間凍結ブロックを用いていたので，DNA や蛋白レベルでの検索の非常によい材料となる。ここでは診断に必要な病理形態学的変化を中心に述べる。

a. 筋生検の方法

生検部位は，通常上腕二頭筋か大腿四頭筋がよい。これらの筋以外では，fiber type の構成や筋線維径が異なる場合がある。例外として，眼咽頭型筋ジストロフィーでは三角筋で特徴的な核内封入体が検出しやすい。神経生検も必要な場合，短腓骨筋は外果上約三横指の部位で腓腹神経と同一の切開で採取可能である。採取量は直径 8〜10 mm で長さ 20 mm 以上必要である。

採取した筋組織は，生食で軽く湿らせたガーゼで包み，4°C 程度に保つ。電顕用，生化学用(酵素の定量やDNA/RNA検索など)，paraffin 包埋用を分離する。組織化学用は，コルク小片上にトラガントゴムで付け，液体窒素で冷却したイソペンタンで数分間固定する。通常形態学的診断では，H.E. 染色，Gomori-trichrome 変法，NADH 染色，PAS 染色，non-specific esterase

染色，ルーチン ATPase 染色が必要である．目的に応じて，他の組織化学染色や免疫染色を追加していく．たとえばミトコンドリア脳筋症を疑うとき，コハク酸脱水素酵素 (succinic dehydrogenase : SDH) 染色と cytochrome C oxydase (CCO) 染色が有用であり，Duchenne 型筋ジストロフィーや Becker 型筋ジストロフィーでは，dystrophin の免疫染色が有用である．

文献
田邊　等．筋病理診断の進歩．田邊　等，他，編．内科MOOK, No. 41. 東京：金原出版，1989 : 199
埜中征哉．ミオパチーの診断．病理学的検査．Clinical Neuroscience 1991 ; 9 : 378-382

b. 正常筋について

　筋肉全体を筋膜 fascia が包む．筋膜下の疎性結合組織を筋上膜 epimysium とよび，筋周膜 perimysium がいくつかの筋小葉に分ける．各筋線維を筋内膜 endomysium が囲む．筋上膜・筋周膜は主として膠原線維からなり，筋内膜は膠原線維と細網線維からなる．これらの結合組織の中を血管や支配神経が通る (写真 1)．筋内膜と連続した細胞外マトリックスと基底膜 basal lamina，さらに筋細胞膜を補強する蛋白が，筋ジストロフィー症を理解するうえで重要である．

　基底膜-細胞膜-膜細胞骨格網は，膜貫通蛋白により結合される．dystrophin は，細胞膜の裏打ち蛋白で β-dystroglycan と結合する．この β-dystroglycan は，筋細胞膜を貫き，細胞外で α-dystroglycan と結合する．さらにこれが細胞外マトリックスの主成分である laminin と結合している．メロシン merosin は laminin の subunit の一つである．

　筋線維直径は 1 歳で 16 μm，5 歳で約 30 μm，10 歳で 40 μm，15 歳で成人の太さに達する．成人男子で 40〜80 μm，女子で 30〜70 μm である．正常人の type 別比率は，ヒラメ筋，前脛骨筋，大腿二頭筋，母指内転筋で type 1 線維が 60〜80%と優位である．上腕二頭筋，三角筋，大腿四頭筋では type 1 : type 2a : type 2b は 1 : 1 : 1 である．どれか一つの筋線維 type が 55%を越すか，逆に 15%以下になれば異常である．ATPase 染色 pH 10.3 では，筋線維は濃く染まる type 2 線維と薄く染まる type 1 線維に分かれる．また，pH 4.6 では type 1 線維が濃く染まり，type 1a 線維が一番薄く染まり，type 2b 線維が中間の濃さに染まる (写真 2)．

文献
檜澤一夫，他．骨格筋の病理組織学および組織化学．檜澤一夫，他，編．筋病理学．東京：文光堂，1989 : 86

c. 病理所見について

　筋生検を顕微鏡で観察する際の要点は，①低倍率で筋周膜と筋小葉の構築が規則正しく保たれているか (筋周膜の肥厚，筋内膜での線維性結合組織の増加，脂肪浸潤，間質の血管の閉塞，血管周囲の細胞浸潤の有無)，②個々の筋線維の外形変化 (正常の多角形，小角化線維，円形線維) と大きさの変化 (肥大，正常大，萎縮) の組み合わせ，③筋線維特異的変化 (壊死，再生線維，中心核，fiber type の偏り，ネマリン nemaline 小体，central core, ragged red fiber,

F. 染色　67

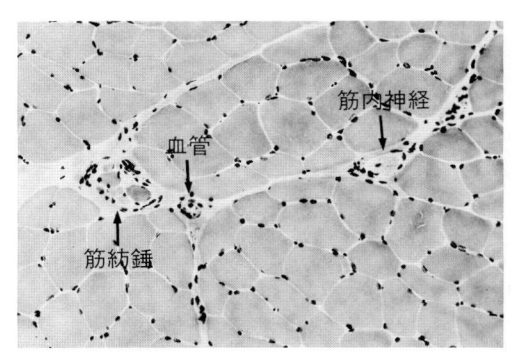

写真 1 H.E. 染色　×100　正常例, 14 歳女性

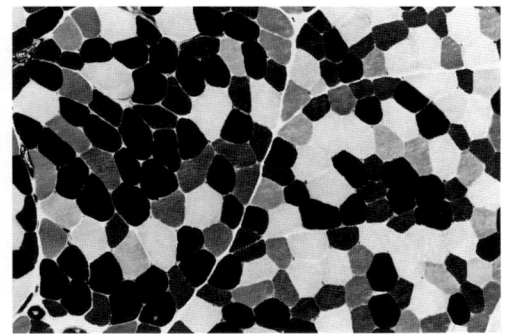

写真 2 ATPase pH 4.6　×70　写真 1 と同一例

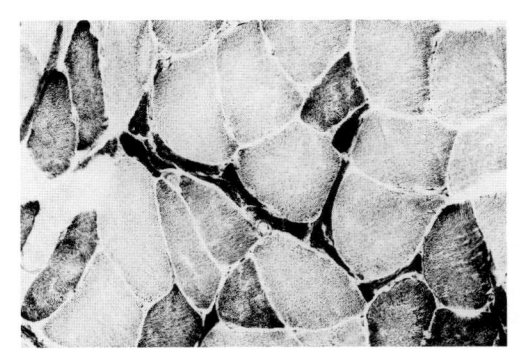

写真 3 NADH-TR 染色　×160　67 歳男性, ALS 例

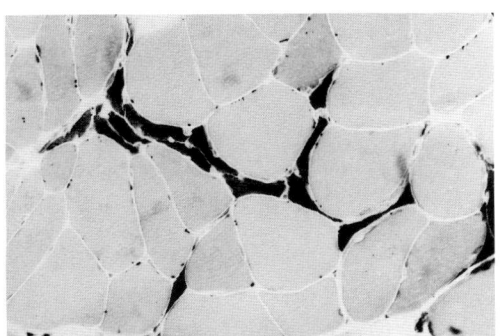

写真 4 non-specific esterase 染色　×160　写真 3 と同一例にて連続切片

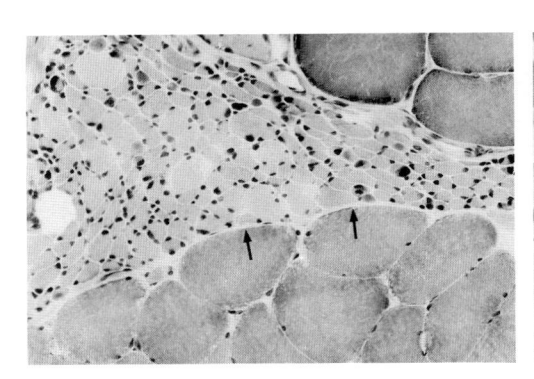

写真 5 trichrome 変法　×160　23 歳女性 Charcot-Marie-Tooth 病にみられた神経原性変化。pyknotic nuclei を伴った大群集萎縮（矢印）が中央部に認められる。

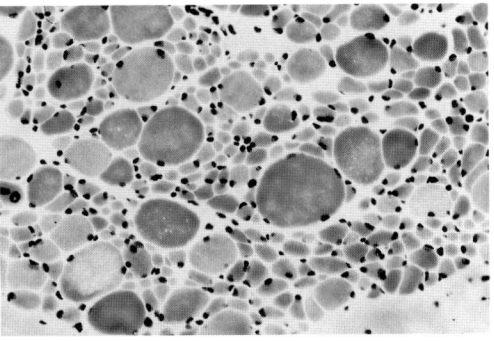

写真 6 H.E. 染色　×160　3 歳女児　Werdnig-Hoffmann 病にみられた大群集萎縮, 円形の横断面を示す萎縮線維が多い。

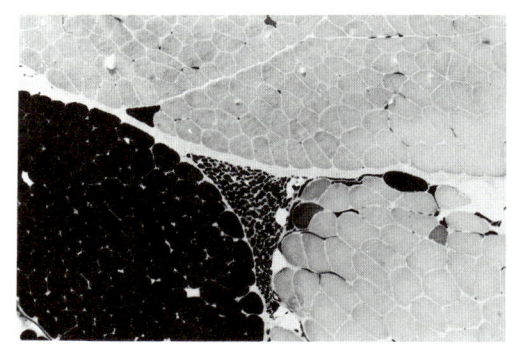

写真 7 ATPase pH 4.6 ×50 写真5と同一症例 写真左下は type 1 線維による fiber type grouping が，写真の上半分と右下は type 2a 線維による fiber type grouping が認められる．なお，中央部は大群集萎縮部である．

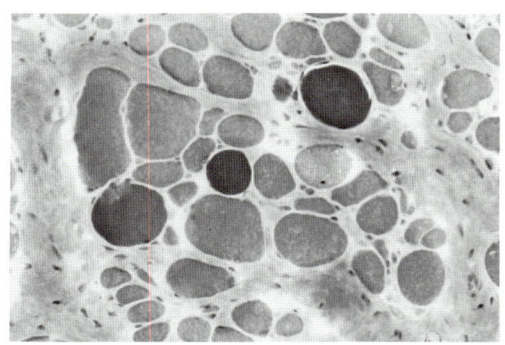

写真 8 H.E.染色 ×160 6歳男児 筋線維の大小不同，横断面円形化，endomysium の線維化などの筋原性変化がみられる．

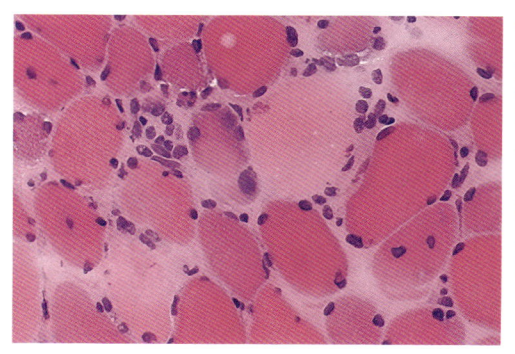

写真 9 H.E.染色 ×160 61歳男性 多発性筋炎にみられた壊死線維，再生線維，貪食細胞の浸潤がみられる．

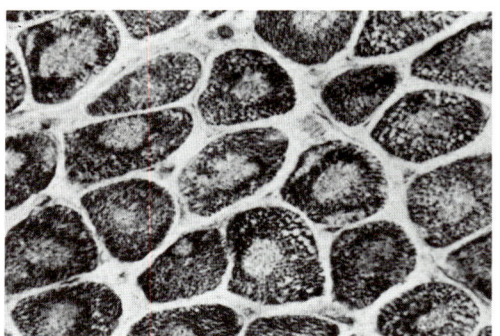

写真 10 NADH-TR 染色 ×160 central core 病（国立精神神経センター埜中征哉先生より許可を得て掲載）

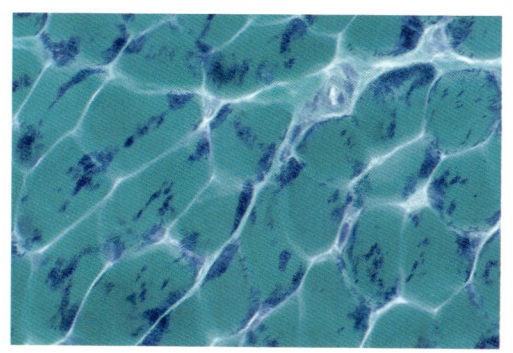

写真 11 trichrome 変法 ×110 4歳女児 nemaline 病によりほとんどの線維に nemaline 小体がみられる．

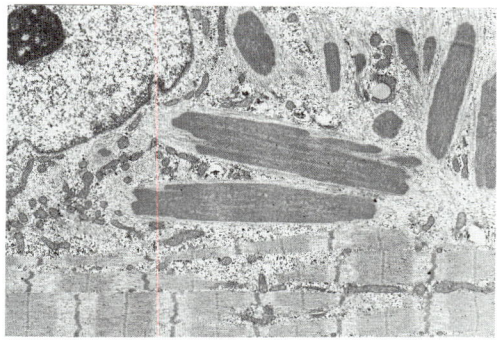

写真 12 電子顕微鏡 ×8,000 写真11と同一症例

F. 染色　69

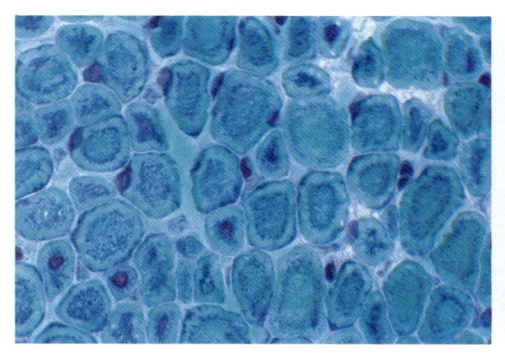

写真 13　trichrome 変法　×175　3 歳男児 myotubular myopathy

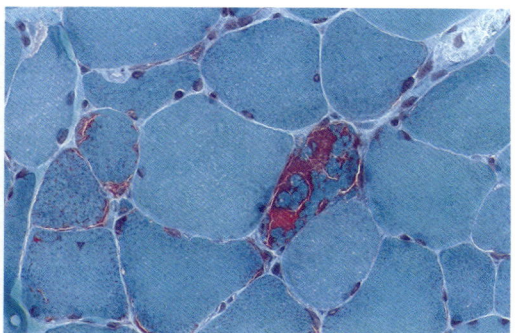

写真 14　trichrome 変法　×132　27 歳男性 Kearns-Sayre 症候群にみられた ragged red fiber。

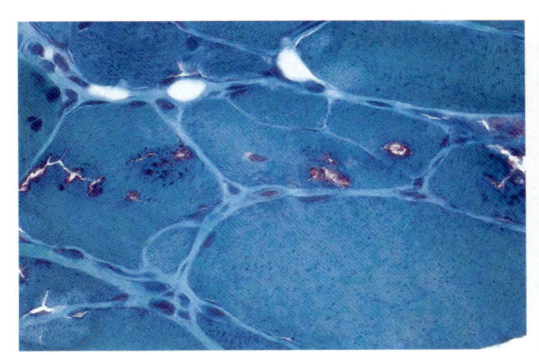

写真 15　trichrome 変法　×88　遠位型ミオパチーにみられた rimmed vacuole。

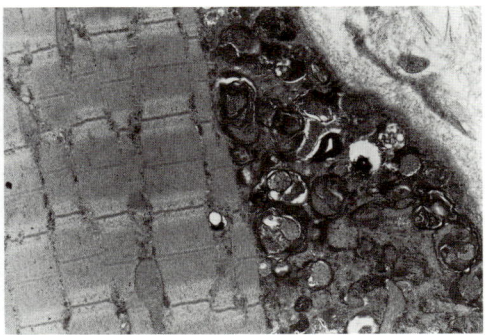

写真 16　電子顕微鏡　×12,000　写真 15 と同一症例。myelin figure が多数観察される。

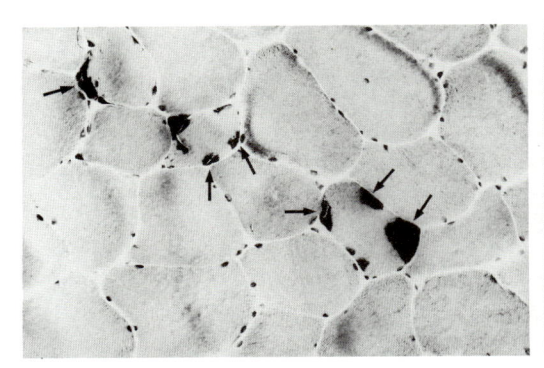

写真 17　trichrome 変法　×160　周期性四肢麻痺にみられた tubular aggregate（矢印）。

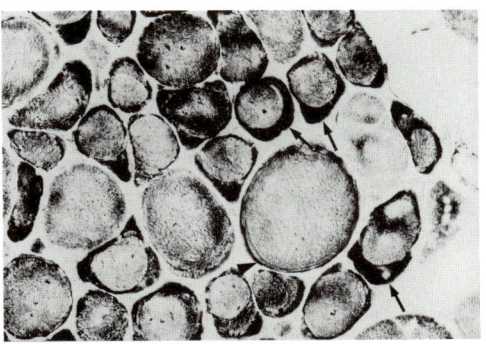

写真 18　NADH-TR 染色　×160　peripheral mass（矢印）が多数認められ，中央右寄りの筋線維が ring fiber（矢頭）になっている。

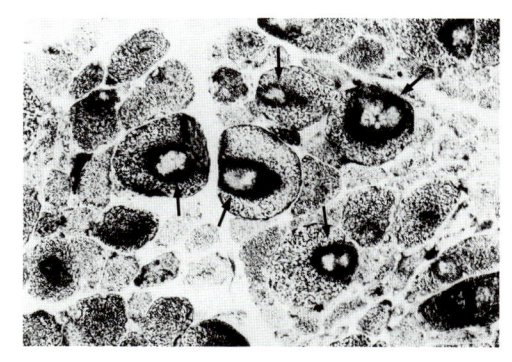

写真 19 NADH-TR 染色 ×160 63歳男性 M蛋白血症に伴う polyneuropathy 例，target fiber（矢印）が多数観察される。

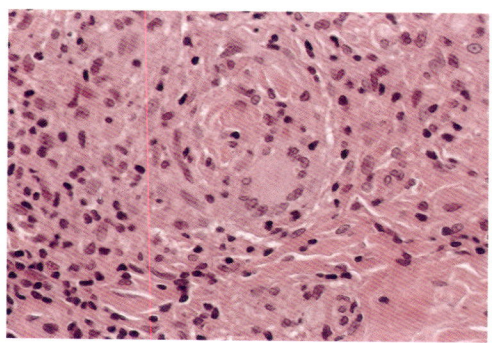

写真 20 paraffin 切片 H.E. 染色 ×132 sarcoidosis 例。類上皮細胞と巨核細胞からなる筋内 sarcoid 結節。

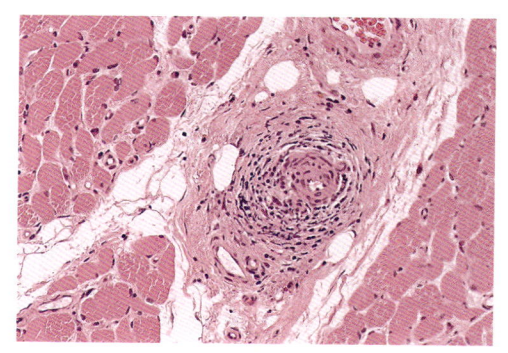

写真 21 paraffin 切片 H.E. 染色 ×66 68歳女性 多発性動脈炎例でみられた動脈の変化。

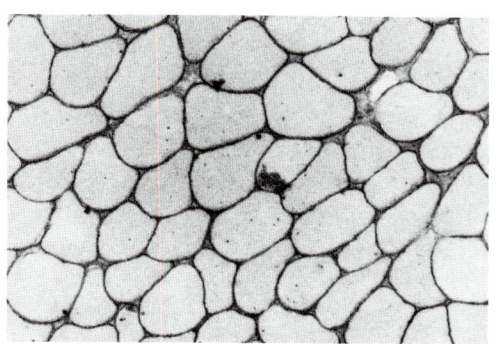

写真 22 dystrophin 染色（陽性コントロール）×180 13歳男性 筋緊張性筋ジストロフィー dystrophin 活性は筋線維の全周性に発現する。

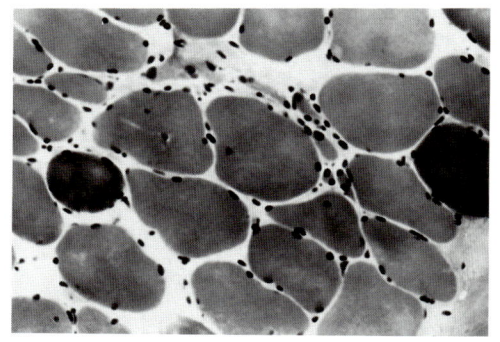

写真 23 H.E. 染色 ×160 8歳男児 BMD 例 大小不同と極度の萎縮線維がみられ，特徴的な変化ではない。

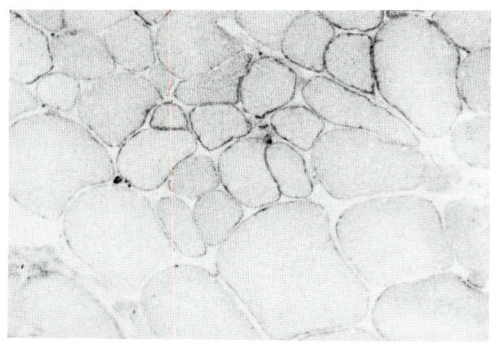

写真 24 dystrophin 染色 ×180 写真23と同一例 写真22と比べ，全体に dystrophin 活性が低く薄く染まり，さらに全周性に染まらない線維がみられる。

rimmed vacuole など）の有無である．

1) 神経原性変化と筋原性変化

　神経原性変化は，小角化線維などの萎縮線維が群集して出現することが特徴である．

　おおむね15個以下の萎縮線維群集を小群集萎縮（写真 3, 4）とよび，16 個以上の群集を大群集萎縮とよぶ．小群集萎縮と大群集萎縮は萎縮線維の数以外にも若干の特徴がある．小群集萎縮はほとんどが直径 20 μm 程度の小角化線維からなるが，大群集萎縮（写真 5, 6）は直径 40 μm から 10 μm で形もさまざまな線維から構成される．大群集萎縮では，pyknotic nuclear clump という筋線維の細胞質が萎縮し，数個の筋鞘核が寄り集まってみえる所見をしばしば観察する．

　小群集萎縮のみが数カ所以上みられる例は，筋萎縮性側索硬化症であることが多い．他の脊髄性筋萎縮症（Kugelberg-Welander 病や Kennedy-Alter-Sung 症候群，平山病）でも変化の軽い筋束には小群集萎縮が少数みられるが，大群集萎縮も同時に認め，かつこの方が目立つ．

　変形性頸椎症や腰椎症などの萎縮筋や Charcot-Marie-Tooth 病（写真 5）や慢性再発性根神経炎（CIDP），血管炎による多発性単神経炎などの萎縮筋でも，大群集萎縮が多く観察される．また，Werdnig-Hoffmann 病では，円形の萎縮線維が多く含まれる．神経原性の萎縮線維は，NADH-TR 染色（写真 3）や non-specific esterase 染色（写真 4）で濃く染まる．ATPase 染色で観察される fiber type grouping（写真 7）は，神経再支配の所見である．筋組織内神経線維の変性が観察される場合がある．

　筋原性変化は，萎縮線維・正常大線維・肥大線維が散在性に認められ，筋線維の外形が円形化を呈し，endomysium の結合組織が増加し，筋小葉の区別が不明瞭になる（写真 8）．壊死・再生線維が散在性に出現することが多い．H.E. 染色で再生線維は，筋鞘核が膨化し，細胞質が好塩基性を呈し，basophilic fiber となる（写真 9）．中心核線維も再生線維のことが多い．壊死線維と貪食を受けている線維は，acid phosphatase 染色で赤く染まることが多い．また，再生線維は，alkaline phosphatase 染色で黒い小顆粒が多数染まる．ATPase 染色の type 2c 線維は再生線維である．また，筋線維は多核細胞であるので1本の筋線維に壊死と再生の所見が同時に出現することがある．

2) fiber type 別の変化

　fiber type の正確な判定は，ATPase 染色によって行う．fiber type 別に筋線維直径・比率・分布の変化を観察する．type 1 線維がとくに萎縮している場合 type 1 fiber atrophy といい，先天性ミオパチーに多い．逆に type 2 fiber atrophy は，廃用性萎縮や代謝性ミオパチー，循環障害などさまざまな原因で起こる．type 1 fiber の比率が 55% 以上に増加しているとき，type 1 fiber 優位といい，15% 以下を type 1 fiber 欠損という．

　fiber type grouping が分布異常の代表で，同一 fiber type の線維が 10 から数十本が群集する．これは，神経再支配の有力な所見とされる．

　type 2c 線維は，再生線維と考えられ，通常 2% 以下である．小児では，デュシェンヌ Duchenne 型筋ジストロフィーや福山型先天性筋ジストロフィーで 20% 以上に増加することがある．

成人では，多発性筋炎で増加し，筋束によっては20％以上になることがある。

文献
田邊 等. ミオパチーの検査法. 筋病理学的方法. Clinical Neuroscience 1985；3：280
埜中征哉, 杉田秀夫. 筋の再生. 総合リハビリテーション 1981；9：435

3）筋線維の特異的変化

Gomori-trichrome 変法や NADH-TR 染色などの組織化学染色が威力を発揮する。

central core（写真10）は，NADH-TR 染色で筋線維の中心部が芯のように抜けてみえる。H.E. 染色や Gomori-trichrome 変法では観察できない。ATPase 染色では，type 1 線維の萎縮と type 1 線維優位が観察される。電顕で Z-band streaming を認める。central core は先天性ミオパチーの一つである central core 病で多数観察される。targetoid fiber は，形態上は central core とほとんど同じであるが，神経原性疾患で観察され，cenral core 病の際の central core より出現数は少なく，target fiber や cytoplasmic body と一緒に観察される。

nemaline body（写真11）は，Gomori-trichrome 変法で赤紫に染まる線維状の小体で，遺伝性の先天性ミオパチーである nemaline myopathy で多数観察される。電子顕微鏡（写真12）ではZ帯に連続する線維状の構造物である。

myotubular myopathy において，myotube 類似の所見が認められる。すなわち中心核線維を伴い中心部が PAS 染色や NADH-TR 染色で濃く染まる特徴的な所見である（写真13）。

ragged red fiber（写真14）は，Gomori-trichrome 変法で，筋線維の周辺に赤紫色の縁取りがみられ，周辺から中央部にやはり赤紫の亀裂が入り込む。NADH-TR 染色や SDH 染色では，やはり周辺が濃く染まり，中心部に向かって線維状の濃い染色性が認められる。ミトコンドリアミオパチーで出現率が高く特徴的な変化である。電子顕微鏡では，正常のミトコンドリアが多数集積した像やミトコンドリア内に異常封入体を認めることがある。

rimmed vacuole（RV）（写真15）は，Gomori-trichrome 変法にて赤紫の縁取りをもつ空胞で，内部に好塩基性の顆粒状物質が貯まっている。免疫染色では，ubiquitine, prion 蛋白，amyloid 蛋白が染まることがある。RV は，封入体筋炎や RV 型遠位ミオパチー，眼咽頭型筋ジストロフィーで高頻度に認められる。電子顕微鏡（写真16）では，電子密度の高い myelin 様物質や glycogen 貯留，線維性封入体などを観察する。

tubular aggregate（写真17）は，Gomori-trichrome 変法で赤または赤紫に染まる顆粒状物質で，時に直径 10 μm を越す大きなものも観察される。tubular aggregate は通常 type 2 b 線維に存在し，H.E. 染色や PAS 染色，NADH-TR 染色でも濃染するが，SDH 染色では染まらない。電子顕微鏡では，比較的電子密度の高い管腔構造物として認識され，筋小胞体由来であることを裏付ける。

sarcoplasmic mass（写真18）は，Gomori-trichrome 変法で青または紫に染まり，NADH-TR

染色, PAS 染色, non-specific esterase 染色でも濃染する。筋線維の中央部にあるものと周辺部に存在するものがあり, 筋緊張性筋ジストロフィー症での出現頻度が多い。電子顕微鏡的には, ミトコンドリア, glycogen 顆粒, 筋小胞体, そのほかの筋組織の微細構造物が無秩序に分布する。筋線維の変成あるいは再生現象の一種と考えられる。

ring fiber(写真 18)は, NADH-TR 染色や PAS 染色で筋線維の周囲を別の筋線維の一部が取り巻いたようにみえ, ring の部分にもよくみると横紋構造が確認できる。これも, 筋緊張性筋ジストロフィー症でよく観察する所見である。

target fiber(写真 19)は, NADT-TR 染色で標的状に染まる筋線維で, 中心部が薄く染まりその周囲が濃く染まり, 周辺部が正常に染まる。主に, 神経原性変化のとき認められ, 疾患特異性はない。targetoid fiber は, 中心部に濃く染まるところをもたない線維のことである。target fiber と targetoid fiber は連続した変化で, 同じ症例に両者を観察することが多い。

文献
宇尾野公義ら. 神経筋疾患の酵素組織学的研究. 臨床神経 1965 ; 5 : 78-87

4) paraffin 切片で診断できる変化

炎症性の変化や筋肉にも現れる一部の腫瘍は, paraffin 標本の方が固定がよく, 浸潤細胞の鑑別や核のクロマチンなどの微細な変化からの診断が凍結切片より有利な場合がある。サルコイドーシスの変化(写真 20)は, 非乾酪壊死と類上皮細胞や多核細胞, asteroid body などの存在が paraffin 切片でよく観察できる。

多発性動脈炎(写真 21)やその他の膠原病に伴う血管炎を観察する場合にも, paraffin 切片では, 血管壁の障害状態(全層性か, 内弾性板の状態, fibrinoid 変成など)の観察や浸潤細胞の種類(多核球, リンパ球, 形質細胞, 好酸球など)の鑑別に有利である。

5) 筋ジストロフィー症

Duchenne 型筋ジストロフィー症は, もっとも古くから知られた病型で 100 年以上前から筋生検が行われており, 筋原性変化の代表的所見となっている。1987 年に dystrophin が発見され, 分子生物学的な原因も最初に明らかになった。この dystrophin 異常症や最近解明が進んだいくつかの筋ジストロフィー症について述べる。

dystrophin 異常症: Duchenne 型筋ジストロフィー症と (DMD) と Becker 型筋ジストロフィー症 (BMD) (写真 23)を総称して dystrophinopathy とよぶ。形態的に筋線維の大小不同や円形筋線維増加, 壊死再生現象, 貪食反応, 間質の線維化, 脂肪浸潤などが認められ, DMD では変化が強く, BMD で相対的に変化が弱い。dystrophin 染色では, DMD, BMD 以外では写真 22 のように全周が染色されるが, DMD ではほとんどの線維が染まらず, BMD では染色性の低下とまだらに染まる(写真 24)ことが特徴である。遺伝子解析では, どちらも dystrophin 遺伝子の欠失が約 6 割の例で見つかる。DMD と BMD の鑑別は臨床な症状の進行速度による。

先天性筋ジストロフィー症：福山型と非福山型があり，いずれもわが国で進んだ研究がなされている。福山型筋ジストロフィーは，わが国に多い病型でDMDと筋病理像は似ており，壊死再生，間質の線維化，脂肪浸潤を示す。電顕で基底膜の断裂・菲薄化を認める。dystrophin染色正常である。非福山型のラミニンα2（メロシン）欠損症は，西洋に多い。筋病理像は，壊死再生現象，横断面円形化，間質の線維化などでDMDに似るが，時に著明な細胞浸潤を認める。dystrophin染色は正常であるが，メロシン染色は陰性である。

文献

埜中征哉. 筋病理組織標本の作り方. 臨床のための筋病理入門. 埜中征哉, 編. 東京；日本医事新報社, 1987：10
Walton, JN. Disorder of Voluntary Muscle, 5th ed. Edinburgh：Churchill Livingstone, 1988：519-568
Arahata K, Ishiura S, Ishiguro T et al. Immunostaining of skeletal and cardiac surface membrane with antibody against Duchenne muscular dystrophy peptide. Nature 1988；333：861-863
Carpenter S, Karpati G. Pathology of Skeletal Muscle, 2nd ed. New York：Oxford University Press, 2001

2 細胞からみた神経病理学

　この章では神経細胞ならびにその支持細胞であるグリア細胞，上衣，脈絡叢，くも膜，そして最後に血管，とくに内皮細胞の正常の形態像とその病変を述べる．一般に細胞の変化には限度があり，神経系のように特殊分化した組織ですら，診断の決め手となるいわゆる pathognomonic な所見というものは，厳密にいってないといった方がよいくらいである．種々の神経疾患の病理所見を記載する前に神経系を構成する各細胞がどのような正常所見をもち，またどのように変化するかを知っておく必要がある．神経病理学の分野では，光顕のみならず電顕の知見が不可欠になっているので，なるべく電顕からの所見をとり入れて述べる．

　ヒトの中枢神経系の病理学的超微構造を剖検からとらえ，卓越した写真を集積した小柳新策（1992）の「電子顕微鏡による神経病理学のすすめ」と題するユニークな本を参照されたい．

文献
小柳新策. 電子顕微鏡による神経病理学のすすめ. 東京：医学書院, 1992
Mark RE. The big eye in the 21st century : the role of electron microscopy in modern diagnostic neuropathology. J Neuropathol Exp Neurol 2002 ; 61 : 1027-1039

A 神経細胞 (図34, 35)

1. 神経細胞の発生と形態

a. 発生
　中枢神経系の神経細胞とグリアは，神経外胚葉性の neuroepithelium (germinal cell, matrix cell) とよばれている円柱上皮細胞から発生する．この初期の神経管の腔を取り囲む上皮細胞

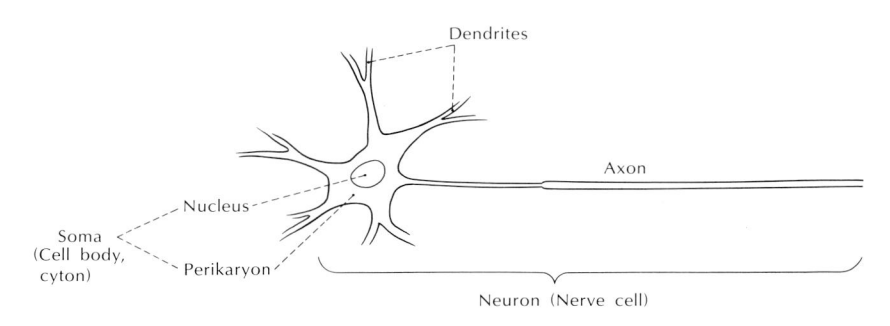

図 34 神経細胞

は，その内腔の辺縁に沿って，terminal bar とよばれる結合装置で連結されている．これらの細胞は分裂し，その多数のものは分化しながら外方に向かって radial glia に沿って移動し，皮質を形成してゆく．

一般に神経細胞の分化はグリアの分化に先行し，神経細胞の中でも大型のものがまず座を占めて，その後で local circuit と考えられる小型の神経細胞が出現する．大脳皮質ではまず深層の神経細胞が座を占めて，表層の神経細胞は後から形成されるのが通常である．しかし，小脳皮質の Purkinje 細胞が第四脳室壁の細胞が上行して形成されるのに対し，顆粒細胞 granule cell は，外表の germinal layer から下方に移動してきた細胞により形成される．さらにほかの場所，たとえば視床では，神経細胞の座を占める順序は外側から内側に向かって進行する．

移動中の神経細胞は，細長い形をしていて典型的な神経細胞としての突起を備えた形態は，座を占めて初めて整う．この場合にまず，軸索 axon の形成が進行し，その先端は膨らみをもち，growth cone といわれる．growth cone は，その中に通常の軸索とは異なったアクチン actin の網目などの小器官 organelle を含み，これによりものを取り込み，活発な運動性をもつ．軸索は目標とする神経細胞，筋肉など，それぞれの対象に達するまで伸びつづける．そして到着後に軸索の形成が完成する．

樹状突起 dendrite の形成は，軸索の形成後に起こり，その後でシナプスの形成がはじまり，さらにその後，グリア細胞の突起の関与があり，神経細胞の成熟が完成する．神経系の発生については下記の文献を参照されたい．

文献
Jacobson M. Developmental Neurobiology, 3rd ed. New York : Plenum Press, 1991
特集：神経系の発生．神経進歩 26 巻 3 号 1982

b. 神経細胞の構成

成熟した神経細胞は細胞体，樹状突起，軸索の三つの構成成分に分けられる．細胞体 cell body, soma, cyton は核と核周辺部 perinuclear region, perikaryon からなっている．核周

図 35 神経細胞

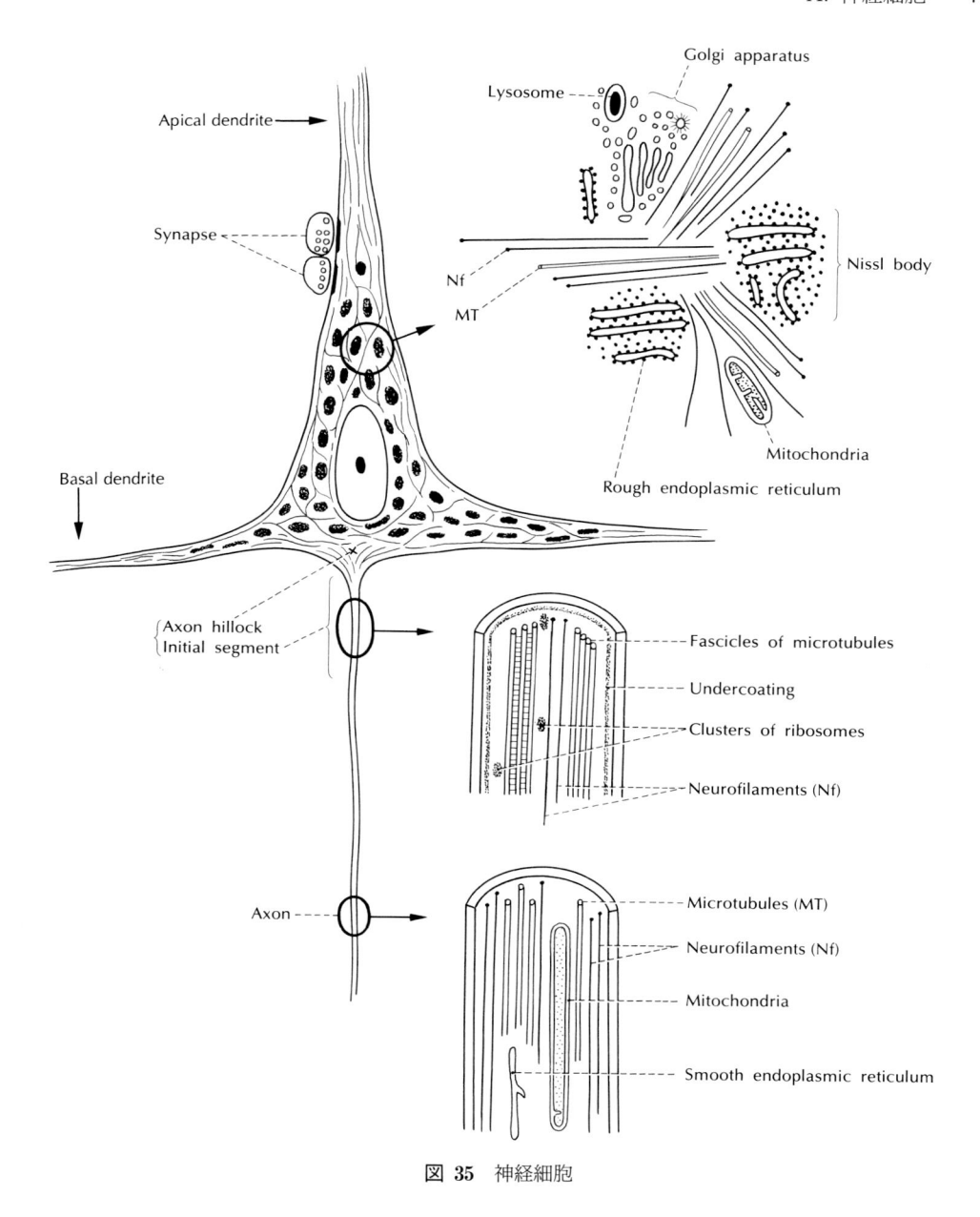

辺部は，上皮細胞に一般にみられるほとんどすべての要素を含んでいる。その中では特に，Nissl 小体が顕著である。そのほかに，よく発達した Golgi 装置，リポフスチン lipofuscin，リソソーム lysosome，ミトコンドリア mitochondria，リボソーム ribosome，ニューロフィラメント neurofilament（神経細糸），微細管 microtubule などの organelle が存在する。

　神経細胞の突起は樹状突起と軸索である。樹状突起の細胞体に近い幹部は perikarya によく似た構造をもっている。その末端部は通常，細かく分枝し，多数のシナプスを形成している。

軸索はインパルスの伝達の役割をもち，通常1本のよく発達した突起からなる。

細胞体は神経細胞の trophic center で，樹状突起と軸索の機能に必要なものを生産補給する部分である。樹状突起はシナプス伝達の受け入れ場に相当する。

c. 神経細胞の形態

成熟した神経細胞の形や大きさは，神経組織の場所により異なるばかりでなく，同じ場所でも，数種類の型の神経細胞が存在する。神経細胞を分類する一つの基準となるものは，その細胞の大きさと軸索の伸びる距離である。Golgi type I とか，macroneuron といわれるものは，その形が大きく，軸索は長く，その周囲が髄鞘により囲まれている。軸索は遠方に走り，他の領域に到達し，そこに終末枝を形成する。脊髄の大型前角細胞や，小脳の Purkinje 細胞はこれに相当する。これに対して，Golgi type II または，microneuron とよばれているものは，形が小さく，その軸索は通常，無髄であり，同じ領域内で終末枝を形成する。これはいわゆる local circuit neuron に相当する。小脳の顆粒細胞は，Golgi type II neuron の典型的なものである。

神経細胞をその形からみると，運動皮質の Betz 細胞のような錐体型のものと，脊髄後根神経節の神経細胞のように球型のものがある。その他に，たとえば Purkinje 細胞のように，独特の形をしたものもある。同じような形をした脊髄の大型前角細胞でも，腰髄のものは，胸髄のものよりはるかに大きい。頸髄や腰髄の大型前角細胞，Betz 細胞，脊髄後根神経節の大型神経細胞は，その直径が $100\mu m$ にも達する。それに対し，小脳の顆粒細胞は，たった $5〜6\mu m$ にすぎない。

神経細胞の形は，その細胞突起，とくに樹状突起の数と広がりによって影響される。その樹状突起の広がりについては，神経細胞の種類によって著明な違いが認められる。

脊髄後根神経節の神経細胞は，大脳皮質の Betz 細胞や小脳の Purkinje 細胞とは異なり細胞体は丸く，樹状突起がなく，satellite cell によって囲まれている。

一般の染色標本では，細胞体が特に目立つが，実際には，その細胞突起の方がより大きな容積を占めている。たとえば，脊髄後根神経節の大型神経細胞や，Betz 細胞では，その軸索は細胞体の100倍以上の容積をもつといわれる。それに対して小脳の顆粒細胞の軸索は，その細胞体の2倍以下の容積しか占めないといわれている。

一方，細胞表面積をとりあげるならば，その容積の場合以上に細胞体と比較して，細胞突起は広い表面積を占めていることになる。こうした広い樹状突起の表面が多数のシナプスの場となっている。

神経細胞にいろいろな型が存在していることは，ただ単に解剖学的のみならず，その機能上の問題に関連している。現在，神経伝達物質と，神経細胞の形態上の型との関係がしだいに解明されつつある。さらに種々の神経疾患においておかされる神経細胞が選択的である場合が少なくない。つまり，ある型の神経細胞をおかし，すぐ近くにあるほかの型の神経細胞が変化を免がれる。たとえば，顆粒細胞型の小脳変性症では，小脳の顆粒細胞の消失を起こすのに対し，

Purkinje 細胞は保存される傾向がある。筋萎縮性側索硬化症（ALS）では，脊髄の大型神経細胞が主として消失するのに対して，感覚性神経細胞や自律神経系の細胞は変化を免がれている。なぜ特定の神経細胞が選択的におかされるのかわからないが，それぞれの型の神経細胞の生物学的な理解を深めることにより，その答えが与えられるのかもしれない。

文献
Hirano A. Neuron and astrocyte. In : Davis RL, Robertson DM, eds. Textbook of Neuropathology, 3rd ed. Baltimore : Williams & Wilkins, 1997 : 1-109

2. 核

　神経細胞の核は他の細胞の核と同様な基本構造をもつ。その大きさは細胞体の大きさに関連しているが，小型神経細胞は大型のものに比べて細胞体の大きさの割には核が大きい。神経細胞の核はグリア細胞の核よりも一般に大きく，円形または楕円形である。核の位置は通常細胞体の中央部にあるが，病変では周辺部に移動し，その形も扁平になることがある。たとえば後述する chromatolysis やリピドーシス lipidosis では細胞体内の organelle の増加に伴って移動や扁平化がみられる。そのほかに，核の形は病変によってに変化し，核に深い切れ込みを形成したり，ときには分葉して2核 binucleated neuron や3核のようにみえる場合もある。

　核は核膜により細胞体から境されている。核膜に存在する核膜孔 nuclear pore は大型前角細胞ではとくに密に配列されている。核膜の一部がその表面に沿って斜めにかすって切られた場合には，核膜孔は多数の円形の小体が群をなしているようにみえる。病変の場合には核の凸凹が起こりやすいので，こうした所見がよくみられる。ウイルスと間違わないようにする必要がある。

　核の中には著明な核小体が通常一つある。これは近くにある星状細胞 astrocyte の核との鑑別点となる。しかし，小脳の顆粒細胞のようにクロマチン chromatin が核内に満たされている場合には核小体を判別しにくい。morphometry をする場合の連続標本で数を数える際に，同じ細胞を重複して数えることを避けるために，核小体が標識として利用されている。核小体には限界膜はなく，粗大な網状をなす**核小体糸** nucleolonema と微細な顆粒が集まった**均一部** pars amorpha からなる。核小体の大きさおよび位置は一つの細胞でもその機能状態により違う。核のなかの主成分である**染色質** chromatin は，大きな神経細胞では比較的細かく濃染しないために，核全体は明るくみえる。染色質は DNA を含み，その量は RNA を含む核小体と異なり，常に一定である。ほとんどの神経細胞の核は diploid である。核小体がときに二つ，まれには三つ存在することもある。核小体の周囲に一つ，またはそれ以上の satellites がみられることがある。その中で最もよく知られているのは female sex chromatin (heterochromatin X chromosome に相当)である。これは最初 Barr により神経細胞に記載され，Barr bodies (Barr 小体)とよばれる。Barr bodies は核小体または核膜，あるいは両方に付着することがある。

神経病理の診断的立場からよく問題とされるのが**好酸性核内封入体** eosinophilic intranuclear inclusion body である。これはとくにある種のウイルス性脳炎 viral encephalitis の診断に重要な役割を果たしている。単純ヘルペス脳炎 herpes simplex encephalitis では電顕で約 130 nm の直径をもつ herpes simplex virus の群を認めることができる。亜急性硬化性全脳炎 subacute sclerosing panencephalitis (SSPE) では，paramyxovirus を見出すことができるが，この場合核内封入体は神経細胞よりも乏突起膠細胞 oligodendroglia に多くみられる。しかし好酸性核内封入体は，必ずしもウイルスによるとは限らない。核の不規則な凹凸の結果，細胞体が核の中に入り込んでいる場合も光顕では好酸性封入体として認められる。

好酸性核内封入体の中で，5〜7 nm の直径をもつ細い線維状物質が束をなして走り，円形，楕円形，弓状または管状の構造を呈することがある。この線維は 60°の角度で交叉する場合もみられる。これは **lattice-like intranuclear inclusion** とよばれる。正常でも病変でも認められる非特異的な所見である。

黒質 substantia nigra の色素を含んだ神経細胞の中にみられる好酸性封入体は1個，または，時に数個みられ，その大きさは H.E. 染色で青く染まる核小体と同じぐらいの大きさのことが多い（図36）。Marinesco が初めて黒質と青斑のメラニン melanin を含んだ神経細胞の核のなかに記載したといわれ，**Marinesco 小体**ともよばれている。この小体の電顕像は限界膜のない微細な顆粒の集積であり，そのなかにしばしばフィラメント filament が格子状に配列していることがある。Marinesco 小体は多くの正常な老人に認められる所見であるので，ウイルスなど病的所見と間違わぬようにする。Marinesco 小体は一種の加齢現象であるが，一つの神経細胞の核内封入体の数が年とともに増えるとか，その大きさがとくに増大することはない。同様な小体はニホンザルにも報告されている。

中枢，末梢，および自律神経系のほとんどすべての型の神経細胞に，eosinophilic intranuclear hyaline inclusion が出現する小児の多系統に及ぶ変性をきたす病気がある (Sung et al 1980 ;

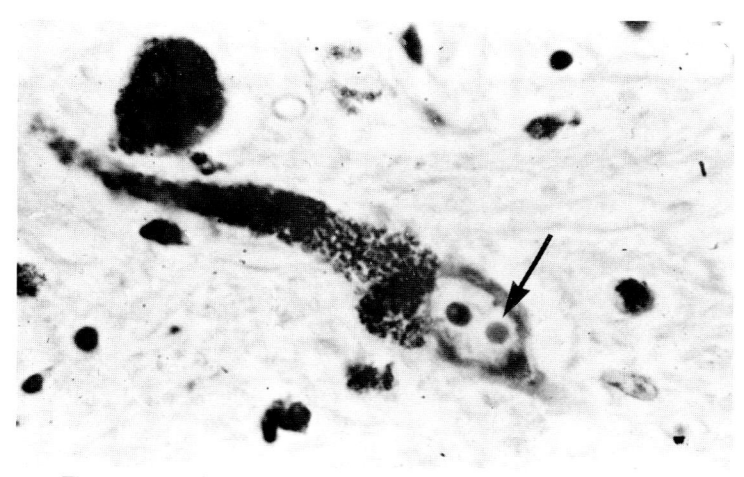

図 36　黒質の色素細胞核内の Marinesco 小体（矢印）(H.E. 染色)

Haltia et al 1984）。同様な所見は，成人例にもみられ，神経細胞のほかにグリアの核にも存在する症例がある（Munoz-Garcia and Ludwin 1986 ; Weidenheim KM and Dickson DW 1995）。この封入体はユビキチン ubiquitin 免疫染色で陽性を呈し，中枢神経系以外の組織の核内に出現するものもある。この封入体の出現と神経細胞の変性脱落の関係は不明である。また症例により，臨床像や病理像の多彩なことが指摘されている。このために一つの疾患単位とみなすことは問題が多い（船田 1998）。

最近，spinocerebellar ataxia type 1（以下SCA 1）（Duyckaerts et al 1999），SCA 2（Koyano et al 1999），SCA 3（Paulson et al 1997），SAC 7（Holmberg et al 1998）や dentatorubral pallidoluysian atrophy（Igarashi et al 1998）などの遺伝性の脊髄小脳変性症や Huntington 病（Maat-Schieman et al 1999）で神経細胞核内封入体が認められている。polyglutamine disease におけるユビキチン ubiquitin 陽性封入体は分子生物学的裏付けがあり，脚光を浴びているテーマである。Huntington 病の封入体は核内および neurites に存在し，huntingtin にも免疫反応陽性である（424 頁参照）。

Kakita et al は 1997 年に ALS 患者の hippocampus の pyramidal neuron に eosinophilic intranuclear inclusion を記載した。本小体は ubiquitin 陽性で，その分布は hippocampus に限局していたことが注目される。

文献

Sung JH, Ramirez-Lassepas M, Mastri AR, Laskin SM. An unusual degenerative disorder of neurons associated with a novel intranuclear hyalin inclusion (neuronal intranuclear hyalin inclusion disease): a clinicopathological study of a case. J Neuropathol Exp Neurol 1980 ; 39 : 107-130

Haltia M, Somer H, Palo J, Johnson WG. Neuronal intranuclear inclusion disease in identical twins. Ann Neurol 1984 ; 15 : 316-321

Munoz-Garcia D, Ludwin SK. Adult-onset neuronal intranuclear hyalin inclusion disease. Neurology 1986 ; 36 : 785-790

新宅雅幸，高木 誠，平野朝雄．脊髄前角細胞，後根神経節細胞に見出された核内封入体．神経内科 1988 ; 29 : 666-668

Funata N, Maeda Y, Koike M, Yano Y, Kaseda M, Muro T, Okeda R, Iwata M, Yokoji M. Neuronal intranuclear hyaline inclusion disease : report of a case and review of the literature. Clin Neuropathol 1990 ; 9 : 89-96

Weidenheim KM, Dickson DW. Intranuclear inclusion bodies in an elderly demented woman : a form of intranuclear inclusion body disease. Clin Neuropathol 1995 ; 14 : 93-99

船田信顕．神経細胞核内ヒアリン封入体．Brain Medical 1998 ; 10 : 283-288

Duyckaerts C, Dürr A, Cancel G, Brice A. Nuclear inclusions in spinocerebellar ataxia type 1. Acta Neuropathol 1999 ; 97 : 201-207

Koyano S, Uchihara T, Fujigasaki H, Nakamura A, Yagishita S, Iwabuchi K. Neuronal intranuclear inclusions in spinocerebellar ataxia type 2 : triple-labeling immunofluorescent study. Neurosci Lett 1999 ; 273 : 117-120

Paulson HL, Perez MK, Trottier Y et al. Intranuclear inclusions of expanded polyglutamine in spinocerebellar ataxia type 3. Neuron 1997 ; 19 : 333-344

Holmberg M, Duyckaerts C, Dürr A et al. Spinocerebellar ataxia type 7 (SCA7) : a neurodegenerative disorder with neuronal intranuclear inclusions. Hum Mol Genet 1998 ; 7 : 913-918

Igarashi S, Koide R, Shimohata T et al. Suppression of aggregate formation and apoptosis by transglutaminase inhibitors in cells expressing truncated DRPLA protein with an expanded polyglutamine

stretch. Nat Genet 1998 ; 18 : 111-117
Maat-Schieman MLC, Dorsman JC et al. Distribution of inclusions in neuronal nuclei and dystrophic neurites in Huntington disease. J Neuropathol Exp Neurol 1999 ; 58 : 129-137
Kakita A, Oyanagi K, Nagai H, Takahashi H. Eosinophilic intranuclear inclusions in the hippocampal pyramidal neurons of a patient with amyotrophic lateral sclerosis. Acta Neuropathol 1997 ; 93 : 532-536
特集：ポリグルタミン病の病態機序. 神経進歩 2002 ; 46 : 616-759

3. Nissl 小体と Golgi 装置

a. 正常構造

　核の周辺の細胞体には**粗面小胞体** granular (rough) endoplasmic reticulum がある。これは神経細胞では一般に非常によく発達していて，多数の群をなして分布し，いわゆる **Nissl 小体**または**虎斑** tigroid とよばれる。これは光顕像上，神経細胞をほかの細胞，たとえばグリアと区別する手がかりの一つとされている。粗面小胞体はどの細胞にもある構成要素であるが，神経細胞ではその量が多く，神経原線維束で分画されているために斑状にみえる。Nissl 小体を電顕でみると，扁平な粗面小胞体がいくつも，重なって平行な配列をし，それぞれの小胞体の間には polysome が存在している。粗面小胞体は樹状突起の perikarya に近い部分に存在するのに対して，軸索の起始部，**軸索小丘** axon hillock と軸索自体の中には認められない。

　大型神経細胞には Golgi 装置がよく発達していて，核をとりまくように配置されている。電顕像上，主体をなすものは数層の平行に集積された扁平な囊状構造で，全体としてやや彎曲し，その一面には多数の小胞や空胞を有する（図 35）。小胞の中には coated vesicle も存在する。しかし，小脳の顆粒細胞のような小型神経細胞では Golgi 装置は細胞の一部に局在している。

b. Nissl 小体の変化

1) chromatolysis

　Nissl 小体は神経細胞が障害された場合には消失し，Nissl 小体の崩壊 **chromatolysis** とよばれる（図 37）。chromatolysis が軽度の場合には，原因が除去されれば神経細胞は正常に戻りうる。chromatolysis は，通常，細胞体の中央部に著しく，核は周辺部に移動し **central chromatolysis** といわれる。Nissl 小体の消失，核の偏在，および細胞体の腫大が chromatolysis の光顕像である。この典型的な例は舌下神経や脊髄神経前根の軸索を切断した場合にみられる。この現象は**軸索変性** axonal degeneration，**軸索変化** axonal changes，**軸索反応** axonal reaction，**逆行性変性** retrograde degeneration とよばれる。Nissl 小体は中央部にはまったくみえなくなり，膨大化した細胞体の周辺部に，細かく粉状になって少量存在するのみである。電顕像上，粗面小胞体が減少し細胞体内は滑面小胞体，遊離リボソーム free ribosome, neurofilament, microtubule, ミトコンドリア, lysosome で満たされている。免疫組織学的に，phosphorylated neurofilament の epitopes が含まれていることが認められている（Dickson et al

Kreutzberg GW, Graeber MB, Streit WJ. Neuron-glial relationship during regeneration of motoneurons. Metab Brain Dis 1989 ; 4 : 81-85

Graeber MB, Bise K, Mehraein P. Synaptic stripping in the human facial nucleus. Acta Neuropathol 1993 ; 86 : 179-181

　Nissl 小体が chromatolysis のように消失するのではなくて，他の構造に変化することがある。これらの変化は電顕ではっきりと確認できるが，その病的意義は明らかでなく，とくにある種の動物や特定の神経細胞では正常でも認められることがあり，さらに固定操作などにより人工的にも発生する場合すらある。こうした構造物が存在することは，一応，心得ていた方が病変を理解するのに有用であるので，ここに列記する。

2) lamellar body

　粗面小胞体の著明な変化の一つとして **lamellar body**（図38）がある。これは小脳の Purkinje 細胞の粗面小胞体の特異な変化である。ribosome が不明瞭になり lamella が密に配列され，電顕像上，一見してそれと判定できる所見である。この変化は正常の小脳でも固定の悪い標本にできやすいことと，現在のところ，ほとんど Purkinje 細胞にだけしかみられない点が注目に値する。これに相当する光顕像上の記載はないようである。

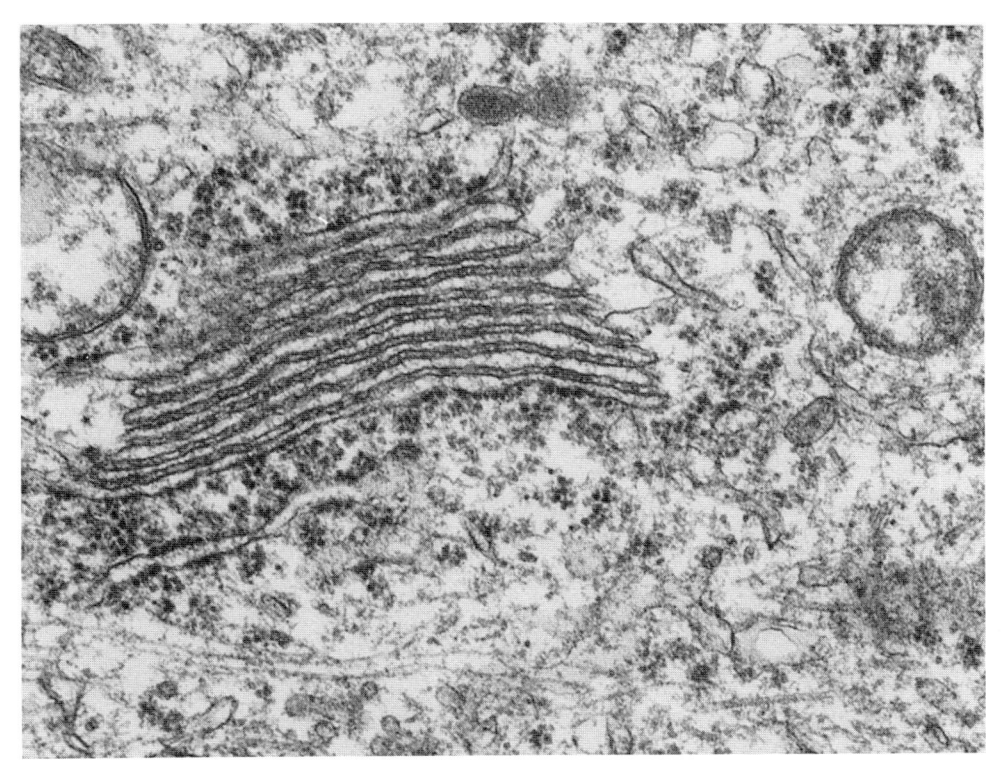

図 38　mutant hamster の脊髄後根神経節の神経細胞内の lamellar body　×50,000
(Hirano A. J Neuropathol Exp Neurol 1978 ; 37 : 75)

86   2. 細胞からみた神経病理学

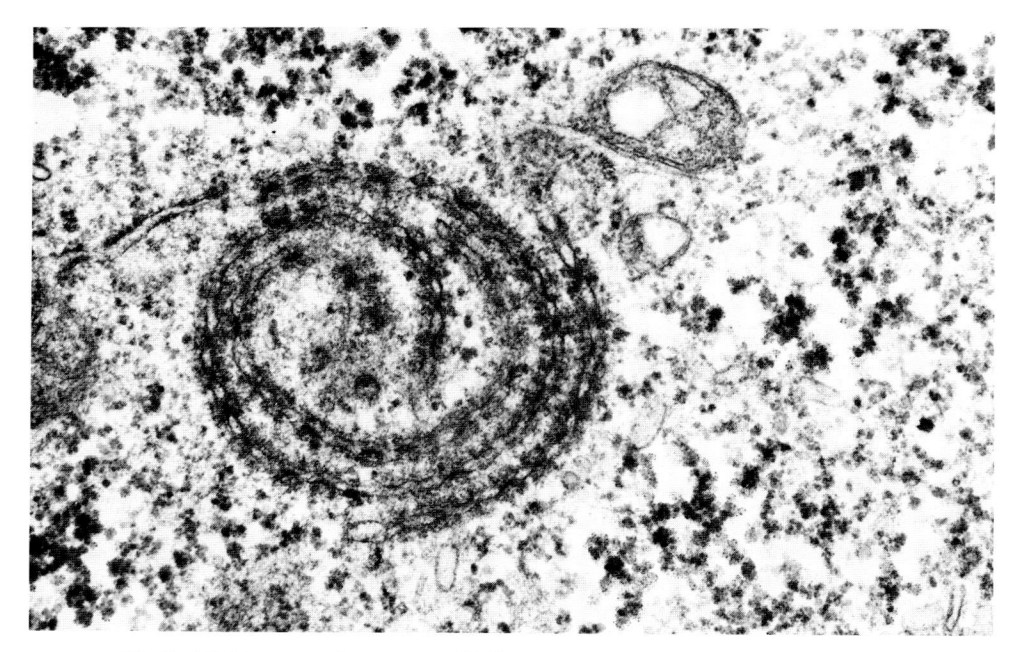

図 39 頭蓋内の germinoma の大型細胞にみられた annulate lamellae ×30,000

annulate lamellae（図 39）は lamellar body に似た構造であるが，cistern を形成している膜面が規則的に円形窓状に癒合して，核膜孔と同様な所見を呈する。動物の種類によっては annulate lamellae は lateral geniculate body や脊髄の後根神経節の神経細胞に認められる。卵細胞には正常でも存在する。この構造は発育途上の細胞や，pituitary adenoma や germinoma など腫瘍細胞に認められることも少なくない。

文献
Yajima K, Suzuki K. Neuronal degeneration in the brain of the brindled mouse. An ultrastructural study of the cerebral cortical neurons. Acta Neuropathol 1979 ; 45 : 17-25

3) membrane-particle complex（図 40）

1969 年に Pannese により正常なモルモットとウサギの脊髄後根神経節の神経細胞内に記載された構造物である。同心円状に配列された扁平嚢であるが，その隣接する扁平嚢の間に約 20〜30 nm の直径をもった電子密度の高い顆粒が存在する。これらの顆粒は glycogen であるといわれている。膜面には付着していない。この構造は glycogen-membrane complex ともいわれている。他の動物の脊髄後根神経節の神経細胞にも記載されている。

以上述べた lamellar body, annulate lamellae および membrane-particle complex の意義は不明である。まれには一つの小体の中にこれらの変化が部分的にすべて含まれていて，その

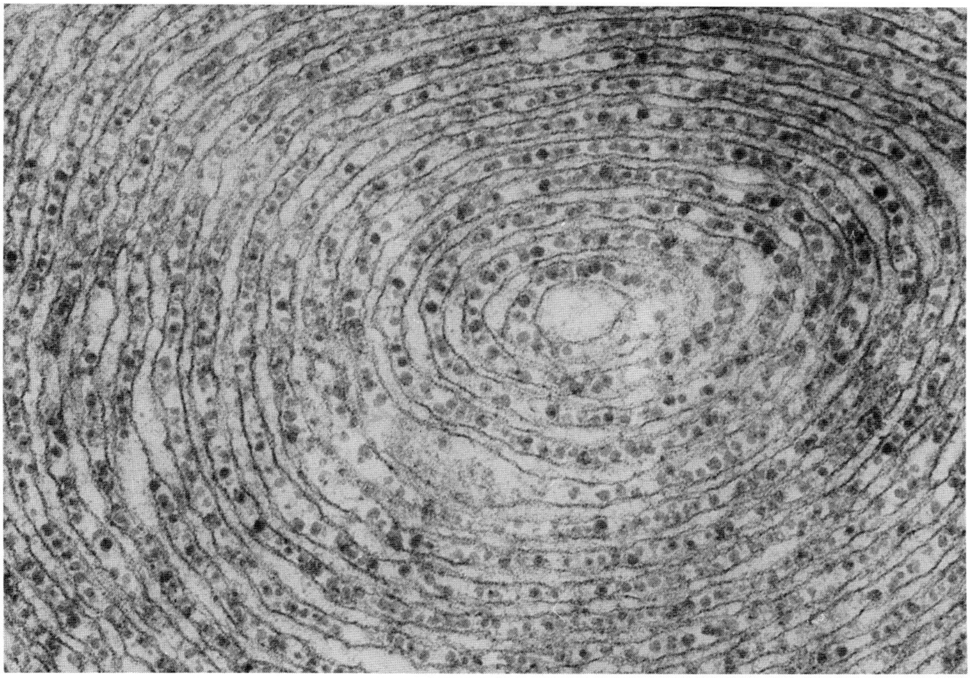

図 40　membrane-particle complex　×74,000
(Hirano A. J Neuropathol Exp Neurol 1978 ; 37 : 75)

周辺部がさらに粗面小胞体に連続している像も得られている。

文献
Pannese E. Unusual membrane-particle complexes within nerve cells of the spinal ganglia. J Ultrastruct Res 1969 ; 29 : 334-342
Hirano A. Changes of the neuronal endoplasmic reticulum in the peripheral nervous system in mutant hamsters with hind leg paralysis and normal controls. J Neuropathol Exp Neurol 1978 ; 37 : 75-84

4) その他の Nissl 小体の変化

　粗面小胞体の一部が異常に拡大し intracytoplasmic hyaline (colloid) inclusion（130 頁参照）を形成する場合や，RNA ウイルスが認められる場合（図 41）が報告されている。前者は家族性筋萎縮性側索硬化症でみられる Lewy body-like inclusion とは異なるものなので注意が必要である。kernicterus の動物モデルである Gunn rat の黒質および cochlear nucleus の神経細胞の粗面小胞体嚢内に多数の glycogen の顆粒の出現が記載されている。ある種のイヌの大脳皮質の神経細胞内に光顕像上 PAS 陽性の小体が観察され，電顕像上 microtubule 様の構造が多数，粗面小胞体の嚢内に証明されている。

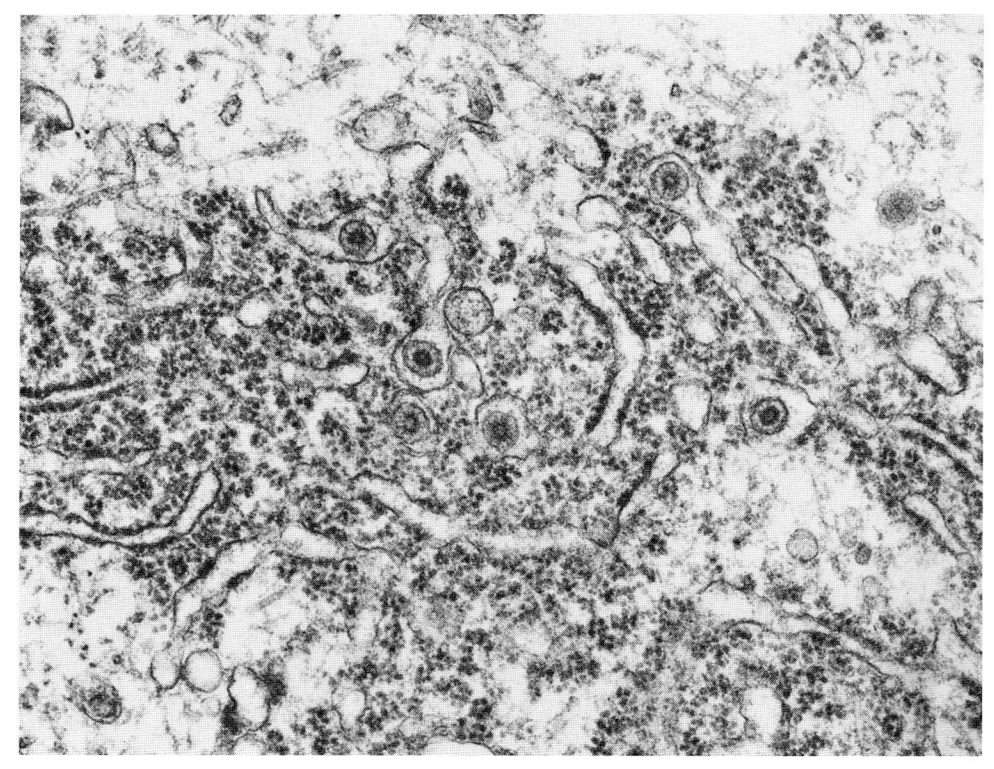

図 41　rough endoplasmic reticulum の cistern 内の virus particles (R particles)　×45,000
(Hirano A. J Neuropathol Exp Neurol 1978 ; 37 : 75)

c. Golgi 装置の変化

　Golgi 装置の変化については，病理学的な意義を与えるに相当する所見はとくに記載されていないようである。しかし，最近 Golgi 装置に特異的な抗体が報告され，Golgi 装置を免疫組織学的に染め出して，その分布や形態を調べることが可能になってきた。その1例として，chromatolysis における Golgi 装置の変化と，筋萎縮性側索硬化症（ALS）における Golgi 装置の変化とは明らかに異なることが指摘されている。後者においては，前角細胞の Golgi 装置の fragmentation が認められるのが特徴であると報告されている（Mourelatos et al 1990）。また，C58 mice にみられる age-dependent polioencephalomyelitis の chromatolysis においては，前角細胞は明らかな Nissl 小体の消失をきたすのに対して，Golgi 装置は非常によく保存されていることが電顕によって確認されている（Kusaka et al 1984）。

文献

Batty HK, Millhouse OE. Ultrastructure of the Gunn rat substantia nigra. Acta Neuropathol 1976 ; 34 : 7-19

Jew JY, Williams TH. Ultrastructural aspects of bilirubin encephalopathy in cochlear nuclei of the Gunn rat. J Anat 1977 ; 124 : 599-614

Suzuki Y, Atoji Y, Suu S. Microtubules observed within the cisterns of RER in neurons of the aged dog. Acta Neuropathol 1978 ; 44 : 155-158

Kusaka H, Hirano A, Kascsak RJ et al. Effect of prolonged immunosuppression on age-dependent polioencephalomyelitis in C58 mice. Neuropathological study of chronic phase. Neurol Med 1984 ; 21 : 588-595

Mourelatos Z, Adler H, Hirano A, Dannenfeld H, Gonatas JO, Gonatas NK. Fragmentation of the Golgi apparatus of motor neurons in amyotrophic lateral sclerosis revealed by organelle-specific antibodies. Proc Natl Acad Sci USA 1990 ; 87 : 4393-4395

Fujita Y, Okamoto K, Sakurai A et al. Fragmentation of the Golgi apparatus of Betz cells in patients with amyotrophic lateral sclerosis. J Neurol Sci 1999 ; 163 : 81-85

4. リポフスチン lipofuscin

　神経細胞体のなかには Nissl 小体のほか，Golgi 装置も多く，広く細胞体内や樹状突起の基部に分布している。一般に，Nissl 小体と Golgi 装置により形成されるものの一つとして primary lysosome がある。これは限界膜で囲まれた電子密度の高い小体で，acid phosphatase をはじめ種々の加水分解酵素 hydrolytic enzymes を含有している。神経細胞の中に外部より飲作用 pinocytosis その他の方法でとり入れられた物質は，限界膜に包まれた空胞 vacuoles の中にある。この食胞 phagosome に接近した primary lysosome の限界膜は食胞の限界膜と融合し，とり込まれた内容物は加水分解酵素の働きにより消化される。そして残りは最後に細胞体外に放出されるか，または residual body（残留体）として細胞体内にたまることになる。神経細胞や心筋のように一生再生されない細胞には residual body は，いわゆる lipofuscin 消耗色素として年とともに増加する。多量になれば光顕でも容易に認められる。H. E. 染色では細胞体内に原色のままの黄褐色の顆粒の集合としてみえる。Nissl 染色では，異染性を呈して緑色に染まり，Sudan 染色では真紅でなく橙色に染まり，銀染色では顆粒の内部は染まらず，その周囲が輪郭づけられて蜂の巣のようにみえる。延髄のオリーブ核，小脳の歯状核，脊髄神経節，脊髄前角細胞などには比較的若年より認められ，年とともに多量となる。Purkinje 細胞のように正常では光顕像上 lipofuscin のみられないものと区別されている。しかし電顕像上では，量の差はあるが，lipofuscin は Purkinje 細胞にも存在する。lipofuscin の電顕像は限界膜に囲まれた小体で，一様に灰色のガラスのようにみえる部分と，微細な黒い顆粒物質が密集した部分とからなる。lipofuscin の量は細胞の種類によって異なるばかりでなく，lipofuscin 顆粒の大きさや形態も必ずしも同一ではない。たとえば，nucleus basalis of Meynert の大型神経細胞に沈着する lipofuscin は脊髄の大型前角細胞のものよりも大きく複雑な像を呈する（図42, 43）。

　昔は光顕の所見に基づいて，lipofuscin はヒトや高等の哺乳動物にだけしか存在しないといわれていたが，電顕像上ではネズミやハツカネズミのような一般の実験動物にも広く神経細胞のなかにみられる。さらに，lipofuscin は老齢の動物だけに限られて存在するものではなく，ある種の病気では異常に目立つ。たとえば老人性痴呆，Alzheimer 病，筋萎縮性側索硬化症（ALS）などの残存した神経細胞には著明に認められ，色素性萎縮 **pigmentary atrophy** とよばれるこ

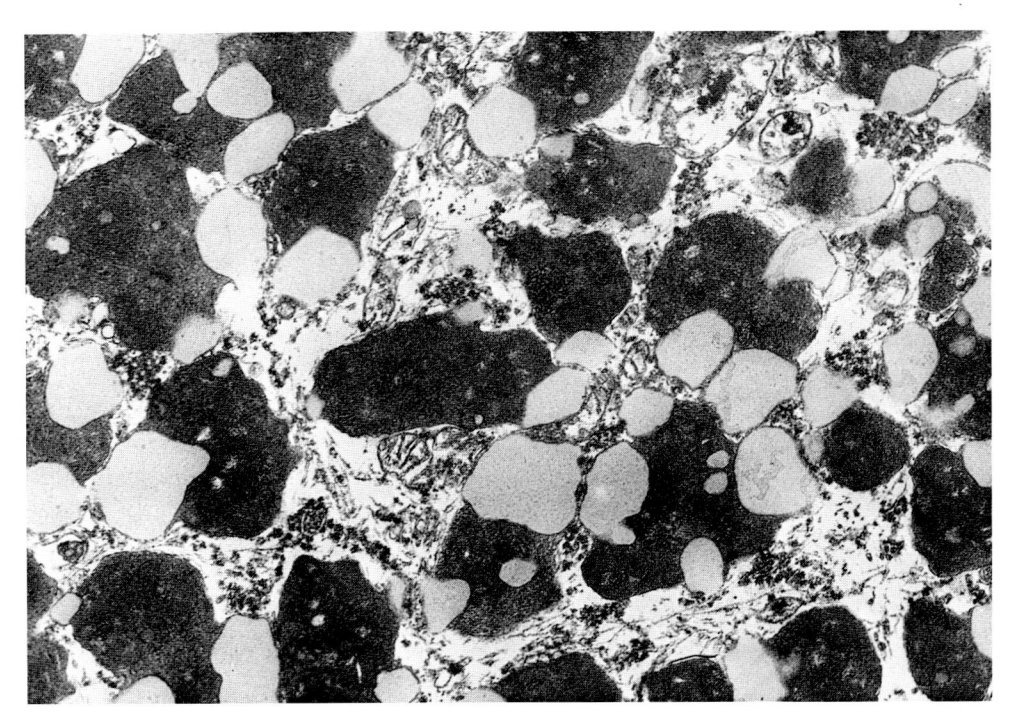

図 42　ALS (amyotrophic lateral sclerosis) の患者の前角細胞の中の lipofuscin　×27,000

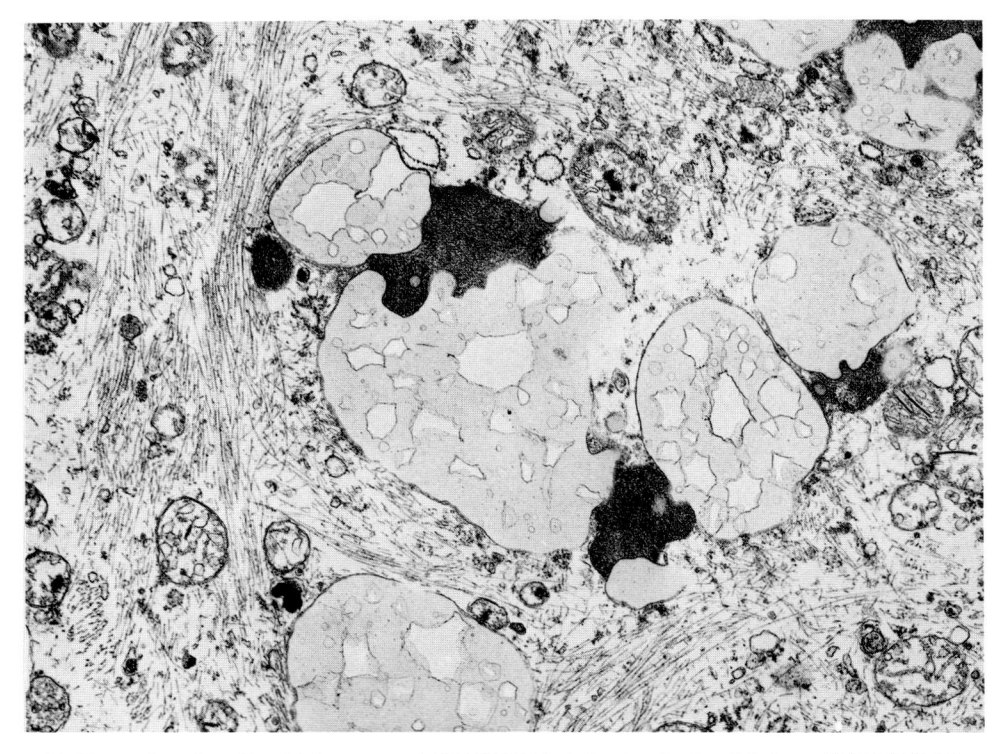

図 43　nucleus basalis of Meynert の大型神経細胞内の lipofuscin と Alzheimer 神経原線維変化　×10,300（森村安史氏による）

ともある。

　lipofuscin の蓄積については二つの見方がある。その一つは昔からいわれているように，神経細胞の変性を意味するもので pigmentary atrophy という表現がそれに相当する。別の見方はその反対である。すなわち，下オリーブ核の神経細胞は目立って lipofuscin がたまりやすい細胞である。それにもかかわらず，それに対応する神経症状は現れず，他の神経核に出現する加齢に伴う細胞脱落も起こらない。このことから神経細胞が物質を最終段階の lipofuscin まで代謝することができ，生存に成功していると解釈することもできる。ビタミンEの欠乏により lipofuscin が増加することが，動物実験で認められている。

文献
Tomlinson BE. The aging brain. In : Smith WT, Cavanagh JB, eds. Recent Advances in Neuropathology, Vol 1. Edinburgh : Churchill Livingstone, 1979 : 129-159
Boellaard JW, Schlote W. Ultrastructural heterogeneity of neuronal lipofuscin in the normal human cerebral cortex. Acta Neuropathol 1986 ; 71 : 285-294
Hirano A, Zimmerman HM, Levine S, Padgett GA. Cytoplasmic inclusions in Chediak-Higashi and wobbler mink : an electron microscopic study of the nervous system. J Neuropathol Exp Neurol 1971 ; 30 : 470-487

　lipofuscin と区別すべきものとしてメラニン，顆粒空胞変性や異常脂質の沈着などがある。

a. メラニン melanin

　一般に lipofuscin と並んで**神経メラニン** neuromelanin が記載される。後者は H. E. 染色で黒褐色に染まり，銀染色が陽性な点で lipofuscin と区別される。さらに，lipofuscin と異なり，すべての神経細胞にみられるのでなく，黒質，青斑，そのほか少数ながらも第十脳神経の背側核 dorsal motor nucleus of vagus，脊髄神経節，交感神経節，脳幹の被蓋 tegmentum，第四脳室の蓋部などの限定された特殊な神経細胞にしか存在しない。年齢とともに増加するが，老人になると細胞消失に伴って全体の量はかえって減少する。一般に病的状態で，過剰に蓄積増加することはない。

　電顕像上では lipofuscin と neuromelanin は非常によく似ている。しかし，neuromelanin には lipofuscin の微細顆粒部のなかに，粗大な電子密度の高い粒子の塊が加わってみえるので判別される。

　黒質は肉眼では小児のときは黒くみえないが，光顕像上，特別の酵素の染色や銀染色を使用することにより neuromelanin の存在を認める。

　皮膚・眼球などのほか，神経系にも melanin は存在する。脳の軟膜，とくに脊髄上部から脳幹下部にかけてとくに密に分布している。この melanin は **melanin 保有細胞** melanophore のなかに存在し，有色人種ではとくに多い。この melanin は neuromelanin とは区別して取り扱う。**白子** albino でも，黒質や青斑は黒い。電顕でも真の melanin は一般に成熟後は一様に黒

色を呈し，lipofuscin や neuromelanin とは区別できる。さらに neuromelanin を有する神経細胞に原発する melanoma はないのに対し，melanophore から発生する melanoma は存在する。

文献
Fan K-J, Kovi J, Dulaney SD. Melanosis of the dentate nucleus: fine structure and histochemistry. Acta Neuropathol 1978; 41: 249-251

b. 顆粒空胞変性 granulovacuolar degeneration

顆粒空胞変性（図44）は Simchowicz により命名され，時には **Simchowicz 小体** ともいわれる。これは老人脳にみられる特定の神経細胞に起こる特殊な変化である。さらに，ある種の疾患，たとえば老人性痴呆，Alzheimer 病, Pick 病, parkinsonism-dementia complex on Guam, Down's syndrome などのときには，とくに著明にみられる。その出現部は，一般にはきわめて限定されていて，**Sommer 扇形部** Sommer's sector およびその付近の錐体細胞の細胞体内にのみ認められる。これは神経細胞の核の周囲に数個，ないし多数の約3～4μm の空胞として認められ，そのなかに H.E. 染色で青く，銀染色で陽性の顆粒が入っている。電顕でも，光顕像上つけられた名のように，やはり限界膜に囲まれた空胞の中に電子密度の高い顆粒が入っている（図45）。その本体については現在不明である。この顆粒は tubulin に似た免疫組織反応を呈することが報告されている（Price et al 1985）が，neurofilament に反応するとの記載もある（Kahn et al 1985; Dickson et al 1987）。また最近，ubiquitin（Okamoto et al 1991; Dickson et al 1993），さらに tau（Bondareff et al 1991; Mena et al 1992; Dickson et al 1993）に反応する報告がある。granulovacuolar degeneration は age-related special type of auto-

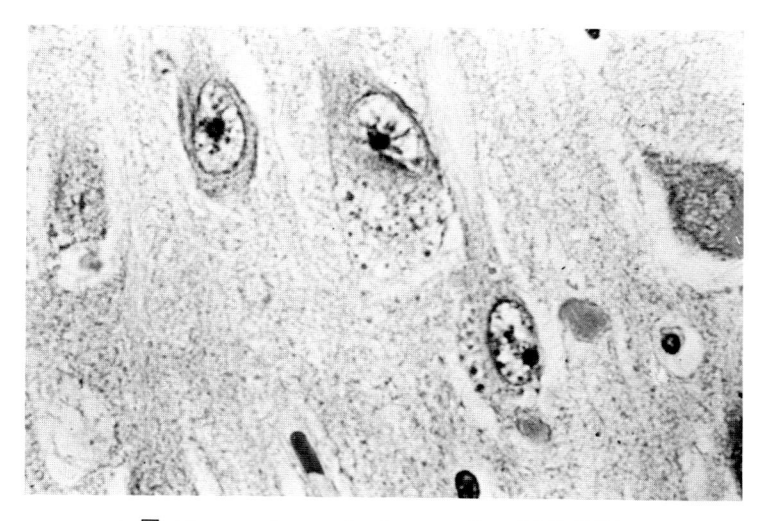

図 44　granulovacuolar degeneration（H.E. 染色）

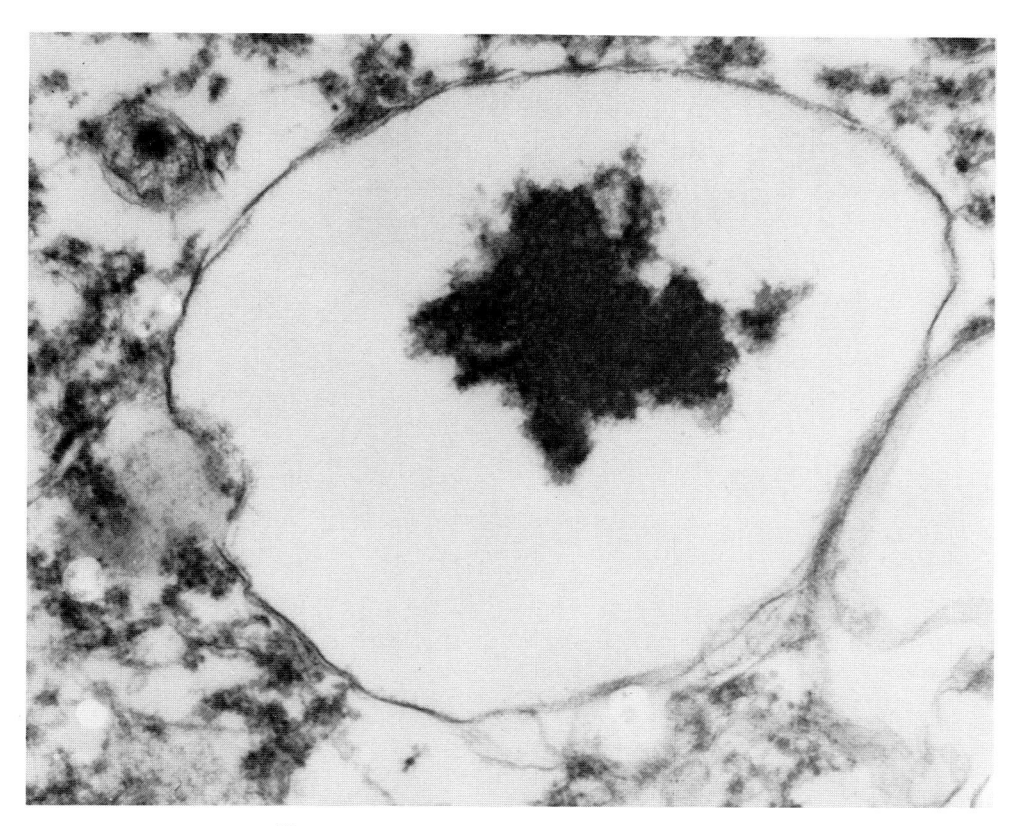

図 45 granulovacuolar degeneration ×40,500
(Hirano A et al. J Neuropathol Exp Neurol 1968; 27: 167)

phagosome であり (Okamoto et al 1991), おそらく ubiquitin により mediate された sequestered altered tau から生じるという仮説が提唱されている (Dickson et al 1993)。

文献

Hirano A, Dembitzer HM, Kurland LT, Zimmerman HM. The fine structure of some intraganglionic alterations. J Neuropathol Exp Neurol 1968; 27: 167-182

Price DL, Struble RG, Altschuler RJ, Casanova MF, Cork LC, Murphy DB. Aggregation of tubulin in neurons in Alzheimer's disease. J Neuropathol Exp Neurol 1985; 44: 366a

Kahn J, Anderton BH, Probst A, Ulrich J, Esiri MM. Immunohistological study of granulovacuolar degeneration using monoclonal antibodies to neurofilaments. J Neurol Neurosurg Psychiat 1985; 48: 924-926

Dickson DW, Ksiezak-Reding H, Davies P, Yen S-H. A monoclonal antibody that recognizes a phosphorylated epitope in Alzheimer neurofibrillary tangles, neurofilaments and tau proteins immunostains granulovacuolar degeneration. Acta Neuropathol 1987; 73: 254-258

Bondareff W, Wischik CM, Novak M, Roth M. Sequestration of tau by granulovacuolar degeneration in Alzheimer's disease. Am J Pathol 1991; 139: 641-647

Mena R, Robitaille Y, Cuello AC. New patterns of intraneuronal accumulation of the microtubular binding domain of tau in granulovacuolar degeneration. J Geriatr Psychiatry Neurol 1992; 5: 132-141

Dickson DW, Liu W-K, Kress J, Ku O, DeJesus O, Yen S-H. Phosphorylated tau immunoreactivity of granulovacuolar bodies (GVB) of Alzheimer's disease: localization of two amino terminal tau epitopes

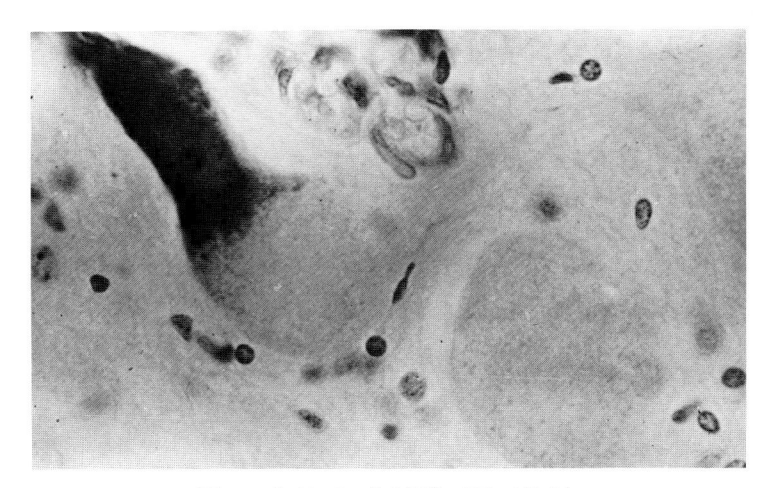

図 46　lipidosis, 前角細胞（Nissl 染色）

in GVB. Acta Neuropathol 1993 ; 85 : 463-470
Okamoto K, Hirai S, Iizuka T, Yanagisawa T, Watanabe M. Reexamination of granulovacuolar degeneration. Acta Neuropathol 1991 ; 82 : 340-345

c. 異常脂質の沈着（図46）

　種々の lipidosis のときに，それぞれ特定の酵素の欠損により，特殊な脂質が神経細胞体に沈着する。光顕では一般にどれもほとんど同じようにみえるが，電顕では疾患により，それぞれ異なったさまざまの形態をした脂質封入体 lipid inclusion がみられる。各 lipidosis については後述する（465頁参照）。

5. 神経原線維

a. 正常構造

　Nissl 小体や Golgi 装置の間には，神経原線維 neurofibril がある。神経線維 nerve fiber という場合には，神経細胞の突起 neuronal processes とくに軸索を指す。軸索の末端部はほとんど神経原線維で占められている。
　正常の神経細胞の神経原線維は2種類ある。すなわち，microtubule と neurofilament である（図47, 48）。
　神経細胞の中にある**微小細管microtubule**は，以前は神経細管 neurotubule とよばれたが，神経細胞に特有なものではなく，ほとんどの細胞にみられる一般的細胞構成要素の一つである。microtubule が最も多量に存在するのは脳で，神経細胞の長い突起に多く含まれている。ウニの足には microtubule が多量にあり実験の材料とされる。正常の成熟した神経細胞は有糸分裂

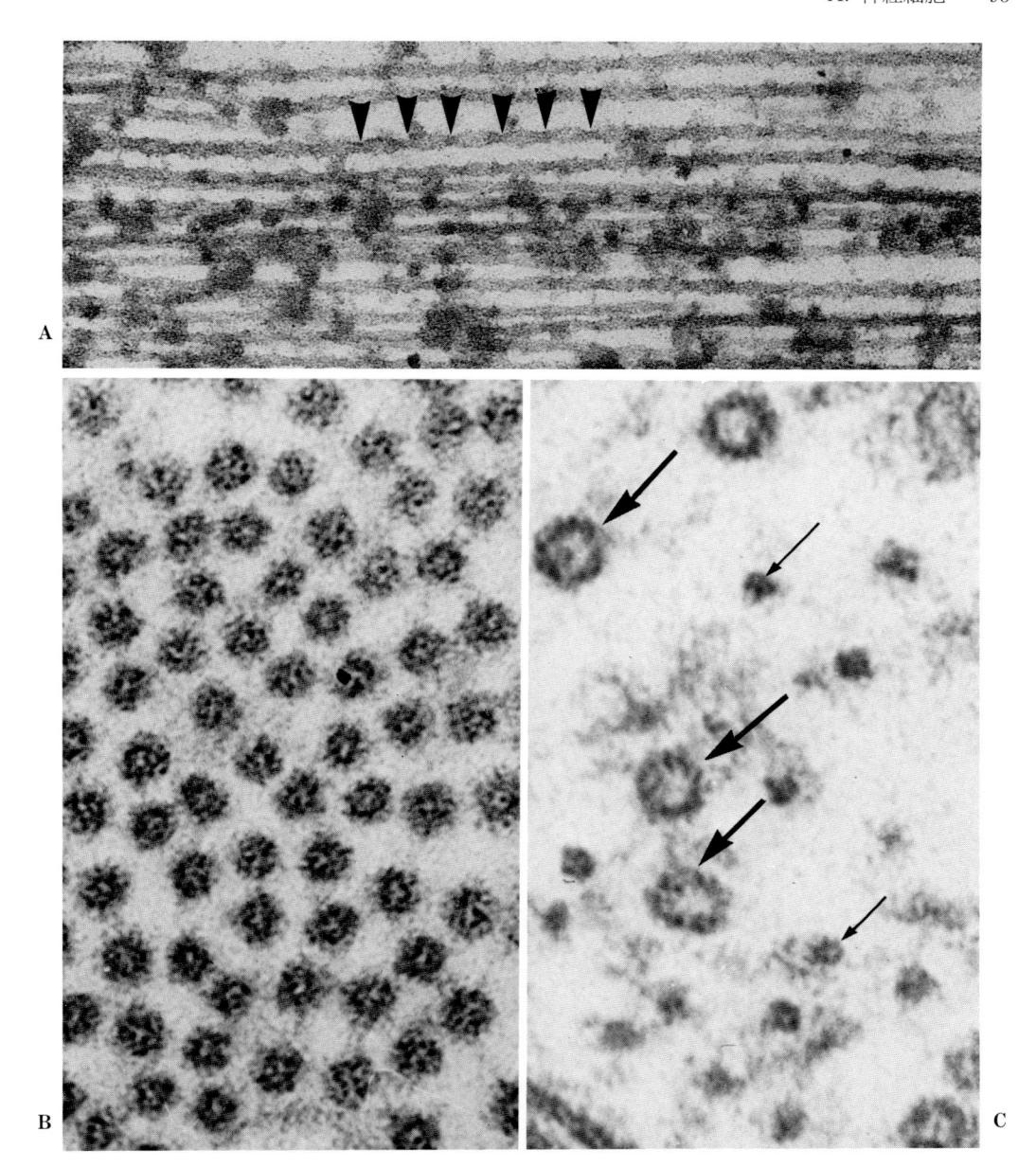

図 47 Alzheimer 神経原線維変化の縦断面（A），横断面（B），正常の神経細胞の microtubule（大きな矢印）と neurofilament（小さな矢印）の横断面（C）
Alzheimer 神経原線維変化は 80 nm の規則的なくびれ（矢印）を有し，横断面では microtubule よりは細く，neurofilament よりは太い。　A. ×90,000　B, C. ×360,000
（平野朝雄. 東京医学 1973；80：438 より）

をしないため，細胞分裂の際に出現する紡錘体は通常みられない。microtubule は細長い管状をなし，直径は約 24 nm で，その太さは一定で，直線的に分岐せずに走り，長さは不明である。その横断面をみると，約 13 の粒子がラセン状 spiral に配置されていて，中央部は電子密度が

96   2. 細胞からみた神経病理学

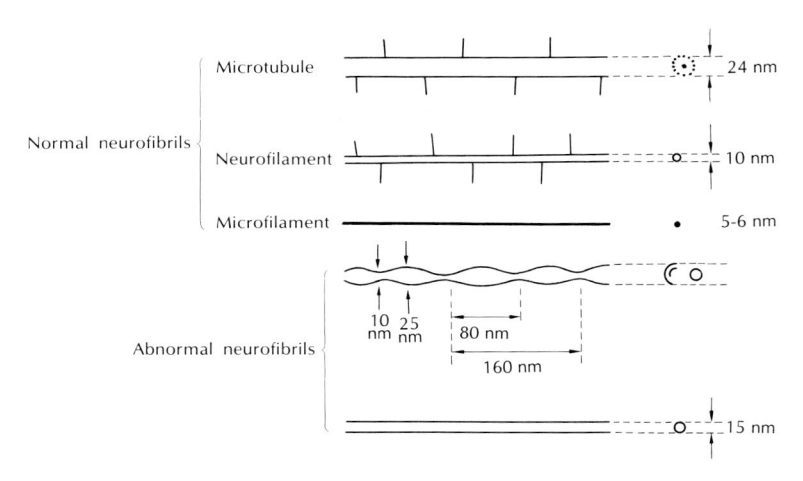

図 48 神経原線維

低く腔を形成している。しばしば腔内に約5 nm の粒子がみられ，**central density** とよぶ。microtubule は数本ないし多数並んで同じ方向に走り，neurofilament とともに神経突起内の主成分をなし，細胞体内では，市街を走る通路のようで，しかも立体的に，Nissl 小体や Golgi 装置の間を占めている。microtubule を構成する主要な蛋白は tubulin であり，MW 57,000 の α-form と MW 54,000 の β-form とからなる。tubulin は重合した polymerized (microtubular) と unpolymerized の状態で存在し，この均衡は Ca の存在，温度，ある種の薬物により影響される。たとえば colchicine は microtubule を depolymerize するのに対し，taxol は microtubule の型に安定化させる。microtubule には細い側枝 side arm があり，他の構造物と相互に作用する。この側枝を構成する蛋白は microtubule associated proteins (MAPs) とよばれる。MAPs の主要物質は MAP1 (MW 350,000) および MAP2 (MW 270,000) といわれる大きな分子量をもつ蛋白である。これらはさらに分子量および抗原性の相違からそれぞれの subgroup に分けられている。他の分子量の低い軸索に存在する tau protein は MW が 55,000〜65,000 D の範囲である。MAPs は生体内で neurofilament や actin と関係をもつといわれている。それぞれの MAP に対する免疫抗体反応を調べると神経細胞内の分布が異なることが知られている。たとえば，とくに分子量の高い MAP1a と MAP2 は主に樹状突起と細胞体内に認められるのに対し，MAP1b は，分子量および免疫上の性質が異なり，軸索および樹状突起の両方に存在するという (Goldman and Yen 1986)。tau と MAP のほか，モーター蛋白としての役割が注目されているキネシン，ダイニンなどがある。microtubule は一般に物質の輸送，細胞の形態の保持または運動に関係すると考えられている。

neurofilament は microtubule に比べて半分以下の細い線維である。その直径は約 10 nm で，管状をなし，分岐せずに走り，その長さは不明である。neurofilament には細く，短い側枝が長軸に直角の方向につき出している。神経細胞の neurofilament は一般に，ほかの細胞の

intermediate filament といわれているものに相当し，microtubule と異なり，神経細胞に特有なものである。これは免疫組織学的に神経細胞のマーカーとして利用される。

　neurofilament を構成している蛋白は，ほかの細胞の intermediate filament，たとえば上皮細胞の keratin（MW 40,000〜65,000），線維芽細胞の vimentin（MW 52,000），筋肉細胞の desmin（MW 50,000），astrocyte の glial fibrillary acidic protein（MW 51,000）などと異なる neurofibrillary protein である。これは三つの主要な polypeptides（MW 200,000，160,000 および 68,000）からなり，neurofilament triplet とよばれる。68 KD 蛋白は neurofilament の芯を形成し，他の大きな蛋白は外方に放射状に配置されているといわれている。なお，160 KD と 200 KD の蛋白は 68 KD 蛋白より高度にリン酸化 phosphorylate されている。neurofilament はグリア線維と化学上相違があるが，電顕像でも形態上の差として認められる。neurofilament はグリア線維よりも太く，側枝をもち，グリア線維のように密な束を形成することはない。neurofilament の機能は不明であるが，細胞の骨格的役割，細胞内輸送の役割が考えられている。

　神経細胞の原線維成分として，microtubule と neurofilament のほかに，microfilament がある。これは約 5 nm の直径をもつごく細い線維で，動物のほとんどすべての細胞にみられる microfilament と同様なもので，MW 42,000 の actin からなる。神経細胞内で最もはっきりと microfilament が認められるのは，growth cone のなかに網状に走る小線維としてである。actin は神経細胞内に広く分布されている。一般にアクチンフィラメントはすべての真核細胞に存在し，量の最も多い蛋白で全細胞の 5％ 以上を占める。とくにシナプスの postsynaptic density の細胞膜の裏うちとして密に存在し，dendritic spine のなかにも含まれている。actin の大部分は線維性の形態をもつ filamentous actin ではなく，globular の形で存在し，G. actin とよばれている。アクチン分子は常に重合と脱重合を繰り返しており細胞表面の突起形成に関与する，アクチンには種々の蛋白が結合しており，共同的に働いて多種多様な機能を営む。結果的には細胞分裂，食作用や細胞移動などを引き起こす。アクチンは細胞のダイナミックな動きを調節している分子である（中村，佐谷 1998）。他の contractile system の蛋白として，myosin，tropomyosin などが報告されている。なお cytoskeleton といわれ，細胞の形態を保存し，細胞内 organelle やほかの物質の位置や移動に関係する構造もしだいに解明されつつある。

文献

Hoffman PN, Lasek RJ. The slow component of axonal transport. Identification of major structural polypeptides of the axon and their generality among mammalian neurons. J Cell Biol 1975 ; 66 : 351-366

Lazarides E. Intermediate filaments as mechanical integrators of cellular space. Nature 1980 ; 283 : 249-256

Goldman JE, Yen S-H. Cytoskeletal protein abnormalities in neurodegenerative diseases. Ann Neurol 1986 ; 19 : 209-223

Soifer D. Dynamic Aspects of Microtubule Biology. Ann NY Acad Sci 1986 ; 466 : 978

中村英夫，佐谷秀行．分子細胞生物学を理解するための基礎的知識．脳神経外科 1998 ; 26 : 200-206

b. 異常構造

1) 10 nm neurofilament の異常蓄積（図49）

　神経細胞体や突起に10 nm neurofilament が異常に多量蓄積する所見は，種々の病変において記載されている。aluminium（Troncoso et al 1982）や maytansine（Ghetti 1979）中毒においては，神経細胞体およびそれに近接した神経突起内に認められる。β-β'-iminodipoprionitrile（IDPN）の中毒および hereditary canine spinal muscular atrophy では neurofilament の蓄積は細胞体に近い軸索に著しい。後者ではその後，前角細胞の変性も起こる。動物におけるこの所見は筋萎縮性側索硬化症（ALS）の前角にみられる spheroid の形成に似ている点が注目される（439頁参照）。前角細胞に10 nm neurofilament が蓄積することは若いネコやブタの孤発性の lower motor neuron disease においても報告されている（Vandevelde et al 1976 ; Higgins et al 1983）。前角に多数の spheroid が出現する症例は demyelinating radiculopathy を伴うもの（Ghatak et al 1986）や多発性硬化症（Shintaku et al 1989）にも認められている。さらに，前角細胞ならびにその他の神経細胞に phosphorylated neurofilament の異常蓄積がみられた小児の変性疾患も記載されている（Wiley et al 1987）。neurofilament の

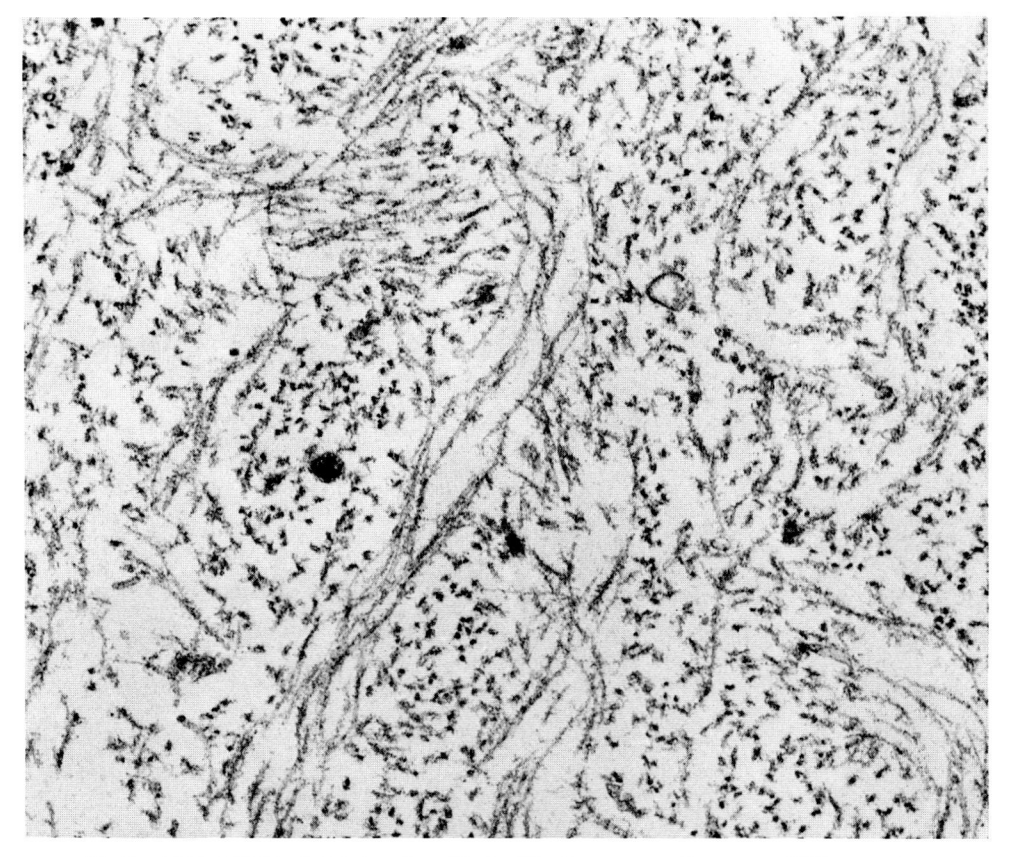

図49 ALS の前角にみられた spheroid の一部。10 nm neurofilament の蓄積　×35,000

異常蓄積は，軸索流の障害に基づくとの説がある。

　mitotic spindle inhibitor である vinca alkaloids は microtubule に作用して，microtubule の消失と，特徴的な蜂の巣状の結晶状構造を形成する（図 68 参照）。colchicine 投与の場合には microtubule の消失をきたすが，結晶状構造の形成は起こらない。これらの変化は動物実験で観察されているほか，癌の化学治療を受けた患者の前角細胞にも記載されている。

文献
Chou SM, Hartman HA. Axonal lesions and walzing syndrome after IDPN administration in rats, with a concept "axostasis." Acta Neuropathol 1964 ; 3 : 428-450
Troncoso JC, Price DL, Griffin JW, Parhad IM. Neurofibrillary axonal pathology in aluminum intoxication. Ann Neurol 1982 ; 12 : 278-283
Ghetti B. Induction of neurofibrillary degeneration following treatment with maytansine in vivo. Brain Res 1979 ; 163 : 9-19
Cork LC, Griffin JW, Choy C, Padula CA, Price DL. The pathology of motor neurons in accelerated hereditary canine spinal muscular atrophy. Lab Invest 1982 ; 46 : 89-99
Gajdusek DC. Hypothesis : interference with axonal transport of neurofilament as a common pathogenetic mechanism in certain diseases of the central nervous system. N Engl J Med 1985 ; 312 : 714-719
Vandevelde M, Greene CE, Hoff EJ. Lower motor neuron disease with accumulation of neurofilaments in a cat. Vet Pathol 1976 ; 13 : 428-435
Higgins RJ, Rings DM, Fenner WR, Stevenson S. Spontaneous lower motor neuron disease with neurofibrillary accumulation in young pigs. Acta Neuropathol 1983 ; 59 : 288-294
Ghatak NR, Campbell WW, Lippman RH, Hadfield MG. Anterior horn changes of motor neuron disease associated with demyelinating radiculopathy. J Neuropathol Exp Neurol 1986 ; 45 : 385-395
Shintaku M, Hirano A, Llena JF. Some unusual ultrastructural alterations in the neuronal processes and somata of the spinal cord in chronic multiple sclerosis. J Clin Electron Microscopy 1989 ; 22 : 177-182
Wiley CA, Love S, Skoglund RR, Lampert PW. Infantile neurodegenerative disease with neuronal accumulation of phosphorylated neurofilaments. Acta Neuropathol 1987 ; 72 : 369-376

2) Alzheimer 神経原線維変化　Alzheimer's neurofibrillary changes（図 50）

　Alzheimer 神経原線維変化は，過去半世紀以上の間で，神経病理学で最も画期的な発見の一つとされている。一般に痴呆という臨床像の形態的裏づけは，あいまいであった。Alzheimer が 4 年半の経過をもった進行性の痴呆の 51 歳の女性の大脳に，この神経細胞の変化および後述する老人斑を発見し，見事に臨床と病理における相関関係を確立した。Bielschowsky 法で，大脳皮質の神経細胞の 1/4 から 1/3 に嗜銀性の粗大な線維が細胞体および太い神経突起に認められた。Alzheimer は同変化をもつ神経細胞を三つの時期に分けて図解している。その初期には少数の Alzheimer 神経原線維変化が，正常な神経原線維と共存してみえる。その末期，すなわち第 3 期には，おかされた神経細胞のすべての構成物質は消失し，Alzheimer 神経原線維変化だけが死亡した神経細胞の位置に塊として残り，神経細胞の形をとどめている。これを神経細胞の墓石とよぶことがある。その後，長年の研究により，Alzheimer 神経原線維変化の知見は大いに拡大され，現在，神経病理学において，最も活発に研究されているテーマの一つである。

　思いがけぬ所見として，atypical な Alzheimer 病の症例において，astrocyte の突起にもニューロンに出現するものと同様な paired helical filaments がとらえられている（189 頁）。

100　2．細胞からみた神経病理学

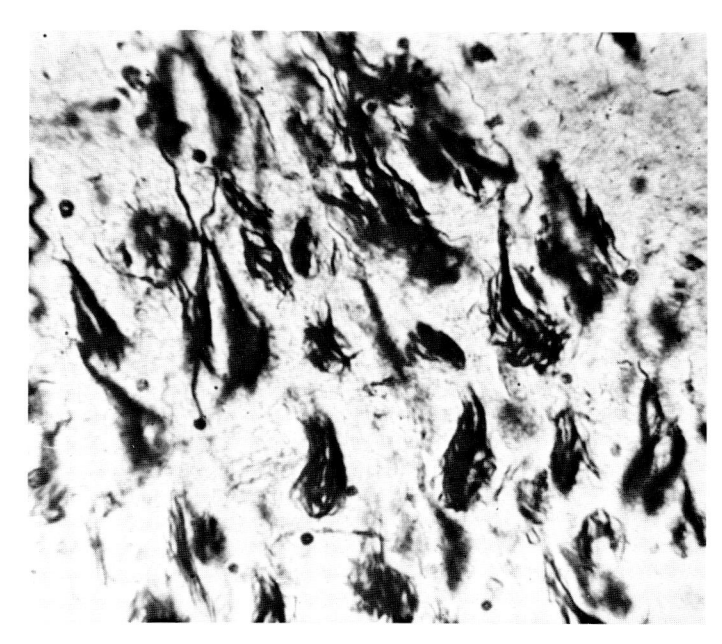

図 50　Sommer 扇形部の Alzheimer 神経原線維変化（銀染色）
(Hirano A. NINDB Monograph. No 2, Slow, Latent, and Temperate Virus Infections. 1965 ; 23)

　Alzheimer 病以外にも一般的に加齢現象の一つとして老人に Alzheimer 神経原線維変化は出現するが，その分布および数は限定され，一般に程度は軽い（Ball 1976）。Alzheimer 神経原線維変化が特に強く出現する疾患としては，Guam 島の Chamorro 族の parkinsonism-dementia complex（420 頁参照），Down's syndrome（Wisniewski et al 1985），ボクサーの脳の後遺症（Corsellis et al 1973 ; Roberts et al 1990），脳炎後 parkinsonism，SSPE（386 頁参照）および進行性核上性麻痺 progressive supranuclear palsy があげられる。そのほかにまれな症例としては tuberous sclerosis（Hirano et al 1968），juvenile dystonic lipidosis（Horoupian and Yang 1978），Salla disease（Autio-Harmainen et al 1988），sclerosing angioma（Liss 1979），meningioangiomatosis（Halper et al 1986），福山型筋ジストロフィー（Takada et al 1986），Cockayne's syndrome（Takada and Becker 1986），Lewy 小体をもった若い成人の痴呆症（Popovitch et al 1987），Hallervorden-Spatz 病（Eidelberg et al 1987），水頭症（Fan and Pezeshkpour 1987），ganglioglioma（Mori et al 1988 ; Soffer et al 1995），sudanophilic leukodystrophy（Harada et al 1988），myotonic dystrophy（黒田ら 1988 ; 木内ら 1990 ; Yoshimura et al 1990），脳梗塞巣に投射した同側の神経核（Forno 1983 ; Kato et al 1988），fornix と splenium をおかした necrotising encephalitis に伴った同側の subiculum（Yamamoto et al 1990），Niemann-Pick 病の C 型（Suzuki et al 1995），striatonigral degeneration（Renkawek and Horstink 1993），chronic alcoholics（Cullen and Halliday 1995），verrucose dysplasias の大脳皮質（Morán et al 1995）などがある。なお 14 歳の少女の Ewing's sarcoma

において神経原線維変化と Lewy 小体が報告されている (Okeda et al 1997)。最近，基底核に神経原線維変化と石灰化を伴う症例が本邦で記載され diffuse neurofibrillary tangles with calcification (DNTC) とよばれている (Tsuchiya et al 2002)。

文献

Hirano A, Tuozon R, Zimmerman HM. Neurofibrillary changes, granulovacuolar bodies and argentophilic globules observed in tuberous sclerosis. Acta Neuropathol 1968 ; 11 : 257-261

Corsellis JAN, Burton CJ, Freeman-Brown D. The aftermath of boxing. Psychol Med 1973 ; 3 : 270-303

Ball MJ. Neurofibrillary tangles and the pathogenesis of dementia : a quantitative study. Neuropathol Appl Neurobiol 1976 ; 2 : 395-410

Horoupian DS, Yang SS. Paired helical filaments in neurovisceral lipidosis (juvenile dystonic lipidosis). Ann Neurol 1978 ; 4 : 404-411

Liss L, Ebner K, Couri D. Neurofibrillary tangles induced by a sclerosing angioma. Hum Pathol 1979 ; 10 : 104-108

Forno LS. Reaction of the substantia nigra to massive basal ganglia infarction. Acta Neuropathol 1983 ; 62 : 96-102

Wisniewski KE, Wisniewski HM, Wen GY. Occurrence of neuropathological changes and dementia of Alzheimer's disease in Down's syndrome. Ann Neurol 1985 ; 17 : 278-282

Halper J, Scheithauer BW, Okazaki H, Laws ER Jr. Meningio-angiomatosis : a report of six cases with special reference to the occurrence of neurofibrillary tangles. J Neuropathol Exp Neurol 1986 ; 45 : 426-446

Takada K, Rin Y-S, Kasagi S, Sato K, Nakamura H, Tanaka J. Long survival in Fukuyama congenital muscular dystrophy : occurrence of neurofibrillary tangles in the nucleus basalis of Meynert and locus ceruleus. Acta Neuropathol 1986 ; 71 : 228-232

Takada K, Becker LE. Cockayne's syndrome : report of two autopsy cases associated with neurofibrillary tangles. Clin Neuropathol 1986 ; 5 : 64-68

Popovitch ER, Wisniewski HM, Kaufman MA, Grundke-Iqbal I, Wen GY. Young adult-form of dementia with neurofibrillary changes and Lewy bodies. Acta Neuropathol 1987 ; 74 : 97-104

Eidelberg D, Sotrel A, Joachim C, Selkoe D, Forman A, Pendlebury WW, Perl DP. Adult onset Hallervorden-Spatz disease with neurofibrillary pathology : a discrete clinicopathological entity. Brain 1987 ; 110 : 993-1013

Fan KJ, Pezeshkpour G. Neurofibrillary tangles in association with congenital hydrocephalus. J Natl Med Assoc 1987 ; 79 : 1001-1004

Mori A, Weiss R, Schaake T. Ganglioglioma containing osseous tissue and neurofibrillary tangles. Arch Pathol Lab Med 1988 ; 122 : 653-655

Harada K, Krucke W, Mancardi JL, Mandybur TI. Alzheimer's tangles in sudanophilic leukodystrophy. Neurology 1988 ; 38 : 55-59

黒田重利, 井原雄悦, 難波玲子. 筋緊張性ジストロフィー症兄, 妹剖検例にみられた神経原線維変化. Neuropathology 1988 ; 8 : 43-48

Kato T, Hirano A, Katagiri T, Sasaki H, Yamada S. Neurofibrillary tangle formation in the nucleus basalis of Meynert ipsilateral to a massive cerebral infarct. Ann Neurol 1988 ; 23 : 620-623

Autio-Harmainen H, Oldfors A, Sourander P, Renlund M, Dammert K, Similar S. Neuropathology of Salla disease. Acta Neuropathol 1988 ; 75 : 481-490

木内章裕, 大塚成人, 難波吉雄, 中野今治, 朝長正徳. 筋緊張性ジストロフィー症の脳における Alzheimer 神経原線維変化の検討. 医学のあゆみ 1990 ; 153 : 97-98

Roberts GW, Allsop D, Bruton C. The occult aftermath of boxing. J Neurol Neurosurg Psychiatry 1990 ; 53 : 373-378

Yamamoto T, Kurobe H, Kawamura J, Hashimoto S, Nakamura M. Subacute dementia with necrotising encephalitis selectively involving the fornix and splenium : retrograde development of Alzheimer's neurofibrillary tangles in the subiculum. J Neurol Sci 1990 ; 96 : 159-172

Yoshimura N, Otake M, Igarashi K, Matsunaga M, Takebe K, Kudo H. Topography of Alzheimer's neurofibrillary change distribution in myotonic dystrophy. Clin Neuropathol 1990 ; 9 : 234-239

Nakano I, Iwatsubo T, Otsuka N, Kamei M, Matsumura K, Mannen T. Paired helical filaments in

astrocytes : Electron microscopy and immunohistochemistry in a case of atypical Alzheimer's disease. Acta Neuropathol 1992 ; 83 : 228-232
Renkawek K, Horstink MWIM. Striatonigral degeneration with neurofibrillary tangles. Acta Neuropathol 1993 ; 86 : 405-410
Cullen KM, Halliday GM. Neurofibrillary tangles in chronic alcoholics. Neuropathol Applied Neurobiol 1995 ; 21 : 312-318
Morán MA, Probst A, Navarro C, Gómez-Ramos P. Alzheimer's disease-type neurofibrillary degeneration in verrucose dysplasias of the cerebral cortex. Acta Neuropathol 1995 ; 90 : 356-365
Suzuki K, Parker CC, Pentchev PG et al. Neurofibrillary tangle in Niemann-Pick disease type C. Acta Neuropathol 1995 ; 89 : 227-238
Soffer D, Umansky F, Goldman JE. Ganglioglioma with neurofibrillary tangle (NFT) : neoplastic NFTs share antigenic determinants with NFTs of Alzheimer's disease. Acta Neuropathol 1995 ; 89 : 451-453
Okeda R, Kanazawa A, Yamada M et al. A 14-year-old patient with Ewing's sarcoma presenting at autopsy with multiple neurofibrillary tangles and Lewy bodies in addition to hemiatrophy of the central nervous system. Clin Neuropathol 1997 ; 16 : 77-84
Saito Y, Suzuki K, Ihara Y, Murayama S. Early appearance of neurofibrillary tangles and diffuse plaques in Niemann-Pick type C disease. J Neuropathol Exp Neurol 2001 ; 60 : 547.
Tsuchiya K, Nakayama H, Iritani S, Arai T, Niizato K, Haga C. Matsushima M, Ikeda K. Distribution of basal ganglia lesions in diffuse neurofibrillay tangles with calcification : a clinicopathological study of five autopsy cases. Acta Neuropathol 2002 ; 103 : 555-564.

染色法 凍結切片で Alzheimer 神経原線維変化をみつけるのには，初めに使用された Bielschowsky 法よりも，その後改良された von Brownmühl 染色などの変法の方が便利である．Alzheimer 神経原線維変化が，とくに黒くはっきりと浮き彫りされたように染まるので，はるかにみつけやすい．現在 paraffin 包埋が一般に広く使用されており，55 頁に記載した軸索銀染色が Alzheimer 神経原線維をみるのに便利である．

　Alzheimer 神経原線維変化をもつ神経細胞が多数ある場合には問題ないが，この変化がごく少ないときには，銀染色でとくによく染まる小血管と混同しないように注意すべきである．なお，H.E. 染色でも，一度検出するコツをおぼえれば，これだけで十分診断できる（図51）．H.E. 染色では，hematoxylin で青く染まる Alzheimer 神経原線維変化のほかに，末期の変化では，hematoxylin では染まらずに，eosin に染まり，赤くみえる細い線維の tangle があることもわかる．これは extracellular の原線維変化とその間に入り込んできた赤く染まる glia の突起のためである．またそれに対しては GFAP を用いた特殊染色または電顕で確認することができる（岡本ら 1982 ; Yamaguchi et al 1987）．eosin で染まる tangle も永久に組織に残っているものではなく，後には消失し組織の萎縮をきたす．Alzheimer 原線維変化をもつ hippocampus の CA 1 の神経細胞は約 20 年も生存するとの最近の報告がある（Morsch et al 1999）．近年神経原線維の染色としてすぐれた Gallyas 染色が広く使用されている（Braak and Braak 1991）．

　Alzheimer 神経原線維変化は Congo red で染めると重屈折し緑色に輝き，thioflavin S で染めると緑色の蛍光を呈する．これは神経原線維変化のみならず amyloid にも同様な効果がある．これは両者が β-pleated sheet の構造をもつためといわれる．

　免疫組織学的に，Alzheimer 神経原線維変化は phosphorylated high molecular weight neurofilament proteins, paired helical filament, AT8 (Braak et al 1994), Alz 50, MAP

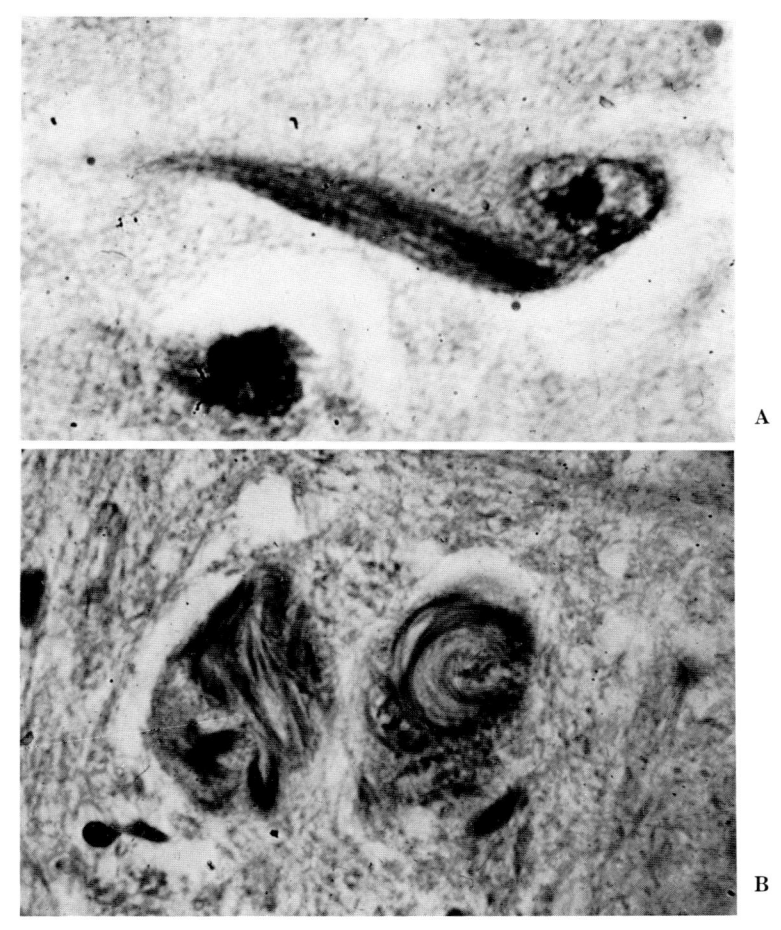

図 51　Alzheimer 神経原線維変化（H.E. 染色）
　　　A. 大脳の錐体細胞　　　B. 脳幹の神経細胞

2，tau，ubiquitin および presenilin 蛋白など（Murphy et al 1996）の抗体に陽性に染まる（Yen et al 1983；Ihara et al 1983；Gambetti et al 1983；Goldman and Yen 1986；Nukina et al 1988；Schmidt et al 1988）。

　Alzheimer 神経原線維変化の初期，末期の過程に対する反応について現在研究が盛んであり，これについて興味のある読者は最近の文献を参照されたい。

文献

岡本幸市, 平野朝雄, 山口晴保, 平井俊策. エオジン好性を示す Alzheimer 神経原線維変化. とくにその電顕像について. 臨床神経 1982；22：840-846

Yen S-H, Horoupian DS, Terry RD. Immunocytochemical comparison of neurofibrillary tangles in senile dementia of Alzheimer type, progressive supranuclear palsy, and postencephalitic parkinsonism. Ann Neurol 1983；13：172-175

Ihara Y, Abraham C, Selkoe DJ. Alzheimer's disease：antibodies to paired helical filaments fail to recognize normal brain protein. Nature 1983；304：727-730

Gambetti P, Ghetti B, Hirano A, Dahl D. Neurofibrillary changes in human brain：an immunocytochemical study with neurofilaments antisera. J Neuropathol Exp Neurol 1983 ; 42 : 69-79

Perry G, Rizzuto N, Autilio-Gambetti L, Gambetti P. Alzheimer's paired helical filaments contain cytoskeletal components. Proc Natl Acad Sci 1985 ; 82 : 3916-3920

Goldman JE, Yen S-H. Cytoskeletal protein abnormalities in neurodegenerative diseases. Ann Neurol 1986 ; 19 : 209-223

Yamamoto T, Hirano A. A comparative study of modified Bielschowsky, Bodian and thioflavin S stain of Alzheimer's neurofibrillary tangles. Neuropathol Appl Neurobiol 1986 : 12 : 3-9

Yamaguchi H, Morimatsu M, Hirai S, Takahashi K. Alzheimer's neurofibrillary tangles are penetrated by astroglial processes and appear eosinophilic in their final stages. Acta Neuropathol 1987 ; 72 : 214-217

Mori H, Kondo J, Ihara Y. Ubiquitin is a component of paired helical filaments in Alzheimer's disease. Science 1987 ; 235 : 1641-1644

Schmidt ML, Gur RE, Gur RC, Trojanowski JQ. Intraneuronal and extracellular neurofibrillary tangles exhibit mutually exclusive cytoskeletal antigens. Ann Neurol 1988 ; 23 : 184-189

Nukina N, Kosik KS, Selkoe DJ. The monoclonal antibody, Alz 50, recognizes tau protein in Alzheimer's disease brain. Neurosci Lett 1988 ; 87 : 240-246

Shanker SK, Yanagihara R, Garruto RM, Grundke-Iqbal I, Kosik KS, Gajdusek DC. Immunocytochemical characterization of neurofibrillary tangles in amyotrophic lateral sclerosis and parkinsonism-dementia of Guam. Ann Neurol 1989 ; 25 : 146-151

Bancher C, Brunner C, Lassmann H, Budka H, Jellinger K, Wiche G, Seitelberger F, Grundke-Iqbal I, Iqbal K, Wisniewski HM. Accumulation of abnormally phosphorylated τ precedes the formation of neurofibrillary tangles in Alzheimer's disease. Brain Res 1989 ; 477 : 90-99

Ito H, Goto S, Hirano A, Kato S, Waki R, Yen S-H. Immunohistochemical study on the hippocampus in parkinsonism-dementia complex on Guam. J Neuropathol Exp Neurol 1990 ; 49 : 277 (abst)

Braak H, Braak E. Demonstration of amyloid deposits and neurofibrillary changes in whole brain sections. Brain Pathol 1991 ; 1 : 213-216

Braak E, Braak H, Mandelkow EM. A sequence of cytoskeleton changes related to the formation of neurofibrillary tangles and neuropil threads. Acta Neuropathol 1994 ; 87 : 554-567

Murphy GM, Forno LS, Ellis WG et al. Antibodies to presenilin proteins detect neurofibrillary tangles in Alzheimer's disease. Am J Pathol 1996 ; 149 : 1839-1846

Morsch R, Simon W, Coleman D. Neurons may live for decade with neurofibrillary tangles. J Neuropathol Exp Neurol 1999 ; 7 : 188-197

分布　Alzheimer 神経原線維変化の分布は，必ずしも大脳皮質だけに限らず，ほかの中枢神経組織にみられる場合もある．たとえば脳炎後 parkinsonism では，主として黒質，青斑その他の脳幹の神経細胞などに限局している．しかも，これらの部位の Alzheimer 神経原線維変化は大脳皮質にみられるロウソクの炎のような錐体状ではなく，糸巻きのように球状にみえる．

　San Francisco の California 大学の Dr. Nathan Malamud は Guam 島の筋萎縮性側索硬化症（ALS）に Alzheimer 神経原線維変化が多数みられることを初めて指摘した（Malamud et al 1961）．私たちは，その後，Guam 島のすべての ALS および同島にほとんど同じ高率で発生する Chamorro 族の神経疾患である parkinsonism-dementia complex に同変化が存在することを確認した．さらにその後，Chamorro 族では，とくにはっきりとした神経症状の気づかれなかったといわれる成人にも，しばしば Alzheimer 神経原線維変化が認められることが判明した．その出現程度は通常，神経症状を呈した患者よりはるかに軽いが，New York の成人に比較して，その程度が強く，かつ出現する年齢層が若い傾向をもつ（Hirano et al 1966 ; Brody et al 1971 ; Anderson et al 1979）．Alzheimer 病や老人性痴呆では，Alzheimer 神経原線維変化は主として大脳皮質に，また parkinsonism では脳幹部に限局しているといわれていた．こ

れに反して，Chamorro 族の症例は大脳皮質と脳幹部を同じ程度に強くおかし，ほかの中枢神経系の部分にも同変化が広く出現することに気づいた。これに基づいて，多数の Guam 島の症例について系統的に検査を行った。その結果，ある神経細胞は Alzheimer 神経原線維変化を起こしやすいことが明らかになった（図 52）。たとえば，大脳では海馬傍回 parahippocampal gyrus の glomerular formation, 海馬 Ammon 角の Sommer 扇形部およびその付近の錐体細胞である。その後進歩した銀染色によると，大脳白質の Alzheimer 神経原線維変化の出現は hippocampus 周辺の一層の transentorhinal region から始まり（stage 1），entorhinal region に及び（stage 2），さらに増加して最終的には大脳皮質全体に拡がる（stage 6）。少数ではあるが motor および visual cortex にも及ぶと図解している（Braak and Braak 1991）。基底核付近では，視床下部，レンズ核の基底部にある無名質 substantia innominata（nucleus basalis of Meynert : nbM），扁桃核などである。嗅球 olfactory bulb にも出現する。脳幹では青斑, dorsal raphe nucleus, pedunculopontine nucleus（中脳橋被蓋核），網状細胞，黒質などである。pedunculopontine nucleus の神経細胞はコリン作動性で，Alzheimer 神経原線維変化の好発部である。一方，脊髄の大型前角細胞，延髄の下オリーブ核の神経細胞などに Alzheimer 神経原線維変化がみられる場合は少ない。さらに Alzheimer 神経原線維変化がまったくみられない部位として Purkinje 細胞，感覚細胞，外側膝状体，末梢神経節などがあげられる。ただし，76 歳の老人性変化の乏しい症例で upper cervical sympathetic ganglia の多数の神経細胞に Alzheimer 神経原線維変化が記載された（Kawasaki et al 1987）。その後，他の老人で celiac ganglia にも認められている（Wakabayashi et al 1989）。progressive supranuclear palsy の患者の後根神経節（Nishimura et al 1993）および Alzheimer 病を欠く症例の peripheral sympathetic ganglia（Wakabayashi et al 1999）にも認められ，末梢の神経原線維変化は中枢の神経原線維変化とは関係なしに発現するといわれる。

　Guam の Chamorro 族の症例の Alzheimer 神経原線維変化の局在分布に基づいてその症例以外のさまざまの疾患や正常老人で再検査してみた。同変化の出現頻度は著明でないが分布はほぼ同様であることが判明した（Hirano and Zimmerman 1962）。たとえば，Alzheimer 病でも大脳皮質以外の諸核や脳幹の好発部に同変化がみられる（Ishii 1966）。

　Guam の症例では limbic system に Alzheimer 神経原線維変化が多くみられることから olfactory bulb に出現するのではないかと思った。Guam に滞在中剖検時に 7 例に olfactory bulb の銀染色標本をつくり，その全例に多数の Alzheimer 神経原線維変化を見出した（Hirano and Zimmerman 1962）。その後 1984 年に Esiri と Wilcock は Alzheimer 病にも olfactory bulb に Alzheimer 神経原線維変化が出現することを発表した。Alzheimer 病においては Anerback（1983）が報告したように老人斑も出現することを記載した。最近，Kovács et al（1999）は Alzheimer 神経原線維変化と β-amyloid 沈着について Alzheimer 病と control の老人脳を検索し，Alzheimer 神経原線維変化は Alzheimer 病においては mitral cell により好発することを記載している。

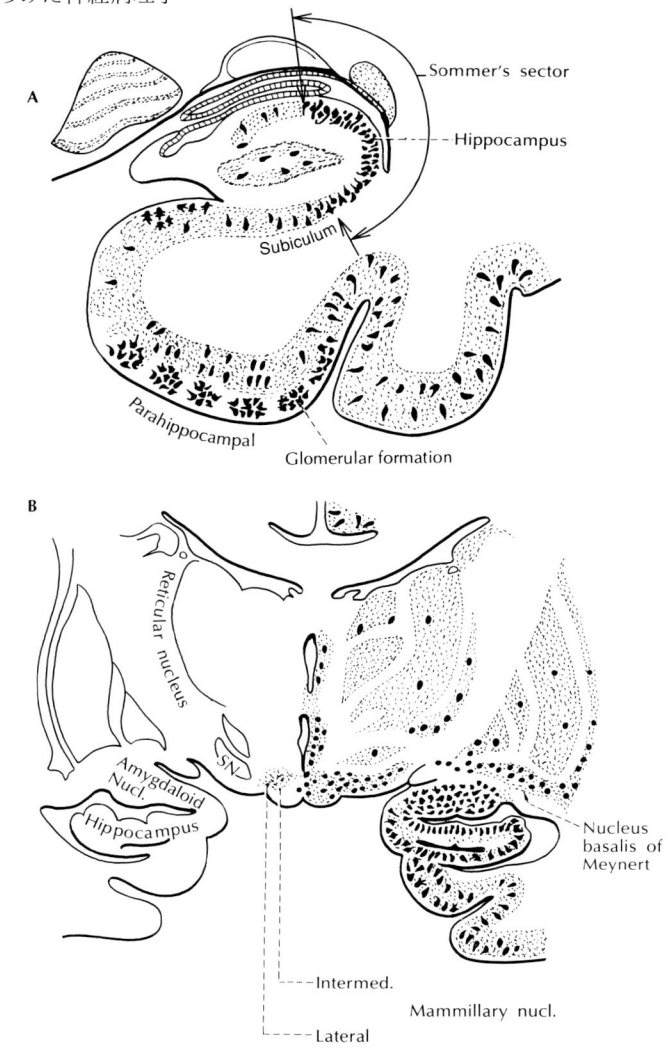

図 52-1　Alzheimer 神経原線維変化の好発部位
(Hirano A, Zimmerman HM. Arch Neurol 1962; 7: 227 より改変)

　以上の所見から，上述した大脳皮質と脳幹にみられる Alzheimer 神経原線維変化の形の相違は，神経細胞の細胞体の形がそれぞれの場所により異なるために，この変化もそれに応じて異なった形をとるものと推定される．この考えは，大脳皮質と脳幹では，Alzheimer 神経原線維変化の内容が本質的に異なったものであるという従来の意見とは相反するものである．染色反応も，また電顕の所見も，少なくとも私の検査した Guam 島の症例，Alzheimer 病，および脳炎後 parkinsonism の症例では同じである．

　進行性核上性麻痺 progressive supranuclear palsy（Steele-Richardson-Olszewski 病）の場合にみられる神経原線維変化は，電顕像上，主として一定した直径 15 nm の管状構造をもつ真っすぐな線維が蓄積したものであるが，80 nm の周期性を有するくびれ線維もみられること

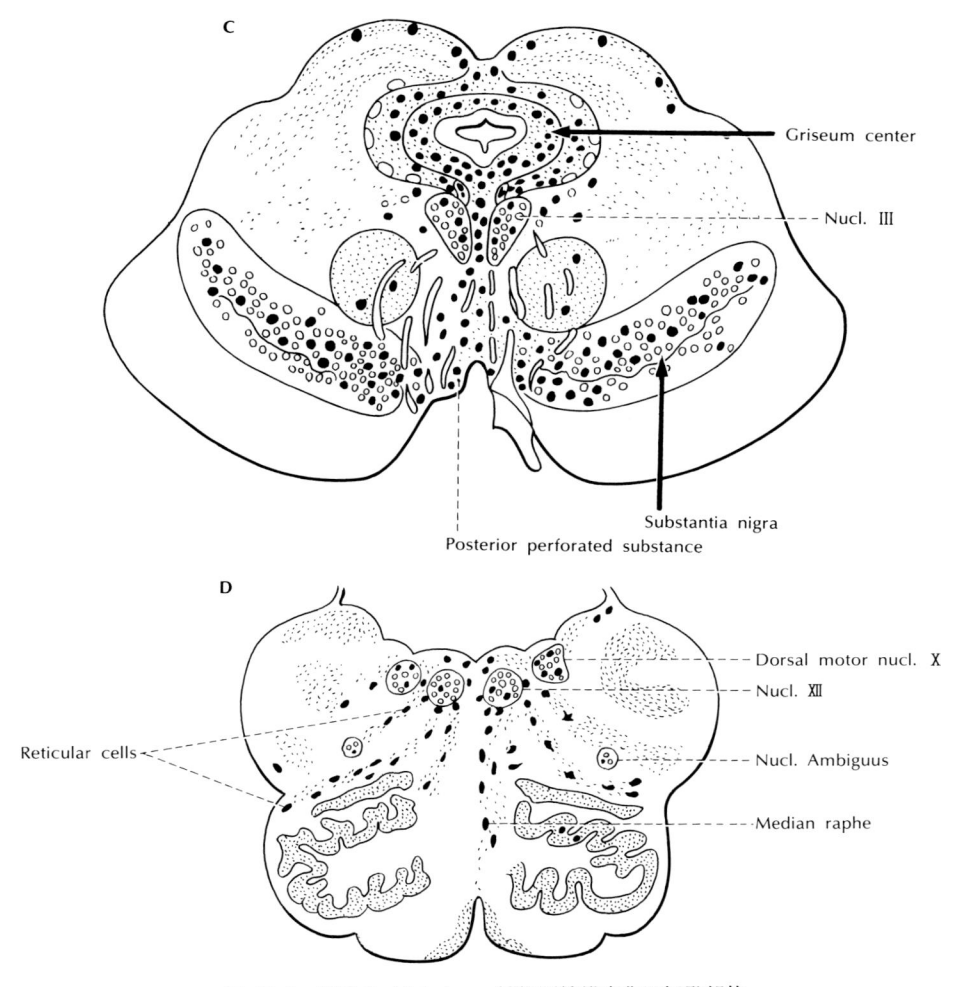

図 52-2 脳幹の Alzheimer 神経原線維変化の好発部位

もある（Tomonaga 1977 ; Kato et al 1989）．この真っすぐな線維は正常の神経細胞にみられる 10 nm neurofilament と異なる．光顕でも H.E. 染色で染まりが淡い．

　Alzheimer 病や Guam 島の parkinsonism-dementia complex において海馬角の dentate fascia を形成する小型の神経細胞に嗜銀性の封入体が出現する．通常その数は少なく，封入体は，Pick 小体に似た光顕像を呈する（Dickson et al 1986）．しかし，電顕上，Pick 小体とは異なる構造を呈し，15 nm の管状構造をもつ真っすぐな線維と 80 nm のくびれを呈する線維が認められる．これは Alzheimer 神経原線維変化と同じである（Kato et al 1989）．

文献
Malamud N, Hirano A, Kurland LT. Pathoanatomic changes in amyotrophic lateral sclerosis on Guam : special reference to the occurrence of neurofibrillary changes. Arch Neurol 1961 ; 5 : 401-415
Hirano A, Zimmerman HM. Alzheimer's neurofibrillary changes : a topographic study. Arch Neurol 1962 ;

7 : 227-242

Ishii T. Distribution of Alzheimer's neurofibrillary changes in the brain stem and hypothalamus of senile dementia. Acta Neuropathol 1966 ; 6 : 181-187

Hirano A, Malamud N, Elizan TS, Kurland LT. Amyotrophic lateral sclerosis complex on Guam. Arch Neurol 1966 ; 15 : 35-51

Brody JA, Hirano A, Scott RM. Recent neuropathologic observations in amyotrophic lateral sclerosis and parkinsonism-dementia on Guam. Neurology 1971 ; 21 : 528-536

Tomonaga M. Ultrastructure of neurofibrillary tangles in progressive supranuclear palsy. Acta Neuropathol 1977 ; 32 : 177-181

Anderson FH, Richardson EP Jr, Okazaki H, Brody JA. Neurofibrillary degeneration on Guam. Frequency in Chamorros and non-Chamorros with no known neurological disease. Brain 1979 ; 102 : 65-77

Dickson DW, Yen S-H, Horoupian DS. Pick body-like inclusions in the dentate fascia of the hippocampus in Alzheimer's disease. Acta Neuropathol 1986 ; 71 : 38-45

高橋　均, 生田房弘. 進行性核上性麻痺の前嗅核にみられた神経原線維変化の電顕像. 神経内科 1986 ; 25 : 620-622

Kawasaki H, Murayama S, Tomonaga M, Izumiyama N, Shimada H. Neurofibrillary tangles in human upper cervical ganglia : morphological study with immunohistochemistry and electron microscopy. Acta Neuropathol 1987 ; 75 : 156-159

Wakabayashi K, Furuta A, Takahashi H, Ikuta F. Occurrence of neurofibrillary tangles in the celiac ganglia. Acta Neuropathol 1989 ; 78 : 448

Kato T, Hirano A, Shintaku M. Pedunculopontine tegmental nucleus in progressive supranuclear palsy. Neurol Med（Tokyo）1988 ; 29 : 215-216

Kato S, Nakamura H, Otomo E. Reappraisal of neurofibrillary tangles : immunohistochemical, ultrastructural, and immunoelectron microscopical studies. Acta Neuropathol 1989 ; 77 : 258-266

Nishimura M, Namba Y, Ikeda K, Akiguchi I, Oda M et al. Neurofibrillary tangles in the neurons of spinal dorsal root ganglia of patients with progressive supranuclear palsy. Acta Neuropathol 1993 ; 85 : 453-457

Wakabayashi K, Hayashi S, Morita T et al. Neurofibrillary tangles in the peripheral sympathetic ganglia of non-Alzheimer elderly individuals. Clin Neuropathol 1999 ; 18 : 171-175

Braak E, Braak H. Neuropathological staging of Alzheimer-related changes. Acta Neuropathol 1991 ; 82 : 239-259

Anerback P. Two new lesions in Alzheimer's disease. Lancet 1983 ; 19 : 1203

Esiri MM, Wilcock GK. The olfactory bulbs in Alzheimer's disease. J Neurol Neurosurg Psychiatry 1984 ; 47 : 56-60

Kovács T, Cairons NJ, Lantos PL. β-amyloid deposition and neurofibrillary tangle formation in the olfactory bulb in ageing and Alzheimer's disease. Neuropathol Appl Neurobiol 1999 ; 25 : 481-491

構造　電顕で Alzheimer 神経原線維変化をみると，前述した正常な神経細胞にみられる microtubule や neurofilament とはまったく異なる構造を示す．縦断面では，一定した太さでなく，約 80 nm ごとに規則的なくびれがみえる（図 48）．この所見は R.D. Terry と M. Kidd により初めて記載され，Alzheimer 神経原線維変化の独特な構造である．この規則的くびれがみえるので **"twisted tubules"** とよばれていた．"twisted tubules" とよばれていても，microtubule がねじれてできたものであるという証明はない．H.M. Wiśniewski と R.D. Terry の説によると，これは 2 本の線維からなる "twisted helix" であるという（Wiśniewski et al 1976）．そして Kidd の提唱した "paired helical filaments"（PHF）という表現が久しく用いられているが，その後さらに模型の変更が報告された（Wiśniewski and Wen 1985）．一方，この規則的くびれは必ずしも 80 nm というわけではなく，相当に幅のある値を示し，時には 50 nm と狭い場合も 80 nm よりはるかに幅の広い場合も認められる．直径は最も広いところで約

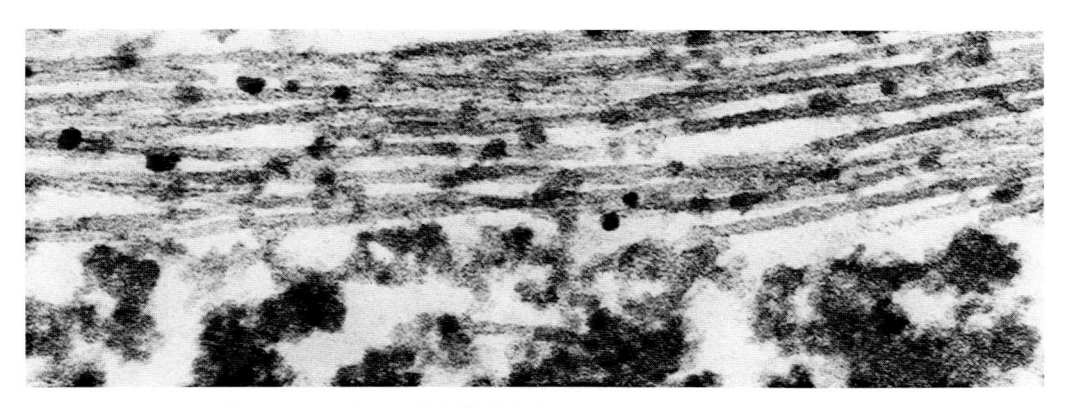

図 53 Alzheimer 神経原線維変化の straight tubules ×128,000

25 nm で最も狭いところでは約 10 nm である。Alzheimer 神経原線維変化のくびれは，その存在すら判定しにくい場合が少なくない。時として縦断面は，くびれのない約 15 nm の真っすぐな管状構造を示す場合もあり（図 53），場所によっては，ほとんどの Alzheimer 神経原線維が，この真っすぐな管状線維（straight tubules）の束からなることも，しばしば認められる（Hirano et al 1968 ; 小柳 1974）。一般に Alzheimer 神経原線維変化の末期に相当する hematoxylin に青く染まらず eosin で赤くみえる神経原線維変化の密集する場所では，くびれがはっきりしない線維が大部分を占める。Alzheimer 神経原線維変化には，一般によく知られているくびれをもつ型のほかに，くびれをもたない型の線維の存在することは近年しだいに広く認識されるようになってきた（Ishino et al 1974 ; Gibson et al 1976 ; Shibayama and Kitoh 1978 ; Rudelli et al 1980 ; Yagishita et al 1981 ; Okamoto et al 1983）。こうした 2 種類の Alzheimer 神経原線維変化は大脳皮質のみならず，nbM の大型細胞（中野と平野 1984），脳幹部の神経細胞にも存在する。神経原線維変化は Alzheimer 病や Lewy 小体病の dentate granule cells にも出現するが，この部位に出現する神経原線維変化は PHF ではなく，progressive supranuclear palsy に認められる straight tubular structure と類似性があると記載されている（Wakabayashi et al 1997）。このことは免疫組織染色や化学分析の検索にも考慮されるべきことである。横断面では，円形で中央部に濃く染まる central density がみえることがある。直径は一定せず相当の相違があるが，平均して約 15 nm である。なお，曲がった半円状にみえることも多い。この Alzheimer 神経原線維変化の電顕像は，まったく特有なもので，現在のところ同一構造のものはほかの細胞にもみられないので，電顕像だけでも診断可能である。同変化は，今のところ，ヒトにだけみられ，特殊な動物の特殊な神経細胞に記載されている PHF といわれる線維はくびれが狭く，50 nm 以上のものは報告されていない（van den Bosch et al 1984）。aged bear の hippocampus 神経細胞内の PHF 抗体陽性線維は，電顕上少し曲がった straight filament であり，通常の PHF でみられるくびれ構造は認められなかったと記載されている（Cork et al 1988）。動物実験でつくることにはだれも成功していない。Alzheimer 神経原線維変化は異常に

phosphorylate された tau が主体をなしているといわれる（Kosik 1993）。

　Alzheimer 病で，Alzheimer 神経原線維変化と老人斑は二つの特徴的病変として確認され，一般にこの二つの変化は一緒にとり扱われている。その二つの変化の相互関係を述べた論文は多い。しかし，この変化は必ずしも並行して発生するものではない。その一方の変化のみが著明に現れる疾患も存在する。Guam 島の parkinsonism-dementia complex はその1例であり，Alzheimer 神経原線維変化はきわめて多いが，老人斑は原則としてない。Alzheimer 病で，Alzheimer 神経原線維変化が出現する場所と，老人斑が出現する場所は，必ずしも同じであるとは限らず，とくに大脳皮質下核や，脳幹の諸核では，神経原線維変化は多数出現するのに対し，典型的老人斑は少数しか認められないか，またはほとんど出現しない場所もある。nucleus basalis of Meynert（nbM），黒質，青斑などはこれに相当する。

　Alzheimer 神経原線維変化と amyloid は，それぞれの出現する疾患，場所，そして電顕上の構造の違いがある。しかし，その物理学的所見の共通性から，これらの出現する脳疾患をまとめて cerebral β-amyloid disease とみなす研究者もある（Castaño and Frangione 1988）。anti-amyloid β/A4 protein 抗体は Guam 島の症例の神経原線維変化にも陽性であることが記載されている（Guiroy et al 1993）。そしてこの沈着は extracellular の tangles にみられている（Schwab et al 1995）。ApoE は astrocyte で合成され，amyloid と extracellular tangles に沈着する（山口 1996）。

　神経細胞体内の Alzheimer 神経原線維変化のほかに neuropil thread，curry fiber さらに Braak の argyrophilic grain（Martinez-Lage and Munoz 1997）とよばれる異常な構造が Alzheimer 病や progressive supranuclear palsy などの dementia の症例の neuropil に出現する。これは Gallyas 染色や種々の免疫染色法により認められ，それらについてはそれぞれの変性疾患の病理所見の記述を参照されたい。さらに Alzheimer 神経原線維変化は後述する老人斑にもみられる。

　Alzheimer 病や Guam 島の parkinsonism-dementia complex に出現する hyperphosphorylated tau 蛋白は tau 55，64 および 69 をもち triplet とよばれる。一方 progressive supranuclear palsy の場合には神経原線維変化は tau 64 と 69 をもち，tau doublet とよばれる（Buee-Scherrer et al 1995）。

　最近の研究によると Alzheimer 神経原線維変化は paired helical filaments でなく twisted ribbon であると記載されている（Pollanen et al 1997）。さらに scanning electron microscopy による Alzheimer 神経原線維変化のねじれの像が報告されている（Ito and Yagishita 1998）。

　tau 蛋白の病理については最近の総説を参照されたい（小森 1999；Tolnay and Probst 1999；特集 2002）。

文献

Terry RD. The fine structure of neurofibrillary tangles in Alzheimer's disease. J Neuropathol Exp Neurol

1963 ; 2 : 629-642

Kidd M. Paired helical filaments in electron microscopy in Alzheimer's disease. Nature 1963 ; 197 : 192-193

Kidd M. Alzheimer's disease : an electron microscopic study. Brain 1964 ; 87 : 307-320

Wiśniewski HM, Narang HK, Terry RD. Neurofibrillary tangles of paired helical filaments. J Neurol Sci 1976 ; 27 : 173-181

Hirano A, Dembitzer HM, Kurland LT, Zimmerman HM. Fine structure of some intraganglionic alterations. J Neuropathol Exp Neurol 1968 ; 27 : 167-182

小柳新策. 老人痴呆脳の電子顕微鏡的観察. Neurofilaments の twisted tubule への転換および Pick 小体と Alzheimer 原線維変化の関連性について. 神経進歩 1974 ; 18 : 77-87

Ishino H, Higashi H, Kuroda S, Yabuki S, Hayahara T, Otsuki S. Motor nuclear involvement in progressive supranuclear palsy. J Neurol Sci 1974 ; 22 : 235-244

Gibson PH, Stones M, Tomlinson BE. Senile changes in the human neocortex and hippocampus compared by the use of the electron and light microscopes. J Neurol Sci 1976 ; 27 : 389-405

Shibayama H, Kitoh J. Electron microscopic structure of the Alzheimer's neurofibrillary changes in case of atypical senile dementia. Acta Neuropathol 1978 ; 41 : 229-234

Rudelli R, Welch P, Ambler SM. Neurofibrillary ultrastructure in post-traumatic premature Alzheimer's disease. J Neuropathol Exp Neurol 1980 ; 39 : 387

Yagishita S, Ito Y, Nan Wang, Amano N. Reappraisal of the fine structure of Alzheimer's neurofibrillary tangles. Acta Neuropathol 1981 ; 54 : 239-246

Okamoto K, Hirano A, Yamaguchi H, Hirai S. The fine structure of eosinofibrillary tangles. J Clin Electron Microscopy 1983 ; 16 : 77-82

van den Bosch, de Aguilar Ph, Goemaere-Vanneste J. Paired helical filaments in spinal ganglion neurons of elderly rats. Virchows Arch [Cell Pathol] 1984 ; 47 : 217-222

中野今治, 平野朝雄. Nucleus basalis of Meynert. 成人例における電顕の観察. 神経内科 1984 ; 20 : 264-276

Wiśniewski HM, Merz DA, Iqbal K. Ultrastructure of paired helical filaments of Alzheimer's neurofibrillary tangles. J Neuropathol Exp Neurol 1984 ; 43 : 643-656

Wiśniewski HM, Wen GY. Substructures of paired helical filaments from Alzheimer's disease neurofibrillary tangles. Acta Neuropathol 1985 ; 66 : 173-176

Guiroy DC, Miyazaki M, Multhaup G, Fischer P, Garruto RM, Beyreuther K, Masters CL, Simms G, Gibbs CJ, Gajdusek DC. Amyloid of neurofibrillary tangles of Guamanian parkinsonism-dementia and Alzheimer's disease share identical amino acid sequence. Proc Natl Acad Sci USA 1987 ; 84 : 2073-2077

Castaño EM, Frangione B. Biology of disease : human amyloidosis, Alzheimer's disease and related disorders. Lab Invest 1988 ; 58 : 122-132

Kato S, Hirano A, Llena JF et al. Ultrastructural identification of neurofibrillary tangles in the spinal cords in Guamanian amyotrophic lateral sclerosis and parkinsonism-dementia complex on Guam. Acta Neuropathol 1992 ; 83 : 277-282

Kato S, Hirano A, Llena JF, Ohama E. Fine structure of neurofibrillary tangles in nucleus raphe dorsalis in parkinsonism-dementia complex on Guam. Acta Medica 1992 ; 35 : 71-78

Cork LC, Powers RE, Selkoe DJ et al. Neurofibrillary tangles and senile plaques in aged bears. J Neuropathol Exp Neurol 1988 ; 47 : 629-641

Guiroy DC, Mellini M, Miyazaki M et al. Neurofibrillary tangles in Guamanian amyotrophic lateral sclerosis, parkinsonism-dementia and neurologically normal Guamanians contain a 4- to 4.5-kilodalton protein which is immunoreactive to anti-amyloid β/A 4-protein antibodies. Acta Neuropathol 1993 ; 86 : 265-274

Kosik KS. The molecular and cellular biology of tau. Brain Pathol 1993 ; 3 : 39-43

Buee-Scherrer V, Buee L, Hof PR et al. Neurofibrillary degeneration in amyotrophic lateral sclerosis/parkinsonism-dementia complex of Guam : immunochemical characterization of tau proteins. Am J Pathol 1995 ; 146 : 924-932

Schwab C, Steel JC, Akiyama H et al. Relationship of amyloid β/A4-protein to the neurofibrillary tangles in Guamanian parkinsonism-dementia. Acta Neuropathol 1995 ; 90 : 287-298

山口晴保. アルツハイマー病とアポリポタンパクE. 脳神経 1996 ; 48 : 981-990

Pollanen MS, Markiewicz P, Goh MC. Paired helical filaments are twisted ribbons composed of two parallel and aligned components : image reconstruction and modeling of filament structure using atomic force microscopy. J Neuropathol Exp Neurol 1997 ; 56 : 79-85

Wakabayashi K, Hansen LA, Vincent I et al. Neurofibrillary tangles in the dentate granule cells of patients with Alzheimer's disease, Lewy body disease and progressive supranuclear palsy. Acta Neuropathol 1997 ; 93 : 7-12

Martinez-Lage P, Munoz DG. Prevalence and disease associations of argyrophilic grains of Braak. J Neuropathol Exp Neurol 1997 ; 56 : 157-164

Ito Y, Yagishita S. Scanning electron microscopical study of neurofibrillary tangles in a presenile patient with Down's syndrome. Acta Neuropathol 1998 ; 96 : 179-184

Tolnay M, Probst A. Review : tau protein pathology in Alzheimer's disease and related disorders. Neuropathol Appl Neurobiol 1999 ; 25 : 171-187

小森隆司. タウオパチーを病理学的にどう理解するか. Brain Medical 1999 ; 11 : 339-346

特集：タウ蛋白をめぐって. 脳神経 2002 ; 54 : 743-787

3) eosin 好性杆状構造物　eosinophilic rod-like structure（図54～56）

　これは Guam 島の筋萎縮性側索硬化症（ALS）および parkinsonism-dementia complex の Sommer 扇形部に多数存在する Alzheimer 神経原線維変化および顆粒空胞変性を電顕で調べているときにみつかった特殊な crystalloid の構造をもった一種の細胞内封入体である。この封入体の切り方のいかんにより多少の相違があるが，一般には，規則的に重なった細い線状にみえる構造の間に，電子密度の高い点状の物質が規則的に配列され，一見して判別できる特異な像を呈する（図55）。ときには二つの異なった方向に走る多数の線状物質が交差して，ニシンの骨（herringbone）とかイギリス製の粗い洋服の生地を思い起こさせるような所見を示す（図56）。主として神経細胞の突起の中にみられ，ときには神経細胞体の中に現れることもある。Alzheimer 神経原線維変化と入り混じって，同じ方向に走ることもある。この小体は Pick 病の Sommer 扇形部に Pick 小体や granulovacuolar 小体とともにみられ，S.S. Schochet, Jr., P. W. Lampert および R. Lindenberg により **Hirano body**（平野小体）とよばれて以来，その構造が特徴的であるので，文献上，この名称が用いられるようになってきた。この構造物は必ずしも特定の病気に関係したものではなく，Alzheimer 病，Pick 病，Guam 島の疾患，Creutzfeldt-Jakob 病，老人脳など，さまざまの症例にみられるために，診断的意義はないが，その出現する場所がほとんど Sommer 扇形部およびその付近に限られている点が興味深い。本小体は，高齢者には Sommer 扇形部の pyramidal layer に出現するのに対し，より若い中年齢層では，近くの stratum lacunosum（これについては Carpenter's Human Neuroanatomy, 9th ed の 772 頁を参照）に認められる（Ogata et al 1972）。しかし，この Sommer 扇形部の神経細胞内にみられる以外に，まれには神経系のほかの場所にも報告されている。たとえば運動ニューロン疾患の前角細胞，変性疾患の末梢神経内（Atsumi et al 1980），大脳前頭葉皮質の神経細胞，小脳の Purkinje 細胞（小柳 1985 ; Yamamoto and Hirano 1985）などである。なお，ヒトのほかに老年のサルや scrapie に感染した実験動物にもみられる。さらに神経細胞以外に，最近は実験動物の oligodendroglia および末梢神経の Schwann 細胞の inner loop の中によく似た構造のものがみられている（Hirano and Dembitzer 1976）。brindle mice は kinky hair 病の遺伝性動物モデルであるが，その Purkinje 細胞の細胞体と dendrite の中に平野小体が出現する。その過程を追求すると，細い線維が二つの方向から格子状に一定の角度を

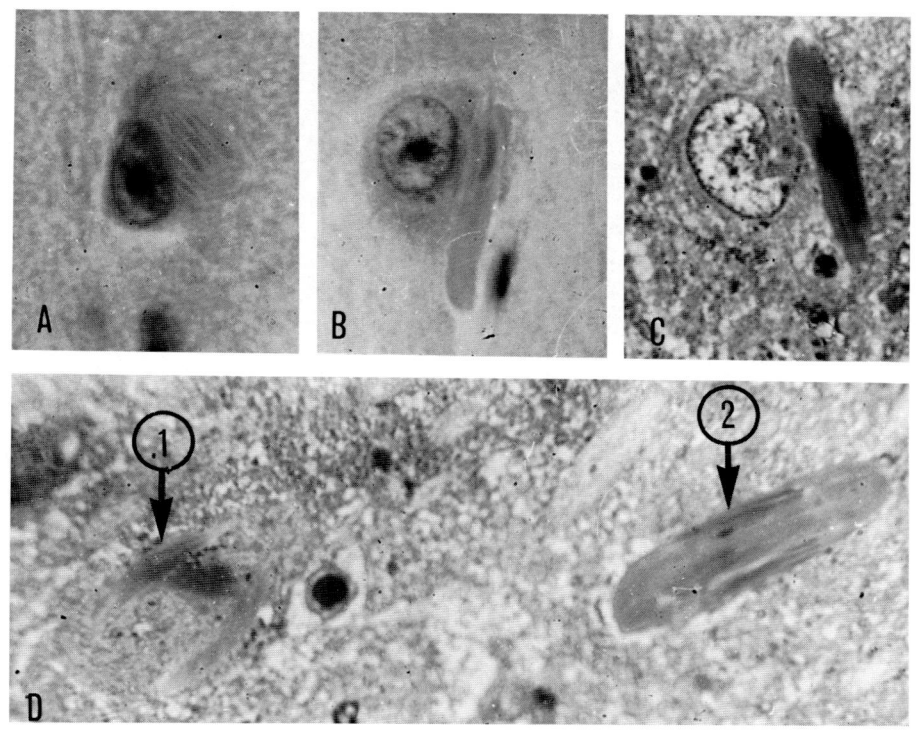

図 54 Sommer 扇形部の eosin 好性杆状構造物（平野小体）×1,000
　　　A. 神経細胞体内
　　　B, C. 神経細胞の近くの別の細胞突起の中
　　　D. ①は細胞核の内部, ②は apical dendrite の中
（Hirano A et al. J Neuropathol Exp Neurol 1968 ; 27 : 167）

もって組み合わされることが報告されている（Peterson et al 1986）。これは従来の説を裏づけるものであるが, その後, デジタル画像処理による構造解析に基づき, 平野小体は線維が一定の規則性をもってコイル状にねじれてできる（helical strand）という説も提唱されている（Mori et al 1986）。さらに本小体は肝性脳症の患者の有髄神経の inner loop の中（Okamoto et al 1982）や那須病の一症例の dystrophic axon の中（414 頁参照）にも記載されている。この小体の原因および構造の確定的なことは, 現在不明である。本小体に似た少数の線維性構造がネズミの死後変化として末梢神経の軸索と Schwann 細胞内に出現することが報告されている（Yagishita et al 1979）。

　本小体は actin 抗体により免疫組織学的に染色される（Goldman 1983）。その後, actin のほかに α-actinin, vinculin および tropomyosin（Metuzals et al 1983 ; Galloway et al 1987）も平野小体に存在すること, さらに, F-actin に特有な親和性をもつ phalloidin により蛍光を発することから本小体の中の actin は soluble な globular monomer（G-actin）ではなく, polymer の F-state であることが報告された（Galloway et al 1987）。さらに平野小体は MAPs（Peterson et al 1988）, neurofilament（Schmidt et al 1989）および tau 蛋白（Galloway et

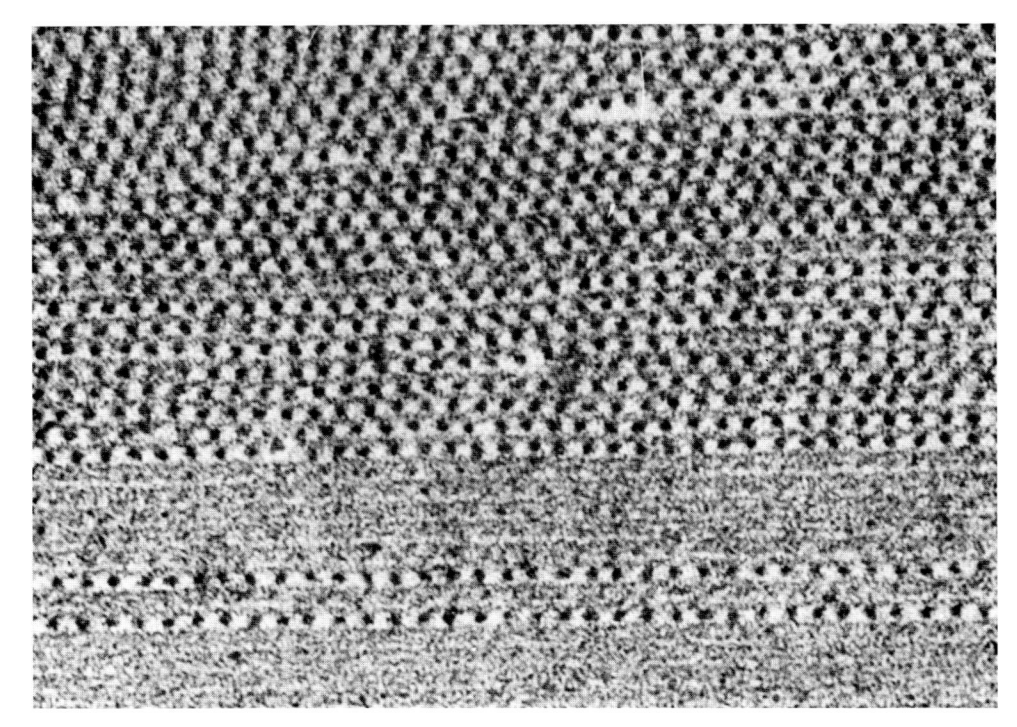

114   2. 細胞からみた神経病理学

図 55　eosin 好性杆状構造物（平野小体）　×213,300
(Hirano A et al. J Neuropathol Exp Neurol 1968 ; 27 : 167)

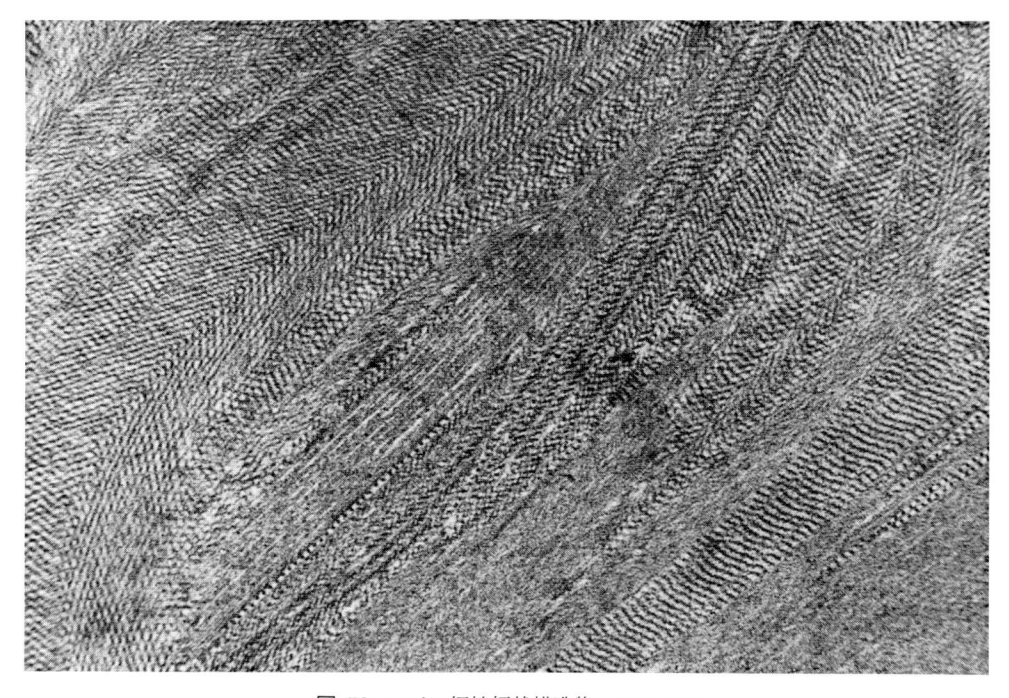

図 56　eosin 好性杆状構造物　×75,000
(Hirano A. NINDB Monograph No 2, Slow, Latent and Temperate Virus Infections. 1965 : 23)

al 1987) の epitopes も含むといわれている．現在では平野小体は，Alzheimer 神経原線維変化や granulovacuolar degeneration とともに神経細胞の線維成分の異常形成とみなされ，その形成場所および移動が追求されている．一方，神経細胞以外のさまざまの細胞の細胞体や核の内部にも類似した構造物が認められている．核内に actin filament が存在することも報告されている（Welch and Suhan 1985）．

　光顕では H.E. 染色でみるのが最もよい．ほかのいかなる特殊染色よりも容易に判別できる．eosin 好性で，杆状または切り方によっては楕円形を呈し，crystalloid の光沢があるが，明瞭な重屈折はないようである．光顕では，そのみえるままの表現を用いて，eosin 好性杆状構造物と記載している（図54）．平野小体について興味のある読者は，その review（Hirano 1994）および最近の知見についての文献を参照されたい．

文献

Hirano A. Pathology of amyotrophic lateral sclerosis. In : Gajdusek DC, Gibbs CJ Jr, Alpers M, eds. Slow, Latent, and Temperate Virus Infections, NINDB Monograph No 2. Washington, DC : National Institutes of Health, 1965 : 23-36

Ogata J, Budzilovich GN, Cravioto H. A study of rod-like structures (Hirano bodies) in 240 normal and pathological brains. Acta Neuropathol 1972 ; 21 : 61-67

Hirano A, Dembitzer HM, Zimmerman HM. The fine structure of phosphotangustic acid stained neuropathologic tissue. Acta Neuropathol 1973 ; 26 : 265-272

Hirano A, Dembitzer HM. Eosinophilic rod-like structure in myelinated fibers of hamster spinal roots. Neuropathol Appl Neurobiol 1976 ; 2 : 225-232

Gibson Ph, Tomlinson BE. Numbers of Hirano bodies in the hippocampus of normal and demented people with Alzheimer's disease. J Neurol Sci 1977 ; 33 : 199-206

Llena JF, Hirano A. Abundant eosinophilic rod-like structure in subacute spongiform encephalopathy. J Neuropathol Exp Neurol 1979 ; 38 : 329a

Yagishita S, Itoh Y, Nakano T, Ono Y, Amano N. Crystalloid inclusions reminiscent of Hirano bodies in autolyzed peripheral nerve of normal Wister rats. Acta Neuropathol 1979 ; 47 : 231-236

Atsumi T, Yamamura Y, Sato T, Ikuta F. Hirano bodies in the axon of peripheral nerves in a case with multisystemic involvements. Acta Neuropathol 1980 ; 49 : 95-100

Okamoto K, Hirai S, Hirano A. Hirano bodies in myelinated fibers of hepatic encephalopathy. Acta Neuropathol 1982 ; 58 : 308-310

Goldman JE. The association of actin with Hirano bodies. J Neuropathol Exp Neurol 1983 ; 42 : 146-152

Metuzals J, Montpetit V, Clapin DF, Nelson RF. Filamentous arrays reminiscent of tropomyosin crystals in Hirano bodies of Alzheimer's disease. In : Bailey GW, ed. Proc 41st Anu Mtg, Electron Microscopic Society of America, San Francisco Press, 1983 : 532-533

小柳新策．神経細胞の病理学的変化．現代病理学大系，23A 神経疾患 I．東京：中山書店，1985 : 35

Yamamoto T, Hirano A. Hirano bodies in the perikaryon of the Purkinje cell in a case of Alzheimer's disease. Acta Neuropathol 1985 ; 67 : 167-169

Cartier L, Gálvez S, Gajdusek DC. Familial clustering of the ataxic form of Creutzfeldt-Jakob disease with Hirano bodies. J Neurol Neurosurg Psychiatry 1985 ; 48 : 234-238

Welch W, Suhan JP. Morphological study of the mammalian stress response : characterization of changes in cytoplasmic organelles, cytoskeleton, and nucleoli, and appearance of intranuclear actin filaments in rat fibroblasts after heat-shock treatment. J Cell Biol 1985 ; 101 : 1198-1211

Peterson C, Suzuki K, Kress Y, Goldman JE. Abnormalities of dendritic actin organization in the brindled mouse. Brain Res 1986 ; 382 : 205-212

Nagara H, Doi H, Iwaki T, Kuramitsu M, Tateishi J. Intracytoplasmic inclusion of Hirano type in Purkinje cells. Clin Neuropathol 1986 ; 5 : 131-133

Mori H, Tomonaga M, Baba N, Kanaya K. The structure analysis of Hirano bodies by digital processing on electron micrographs. Acta Neuropathol 1986 ; 71 : 32-37

平野朝雄. 平野小体. Clinical Neuroscience 1986 ; 4 : 360-361
Ho K-L, Allevato PA. Hirano body in an inflammatory cell of leptomeningeal vessel infected by fungus paecilomyces. Acta Neuropathol 1986 ; 71 : 159-162
Galloway PG, Perry G, Gambetti P. Hirano body filaments contain actin and actin-associated proteins. J Neuropathol Exp Neurol 1987 ; 46 : 185-199
Doering LC, Aguayo AJ. Hirano bodies and other cytoskeletal abnormalities develop in fetal rat CNS grafts isolated for long periods in peripheral nerve. Brain Res 1987 ; 40 : 178-184
Galloway PG, Perry G, Kasik K, Gambetti P. Hirano bodies contain tau protein. Brain Res 1987 ; 403 : 337-340
Peterson C, Kress Y, Vallee R, Goldman JE. High molecular weight microtubule-associated proteins bind to actin lattices. Acta Neuropathol 1988 ; 77 : 168-174
Schmidt ML, Lee VM-Y, Trojanowski JQ. Analysis of epitopes shared by Hirano bodies and neurofilament proteins in normal and Alzheimer's disease hippocampus. Lab Invest 1989 ; 60 : 513-522
Hirano A. Hirano bodies and related neuronal inclusions. Neuropathol Appl Neurobiol 1994 ; 20 : 1-11
Mitake S, Katada E, Otsuka N et al. Possible implication of hippocampal cholinergic neurostimulating peptide (HCNP)-related components in Hirano body formation. Neuropathol Appl Neurobiol 1996 ; 22 : 440-445
Jordan-Sciutto K, Dragich J, Walcott D, Bowser R. The presence of FAC 1 protein in Hirano bodies. Neuropathol Appl Neurobiol 1998 ; 24 : 359-336
Lee SC, Zhao ML, Hirano A, Dickson DW. Inducible nitric oxide synthase immunoreactivity in the Alzheimer disease hippocampus : association with Hirano bodies, neurofibrillary tangles, and senile plaques. J Neuropathol Exp Neurol 1999 ; 58 : 1163-1169

付〕 平野小体類似の封入体

　平野小体とは，光顕上異なるが免疫組織学上やや共通した反応を呈する今までに報告されていない封入体が記載された。Leigh syndrome に相当する病理像を示した子供の一症例の脳と脊髄のほとんどすべての神経細胞内に 11 μm までの大きさをもつ卵型の封入体が見出された。この封入体は通常の方法でははっきりとした染色性をもたず，電顕では corpora amylacea を思わせるような像を呈する。この小体は tropomyosin 強陽性であるが，actin には弱陽性で，α-actinin や neurofilament には陰性である。

文献

Lew EO, Rozdilsky B, Munoz DG, Perry G. A new type of neuronal cytoplasmic inclusion : histological, ultrastructural, and immunocytochemical studies. Acta Neuropathol 1989 ; 77 : 599-604

6. ミトコンドリア

　神経細胞のミトコンドリア mitochondria はほかの細胞のミトコンドリアと基本的には同様である。一般に，ミトコンドリアの大きさや形は神経細胞のどこにあるのかで，また神経細胞の型により異なる。通常，細胞体内のミトコンドリアはソーセージ型で約 0.1μm の幅で 1.0μm の長さをもつ。ミトコンドリアは軸索や樹状突起の中では著しく細長い形をとるが，シナプスの末端では球状をなす傾向をもつ。ミトコンドリアは spines の中には存在しない。一般に細長いミトコンドリアは細長い柵のような cristae をもっている。ほかの組織と同様に，ミトコンドリアは電子密度の高い matrix granules を有し，これは calcium phosphate の集積と関係

がある。ミトコンドリアは他の細胞内小器官と同様に移動性構造物である。

ミトコンドリアの内膜と外膜の間に規則的に配列された構造物が, amyotrophic lateral sclerosis (ALS) の前角細胞に認められ, さらに control の症例にもあることがわかり, 剖検症例に伴う artifact とされている。これによく似た所見がミトコンドリアの外膜の周囲に規則的に短い突起が配列することにより出現する。これを stubby mitochondria とよんだ（日下, 平野 1985）。やはり ALS の前角細胞および control にみられている。

病変の場合にはミトコンドリアもさまざまな変化を呈することがある。たとえば, kinky hair disease では Purkinje 細胞の細胞体内のミトコンドリアはその大きさも数も著しく増加する（図57, 58）(Ghatak et al 1972 ; Yajima and Suzuki 1979)。Waller 変性の場合に軸索中に局所的にミトコンドリアが増加することはよく知られている（図58）。ミトコンドリアが膨れ上がったり, 空胞を形成することは虚血などでよくみられる変化であるが, これは組織を固定するときの artifact でもあるので, その解釈には注意を要する。ある種の病変では, 石灰質と思われる大きな電子密度の高い小体がミトコンドリアの基質に増加する場合がある（図57）。Gunn rat では glycogen 顆粒が認められている（Jew and Williams 1977）。ある種の軸索の変性過程ではミトコンドリアが縮小し, より黒ずんだ基質を呈する。そのほか, 加齢のネズミの脊髄後根神経節の神経細胞にさまざまなミトコンドリアの変化がみられることが記載されている（Vanneste et al 1981）。ヒトの黒質や青斑（Sekiya et al 1982）および脊髄後根神経節（佐々木, 平野 1983）の神経細胞の中に小さな好酸性顆粒が認められることがあるが, その場合ミトコンドリアの基質に沈着した物質がそれに相当する場合がある。最近, superoxide dismutase 1 (SOD1) の mutation を伴った familial amyotrophic lateral sclerosis の transgenic mice の中で異常な vacuolation が脊髄前角細胞に認められることがあり, その vacuolation はミトコンドリアにとくによく出現することが報告されている（447頁参照）。この場合, ミトコンドリアの内膜と外膜が局所的に離れる所見が認められる。最近ではさまざまなミトコンドリアに対する抗体が作製され, それを用いた免疫染色による研究が行われている。

文献

Ghatak NR, Hirano A, Poon TP, French JH. Trichopoliodystrophy. II. Pathological changes in skeletal muscle and nervous system. Arch Neurol 1972 ; 26 : 60-72

Yajima K, Suzuki K. Neuronal degeneration in the brain of the brindled mouse. An ultrastructural study of the cerebral cortical neurons. Acta Neuropathol 1979 ; 45 : 17-25

Jew JY, Williams TH. Ultrastructural aspects of bilirubin encephalopathy in cochlear nuclei of the Gunn rat. J Anat 1977 ; 124 : 599-614

Vanneste J, van den Bosch, de Aguilar Ph. Mitochondrial alterations in the spinal ganglion neurons in the aging rats. Acta Neuropathol 1981 ; 54 : 83-87

Sekiya S, Tanaka M, Hayashi S et al. Light and electron-microscopic studies of intracytoplasmic acidophilic granules in the human locus ceruleus and substantia nigra. Acta Neuropathol 1982 ; 56 : 78-80

佐々木彰一, 平野朝雄. 後根神経節細胞にみられる好酸性顆粒の検討. 神経内科 1983 ; 19 : 263-268

日下博文, 平野朝雄. Stubby mitochondria. 神経内科 1985 ; 23 : 96-98

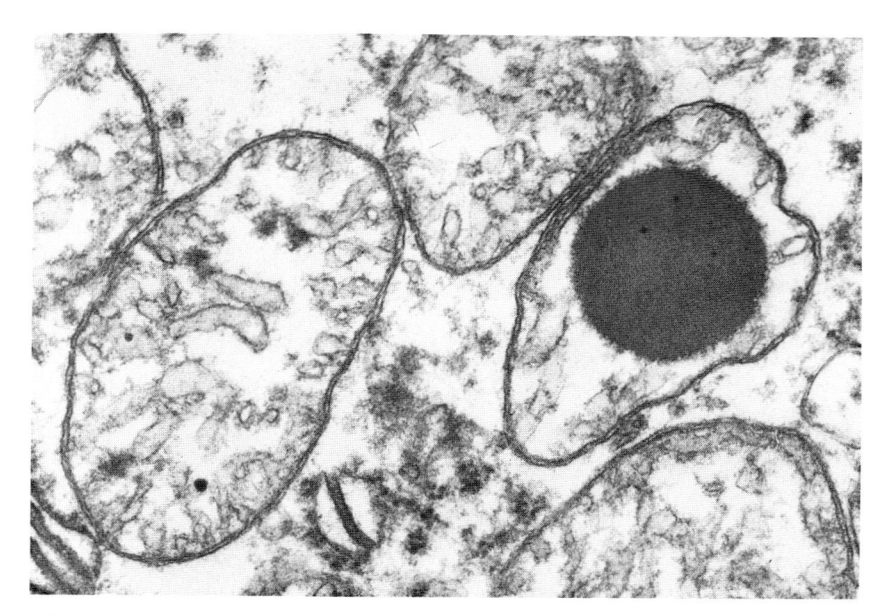

図 57 kinky hair disease の Purkinje 細胞内の大きなミトコンドリア。大きな粒子が一つミトコンドリアの中にみえる。　×41,000
(Hirano A et al. Arch Neurol 1977 ; 34 : 52)

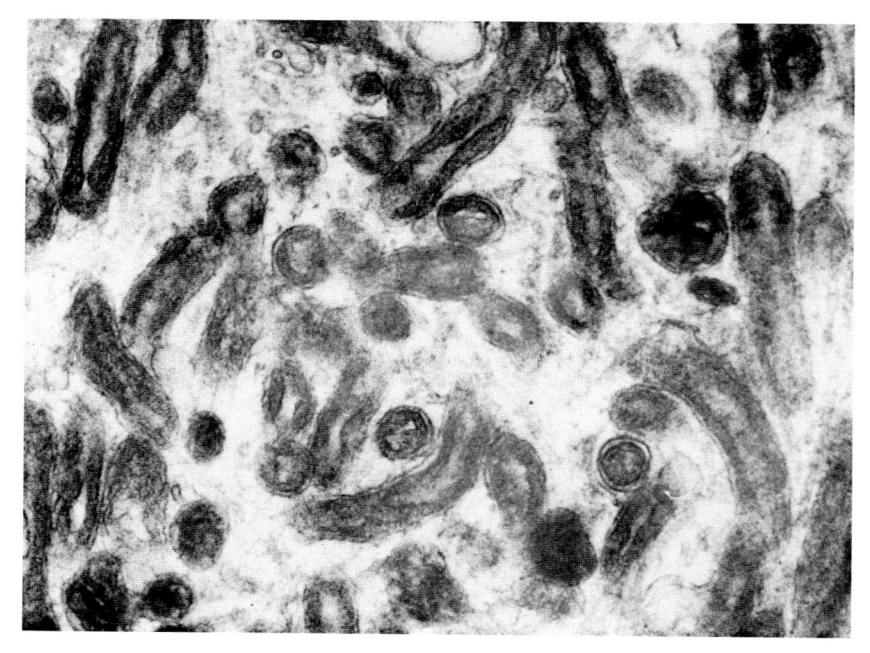

図 58 軸索の中の萎縮したミトコンドリア。cyanide 中毒のネズミの慢性期の大脳白質。前図と同じ拡大である。　×45,000
(Hirano A et al. J Neuropathol Exp Neurol 1971 ; 30 : 325)

付〕 ミトコンドリア病（ミトコンドリア脳筋症）

　ミトコンドリアの異常が骨格筋以外に，心筋，中枢神経系，末梢神経系，その他の臓器に認められる疾患があり，ミトコンドリア病あるいはミトコンドリア脳筋症といわれる。ミトコンドリアの一次的エネルギー代謝異常による疾患群である。臨床的特徴から分類すると，Kearns-Sayre syndrome (KSS), myoclonus epilepsy with ragged-red fibers (MERRF)および mitochondrial encephalomyopathy, lactic acidosis and stroke-like episodes (MELAS) の3大病型のほかにLeigh disease, Leber optic neuropathy, mitochondrial neurogastrointestinal encephalomyopathy (MNGIE)や neuropathy, ataxia, retinitis pigmentosa (NARP)などが知られており，それぞれミトコンドリアDNAの変異が明らかにされている。詳細は成書を参考にされたい。

文献

埜中征哉. ミトコンドリア病（脳筋症）. 臨床のための筋病理, 第2版. 東京：日本醫事新報社, 1993：119-140
Hirano M, Silvestri G, Blake DM et al. Mitochondrial neurogastrointestinal encephalomyopathy (MNGIE): clinical, biochemical, and genetic features of an autosomal recessive mitochondrial disorder. Neurology 1994；44：721-727
Nishino I, Spinazzola A, Hirano M. Thymidine phosphorylase gene mutations in MNGIE, a human mitochondrial disorder. Science 1999；283：689-692
Sparaco M, Bonilla E, DiMauro S, Powers JM. Neuropathology of mitochondrial encephalomyopathies due to mitochondrial DNA defects. J Neuropathol Exp Neurol 1993；52：1-10
Nishioka H, Ito H, Hirano A et al. Immunese-superoxide dismutase in the adenohypophysis. Histochem J 1998；30：231-236

7. 神経細胞体内封入体

　神経細胞の細胞体の中に種々の病的産物が過剰に蓄積されることは chromatolysis, lipofuscin, 神経原線維変化などの項ですでに述べた。ここでは神経細胞体内封入体 intracytoplasmic inclusions とよばれて，昔からよく知られている Pick 小体, Lewy 小体, Lafora 小体, Negri 小体について述べ，さらに近年注目されてきた種々の封入体を追加する。

a. Pick 小体 Pick body （図59）

　Pick 病と，後述する Binswanger 病は，元来，臨床像と肉眼的脳所見に基づいて下された診断名である。光顕的所見はほかの学者により後から追加された。

　Pick 病の限局性（または葉性）脳萎縮 lobar atrophy の大脳病変に関する光顕的検査は Alzheimer によりなされ，Bielschowsky 法により染め出された球状の嗜銀性細胞体内封入体を図解で示し，Alzheimer は**神経原線維変化**とよんだ。すなわち Alzheimer 病にみられた Alzheimer 神経原線維変化とは違った所見をもっているのにもかかわらず，同じ言葉が使用されている。

　Pick 病は有名な病気であるが，現在まで Montefiore Medical Center の膨大な集積症例中に1例もない。これは同施設が精神病院でない点もあるが，とにかく本病はまれである。偶然に L.J. Rubinstein より典型的症例の脳を検査できる機会を得，初めて Pick 嗜銀性の小体

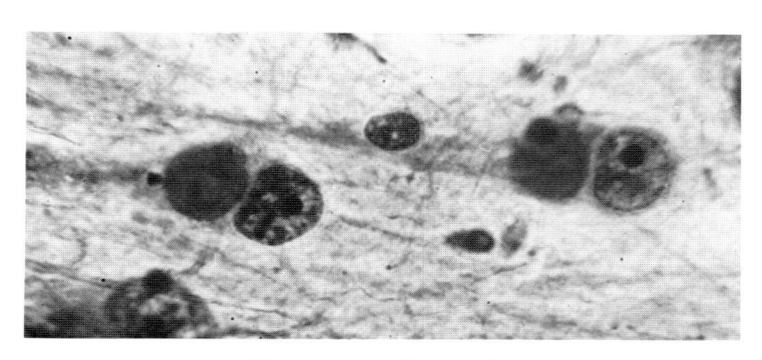

図 59 Pick 小体（銀染色）

を染めてみることができた。その後，ほかの研究室からの数例の標本も調べることができた。
　lobar atrophy を示す症例のすべてに Pick 小体がみられるわけではなく，Pick 小体のない症例も少なくないことは留意すべきことである。Pick 小体の存在する症例では Pick 小体は von Braunmühl らの銀染色では黒く染まり，だいたいにおいて球状をなし，その大きさはほぼ核の大きさに相当しているために，一見して核が二つ細胞にあるようにみえる。一つの細胞につき1個みられ，通常，核からは少し離れてapical dendrite の方に位置している。例外として locus ceruleus には数個の小体が認められる（Forno et al 1989；Feany et al 1996）。一方 Pick 病の locus ceruleus に Pick 小体と atypical Lewy 小体の共存も報告されている（Takauchi et al 1995）。H.E. 染色では淡い青色にみえる。Pick 小体の内外には，顆粒空胞変性が存在することが多い。ある学者によると，Pick 小体の中にある顆粒空胞変性はほかのものと違い，嗜銀性がないとのことである。Pick 小体や顆粒空胞変性がみられる場合には，同じ場所に平野小体もみられる。Pick 小体はとくに Sommer 扇形部およびその付近の錐体神経細胞に認めやすい。しかし，付近の fascia dentata に存在する多数の小さい神経細胞にもそれぞれ1個ずつ小さな Pick 小体が入っている。この Pick 小体のみられる Ammon 角は，比較的変化の軽度な部分であることは注目すべきことである。ほかの部分は神経細胞の消失が顕著である。Pick 小体は olfactory bulb などにも認められ（Yoshimura 1988），その分布は広く，Alzheimer 神経原線維変化の分布とよく似ているが，pontine nucleus および medulla の arcuate nucleus の神経細胞にも出現する（Yoshimura 1989）。
　電顕で Pick 小体を検査するのはだいたい formalin に保存された脳に限られていた。小体は限界膜をもたぬ微細な fibro-granular な物質が集積していて，その構成物質の判定は容易でない。ただし，その中にはなんら特殊な crystalloid の物質は存在しない。しかし，S.S. Schochet らは1例の Pick 病を検査して，Pick 小体は Alzheimer 神経原線維変化が集積しているとの所見を発表している。この症例は著者もその光顕標本をみせてもらうことができたが，珍しいことに，Pick 小体を含む神経細胞と，典型的な Alzheimer 神経原線維変化をもっている神経細胞とが Sommer 扇形部に混在していた。

その後，Pick 小体の電顕について Oyanagi は Pick 病の一症例において，Pick 小体の中に存在する線維性物質は，正常な神経細胞の 10 nm neurofilament や microtubule と異なり，Alzheimer 神経原線維変化に見られる straight tubule と同様な管状構造であると記載している。Munoz-Garcia と Ludwin (1984) および Kato と Nakamura (1990) も Pick 小体の電顕像を報告している。彼らによると，Pick 小体を構成している線維は 15 nm 径の真っすぐな線維と約 160 nm の周期性 (Alzheimer 原線維変化の 2 倍) を有するねじれた線維とからなっていて，ごくまれには両者が移行している像もみられる。これらの線維にはさらに，ribosome 様の顆粒物質が付着していることもある。generalized variant では ribosome の量が多く，Nissl 染色でも染まる傾向が強いという。日下は，この小体は Pick 小体というより basophilic inclusion (後述) ではないかとの見解をもっている。Pick 小体の 走査電顕 の所見も記載されている (Itoh et al 1997)。最近 Rasool と Selkoe は Alzheimer 神経原線維変化と Pick 小体とが，特殊な抗原を共有することを免疫組織学的に報告している。すなわち，両方とも，tau 蛋白，paired helical filament および ubiquitin の抗体に陽性に染まる。phosphorylated neurofilament の抗体にも陽性であるという報告もある。

文献

Schochet SS Jr, Lampert PW, Lindenberg R. Fine structure of the Pick and Hirano bodies in a case of Pick's disease. Acta Neuropathol 1968 ; 11 : 330-337

Oyanagi S. Ultrastructural characteristics of the Pick, as compared with those of the neurofibrillary changes in Alzheimer's disease and progressive supranuclear palsy. In : Hirano A, Miyoshi K, eds. Neuropsychiatric Disorders in the Elderly. Tokyo : Igaku-Shoin, 1983 : 118-126

Munoz-Garcia D, Ludwin SK. Classic and generalized variants of Pick's disease : a clinicopathological, ultrastructural, and immunocytochemical comparative study. Ann Neurol 1984 ; 16 : 467-480

Rasool CG, Selkoe DJ. Sharing of specific antigens by degenerating neurons in Pick's disease and Alzheimer's disease. N Engl J Med 1985 ; 312 : 700-705

Yoshimura N. Olfactory bulb involvement in Pick's disease. Acta Neuropathol 1988 ; 77 : 202-205

Yoshimura N. Topography of Pick body distribution in Pick's disease : a contribution to understanding the relationship between Pick's and Alzheimer's disease. Clin Neuropathol 1989 ; 18 : 1-6

Murayama S, Mori H, Ihara Y, Tomonaga M. Immunocytochemical and ultrastructural studies of Pick's disease. Ann Neurol 1990 ; 27 : 394-405

Kato S, Nakamura H. Presence of two different fibril subtypes in the Pick body : an immunoelectron microscopic study. Acta Neuropathol 1990 ; 81 : 125-129

Forno LS, Eng LE, Selkoe DJ. Pick bodies in the locus ceruleus. Acta Neuropathol 1989 ; 79 : 10-17

Takauchi S, Yamauchi S, Morimura Y et al. Coexistence of Pick bodies and atypical Lewy bodies in the locus ceruleus neurons of Pick's disease. Acta Neuropathol 1995 ; 90 : 93-100

Feany MB, Mattiace LA, Dickson DW. Neuropathologic overlap of progressive supranuclear palsy, Pick disease and corticobasal degeneration. J Neuropathol Exp Neurol 1996 ; 55 : 53-67

Itoh Y, Inoue M, Amano N, Yagishita S. Three dimensional analysis of abnormal filaments of Pick's disease by scanning electron microscopy. Neuropathol Appl Neurobiol 1997 ; 23 : 326-330

b. Lewy 小体 Lewy body (図 60)

Lewy 小体は，1912 年に Lewy により Parkinson 病の症例の無名質 substantia innominata と dorsal motor nucleus of the vagus に初めて記載された。無名質は nucleus basilaris, また

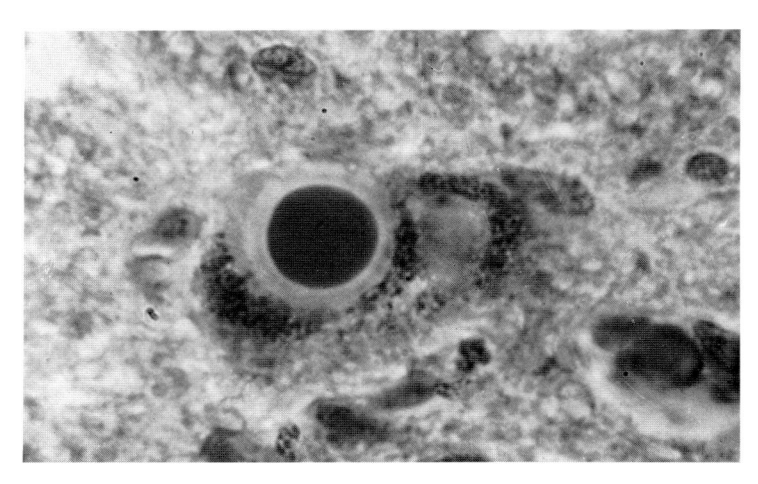

図 60　Lewy 小体　Masson 染色（図 32 E 参照）

は, nucleus basalis of Meynert ともよばれ, 淡蒼球の基底部にある神経核である。Lewy 小体は現在では主として Parkinson 病の神経細胞変化の代表的表現として用いられ, ことに, 黒質と青斑が好発部位である。しかしそのほかにも, 大脳皮質, amygdaloid nucleus, 第十脳神経の背側核や, ほかの脳幹や脊髄の神経細胞をはじめ, 脊髄後根神経節や末梢交感神経節にも認められる。最近 Lewy 小体が Parkinson 病の一症例において Betz 細胞に初めて記載された (Wakabayashi et al 2003)。

　長い間, Parkinson 病の病理所見は, 主として基底核, とくに淡蒼球であると主張されていた。1954 年に J.G. Greenfield と F.D. Bosanquet が病変は黒質と青斑を主体とする脳幹に顕著であり, 淡蒼球の所見は正常脳のそれにみられる範囲を出ないことを発表した。さらに Lewy 小体は Parkinson 病にみられるのに対し, 神経原線維変化は脳炎後 parkinsonism に出現することを強調した。さらに正常脳にはそのいずれの変化もみられなかったと発表した。この所見は, Parkinson 病の臨床像と, 細胞病変を関連させ, さらにその病因すら暗示できるものとして, 多くの追試が行われた。その結果, 現在のところ, 一般にこの論文の主旨は裏づけられている。しかし, 相当の例外も指摘されている。たとえば, 正常の老人にも少数の Lewy 小体がみられることがあり, ときには神経原線維変化も認められる。一般に, 老人には多少とも parkinsonism の像がみられるから不思議ではない。さらに脳炎後 parkinsonism の臨床診断のある患者に必ずしも神経原線維変化がみられるとはかぎらず, かえって Lewy 小体が認められる症例すらある。その逆の例もある。1914 年より 1926 年ころまでに流行した Economo 脳炎を約 80 年の病歴をさかのぼって確かめることは難しい。一般に脳炎後 parkinsonism の診断は, 脳炎罹患後, 久しくして parkinsonism が若年に出現し, 眼球回転発作 oculogyric crisis を伴うことが多いことなどに基づいている。脳炎後の parkinsonism については, 興味ある review を参照されたい（原田 1997）。

　Lewy 小体は Nissl 標本ではその部分が抜けて染まらず見逃す。しかし, H.E. 染色では明

白に認められ，ほかの特別な染色はその診断上からは不必要である．神経細胞体内，またはその突起すなわち，軸索および樹状突起の基部に一つかまたは数個の封入体として認められる．大きさはさまざまで，eosin に赤く染まり，一見して球状または杆状の構造物が，その周囲に明るくみえる暈 halo に囲まれて，周囲の細胞体とは明白に区別できる．時には同心円的に美しい輪が幾重にもみえることもある．多くの場合，切片標本では，丸くみえるので，球状と信じられているが，Lewy の原著の図解で，dorsal motor nucleus of vagus では太い杆状の構造物が細胞体内を曲がりくねって走っていることを明白に記載している．

　Lewy 小体は出現する神経細胞により多少異なった構造を示す．黒質と青斑の melanin 含有細胞では同心円状になることが多い．しかし，視床下部，nucleus basalis of Meynert, dorsal motor nucleus of the vagus, 脊髄の intermedio-lateral nucleus, sympathetic ganglia などに出現する Lewy 小体は神経細胞突起内にも伸展する傾向があり，球状というよりも紐状になりやすい．大脳皮質にみられるものは後述するとおり球状である．

　Lafora 小体は Nissl 染色で強く染まるので判別は容易である．また Pick 小体は H.E. 染色でうす青く染まるので区別できる．Lewy 小体は，Masson 染色では中央の芯部は真っ赤に（図32E 参照），また Holzer 染色では美しい青色に染まる．Lewy 小体は ubiquitin (Kuzuhara 1988；Dickson et al 1989；Manetto et al 1989) および α-synuclein (Irizarry et al 1998；Baba et al 1998；岩坪 1999) の抗体に陽性に反応する．現在，Lewy 小体の検索には ubiquitin より家族性 Parkinson 病で遺伝子異常が明らかにされた α-synuclein の方が精度が高いと考えられている (Gómez-Tortosa et al 2000)．さらに本小体は neurofilament の抗体にも染まる (Goldman 1983；Forno et al 1986)．しかし tau は陰性である (Galloway et al 1988)．

　電顕では P.E. Duffy と V.M. Tennyson が剖検例の黒質にある Lewy 小体を記載し，その後 S. Roy らにより追試確認されている．Lewy 小体の芯部は約 90Å の線維が密につまり，その走行は一定せず塊となっている．周辺部はこの線維が放射状に散在しているが，光顕で想像されるような同心円状の層の間にも Lewy 小体の外郭にも限界膜はない（図61）．ときに芯部には小さな泡状の構造物が随伴していることがある．光顕上，大脳型（後述），脳幹型，自律神経型の Lewy 小体は基本的には同一でも多少の相違がみられるが，電顕上でも多少異なった像を呈する (Forno and Noville 1976；森村，平野 1986)．大脳皮質と脳幹の Lewy 小体の morphogenesis は異なるとの報告がある (Fukuda et al 1993)．その化学成分や，生成機序は不明である．MPTP 投与による黒質の残存する神経細胞に Lewy 小体の形成はみられない．しかし少量を長期に与えられたサルには Lewy 小体に似たような構造物が Forno らにより記載された（417 頁参照）．

　Lewy 小体は Parkinson 病以外にも，neuroaxonal dystrophy の分類に入る症例で，大脳皮質の神経細胞体内に認められることがある．

　1961 年に，岡崎（春雄）らは parkinsonism の症状を伴わない進行性の痴呆で，屈曲性強直四肢麻痺を合併した老人の 2 症例に Lewy 小体が大脳皮質をはじめ中枢神経系に広く分布し

2．細胞からみた神経病理学

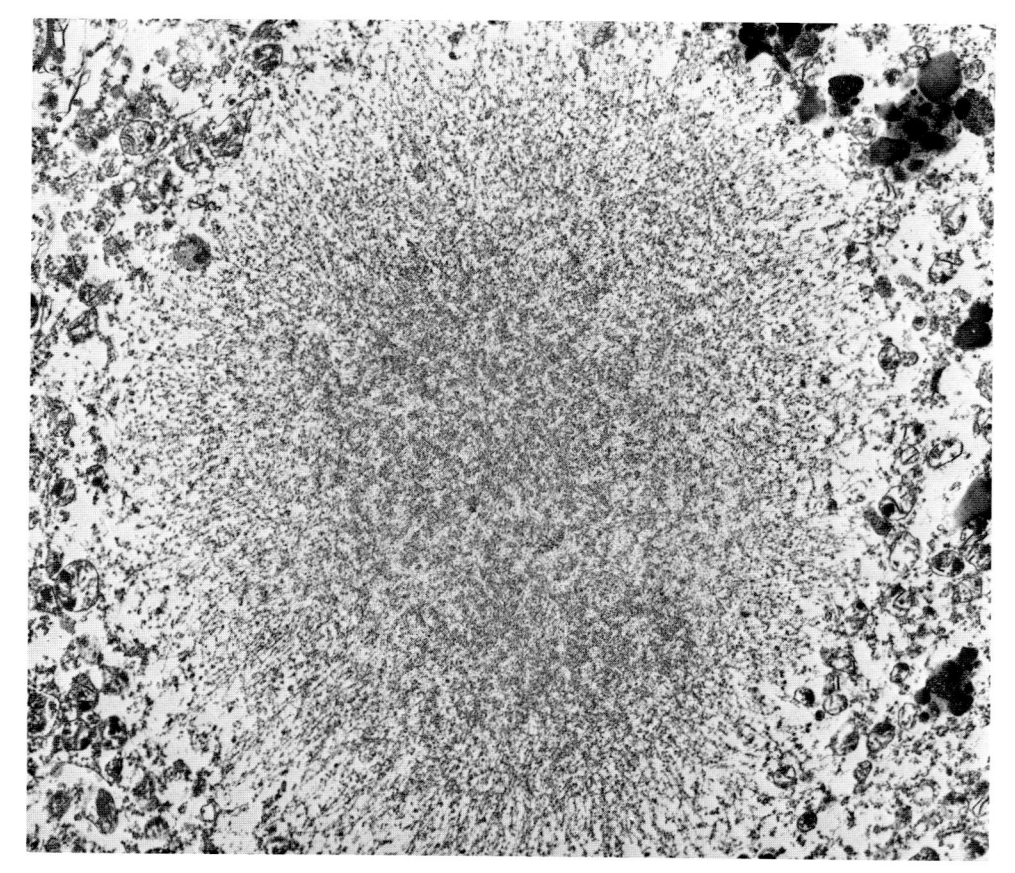

図 61　黒質の Lewy 小体　×6,000
（森村安史，平野朝雄．神経内科 1985；23：521-522）

ていることを報告した。その後 20 年余りたって痴呆と parkinsonism を主徴とする **dementia with Lewy body**（diffuse Lewy body disease）（418 頁）とよばれる 3 疾患が Kosaka らはじめほかの日本の学者により次々と報告された。現在ではアメリカ合衆国でもこうした症例は少なくない。老人斑や Alzheimer 原線維変化を伴う症例が多い。大脳皮質においては Lewy 小体は深層の小型神経細胞に出現しやすい。この大脳型の Lewy 小体は脳幹型のものと異なり、芯の形成がほとんどみられず，H.E. 染色標本では注意しないと小型神経細胞の chromatolysis のように思って，細胞体内封入物と判定しにくいものである。しかし Lewy 小体は ubiquitin および α-synuclein に強くはっきりと染まり，大脳型の Lewy 小体の診断にはこれらの免疫組織化学的検査が最も効果的である。こうした染色では大脳型の Lewy 小体は，あたかも Pick 小体のようにみえる。ちなみに，Pick 小体との区別を改めて検討を要するような Lewy 小体の出現した parkinsonism を伴った進行性痴呆の症例も報告されている（Tiller-Borcich and Forno 1988）。従来 Alzheimer 病と思われた症例にも大脳型 Lewy 小体の有無を考慮する必要がある（411 頁および 418 頁参照）。

Guam 島の Chamorro 族の parkinsonism-dementia complex は成人の死亡率の 10% を占めるにもかかわらず，同族には古典的な Parkinson 病はまだ確認されていない。ほかの人口での統計からみれば相当数存在しなければならぬはずである。Guam の parkinsonism-dementia complex には，Alzheimer 神経原線維変化が必ずみられるのに対して Lewy 小体はないのが原則である。しかし，約 70 例の解剖例中の 7 例の黒質に Lewy 小体が少数であるが認められた。しかし，これらの例では Lewy 小体をもった神経細胞のほかに Alzheimer 神経原線維変化をもった神経細胞が常にみられて，同じ標本中に両者を認めることができる。少数ではあるが，Montefiore Medical Center の parkinsonism の症例でも同様な所見が得られている。さらに，Guam 島の 1 例では，中脳の正中にある神経細胞に，Alzheimer 神経原線維変化と Lewy 小体そっくりの構造が両方存在するのをみたことがある (図 32A 参照)。この症例では同じ場所で数個の神経細胞に同所見があったが，ほかにはこのような像をみたことはない。これはまれな所見である (Forno et al 1978; Tomonaga 1981; Yamamoto and Imai 1988)。なお最近，Alzheimer 病や dementia with Lewy body の amygdala で，同じ神経細胞の中に Alzheimer 神経原線維変化と Lewy 小体がしばしば共存することが報告されている (Schmidt et al 1996)。また Iwatsubo らにより dementia with Lewy body 患者の脳より Lewy 小体が単離精製されている (Iwatsubo et al 1996)。

文献

Okazaki H, Lipkin LE, Aronson SM. Diffuse intracytoplasmic ganglionic inclusions (Lewy type) associated with progressive dementia and quadriparesis in flexion. J Neuropathol Exp Neurol 1961; 20: 237-244

Duffy PE, Tennyson VM. Phase and electron microscopic observations of Lewy bodies and melanin granules in the substantia nigra and locus caeruleus in Parkinson's disease. J Neuropathol Exp Neurol 1965; 24: 398-414

Roy S, Wolman L. Ultrastructural observations in Parkinsonism. J Pathol 1969; 99: 39-44

Forno LS, Norville RL. Ultrastructure of Lewy bodies in the stellate ganglion. Acta Neuropathol 1976; 34: 183-197

Forno LS, Barbour PJ, Norville RL. Presenile dementia with Lewy bodies and neurofibrillary tangles. Arch Neurol 1978; 35: 818-822

Tomonaga M. Neurofibrillary tangles and Lewy bodies in the locus ceruleus neurons of the aged brain. Acta Neuropathol 1981; 53: 165-168

Yoshimura M. Cortical changes in the parkinsonian brain: a contribution to the delineation of "diffuse Lewy body disease." J Neurol 1983; 229: 17-32

Goldman JE, Yen S-H, Chiu F-C, Peress N. Lewy bodies of Parkinson's disease contain neurofilament antigens. Science 1983; 221: 1082-1084

Kosaka K, Yoshimura M, Ikeda K, Budka H. Diffuse type of Lewy body disease: a progressive dementia with numerous cortical Lewy bodies and senile changes of varying degree. A new disease? Clin Neuropathol 1984; 3: 185-192

小阪憲司. Parkinson 病の神経病理——"脳幹型レビー小体病"の提唱. 平山惠造 (編). 内科 Mook, No. 23 パーキンソン病とパーキンソン症候群. 東京: 金原出版, 1984: 24-33

森村安史, 平野朝雄. Lewy 小体内の円環状構造. 神経内科 1985; 23: 521-522

森村安史, 平野朝雄. マイネルト基底神経核における Lewy 小体の電顕的観察. 神経内科 1986; 24: 370-378

Forno LS, Sternberger LA, Sternberger NH, Strefling AM, Swanson K, Eng LF. Reaction of Lewy bodies with antibodies to phosphorylated and nonphosphorylated neurofilaments. Neurosci Lett 1986; 64: 253-258

Kuzuhara S, Mori H, Izumiyama N, Yoshimura M, Ihara Y. Lewy bodies are ubiquitinated. Acta Neuropathol 1988 ; 75 : 345-353

Yamamoto T, Imai T. A case of diffuse Lewy body and Alzheimer's diseases with periodic synchronous discharges. J Neuropathol Exp Neurol 1988 ; 47 : 536-548

Tiller-Borcich JK, Forno LS. Parkinson's disease and dementia with neuronal inclusions in the cerebral cortex : Lewy bodies or Pick bodies. J Neuropathol Exp Neurol 1988 ; 47 : 526-535

Galloway PG, Grundke-Iqbal I, Iqbal K, Perry G. Lewy bodies contain epitopes both shared and distinct from Alzheimer neurofibrillary tangles. J Neuropathol Exp Neurol 1988 ; 47 : 654-663

Dickson DW, Crystal H, Mattiace LA et al. Diffuse Lewy body disease : light and electron microscopic immunocytochemistry of senile plaques. Acta Neuropathol 1989 ; 78 : 572-584

Manetto V, Abdul-Karim FW, Perry G, Tabaton M, Autilio-Gambetti L, Gambetti P. Selective presence of ubiquitin in intracellular inclusions. Am J Pathol 1989 ; 134 : 505-513

原田憲一. エコノモ脳炎と精神神経学：病気の自然史と医学の苦闘. 精神医学 1997 ; 39 : 991-1007

Schmidt ML, Martin JA, Lee VMY, Trojanowski JQ. Convergence of Lewy bodies and neurofibrillary tangles in amygdala neurons of Alzheimer's disease and Lewy body disorders. Acta Neuropathol 1996 ; 91 : 475-481

Iwatsubo T, Yamaguchi H, Fujimuro M et al. Purification and characterization of Lewy bodies from the brain of patients with diffuse Lewy body disease. Am J Pathol 1996 ; 148 : 1517-1529

Fukuda T, Tanaka J, Watabe K et al. Immunohistochemistry of neuronal inclusions in the cerebral cortex and brain-stem in Lewy body disease. Acta Pathol Jpn 1993 ; 43 : 545-551

Irizarry MC, Growdon W, Gomez-Isla T et al. Nigral and cortical Lewy bodies and dystrophic nigral neurites in Parkinson's disease and cortical Lewy body disease contain α-synuclein immunoreactivity. J Neuropathol Exp Neurol 1998 ; 57 : 334-337

Baba M, Nakajo S, Tu PH et al. Aggregation of α-synuclein in Lewy bodies of sporadic Parkinson's disease and dementia with Lewy bodies. Am J Pathol 1998 ; 152 : 879-884

岩坪　威. α-synucleinと家族性パーキンソン病. 脳神経 1999 ; 51 : 481-486

Gómez-Tortosa E, Newell K, Irizarry MC et al. α-synuclein immunoreactivity in dementia with Lewy bodies : morphological staging and comparison with ubiquitin immunostaining. Acta Neuropathol 2000 ; 99 : 352-357

Haraguchi T, Ishizu H, Terada S et al. An autopsy case of postencephalitic parkinsonism of von Economo type : Some new observations concerning neurofibrillary tangles and astrocytic tangles. Neuropathology 2000 ; 2 : 143-148

Wakabayashi K, Mori F, Oyama Y, Kurihara A, Kamada M, Yoshimoto M, Takahashi H. Lewy bodies in Betz cells of the motor cortex in a patient with Parkinson's disease. Acta Neuropathol 2003 ; 105 : 189-192

c. Lewy 小体様の前角細胞の封入体

Lewy body-like inclusion (LBLI) (カラーアトラス, 88 頁, 図 209)

　家族性 ALS の前角細胞の中に H.E. 染色で Lewy 小体に似た特異な封入体が認められ (Hirano et al 1967)，これを Lewy body-like inclusion (LBLI) または Lewy body-like hyaline inclusion とよんでいる。Lewy 小体は Parkinson 病の marker となるが前角細胞には出現しない。LBLI はすりガラスのようにみえるので hyaline 小体ともよばれるが，その中に淡く赤青く着色する core がみられる。この小体は後述する前角細胞内の hyaline (colloid) inclusion とよばれている構造物とは異なる。colloid inclusion よりも core の染色性が弱く，周囲にhalo があるために境界がわかりにくいので気をつければ間違うことはない。LBLI は大型神経細胞体およびその突起の中に出現し，嗜銀性である。本小体は電顕上，小さな顆粒物が付着した15〜25 nm の線状構造が集積しており，その周囲にはより細い 10 nm neurofilaments が混在して halo を形成している (Hirano et al 1984)。この封入体は，免疫組織染色で ubiquitin に陽性

であるが，Lewy 小体と異なり α-synuclein に陰性である。SOD1 に強陽性である（Shibata et al 1993）ことも Lewy 小体とは異なり，注目すべきことである。LBLI は SOD1 の mutation をもった家族性ALSの中でも特殊な家系の患者の前角細胞および Clarke 柱やときには reticular formation の神経細胞に出現する。最近経過の長い患者の中には astrocytes の細胞体にも同じ封入体が認められている（Kato et al 1999）。LBLI は SOD1 mutation をもつ transgenic mice の神経細胞や astrocytes の封入体として認められ（Kato et al 1999），現在脚光を浴びているテーマである。ubiquitin 陽性の **round hyaline inclusion（spherical inclusion）** は孤発性の ALS の前角細胞にみられることがあるが，この場合の封入体は halo を欠くこともあり LBLI と異なり SOD1 陰性である（Shibata and Kato, personal communication）。LBLI は SOD1 の家族性 ALS の pathogenesis を追求する一つの有力な key point であり，続々と研究発表が行われている（Shibata et al 1999）。

文献

Hirano A, Kurland LT, Sayre GP. Familial amyotrophic lateral sclerosis. A subgroup characterized by posterior and spinocerebellar tract involvement and hyaline inclusions in the anterior horn cells. Arch Neurol 1967 ; 16 : 232-243

Hirano A, Donnenfeld H, Sasaki S, Nakano I. Fine structural observation of neurofilamentous changes in amyotrophic lateral sclerosis. J Neuropathol Exp Neurol 1984 ; 43 : 461-470

Murayama S, Ookawa Y, Mori H et al. Immunocytochemical and ultrastructural study of Lewy body-like hyaline inclusions in familial amyotrophic lateral sclerosis. Acta Neuropathol 1989 ; 78 : 143-152

Shibata N, Hirano A, Kobayashi M et al. Immunohistochemical demonstration of Cu/Zn superoxide dismutase in the spinal cord of patients with familial amyotrophic lateral sclerosis. Acta Histochem Cytochem 1993 ; 26 : 619-622

Kato S, Saito M, Hirano A, Ohama E. Recent advances in research on neuropathological aspects of familial amyotrophic lateral sclerosis with superoxide dismutase 1 gene mutations : neuronal Lewy body-like hyaline inclusions and astrocytic hyaline inclusions. Histol Histopathol 1999 ; 14 : 973-989

Shibata N, Hirano A, Kato S et al. Advanced glycation endproducts are deposited in neuronal hyaline inclusions : a study on familial amyotrophic lateral sclerosis with superoxide dismutase-1 mutation. Acta Neuropathol 1999 ; 97 : 240-246

d. Lafora 小体 Lafora body（カラーアトラス，92 頁，図 216）

進行性ミオクローヌスてんかん progressive myoclonus epilepsy（PME）はミオクローヌスとてんかん発作および進行性の神経症状，とくに痴呆と運動失調を主症状とする遺伝性疾患群である（Marseille Consensus Group 1990）。現在，一般的に PME は Lafora 病，脂質症型と変性型の3型に分類される（小柳 1992）。脂質症型は蓄積物質の違いから neuronal ceroid-lipofuscinosis，シアリドーシスや Gaucher 病に分けられ，変性型は dentatorubral pallido-luysian atrophy（DRPLA），myoclonus epilepsy with ragged-red fibers（MERRF）と Unverricht-Lundborg 病の3疾患に分類される。Unverricht-Lundborg 病は以前は「ミオクローヌス小体のない」PME，フィンランド型 PME やバルト海型 PME とよばれていたが，世界各地で報告されるようになったためこのようによばれるようになった（Eldridge et al 1983 ; Genton et al 1990 ; Marseille Consensus Group 1990）。

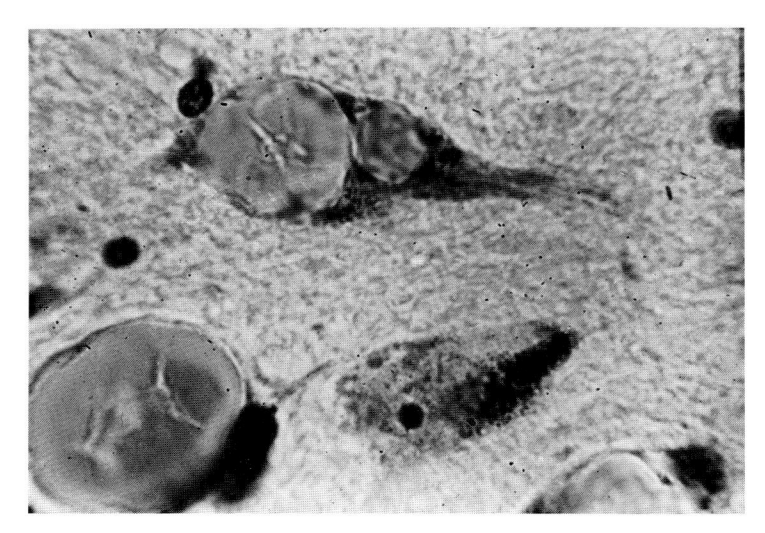

図 62　黒質の Lafora 小体（Nissl 染色）

　Lafora 小体は 1911 年に Lafora により PME の Lafora type（Lafora 病）の神経細胞内に発見された封入体である。その形態学的所見は，原著で Lafora が詳細に記載している。一つの神経細胞に一つ含まれていることが多いが，ときには数個ある。さらに神経細胞内ばかりでなく細胞突起および pre- または post-synaptic terminal にもみられる。Lafora 小体は黒質と小脳歯状核に最も多数出現するが，その分布は広範囲に及ぶ。しかし乳頭体と視床下核にはみられないと報告されている。

　Lafora 小体は Lewy 小体や Alzheimer 神経原線維変化と違い，Nissl 染色で染まり，明白に確認できる。その染色反応や光顕所見は astrocyte の中に出現する corpora amylacea と類似しているが，黒質の Lafora 小体は芯の部分に花びら状の割れ目が入っていて朝顔のように見えるのが特徴的である（図 62）。さらに心筋細胞，肝臓の実質細胞の中にも，PAS 陽性の封入体が認められ，心筋中の封入体は電顕でも神経細胞中の Lafora 小体とよく似ている。Lafora 小体は ubiquitin および tau に陽性である（Yoshimura et al 1999）。

　Lafora 小体と同じような封入体が淡蒼球の外節の神経細胞に限局しているアテトーゼの珍しい症例が現在までに 9 例報告されている。この封入体は Bielschowsky bodies といわれている（Adler et al 1982；柳下ら 1989）。

　近年，Lafora 小体はオリーブ-橋-小脳変性症の Purkinje 細胞の樹状突起の中や，その他の疾患の神経細胞にもみつけられている。しかし，その数は少なく，分布範囲も限定されている。

　電顕所見は，細く短い線維性物質と，微細な顆粒物質が混在していて，その周囲には限界膜を欠く。この Lafora 小体と astrocyte の中にみられる corpora amylacea は電顕像上の所見も同じで区別できない。Lafora 小体は子供の神経細胞にみられるのに対して，corpora amylacea は成人の astrocyte の中にみられるのが鑑別点とされている。Lafora 小体と同様な構造

物質は polyglucosan body axonopathy（Robitaille et al 1980），筋萎縮性側索硬化症（ALS）や，ときには正常な成人の脊髄前角の有髄神経軸索の中にも認められる。Lafora 病はイヌにも発生し，Lafora 病の光顕および電顕的研究が発表されている（Holland et al 1970）。

文献
難波益之. Lafora 病. 脳神経 1968 ; 20 : 6-13
Holland JM, William CD, Prieur DJ, Collins GH. Lafora's disease in the dog. A comparative study. Am J Pathol 1970 ; 58 : 509-529
Iwata M. Contribution a l'étude de la maladie de Lafora. Mémoire pour le titre d'anistant étranger. Paris : Université de Paris VI, UER. De Médecine Pitié-Salpêtrière, 1973
Robitaille Y, Carpenter S, Karpati G, DiMauro SD. A distinct form of adult polyglucosan body disease with massive involvement of central and peripheral neuronal processes and astrocytes : a report of four cases and a review of the occurrence of polyglucosan bodies in other conditions such as Lafora disease and normal aging. Brain 1980 ; 103 : 315-336
Adler D, Horoupian DS, Towfighi J, Gandolfi A, Suzuki K. Status marmoratus and Bielschowsky bodies : a report of two cases and review of the literature. Acta Neuropathol 1982 ; 56 : 75-77
Okamoto K, Llena JF, Hirano A. A type of adult polyglucosan body disease. Acta Neuropathol 1982 ; 58 : 73-77
Yerby M, Shaw C-M, Watson JMD. Progressive dementia and epilepsy in a young adult : unusual intraneuronal inclusion. Neurology 1986 ; 36 : 68-71
柳下三郎，横井 晋，天野直二. 多数の Bielschowsky bodies の出現を認めた 2 剖検例. 神経病理学 1989 ; 9 : 260（abst）
Eldridge R, Iivanainen M, Stern R et al. "Baltic" myoclonus epilepsy : hereditary disorder of childhood made worse by phenytoin. Lancet 1983 ; 2 : 838-842
Marseille Consensus Group. Classification of progressive myoclonus epilepsy and related disorders. Ann Neurol 1990 ; 28 : 113-116
Genton P, Michelucci R, Tassinari CA et al. The Ramsay Hunt syndrome revisited : Mediterranean myoclonus versus mitochondrial encephalopathy with ragged-red fibers and Baltic myoclonus. Acta Neurol Scand 1990 ; 81 : 8-15
小柳新策. Lafora 小体. 電子顕微鏡による神経病理学のすすめ. 東京：医学書院, 1992 : 186-199
McDonald TD, Faust PL, Bruno C et al. Polyglucosan body disease simulating amyotrophic lateral sclerosis. Neurology 1993 ; 43 : 785-790
Yoshimura N, Kaneko S, Yoshimura I et al. Distribution and electron microscopical and immunohistochemical aspects of Lafora bodies in a Lafora patient with a 17-year clinical course. Neuropathology 1999 ; 19 : 273-282

e. Negri 小体 Negri body

Negri 小体は狂犬病 rabies に罹患したヒトや動物の脳の神経細胞体に出現する昔から有名な eosin 好性封入体である。H.E. 染色ではっきりとみえる円形の小体である。核小体くらいの大きさが普通であるが，その大きさはさまざまである。1 個だけみられることも数個存在することもある。Ammon 角およびその付近の錐体細胞や Purkinje 細胞にみつけやすいが，前角細胞やそのほかにもみられるという。電顕でみられる丸い桿状のウイルスは実験動物にみられる狂犬病ウイルスと同じである。

文献
Morecki R, Zimmerman HM. Human rabies encephalitis : fine structure study of cytoplasmic inclusions. Arch Neurol 1969 ; 20 : 599-604
Iwasaki Y, Yamamoto T, Konno H. On the replication and spread of rabies virus in the human central

nervous system. J Neuropathol Exp Neurol 1984 ; 43 : 315a

Mark RE, Young L. Rabies encephalitis in humans : pathology, pathogenesis and pathophysiology. J Neuropathol Exp Neurol 1994 ; 53 : 1-10

Kristensson K, Dastur DK, Manghanit DK et al. Rabies : interactions between neurons and viruses. A review of the history of Negri inclusion bodies. Neuropathol Appl Neurobiol 1996 ; 22 : 179-187

f. 大型の運動神経細胞体内の colloid 状封入体

intracytoplasmic hyaline (colloid) inclusions（カラーアトラス，92頁，図217）

　この小体は正常の成人の舌下神経核や，脊髄の前角細胞にみられる独得な細胞体内封入体である。限界膜をもち，eosin 好性で，一見して気がつく所見である。大きさはさまざまで，ごく小さなものから，神経細胞体の大部分を占めるくらいに大きなものまである。一般に周囲の細胞体には変化は認められない。この変化は脳幹と脊髄の運動神経核だけに認められ，大脳・小脳および基底核にはない。一般に老人に認められ，病的意味はないとされている。子供での報告はNorman の症例が唯一で，それ以後，同様な記載はまだ出ていない。

　電顕所見は剖検例に限られている。中等度の電子密度をもった微細な顆粒性物質が限界膜に囲まれて存在し，その膜の周囲には ribosome が付着している。注意して調べると周囲の正常と思われる細胞体内にも，その規模は小さいが粗面小胞体の膨化が認められる。この所見は封入体の発生機序を暗示している。

文献

Norman MG. Hyaline ("Colloid") cytoplasmic inclusions in motoneurones in association with familial microcephaly, retardation and seizures. J Neurol Sci 1974 ; 23 : 63-70

g. Bunina 小体 Bunina body（図63）（カラーアトラス，88頁，図208）

　Bunina 小体はソビエト連邦（現ロシア）の T.L. Bunina が家族性筋萎縮性側索硬化症（ALS）の前角細胞の中に初めて記載した微細な数 μm の eosin 好性の細胞体内顆粒である。その数は一つまたは数個で，時には数珠状に並ぶこともある。この顆粒はウイルスであると推定された。さらにサルの脳内にヒトの ALS の脊髄を接種したところ，そのサルに ALS 様の症状が発生し，その前角細胞内にやはり同じ顆粒がみられたと報告され，注目を浴びた。アメリカ合衆国より視察研究班がソビエト連邦に派遣され，病理資料の提供を受けた。著者はその paraffin 標本を切り，染色する機会を得た。その結果，Bunina の記載した顆粒をソビエト連邦の家族性 ALS の前角細胞に確認した。それに基づいて，Guam 島と Montefiore Medical Center の ALS の標本を再検討した結果，同じ所見が認められた。なにぶんにも，その数が少なく，また小さいものなので，その有無をいい切るには相当の時間と努力を要した。

　その後，前角細胞中にみられる小さな eosin 好性の顆粒を Bunina 小体とよぶようになり，特別の注意を払っている。その結果，神経細胞の中に現れる eosin 好性の微細顆粒は決してまれなものではなく，その種類も多岐にわたることがわかってきた。eosin 好性顆粒はある種の

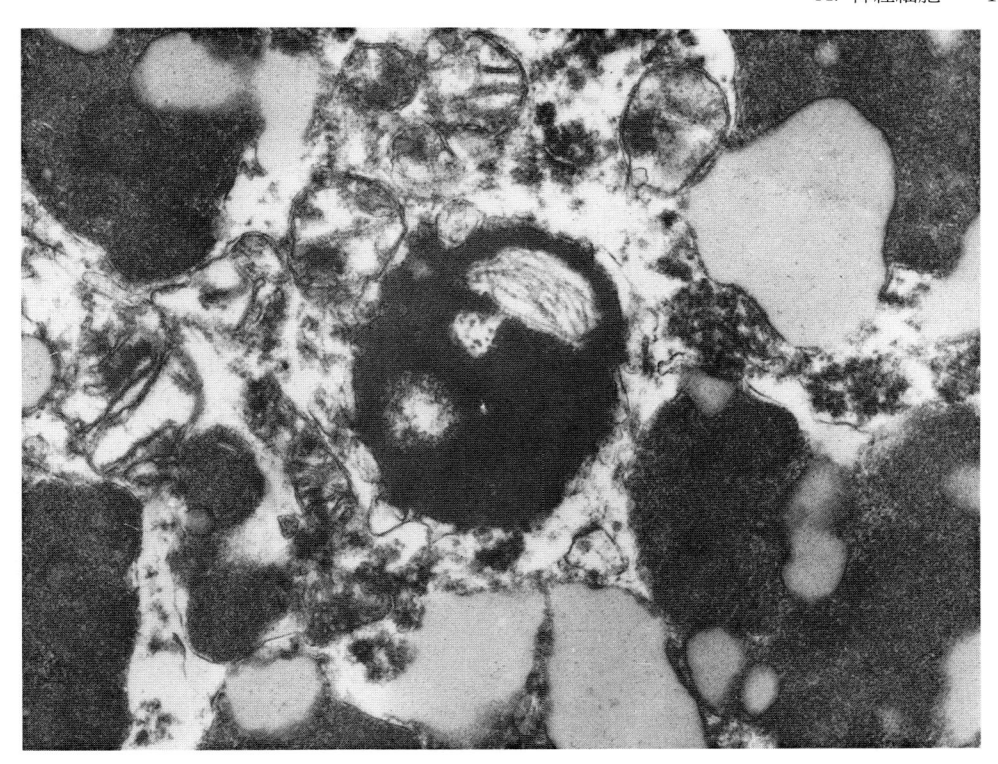

図 63　lipofuscin 顆粒の間にみられる Bunina 小体　×31,000
（平野，井上：神経内科 1980；13：148）

lipidosis で，前角細胞はじめほかの神経細胞内に増加する．この顆粒は脂質である．ほかに，vinca alkaloid の作用により生ずる封入体や，eosinophilic rod-like structure（平野小体），lathyrism の前角細胞の封入体（Hirano et al 1976）も eosin 好性であるが，電顕ではそれぞれ，独得な crystalloid の構造を呈する．Bunina 小体が ALS に特異であるかという問題については今後の検索を要する（岡本と平野 1982）．

　Bunina 小体の電顕像は，電子密度の高い顆粒性物質が集合し，その周囲は通常，多数の小胞や cistern 様の膜様構造物で縁どられているが，それ自身の限界膜をもたない（Hart et al 1977；朝長 1977；岡本ら 1980）．この小体が rough endoplasmic reticulum, lipofuscin, ミトコンドリアに接近または接触している像もみられる．小体の内部に 10 nm neurofilament を含む細胞質が，島状に認められることはしばしばあり，ときには環状の小体の一部から細胞質が内部に彎入している像もみられる（佐々木ら 1983）．こうした Bunina 小体とともに，annulate lamellae の共存も記載されている（朝長 1977）．本小体は一般に ubiquitin 陰性である（Kato et al 1989）が陽性であることも報告されている（Lowe et al 1988；Murayama et al 1990）．また本小体は cystatin C 陽性（Okamoto et al 1983）であるが，他の抗体には反応しない（Okamoto 1993）．Golgi 装置の marker である MG-160 抗体（Mourelatos et al 1994）に対しては陰性

である。

そのほかに，以上述べた Bunina 小体よりもはるかに大きい eosin 好性の封入体が前角細胞に認められることがある。この場合は，周囲への拡がり方が異なり，針状の物質が放射状に細胞質内に侵入している。その周りには通常，衛星状の同じ小構造物がとりまいている。この所見は ALS のほかに，老人の変性した前角細胞内にも認められている（佐々木ら 1984）。またアメリカ合衆国の NIH で行われた ALS の動物移植実験の結果は陰性であり，ソビエト連邦の所見は再確認されていない。Bunina 小体はきわめて興味のある課題であるが，その本態は不明である。現在，Bunina 小体は家族性 ALS だけでなく孤発性 ALS や Guam 島の ALS の下位運動ニューロンにも認められることが知られているが，その分布は下位運動ニューロンだけでなく視床下核（Takahashi et al 1991），Onuf 核（Okamoto et al 1991），Clarke 柱（Takahashi et al 1992），動眼神経核（Okamoto et al 1993），脳幹網様体（Nakano et al 1993），Betz cell（Sasaki et al 1994）や locus ceruleus（Iwanaga et al 1997）に及ぶ症例や，そのほか小児の motor neuron disease で，本小体が多数出現したというまれな報告（Semmekrot et al 1998）がある。Guam島の ALS の Bunina 小体についても電顕所見の記載がある（Wada et al 1999）。また Bunina 小体については，Okamoto（1993）および高橋（1998）の最近の review を参照されたい。Bunina 小体は ALS-dementia（443頁）の症例の中で特に多数みられる。一方 SOD1 mutation の家族性 ALS の症例，たとえば American C family には Bunina 小体は出現しないことは注目すべきである（447頁）。

文献

Hirano A, Llena JF, Steifler M, Cohn DF. Anterior horn cell changes in a case of neurolathyrism. Acta Neuropathol 1976 ; 35 : 277-283

Hart MN, Cancilla PA, Frommes S, Hirano A. Anterior horn cell degeneration and Bunina-type inclusions associated with dementia. Acta Neuropathol 1977 ; 38 : 225-228

朝長正徳：筋萎縮性側索硬化症にみられた神経細胞体内封入体（Bunina body）. 神経内科 1977 ; 7 : 160-163

岡本幸市, 平井俊策, 森松光紀, 石井陽一. 筋萎縮性側索硬化症における Bunina 小体の特異性について. 神経内科 1980 ; 13 : 133-141

岡本幸市, 平野朝雄. 米国の筋萎縮性側索硬化症における Bunina 小体の特異性について. 神経内科 1982 ; 17 : 259-265

岡本幸市, 平野朝雄. 筋萎縮性側索硬化症以外の症例の脊髄前角細胞における細胞質内封入体の検討. 神経内科 1982 ; 17 : 266-273

佐々木彰一, 平野朝雄, Donnenfeld H, 中野今治. Bunina 小体の電顕的検討. 神経内科 1983 ; 19 : 317-324

佐々木彰一, 平野朝雄. 脊髄前角細胞にみられた Bunina 様小体の検討. 神経内科 1984 ; 20 : 39-45

日下博文, 平野朝雄. 運動皮質 Betz 細胞における好酸性細胞質内封入体. 神経内科 1984 ; 21 : 83-84

黒田重利, 林　泰明, 難波玲子. 運動ニューロン疾患と痴呆を示した3症例の脳幹運動神経核内の Bunina 小体. 臨床神経 1988 ; 28 : 292-295

Kato T, Katagiri T, Hirano A, Kawanami T, Sasaki H. Lewy body-like hyaline inclusions in sporadic motor neuron disease are ubiquitinated. Acta Neuropathol 1989 ; 77 : 391-396

Lowe J, Lennox GT, Jefferson D, Morrell K, McQuire D, Gray T, Landon M, Doherty FJ, Mayer RJ. A filamentous inclusion body within anterior horn neurons in motor neurone disease defined by immunocytochemical localization of ubiquitin. Neurosci Lett 1988 ; 94 : 203-210

Murayama S, Mori H, Ihara Y, Bouldin T, Suzuki K, Tomonaga M. Immunocytochemical and ultrastructural studies of lower motor neurons in amyotrophic lateral sclerosis. Ann Neurol 1990 ; 27 : 137-148

Okamoto K, Hirai S, Amari M et al. Bunina bodies in amyotrophic lateral sclerosis immunostained with rabbit anti-cystatin C serum. Neurosci Lett 1983 ; 162 : 125-128

Takahashi H, Ohama E, Ikuta F, Tokiguchi S. An autopsy case of atypical motor neuron disease with Bunina bodies in the lower motor and subthalamic neurons. Acta Pathol Jpn 1991 ; 41 : 46-51

Okamoto K, Hirai S, Ishiguro K et al. Light and electron microscopic and immunohistochemical observations of the Onuf's nucleus of amyotrophic lateral sclerosis. Acta Neuropathol 1991 ; 81 : 610-614

Takahashi H, Oyanagi K, Ohama E, Ikuta F. Clarke's column in sporadic amyotrophic lateral sclerosis. Acta Neuropathol 1992 ; 84 : 465-470

Okamoto K. Bunina bodies in amyotrophic lateral sclerosis. Neuropathology 1993 ; 13 : 193-199

Okamoto K, Hirai S, Amari M et al. Oculomotor nuclear pathology in amyotrophic lateral sclerosis. Acta Neuropathol 1993 ; 85 : 458-462

Nakano I, Iwatsubo T, Hashizume Y, Mizutani T. Bunina bodies in neurons of the medullary reticular formation in amyotrophic lateral sclerosis. Acta Neuropathol 1993 ; 85 : 471-474

Sasaki S, Maruyama S. Immunocytochemical and ultrastructural studies of the motor cortex in amyotrophic lateral sclerosis. Acta Pathol Jpn 1994 ; 87 : 578-585

Mourelatos Z, Hirano A, Rosenquist AC, Gonatas NK. Fragmentation of the Golgi apparatus of motor neurons in amyotrophic lateral sclerosis (ALS). Clinical studies in ALS of Guam and experimental studies in deafferented neurons and in β, β'- iminodipropionitrile axonopathy. Am J Pathol 1994 ; 144 : 1288-1300

Iwanaga K, Wakabayashi K, Honma Y, Takahashi H. Amyotrophic lateral sclerosis : occurrence of Bunina bodies in the locus ceruleus pigmented neurons. Clin Neuropathol 1997 ; 16 : 23-26

高橋均. Bunina 小体. Brain Medical 1998 ; 10 : 239-246

Semmekrot BA, Wesseling P, Bruinenberg JFM et al. Infantile motor neuron disease with autonomic dysfunction and Bunina bodies. Acta Neuropathol 1998 ; 95 : 104-106

Wada M, Uchihara T, Nakamura A, Oyanagi K. Bunina bodies in amyotrophic lateral sclerosis on Guam : a histochemical, immunohistochemical and ultrastructural investigation. Acta Neuropathol 1999 ; 98 : 150-156

h. skein-like inclusion

　英国の Leigh et al および Lowe et al は 1988 年に ubiquitin 陽性のもつれた糸くずのような線状，または糸巻きのような塊をなした構造物を ALS の前角細胞体内に認めた。前者は **skein-like inclusion** そして後者は **round hyalin inclusion** または **spherical inclusion** と記載されている。この封入体は孤発性 ALS, Guam ALS や痴呆を伴ったALSには認められるが，Werdnig-Hoffmann 病，long-standing poliomyelitis または basophilic inclusion（後述）を伴った juvenile ALS の前角細胞にはみられない (Matsumoto et al 1993)。この封入体は ALS 特有の前角細胞内の異常蛋白で，ALS の marker といわれている。しかしこの小体がどのような蛋白であるかは不明である。

　skein-like inclusion は電顕上約 15〜25 nm の直径をもった線維の束からなっていて，この線維束の横断面は管状構造をなす (Mizusawa et al 1991)。この skein-like inclusion が集合して，大きな塊を形成している場合には，密な線維束のほかに顆粒物質を伴った neurofilament よりやや太い線維が疎に混在している。

　その後，ubiquitin 陽性の卵形の封入体が痴呆を伴った ALS の Ammon's horn の granule cell や他の特定の大脳皮質，主として parahippocampal gyrus と前頭葉の神経細胞に出現することが記載された (Okamoto et al 1991 ; Wightman et al 1992)。この封入体は H.E. 染色や銀染色では染まらず，tau 陰性である。電顕上，本小対は電子密度の高い顆粒が付着した

15〜17nm の線維が塊をなしている (Nakano and Hirano 1999)。Okamoto らはこの顆粒は ribosome の変化したものと推測している (Okamoto et al 1996)。

Alzheimer 神経原線維変化の β-amyloid, Parkinson 病の α-synuclein, frontotemporal dementia with chromosome 17 mutation (後述) の tau, Creutzfeldt-Jacob 病などの prion 蛋白のように, ALS は ubiquitin pathology を呈するという hypothesis も提唱されている。

一方, skein-like inclusion は以上あげられた病気の封入体と違い, ALS の全例に必ず認められるわけではない。さらにこの封入体は ALS 以外の症例, 例えば atypical parkinsonism, Machado-Joseph 病, leptomeningeal lymphoma の case report に記載されている (Hirano 1996)。最近6例の dentatorubral pallidoluysian atrophy の cerebellar dentate nucleus に ALS の skein-like inclusion と区別できない封入体の光顕および電顕像が記載されている (Hayashi et al 1998)。ubiquitin はいろいろ異なった inclusion body に陽性に出るので, 前述の ALS の LBLI も ubiquitin 強陽性であるが, 光顕および電顕上 skein-like inclusion とは異なった構造物である。

Kawashima et al は 1998 年に dementia を伴った sporadic ALS の症例で skein-like inclusion が, 脊髄の前角細胞のみならず putamen と caudate nucleus にも認められたことを報告した。この疾患においてはすでに報告されている症状のごとく frontal, temporal と entorhinal の non-motor cortex, hippocampus の dentate fascia および amygdala にも ubiquitin 陽性の封入体が存在した。しかし, この部位に出現する封入体は円形または三日月形であり, 光顕および電顕上 skein-like inclusion とは異なる構造物である。

さらに skein-like inclusion は, 正常の老人やある種の変性疾患 (例えば PSP や myotonic dystrophy) でも neostriatum にしばしば観察され, これは電顕上でも脊髄の skein-like inclusion と区別できないとのことである (Kawashima et al 2000)。

文献

Leigh PN, Anderton BH, Dodson A et al. Ubiquitin deposit in anterior horn cells in motor neuron disease. Neurosci Lett 1988 ; 93 : 197-203

Lowe J, Lennox G, Jefferson D et al. A filamentous inclusion body within anterior horn neurons in motor neuron disease defined by immunocytochemical localization of ubiquitin. Neurosci Lett 1988 ; 94 : 203-210

Matsumoto S, Goto M, Kusaka H et al. Ubiquitin-positive inclusion in anterior horn cells in subgroups of motor neuron disease : a comparative study of adult-onset amyotrophic lateral sclerosis, juvenile amyotrophic lateral sclerosis and Werdnig-Hoffmann disease. J Neurol Sci 1993 ; 115 : 208-213

Murayama S, Ookawa Y, Mori H et al. Immunocytochemical and ultrastructural study of Lewy body-like hyaline inclusions in familial amyotrophic lateral sclerosis. Acta Neuropathol 1989 ; 78 : 143-152

Mizusawa H, Nakamura H, Wakayama I et al. Skein-like inclusions in the anterior horn cells in motor neuron disease. J Neurol Sci 1991 ; 105 : 14-21

Okamoto K, Hirai S, Yamazaki T et al. New ubiquitin-positive intraneuronal inclusions in the extramotor cortices in patients with amyotrophic lateral sclerosis. Neurosci Lett 1991 ; 129 : 233-236

Wightman G, Anderson VER, Martin J et al. Hippocampal and neocortical ubiquitin-immunoreactive inclusions in amyotrophic lateral sclerosis. Neurosci Lett 1992 ; 139 : 269-274

Okamoto K, Hirai S, Amari M et al. Electron micrograph of ubiquitin-positive intraneuronal inclusions in the extra-motor cortices in patients with amyotrophic lateral sclerosis. Neuropathology 1996 ; 16 : 112-116

Hirano A. Neuropathology of ALS. An overview. Neurology 1996 ; 47(Suppl 2) : S63-S66

Hayashi Y, Kakita A, Yamada M et al. Hereditary dentatorubral-pallidoluysian atrophy : ubiquitinated filamentous inclusions in the cerebellar dentate nucleus neurons. Acta Neuropathol 1998 ; 95 : 479-482

Ince PG, Lowe J, Shaw PJ. Amyotrophic lateral sclerosis : current issues in classification, pathogenesis and molecular pathology. Neuropathol Appl Neurobiol 1998 ; 24 : 104-117

Nakano I, Hirano A. Ultrastructural changes in dementing illness. In : Jones EG, Peters A, eds. Neurodegenerative and age-related changes in cerebral cortex. Vol 14. New York : Plenum Publishing Co, 1999 : 399-431

Kawashima T, Kikuchi H, Takita M et al. Skein-like inclusions in the neostriatum from a case of amyotrophic lateral sclerosis with dementia. Acta Neuropathol 1998 ; 96 : 541-545

Kawashima T, Furuta A, Doh-ura K et al. Ubiquitin-immunoreactive skein-like inclusions in the neostriatum are not restricted to amyotrophic lateral sclerosis, but are rather aging-related structures. Acta Neuropathol 2000 ; 100 : 43-49

i. basophilic inclusion

juvenile ALS の亜型に記載された basophilic inclusion は，H.E. 染色で淡く basophilic に染まる大きな細胞体内封入体である。本小体は Nissl 染色に陽性であるが鍍銀染色でははっきりと染まらない。motor neuron のほか，視床，globus pallidus, 黒質，赤核や reticular formation, Clarke 柱，後角やほかの領域の神経細胞にも出現する。電顕上，顆粒物質を伴った 13〜17nm の直径をもった線維が不規則な集合をなしている。ubiquitin には部分的に染まるが，neurofilament や tau には陰性である。Bunina 小体や skein-like inclusion はみられず古典的な ALS とは異なる。その後同様な所見を呈する家族歴のない 36 歳，38 歳，53 歳の成人症例が Kusaka らにより報告された。こうした juvenile および adult の basophilic inclusion をもつ症例は multisystem degeneration を呈する。この分布はほかの ALS, たとえば SOD1 mutation をもった familial ALS とは異なる。

文献

Kusaka H, Hirano A. Cytopathology of the motor neuron. In : Younger DS, ed. Motor Disorders. Philadelphia : Lippincott Williams & Wilkins, 1999 : 93-101

j. 黒質の神経細胞体内の eosin 好性小顆粒

黒質の緻密帯 zona compacta および青斑の neuromelanin を含む神経細胞体内には，しばしば小さな eosin 好性の小顆粒がみられる。この顆粒は病理学上の診断的意義はなく，広い年齢層に存在する。大きさは 1〜7μm くらいで，1 個のことも多数含まれることもある。

電顕像上，この顆粒は約 9nm の直径をもった filament が平行に配列して，その間をさらに細い別の filament が連絡している (Schochet et al 1970)。形は小さいが同じ構造物は拡大した粗面小胞体の中にもみられる。この顆粒は蛋白質性の物質からなる。この封入体は actin 陰性である (Peña and Katoh 1989)。lipofuscin, neuromelanin, neurofilament, microtubule, Alzheimer 神経原線維変化や Lewy 小体とは明白に区別される。しかし，その後の報告による

とミトコンドリアの中の小球状物質も，光顕像上 eosin 好性小顆粒に相当するといわれる（117頁参照）。これと同じ所見は成人の脊髄後根神経節細胞にも認められている。一方本小体は myotonic dystrophy では頻度が高く，その診断に貢献する所見と報告されている。

文献

Schochet SS Jr, Wyatt RB, McCormick WF. Intracytoplasmic acidophilic granules in the substantia nigra. Arch Neurol 1970 ; 22 : 550-555

Peña CE, Katoh A. Intracytoplasmic eosinophilic inclusions in the neurons of the central nervous system. Acta Neuropathol 1989 ; 79 : 73-77

Ono S, Inoue K, Mannen T et al. Intracytoplasmic inclusion bodies of the thalamus and the substantia nigra, and Marinesco bodies in myotonic dystrophy : a quantitative morphological study. Acta Neuropathol 1989 ; 77 : 350-356

k. 視床の神経細胞体内の eosin 好性小顆粒（カラーアトラス, 89頁, 図210)

視床の神経細胞内に eosin 好性小顆粒があることは筋緊張性ジストロフィー myotonic dystrophy の症例に記載された（Culebras et al 1973 ; Wiśniewski et al 1975)。その後正常人に認められ，加齢現象の一つとみなされている（Peña 1980)。

電顕像上，この構造物は前述した黒質や青斑の神経細胞にて Schochet らにより記載されたものと同様である（Peña 1980)。ヒトのほか，ハツカネズミの視床に観察されている（Fraser et al 1970)。

文献

Fraser H, Smith W, Gray EW. Ultrastructural morphology of cytoplasmic inclusions within neurons of aging mice. J Neurol Sci 1970 ; 11 : 123-127

Culebras A, Feldman GR, Merk F. Cytoplasmic inclusion bodies within neurons of the thalamus in myotonic dystrophy. J Neurol Sci 1973 ; 19 : 319-329

Wiśniewski HM, Berry K, Spiro AJ. Ultrastructure of thalamic neuronal inclusions in myotonic dystrophy. J Neurol Sci 1975 ; 24 : 321-329

Peña CE. Intracytoplasmic neuronal inclusions in the human thalamus. Acta Neuropathol 1980 ; 52 : 157-159

l. 尾状核の神経細胞体内の eosin 好性小封入体

正常人や種々の疾患の症例の尾状核の神経細胞体内に出現する非特異性の杆状構造をした eosin 好性小封入体で，小島と小川（1974）および Kawano と Horoupian（1981）により報告された。3～10 個の 5～15μm の長さをもった封入体が大型の神経細胞体内に認められ，電顕像上前述した黒質，青斑および視床の封入体と同様である。本小体は加齢現象とみなされている（Kawano and Horoupian 1981)。この封入体は actin 抗体により免疫組織学的に染色される（Goldman and Horoupian 1982)。その後，本小体は myotonic dystrophy にも見出され，この場合は control の2倍も出現し，診断的にも重要であると発表されている（Oyanagi et al 1994)。

文献

小島国次, 小川宏. 脳神経細胞のアルコール硝子体類似の小体について. 脳神経 1974；26：1000-1001
Kawano N, Horoupian DS. Intracytoplasmic rod-like inclusions in caudate nucleus. Neuropathol Appl Neurobiol 1981；7：307-314
Goldman JE, Horoupian DS. An immunocytochemical study of intraneuronal inclusions of the caudate and substantia nigra. Reaction with anti-actin antiserum. Acta Neuropathol 1982；58：300-302
Oyanagi K, Ogawa H, Nakajima T. Rod-like intracytoplasmic inclusions in large neurons of the caudate nucleus：frequent appearance in myotonic dystrophy. Clin Neuropathol 1994；13：134-138

8. 神経突起

神経突起 neuronal processes は，樹状突起 dendrites と軸索 axon よりなる。

a. 樹状突起
1) 正常構造

通常使用されている光顕標本は，樹状突起の性状や分布区域を検査するのには不適当で，神経細胞体に近い樹状突起の幹部だけが認められるにすぎない。Bielschowsky 染色などの銀染色では軸索のほかに樹状突起もよくみえるが，その染まる範囲は 10 nm neurofilament が多数含まれている太い分枝までで，それから末端はみえない。Golgi 染色は樹状突起の検査には最上の方法で，細い分枝まで認めることができる。しかし残念ながら，この方法にも限界がある (Jacobson 1978)。Golgi-Cox 法ではかなりむらなく染まるが，最も細い分枝や spine は通常染まらない。さらに約 1～5% の神経細胞しか染まらないといわれている。しかも染まる細胞は at random である。それに対して rapid Golgi 法は spine も含めて最も末端の小分枝まで染めるが，染色性に恒常性がなく，多数の使用不可能な切片が生ずる欠点がある。最近の新しい方法としては，Golgi 法のほかに fluorochrome または horseradish peroxidase を micropipette で神経細胞の中に直接注入して突起を追求することが行われている。

樹状突起は細胞体から発生し樹枝のように枝分かれ，それぞれの領域に拡がる。大脳の錐体細胞では樹状突起の主幹は頂および基底部より発している。この場合，頂部より発する主幹は最も太く，apical dendrite (77頁，図35参照) とよばれ，実際にはほかの樹状突起と同様に細胞体そのものの延長で，その間の境界というものはない。樹状突起の幹は分枝するたびに細くなり末端に拡がるが，ある種の神経細胞はさらに多数の小さな spine を形成している。Purkinje 細胞や大脳皮質の錐体細胞はとくに spine が豊富であるのに対し，小脳の basket cell や脊髄の前角細胞には比較的少数の spine が認められる。

樹状突起の発達がよいことは，細胞突起の表面積がすばらしい拡がりをもつことになる。そしてこの拡がりは主としてシナプスの形成にあずかっている。シナプスの形成は樹状突起の平滑な面，および樹状突起の隆起した spine に認められる。一般に，樹状突起の形と範囲はその神経細胞の受け入れる情報の分野を規定するものであり，換言すれば，神経系内におけるその

神経細胞の特定の役割を表象していることにもなるであろう。

　Purkinje 細胞や脊髄前角細胞では，シナプスを形成していない部分は astrocyte の突起によりおおわれている。またこれらの突起により単独のシナプスや少数のシナプス群が区画されている。

　太い樹状突起の内容は細胞体内のものと基本的には同じである。しかし樹状突起が細くなるにつれてその内容は変わってくる。Golgi 装置は一般に最初の分枝より末端にはない。末端の分枝の内容は主として，microtubule, neurofilament, ミトコンドリア，そして滑面小胞体 smooth endoplasmic reticulum である。spine の中にはミトコンドリア，neurofilament や microtubule は存在しない。微細な線維状構造と少数の smooth endoplasmic reticulum が認められるのみである。

　樹状突起は神経細胞の発育過程では比較的後期に形成される。軸索の伸展は常に樹状突起の発育に先行し，樹状突起の分化が始まるのは軸索がすでに対象標的と接触したあとであるといわれている（Jacobson 1978）。最終的には神経細胞の postsynaptic area の 90% 以上は樹状突起に存在することになる。

文献
Jacobson M. Developmental Neurobiology. New York: Plenum Press, 1978

2) 樹状突起の病変

　神経病理学の光顕標本では一般に細い末梢の樹状突起はみえない。しかし，細胞体に近い太い部分や，病変を起こして，腫脹した部分が一般の染色法でも確認できる。梅毒による麻痺性痴呆 dementia paralytica の場合にみられる樹状突起の配列の不規則な所見は，台風のあとで樹木が倒れたという形容が用いられている。小脳の変性疾患にみられる Purkinje 細胞の樹状突起の変化も昔から神経病理学になじみ深いものである。ここではその中でとくに Purkinje 細胞の dendritic expansion について述べる。

　Purkinje 細胞の dendritic expansion は H.E. 染色でもみえるが，Bielschowsky 法や，その他の神経線維用の銀染色では，とくに明白に認められる。Purkinje 細胞の樹状突起の一部が局所的に膨化し，その太さは，細胞体と同じ程度またはそれ以上に及ぶこともある。その膨化部より多数の突起が四方に拡がり，星状にみえるので **stellate body** (cactus) ともよばれる。この変化は lipidosis によくみられる所見である。そのほかに，D. Hunter と D. Russell により記載された有機水銀中毒の1症例にみられたことは水俣病の研究でことに有名になった。小児水俣病においてもこの変化は報告されている（衛藤ら 1978）。さらに stellate body は，さまざまの原因不明の小脳の変性疾患にもみられる。著者は kinky hair disease や顆粒細胞性 granular cell type の小脳変性疾患に典型的な像を認めている。stellate body の電顕的所見として小柳により unattached spine（164頁参照）が群集している像が記載されている。

A. 神経細胞　　139

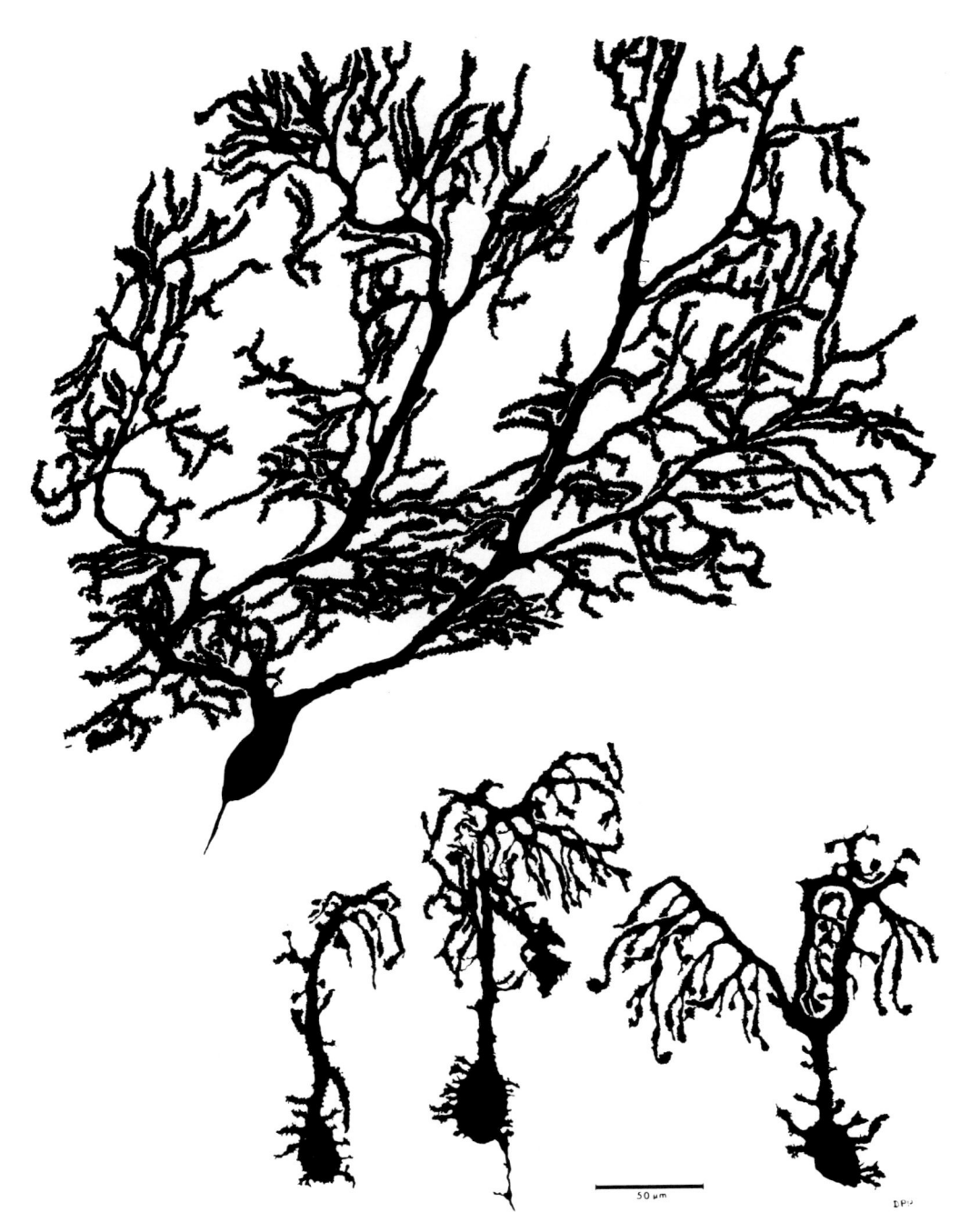

図 64　Purkinje 細胞の Golgi 染色
上は1歳の子供の正常な Purkinje 細胞。
下の三つは kinky hair disease の小脳の Purkinje 細胞で，細胞体から突起が出ていることと樹状突起が小さく変形していることが観察される。
(Purpura et al. Brain Res 1976 ; 117 : 125)

kinky hair disease において柳のような形の Purkinje 細胞の樹状突起の全体像は Golgi 法で明白に認めうる（図64）。樹状突起の形の変化もさることながら，その拡がりがいかに正常に比べると萎縮していることがわかる。それと同時に kinky hair disease の Purkinje 細胞の細胞体の大きさは正常のものと同じくらいで，そこから多数の異常な小突起が放射しているのがはっきりと認められる。さて，脳の皮質の海綿状変化は，Creutzfeldt-Jakob 病などでみられる。海綿状変化には樹状突起の空胞性の膨化も加わっている。さらに樹状突起は組織の固定が不適当な場合には膨化しやすいので，変化が軽度の場合や，ほかの病変を伴わない場合には，その解釈に注意を要する。

加齢に伴う大脳皮質の錐体細胞の樹状突起の萎縮は Golgi 法によって検出されている。spine の減少も記載されている。筋萎縮性側索硬化症（ALS）における樹状突起の著明な萎縮も観察されている（438頁参照）。

文献

Kreutzberg GW, ed. International Symposium on Physiology and Pathology of Dendrites. New York : Raven Press, 1975

衛藤光明, 桂木正一, 武内忠男. 急性発症の小児水俣病長期経過の1剖検例. 神経進歩 1976 ; 20 : 444-457

Purpura DP, Hirano A, French JF. Polydentritic Purkinje cells in X-chromosome-linked copper malabsorption : a Golgi study. Brain Res 1976 ; 117 : 125-129

Scheibel A. Structural aspects of the aging brain : spine systems and the dendritic abor. In : Katzman R, Terry RD, Bick KL, eds. Alzheimer's Disease : Senile Dementia and Related Disorders. Aging, Vol 7. New York : Raven Press, 1978 : 353-373

中野今治, 平野朝雄. ヒト脊髄前角運動ニューロンの突起の形態について：鍍銀軸索染色による観察. 神経内科 1983 ; 18 : 567-574

Kato T, Hirano A, Llena JF. A Golgi study of the human Purkinje cell soma and dendrites. Acta Neuropathol 1985 ; 68 : 145-148

加藤丈夫, 平野朝雄. Granule cell type cerebellar degeneration における Purkinje 細胞の樹状突起——その屈曲による方向修正について. 神経内科 1986 ; 25 : 314-316

b. 軸索 axon

1) 正常構造

通常，神経細胞の軸索は1本である。軸索は一般に細く，長く，樹状突起と異なり直径は一般に一定し，起始部は通常樹状突起よりかえって細い。軸索は長いからといって細胞体から出るいちばん太い突起が軸索であると即断しないようにする。さらに軸索は必ずしも細胞体から発するものではなく，樹状突起より出ることもある。時として分枝はあっても数は樹状突起に比べてきわめて少なく限られている。軸索から分枝するよい例は Purkinje 細胞の recurrent branches で，数本の分枝が主軸から直角の方向に出ている。しかし，前角細胞の軸索が末梢の筋肉に達すると多数の分枝を起こす。

軸索は H.E. 染色ではやや薄い紫色を呈するが，病的に極端にふくらんでいる場合以外には判別しにくいものである。軸索染色には通常，前述した銀染色が用いられ，黒い線としてみえる。銀染色で黒くみえること，および電気的刺激を伝えることから軸索を電線のように考えて，

髄鞘は脂肪組織で壊れやすいが，軸索は丈夫な組織であるとみなすのは誤解である．髄鞘は機械的圧迫などで変形しやすいのに対して，軸索は細胞に有害な刺激により変化しやすい．formalin 中に貯蔵されている神経組織を電顕でみれば，軸索に比較して髄鞘の方がはるかに正常に近い像を保っているものである．

軸索は**軸索鞘** axolemma といわれる細胞膜で囲まれている．**軸索小丘** axon hillock と **initial segment** には，unit membrane の内側に中等度の電子密度をもった薄い特別な層がある．これを undercoating とよぶ．同様の層は **Ranvier 絞輪** node of Ranvier の部分にもみられる．有髄性軸索は細胞を出るとすぐに初めから髄鞘をかぶるわけではなく一定の長さは髄鞘なしに走る．initial segment とは，この部分につけられた名称である．脊髄前角細胞の場合を例にあげると，initial segment は樹状突起よりも細いが，細胞体を離れるにつれてさらに，しだいに細くなり，最初の髄鞘がはじまる所で急に太くなり，その太さを保った軸索が遠方に走りつづける（図 65；77 頁，図 35 参照）．phosphorylated neurofilaments の抗体は，正常脊髄前角細胞体にある neurofilaments には染まらず，axon の起始部よりしだいに陽性になり myelin に囲まれる末梢部からは強陽性となる．一方 chromatolysis や ALS の変性した前角細胞で細胞体が diffuse または focal に陽性となる（松本ら 1989）．initial segment と軸索小丘は電顕像上だいたい同じような organelle を含んでいて，他の細胞体や軸索とは少し異なる．この部分はインパルスを発生させる部分といわれており，有髄性軸索では跳躍伝導 saltatory conduction が行われる Ranvier 絞輪の部分にも undercoating が存在することは興味深いことである．この正常像が病変のある神経細胞や軸索に保たれているかどうかは注意すべきことである．initial segment と軸索小丘は，そのほかにも，さらに二つの他の細胞体や軸索と異なる点をもっている．一つは昔からよく知られているように Nissl 小体はなく，ribosome は膜様構造に付着せず孤立して散在するか，小さな塊として分布していることである．ほかは microtubule が常に数本密接に平行して走り，特別な束をつくっていることである．initial segment と Ranvier 絞輪は，astrocyte で囲まれているという（Weiss 1988）．無髄神経の軸索起始部には

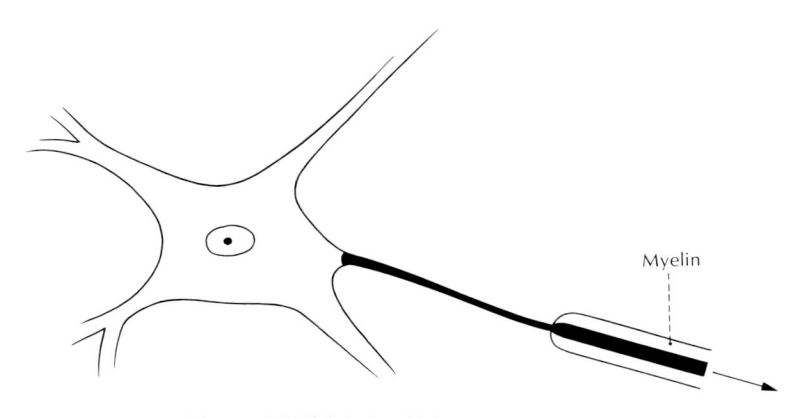

図 65　脊髄前角細胞の軸索の initial segment

同様な構造がみられるが，脊髄後根神経節と自律神経系の神経細胞には欠くといわれる(Weiss 1988)．

　軸索の内容は正常状態では比較的単純であり，長軸に平行して走る散在した microtubule と neurofilament とが主体である．neurofilament と microtubule の数の割合は，軸索の太さに関係し，太い軸索では neurofilament がはるかに多いのに対して，microtubule は細い軸索の主体をなす．ところどころに細長いミトコンドリアが，やはり長軸に平行して存在するのがみえる．そのほか少量の滑面小胞体があるくらいで dense body はきわめてまれにしかみられない．これらの organelle の間は電子密度の低い**軸索原形質** axoplasm という均一な基質で満たされている．末梢神経の太い有髄神経線維の node では軸索がくびれて細くなり，この部分は microtubule はそのままほぼ同じ数で通過するのに対し，neurofilament は減少している．これは neurofilament がその前後において de- および re-polymerization をきたしているためといわれる (Thomas et al 1984)．一般に node には sodium channel が集合しており，internode の軸索膜には potassium channel が存在している．これが有髄線維の saltatory conduction に関与するといわれている (Zagoren and Fedoroff 1984)．軸索膜と細胞骨格については専門書を参照されたい (廣川信隆 1984)．

軸索輸送 axonal transport

　軸索膜がインパルスの伝導に関与するのに対し，軸索原形質は軸索流に重要な役割をもつ．細胞体から末梢に向かう軸索の流れには，速い流れ (1日に100〜1,000mm) と遅い流れ (1日に1〜10mm) とがある．電顕の autoradiography を用いた検索によると，速く運搬されるものは滑面小胞体の膜の内部を通って軸索末端まで到達するといわれる．それに対して，ゆっくり運搬される蛋白質は，軸索末端に到達するのはたった5%ぐらいで，主として neurofilament, microtubule, および軸索膜に取り込まれていくものといわれる．軸索流は細胞体から末梢にゆくもののほかに，末梢から細胞体に逆流しているものが存在する．たとえば，筋肉内に注射された horseradish peroxidase, tetanus toxin, 神経成長因子 nerve growth factor や，ある種のウイルスなどはこの経路で運動神経の細胞体に到達する．この **retrograde axonal transport** は，**ortho (anterograde) axonal transport** より遅く，その半分くらいの速度で，secondary lysosome, multivesicular body などがそれにあたり，末端よりとり込まれた異物のほか，軸索の末端で回収された物質や，変性分解産物が再び細胞体に運搬され，そこで再び利用または処理される．

　近年，イカの giant axon で axonal transport における microtubules の役割が見事にフィルムに収められている．そして microtubules に沿って付着する kinesin という 600,000 D の polypeptide が motile protein として注目されている．kinesin は筋の myosin や cilia の dynein と異なる．

　fast axonal transport は細胞体から切り離された軸索や，axolemma の内部の axoplasm にも存在し，エネルギーを必要とし，ATPase が関係し，温度に敏感に影響されるといわれる．

軸索流は最も重要な課題の一つである。詳細はこの方面の参考書を参照されたい。

文献

Hirano A, Dembitzer HM. Morphology of normal central myelinated axons. In: Waxman SG, ed. Physiology and Pathology of Axons. New York: Raven Press, 1978: 65-68
Hirano A. Structure of normal central myelinated fibers. In: Waxman SG, Ritchie JM, eds. Demyelinating Disease: Basic and Clinical Electrophysiology. New York: Raven Press, 1981: 51-68
Thomas PK, Landon DN, King PHM. Diseases of the peripheral nerves. In: Adams JH, Corsellis JAN, Duchen LW, eds. Greenfield's Neuropathology, 4th ed. New York: John Wiley & Sons, 1984: 807-920
廣川信隆. 神経細胞膜と細胞骨格. 小川和朗, 他, 編. 人体組織学, 8, 神経. 東京: 朝倉書店, 1984: 101-110
Zagoren JC, Fedoroff S, eds. The node of Ranvier. New York: Academic Press, 1984
Kato T, Hirano A. A Golgi study of the proximal portion of the human Purkinje cell axon. Acta Neuropathol 1985; 68: 191-195
加藤丈夫, 平野朝雄. 脊髄前角細胞の軸索 initial segment から生ずる collateral. 神経内科 1986; 25: 310-311
Vale RD, Schnapp BJ, Reese TS, Sheetz MP. Movement of organelles along filaments dissociated from the axoplasm of the squid giant axon. Cell 1985; 40: 449-454
Reese TS. Molecular basis of axonal transport. Presented at the New York Academy of Sciences, March 3, 1987
Weiss L, ed. Cell and Tissue Biology: A Textbook of Histology, 6th ed. Baltimore: Urban & Schwazenberg, 1988
松本禎之, 水澤英洋, Shu-Hui Yen, 平野朝雄. 筋萎縮性側索硬化症の脊髄前角における燐酸化 neurofilament の免疫組織化学的検討. 神経内科 1989; 30: 370-377
Hirano A, Llena JF. Morphology of central nervous system axon. In: Waxman SG, Kocsio JD, Stys PK, eds. The Axon. New York: Oxford University Press, 1995: 49-67
特集: Axonal flow. 脳神経 1998; 50: 691-702

2) 軸索の病変

このように正常状態では, 簡単で平凡にみえる軸索が, 病的になると想像以上の著明な変化を起こす。病変は正常像に比べて一般に目立つ。

a) organelle の消失

一見して最も簡単な変化は軸索の中にあるべき正常の organelle がなくなる所見である。軸索の内容が全部抜けて, 残っているのはふくれ上がった輪郭を形成している細胞膜だけである。この変化は一般によくみられるもので, たとえば無酸素症, 低血糖, シアン化物中毒の急性期などにみられる。そのほかに, 固定操作の不備でも起こる。この変化は organelle の消失に伴った局所的基質の増加とみなすこともできる。Waller 変性を起こした神経の末端部では, 軸索はかえって小さく縮み, 内部はすっかり灰色一色にぬりつぶされていて organelle はみえない。

b) 神経原線維の変化

神経原線維の変化については既に述べた (98頁参照)。太い軸索には neurofilament が多く, その病変は特に目立つものである。

10 nm の neurofilament が軸索に充満して軸索が局所的にふくれ上がることがあり, このよい例は IDPN (β-β'-iminodipropionitrile) 中毒にみられる initial segment の顕著な膨化で,

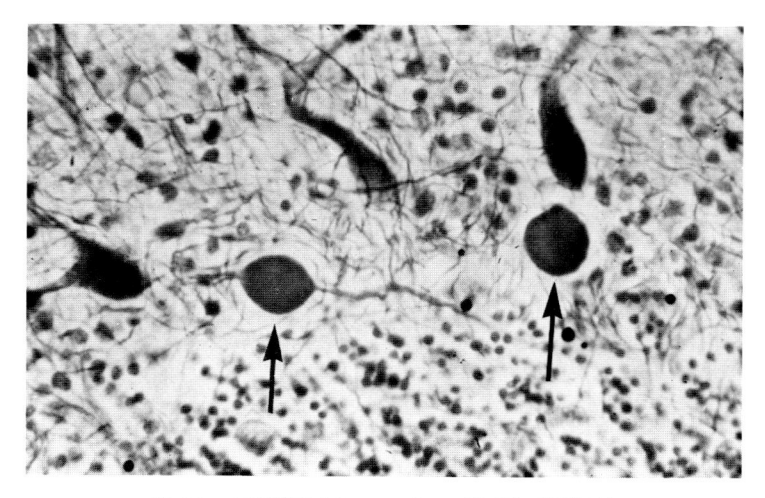

図 66　小脳顆粒層の torpedoes（矢印）（銀染色）

前角細胞くらいの太さに達し，光顕でもよくみえる．その他さまざまの原因で，この現象は起こり，initial segment 以外にみられる場合もある．昔から Purkinje 細胞の軸索の一部が顆粒層で紡錘形にふくれることがよく知られ，**torpedo** とよばれている（図66）．局所的な小脳の torpedo は白質の限局性病巣に伴って出現することが記載されている（Takahashi et al 1992）．

　脊髄の前角内に出現する嗜銀性の球状ないし楕円形の構造物は，脊髄病変のない正常人にもごく少数認められることがある．Carpenter は直径 $20\mu m$ 以上のものを spheroid，それよりも小さいものを globule と呼び，前者は筋萎縮性側索硬化症（ALS）により高い頻度で出現することを報告し，この所見はその後，確認されている．globule は Smith により指摘されたごとく，とくに腰髄下部の前角の一部に，群をなして正常人に出現する．乳幼児にはみられず，ALS や poliomyelitis の罹患側には消失する（佐々木ら 1982；佐々木と平野 1983）．spheroid や globule の電顕像は 10 nm neurofilament が小さな束をなして不規則に交差して走り，その間にミトコンドリアや smooth endoplasmic reticulum が散在する（439頁参照）．それに対して，後索型の家族性筋萎縮性側索硬化症（ALS）に認められる異常に太い棍棒状の軸索では，その長軸に平行して，異常に増加した neurofilament が走っている．そしてLBLIも存在する（447頁参照）．末梢神経の種々の疾患において，その軸索が局所的に腫大し，neurofilament が充満している所見はよくみられる．とくに，giant axonal neuropathy（Asbury and Johnson 1978；Kretzschmar et al 1987），mutant hamster with hind-leg paralysis（Hirano 1977），特殊な中毒による neuropathy では，この変化が著明である．この際に出現する neurofilament は，中央部では長軸に沿って走る線維群としてみられるのに対し，周囲の線維群はほかの organelle とともにこれをとりまく走行を示す．neurofilament が異常に増加した状態においてもこうした走行の相違がみられることは興味深い．

　microtubules が軸索を満たすこともときどきみられる．mitotic spindle inhibitor の中毒の

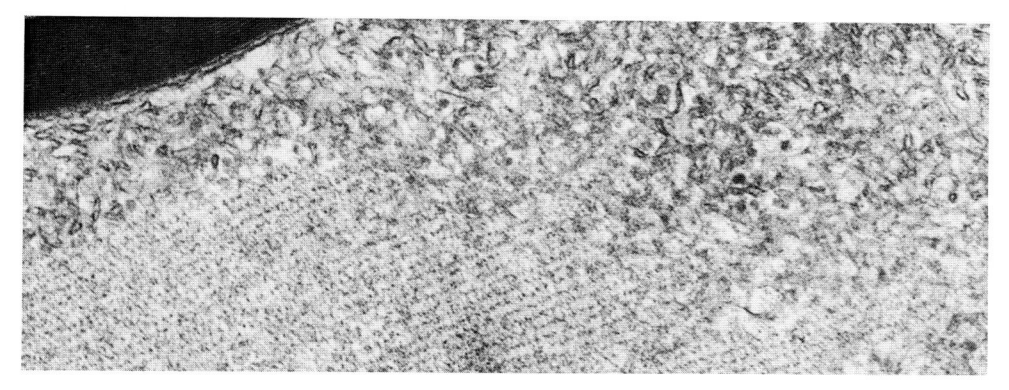

図 67 vinblastine を投与した大脳白質にみられる有髄神経の一部 ×50,000
crystalloid と tubulovesicular structure が軸索にある。
(Hirano A. The Structure and Function of Nervous Tissue, Vol 5. Academic Press, 1972 : 73)

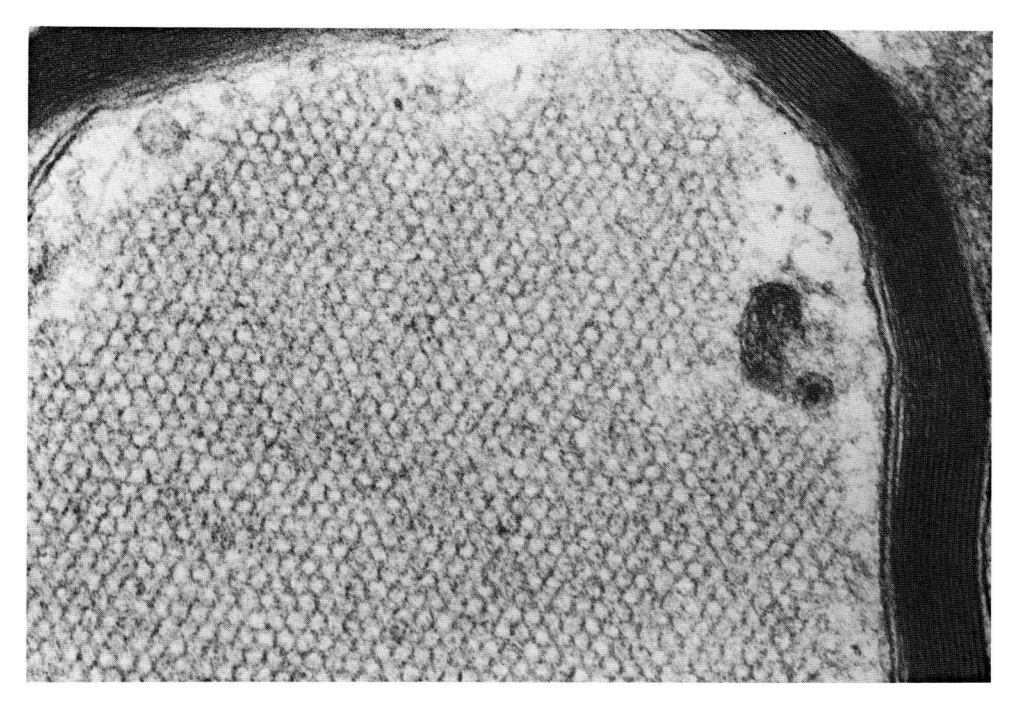

図 68 vinblastine による軸索内の crystalloid 形成 横断面 ×63,000
(Hirano A. The Structure and Function of Nervous Tissue, Vol 5. Academic Press, 1972 : 73)

後期の変化はその一つの例である。なおこの場合に管状小胞状構造 tubulovesicular structure（図67）が局所的にみえることもある。これらの変化は他の物質により軸索が障害された場合にも起こる。しかし neuroaxonal dystrophy には異常に多量出現する。

vinca alkaloid の中毒の場合には以上の変化が起こる以前の初期に，障害された軸索の中央部に六角形の crystalloid の構造が出現する（図68）。この時期では軸索がとくにふくれ上がる

ことはなく正常にある neurofilament や microtubule は通常みられない。こうした crystalloid は神経細胞体やグリア細胞にもみられる。

　神経細胞の項で述べた Lafora 小体は軸索の中にも出現する。Alzheimer 神経原線維変化は apical dendrite や細胞体部には明白にみられる。しかし，Alzheimer 神経原線維変化が有髄神経の軸索の中に存在する像は比較的まれで，白質の軸索の中に多数出現する像はまだみたことがない。大脳に出現する老人斑の周辺部にある神経細胞の突起の中には Alzheimer 神経原線維変化は，しばしばみられる。しかし小脳に出現する老人斑には認められていない。

文献
Asbury AK, Johnson PC. Pathology of Peripheral Nerve. Philadelphia : Saunders, 1978
Hirano A. Fine structural changes in the leg paralysis. Acta Neuropathol 1977 ; 39 : 225-230
佐々木彰一，岡本幸市，平野朝雄. ヒト脊髄にみられる小嗜銀球の電顕的検討. 神経内科 1982 ; 17 : 570-576
佐々木彰一，平野朝雄. 運動ニューロン疾患における小嗜銀球の検討. 神経内科 1983 ; 18 : 334-340
Kretzschmar HA, Berg BO, Davis RL. Giant axonal neuropathy : a neuropathological study. Acta Neuropathol 1987 ; 73 : 138-144
Takahashi N, Iwatsubo T, Nakano I, Machinami R. Focal appearance of cerebellar torpedoes associated with discrete lesion in the cerebellar white matter. Acta Neuropathol 1992 ; 84 : 153-156

c）滑面小胞体 smooth endoplasmic reticulum（図 69）

滑面小胞体は通常軸索の中にあっても少量で目立たないものであるが，これが多量にみられ

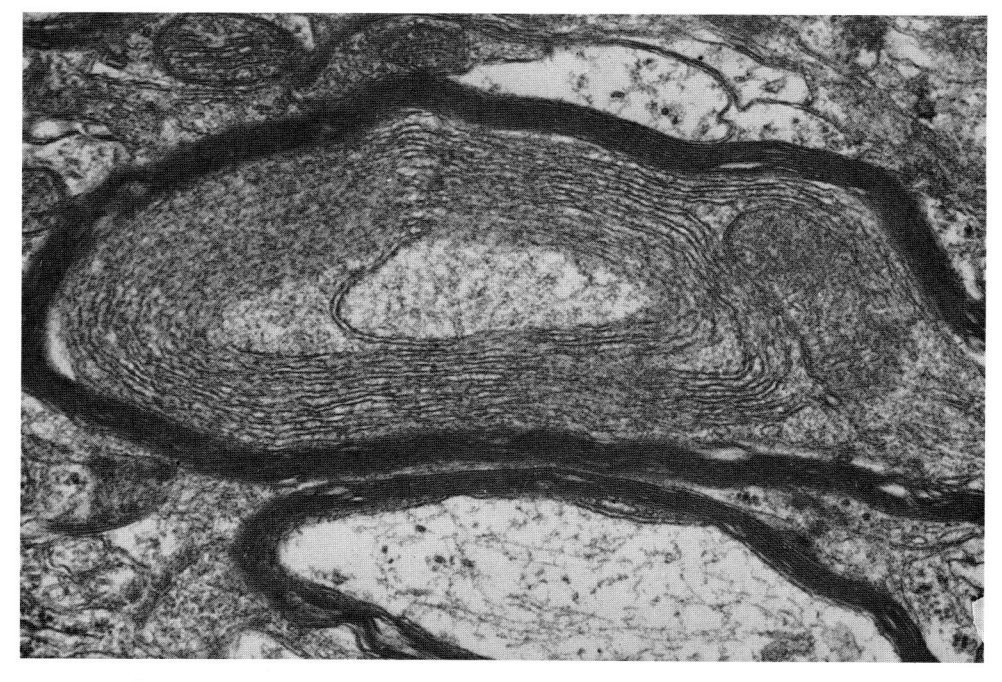

図 69　ハツカネズミ jimpy mice の小脳顆粒層にみられる有髄神経　×31,000
軸索のなかに輪状に配列した smooth endoplasmic reticulum
(Hirano A et al. J Neuropathol Exp Neurol 1969 ; 28 : 388)

るよい例は triorthocresyl phosphate 中毒である。

　滑面小胞体の特殊変形とみられる管状構造 tubular structure の集団が軸索の中に出現することがある。正常の軸索の organelle もその周囲に存在する。また，この構造物の出現によりとくに軸索の直径が変わることはない。この構造は横断面では蜂の巣によく似ているので著者らは**蜂巣様管状構造** honeycomb-like tubular structure（図70）と命名した。縦断面でおのおのの管状構造の周りを縞のような線状構造が規則的にとりまいているのがみえる場合もある。この所見は正常小脳の顆粒層の有髄性軸索の中にしばしばみられる所見で，Purkinje 細胞の軸索，とくに反回軸索 recurrent axon にあたると推定される。病的状態ではこの量も，また含む軸索の数も増加し，無髄性軸索にみられることもある。thiamine 欠乏の動物実験では前庭神経核にもみられるが，ここにも Purkinje 細胞の軸索は達しているはずである。一方，まれではあるが同じような所見を著者は大脳内の病巣にみたこともある。そのために，はたして Purkinje 細胞の軸索だけに起こる独特な構造であるとはいいきれないと思う。

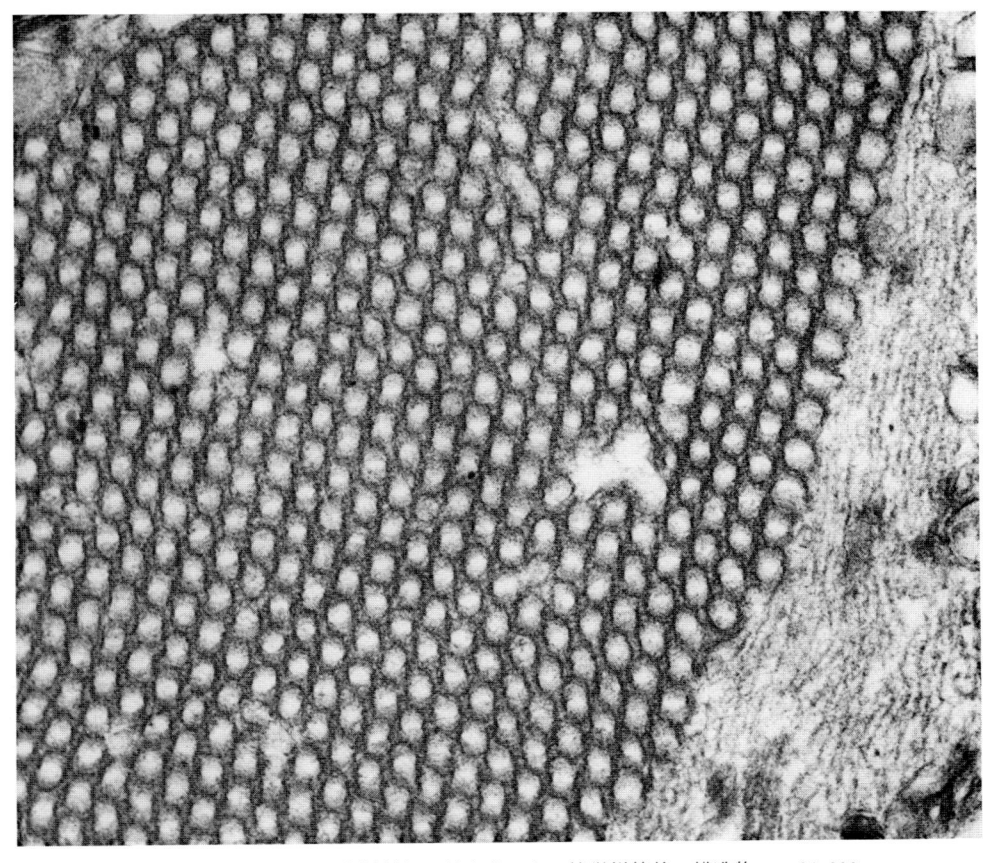

図 **70**　小脳顆粒層の有髄神経の軸索中にある蜂巣様管状の構造物　×64,000
（Hirano A et al. Acta Neuropathol 1968；10：17）

文献

Hirano A, Rubin R, Sutton CH, Zimmerman HM. Honeycomb-like tubular structure in axoplasm. Acta Neuropathol 1968 ; 10 : 17-25

Hirano A, Sax DS, Zimmerman HM. The fine structure of cerebella of jimpy mice and their "normal" litter mates. J Neuropathol Exp Neurol 1969 ; 28 : 388-400

Sotelo C, Palay SL. Altered axons and axon terminals in the lateral vestibular nucleus of the rat : possible example of axonal remodeling. Lab Invest 1971 ; 25 : 653-671

Hirano A, Kochen JA. Experimental lead encephalopathy : morphologic studies. In : Zimmerman HM, ed. Progress in Neuropathology, Vol 3. New York : Grune & Stratton, 1976 : 319-342

d） ミトコンドリア，小胞および dense body の増加 （図 71）

これは Waller 変性も含めてさまざまの軸索の障害に伴う最も一般的な変化である。そのおのおのの organelle の質や量は障害の種類，時期，場所などによりさまざまである。一般にはたとえば脳内白質部に異物を挿入した場合など，神経組織の障害を受けた部分に 1～2 日後によくみられる。

一般にはミトコンドリア，小胞および dense body が蓄積して軸索は節性 segmental にふくれあがる。なお，軸索は樹状突起と異なり，群をなして同方向に走るので，局所的障害によることが多いこの種の病的変化では，病変も同じ群に属する多数の軸索に，同時に，しかも同様な形で現れてくることが多い。

P. Lampert はこの所見を四つの型に分けている。第一は反応性で上述した所見にあたる。第二は退行性 degenerative で dense body が多く，顆粒状の debris も多量にみられる。第三は再生的 regenerative で管状小胞構造が出現したり，大きな dense body が residual body の形をとってくる。増加しているミトコンドリアも通常のものと異なり，縮小し切り口が小さなドーナツ形にみえる。これは cristae が少なく，基質の電子密度がより濃く染まるためである。Waller 変性のときにその初期の変化はミトコンドリアが Ranvier 絞輪の部分に集積するという興味ある所見を H. De F. Webster はすでに 1962 年に記載している。この初期にみられるミトコンドリアは正常のものと同じで，ただその数が特別の場所に多くみられるというわけである。中枢神経の Waller 変性の電顕像は谷（栄一）がネズミの視神経で 1964 年に発表したのがおそらく初めてであろう。

さて，第四の変化は一般的損傷というより特別な状態にみられるもので，**neuroaxonal dystrophy** とよばれる。まず，所見は上述の変化すべてに，さらに神経線維の変化およびほかの複雑な膜状構造の変化が加わり，軸索はきわめて巨大な大きさに達する。P. Lampert や後年の藤澤（浩四郎）の詳細なネズミでのビタミンEの欠乏実験はこのよい例であり，さらにヒトにも同様な所見が確診されている。ヒトの neuroaxonal dystrophy については別項で述べる（151 頁参照）。

文献

Lampert P. A comparative electron microscopic study of reactive, degenerative, regenerative and dystrophic axons. J Neuropathol Exp Neurol 1967 ; 26 : 345-368

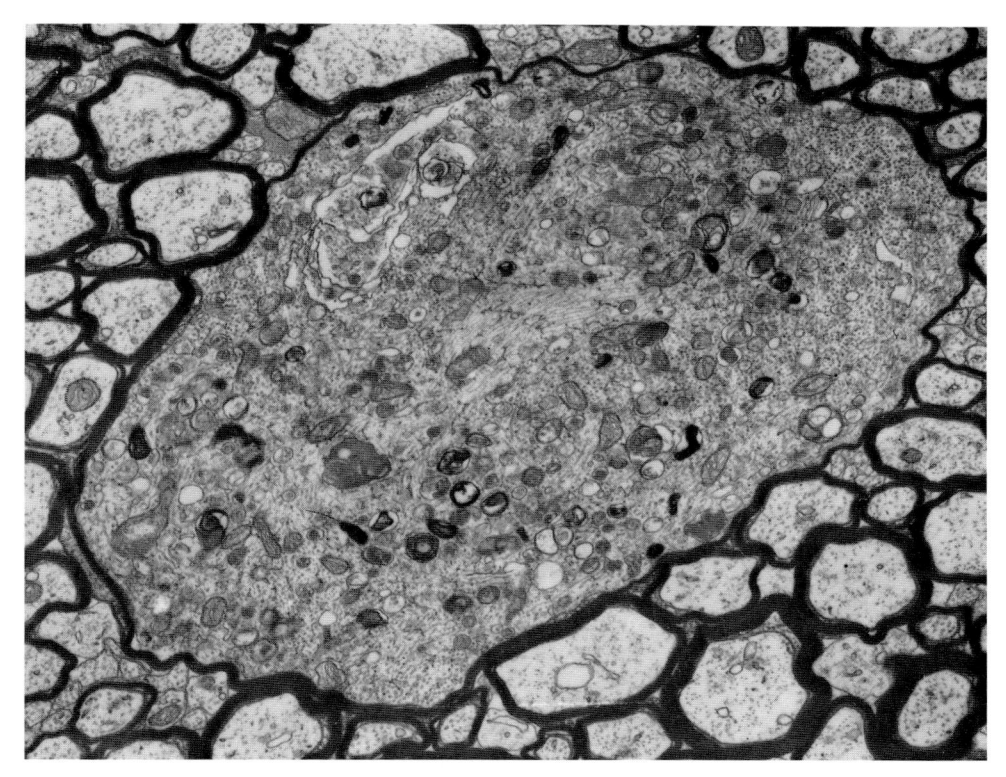

図 71　大脳白質　×17,400
一つの軸索が拡張して，そのなかに多数の organelles を含有。
(Hirano A. Progress in Neuropathology, Vol 1. Grune & Stratton, 1971：1)

e) 異物

軸索の細胞膜が破れた場合に周囲の細胞外にある液状物質が，そこから流れ込んでくることは，軸索の基質の部分に血漿や脳内に注入された peroxidase などの電子密度の高い tracer がみられることからわかる。この場合にはミトコンドリアや microtubule などの organelle は基質部が，浸入液で黒くなるためにかえって白く浮き上がってみえる。

f) periaxonal space

有髄線維では軸索と髄鞘形成細胞との間に存在する細胞外腔を **periaxonal space** とよぶ。この space は約 10 nm の狭いものである。この間隙は特別な接着装置が存在するわけではないのにもかかわらず，想像以上に恒常性を保持し，ほかの細胞外腔と異なり，拡がったり狭まったりすることはほとんどみられない。軸索と乏突起膠細胞 oligodendroglia または Schwann 細胞の細胞膜の接触面が相互に入り込み，指状，または，ときに複雑な網目状の構造を形成することがある (glioaxonal invagination)。これは正常でも末梢神経の太い有髄線維の paranode に近い部分にはよく認められる所見である。病変の場合ではこの入れ込みが著しくなることが

あるが，こうした場合でも periaxonal space は 10 nm の間隙を強く保持している。periaxonal space の拡大が，ときには病変として起こるが，こうした場合ですらこれは局所的で，ほかの部分の periaxonal space はよく保存されて，軸索膜と髄鞘形成細胞膜との密接な接触が認められる。軸索全周にわたり periaxonal space がすっかり拡大している場合は oligodendroglia または Schwann 細胞の崩壊した結果である。

文献
Hirano A. Reaction of the periaxonal space to some pathological processes. In: Zimmerman HM, ed. Progress in Neuropathology, Vol 5. New York: Raven Press, 1983: 99-112

g) **Waller 変性** Wallerian degeneration

上述した形態学的所見の多くは Waller 変性 においてもみられる。Waller 変性は軸索を切断した結果として生じる。その末梢部の軸索は変性し，それに伴って髄鞘が崩壊し，筋肉などの末端の標的組織に変性をきたす。時がたつとマクロファージが侵入し崩壊した神経線維をとり込み消化する。一方 Schwann 細胞の活発な増殖が起こり，軸索の切断面から発芽してくる新しい軸索の周囲を囲み髄鞘を再生する。Waller 変性に伴う細胞体の変化については前述した（82 頁参照）。

h) distal axonopathy（dying back 現象）

実際に切断する以外にも，軸索は神経系疾患の結果として変性に陥る。運動ニューロン疾患，脊髄小脳変性症，中毒性や代謝性末梢神経疾患などがその例である。こうした疾患中，とくに triorthocresyl phosphate や acrylamide など特殊の中毒物質によるものでは，最初に観察される病変は末梢部の軸索である。SMON（subacute myelo-opticoneuropathy）もこうした病変をもつといわれる（堤 1976）。この場合少なくとも初期には末端のシナプスはおかされないといわれる。initial segment などがおかされる proximal axonopathy に対して，この変化はしだいに求心性に進展し，**dying back** または **distal axonopathy** とよばれている。細胞体には明らかな変化がみられないのが特徴である。

文献
Prineas J. The pathogenesis of dying-back polyneuropathies, Parts I and II. J Neuropathol Exp Neurol 1969; 28: 571-721
Cavanagh JB, Bennetts RJ. On the pattern of changes in the rat nervous system produced by 2, 5-hexanediol: a topographical study by light microscopy. Brain 1981; 104: 297-318
Spencer PS, Schaumburg HH, eds. Experimental and clinical neurotoxicology. In: A Textbook of Environmental Neurobiology. Baltimore: Williams & Wilkins, 1980
堤 啓. スモンの臨床：病理学的研究. 細胞核病理学雑誌 1976; 16: 1-36

i) neuroaxonal dystrophy

neuroaxonal dystrophy は軸索の末端, すなわち presynaptic terminal および, その近くの軸索内に多量の organelle が蓄積し, 巨大な腫大を呈する病理所見である. 光顕上, 15～120μm の球状および卵円形の構造物が多数認められる. 出現する organelle は 10 nm neurofilament, ミトコンドリア, dense body のほか, とくに tubulovesicular structure (145, 157 頁参照) および滑面小胞体の増加に基づく同心円または層状の構造物がある. ミトコンドリアの cristae が異常に増殖して tubulovesicular または lamellar structure と区別しがたい構造を呈することも報告されている (de Léon et al 1985).

neuroaxonal dystrophy は一般に加齢現象の一つとして, 主として薄束核 nucleus gracilis にみられる. 一方, Parkinson 病においては黒質に認められる. しかし小児では congenital biliary atresia および prolonged mucoviscidosis にも報告されている. 実験的にはビタミンE欠乏症のネズミについての研究がある. その他に triorthocresyl phosphate の中毒や, さまざまな病変においても neuroaxonal dystrophy の所見はみられている. さらに diabetic B-B rat においては同様な変化が dendrite, とくに自律神経に認められている. なお mutant mouse の model が報告されている (Mukoyama et al 1989).

まれな疾患ではあるが, 次の二つの病気は, neuroaxonal dystrophy が主要病変として出現する.

j) infantile neuroaxonal dystrophy

1952 年に Seitelberger により記載されたまれな autosomal recessive disease で, Seitelberger 病ともよばれる. neuroaxonal dystrophy が中枢, 末梢および自律神経系に広範に出現する. 乳幼児期に発病し, 5～10 年の経過で死亡する. 脳の biopsy のほか, 結膜, 皮膚などの biopsy において dystrophic axon を認めて診断される. 著者は 1970 年に Dr. U. Sandbank の症例の大脳皮質の電顕像で典型的な presynaptic terminal の病変を確認したことがある.

k) Hallervorden-Spatz 病 (426 頁参照)

pallidonigral system に病変が局在し, dystonia などの錐体外路系の症状を呈することから Seitelberger 病と区別されているが, 病気の原因が不明であり, neuroaxonal dystrophy の中の spectrum であるとの見解がある.

さらに Nasu-Hakola disease (414 頁参照) の中で, 大脳白質の軸索の腫大が著明な症例を Seitelberger は, neuroaxonal leucoencephalopathy として, neuroaxonal dystrophy の分類の中に入れている. 3 例の報告例中 2 例に, 腫大した神経線維の中に多数の平野小体が認められている.

文献

Cowen DC, Olmstead EV. Infantile neuroaxonal dystrophy. J Neuropathol Exp Neurol 1963 ; 22 : 175-236
Kamoshita S, Neustein HB, Landing BH. Infantile neuroaxonal dystrophy with neonatal onset : neuropathologic and electron-microscopic observations. J Neuropathol Exp Neurol 1968 ; 37 : 300-323
Seitelberger F. Neuropathological conditions related to neuroaxonal dystrophy. Acta Neuropathol 1971 ; (suppl V) : 17-29
Hirano A, Zimmerman HM. Aberrant synaptic development. Arch Neurol 1973 ; 28 : 359-366
Botz G Th AM, Staal A. Amyotrophic lateral sclerosis-dementia complex, neuroaxonal dystrophy, and Hallervorden-Spatz disease. Neurology 1973 ; 23 : 35-39
Jellinger K. Neuroaxonal dystrophy : its natural history and related disorders. In : Zimmerman HM, ed. Progress in Neuropathology, Vol 2. New York : Raven Press, 1973 : 129-180
Dooling EC, Schoene WC, Richardson EP Jr. Hallervorden-Spatz syndrome. Arch Neurol 1974 ; 30 : 70-82
藤澤浩四郎. ニューロンの病理学. Neuropathology 1984 ; 5 : 131-147
de Léon GA, Mitchell MH. Histological and ultrastructural features of dystrophic isocortical axons in infantile neuroaxonal dystrophy (Seitelberger's disease). Acta Neuropathol 1985 ; 66 : 89-97
International Symposium on Neuroaxonal Dystrophy and Axonal Transport. Organized by Seitelberger F, Reese TS, Fogarty International Center, NINCDS, Bethesda, Maryland, February 1986 : 19-21
Mukoyama M, Yamazaki K, Kikuchi T, Tomita T. Neuropathology of gracile axonal dystrophy (GAD) mouse : an animal model of central distal axonopathy in primary sensory neurons. Acta Neuropathol 1989 ; 79 : 294-299

l) 脱髄に伴う二次的変化

以上述べたほか，多発性硬化症やそのほかの脱髄疾患の分節的脱髄現象に付随して軸索も二次的に変化をきたす。

m) intramedullary microneuroma

脊髄や脳幹の血管周囲腔に増殖した小さな末梢神経腫である．軸索染色で明瞭に認められ intramedullary neuroma または microneuroma とよばれる．外傷やほかの疾患に伴うこともあるが，偶発的にみられることも少なくない．子供にはないといわれる．なお脳幹の central tegmentum に限って陳旧性の損傷に伴って中枢性軸索の再生 sprouts と思われる central axonoma が報告されている．免疫染色は検索されているが，電顕所見の記載はない．diffuse axonal injury に伴う ubiquitin 陽性の spheroid は大脳白質に認められる．

文献

Sung JH, Manivel JC. Central axonomas in the human brainstem : evidence for central nerve fiber regeneration. J Neuropathol Exp Neurobiol 1992 ; 51 : 336 (abst)

9. シナプス synapse

a. 正常のシナプス (図72)

シナプスは細胞構造の中で最も神経細胞としての特異性を示すもので，シナプスをみつければ神経細胞ということを規定できる確実な手がかりとなる。このシナプスの形態学的構造の詳

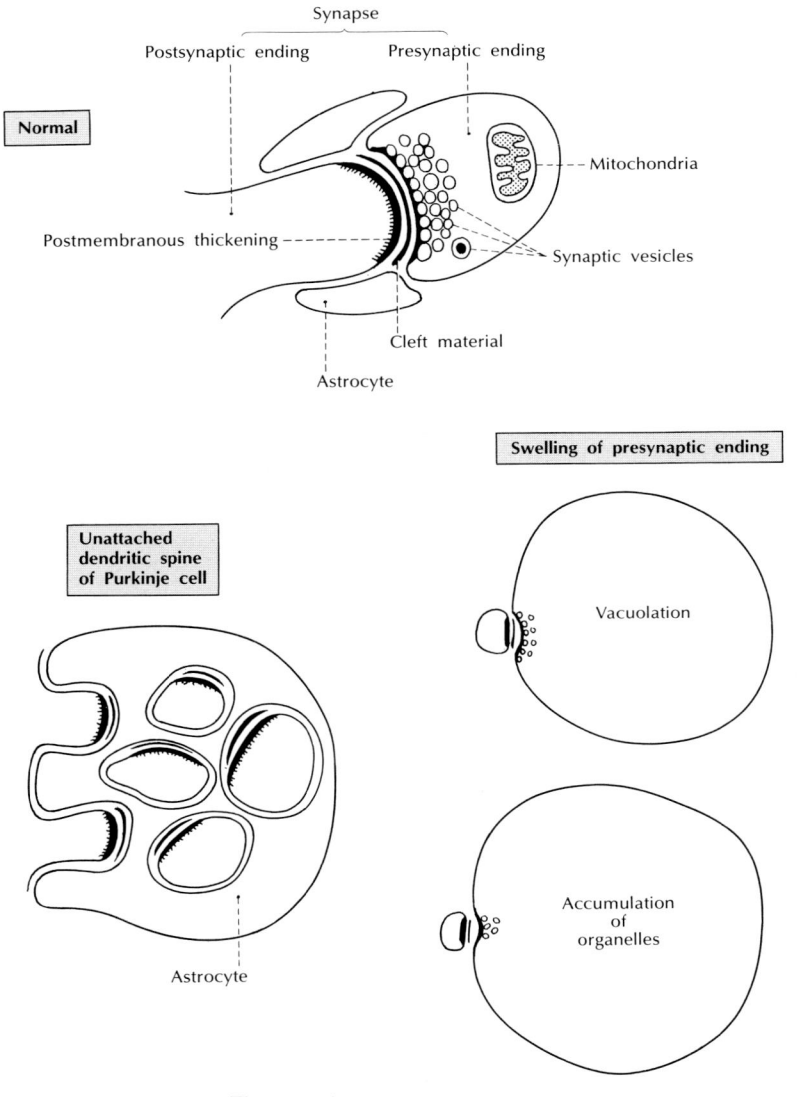

図 72　正常のシナプスとその変化

細は接着する相互の神経細胞の種類により，また，同じシナプスでもおそらくその機能状態のいかんにより異なる。しかし，一般的には次のような共通した基本的構造がある。

　シナプスは，通常，二つの神経細胞の間にみられる特別な接着部であり，**presynaptic ending** と **postsynaptic ending** とからなる。

　presynaptic ending は少しふくらんでいて "**bouton**" ともよばれ，その中に最も特徴となるシナプス小胞 synaptic vesicle という限界膜に包まれた直径 20〜40 nm の小胞を多数含んでいる。ほかにミトコンドリア，microtubule およびときに少数のほかの構造物がみられる。特別な染色法，たとえば ethanolic phosphotungstic acid や bismuth iodide を用いるとシナプスの接着面

に沿って synaptic vesicle の間に濃く染まる物質が網の目のような層をつくっているのがみえる。

presynaptic ending と postsynaptic ending の間にある細胞間隙は，付近の細胞間隙より少し広くて約 20 nm ある。そこには**間隙物質** cleft material とよばれる電子密度の高い物質がある。間隙物質の特質・成分・機能などはまだわかっていない。aberrant synaptic development の項で述べるが，pre- または post-synaptic element のうち，一方のみが形成される病変がある。この場合，cleft material は必ず postsynaptic element の方に伴っている。このことから，cleft material は postsynaptic element から形成されることがわかる。

postsynaptic ending で最も特徴となるものは postmembraneous density または thickening とよばれる構造である。これは接着面の部分の細胞膜より内部に放射している電子密度の高い物質が存在するためである。この構造はすぐに目立ち，向かい側の細胞にある synaptic vesicle とともにシナプスをみつけるときのよい目標となる。シナプスは他のさまざまの接着面と異なり，非対称的であり，インパルスは軸索の中ではどちらの方向にも伝わるが，シナプスでは一方通行となり，presynaptic ending から postsynaptic ending の方向にしかインパルスは伝わらない。なお神経細胞には，punctate adhesion などの通常の対称的接着面もある。とくに K_2MnO_4 で固定すると，この postmembraneous thickening はみえず，この部分もほかの細胞膜と同じ典型的な unit membrane がみえるだけである。

シナプスは神経細胞の平坦な細胞表面にみえる場合が多いが，そのほかに **spine** とよばれる突起が，ある種の神経細胞の表面から多数とび出し，その先にそれぞれシナプスが形成されることもある。この場合にある種の spine の中には，**spine apparatus** とよばれる膜様の特別な構造がみられる。これにはいくつかの滑面小胞体の cistern が規則的に重なって配置され，その間に電子密度の高い物質が存在する。大脳皮質の錐体型神経細胞の dendritic spine はその例であるが，小脳皮質の Purkinje 細胞には，このように発達した構造物はみられず，微細な線維性物質と，ときに滑面小胞体の断片がみられることがある。spine ならびに spine apparatus の意味はなお不明である。ある種の synaptic complex の周囲は astrocyte によりとり囲まれている。小脳の parallel fiber と Purkinje 細胞の dendrite spine からなるシナプスはその例である。**神経筋接合** neuromuscular junction では presynaptic ending は基底膜および細胞間腔を介して筋に接着し，また最後野 area postrema や median eminence では presynaptic ending は基底膜を介して fenestration を有する血管をとりまいている血管周囲腔に直接に露出している。

Gray はシナプスを Type I と Type II の二型に分けた（図 73）。Type I は cleft がより広くて，はっきりとした cleft material をもち，postsynaptic density が厚くて広い。Type I シナプスは樹状突起および dendritic spine にみられるのに対し，Type II シナプスは樹状突起の幹および細胞体にみられる。この 2 種類の形態学的に異なったシナプスとその生理学的な機能について興味ある関連が報告されている。少なくとも小脳においては，Type I シナプスは興奮性で，Type II シナプスは抑制性であるといわれる。これに対し中枢神経系のほかの部分では，す

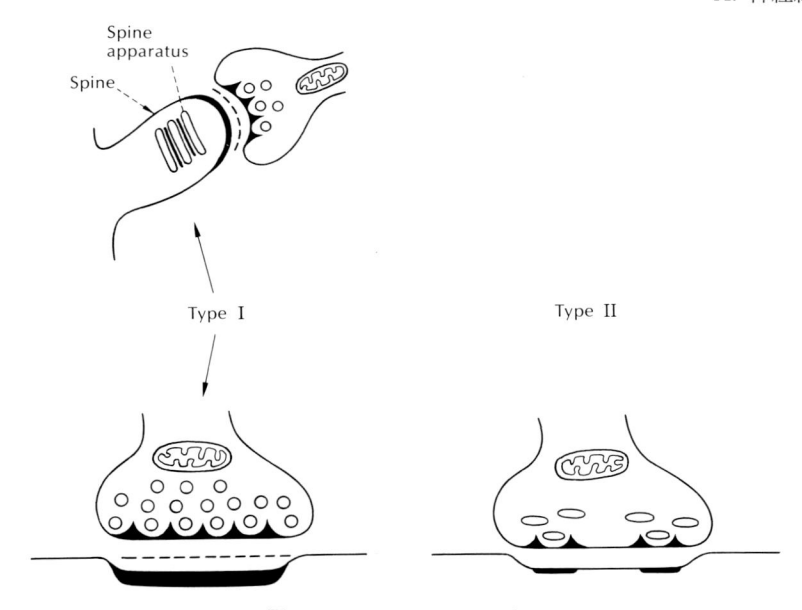

図 73 Type I と II シナプス

べてのシナプスを Type I と Type II のいずれかにはっきりと分類するのは必ずしも容易ではない。synaptic vesicle は特定な glutaraldehyde 固定をすると Type II の場合は球状でなく扁平な形を呈する。

そのほか，ある種のシナプスの中には dense core をもったより大きな synaptic vesicle が存在する。こうしたシナプスは末梢神経や視床下部の一部の神経核などに認められる。synaptic vesicle の中に，どのような neurotransmitter が含まれているのかについては，今後の問題であり，詳細については神経生理や神経化学の成書を参照されたい。

以上述べたこと以外に気のついた点を追加する。ある特殊な神経細胞において reciprocal synapse とよばれる構造が認められることがある。これは二つのシナプスが同じ神経細胞の間に介在し，それぞれ反対の極性をもってごく近くに位置していることをいう。

synaptic terminal または ending とよばれていても，すべてのものが神経細胞突起の末端というわけではない。あるものは確かに末端で **bouton terminalis** とよばれるのに対し，ほかのものは，たとえば小脳の平行線維のように，いわゆる **en passant** で1本の軸索のところどころが鎖のようにふくれてそれぞれにシナプスを形成しているものもある。

一般にシナプスは神経細胞の確実な判別規準とされているが，発生途上の astrocyte はときとして submembraneous density を呈するので，postsynaptic element と間違えないように注意すべきである（Henrikson and Vaughn 1974）。

synaptic vesicle の中には monoamine (norepinephrine, dopamine および serotonin), acetylcholine, そしてアミノ酸 (glycine, glutamate および gamma-aminobutyric acid (GABA) のような neurotransmitter が入っている。そのほかに，substance P, enkephalin

など，いろいろの peptide が neurotransmitter または neuromodulator としての働きのあることがわかってきた（Emson 1983）。こうした化学物質を免疫組織学的に染め出すことが，神経病理学の研究法として活発に利用されている（Emson et al 1986；遠山，塩谷 1987）。さらに，synaptophysin の免疫組織学的研究は synaptic vesicle の marker として盛んに使用されるようになってきた（Wiedenmann and Franke 1985；Navone et al 1986）。synaptophysin は nerve ending ばかりでなく，ときには種々の病変において細胞体も染まることがある。一方ラットの striatum の大型神経細胞の細胞体は陽性で，neurochemical marker となることが報告されている（Goto et al 1993）。

文献

Henrikson CK, Vaughn JE. Fine structural relationship between neurites and radial glial processes in developing mouse spinal cord. J Neurocytol 1974；3：659-675
Uchizono K. Excitation and Inhibition：Synaptic Morphology. Tokyo：Igaku-Shoin, 1975
Emson PC. Chemical Neuroanatomy. New York：Raven Press, 1983
Emson PC, Rossor M, Tohyama M. Peptides and neurological disease. In：Progress in Brain Research, Vol 66. Amsterdam：Elsevier, 1986
Wiedenmann B, Franke WW. Identification and localization of synaptophysin, an integral membrane glycoprotein of Mr 38,000 characteristic of presynaptic vesicles. Cell 1985；41：1017-1028
Navone F, John R, Digioia G, Stukenbrok H, Greengord P, DeCamilli P. Protein P 38：an integral membrane protein specific for small vesicles of neurons and neuroendocrine cells. J Cell Biol 1986；103：2511-2527
遠山正彌, 塩谷弥兵衛. 化学的神経機能解剖学. 大阪：厚生社, 1987
Goto S, Korematsu K, Nagahiro S, Ushio Y. Distinct neuronal subset reveals perikaryal immunostaining for synaptophysin（protein p 38）in the striatum of rats. Acta Neuropathol 1993；86：302-305

b. シナプスの変化

シナプスの変化については近年になって，初めてその研究の緒についたばかりである。ここではシナプスの病変像をとりあげ，その解説を試みる。

1) empty swelling

シナプス終末の empty swelling は無酸素症，虚血，低血糖などにより起こり，astrocyte の swelling とともによくみられる変化である。一般に empty swelling 共通の問題として，組織の固定や標本製作途上の artifact の可能性を考慮に入れなければならない。一方，**海綿状脳症** spongy encephalopathy とよばれる，ヒトおよび動物にみられる一群の疾患は，シナプスを含む neuropil が empty swelling を起こす。ヒトでは Creutzfeldt-Jakob 病の中の海綿状型および kuru である。動物の疾患では scrapie などがこれに属する。これについては slow virus infection の項で述べる。

2) 萎縮

神経細胞の軸索がどこに到達しているのかを調べるために，一般によく用いられていた解剖学的方法は軸索を切断して Waller 変性を起こし，その末端のシナプス終末の変性をみつけることである。この場合に，末端の軸索ならびに presynaptic ending も変性を起こし萎縮し濃染

する。ある種のシナプス終末には neurofilament が異常に増加する。変性を起こした突起は他の細胞に捕食されて消失する。その際，変性したシナプス終末に対応する postsynaptic membraneous thickening も消失するのが普通であるが，ときとして，そのままの形で残っている例もある。このことは神経の再生の問題，とくにその場所に新しいシナプスの再生が起こるかどうかということに関係した興味ある問題である。

3) **tubulovesicular structure**（管状小胞状構造）

大脳皮質の presynaptic ending が膨化し，しかもそれぞれの異常に拡大された終末の中に多量の tubulovesicular structure および neurofilament が充満している所見が観察されている。これは痙攣発作，痴呆および皮質盲の乳幼児に報告された。この所見は，のちに infantile neuroaxonal dystrophy（Seitelberger 病）にみられることが判明した。本症では神経細胞や postsynaptic ending には著明な変化はなく，病変は presynaptic ending に強いことが注目される。

tubulovesicular structure は presynaptic terminal のほかに軸索の中にも出現することは前述した（図67）。この構造は infantile neuroaxonal dystrophy 以外の病気，たとえば Alzheimer 病をはじめ，さまざまの神経疾患にもみられる。ゆえにこの所見は決して infantile neuroaxonal dystrophy だけにみられる変化ではないが，この変化だけが大脳皮質に多数認められるのは本症だけである。ただし，痴呆を伴った家族性 ALS の一家系にも，同様な所見が得られている（449頁参照）。

4) 老人斑

老人斑 senile plaques は有名な神経病理学的所見で，von Braunmühl やその他の鍍銀法で容易に認めうる（図74）。thioflavin S 染色後に蛍光顕微鏡で調べると，老人斑の芯が緑がかった輝きを呈する。H.E. 染色では，特別の注意を払わないかぎり，見逃しやすい。老人斑は Alzheimer 病，老年痴呆 senile dementia に多数出現し，さらに正常の老人にも認められる。とくに大脳皮質に多い。皮質下領域にもみられるが，大脳皮質ほどには著明でない。小脳や脳幹の一部にもみられることがある。老人斑は一般にさまざまの大きさの嗜銀性の球状構造を呈し，通常，中心部に芯 central core とよばれる濃染部を囲んで，その周囲に小球状をなした多数の細胞突起の群が冠状に存在する（図75, 76）。反応性のグリア，とくに reactive astrocyte および reactive microglia（図76）が周囲にみられる。

老人斑の微細構造は，R.D. Terry により，Alzheimer 病の生検より初めて報告された。その後，同研究室で H.M. Wiśniewski を中心に，その病因の研究が進められた。現在多くの施設で活発な研究が行われている。老人斑の主体をなすものは amyloid 沈着を伴ったシナプス病理といえる。電顕像上，老人斑の芯をなす部分は amyloid filament であり，その太さや形態は，ほかの脳以外の組織にみられる **amyloid** と同じである（図77）。周辺部は多数の神経突起がとりまき，それが変化し，膨化している。そのおのおのの異常な神経細胞突起の中には，変性したミトコンドリア，lamellated dense bodies，管状小胞状物質 tubulovesicular material，debris など，軸索の項で述べた Waller 変性にみられるような変化が主体をなしている。これ

2. 細胞からみた神経病理学

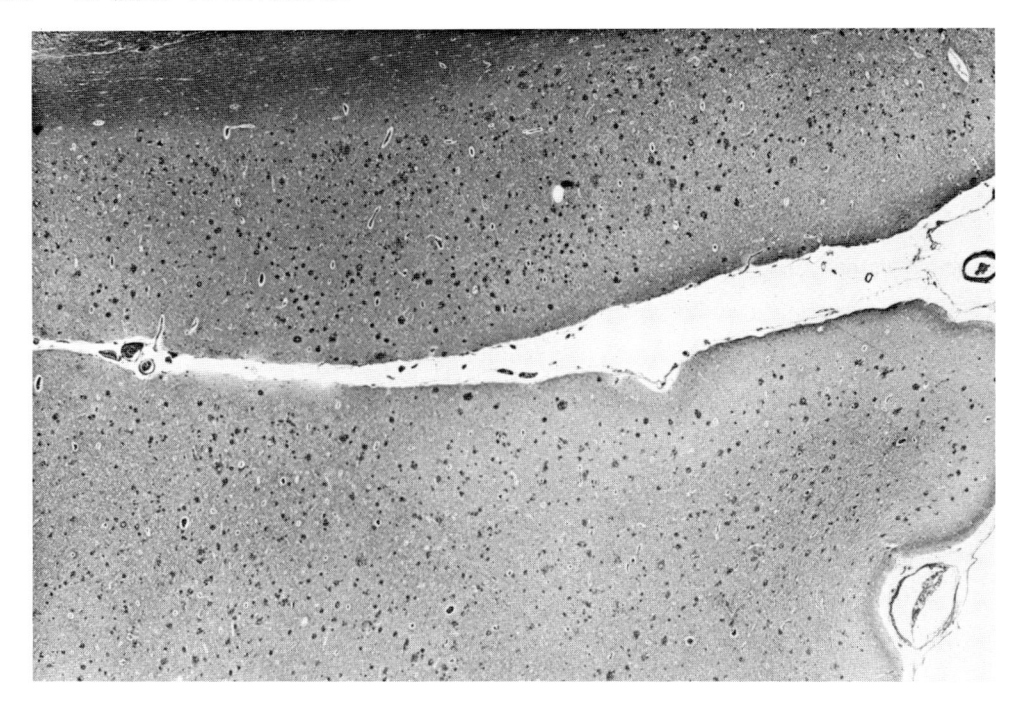

図 74　大脳皮質の老人斑（銀染色）

らの膨化した細胞突起の一部には，synaptic vesicle がみられ（図78），この場合に，多数の synaptic vesicle は軸索中に遊離していることがある。またこれらの変性した神経細胞突起の間に synaptic contact が認められることもある。さらに microtubule や neurofilament が増加している突起もあり，ことに大脳皮質の老人斑には Alzheimer 神経原線維変化が認められることもしばしばある。さらに，平野小体も出現する。退行変性した萎縮突起やシナプスもみられ，それに伴って astrocyte の変化やマイクログリア microglia も出現する。これらのグリア細胞の変化は著明ではあるが，老人斑に特有な変化はない。老人斑はヒトの脳にみられるほかに，年とったサルの脳にも認められている。しかし動物の老人斑にはヒトにみられるのと同じ Alzheimer 神経原線維変化はまだ発見されていない。

　一般に，老人斑が銀染色で濃染するのは，主として神経原線維によるためであり，Congo red で染まり重屈折を示すものは主として amyloid で，oxydative enzyme の染色でみえるのは増加したミトコンドリア，acid phosphatase 染色でみえるのは多数の lysosome 系の dense body というふうに解釈される。老人斑には, choline acetyltransferase (CAT) および acetylcholine esterase (AChE) を有する軸索終末が認められる。ほかの軸索末端には 5-HT (serotonin)，somatostatin または substance P が含まれていると報告されている。一般に大脳皮質への cholinergic input は nucleus basalis of Meynert (nbM) の大型神経細胞からの投射が主体であるといわれている。遠隔の神経細胞の軸索のほか，付近の神経細胞の樹状突起も関与する。

　老人斑の芯にある amyloid は，ほかの器官にみられる amyloid と同じ構造を示すが，一般

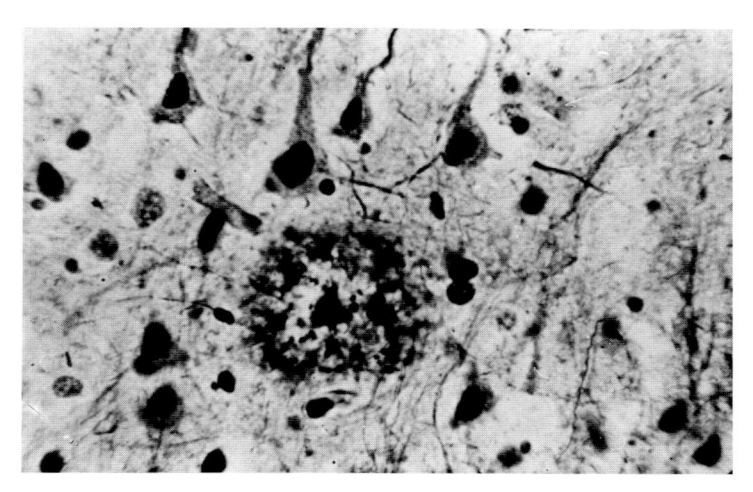

図 75 老人斑（銀染色）

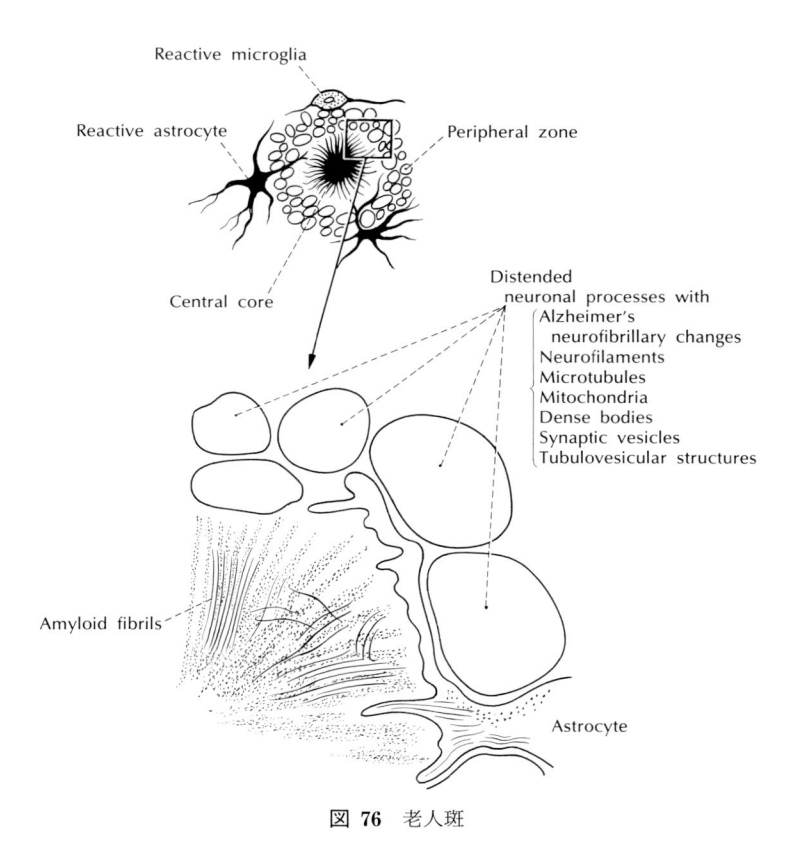

図 76 老人斑

に全身性 amyloidosis と老人斑とは関係はない。つまり，全身の器官に，amyloid が蓄積されても，老人斑はないのが通例である。老人斑が多数ある症例でも，全身性 amyloidosis はない。amyloid よりなる芯をもたない老人斑は，通常，老人斑の端の部分を切ったものとみなされて

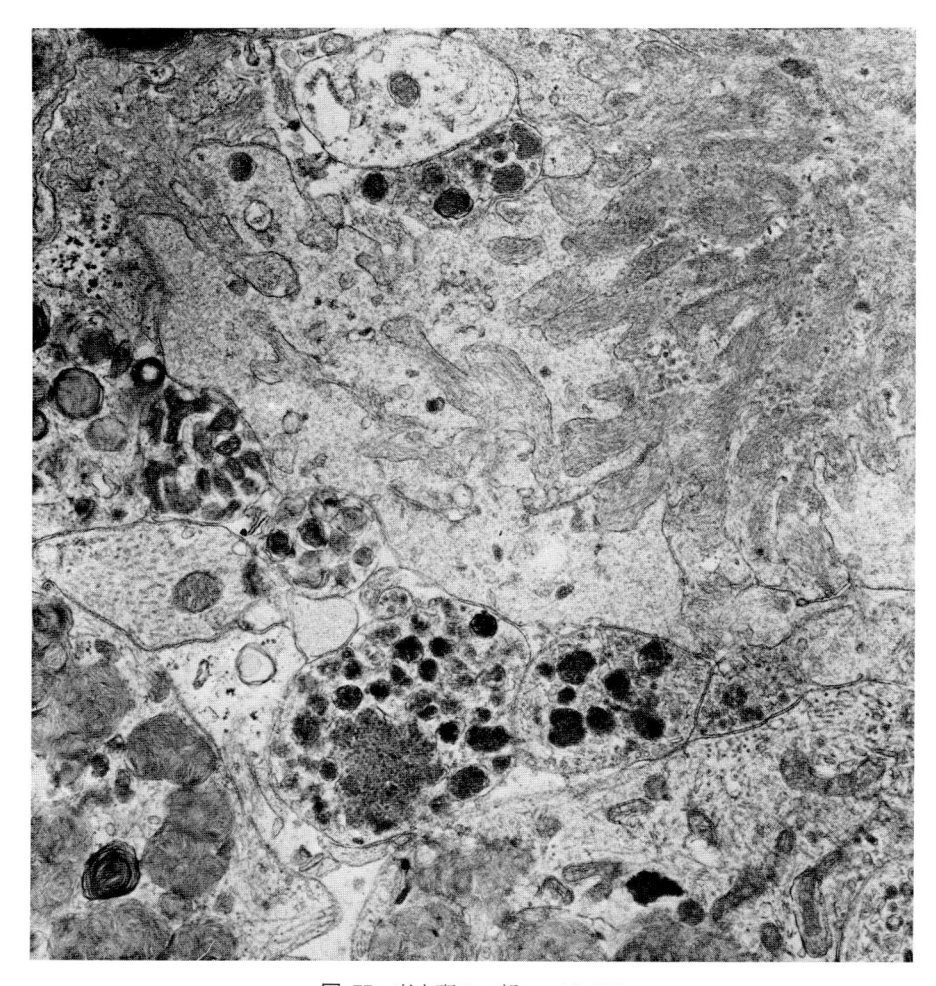

図 77 老人斑の一部　×19,000
右上方の amyloid は多数の変化した細胞突起により囲まれている。
(Hirano A et al. Arch Neurol 1972 ; 26 : 530)

いる．しかし，これを primitive plaque，すなわち，まだ未完成な初期の小型の老人斑とみなすこともできる．近年 apolipoprotein E の抗体は astrocyte でも合成され，amyloid および extracellular NFT に沈着するといわれる．

　さらに，amyloid よりなる芯だけがみられるのは老人斑の末期のものとみなされ，compact (burned-out) plaque とも呼ばれる．H.M. Wiśniewski と R.D. Terry は，老人斑の形成は神経突起の変性が先行し，amyloid の蓄積やグリアの変化は二次的なものであると推測している．この意見のもとに老人斑を **neuritic plaques** とよんでいる．この場合に neurite は一般には，軸索をさすものであるが，彼らは樹状突起も含めての神経突起を意味している．Alzheimer 神経原線維変化が老人斑の一次的要素であるという意見に対してはつぎの四つの点が矛盾する．その第一は Guam 島にみられる筋萎縮性側索硬化症（ALS）ならびに parkinsonism-dementia

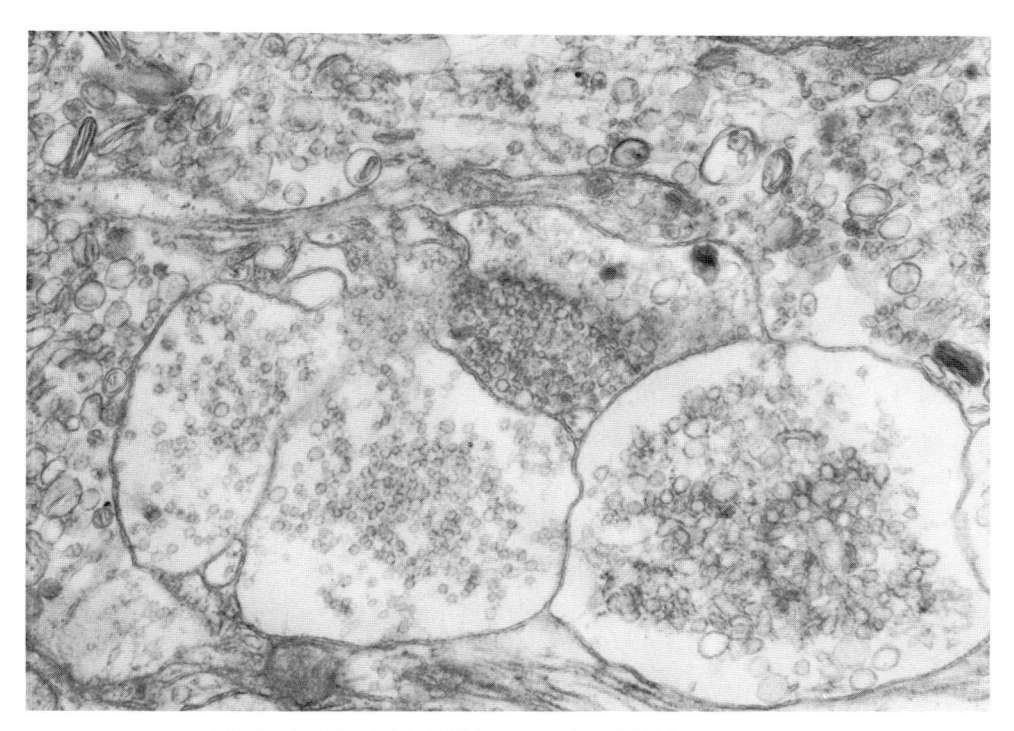

図 78　老人斑の周囲の膨化したシナプスと神経突起　×29,000

complex やその他の疾患（100頁参照）では Alzheimer 神経原線維変化は多数存在するにもかかわらず老人斑はない。第二は Alzheimer 神経原線維変化は脳幹にも出現するが，老人斑は一般にはなく，あっても小さく，かつ数も少ない。第三には老人斑が多数出現する症例で，Alzheimer 神経原線維変化がほとんどみられないか，まったくないこともある。第四に動物には老人斑はみられても Alzheimer 神経原線維変化は認められていない。老人斑の成因については現在なお不明である。

　老人斑の検出には，従来種々の銀染色が使用されているが，現在では paraffin 包埋標本に利用できる Bodian 染色と，本書の 55 頁に記載した方法が Bielschowsky の変法という名称で，広く利用されている。この二つの方法を比較すると老人斑の数に大きな隔たりがあり，後者の染色法では Bodian 法ではみえないか，または極めてわかりにくい繊細な線維状物質が沈着し，円形または大小さまざまの不定形の形をした構造物が多数認められる。この中には通常異常な細胞突起がみられず，**diffuse plaque** といわれている（Yamaguchi et al 1988）。この沈着については，果たして老人斑そのものの一部であるか，またはごく初期のものか，それとも通常の老人斑とは別のものか，それともこれは銀染色に伴う artifact が加わったものか，その判定が極めて困難であった。amyloid の構成成分として β 蛋白が注目され，これに対する抗体を用い，さらに蟻酸 formic acid の前処置を施して immunostaining をすると amyloid の染色効果が著しく増強されることがわかり，amyloid の検出に重要な役割を果たしている（Kitamoto et al

1987)。蟻酸前処置により amyloid の嗜銀性は減少または消失するが神経突起の嗜銀性は変化しないという (Yamaguchi et al 1988)。β-protein amyloid の沈着は老人斑の芯と amyloid angiopathy の血管壁に存在するのみならず，そのほか，ごく小さいものから 20 μm の大きさのいろいろな形を呈する diffuse fibrillar, perivascular, subpial および subependymal deposit として認められる。β 蛋白は kuru plaque に陰性であるが，prion 蛋白は陽性である。Alzheimer 病にみられる小脳顆粒層の compact plaque は，kuru plaque に似ているが，β 蛋白は陽性であるのに対し prion 蛋白は陰性である。老人斑の検出に methenamine silver stain も用いられ，diffuse plaques も染まる。

　老人斑は前述した primitive plaque（異常な神経突起の集合部といわれている），classic plaque（core と halo のある典型的な老人斑）および compact (burned-out) plaque のほかに diffuse plaque の存在が改めて登場し，注目されている。diffuse plaque に相当する場所を電顕でみると amyloid 線維はみられないが，ごく少量細胞外腔と思われるところに見出される。そこで β 蛋白陽性構造物は amyloid 線維以外にも存在することになる（山口 1989）。免疫電顕による β 蛋白の局在を検査した結果，amyloid 線維を構成する前段階の preamyloid とよばれる物質と，さらにその前段階と想定される細胞膜への β 蛋白蓄積を示す像が報告されている（山口 1989）。山口は小型の diffuse plaque が senile plaque 形成の最初期像と考えている（山口 1989）。一方，α_1-antichymotrypsin (Abraham 1988) も脳 amyloid の構成成分の一つであり，diffuse plaque も免疫染色陽性であるといわれる。α_1-antichymotrypsin は β 蛋白とのみ常に共存し，ほかの amyloidosis にはないといわれる。α_1-antichymotrypsin は主として肝臓で合成されて血中に放出されるが，Alzheimer 病では老人斑 senile plaque の近くの astrocyte がこれを合成しているという（山口 1989）。diffuse plaque と臨床像との関連は今後の研究を要する課題である。amyloid 沈着は老人斑に主要な構成物質であるが神経突起の変性の方が痴呆により関係するとの報告がある (Dickson et al 1988)。

　Alzheimer 病において，小脳は一般に病変をまぬがれるところとされている。しかし家族性 Alzheimer 病や amyloid angiopathy を多発する非定型の Alzheimer 病のほかに，典型的 Alzheimer 病でも数こそ少ないが老人斑が存在することが最近報告されている (Ogomori et al 1989 ; Suenaga et al 1990)。一般に小脳の老人斑は amyloid 沈着周囲に変性した突起が乏しい。これらの突起の中に，Alzheimer 神経原線維変化が認められた症例は，まだない（山本ら 1985；森岡ら 1988）。その他，末長敏彦らにより小脳の老人斑と大脳の老人斑の比較が検討されている（410 頁参照）。

　近年，β 蛋白が中枢神経系に広く分布していることが Alzheimer 病および対照の老人において検索されている。そして時には従来知られていなかった脊髄灰白質にも存在することが指摘されている (Ogomori et al 1989)。さらに，β 蛋白が中枢神経以外の組織，すなわち皮膚，皮下組織，および大腸や小腸の粘膜組織にも Alzheimer 病および Alzheimer 病以外の人にも検出されることが報告された。こうした組織の血管壁には，脳の血管壁に似た沈着が認められる

ことから，β蛋白は血性または血管壁の起源であるという説が支持されることになる（Selkoe et al 1990）。老人斑およびβ蛋白の研究は Alzheimer 病の key marker として脚光を浴び，近年おびただしい報告がなされている。review を参照されたい（Bayer et al 2001）。

文献

Terry RD. Alzheimer's disease. In : Davis RL, Robertson DM, eds. Textbook of Neuropathology. Baltimore : Williams & Wilkins, 1985 : 824-841

山本 徹，高松淳一，平野朝雄．アルツハイマー病小脳にみられた老人斑の電顕的観察．神経内科 1985；22：461-466

Kitamoto T, Ogomori K, Tateishi J, Brusiner SB. Methods in laboratory investigation : formic acid pretreatment enhances immunostaining of cerebral and systemic amyloid. Lab Invest 1987 ; 57 : 230-236

森岡英五，黒田重利，久山圭介，大林公一，細川 清．小脳老人斑の電顕による検索．神経内科 1988；28：64-69

Yamaguchi H, Hirai S, Morimatsu M, Shoji M, Ihara Y. A variety of cerebral amyloid deposits in the brain of the Alzheimer-type dementia demonstrated by β protein immunostaining. Acta Neuropathol 1988 ; 76 : 541-549

Yamaguchi H, Hirai S, Morimatsu M, Shoji M, Harigata Y. Diffuse type of senile plaques in the brains of Alzheimer-type dementia. Acta Neuropathol 1988 ; 77 : 113-119

Yamaguchi H, Hirai S, Morimatsu M, Shoji M, Nakazato Y. Diffuse type of senile plaques in the cerebellum of Alzheimer-type dementia demonstrated by β protein immunostain. Acta Neuropathol 1988 ; 77 : 314-319

Abraham CR, Selkoe DJ, Potter H. Immunochemical identification of the serine protease inhibitor α_1-antichymotrypsin in the brain amyloid deposits of Alzheimer's disease. Cell 1988 ; 52 : 487-501

Dickson D, Farlo J, Davies P, Crystal H, Fuld P, Yen S-HC. Alzheimer's disease : a double-labeling immunohistochemical study of senile plaques. Am J Pathol 1988 ; 132 : 86-101

Ogomori K, Kitamoto T, Tateishi J, Sato Y, Suetsugu M, Abe M. β-protein amyloid is widely distributed in the central nervous system of patients with Alzheimer's disease. Am J Pathol 1989 ; 134 : 243-251

山口晴保．老人斑．神経内科 1989；31：558-566

Selkoe DJ, Mori H, Joachim CL. The β amyloid protein is deposited in tissues outside of brain in Alzheimer's disease (AD). Neurology 1990 ; 40 (suppl 1) : 274 (abst)

Suenaga T, Hirano A, Llena JF, Ksiezak-Reding H, Yen SH, Dickson DW. Modified Bielschowsky and immunocytochemical studies on cerebellar plaques in Alzheimer's disease. J Neuropathol Exp Neurol 1990 ; 49 : 31-40

Bayer TA, Wirths O, Majtenyl K, Hartman T, Multhaup G, Beyreuther K, Czech C. Key factors in Alzheimer's disease : α-amyloid precursor protein processing, metabolism and neuronal transport. Review article. Brain Pathol 2001 ; 11 : 1-11

5) グルモース変性 grumose degeneration

Guam の parkinsonism-dementia complex, progressive supranuclear palsy, DRPLA (dentatorubral pallidoluysian atrophy) などの小脳の変性した歯状核神経細胞にみられる特異な所見である。H.E. 染色で dendrite や soma の相当部に eosin 好性の大小多数の顆粒状の構造物が塊をなしている。これは Purkinje 細胞の presynaptic terminal や axon が腫大し，その中に neurofilament, lamellar body, ミトコンドリア, multivesicular body, synaptic vesicle などが蓄積されている（小柳 1981）。通常 Purkinje 細胞の消失はなく，その細胞体や dendrite には明らかな変性はみられない。grumose degeneration の周囲には gliosis の存在することも，ほとんどみられないこともある。こうした所見が小脳歯状核以外の変性神経細胞にも存在するかどうかは今後の検索を要する（Mizusawa et al 1989）。これに似た所見が海馬角の endplate

(CA4) とそれに接した CA3 と CA2 に相当する部分の錐体細胞の dendrite の周囲に認められることがある。しかし，これはヒト（池田ら 1984）の正常像で，fascia dentata の顆粒細胞の axon terminal である苔状線維終末に相当する。transmitter は glutamate といわれ，亜鉛の分布と一致している。この部分はいわゆる老人性変化が比較的起こりにくいところであることは興味深い。

文献

小柳新策. グルモース変性. 神経進歩 1981；25：181-191

池田研二, 小阪憲司, 小柳新策, 飯塚礼二. ヒト剖検例におけるアンモン角 (CA2-4) の神経細胞体および突起周囲の微細顆粒構造について. Neuropathology 1984；5：337-346

Arai N, Amano N, Iwabuchi K, Yagishita S, Yokoi S, Saito A, Misugi K. Three categories of the degenerative appearance of the human cerebellar dentate nucleus : a morphometric and morphological study. J Neurol Sci 1988；83：129-143

Mizusawa H, Yen S-H, Hirano A, Llena JF. Pathology of dentate nucleus in progressive supranuclear palsy : a histological, immunohistochemical and ultrastructural study. Acta Neuropathol 1989；78：419-428

内藤明彦, 小柳新策. 進行形ミオクローヌスてんかん. 東京：医学書院, 1989

特集：小脳歯状核系変性症とその周辺. 神経進歩 1990；34(1)：1-165

6) aberrant synaptic development

神経系には奇形が多い。シナプスの発生異常の一つの例として，ここでは小脳の Purkinje 細胞の dendritic spine がシナプスを構成することなく多数存在する現象を述べる。dendritic spine は正常では postsynaptic ending をなし，小脳の顆粒細胞の軸索である parallel fiber との間にシナプスを構成している（図 79A）。この顆粒細胞は外顆粒層が分裂増殖したものが小脳深層に下降して成熟したものである。この小脳の外顆粒層がその増殖期に損傷されると顆粒細胞のない小脳ができる。たとえばウイルスの感染や，cycasin という蘇鉄 cycad の実から抽出した毒素を，生後間もない動物に与えると顆粒層のほとんどない小脳を実験的につくることができる。同種の奇形を遺伝的にもつ weaver というハツカネズミもある。これらの動物では原因はウイルス，中毒，遺伝とそれぞれ異なるが，その作用の結果は同じであり，Purkinje 細胞は多数存在し，その dendritic spine そのものは unattached spine とよばれ，形態学的に正常のシナプスを形成している dendritic spine と区別がつかない（図 79B）。しかし接着している相手は神経細胞でなくて，astrocyte である。それにもかかわらず正常のシナプスにみられるのと同じように，postmenbraneous thickening をもち，相接する astrocyte との間の細胞間隙は付近のそれよりも広くて，その間に間隙物質 cleft material と区別しがたい物質さえ含んでいる。

一般に，シナプスがどのような過程で発生するのかはまだ不明である。presynaptic element が先にできるという説，postsynaptic element が先行するという説，また両者が同時にできるという説などがあるが，結局二つの神経細胞が接触して，初めてこの現象が起こるというのが現在の定説である。

では，以上述べた相手のない dendritic spine の場合は，どのように説明すべきであろうか？

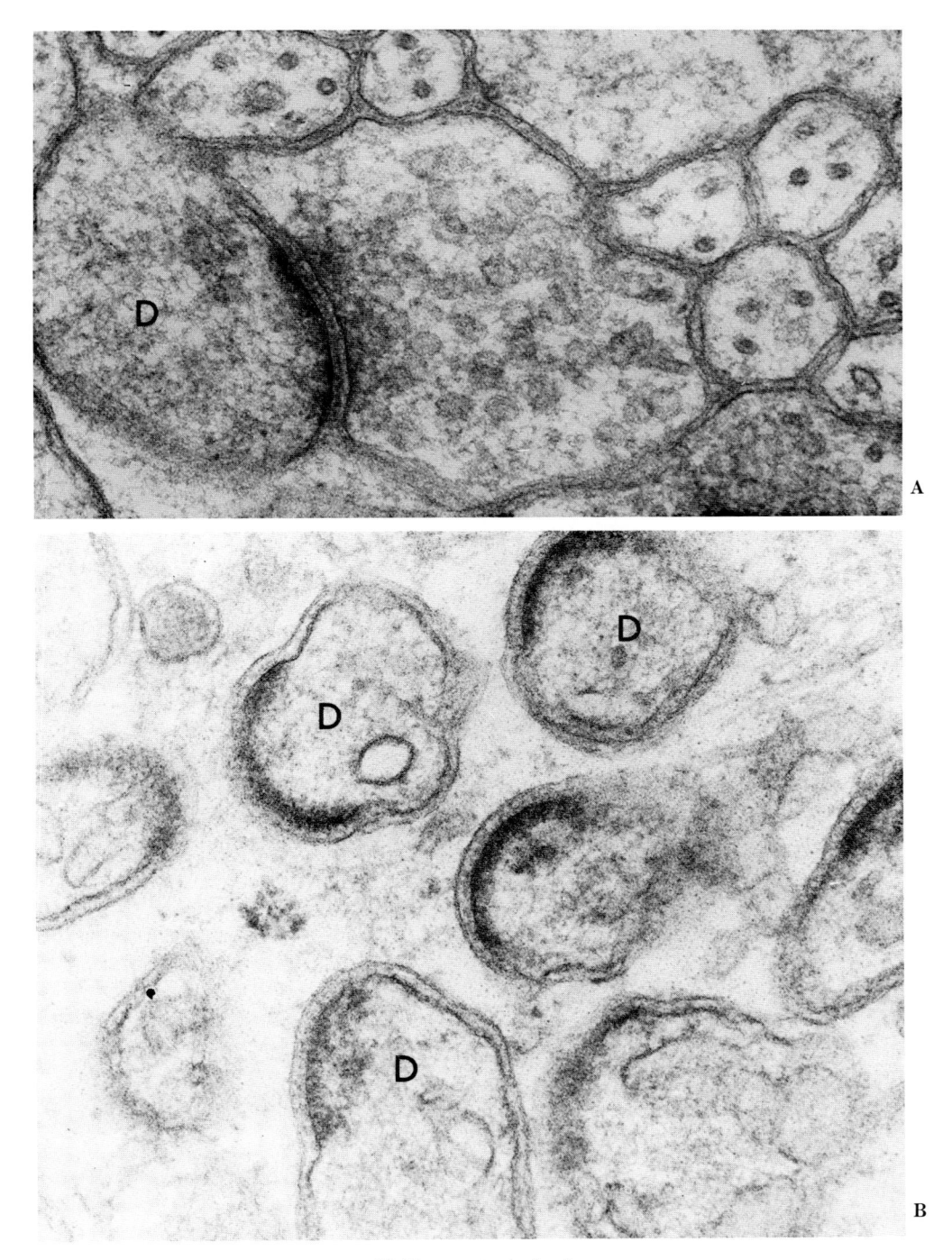

図 79　unattached spine
A. 正常の小脳の分子層　×89,000
B. シナプスを形成していない Purkinje 細胞の dendritic spine（D）　×89,000
（平野朝雄. 東京医学 1973；80：438）

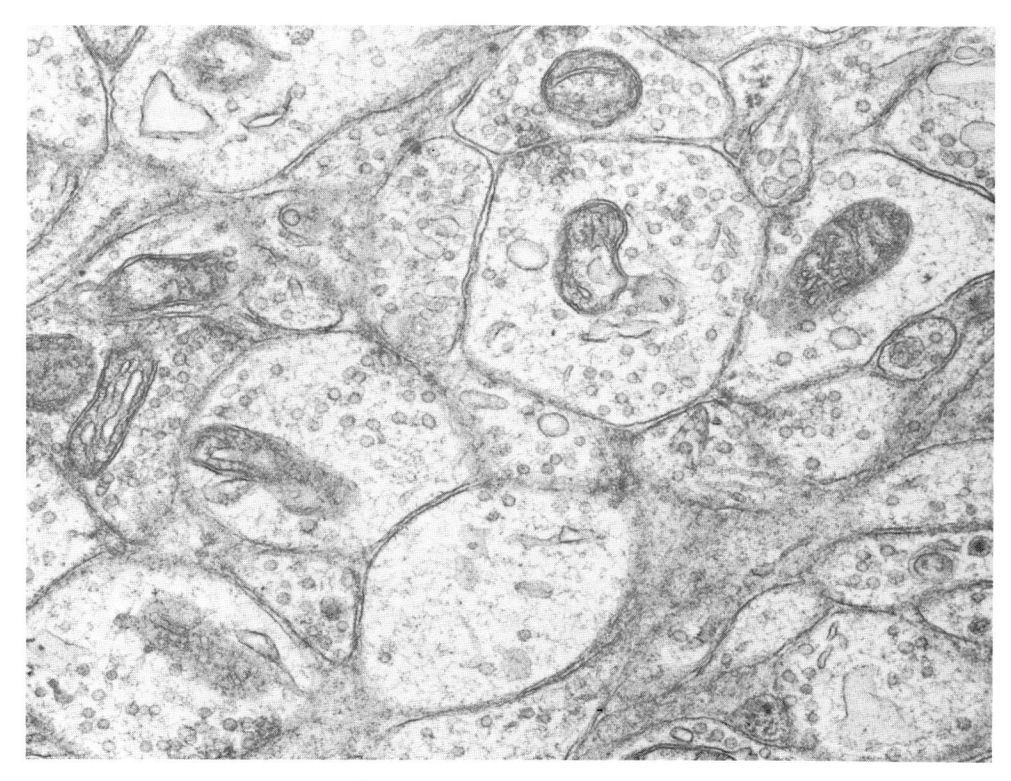

図 80 cerebellar neuroblastoma
多数の presynaptic element はみえるが postsynaptic element を欠く ×28,000
(Hirano A. Acta Neuropathol 1978；43：119)

とにかく相手の顆粒細胞がはじめから発生してこないのであるから，いったんできあがったシナプスの相手の消失後に残ったという考え方は妥当ではないようである。こうなると，dendritic spine が1対1の正常の相手なしにつくられ，そして保存されるという可能性が生じてくる。この現象は，granule cell type の小脳変性症としてヒトにも存在する（428頁参照）。

　一方，presynaptic ending が postsynaptic mate なしに増殖することが観察されている。後頭窩の neuroblastoma の一症例において，腫瘍細胞の突起は多数の presynaptic element からなるにもかかわらず，postsynaptic element が欠如していた（図80）。同様の所見はハツカネズミの特定の mutant にも変性所見として記載されている。

文献
Hirano A, Zimmerman HM. Aberrant synaptic development. Arch Neurol 1973；28：359-366
Sotelo C. Permanence and fate of paramembranous synaptic specialization in 'mutant' and experimental animals. Brain Res 1973；62：345-351
Hirano A, Shin W-Y. Unattached presynaptic terminals in a cerebellar neuroblastoma in the human. Neuropathol Appl Neurobiol 1979；5：63-70
Hirano A. On the independent development of the pre- and postsynaptic terminals. In：Zimmerman HM, ed. Progress in Neuropathology, Vol 4. New York：Raven Press, 1980：79-99

10. 神経細胞のその他の病変 (図81)

　以上は神経細胞の各 organelle を電顕でみた所見を中心に順序立てて述べてきた。ここでは今までに述べなかったが，神経病理学の光顕でよく用いる表現を簡単に列挙する。

a. 神経細胞の消失 neuronal loss

　神経細胞はいったん消失すると再生はされない。神経細胞が変性疾患で広範に失われた場合には正常の組織像を知っていないと大きな病変もうっかり見逃すことがある。たとえば par-

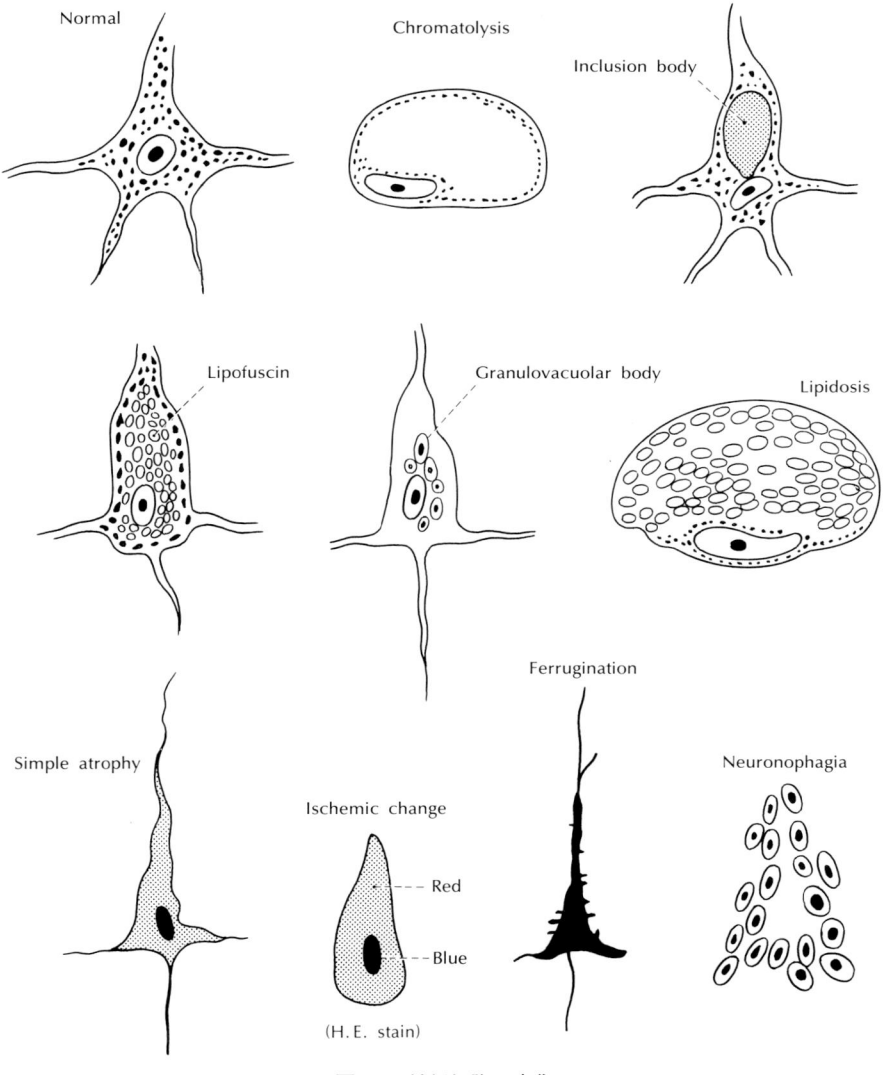

図 81　神経細胞の変化

kinsonism で黒質の melanin 顆粒を含んだ神経細胞が少なくなり，また筋萎縮性側索硬化症 (ALS)で前角細胞が少なくなった場合などである．腫瘍や炎症などのようにすぐ目立つ局所病変と違って，みえないものを消失と認めるにはある程度の経験を要する．

　神経細胞が広範に失われればその部分は当然萎縮するし，光顕でよくみれば残った神経細胞にも変化があること，また gliosis の存在により神経細胞の消失したことを間接的に推定できる．

　神経細胞の消失に伴う特別な所見を二つ述べる．Werdnig-Hoffmann 病では消失した前角の大型運動神経細胞の存在した場所は銀軸索染色では染まらない空地として認められ **empty cell bed** とよばれる．ALS でもみられることがあるが目立たない．小脳の Purkinje 細胞の変性消失する疾患で，銀軸索染色で調べると，消失した Purkinje 細胞の位置をとり囲むように，basket cell の軸索の末端がみられる．これは **empty basket** とよばれている．

　神経細胞の消失がある場合に，一体どの種の神経細胞がおかされたのかがわかれば病因を理解するに大いに役立つ．最近の免疫組織学的検索はこの問題に大きな光明を与えている．たとえば，前述したように（64頁参照），calcineurin といわれる化学物質は，線条体の中型の spiny neuron に存在する．calcineurin の抗体を用い，この神経細胞の細胞体，dendrite, axon およびシナプス終末部を染めることができる．Huntington 病，Parkinson 病，progressive supranuclear palsy などの病変追求に，従来の方法ではわかりにくかった新しい知見が得られている．

　なお，Parkinson 病の黒質の catecholaminergic neuron の marker に tyrosine hydroxylase の免疫組織学的染色が広く利用されているのもその一例である（Pearson 1983）．

　神経細胞の消失のしかたは，ときに病変の原因を暗示することがある．H.E. 標本で陳旧化した灰白脊髄炎 poliomyelitis の脊髄前角にある病巣をみると，一見 ALS と似ている．しかし，後者の場合には，大型前角細胞の消失が選択的に起こるのに対して，poliomyelitis の場合には，前角細胞のみならず局所の neuropil の神経突起がすっかり失われているので，銀染色では火事場の跡のような斑状の病巣を認めることができる（カラーアトラス，105頁，図251）．

　神経細胞の消失は適切な morphometry により数値として記録される．神経系の病変における morphometry の解釈についてはいろいろな問題が生じる．たとえば ALS の大きな前角細胞の消失を観察する場合，小さい神経細胞の存在は大きなものが小さくなったためのものか，それとも残存する正常な小型の神経細胞をみているのか，その区別は必ずしも容易とはいえない．

文献

Pearson J. Neurotransmitter immunocytochemistry in the study of human development: anatomy and pathology. In: Zimmerman HM, ed. Progress in Neuropathology, Vol 5. New York: Raven Press, 1983: 41-97

Goto S, Hirano A, Matsumoto S. Immunohistochemical study of the striatal efferents and nigral dopaminergic neurons in parkinsonism-dementia complex on Guam in comparison with those in Parkinson's and Alzheimer's disease. Ann Neurol 1990 ; 27 : 520-527

b. 神経細胞の萎縮 (カラーアトラス, 85頁, 図199)

これは **simple neuronal atrophy** または **chronic nerve cell degeneration** ともよばれる。一般に Friedreich's ataxia, Huntington's chorea, 老年痴呆や ALS の残存神経細胞の一部など慢性の変性疾患によくみられる変化で, 神経細胞が H.E. 染色で濃く青く染まり, 縮小してみえる。なお細胞体に同時に lipofuscin を含んでいることもある。時には細胞突起がねじれたようにちぢれてみえることもある。

以上の変化は慢性に起こる退行性変化といわれているが, これによく似た変化は深部の脳腫瘍を摘出するときに切断される新鮮な正常脳の部分を光顕で調べるときにみる所見でもある。なんらかの生検に随伴する特殊な artifact である (Kepes et al 1995)。

文献

Kepes JJ, Malone DG, Griffin W. Surgical "touch artefacts" of the cerebral cortex. Clin Neuropathol 1995 ; 14 : 86-92

c. 虚血性変化 ischemic change (カラーアトラス, 86頁, 図202)

この変化は**無酸素性変化**または**急性壊死**ともよばれる。H.E. 染色では核は一様に青く, 細胞体は Nissl 小体が消失し, 一様に赤く染まり, 全体として小さくなっており, よく目立つ変化である。これは神経細胞が急性の虚血, 無酸素症を起こした部分に 2～3 日後によくみられるもので, たとえば急性の血管閉塞とか全身の無酸素症や血行障害のあった症例の Sommer 扇形部をはじめ, 大脳皮質細胞や Purkinje 細胞にとくに著明にみられるものである。通常, 血管や神経細胞周囲などの astrocyte の分布するところに空白な穴があき, 海綿状を呈する所見が伴う。

ischemic change では細胞体が H.E. 染色で赤くみえるが, 上述の生検に伴う artifact では青く染まってみえるので区別できる。

付] delayed neuronal death

海馬の Sommer 扇形部 (CA1 に相当) は, 虚血に対して選択的脆弱性を示すことはよく知られている。これについては, この部分が血流の途絶によるという説よりも, この部分に存在する一定のグループの神経細胞が選択的に病変を発生しやすい性質をもつとの説が現在支持されている。砂ネズミ mongolian gerbil の総頸動脈を 5 分間閉塞すると 4 日以降に海馬 CA1 領域の神経細胞の広範な壊死をきたす。1 日以内には, この領域に異常を見出すことができず, 2 日後でも全体の構造はまだ保持されている。この形態学的変化を遅発性神経細胞壊死 (delayed neuronal death) という (桐野 1988)。エネルギー代謝の指標としての ATP 含量やエネルギーチャージは虚血中に著明に低下するが, 虚血後には速やかに回復する。CA1 の神経細胞は虚血後 24 時間は, 正常の状態よりも高い頻度の活動電

位が発射され，エネルギー代謝も，ほぼ完全な回復を示し，3日目ごろになり著明な低下を認めるといわれる。一方，短時間の脳虚血後に興奮性伝達物質，とくにグルタミン酸の過剰な放出が発生し，その興奮毒性によって神経細胞が壊死に陥るという説が提唱されている。これについての膜表面の受容体，カルシウムイオンの動き，蛋白代謝の変化が注目されている。CA1領域が選択的に脆弱なのは，グルタミン酸受容体のsubtypeの分布の差異によるものではないかといわれる。しかし，グルタミン酸・アスパラギン酸などの興奮性アミノ酸の動きを制圧すれば，大部分の問題が解決するという状態でもないことが示されつつあると報告されている。

電顕上CA1のpyramidal neuronに特徴的なendoplasmic reticulumの増加が出現して，後にischemic cell deathをきたす（Kirino and Sano 1984；Yamamoto et al 1990）。

文献
桐野高明．遅発性神経細胞壊死．神経進歩 1988；32：271-283
桐野高明．神経細胞変性と glutamate．臨床神経 1989；29：1522-1525
Kirino T, Sano K. Fine structural nature of delayed neuronal death following ischemia in the gerbil hippocampus. Acta Neuropathol 1984；62：209-218
Yamamoto K, Hayakawa T, Mogami H et al. Ultrastructural investigation of the CA1 region of the hippocampus after transient cerebral ischemia in gerbils. Acta Neuropathol 1990；80：487-492

d. ferrugination （カラーアトラス，85頁，図201）

これは死んだ神経細胞の墓石である。H.E.染色で青く，またNissl染色ではとくによく染まり，神経細胞の形をほとんどそのままにとどめているので印象的なものである。これは日本脳炎の後遺症や古い脳梗塞にみられるのがよい例である。一般に，石灰沈着を起こすのは壊死に陥った組織が古くなった場合であるが，神経細胞ではあまり通常にはみられるものではない。一般に**石灰沈着**calcificationともよばれるが，calciumばかりでなくさまざまの金属塩が複雑に沈着したものといわれ，**mineralization**ともよばれる。

ここで淡蒼球の組織内および血管周囲に起こる類石灰について一言する。これは武谷（止孝）によると石灰ではなく一種の蛋白質であるといわれる。この所見は錐体外路運動系の疾患に限らず正常脳にもみられ，淡蒼球特有の所見である。

e. neuronophagia （図82）

これは重篤におかされた神経細胞の位置に小さな細胞が密集している像で，死んだ神経細胞に群がったマクロファージという感じを与えるので，この名前が用いられている。急性の脳炎や脊髄炎，たとえば急性の灰白脊髄炎によくみられる所見である。前述したようにALSのような慢性の神経細胞の変性にはまれであるのに反して，同じ運動ニューロン疾患でもたとえば小児のWerdnig-Hoffmann病のように経過の短い亜急性の変性疾患には比較的よくみられる所見である。神経細胞が壊死に陥っても，必ずしもすべての場合にneuronophagiaという現象が起こるとはかぎらず，壊死に陥る神経細胞の種類および病因ないし経過が関係しているのは興味深いことである。

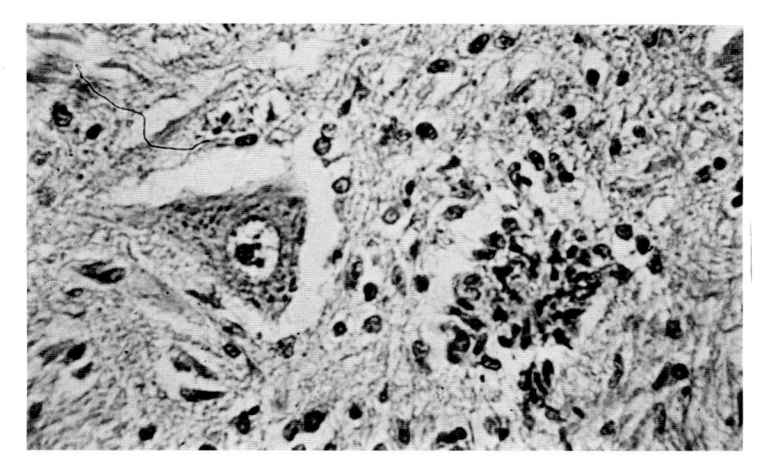

図 82 neuronophagia
舌下神経核の運動ニューロン（H.E. 染色）

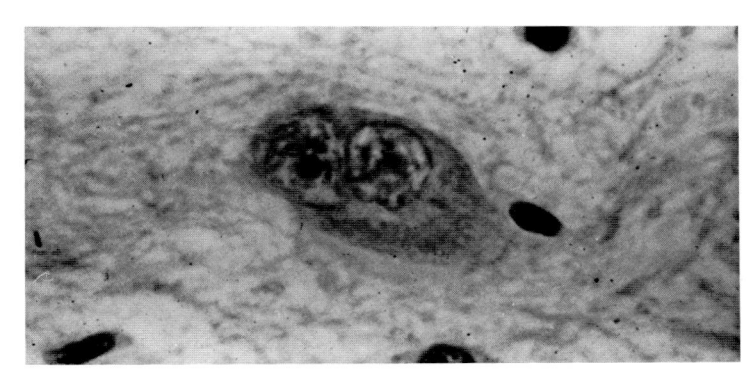

図 83 神経細胞の二核（H.E. 染色）

f. binucleated neuron（図83）

これはときどきみられる所見で，周囲の組織の破壊に対しての神経細胞の核が反応を起こした状態である。しかしこれが1枚の標本で二つの核が離れてみえても，必ずしも二つの核であるとは断定できない。なぜならば核の変形のために，さらに別の面で連絡している可能性は連続標本をもって証明しないかぎり否定できない。この変化は ganglioglioma などによくみられる。その際でも異常な巨大 astrocyte は核小体をはっきり示すことがあるので，それとの判別もつねに容易なわけではない。巨大な異型神経細胞 atypical neuron は Bielschowsky 銀染色で神経原線維が染まり，通常の神経細胞よりも樹状突起の分枝が不規則である。

g. 空胞変性（カラーアトラス，86頁，図203）

神経細胞の細胞体に空胞が現れ細胞自体は著しく膨化する。空胞は前述した eosin 好性封入体や脂質の蓄積と異なり，その内容は H.E. 染色や Nissl 染色で染まらない。

この病変が著明にみられるのは wobbler の murine mutant の脊髄前角細胞である。電顕で

Golgi 装置の空胞化が証明されている。Northwestern 大学の Dal Canto らの報告した家族性 ALS のトランスジェニックマウスの前角に出現する空胞変性は，前角細胞のミトコンドリアおよび Nissl 小体の空胞化されたものである。また，ヒトの場合には小脳の歯状核からオリーブ核に至る経路が，病変により切断されたときにみられるオリーブ核の空胞変性がある。

　注意すべきことはさまざまの固定・包埋そのほかの組織の染色準備過程に加わってくる artifact である。とくに小児の脳では神経細胞体の核の周囲に artifact として空隙をつくりやすい。さらに一般に急性の変化を受けた細胞は空胞を生じやすい。ゆえに空胞変性についてはその変化の意味づけにとくに慎重を要する。

文献
　Dal Canto MC, Gurney ME. Development of central nervous system pathology in a murine transgenic model of human amyotrophic lateral sclerosis. Am J Pathol 1994 ; 145 : 1271-1280

h. 幼若神経細胞

　胎児や新生児の脳を調べると，発育途上の神経細胞がみえる。一般に細胞の分化が進んでいないために核が大きく，細胞体が比較的少ない。細胞体には主として遊離 ribosome が多く，突起も少ないか未発達である。細胞間隙は広い。神経細胞間の連絡装置のシナプスはないか未発達である。これらの幼若神経細胞，神経芽細胞 neuroblasts は生後にも上衣 ependyma の下層とくに側脳室の角の部分から基底核にかけて多く集積している（periventricular matrix tissue）。初めてみる場合には外部からの細胞浸潤を想像させ，極端にいえば脳炎と誤診しかねないくらいである。小脳では外顆粒層（または胚芽顆粒層 germinal granular layer）において神経細胞の分裂が行われており，月日の経つにつれて内部に下降し，顆粒層となる。したがって，この外顆粒層の厚さから幼児の小脳であることを推定できる。この層は生後1年でほとんど消失する。

i. transneuronal 変性 （図84）（カラーアトラス，86頁，図204；99頁，図236）

　ある神経細胞が変性し消失する場合に，その神経細胞の軸索と連結する次の神経細胞にも変化が起こり，消失を起こす場合があり，**anterograde 変性**とよばれる。その逆に変性，消失する神経細胞にインパルスを送っている神経細胞も変化し消失する場合は，**retrograde 変性**といわれる。こうした現象の発生する率や，範囲は，動物の種類，年齢，およびおかされる神経細胞の系統により大きな相違が認められる。実験動物の場合には，transneuronal 変性は分化の低い動物，年齢の幼弱な動物，そして変化の経過が長引くほど，起こりやすい。ヒトの場合には，この現象はごく限られた場合にのみ知られている。すなわち，視神経の系統，dentate nucleus-central tegmental tract-inferior olivary nucleus の系統，および limbic system の一部に認められている。神経細胞の連結はシナプスによるので，この変化が電顕で検索され，

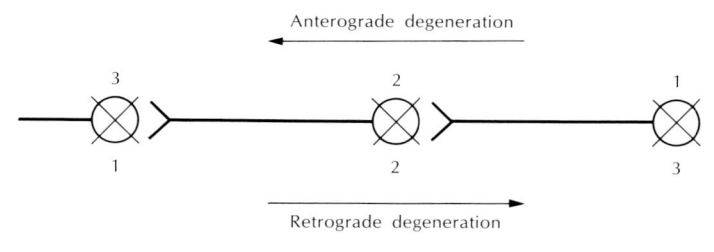

図 84 transneuronal 変性

transsynaptic 変性ともいわれる。

付〕 olivary hypertrophy

dentate-olivary pathway の病巣（主として infarct）による olivary hypertrophy は，オリーブ核が大きいにもかかわらず神経細胞の著しい消失がある。残存する神経細胞と astrocyte は著明に大きくなり，他の病変にはみられぬオリーブ核の transneuronal degeneration に特有な組織像を呈する。神経細胞の細胞体の腫大は phosphorylated neurofilaments や vacuolation を伴い奇怪な像を呈する。synaptophysin の染色性の低下は neuropil に著しいが，細胞体の周囲には正常のものよりも密に認められて縁取りされているのは興味深い所見で，synaptic plasticity を示すものかもしれない。

文献

Cowan WH. Anterograde and retrograde transneuronal degeneration in the central and peripheral nervous system. In: Nauta WJH, Ebbesson SOE, eds. Contemporary Research Methods in Neuroanatomy. New York: Springer-Verlag, 1970: 217-251

Torch WC, Hirano A, Solomon S. Anterograde transneuronal degeneration in the limbic system: clinical-anatomic correlation. Neurology 1977; 27: 1157-1163

Sohn D, Levine S. Hypertrophy of the olives: a report on 43 cases. In: Zimmerman HM, ed. Progress in Neuropathology, Vol 1. New York: Grune & Stratton, 1971: 202-217

j. 神経細胞体の特殊な変形

神経細胞の樹状突起の変形については前述したが（138頁参照），細胞体自体の形も縮小や膨化のほかに，病変の過程において特殊な変化をすることがある。ここでは二つの例をあげる。

Menkes の kinky hair disease では，Purkinje 細胞の細胞体から放射状に多数の somatic sprout とよばれる突起が存在し，いが栗のような像を呈する（図64）。電顕像上，多数の spine や小細胞突起が細胞体表面から突出していることが観察されている。これと同様な所見は正常の Purkinje 細胞の発育途上にも，一過性に出現するほか，ある種のハツカネズミの mutant にも認められる。

特殊の lipidosis たとえば，GM_2 gangliosidosis（Tay-Sachs disease）で，神経細胞の基底部において，axon hillock および initial segment に相当するようにみえる部分が太くふくれあがり，**meganeurites** とよばれている（Purpura et al 1978; Walkley and Pierok 1986; Walkley et al 1988）。

文献

平野朝雄. ニューロンとグリアの形態と機能——細胞突起の考察. 塚田裕三, 編. ニューロンとグリアの神経生物学. 東京：共立出版, 1977：65-87

Purpura DP. Aberrant dendritic and synaptic development in immature human brain. J Neuropathol Exp Neurol 1978；37：578a

Walkley SU, Pierok AL. Ferric iron-ferrocyanide staining in ganglioside storage disease establishes that meganeurites are of axon hillock origin and distinct from axonal spheroids. Brain Res 1986；382：379-386

Walkley SU, Siegel DA, Wurzelmann S. Ectopic dendritogenesis and associated synapse formation in swainsonine-induced neuronal storage disease. J Neurosci 1988；8：445-457

k. アポトーシス

近年細胞の死に方を apoptosis と necrosis に分ける見解が流行している。apoptosis においては細胞の核が凝縮し, 分葉するような断片化が生じる。細胞質も凝縮し細胞膜が inward および outward blebbing といわれる球形の突出を起こし, 細胞が縮小化して apoptosis 小体といわれる細胞の塊になる。この apoptosis 小体は食細胞によって貪食される。それとは別に神経系の固定操作の不備に伴ういわゆる dark cell の出現は, 正常な神経組織でもよく認められることなので注意すべきである。

necrosis は核, ミトコンドリア, 細胞質が膨化して最終的には細胞内物質が破れた細胞膜から外に放出されてしまうことである。この変化は apoptosis とは対比される所見である。こうした形態学的変化に加えて, 現在では生化学的, 分子生物学的研究が進み, DNA の切断などの条件が apoptosis の定義に加えられている。

胎生期神経系の細胞死は programmed cell death ともいわれる。神経系の変性疾患における細胞消失についての解釈や apoptosis についてはこのテーマの特集を参照されたい。

文献

特集：神経系細胞のアポトーシス. 神経進歩 1996；40：171-293

B astrocyte

1. 正常の astrocyte

astrocyte は oligodendroglia とともに中枢神経系の主要グリアである。astrocyte はその名のとおり星状をなし, 核のある部分から四方八方に突起を出している。しかし, その占めている場所により突起の方向には相違がある。たとえば小脳の Bergmann 細胞は, その細胞体が Purkinje 細胞層に位置して, その突起が一方的に分子層に向けて伸びているものである。それに対して astrocyte が柔膜面 pial surface に沿って脳表面に位置する場合には脳実質内に向か

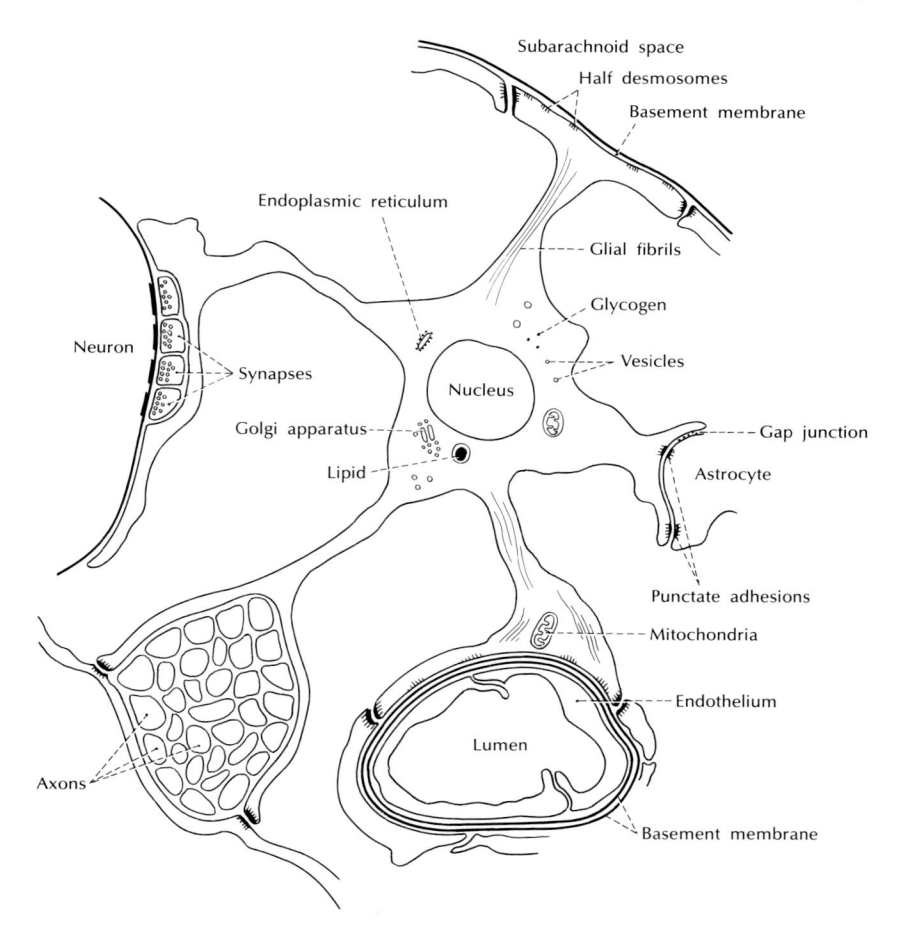

図 85 A　astrocyte（De Robertis & Gerschenfeld 1961 から改変）

ってその突起を放射している。一般に，astrocyte の突起のいく場所は血管であり，くも膜下腔に面する pial surface であり，そして神経細胞およびグリア細胞である（図 85 A, B）。まず血管壁は astrocyte の突起の拡がりによりすっかり囲まれており，血管にいく astrocyte の突起は昔から血管足 **vascular foot** とよばれている。さらに pial surface も通常 astrocyte およびその突起の拡がりにより，すっかりおおわれている。すなわち astrocyte は脳表面および血管壁すべてを包んでいるわけである。大脳の表面は多数の溝が存在し，小脳の表面ではそれが一層よく発達している。一方中枢神経系はきわめて血管の分布に富んだ組織である。このことを考えただけでも成熟した astrocyte の突起の末端は決して丸く細いものでなく，末端部が布のように広く拡大していることが想像できる。電顕で pial surface や血管周囲をみると成熟脳では astrocyte の割面は決して丸い管でなく，つねに細長い幅をもっているのはそのためである。これらの部分では astrocyte の突起は隣りの astrocyte の突起との間に結合装置をつくっている。この連結は単に局所的に離れにくいようにした強化装置である punctate adhesion のこと

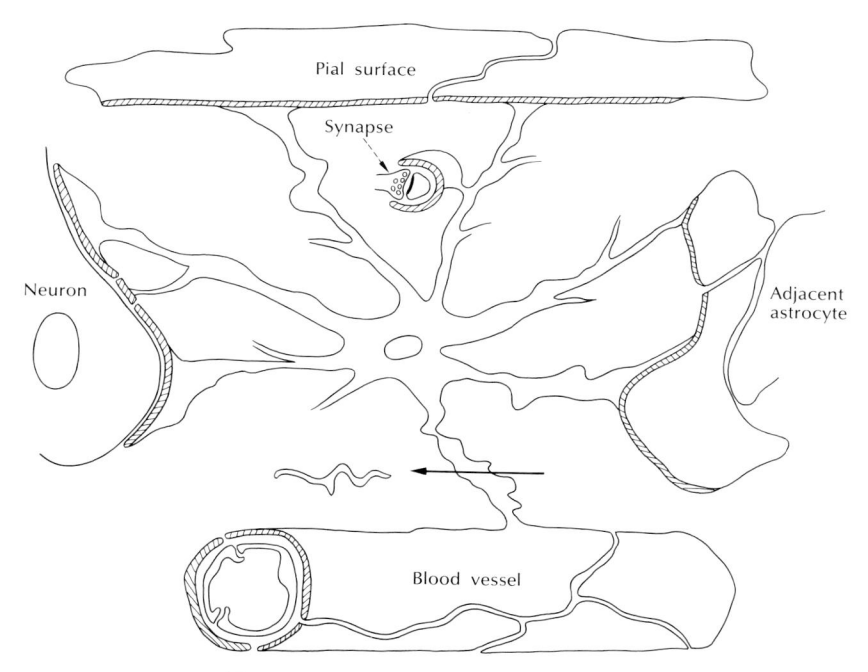

図 85 B　astrocyte の突起の末梢部の拡がり

もあるし，二つの細胞の間にイオンの交通可能な gap junction のこともある。gap junction を構成する蛋白は connexin とよばれる (Arishima et al 2002)。しかし，いわゆる tight junction ともいわれる，隣接した二つの細胞の形質膜が癒合して，帯状をなしている zonula occludens は astrocyte には存在しない。そのために horseradish peroxidase のような比較的大きな protein tracer でも astrocyte と astrocyte の連結の間を通っていくことができる。血管腔および pia mater に面した部分の細胞膜は基底膜によってすっかりおおわれており，それをへだてて血管周囲腔およびくも膜下腔に面しているわけである。この部分の細胞膜には half desmosome が散在しているのが特徴である。しかし，脳の毛細血管の周囲腔は，通常きわめて狭く一層の基底膜がみえるのみで，結合線維を欠く。このようなグリア境界膜には half desmosome のような裏打ち構造は観察されない（佐々木 1987）。

以上のことをまとめると，astrocyte は外胚葉性の中枢神経系をすっかり包み，その周囲を共通した一層の基底膜によりおおわれて，中胚葉性の髄膜組織や血管系から壁をつくり，はっきりとした境界を形成していることになる。例外として中枢神経系の特定部，たとえば視床下部の median eminence などでは，神経終末群が直接に基底膜に接し，synaptic vesicle が存在する。この部分の血管は他の脳実質と異なり有窓性である。

中枢神経系の灰白質には神経細胞とその樹状突起が存在し，多数のシナプスをそなえ，かつ毛細血管に富む。それに対し，白質では軸索と，oligodendroglia および髄鞘が主体である。この異なった環境に存在する astrocyte は多少異なった形態を呈する。灰白質の astrocyte は原

形質性星状膠細胞 protoplasmic astrocyte, そして白質の astrocyte は原線維性星状膠細胞 fibrillary astrocyte とよばれている。小脳皮質の astrocyte はその突起の切断面は一般に丸くなく, 拡がりを示し, 丸い断面をもつ神経細胞の突起と対照的である。しかし白質では走行する astrocyte の突起は丸く, 分枝が乏しくグリア線維に富む。

一方, astrocyte は神経細胞の表面にも達するが, 神経細胞の細胞膜との間には特別な結合装置をつくらない。しかし, 成育途上の脊髄および多発性硬化症の脱髄斑においては, punctate adhesion が記載されている。さらに, ヒトの脊髄後根神経節の神経細胞と satellite cell 間, および網膜感覚細胞と Müller cell の間にも認められている。そのほか, 動物における junction については文献を参考されたい (Mugnaini 1986)。astrocyte は神経細胞と密接な位置を占め, ある種の神経細胞, たとえば Purkinje 細胞や脊髄前角細胞は細胞体のみならず, 樹状突起のすべての表面が astrocyte の突起によりおおわれている。この場合 astrocyte と接触のないところはシナプスの形成の場である。spine synapse はその一つ一つが astrocyte により包まれている。Purkinje 細胞のよく繁茂した樹状突起と, それに無数に群がっている spine を想像するだけで, いかに astrocyte の拡がりが広大な表面積を占めているかに驚かされる。astrocyte の突起が布状に広がる像は, 厚い標本で Golgi 法で astrocyte を染め, これを高圧電子顕微鏡で立体的に観察することで確認ができる (Hama and Kosaka 1981)。

一方, astrocyte は多数の軸索や, そのほかの細胞やその突起をあたかも区画するように配列され, 神経細胞の周囲でも astrocyte は同一の機能をもつシナプス終末を一群にまとめてとり囲む傾向があるといわれている。この astrocyte の分布をみて考えられることは, まず astrocyte は脳全表面および血管周囲を囲み枝分かれしていることから, 脳の支柱をなしているという昔からの考え方である。もう一つの見方は血管周囲と神経細胞の表面に枝を出していることから astrocyte は水分, イオンおよびその他の物質の輸送をする道であるという考え方である。これは電顕出現初期に最も盛んにいわれた。細胞間隙が中枢神経組織ではきわめて狭いこと, および astrocyte が脳の障害の初期にきわめて腫大しやすい傾向をもつことから astrocyte がほかの組織の細胞外腔の役割をするという説まで出たほどである。しかし astrocyte は細胞外腔の Na^+ を多量に含有するのではなく, やはり K^+ が高い濃度で存在することが証明された。

astrocyte は上衣細胞の底部に接し, oligodendroglia とも隣接し, これらの glia の間には gap junction がみられることから, functional syncytium を形成していると考えられている (Mugnaini 1986)。

一方, astrocyte はその周囲の細胞外腔, つまり microenvironment の transmitter や K^+ などイオンを調節する作用があるといわれ, シナプスや Ranvier 絞輪での重要な役割が推測されている。neurotransmitter の代謝については次のような興味ある報告がある。excitatory transmitter である glutamate および inhibitory transmitter である GABA は両者とも astrocyte 内で glutamine synthetase により glutamine になると記載されている。この glutamine は神経細胞内にとり込まれて, glutamate および GABA になる。astrocyte 内で

の glutamine の合成には ammonia を消費するので，脳組織内の化学的中毒を抑えることにもなるといわれている。ちなみに glutamine synthetase は astrocyte のみに認められているので，astrocyte の marker であると報告されている（Norenberg 1979；Norenberg and Martinez-Hernandez 1979）。

さらに，中枢神経系には blood-brain barrier があり，小血管の内皮細胞が重要な役割をしている。この脳の内皮細胞の特性は，これに接する血管周囲の astrocyte の影響により形成されるといわれている（Beck et al 1984；Hirano 1987；Brightman and Tao-Cheng 1988）。

さて，astrocyte の核をみると核小体は光顕ではなかなかみえにくい。核小体は電顕では小さいながら明白に存在する。細胞体内は比較的 organelle に乏しいが，そのなかで最も特徴的なのはグリアフィラメント glial filament である。これが多数あるときは光顕の**グリア原線維** glial fibril に相当する。H.E. 染色では赤く，PTAH では青く染まる（57頁参照）。glial filament はどの astrocyte にもみられるものである。光顕像上では皮質の protoplasmic astrocyte にはグリア原線維はなく，白質の fibrillary astrocyte にはあるとされているが，電顕像上では，その量に相違はあるが，glial filament は両方に存在する。glial filament は群をなし，または束をなして一定方向に走る傾向がある。その太さは研究者により，また組織の操作過程により多少は違うが約 6〜9 nm であり，中には腔があいていて solid の線ではない。すなわち細い管である。重要なことは神経細胞にみられる neurofilament は 10 nm であり，glial filament はこれよりも細いということである。glial fibril は glial fibrillary acidic protein（GFAP）といわれる生化学的および免疫学的に特殊な polypeptide よりなる structural polymer である（306頁参照）。そのほかに少数の貧弱な Golgi 装置，小胞体が核の付近に散在する。なお，小胞や少数の glycogen 顆粒や lysosome などの小さな dense body がみられることもある。ミトコンドリアは細胞体や突起に沿ってみられる。細胞突起に corpora amylacea や細胞体には脂肪小滴がみられることもある。microtubule は成熟した astrocyte にはまれであるが，幼若な astrocyte にはよくみられる。なお，未成熟の astrocytic process はまだ布状をなさずに丸く細い突起をもっていることは注意すべきである。

astrocyte が中枢神経のどこでもまったく同じであると一概に思いこまない方がよい。灰白質と白質の astrocyte の相違，Bergmann 細胞の特別な形態，下オリーブ核ではとくに gliosis が顕著にみられることなどから，それぞれの領域の astrocyte 群にはそれぞれの特徴がある。神経細胞は1個1個がそれぞれ個性をもっていると考えられている。神経細胞はその形や突起の相違のほかに transmitter にも種々あることが知られ，その代謝も異なる。その神経細胞に密接に位置している astrocyte がそれぞれ多少なり形や機能の相違をもつことが推測される。

以上述べた astrocyte の *in vivo* における基本的形態学的所見は *in vitro* においても保存されている。ハツカネズミの organoculture における astrocyte についても検索されている（Kusaka et al 1985）。

immunohistochemical marker として，GFAP が一般に適用されているが，そのほかの

marker も記載されている。glutamine synthetase は動物実験の凍結標本の protoplasmic astrocyte に陽性に認められている (Norenberg 1979 ; Norenberg and Martinez-Hernandez 1979)。一方，GFAP 陽性の fibrillary astrocyte は hyaluronate-binding proteins の抗体にも反応することが報告されている (Bignami and Dahl 1986)。さらに，GFAP 陽性の astrocyte は A_2B_5 antibody (David et al 1984 ; Miller et al 1986) に陰性か，陽性かにより type I と II に分類されるという。type I A_2B_5-negative astrocyte は出産以前のネズミにすでに存在し，成熟した視神経では pial surface と vascular foot に限局している。それに対し，type II A_2B_5-positive astrocyte は視神経の内部に存在すると記載されている。視神経切断実験によると gliotic astrocyte は，主として type I astrocyte より発生し，type II astrocyte の生存は，軸索に依存するといわれる。

freeze-fracture で astrocyte の形質膜内に gap junction が多数認められるほかに，orthogonal assemblies (Landis 1986) または retilineal arrays (Hanna et al 1976) とよばれる特殊な構造物が存在する。直径5〜8nm の粒子が規則的に区画して，配列され，これを構成している粒子の数は4〜70 とその範囲が広い。assemblies は基底膜に接する形質膜に，とくに集中する傾向があり，血管周囲にはさらに著しい(Brightman and Tao-Cheng 1988)。それに対し，細胞体の形質膜にはほとんどみられないという (Landis 1986)。assemblies は全身の種々の細胞および，骨格筋と神経節の satellite cell にも記載されている。しかし中枢神経系では，神経細胞，oligodendroglia，血管内皮細胞にはみられず，astrocyte の特徴的所見であるといわれる。しかし上衣細胞にも存在する。これを構成する蛋白はまだ不明であるが，K^+ 調節機能との関係が考えられているという (Landis 1986)。

文献

De Robertis E, Gerschenfeld HM. Submicroscopic morphology and function of glial cells. Int Rev Neurobiol 1961 ; 3 : 1-65
Hanna RB, Hirano A, Pappas GD. Membrane specializations of dendritic spines and glia in the weaver mouse cerebellum : a freeze-fracture study. J Cell Biol 1976 ; 68 : 403-410
Hirano A. Neuronal and glial processes in neuropathology. J Neuropathol Exp Neurol 1978 ; 37 : 365-374
Norenberg MD. The distribution of glutamine synthetase in the rat central nervous system. J Histochem Cytochem 1979 ; 27 : 756-762
Norenberg MD, Martinez-Hernandez A. Fine structural localization of glutamine synthetase in astrocytes of rat brain. Brain Res 1979 ; 161 : 303-310
Hama K, Kosaka T. Neurobiological applications of high voltage electron microscopy. Trends Neurosci 1981 ; 4 : 193-196
特集：神経グリア. 神経進歩, 1983 ; 27 : 5-162
Kusaka H, Hirano A, Bornstein MB, Raine CS. The organization of astrocytes in organotypic mouse spinal cord culture : an electron microscopic study. Neuropathol Appl Neurobiol 1984 ; 10 : 411-422
Beck DW, Vinter HV, Hart MN, Cancilla PA. Glial cells influence polarity of the blood-brain barrier. J Neuropathol Exp Neurol 1984 ; 43 : 219-224
David S, Miller RH, Patel R, Raff MC. Effects of neonatal transection on glial cell development in the rat optic nerve : evidence that the oligodendrocyte-type 2 astrocyte cell lineage depends on axons for its survival. J Neurocytol 1984 ; 13 : 961-974
平野朝雄. 神経膠細胞および脳室上衣細胞. 現代病理学大系 23A 神経 I, 東京：中山書店, 1985

Kusaka H, Hirano A, Bornstein MB, Raine CS. Basal lamina formation by astrocytes in organotypic cultures of mouse spinal cord tissue. J Neuropathol Exp Neurol 1985 ; 44 : 295-303

Kusaka H, Hirano A, Bomstein MB, Raine CS. Fine structure of astrocytic processes during serum-induced demyelination in vitro. J Neurol Sci 1985 ; 69 : 255-267

Kusaka H, Hirano A, Bornstein MB, Moore GRW, Raine CS. Transformation of cells of astrocyte lineage into macrophage-like cells in organotype culture of mouse spinal cord tissue. J Neurol Sci 1986 ; 72 : 77-89

Bignami A, Dahl D. Brain-specific hyaluronate-binding protein : an immunohistochemical study with monoclonal antibodies of human and bovine CNS. Proc Nat Acad Sci (USA) 1986 ; 83 : 3518-3522

Miller RH, Abney ER, David S, French-Constant C, Lindsay R, Patel R, Stone J, Raff MC. Is reactive gliosis a property of a distinct subpopulation of astrocytes? J Neurosci 1986 ; 6 : 22-29

Mugnaini E. Cell junctions of astrocytes, ependyma, and related cells in the mammalian central nervous system with emphasis on the hypothesis of a generalized functional syncytium of supporting cells. In : Fedozoff S, Vernadakis A, eds. Astrocytes, Development, Morphology, and Regional Specialization of Astrocytes, Vol 1. New York : Academic Press, 1986 : 329-371

Landis DM. Membrane structure in astrocytes. In : Federoff S, Vernadakis A, eds. Astrocytes : Cell Biology and Pathology of Astrocytes, Vol 3. New York : Academic Press, 1986 : 61-76

Hirano A. The organization of the astrocyte-microvascular interface. In : Cervós-Navarro J, Ferszt R, eds. Stroke and Microcirculation. New York : Raven Press, 1987 : 219-222

佐々木 宏. アストロサイトの形態学：過去，現在，未来. 脳神経 1987 ; 39 : 1009-1026

Brightman MW, Tao-Cheng J-H. Cell membrane interactions between astrocytes and brain endothelium. In : Norenberg MD, Herz L, Schousboe A, eds. The Biochemical Pathology of Astrocytes. New York : Alan R Liss, 1988 : 21-39

Kimelberg HK, Norenberg MD. Astrocytes. Sci Am 1989 ; 260(4) : 66-76

Norenberg MD. Review. Astrocyte responses to CNS injury. J Neuropathol Exp Neurol 1994 ; 53 : 213-220

生田房弘, 編著. Glia 細胞. 東京：クバプロ, 1999

Arishima H, Sato K, Kubota T. Immunohistochemical and ultrastructural study of gap junction proteins connexin 26 and 43 in human arachnoid villi and meningeal tumors. J Neuropathol Exp Neurol 2002 ; 61 : 1048-1055

2. astrocyte の変化

a. 腫脹 swelling

　組織の障害に対し，astrocyte はきわめて敏感で早い反応を示す。そのなかで最もよく知られているのは細胞体およびその突起が大きくふくれあがりやすいことである。これはとくに無酸素症や虚血，組織固定の不完全なときなどに必ず伴う所見であり，細胞が白っぽく全体に拡がり，狭い細胞間隙はより狭くなる。この所見は必ずしも artifact とは断定できず，組織の壊死の初期には必ず伴うものである。これはとくに満足すべき固定が得られたときにみられる。ただしよく調べると細胞体内は一様に空白状になるのではなくて，多数の小顆粒や薄く染まる微細な fibrillary substance がごく小さな小胞などとともに細胞体内に存在する像もみられる。また腫脹にとどまらず，そのなかに無数の glycogen 顆粒が現れる。これは損傷後 24 時間前後にはきわめて顕著にみられる（図 86）。この場合にみられる glycogen は塊をなすことはなく，個々の顆粒の散在する β-particle である。

　この astrocyte の watery swelling が，脳障害の初期に出現しやすいことについては，astrocyte の ion-transport processes に密接に関係することが注目され，potassium channels

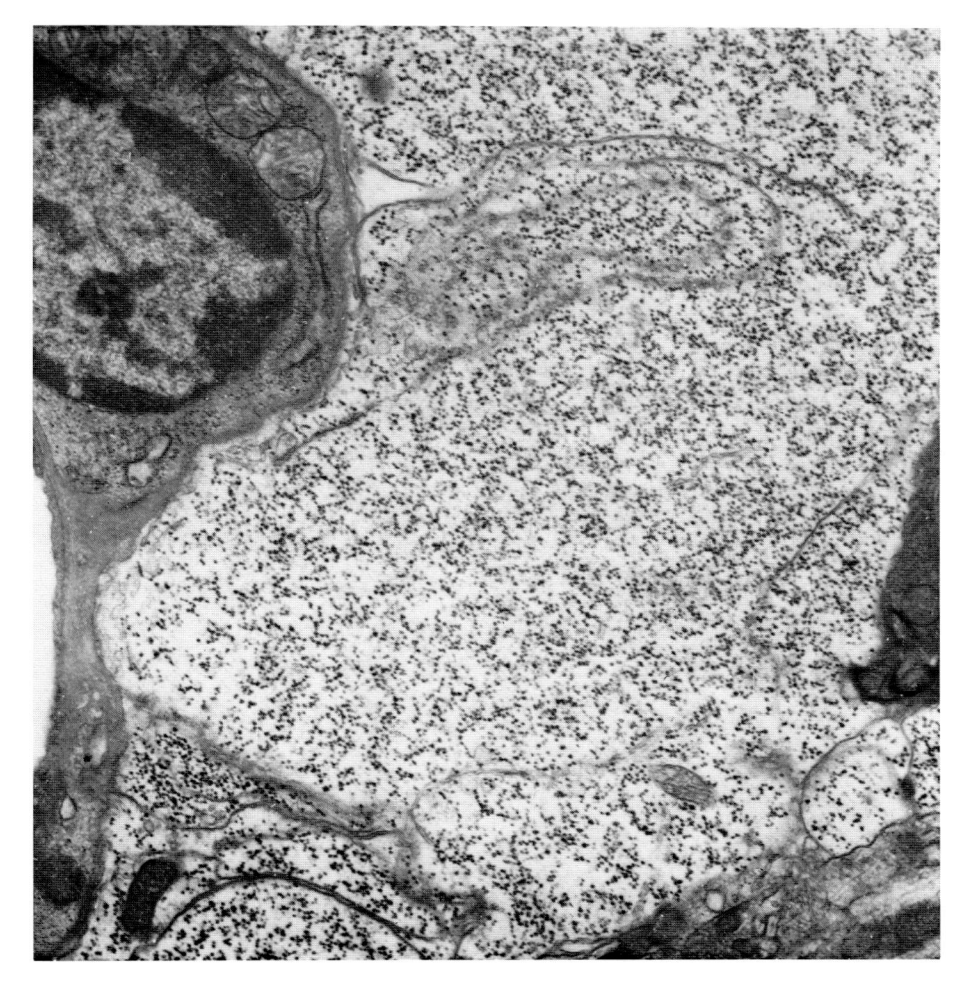

図 86　血管周囲の astrocyte の突起が異常に拡大し，多数の glycogen 顆粒を含む　×12,000
(Hirano A et al. J Neuropathol Exp Neurol 1965 ; 24 : 386)

やほかの system に対する化学物質の作用が研究されている。

　虚血性の脳病変にみられる腫脹のみならず astrocyte の初期の反応性変化を astrocyte の一次的障害というよりも，付近の神経細胞の虚血による障害に対応して二次的に出現する変化で，神経細胞の壊死を阻止するものではないかとの見解が記載されている (Petito et al 1988)。一般に astrocyte の見方について，いろいろな説や所見が台頭し，とくに生化学や分子生物学的検索が astrocyte の培養を中心に盛んに行なわれている (Fedoroff and Vernadakis 1986 ; Norenberg et al 1988 ; Kimelberg 1988)。

文献

Hirano A, Zimmerman HM, Levine S. Fine structure of cerebral fluid accumulation. VII. Reaction of astrocytes to cryptococcal polysaccharide implantation. J Neuropathol Exp Neurol 1965 ; 24 : 386-397
Fedoroff S, Vernadakis A. Astrocytes, Vol 1-3. New York : Academic Press, 1986

Norenberg MD, Herz L, Schousboe A. The Biochemical Pathology of Astrocytes. New York : Alan R Liss, 1988

Kimelberg HK. Glial Cell Receptors. New York : Raven Press, 1988

Petito C, Morgello S, Felix JC, Holden LM. Astrocytes in cerebral ischemia. In : Norenberg MD, Herz L, Schousboe A, eds. The Biochemical Pathology of Astrocytes. New York : Alan R Liss, 1988 : 341-349

b. 核の変化

　中枢神経の病巣で，核はさまざまの変形を示し，電顕の標本では三つ四つに分かれてみえることも少なくないが，実際にはこれは分裂したのではなく核の変形の結果である．核の内部にもいろいろな変化がみられる．その1例として **nuclear body**（図87A）がある．これは特殊変化ではないが，亜急性硬化性全脳炎 subacute sclerosing panencephalitis (SSPE) や glioma を形成する astrocyte の核にはしばしばみられるものである．しかし，これは astrocyte の核だけに特有なものではなく，血管内皮細胞や，線維芽細胞など，他の細胞にもみられる．病的状態で astrocyte でもときに核小体が大きく目立つようになることがある．そのほか核内に桿状や格子状に配列した filament（図87B）や tubule や，その他の構造物が出現することはまれではない．しかし，進行性多巣性白質脳症 progressive multifocal leucoencephalopathy (PML)，SSPE およびヘルペス脳炎などウイルス性脳炎では，好酸性核内封入体がグリアに出現し，これは診断上大切な所見である．PML では主として oligodendroglia に封入体がみられるが astrocyte 内にも出現する．しかし neuron にはみられていない．astrocyte の核内封入体はウイルス性脳炎以外，動物の実験的鉛中毒にも認められる（483頁参照）．これは鉛中毒において腎や肝細胞の核内封入体とよく似ていて，封入体は鉛を含んでいる（Shirabe and Hirano 1977）．

　昔から astrocyte の分裂は有糸分裂ではなく無糸分裂であるという学説もあったが，現在では astrocyte の有糸分裂像はさまざまの病的状態でみられている（Diemer and Klinken 1976）．生田らのネズミの脳の cold injury では，astrocyte の有糸分裂像は実験操作後第3と第4日目に限って観察されている（生田ら 1983）．

　astrocyte の変化として昔から有名なのは **Alzheimer II 型グリア**である．これは核が 15〜20 μm もの大きさ，すなわち神経細胞体ぐらいにまで達する．核は Nissl 染色や H.E. 染色では薄く染まり，少数の chromatin 顆粒が周辺部に散在する．細胞体はほとんど判別しえないのが特徴で naked-nuclei gliosis とよばれる．これは Wilson 病や強度の肝疾患などに伴って現れる．その好発部の中で最もよく知られているのは淡蒼球であるが黒質，小脳歯状核，大脳皮質などにもしばしばみられる．Alzheimer II 型グリアはネズミに portocaval anastomosis を施すことにより，実験的にも観察されている．Alzheimer II 型グリアというのは I 型グリアに対し名づけられたもので，後者では細胞体の輪部がみえるもので Wilson 病に記載されている．H.E. 染色では細胞体は eosin 好性で赤く染まり，短い細胞突起をもつ巨大な astrocyte として認められる．

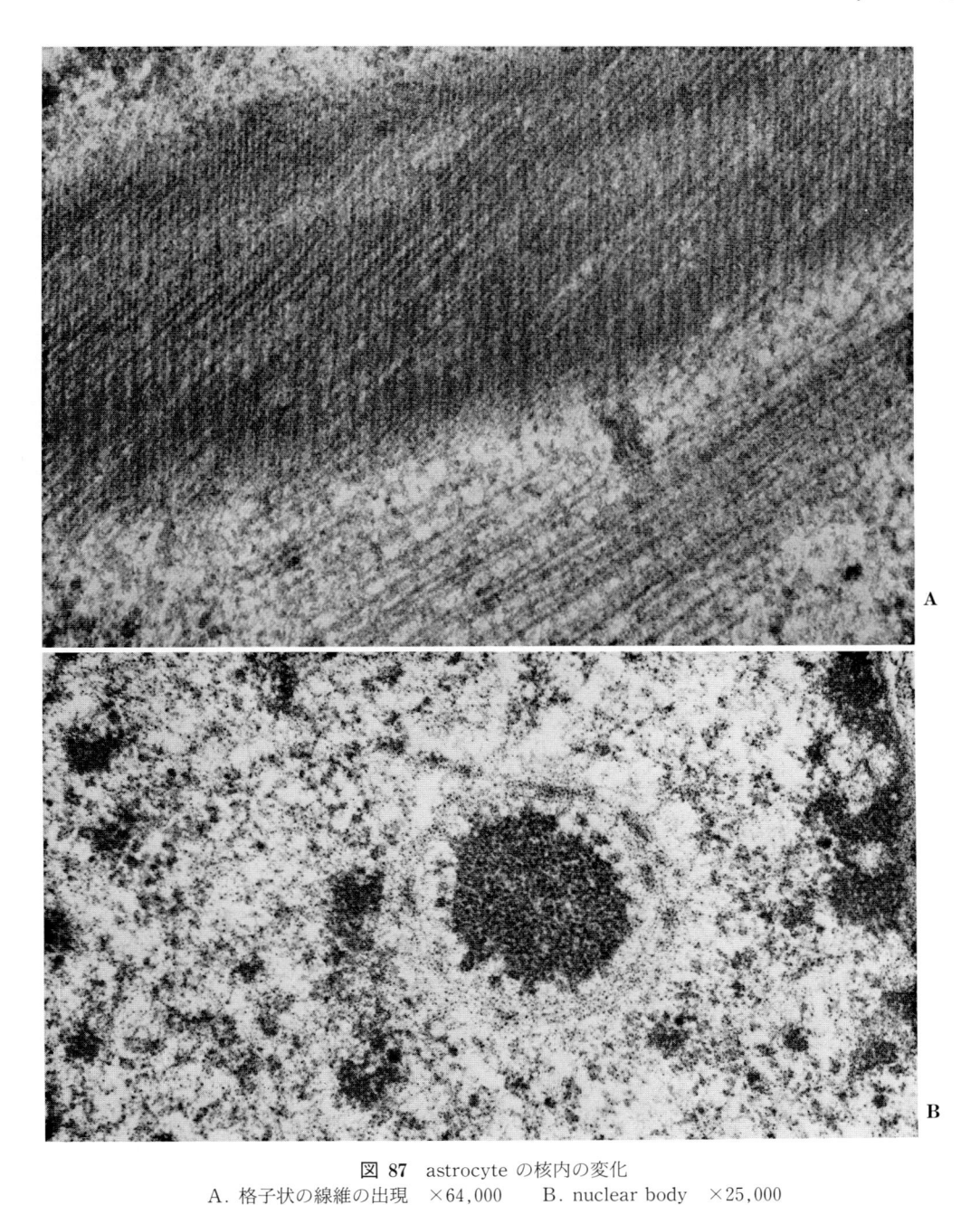

図 87　astrocyte の核内の変化
A. 格子状の線維の出現　×64,000　　B. nuclear body　×25,000

文献
Shirabe T, Hirano A. X-ray microanalytical studies of lead-implanted rat brains. Acta Neuropathol 1977 ; 40 : 184-192
Diemer NH, Klinken L. Astrocytic mitosis and Alzheimer type I and II astrocytes in anoxic encephalopathy. Neuropathol Appl Neurobiol 1976 ; 2 : 313-321

生田房弘, 大浜栄作, 吉田泰二, 武田茂樹, 小柳清光. 病巣内の astrocyte の mitosis：反応性の astrocyte の出現と病巣修復に果たすその役割. 神経進歩 1983；27：839-856

Motegi T, Kawai K, Ikuta F. Mitotic figures of glial fibrillary acidic protein positive cells in the periphery of human brain abscess. Clin Neuropathol 1987；6：241-245

c. hypertrophic astrocyte （図88）（カラーアトラス，113頁，図270）

これは astrocyte の細胞膜が拡張して単に細胞体が大きくなるのではなく，H.E. 染色では eosin 好性を呈し，特に大きくなった場合は **gemistocytic astrocyte** ともよばれる。これは組織の損傷後数日から数週間にかけて著明にみられるもので，細胞体はさまざまの organelle が密集している。そのなかで主体をなすのは無数の glial fibril であり，その間に小胞体や Golgi 装置，ミトコンドリア，小胞，glycogen 顆粒，脂質小滴などが散在している。梗塞の亜急性期，腫瘍や膿瘍の周辺部など，astrocyte の反応の強い部分にみられるありふれた所見である。そのほか特別な超巨大型の astrocyte としては，Wilson 病に記載されている Alzheimer I 型および結節性硬化症のときにみられるもの，また進行性多巣性白質脳症（PML）や，さらに極端なものでは magnocellular glioblastoma にみられるものがある。

d. 原線維性 gliosis fibrillary gliosis （図89）

これは中枢神経組織障害の慢性期にみられる一般現象で，gliosis またはグリア性瘢痕ともいわれ，多数の突起をもった astrocyte が病巣部を占めている状態である。細胞体は多量のグリア原線維で充満されている。グリア原線維は束をなして突起に沿って走り，その突起はしばしば円形の縦断面を呈する。gliosis にみられる glial filament は数は多いが，その1本1本の filament は正常の astrocyte にみられる filament と構造上区別できない。しかし，ときとして **Rosenthal fiber** とよばれる特殊の構造が細いグリア線維とともに認められることがある（188頁参照）。

光顕では gliosis は GFAP 染色，Holzer 染色，または PTAH 染色でより明白に認められる。gliosis は加齢現象にも伴う。軟膜下や上衣下に起こりやすく，尾状核や fornix の上衣下には強い。さらに延髄では下オリーブ核と第四脳室底に著明となる。これは正常像で，神経細胞の消失は伴っていない。これは老年変化の一つであって，病的所見と混同しないようにすべきである。gliosis について同形グリオーシス isomorphic gliosis と不同形グリオーシス anisomorphic gliosis という表現が用いられることがある。前者は gliosis の起こった場所の本来の組織構造が残っている場合である。よい例は脱髄疾患などの場合にみられる。

強いグリオーシスを示す古い病巣の血管周囲の astrocyte において hemidesmosome が著明に厚く幅広くなり，しかもその下に線維性の裏打ち構造が存在することが認められた（Nakano et al 1992）。この裏打ち構造には glia 線維や bundles が連結している。この構造は血管壁の基底膜の hemidesmosome に相当する部分にのみみられるが，隣接する astrocyte の接触面には認められない。正常の astrocyte にはみられないこれまで気づかれなかった特殊な構造である。

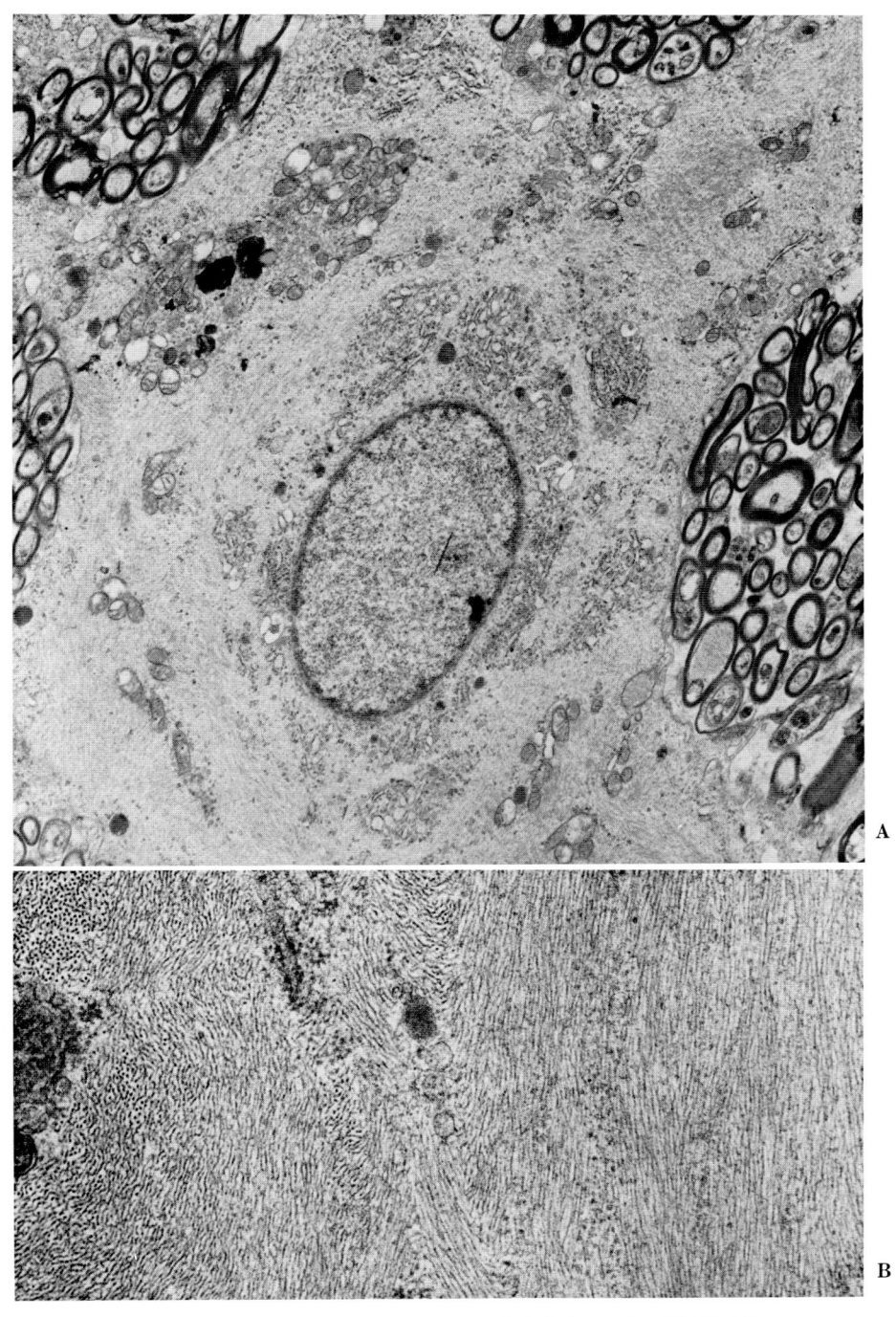

図 88 肥大した astrocyte (A) とその細胞体内のグリア原線維 (B)
A. ×6,000　B. ×25,000
(Hirano A, Zimmerman HM. Lab Invest 1970 ; 23 : 358)

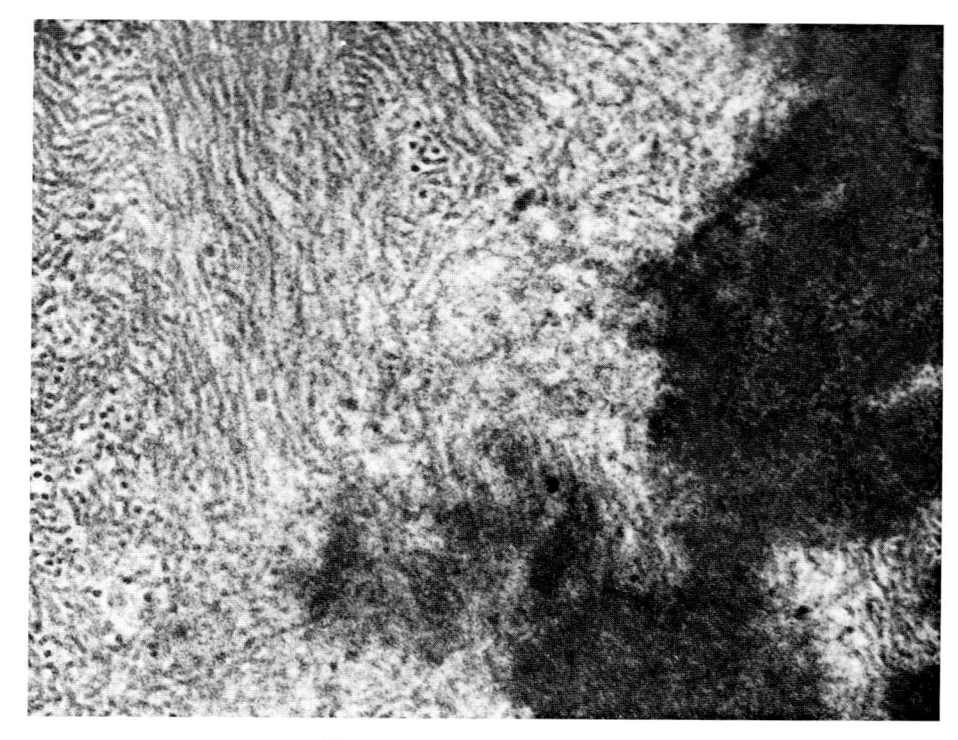

図 89　Rosenthal fiber　×96,000

文献
Nakano I, Kato S, Yazawa I, Hirano A. Anchorage densities associated with hemidesmosome-like structures in perivascular reactive astrocytes. Acta Neuropathol 1992 ; 84 : 85-88

e. glial bundle

　Werdnig-Hoffmann 病の脊髄根の脊髄のつけ根のところに，グリア線維を充満した astrocyte の突起の集団が認められる。この所見は Werdnig と Hoffmann によりそれぞれ記載されていたが，この所見を電顕像上検索し，glial bundle という名称を与えたのは Chou と Fakadej (1971) である。この所見は ALS にはみられず，Werdnig-Hoffmann 病に特異的な所見で，病因機序に一次的役割をもつという説を提唱した。その後 glial bundle は陳旧性脊髄灰白質炎の症例にも見出され (Iwata and Hirano 1978)，さらに他の脊髄疾患や動物の脊髄神経根の実験的損傷でも出現することが判明した (Hirano 1982)。ときとして小規模ではあるが，ALS の症例ですら同様な所見が認められることがあり，現在では glial bundle は非特異的な astrocyte の二次的反応とみなされている (Yamamoto et al 1986)。さらに生後間もなく死亡した Werdnig-Hoffmann 病の乳幼児にはこの変化はわずかで，それに対し 12 歳まで生きのびた症例では著明に大きい glial bundle の形成が認められた。この症例ではグリア線維の集積はしばしば corpora amylacea を含み，石灰沈着が認められた (真屋ら)(446頁参照)。

文献

Chou SM, Fakadej AV. Ultrastructure of chromatolytic motoneurons and anterior spinal roots in a case of Werdnig-Hoffmann disease. J Neuropathol Exp Neurol 1971 ; 30 : 368-379
Iwata M, Hirano A. "Glial bundles" in spinal cord late after paralytic anterior poliomyelitis. Ann Neurol 1978 ; 4 : 562-563
大浜栄作, 生田房弘. Werdnig-Hoffmann 病と Kugelberg-Welander 病の pathogenesis についての一考察. 神経内科 1980 ; 12 : 326-334
Iwata M, Hirano A. Reply to letters. Ann Neurol 1980 ; 8 : 81-82
Hirano A. Aspects of the ultrastructure of amyotrophic lateral sclerosis. In : Rowland LP, ed. Human Motor Neuron Diseases. New York : Raven Press, 1982 : 75-88
Yamamoto T, Iwasaki Y, Konno H, Kudo H. Glial bundle formation in spinal roots following experimental neuropathy. Ann Neurol 1986 ; 20 : 267-271

f. astrocyte の封入体

　反応性の astrocyte の細胞内にはさまざまな封入体がみられ，その内容は病変により異なる。たとえば，リピドーシスや leukodystrophy では神経細胞だけでなく astrocyte にも異常な脂質小滴がみられる。astrocyte は phagocytic activity（捕食能）をもち異物をとり込む。多糖類の集積，髄鞘の崩壊産物，ウイルスなどがみられる場合もある。くも膜下出血のあとで軟膜下の astrocyte 内にヘモジデリン色素が散在し，superficial siderosis（表在性鉄沈着症）ともいわれる。そのほか，反応性 astrocyte の胞体内に出現する構造として dense core vesicle がある。この小さな小胞は SSPE，astrocytoma など種々の病変に伴う非特異性所見である。はじめウイルスや分泌顆粒を想定させたが，その後カルシウムを含有することが記載された（Gambetti et al 1975）。

　astrocyte の封入体として昔からよく知られている corpora amylacea と Rosenthal fiber のほかに，近年，続々と新しい封入体が見出され話題にあがっている。これらの封入体を記載する。

1) corpora amylacea

　astrocyte の封入体として最も有名なものは corpora amylacea である（図90）。これは好塩基性，嗜銀性，そして PAS 陽性で球状の構造をなす。その大きさは 5〜20 μm にわたる。切断面は一様に無構造であるが，しばしば中央に濃染する芯を有する。この電顕像は Ramsey により初めて報告された。corpora amylacea は限界膜をもたず，約 6.5 nm の直径をもつ短く彎曲した小線維が不規則に配列するが，ときには渦状を呈することもある。芯部に相当する場所はより密度が高く，雲絮状の物質が介在する。化学物質は少量の蛋白を含有するグリコーゲン様の含有炭素を主体としているといわれる。corpora amylacea は Lafora 病のニューロンや成人の有髄神経線維の軸索中に認められる polyglucosan bodies によく似た構造を呈している。corpora amylacea は老人の中枢神経に出現する一種の加齢現象である。40歳以上のすべてのヒトに認められるといわれ（武谷 1970），年をとったサルにも報告されている。数は症例によりかなりの相違がみられるが，軟膜下および上衣下領域，olfactory tracts，レンズ核の内側，海馬角の一部，脊髄後索などに好発する。とくに血管周囲に多数出現する。corpora amylacea の病

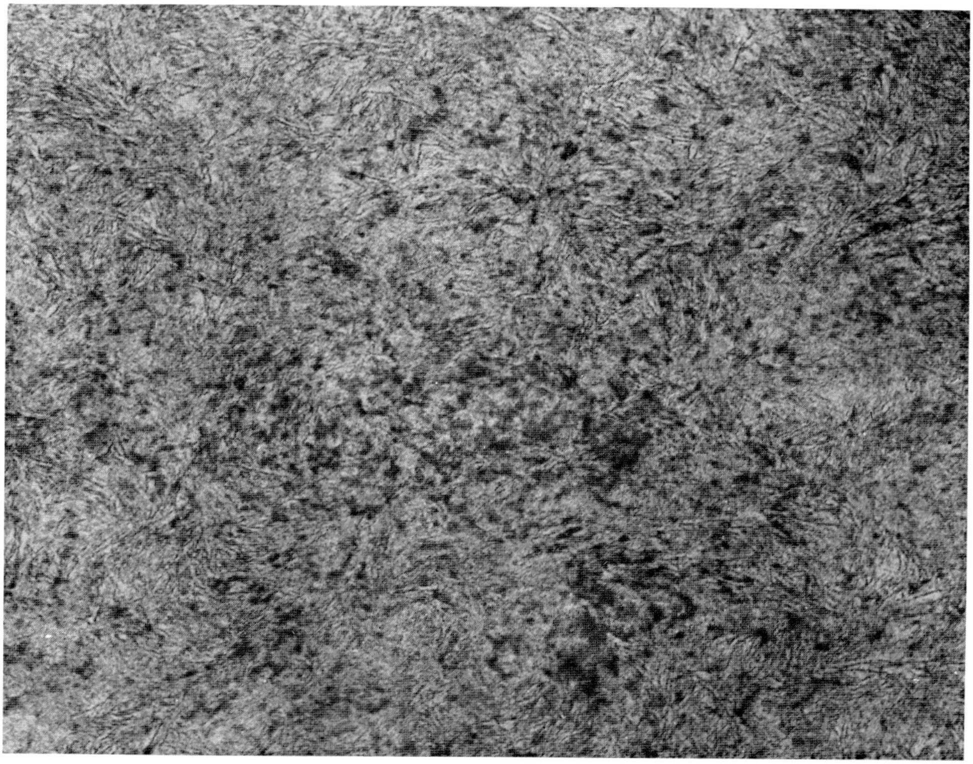

図 90 corpora amylacea ×40,000
(Hirano A. Progress in Neuropathology, Vol 1. Grune & Stratton, 1971 : 1)

理学的意義は不明である。一般に10歳以下の子供にはみられない（武谷1970）。小児ではleucodystrophy のような高度のグリオーシスを呈する病変でも corpora amylacea を欠く。astrocytoma には corpora amylacea はみられない。

　corpora amylacea は加齢現象にとどまり，従来病気の診断には適応されていない封入体であったが，最近 epilepsy の患者の mesial temporal sclerosis（Ammon's horn sclerosis）の診断に役立つことがあるとの思いがけぬ報告がある（Chung and Horoupian 1992）。一般に生検のH.E.染色標本でこの診断を下すことが難しい場合があるが，58％の症例において病巣にPAS 染色で corpora amylacea が多数出現する。この場合，本封入体はとくに血管周囲に集積される傾向はなく，しかも GFAP は際立って強い陽性を示すことはないということは興味深く，今後の追試が望まれる。一方，corpora amylacea が pia の表面の結合組織に排泄されるという所見も報告されている（Sbarbati et al 1996）。astrocyte は中枢神経系から異常物質を取り除く機構をもつのではないかという。

2) Rosenthal fiber

　Rosenthal fiber も astrocyte の封入体として有名である。これは H.E.染色でべったりと一

様に eosin 好性の目立った太い束で，細い glia 線維に沿って astrocyte の突起の中に認められる。電顕では，これは glia 線維の中に多数の微細な電子密度の高い顆粒状物質の塊として認められる (図 89)。この顆粒状構造物の中に線維が移行している像も認められる。Rosenthal fiber の周囲は GFAP が陽性であるが，その中央部は陰性である。なお，この構造物は ubiquitin 陽性である。最近，Rosenthal fiber の主要蛋白が分離され (Goldman 1998)，これは眼球のレンズに存在する α-B-クリスタリンであると報告されている (Iwaki et al 1989)。Rosenthal fiber は Alexander 病において白質，subpial と perivascular の astrocyte に多数みられるほか，piloid, astrocytoma やさまざまな慢性の glia 細胞反応に伴って反応性 astrocyte に出現する。Rosenthal fiber はとくに craniopharyngioma の周辺のグリオーシスおよび hemangioblastoma の cyst wall のグリオーシスによく認められる。最近 GFAP の mutation のある transgenic mice において astrocyte に Rosenthal fiber が出現することが報告されている(457頁)。

3) astrocyte の細胞質内好酸性封入体

大脳の形成異常を呈する小児の大脳皮質の astrocyte の中に H.E. 染色で Rosenthal fiber によく似ている好酸性封入体が日本で報告された (Abe 1992 ; Minagawa 1992 ; Kato 1992)。Rosenthal fiber がグリオーシスを伴い，かつ細胞突起に好発するのに対し，この封入体は glia 線維を伴わず，かつ主として細胞体内に明るく肥大した核を敷石状に取り囲むように存在する。Rosenthal fiber で陽性に反応する GFAP, ubiquitin および α-B-クリスタリンに対しては陰性であり，S-100 蛋白に染まる新しく登場した astrocyte の封入体である。この封入体の発生には大脳皮質の構築の形成異常が関連し，幼児期に心身障害をきたすと考えられている。こうした症例は米国においても Dr. T. Headley-White が 1989 年の Dallas の神経病理学会の slide session に case 2 として提出しており，Dr. G. ZuRhein も 2 例 (3 歳の男児と 11 歳の Aicardi's syndrome の女児) の標本を送ってくれた。この封入体の検索は興味あるテーマである。一方，高齢者や Alzheimer 病の脳にも見出されているという (皆川 1994)。

4) glial fibrillary tangles

1992 年に Nakano et al は 20 年間植物状態であった 54 歳の atypical Alzheimer 病の症例にニューロンに出現するものと同様な paired helical filaments が astrocyte の突起の中にも存在することを報告した。この異常線維は tau 陽性である。私は Alzheimer's neurofibrillary tangle はニューロンのみに出現すると思い込んでいたから，1991 年に東京のホテルの部屋で中野先生に重い顕微鏡持参で，この光顕と電顕標本を見せていただいたときの驚きは忘れられない。

このころより新しい鍍銀法および免疫組織化学染色が導入された結果，Gallyas-Braak 染色および tau 陽性の異常線維が astrocyte および oligodendroglia の中にも出現することが, progressive supranuclear palsy, corticobasal degeneration, parkinsonism-dementia complex

表 1 glial fibrillary tangles（池田．脳神経 1996；48：886 より一部変更）

tau 陽性	tuft-shaped astrocyte	astrocyte
	thorn-shaped astrocyte	
	astrocytic plaque	
	granular hazy inclusion	
	coiled body	oligodendroglia
tau 陰性	oligodendroglial microtubular tangle	

on Guam，そして少数ながらほかの疾患にも報告されてきた（池田 1996）。これは Nishimura et al により glial fibrillary tangles とよばれた。ニューロンのみならず glia 細胞にも同様な異常蛋白が形成されることを暗示している（表 1）(Chin, Goldman 1996；池田 1996)。こうした tau 陽性の glial fibrillary tangles は tau 陰性の oligodendroglia の細胞体内の oligodendroglial microtubular tangles と命名された嗜銀性封入体とは区別される。後者は ubiquitin および tubulin 陽性で多系統萎縮症に特徴的に出現するといわれている。

astrocyte に出現する glial fibrillary tangles について形態所見より次の 4 種について記載する（池田 1996）。

a）tuft-shaped astrocyte

1990 年に Hauw et al が progressive supranuclear palsy の大脳皮質に嗜銀性で tau 陽性の線維様構造を報告した。astrocyte の多数の突起が強く染まり髪や房のよう，またはタコの足のようにみえ特徴的な形態を示す。細胞体は染まりにくい。tuft-shaped astrocyte は progressive supranuclear palsy に比較的特異性が高いといわれる。電顕所見として，直径 15 nm ないし 20〜25 nm の straight tubules から構成されていると報告されているが，池田は管状構造をとっているのは一部で，多くは amorphous であり，また通常は glial filament を伴わないと記載している。tuft-shaped astrocyte は superior and middle frontal gyri の precentral と premotor cortex（area 4，6）および putamen にとくに多く出現すると報告されている（Matsusaka et al 1998）。tuft-shaped astrocyte は灰白質に認められ白質はごく少ない。

b）thorn-shaped astrocyte

thorn-shaped astrocyte は Nishimura et al により progressive supranuclear palsy で認められたが，疾患特異性はない。tuft-shaped astrocyte と異なり，反応性 astrocyte のごとく細胞体とそれから突出する太い棘状を呈する。GFAP と tau 染色に陽性である。電顕では多量の glial filaments のある細胞体に直径 15 nm の straight tubules が記載されている。分布は病変の強い領域に近接する柔膜，脳室上皮の直下および血管周囲である。

c) astrocytic plaque

Gallyas染色またはtau染色で老人斑のようにみえるがβアミロイドを伴わない。tuft-shaped astrocyteと同様にastrocyteのmarkerであるCD44と共存するがGFAPとはほとんど共存しない。電顕上，glial filamentを伴わず，その一部が管状構造をとる以外はamorphousな構造といわれ，通常の電顕では確認できないといわれる（池田 1996）。astrocytic plaqueはcorticobasal degenerationの大脳皮質にのみ認められている（Bergeron et al 1997）。

d) granular hazy inclusion

granular hazy inclusionは1997年にOyanagi et alによりGuamのparkinsonism-dementia complexに初めて記載された。tuft-shaped astrocytesとは異なり，主として細胞体に染まり，著明な細胞突起はなく，淡くぼんやりとした影のようにみえる。この変化はamygdaloid nucleus, inferior olivary nucleusおよび脊髄のlateral fasciculusに認められている。

そのほか，glial tumorsでもtau陽性のastrocytic elementsが広く分布しているとの報告がある（Miyazono et al 1993）。

5) grumoseまたはfoamy spheroid bodies

grumoseまたはfoamy spheroid bodies（Arai 1992）といわれる構造物は，主に黒質のpars reticularisとglobus pallidusに出現する小体で，従来axonal swelling(spheroid)とみなされていた。H.E.染色で淡く好酸性で球状をなし，泡立ったような基質内に無定型の構造物が存在する。大きさは10～50μmでGFAP陽性を示す部分が認められる。電顕上いろいろな形や大きさのdense bodiesが存在し，glia線維のbundlesが認められる。周辺の細胞膜にはastrocyteにみられるようなpunctate adhesionが存在する。以上の所見より，本小体はastrocyteの突起の腫脹に基づくものと考えられているが，そのpathomechanismは不明である。本小体は主に種々の神経変性病巣および老人脳に認められる。黒質やglobus pallidus以外の脳の領域にも外傷，infarct, astrocytomaなどいろいろな病巣に伴って認められる。同様な小体は加齢したサルにも認められている。

6) SOD1陽性のhyaline inclusion（Lewy body-like inclusion）

Cu/Zn superoxide dismutase（SOD 1）immunoreactive hyaline inclusionは家族性筋萎縮性側索硬化症で，SOD1遺伝子に変異のみられる特定の患者の脊髄前角細胞に出現する封入体である(127頁)。Lewy小体に似ているが，Parkinson病ではLewy小体の出現しない前角細胞内に認められたものでLewy body-like inclusionと名づけられた。淡い好酸性でubiquitinおよびneurofilamentsにも陽性である。同様な封入体が最近SOD1遺伝子の異常があり，長い臨

床経過をもった患者において astrocyte の中でも認められた（Kato et al 1996）。同様な所見は臨床経過の長いほかの家系の患者およびある種の SOD 1 変異をもつトランスジェニックマウスにも報告されている。astrocyte の封入体のもうひとつの新知見である。

7) astrocyte に包まれた oligodendroglia

acute multiple sclerosis において astrocyte の中に oligodendroglia が取り込まれている像が認められ，これは新生した oligodendroglia が反応性 astrocyte の中に phagocytosis されたために remyelination ができないのではないかと推定されていた。Ghatak は 1992 年にこうした所見をさらに検索し，これは acute multiple sclerosis に限られた所見ではなく，phagocytosis よりも emperipolesis であると結論している。二つの主要 glia 細胞の接触面をとりあげて電顕像を検索した興味ある報告である。

文献

武谷正孝. 神経病理組織学入門. 東京：医学書院, 1970：213-214
Gambetti P, Erulkar SE, Somlyo AP, Gonatas NK. Calcium-containing structures in vertebrate glial cells. J Cell Biol 1975；64：322-330
Goldman JE. Isolation of a major protein component of Rosenthal fibers. Am J Pathol 1988；130：569-578
Iwaki T, Kume-Iwaki A, Liem RKH, Goldman JE. α-B-crystallin is expressed in non-lenticular tissues and accumulates in Alexander's disease brain. Cell 1989；57：71-78
Eng LF, DeArmond SJ. Immunohistochemistry of the glial fibrillary acidic proteins. Prog Neuropathol 1983；5：19-39
Chung MH, Horoupian DS. Corpora amylacea：a marker for mesial temporal sclerosis. J Neuropathol Exp Neurol 1992；55：403-408
Ghatak NR. Occurrence of oligodendrocytes within astrocytes in demyelinating lesions. J Neuropathol Exp Neurol 1992；51：403-408
Nakano I, Kato S, Yazawa I, Hirano A. Anchorage densities associated with hemidesmosome-like structures in perivascular reactive astrocytes. Acta Neuropathol 1992；84：85-88
Nishimura M, Nanba Y, Ikeda K, Oda M. Glial fibrillary tangles with straight tubules in the brains of patients with progressive supranuclear palsy. Neurosci Lett 1992；143：35-38
Abe H, Yagishita S, Itoh K, Hamano S. Novel eosinophilic inclusion in astrocytes. Acta Neuropathol 1992；83：659-663
Minagawa M, Shioda K, Shimizu Y, Isshiki T. Inclusion bodies in cerebral cortical astrocytes：a new change of astrocytes. Acta Neuropathol 1992；84：113-116
Kato S, Hirano A, Umahara T et al. Immunohistochemical studies on the new type of astrocytic inclusions identified in a patient with brain malformation. Acta Neuropathol 1992；84：449-452
Arai N, Yagishita S, Misugi K et al. Peculiar axonal debris with subsequent astrocytic response (foamy spheroid body). A topographic, light microscopic, immunohistochemical and electron microscopic study. Virchows Arch A Pathol Anat Histopathol 1992；420：243-252
Miyazono M, Iwaki T, Kitamoto T et al. Widespread distribution of tau in the astrocytic elements of glial tumors. Acta Neuropathol 1993；86：236-241
Chin SS-M, Goldman JE. Glial inclusions in CNS degenerative disease. J Neuropathol Exp Neurol 1996；55：499-508
池田研二. 総論と分類. 特集：神経変性疾患におけるグリアの細胞骨格異常. 脳神経 1996；48：885-924
Kato S, Shimoda M, Watanabe Y et al. Familial amyotrophic lateral sclerosis with a two base pair deletion in superoxide dismutase 1 gene：multi-system degeneration with intracytoplasmic hyaline inclusions in astrocytes. J Neuropathol Exp Neurol 1996；55：1089-1101
Sbarbati A, Carner M, Colletti V, Osculati F. Extrusion of corpora amylacea from the marginal glia at the vestibular root entry zone. J Neuropathol Exp Neurol 1996；55：196-201

Oyanagi K, Makifuchi T, Ohtoh T et al. Distinct pathological feature of the Gallyas- and tau-positive glia in the parkinsonism-dementia complex and amyotrophic lateral sclerosis of Guam. J Neuropathol Exp Neurol 1997 ; 56 : 308–316

Bergeron C, Pallanen MS, Weyer L, Lang AE. Cortical degeneration in progressive supranuclear palsy. A comparison with cortical-basal ganglionic degeneration. J Neuropathol Exp Neurol 1997 ; 56 : 726–734

Matsusaka H, Ikeda K, Akiyama H. Astrocytic pathology in progressive supranuclear palsy : significance for neuropathological diagnosis. Acta Neuropathol 1998 ; 96 : 248–252

Komori T. Tau-positive glial inclusions in progressive supranuclear palsy, cortical degeneration and Pick's disease. Brain Pathol 1999 ; 9 : 663–679

g. astrocyte の突起の形の変化

　反応性の astrocyte の突起の形は，病変の種類や時期により著しい相違がある。白質の病変の末期にみられる glial scar では突起の切り口は丸く，グリア原線維が充満している。glial bundle の場合も同様で，astrocyte の突起が細長く円筒状であることを示す。それに対して AlzheimerⅡ型の場合はグリア原線維はきわめて乏しく，GFAP でも染まらず，光顕では細胞体の輪郭すら把握できない。ハツカネズミの mutant の weaver では小脳皮質の astrocyte の突起は風船のように大きくふくれ，その中に Purkinje 細胞の unattached spine が多数はまり

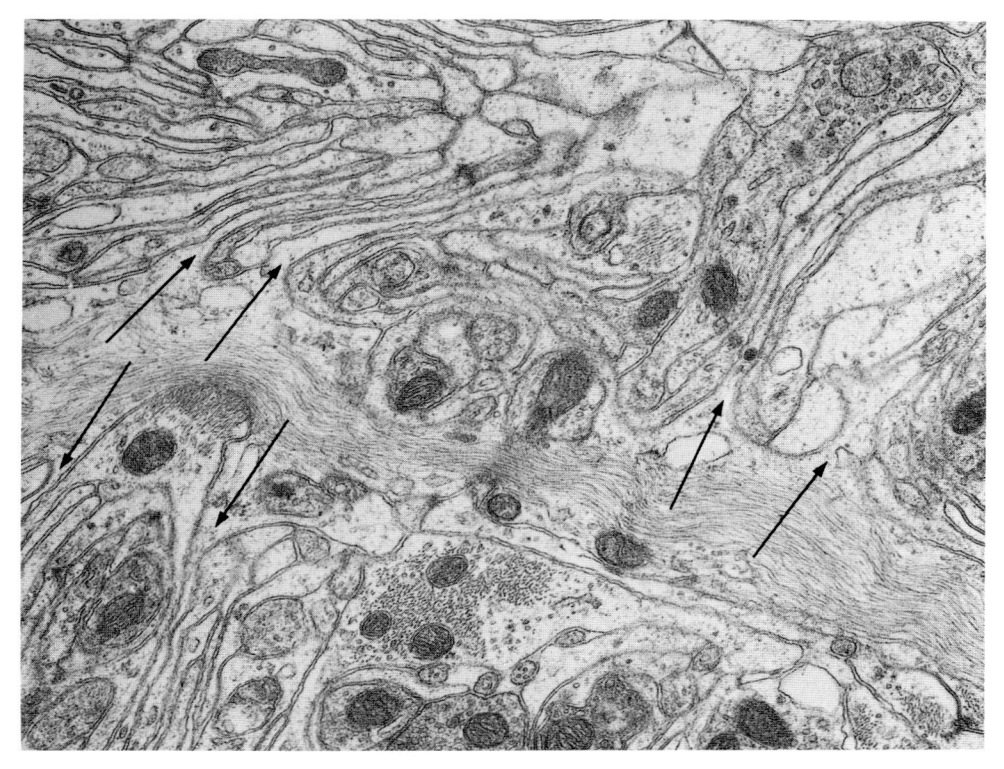

図 91　astrocyte の突起の層状の拡がり。staggerer mouse の萎縮した小脳皮質　×24,000
(Hirano A, Dembitzer HM. J Neuropathol Exp Neurol 1976 ; 35 : 63)

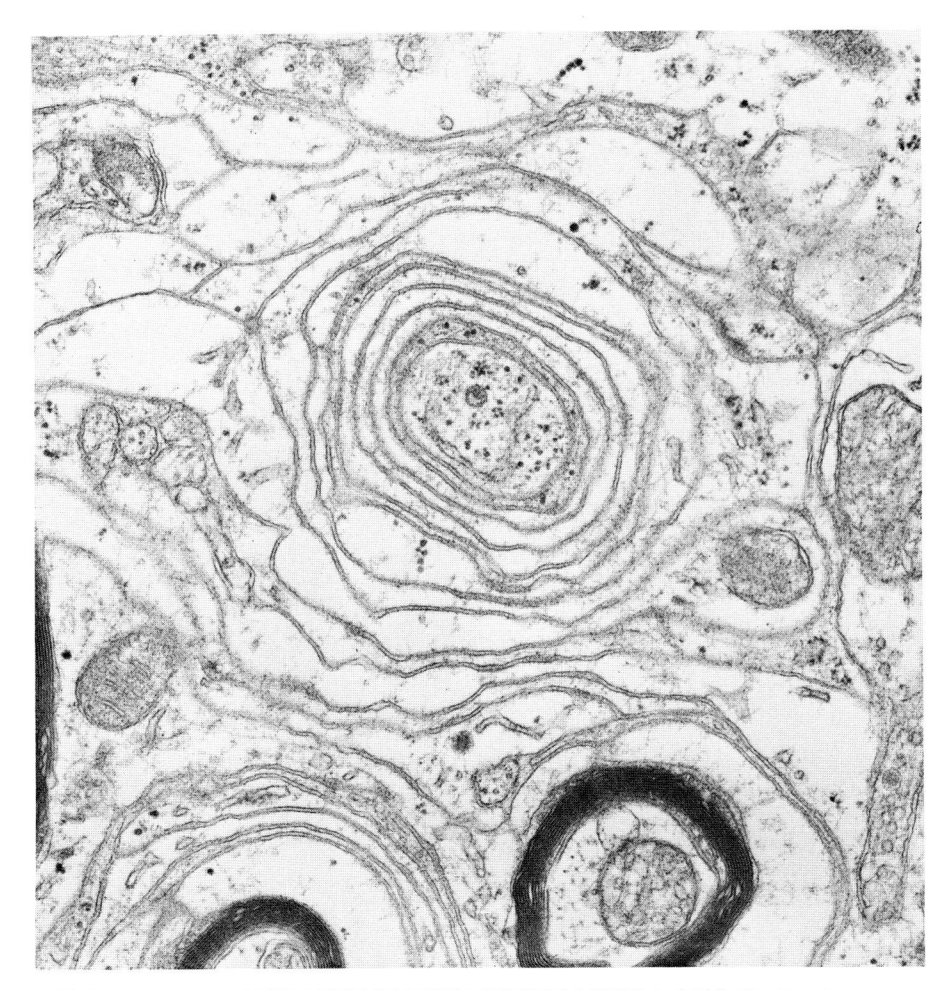

図 92 astrocyte の層状の突起が同心円状に細胞突起の周囲をとり囲んでいる。staggerer mouse の萎縮した小脳皮質　×32,000
(Hirano A, Dembitzer HM. J Neuropathol Exp Neurol 1976 ; 35 : 63)

込んでいる特徴像を呈する（図79参照）。ハツカネズミのほかの mutant である staggerer の場合には astrocyte の突起は極端に薄い布のような拡がりをなし，しかも神経細胞やグリア細胞の突起の周囲を，数枚も，同心円状または層状に重なってとり囲み，一見して，髄鞘の形成過程を想像させる像を呈する（図91,92）が，巻き方が spiral でなく concentric であり，これを形成しているのは oligodendroglia でなく astrocyte である（Hirano and Dembitzer 1976）。こうした層状の astrocyte の突起の末梢部にはグリア原線維はなく，少数の glycogen が散在するのみである。ときに punctate adhesion の配列がみられる。こうした同心円状の層状構造の形成は脳腫瘍においても認められる（Kamitani et al 1986 ; Cervos-Navarro et al 1987）。

　腫瘍細胞や，発育途上の astrocyte をみるとその突起は数が少なく，その代わりに多数の短い microvilli 様か偽足状の突起がみられることがある。小さい突起の切り口は丸いことが多い

(河本ら1978)。腫瘍性のastrocyteおよび発育期のastrocyteでは，その突起が右巻きおよび左巻きに反復しながら，電話線のように絡みながら伸びている像が生田らにより見事に記載されている (Ikuta et al 1979a)。さらに正常発生期，病巣修復期および腫瘍に認められる組織の破壊と浮腫液の増加に伴うastrocyteの分裂および移動についての興味深い形態学的研究が報告されている (Ikuta et al 1979b)。

文献

Hirano A, Dembitzer HM. The fine structure of astrocytes in the adult staggerer. J Neuropathol Exp Neurol 1976 ; 35 : 63-74
河本圭司, 平野朝雄, 松井孝嘉. Astrocytoma の突起に関する電子顕微鏡学的考察. 脳外 1978 ; 6 : 1173-1179
平野朝雄. ニューロンとグリアの突起. 脳外 1979 ; 7 : 1023-1033
Ikuta F, Takeda S, Ohama E, Ichikawa T, Egawa S. Spiral processes of neoplastic astrocyte and developing glial cells. Prog Neuropathol 1979 a ; 4 : 361-375
Ikuta F, Ohama E, Yamazaki K, Takeda S, Egawa S, Ichikawa T. Morphology of migrating glial cells in normal development, neoplasia and other disorders. Prog Neuropathol 1979 b ; 4 : 377-405
Kamitani H, Masuzawa H, Sato J, Okada M. Ultrastructure of concentric laminations in primary human brain tumors. Acta Neuropathol 1986 ; 71 : 83-87
Cervos-Navarro J, Artigas J, Aruffo C, Iglesias J. The fine structure of gliomatosis cerebri. Virchows Arch A 1987 ; 411 : 93-98

C oligodendroglia

1. 正常の oligodendroglia （図93）

乏突起膠細胞 oligodendroglia (oligodendrocyte) は中枢神経の髄鞘をつくるグリア細胞である。しかし実際問題として正常の成熟した白質を調べると，oligodendroglia の細胞突起と髄鞘の間には直接の連絡がみえない。これは細胞突起が細長く曲がりくねり，oligodendroglia と髄鞘のつながりを1枚の写真でとらえることは不可能であるためと考えられている。これに比べて発生期の髄鞘形成時に oligodendroglia が形成途上の髄鞘と連結しているのはみつけやすい。なお，成人の白質でも損傷後には髄鞘の再生がわずかながらも起こるので同様な連絡が立証されている（図94）。一般に oligodendroglia は白質の中で軸索の走向に沿って縦に1列に並び，昔から **interfascicular oligodendroglia** とよばれている（図95）。隣接する oligodendroglia の細胞間膜には punctate adhesion のほかに特殊な接合装置が存在する (Sotelo and Angaut 1973)。しかし隣接する oligodendroglia の間には，gap junction は freeze-fracture においては証明されない (Mugnaini 1986)。astrocyte もこの oligodendroglia の鎖に加わり，両者の間にも punctate adhesion および gap junction が存在する。ちなみに，astrocyte と異なり，oligodendroglia には tight junction が存在し，freeze-fracture における oligodendroglia の marker となる (Mugnaini 1986)。しかし，脳血管の内皮細胞の tight junction のように綿密

図 93 oligodendroglia

にかつ連続性を保った構造は呈していないとのことである。有髄神経線維と oligodendroglia の数を調べると視神経では一つの oligodendroglia が 40〜50 の髄鞘と連絡すると計算されることから，oligodendroglia という名称は光顕のうえからつけられた名であっても，その本体は 40〜50 の枝を出すとすれば不合理な名称である。oligodendroglia は細胞体も核も astrocyte に比べて電子密度が高く，前者は通常の organelle のほかに多数の ribosome を含み，また微小細管が明白に認められる。はっきりとしたグリア原線維やグリコーゲン顆粒は細胞体にはみられない。細い原線維は末梢部の inner loop にはときどきみられる (Hirano and Zimmerman 1971)。そのほか，未熟児の脊髄の subpial の oligodendroglia の細胞体および突起が一過性に GFAP 陽性に染まることが報告されている (Choi and Kim 1985)。oligodendroglia の突起は扁平となりきわめて大きく拡がり，その中央部は細胞膜の内膜がすっかり癒着して，髄鞘の主成分である，いわゆる **major dense line** という 1 枚の特殊な広い布状構造となる (図 93)。この布状構造には周囲をとりまく細長い細胞質がある。この細胞質は内縁，外縁および側縁を囲み，梯形をとり，さらにその外縁から 1 本の連絡路が oligodendroglia の細胞体につながっているわけである。この布状の拡がりを軸索の周りにぐるぐる巻くと有髄神経線維ができ，内縁，外縁の細胞質は横断面でそれぞれ **inner** および **outer loop** とよばれる部分になり，縦断面では側面が **lateral loop** となる (Hirano and Dembitzer 1967)。すなわち，oligodendroglia

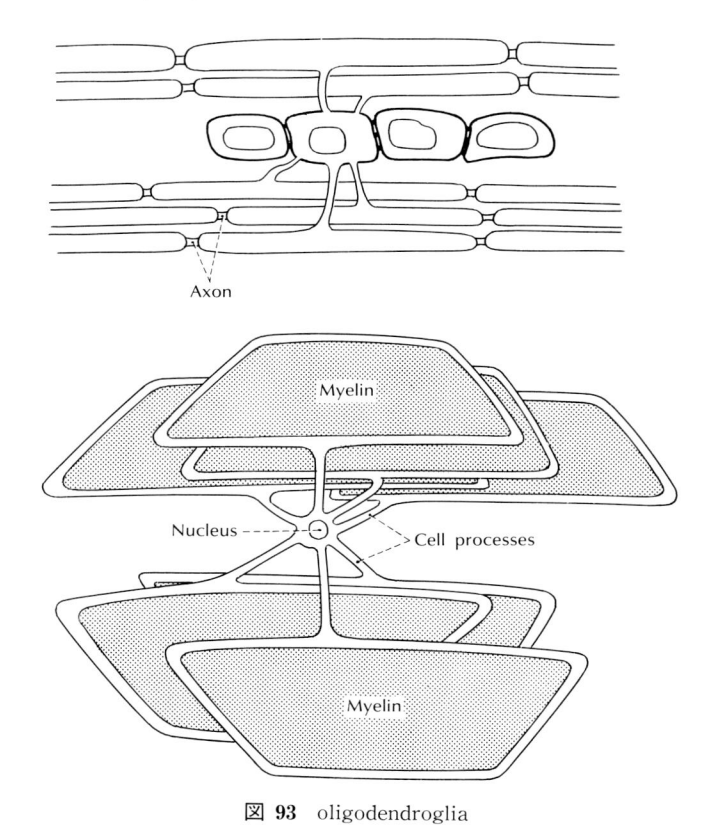

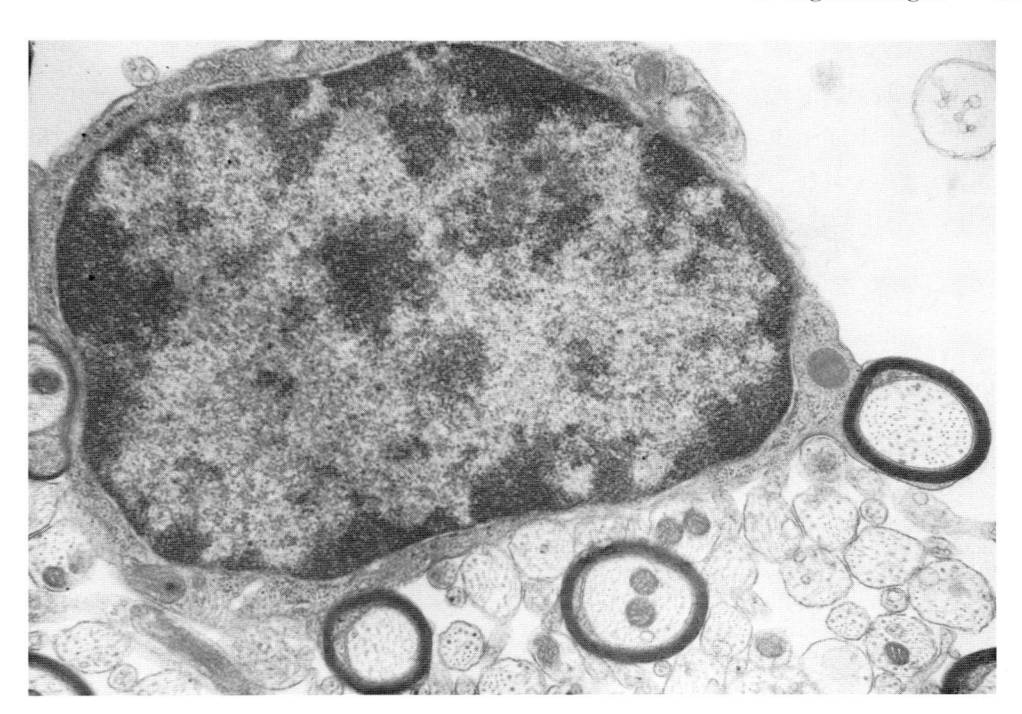

図 94 oligodendroglia とそれに連結した髄鞘 ×17,400
(Hirano A. J Cell Biol 1968; 38: 637)

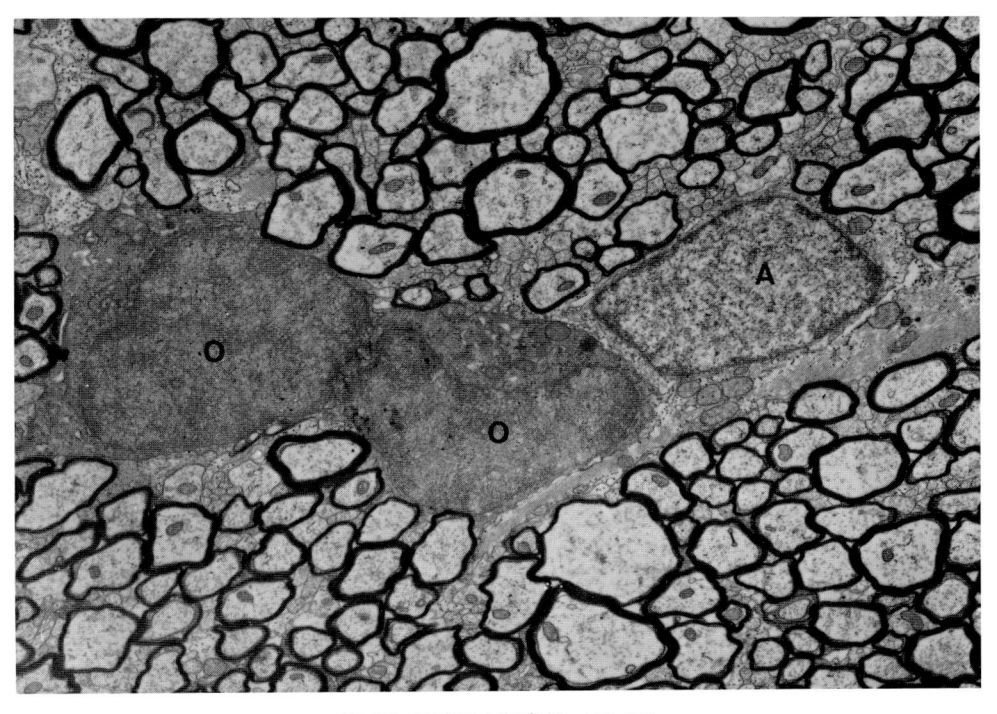

図 95 正常の大脳皮質 ×9,900
oligodendroglia (O) と astrocyte (A) が多数の有髄および無髄の細胞突起の間に存在する。
(Hirano A et al. J Neuropathol Exp Neurol 1965; 24: 386)

の細胞突起の末梢とは，核から最も遠い軸索と接する inner loop をさすのである。

　oligodendroglia の起源とその分化については最近の鈴木衣子 (1999) の review がある。この中で oligodendroglia の培養系を用いた検索によると，末梢神経系の髄鞘形成細胞である Schwann 細胞と異なって，oligodendroglia は軸索の存在なしでも髄鞘（または髄鞘類似の膜）を形成しうると記載されている。oligodendroglia のいわゆる特異的マーカーおよび遺伝性脱髄性疾患について興味ある読者はこの review を参照されたい。

文献

Hirano A, Dembitzer HM. A structural analysis of the myelin sheath in the central nervous system. J Cell Biol 1967 ; 34 : 555-567

Hirano A. Confirmation of the oligodendroglial origin of myelin in the adult rat. J Cell Biol 1968 ; 38 : 637-640

Hirano A, Zimmerman HM. Glial filaments in the myelin sheath after vinblastine implantation. J Neuropathol Exp Neurol 1971 ; 30 : 63-67

Sotelo C, Angaut P. The fine structure of the cerebellar central nuclei in the cat. I. Neurons and neuroglial cells. Exp Brain Res 1973 ; 16 : 410-430

Norton WT. Recent advances in the neurobiology of oligodendroglia. Adv Cell Neurobiol 1983 ; 4 : 3-55

Raine CS. Oligodendrocytes and central nervous system myelin. In : Davis RL, Robertson DM, eds. Textbook of Neuropathology. Baltimore : Williams & Wilkins, 1985 : 92-116

Choi BH, Kim RC. Expression of glial fibrillary acidic protein by immature oligodendroglia and its implications. J Neuroimmunol 1985 ; 8 : 215-235

Mugnaini E. Cell junctions of astrocytes, ependyma and related cells in the mammalian central nervous system, with emphasis on the hypothesis of a generalized functional syncytium of supporting cells. In : Fedoroff S, Vernadakis A, eds. Astrocytes : Development, Morphology and Regional Specialization of Astrocytes, Vol 1. New York : Academic Press, 1986

鈴木衣子. 中枢の髄鞘形成細胞, oligodendroglia. 生田房弘, 編著. Glia 細胞. 東京：クバプロ, 1999

2. oligodendroglia の変化

　一つの oligodendroglia が何十という髄鞘をつくり維持しているとすれば，一つの oligodendroglia の死は何十という髄鞘の崩壊，すなわち脱髄を同時に招くわけである。

　oligodendroglia はおもに白質にあり，つまり脳では一般に外表面から最も離れたところにあり，そのため，固定液が浸透するのに時間がかかり，その間に死後崩壊して細胞体は溶けてふくれ上がり，いわゆる光顕の判定基準とされる卵の目玉焼きのような halo に囲まれた核という像ができる。

　oligodendroglia はさまざまの疾患によりおかされ，特殊な異常形態を示すことがある。たとえば多糖類を多量に体内にとり入れて，まりのようにふくれ上がる。その内部は多数の丸い多糖類の塊を含み，昔からいわれている**類粘液変性** mucoid degeneration に相当する像を呈する。SSPE（386頁参照）や PML（387頁参照）のときにはウイルスが核内にみられる。種々の leukodystrophy たとえば metachromatic leukodystrophy のときには髄鞘をつくることができないで oligodendroglia の細胞体の中には異常な脂質産物が充満される（456頁参照）。さらに，

hypocholesterolemic drug AY 9944, cuprizone, ethidium bromide など特殊な中毒物質を動物に投与すると，脱髄が起こり，病巣の oligodendroglia の細胞体内にさまざまな膜様構造物が封入体として観察されている（Suzuki and Zagoren 1974；Ludwin 1979；Yajima and Suzuki 1979）。

　灰白質中には **satellite oligodendroglia** とよばれる細胞がある。これは大脳皮質の深層，とくに側頭葉には正常でも著明にみられるので glioma の浸潤や neuronophagia などと区別するために知っておくべきことである。灰白質の oligodendroglia も髄鞘形成にあずかる（Ludwin 1979）。

文献
Suzuki K, Zagoren JC. Degeneration of oligodendroglia in the central nervous system of rat treated with AY 9944 or triparanol. Lab Invest 1974；31：503-515
Yajima K, Suzuki K. Oligodendroglia and myelin sheath changes following ethidium bromide injection. Neuropathol Appl Neurobiol 1979；5：49-62
Ludwin SK. The perineuronal satellite oligodendrocyte: a possible role in myelination. Acta Neuropathol 1979；47：49-53

付〕　oligodendroglia の封入体
a）**oligodendroglial microtubular tangle（OMT）**

　Papp et al は 1989 年に multiple system atrophy（MSA：多系統萎縮症）の患者の脳に神経細胞のほか，glia 細胞の細胞体にも特異的に出現する封入体を glial cytoplasmic inclusion という名称で記載した。この封入体は H.E. 染色では核周辺に存在し，淡いエオシン好性で，Bielschowsky や Gallyas 染色で明白な好銀性を示す。形や大きさはさまざまである。さらに ubiquitin, α-B-crystallin および α-synuclein に陽性である。しかし astrocyte のところで前述した glial fibrillary tangle とは異なり tau 陰性である。電顕上 20〜30 μm の filaments または microtubules 様の構造をもち granular な物質を伴っている。この封入体をもつ glia 細胞は免疫染色で carbonic anhydrase II および Leu-7 に染まるので，oligodendroglia と考えられる。Nakazato らはこの封入体は OPCA における oligodendroglia の microtubules に由来するものとして oligodendroglial microtubular tangle（OMT）と記載した。OMT は MSA において変性がみられる部分，すなわち putamen, caudate nucleus, pontine base および小脳にとくに多くみられる。しかし下オリーブ核，黒質，脊髄中間外側核などでは神経細胞の変性が強いのに，OMT はそれほど著明ではない。それに対して中心前回，中心後回，内包，外包，淡蒼球などはっきりとした変性所見を欠く場所に多数出現する。本封入体は MSA のマーカーとなるので，その診断上有力である。

文献
Papp MI, Kahn JE, Lantos PL. Glial cytoplasmic inclusions in the CNS of patients with multiple system atrophy (striatonigral degeneration, olivopontocerebellar atrophy and Shy-Drager syndrome). J Neurol Sci 1989 ; 94 : 79-100
Nakazato Y, Yamazaki H, Hirota J et al. Oligodendroglial microtubular tangles in olivopontocerebellar atrophy. J Neuropathol Exp Neurol 1990 ; 49 : 521-530
Kato S, Nakamura H, Hirano A et al. Argyrophilic ubiquitinated cytoplasmic inclusions of Leu-7-positive glial cells in olivopontocerebellar atrophy (multiple system atrophy). Acta Neuropathol 1991 ; 82 : 483-493
水澤英洋. 多系統萎縮症 multiple system atrophy（MSA）. 脳神経 1996 ; 48 : 915-924

b) coiled bodies

oligodendroglia の胞体内にある核を包む coil 状の線維性の構造物である。Braak & Braak が dementia with argyrophilic grain の白質に Gallyas-Braak 染色で記載した。その後，Pick 病，corticobasal degeneration, progressive supranuclear palsy, parkinsonism-dementia complex on Guam, Alzheimer 病などの dementia の症例にも認められている。電顕上さまざまの一定していない線維性構造が報告されている。この構造物は髄鞘の inner および outer loop にも確認されており，oligodendroglia 由来であるといわれる。この封入体は通常の銀染色でも認められ，皮質に出現するときには小型神経細胞との区別は難しい。

文献
Braak H, Braak E. Cortical and subcortical argyrophilic grains characterize a disease associated with adult onset dementia. Neuropathol Appl Neurobiol 1989 ; 15 : 13-26
池田研二. 脳特集：神経変性疾患におけるグリアの細胞骨格異常，総論と分類. 脳神経 1996 ; 48 : 885-894

D 髄鞘

髄鞘 myelin がつくられ維持されるのには，少なくとも二つの細胞が必要である。一つは成熟した軸索であり，もう一つは髄鞘をつくる細胞，つまり**髄鞘形成細胞** myelin forming cell である。髄鞘形成細胞は中枢神経系では oligodendroglia であり，末梢神経系では Schwann 細胞である。中枢性と末梢性の髄鞘は同じような基本構造をもっているが，さまざまな相違もあるので分けて記載する。

近年，培養した oligodendroglia から髄鞘の形成が観察されている（佐藤ら 1984）。この場合には，軸索がなく，髄鞘の形成は数層にすぎない。

文献
佐藤雄二, 小川寿幸, 立石潤, 糸山泰人. 培養オリゴデンドログリアの髄鞘形成. Neuropathol 1984 ; 5 : 149a

1. 中枢性髄鞘

a. 正常の中枢性髄鞘 (図96〜99)

中枢性髄鞘 central myelin は oligodendroglia の突起が軸索の周りをとりまき，その細胞質がしだいに狭くなり，細胞膜が癒着してできたものである。軸索の直径は，正常の場合には最低 0.2μm 以上なければ髄鞘はできない。

その横断面をみると，中央に軸索があり，その周りには**軸索周囲腔** periaxonal space とよばれる細胞外腔がある。その周囲に髄鞘がみえる。髄鞘の始まる内部と，終わる外部には，それぞれ inner loop および outer loop とよばれる oligodendroglia の細胞質があり，その細胞質の中には，一般に，少数の微小細管が存在するだけである。ときには滑面小胞体の小さな断片や filament の横断面が微細な点のように inner loop 内にみられることがある。oligodendroglia の細胞膜の unit membrane の内膜が癒合してできたのが **major dense line** である。major dense line の間には **minor dense line, intraperiod line**, または **interperiod line** とよばれる膜がある。これは unit membrane の外膜が癒合してできた部分であり，理論上細胞外

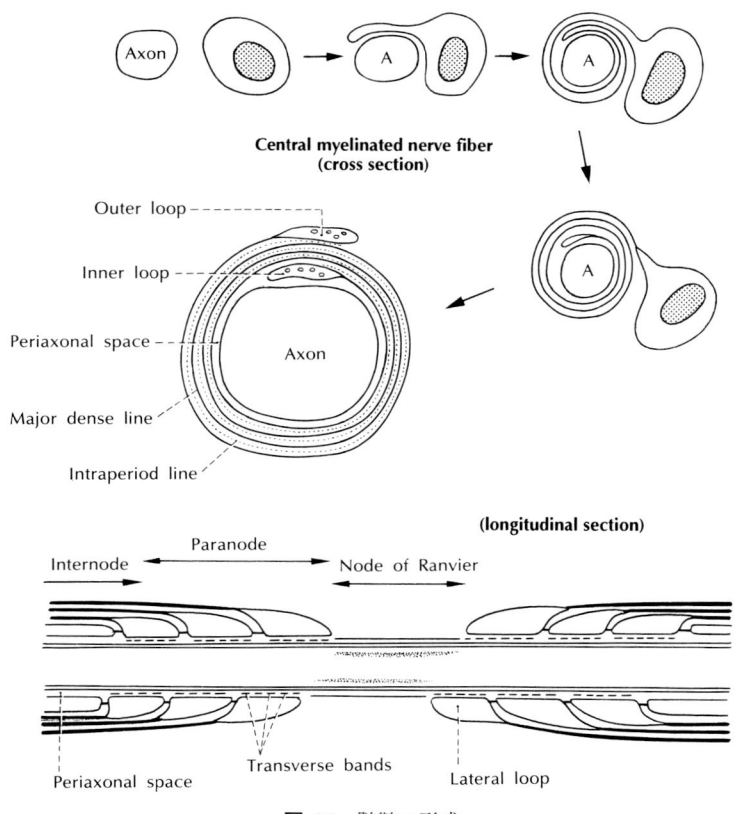

図 96 髄鞘の形成

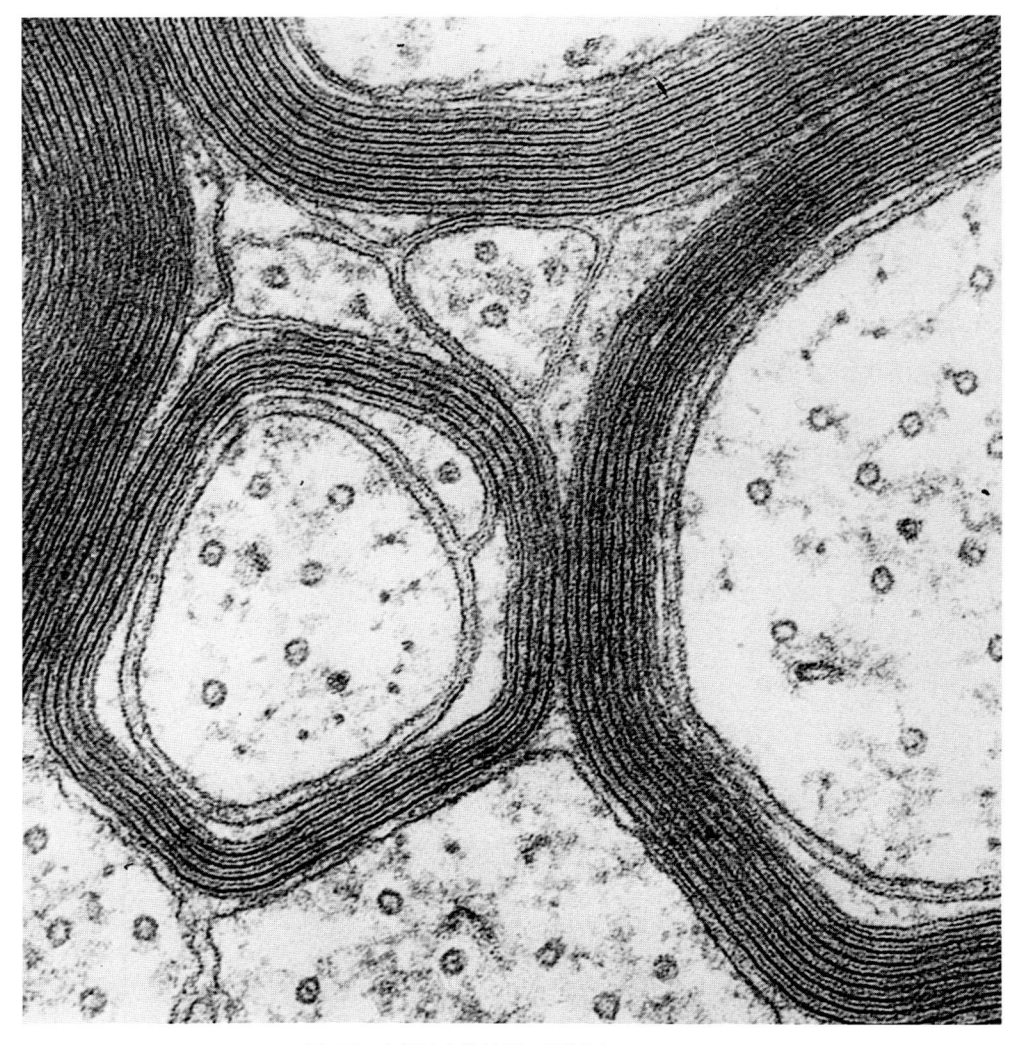

図 97　中枢性有髄神経の横断面　×150,000

腔の延長とみなされる。この二つの line は規則正しく層状に配列して，らせん状に軸索を幾重にもとりまいている。その周期性 periodicity すなわち major dense line 間，または minor dense line 間の幅は，約 12 nm である。

　縦断面をみると，一つの軸索を囲む髄鞘と隣接する髄鞘の間には相当の間隙があり，この部分を **Ranvier 絞輪** node of Ranvier という。中枢神経系の Ranvier 絞輪においては，末梢神経系のそれと異なり，軸索が細胞外腔に露出している。この部分に astrocyte の突起がみられることもある。髄鞘の両端は lateral loop という小さな細胞質の輪が，規則正しく並んでいる。この lateral loop は軸索の周囲をぐるぐるととりまいているので，その縦断面では，一つ一つの loop は上下で少しずれている。この lateral loop のある部分を **paranode** とよび，中央の髄鞘のある部分を **internode** という。

D. 髄鞘

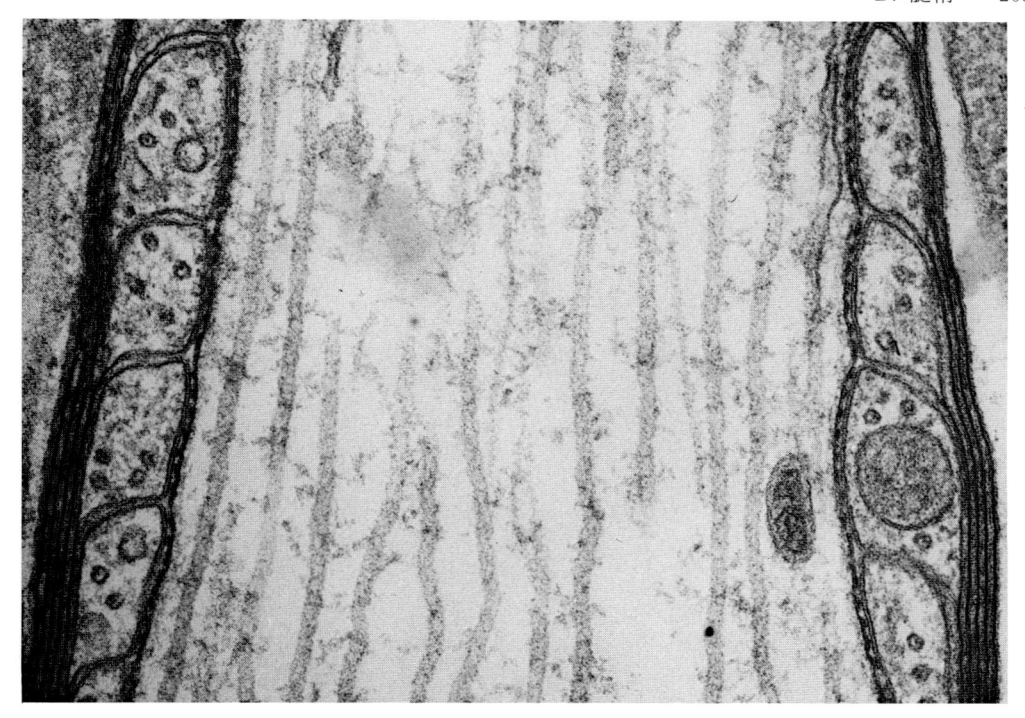

図 98 中枢性有髄神経の paranode の縦断面 ×90,000
lateral loop に接する軸索の細胞膜に transverse band が存在する。
(Hirano A, Dembitzer HM. J Cell Biol 1967 ; 34 : 555-567)

　Ranvier 絞輪の部分の軸索の細胞質には，細胞膜に沿って内部に coating material が存在する。さらに paranode で，lateral loop と接触する部分の軸索とそれぞれの lateral loop の細胞膜の間には特別な分化がみられる。すなわち，規則正しく配列された不連続の約 15 nm の短い桿状構造が数個みられ (図 96)，その間には約 15 nm の電子密度の低い部分が存在する。この桿状構造物は **transverse band** とよばれる。これは多数の環がそれぞれ独立して輪状に配列されているのではなく，lateral loop に沿って，らせん状にぐるぐると，軸索の周りを回っている。つまり internode にある軸索周囲腔を細胞外腔から絶縁している構造ではない。transverse band は lateral loop の方向に平行の場合も，斜めの角度をもって配列されている場合もある (Hirano and Dembitzer 1981)。この桿状構造間の間隙部は，軸索周囲腔と細胞外腔を連絡している道と考えられ，この構造は未完成の髄鞘にはみられないか，あっても一部にしか認められない。病的状態で，この構造がどのような変化をするかは，なお十分には調べられていない。一般に，髄鞘の機能は軸索周囲腔を，ほかの細胞外腔から隔離することにより，跳躍伝導を可能ならしめることにあるとされている。この点を考えると lateral loop のところに接してみられる軸索の transverse band は髄鞘の機能上の核心をなすものではないかとさえ思われる。軸索膜を freeze fracture で検査すると，絞輪 node には大型の蛋白粒子が密に集まっているのに対し，paranode になると急に減少する。この粒子は Na channel に相当すると推定

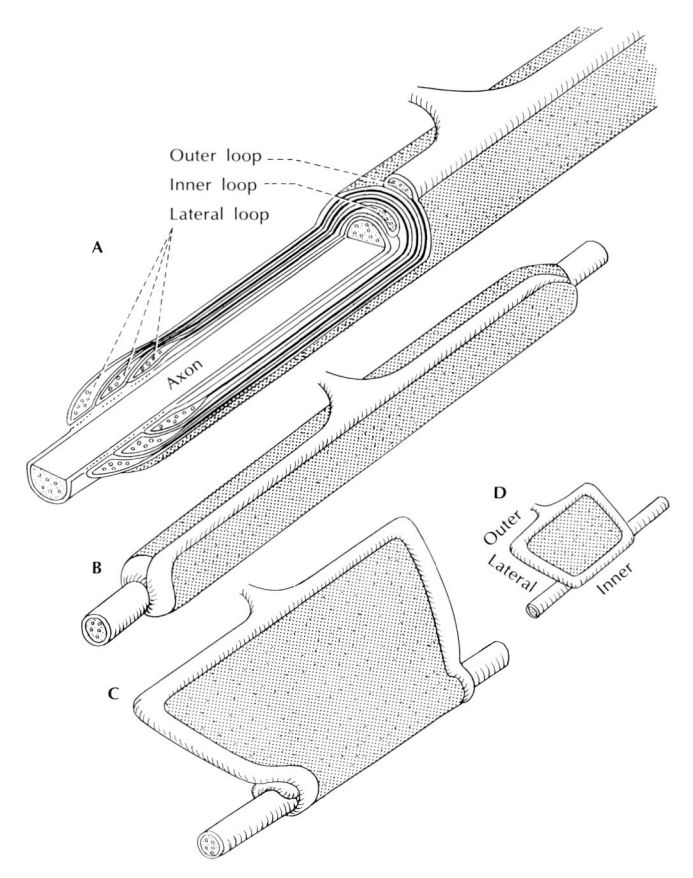

図 99 中枢性有髄神経の模型図
A. 一部を切除して lateral loop と軸索との接触面を示す。inner loop, outer loop および lateral loop は髄鞘の major dense line に接続している。
B. 外観
C. 髄鞘板を外から順にはがした場合の想像図
D. すっかりとりはがした場合。lateral, inner および outer loop が髄鞘板をとり囲んでいる。

されている (Rosenbluth 1976)。Na channel 蛋白の抗体も免疫組織学的検索に使用されている (Minturn et al 1990)。

文献

Rosenbluth J. Intramembranous particle distribution at the node of Ranvier and adjacent axolemma in myelinated axons of the frog brain. J Neurocytol 1976 ; 5 : 731-745
平野朝雄. 特別講演, 髄鞘の構造と病変について. 臨床神経 1979 ; 19 : 809-817
Hirano A, Dembitzer HM. The periaxonal space in an experimental model of neuropathy : the mutant Syrian hamster with hind-leg paralysis. J Neurocytol 1981 ; 10 : 261-269
平野朝雄. 神経線維. 人体組織学 8 神経. 東京: 朝倉書店, 1984 : 32-53
Minturn JE, Black JA, Angelides KJ, Waxman SG. Sodium channel expression detected with antibody 7493 in $A_2B_5^+$ and $A_2B_5^-$ astrocytes from rat optic nerve in vitro. Glia 1990 ; 3 : 358-367

Hirano A, Llena JF. Morphology of central nervous system axons. In : Waxman SG, Kocsis JD, Stys PK, eds. The Axon. Structure, Function and Pathophysiology. Oxford : Oxford University Press, 1995 : 49-67
Hirano A, Dembitzer HM. Further studies on the transverse bands. J Neurocytol 1982 ; 11 : 861-866

b. 中枢性髄鞘の変化

　髄鞘の崩壊は軸索の障害の結果として二次的に起こる場合と，軸索は保持されていて，髄鞘そのものが一次的に崩壊される場合（**脱髄 demyelination**）とがある．髄鞘の形成が正常にできない場合は dysmyelination といわれる．一方，髄鞘の変化は理論上，oligodendroglia の細胞体の変性に従って起こる場合，oligodendroglia の細胞体は保持されていて，髄鞘そのものだけが一次的に崩壊する場合，そのほかに oligodendroglia の最も末端の細胞突起に相当する inner loop から変化が始まる過程がある．

1) intralamellar split （図100）

　この変化を起こす代表的中毒物質は，triethyltin, isonicotinic acid hydrazide (INAH) および hexachlorophene である．この変化は，そのほか Canavan 病や種々の疾患にもみられるが，その場合にはほかの病変も伴っている．髄鞘の splitting は最も起こりやすい artifact の一つで，この現象のまったくない正常の厚い有髄神経の電顕像をとらえることはかなり難しい．光顕では，中枢神経白質の海綿状態が認められる．電顕では，これは多数の髄鞘の層内に大きな空隙ができたためである．この空隙は intraperiod line の split により生じたもので，空隙の内部にはなんらの構造も認められない．すなわち，この空隙は理論的には細胞間隙に相当するはずであるのに，実際には細胞外腔との交通は認められない．しかもこの空隙は相当な大きさに達するにもかかわらず，おのおのの髄鞘の periodicity は正常と変わらず，とくに伸展されている様子も，圧迫された像もみられない．一方，この層の splitting は tight junction の存在するところで停止する（Tabira et al 1978）．そのため，とくに outer loop と inner loop の間に tight junction が列をなして存在する radial component とよばれる構造の存在するところは抵抗を示す．

　これらの中毒で髄鞘の splitting が起こる場合に，血液-脳関門は破れない．一方，生化学的には Na と Cl と水分が増加すると報告されている．これらの要素が，いかなる経路で髄鞘の深層に到達するのかは現在のところまったく不明である．hexachlorophene の中毒の場合は，triethyltin の中毒の場合と違い，中枢性の髄鞘のほかに末梢性の髄鞘も splitting を起こす．

文献
Tabira T, Cullen MJ, Reier PI, Webster H de F. An experimental analysis of interlamellar tight junctions in amphibian mammalian C.N.S. myelin. J Neurocytol 1978 ; 7 : 489-503
平野朝雄. 中毒性中枢神経疾患の病理. 臨床神経 1981 ; 21 : 1035-1046

2) 規則的 intraperiod line の分離 （図101, 102）

　とくに実験的アレルギー性脳脊髄炎 experimental allergic encephalomyelitis (EAE) およ

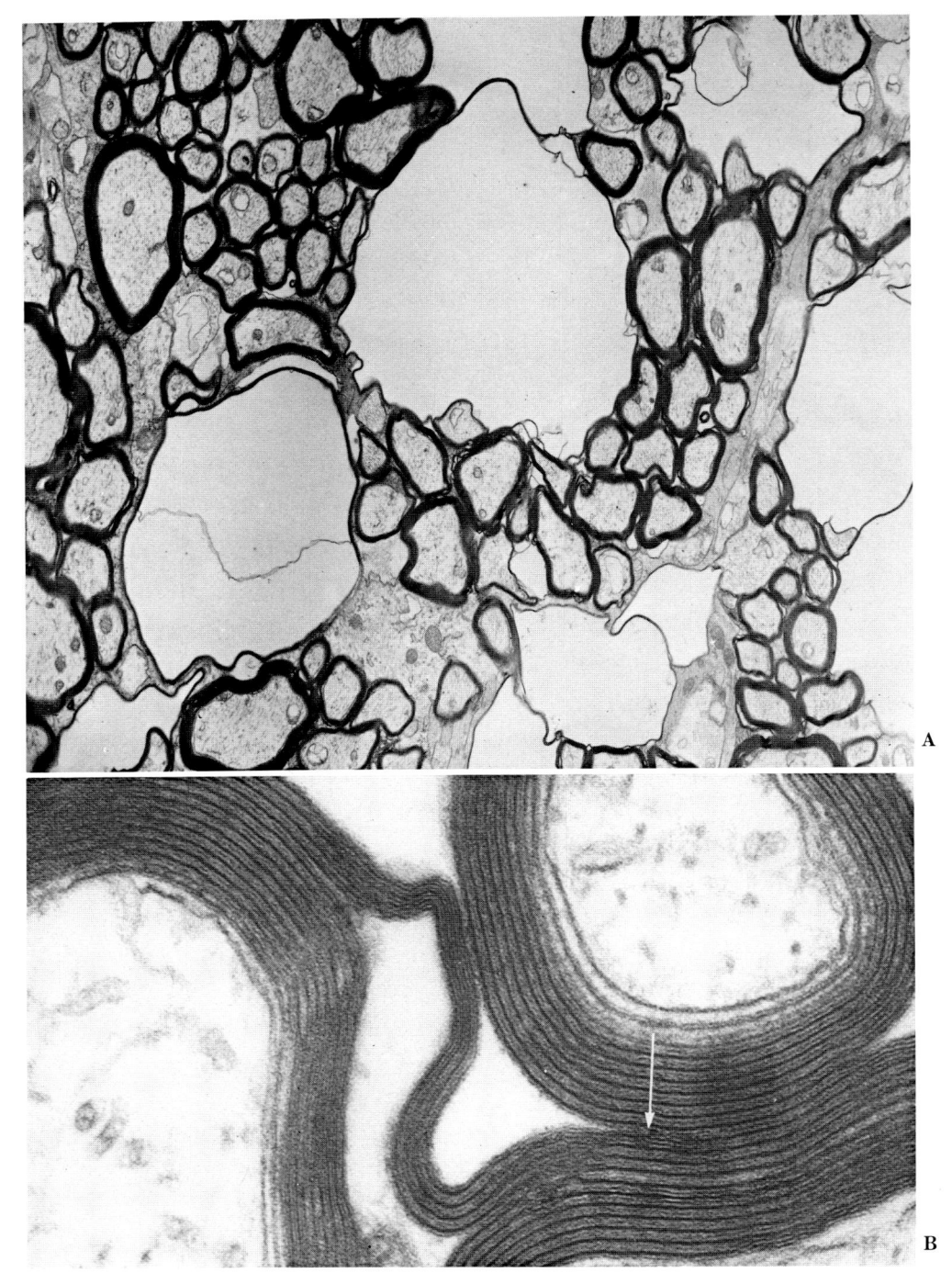

206   2. 細胞からみた神経病理学

図 100　triethyltin 中毒により生じた中枢神経の変化
A. 白質内の空胞的間隙　×6,000
B. 間隙は無構造で髄鞘の intraperiod line（矢印）の分離により形成される。　×140,000
(Hirano A. The Structure and Function of Nervous Tissue, Vol 2. Academic Press, 1969 : 69)

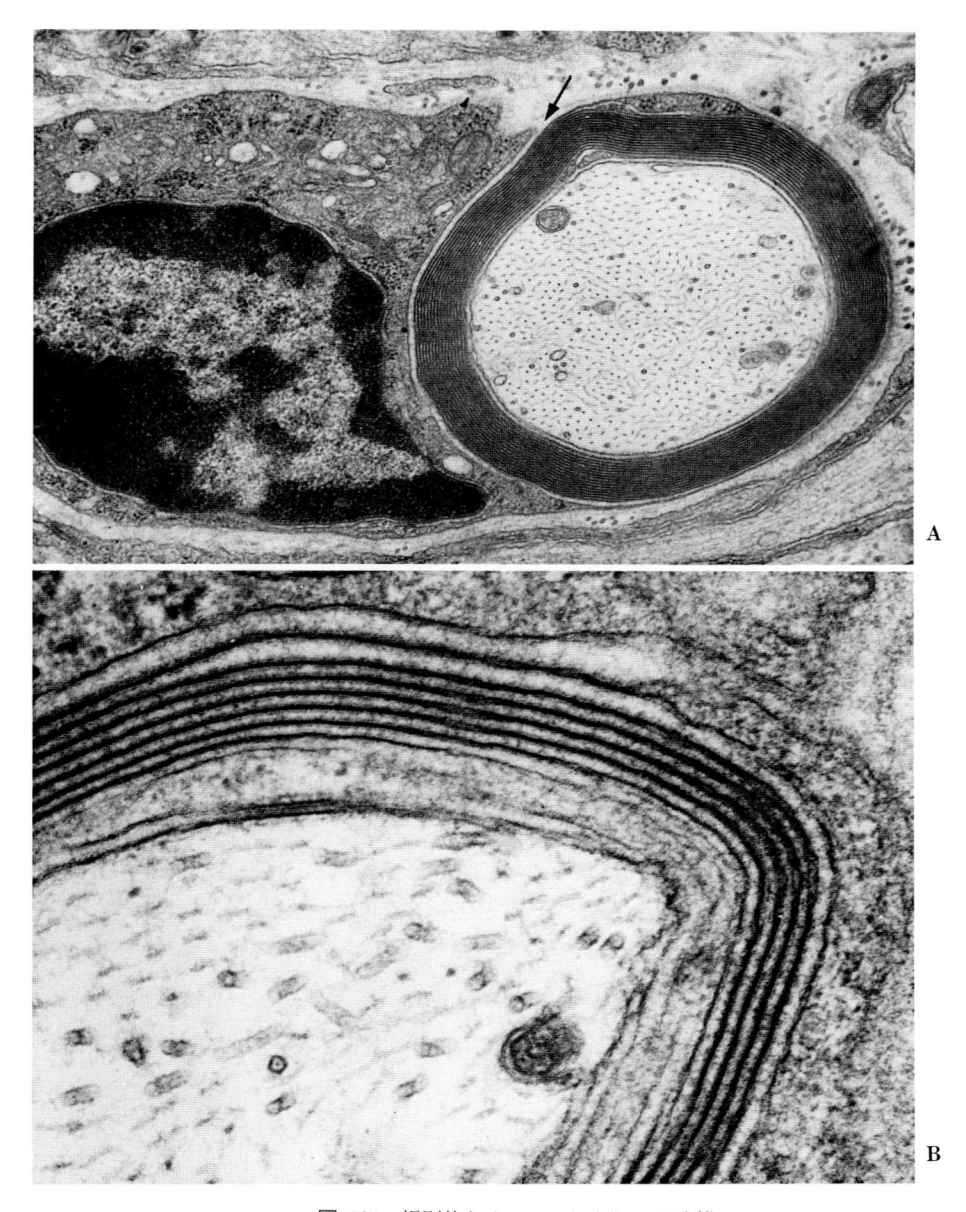

図 101 規則的な intraperiod line の分離
A. Schwann 細胞と髄鞘の間が一定の間隔をもって開いている。　×24,000
B. 規則的な intraperiod line の分離が細胞外腔から periaxonal space まで及んでいる。　×96,000
(Hirano A et al. J Neuropathol Exp Neurol 1971 ; 30 : 249)

びまれにほかの病変にみられる髄鞘の病変である。髄鞘が outer loop のところから始まって intraperiod line が離れて髄鞘が連続的に外からほぐれていく現象をさす。ついには髄鞘のほぐれは inner loop のところまで達する。このことにより軸索周囲腔の髄鞘の隔離はまったく消滅したことになる。さらに髄鞘のすべての層は，直接に細胞外腔に露出されることになり，そこ

2. 細胞からみた神経病理学

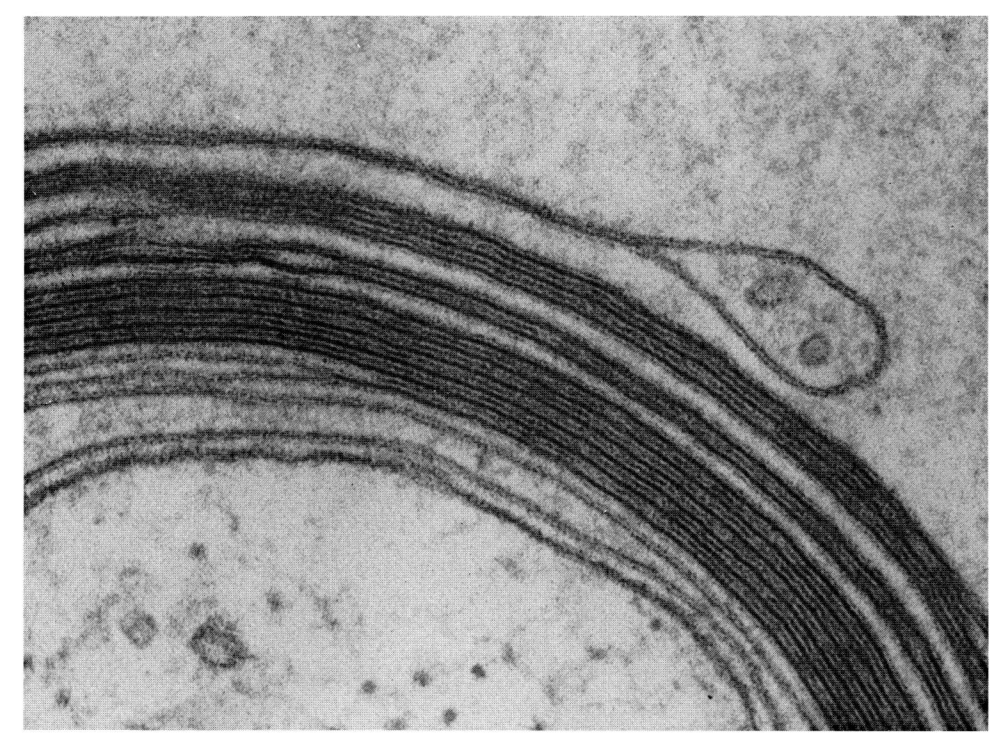

図 102 中枢性有髄神経が outer loop から遊離しているところ ×160,000
(Hirano A. The Structure and Function of Nervous Tissue, Vol 2. Academic Press, 1969 : 69)

に侵入した細胞なり，液状物質なりが自由に接触可能となる。

正常では，中枢性，末梢性髄鞘ともに，intraperiod line は outer, inner および lateral loop にある zonula occludens により完全に外界から閉鎖されている。しかし末梢性髄鞘では，正常でもこの tight junction が不完全のところもある（Shinowara et al 1980）。規則的な intraperiod line の解離に似た所見は，神経組織の培養において特別な操作を加えることによっても観察されている（Bornstein and Raine 1976）。

末梢神経では Waldenström's macroglobulinemia の末梢神経障害の際に，この変化が認められる。この末梢神経の病像は非常に規則的で，見事な uncompacted myelin (UCM) の像を呈し，外側あるいは内側から規則的に起こる。これを起こす病気としては polyneuropathy, organomegaly, endocrinopathy, M-protein, and skin changes (POEMS; Crow-Fukase's disease), hereditary neuropathy with pressure palsies, Guillain-Barré syndrome や chronic inflammatory demyelinating polyneuropathy, さらに experimental にもさまざまの病変に観察される（Powell et al 1984）。

文献

Mugnaini E, Schnapp B. Possible role of zonula occludens of the myelin sheath in demyelinating

conditions. Nature 1974 ; 251 : 725-727
Bornstein MB, Raine CS. The initial structural lesion in serum-induced demyelination *in vitro*. Lab Invest 1976 ; 35 : 391-401
Shinowara NL, Beutel W, Revel JP. Comparative analysis of junctions in the myelin sheath of central and peripheral axon of fish, amphibians and mammals: a freeze fracture study using complementary replicas. J Neurocytol 1980 ; 7 : 15-38
Powell HC, Rodriguez M, Hughes RAC. Microangiopathy of vasa nervorum in dysglobulinemic neuropathy. Ann Neurol 1984 ; 15 : 386-394
Ohnishi A, Hirano A. Uncompacted myelin lamellae in dysglobulinemic neuropathy. J Neurol Sci 1981 ; 15 : 131-140

3) vesicular dissolution （図103）

これは髄鞘が壊れて一見，蜂の巣のような構造に変化するもので，髄鞘の外層部分にとくに

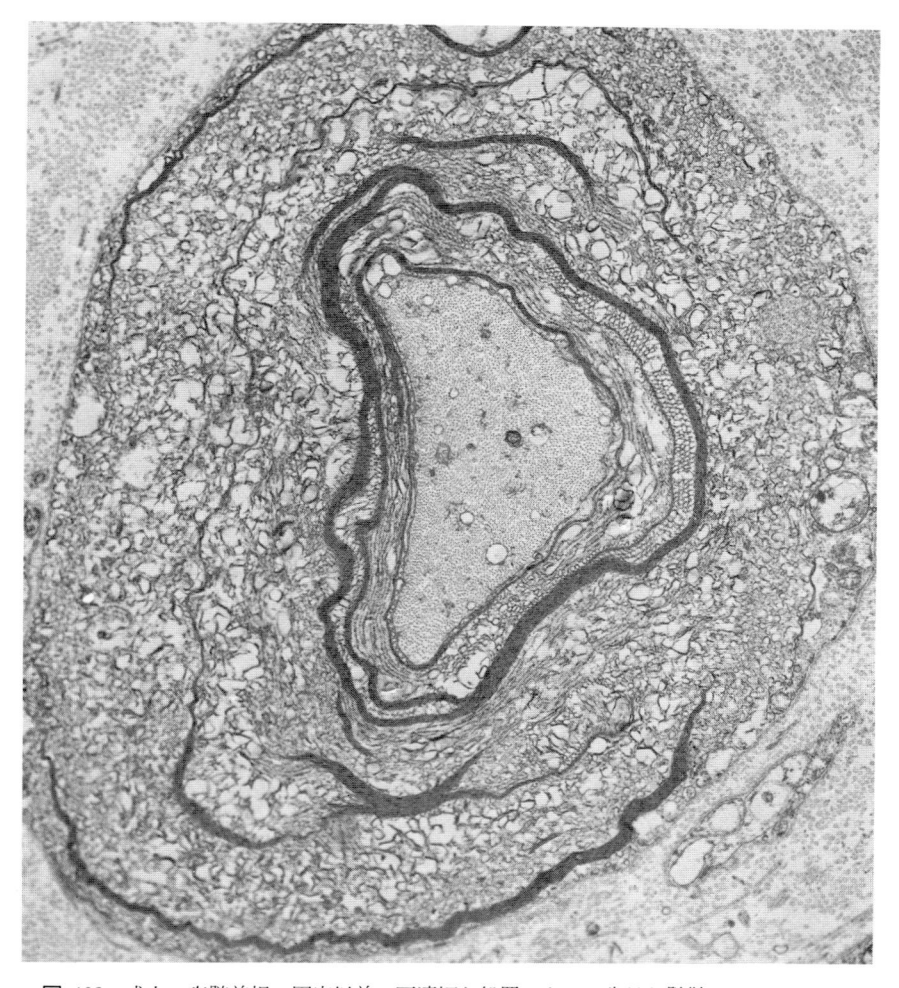

図 103　成人の脊髄前根。固定以前の不適切な処置によって生じた髄鞘の vesicular dissolution　×11,000
(Hirano A. In : Pathology of the Myelinated Axon. Igaku-Shoin, 1985)

みられやすい。さまざまの病変に伴う所見であるが、とくに脱髄過程によくみられる。実験的アレルギー性脳炎、Guillain-Barré症候群、ジフテリアのtoxinの脳内挿入などで報告されている。

しかし、この変化は組織の固定の不全から生ずるartifactの一つでもある。postmortemの変化としてよくみられる所見である。とくにhypotonicな固定液を使用した場合には著明な像を呈し、軸索がよく保存されているので、脱髄所見と誤解されるおそれがある（図103）。

文献

Hirano A. Some postmortem structural changes in peripheral myelinated fibers. In : Adachi M, Hirano A, Aronson SM, eds. Pathology of the Myelinated Axon. New York : Igaku-Shoin, 1985 : 30-48

4）髄鞘再生 remyelination（図104〜106）

長い間、中枢神経系には髄鞘再生は起こらないと信じられてきた。しかし電顕の出現により髄鞘再生は中枢でも、その規模は小さくきわめて徐々で、かつ不完全なものではあるが、実際に行われていることを暗示する所見が得られている。その所見とは白質の病巣周囲に、日数が経つにつれて出現する、さまざまの異常な特別の髄鞘構造をさす。図104の右側に示したような像は再生現象に相当する。これらの諸変化は、前述したoligodendrogliaの模型図の変形から簡単に説明できる場合が多い。いずれにしても、これらの所見は髄鞘をつくる過程の一つとみなされ、未完成の髄鞘の像であると説明できる。再生された髄鞘は層が薄く、internodeは短い。しかし機能の回復がみられる。

文献

Hirano A, Dembitzer HM. A structural analysis of the myelin sheath in the central nervous system. J Cell Biol 1967 ; 34 : 555-567

Hirano A, Zimmerman HM. Some new pathological findings in the central myelinated axon. Neuropathol Exp Neurol 1971 ; 30 : 325-336

Ludwin SK. Remyelination in demyelinating diseases of the central nervous system. CRC Crit Rev Neurobiol 1987 ; 3(1) : 1-28

Hirano A. Review of the morphological aspects of remyelination. Dev Neurosci 1989 ; 11 : 112-117

5）その他

myelin lamellaが壊れて細い顆粒状物質に変化する像や、捕食による髄鞘の消化、単核細胞が髄鞘の層内に侵入する像などが病変としてみられる。さらに、myelin lamellaが異常な位置にみられることもある。たとえば、髄鞘が軸索でなく神経細胞体の周囲をとり囲んでいる像はこれにあたる（図107）。これらの所見はさまざまの病変にみられ、特殊変化ではない。

transverse bandはlateral loopが軸索より離れると消失する。髄鞘の再生過程にtransverse bandが出現するが、病変過程としては中枢（Prineas and Connel 1979）および末梢（Rosenbluth 1978）の髄鞘形成細胞の細胞体と軸索の接触面にも観察されている。

D. 髄鞘　211

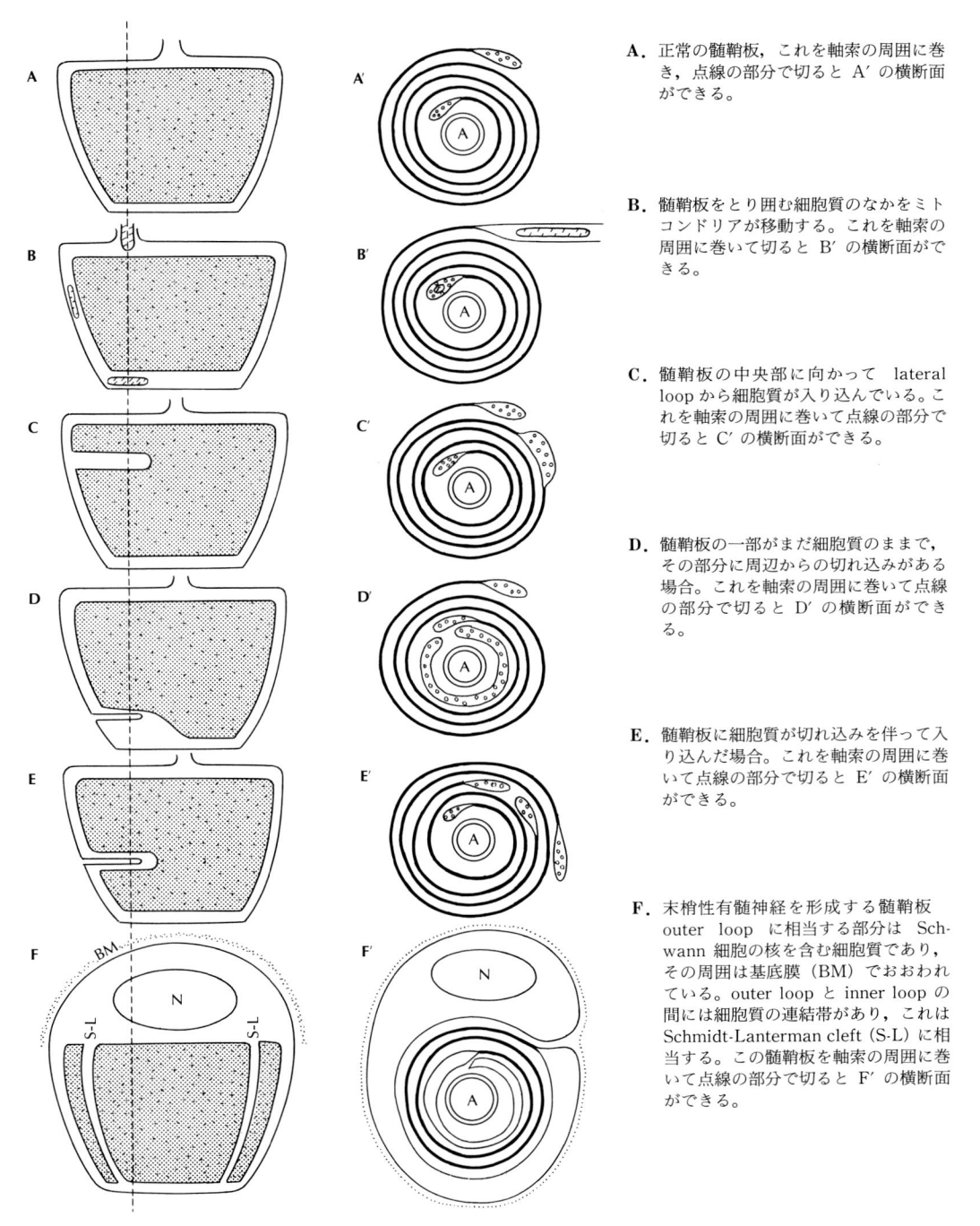

A. 正常の髄鞘板，これを軸索の周囲に巻き，点線の部分で切ると A′ の横断面ができる。

B. 髄鞘板をとり囲む細胞質のなかをミトコンドリアが移動する。これを軸索の周囲に巻いて切ると B′ の横断面ができる。

C. 髄鞘板の中央部に向かって lateral loop から細胞質が入り込んでいる。これを軸索の周囲に巻いて点線の部分で切ると C′ の横断面ができる。

D. 髄鞘板の一部がまだ細胞質のままで，その部分に周辺からの切れ込みがある場合。これを軸索の周囲に巻いて点線の部分で切ると D′ の横断面ができる。

E. 髄鞘板に細胞質が切れ込みを伴って入り込んだ場合。これを軸索の周囲に巻いて点線の部分で切ると E′ の横断面ができる。

F. 末梢性有髄神経を形成する髄鞘板 outer loop に相当する部分は Schwann 細胞の核を含む細胞質であり，その周囲は基底膜（BM）でおおわれている。outer loop と inner loop の間には細胞質の連結帯があり，これは Schmidt-Lanterman cleft（S-L）に相当する。この髄鞘板を軸索の周囲に巻いて点線の部分で切ると F′ の横断面ができる。

図 104　有髄神経を形成する髄鞘板
(Hirano A, Dembitzer HM. J Cell Biol 1967; 34: 555)

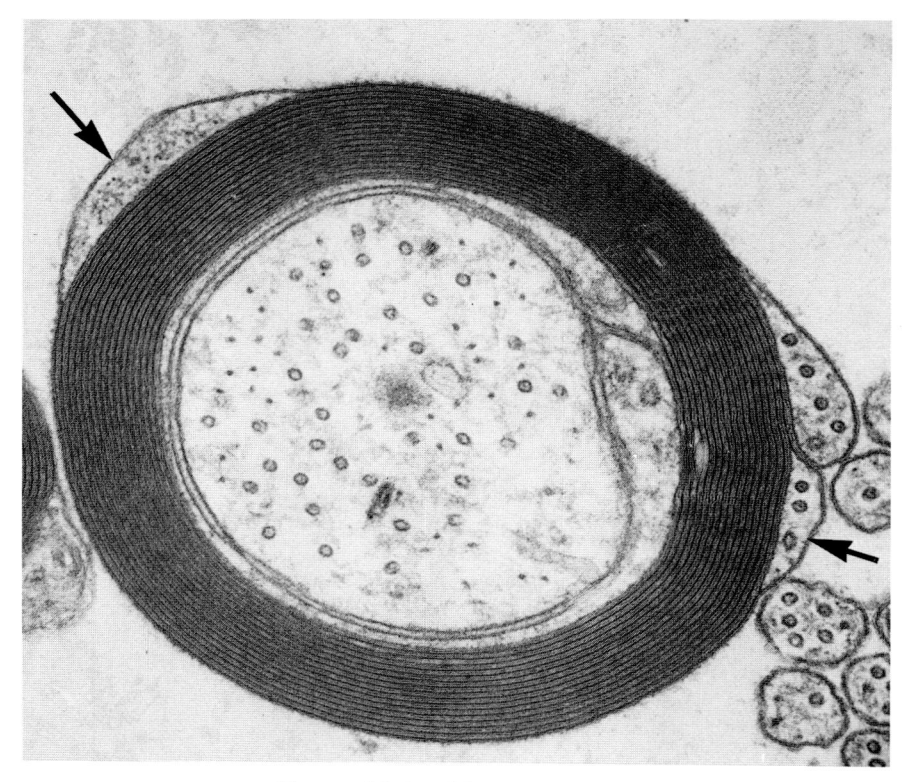

図 105 中枢性の有髄神経 ×100,000
矢印は髄鞘中に含まれた細胞質の小島を示す。
(Hirano A et al. J Neuropathol Exp Neurol 1968 ; 27 : 234)

文献
Prineas JW, Connel F. Remyelination in multiple sclerosis. Ann Neurol 1979 ; 5 : 22-31
Rosenbluth J. Freeze fracture studies of nerve fibers : evidence that regional differentiation of the axolemma depends upon glial contact. In : Aguayo AJ, Karpati G, eds. Current Topics in Nerve and Muscle Research. Amsterdam : Excerpta Medica, 1979 : 200-209
Ludwin SK. The pathobiology of the oligodendrocyte. J Neuropathol Exp Neurol 1997 ; 56 : 111-124

2. 末梢性髄鞘

a. 正常の末梢性髄鞘 (図 108)

　末梢神経髄鞘 peripheral myelin は第三より第十二脳神経，脊髄神経根および末梢神経の髄鞘をいう。一般に神経根の基部は中枢神経系の延長で，それが末梢系に変わるまでの距離は神経根により異なり，一般には感覚神経根は運動神経根よりも長い。最も長いのは第八脳神経であることは前述した。末梢性髄鞘は中枢性髄鞘と違う。すなわち，一つの Schwann 細胞は一つの myelin segment をつくり，そこに定着する。末梢性髄鞘はすっかり Schwann 細胞の細

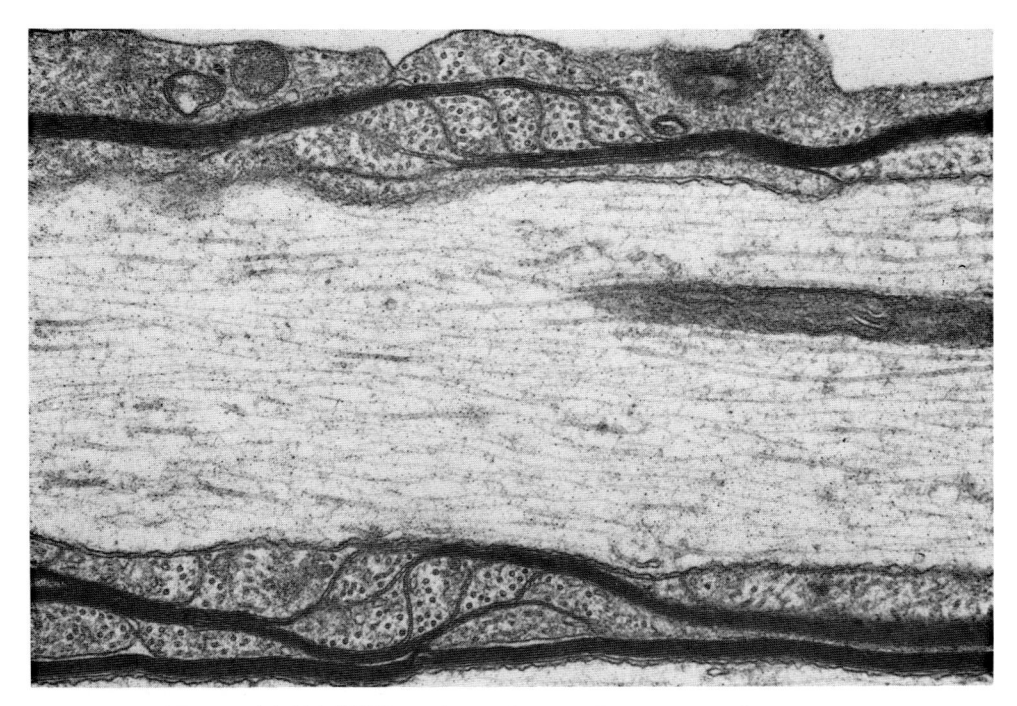

図 106 中枢性有髄神経にみられる Schmidt-Lanterman cleft ×28,000
まれな所見で，再生中の髄鞘にみられる。
(Hirano A et al. Acta Neuropathol 1969；12：348)

胞体に包まれていて中枢性髄鞘のように，myelin lamella が細胞外腔に直接露出していない。さらに Schwann 細胞そのものは基底膜でおおわれていて，その周囲には collagen や線維芽細胞を含む**神経内膜** endoneurium とよばれる比較的広い細胞外腔がある。末梢性髄鞘の major dense line と major dense line との幅は中枢性髄鞘のそれよりも 10％ ぐらい広くなっている。Ranvier 絞輪では隣り合う Schwann 細胞の突起が複雑に入り込んでいて，両者共通の基底膜でおおわれている。絞輪では中枢神経系のように軸索が細胞外腔に直接に露出することはない。太い末梢神経の絞輪では Schwann 細胞より microvilli のような突起が多数軸索の周りに配置されている（Raine 1982）。その細胞間隙には電子密度の高い微細な粒子が存在する。さらに，軸索膜とその下縁の軸索内は ferric ion および ferrocyanide により染まる物質が存在する。同様な染色効果は中枢神経系の絞輪や axon hillock にも認められる。太い末梢性有髄神経では paranode の部分が細くなり，lateral loop が軸索をつかんでいるような形態を示し，その部分の髄鞘は花びらのように彎曲している。その間にはさまれている細胞質にはミトコンドリアが密集している。さらに，末梢性髄鞘には **Schmidt-Lanterman cleft**（裂溝）とよばれる特別の構造が髄鞘の中に発達している。これは inner loop と outer loop を連絡する細胞質の帯状部にあたる（図 104）。

中枢性髄鞘と末梢性髄鞘とは化学構造上でも相違があり，組織染色でも，別の反応を示す場

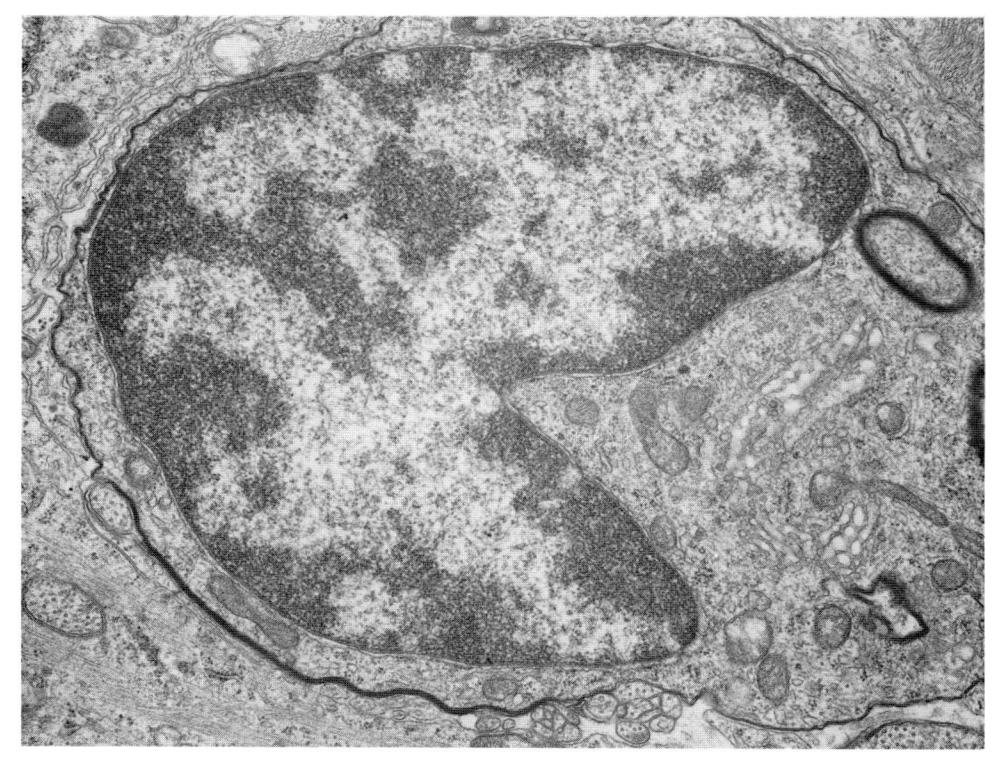

214   2. 細胞からみた神経病理学

図 107 髄鞘に囲まれた oligodendroglia ×20,000
(Hirano A. The Structure and Function of Nervous Tissue, Vol 5. Academic Press, 1972 : 73)

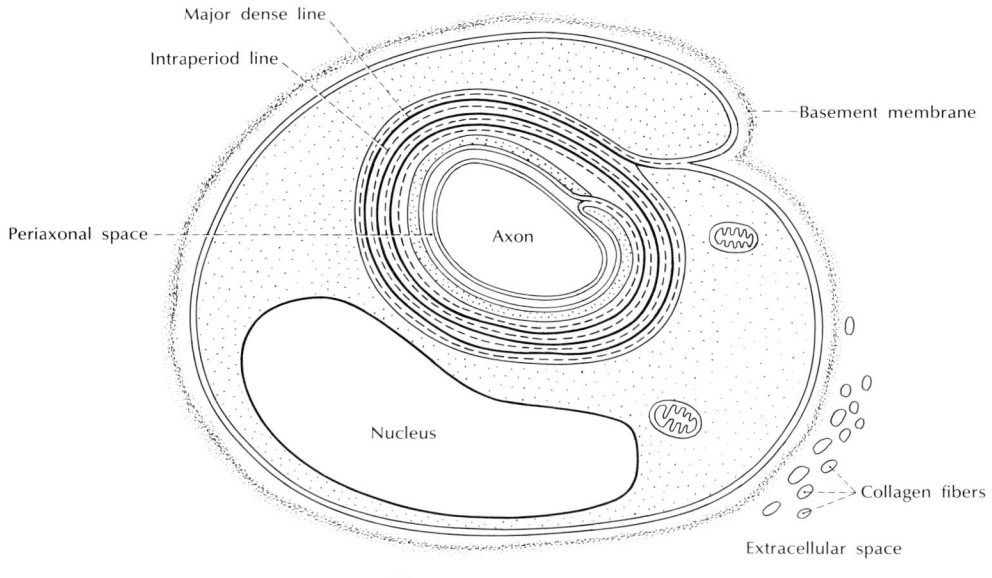

図 108 Schwann 細胞

合がある。すなわち，paraffin 標本に Luxol fast blue-periodic acid Schiff (LFB-PAS) 染色を行うと，中枢性髄鞘は LFB の色だけをとって青く染まり，末梢性髄鞘は LFB の青と PAS の赤とが両者混じて紫色に染まる。さらに，Woelcke 染色では中枢性髄鞘は必ず染まるのに反して，末梢性髄鞘の染まり方は一定性がなく，きれいに染まることもあるが，まったく染まらないこともある。

末梢神経系の髄鞘を構成する蛋白には P_0 蛋白, P_1 蛋白, P_2 蛋白, peripheral myelin protein (PMP)-22, myelin-associated glycoprotein (MAG) や connexin (Cx 32)などが知られているが，hereditary motor and sensory neuropathy (HMNS) においては，これらの末梢神経髄鞘構成蛋白の遺伝子異常が明らかにされている。例えば，HMSN-1 A では PMP-22 の duplication が，hereditary neuropathy with pressure palsies では PMP-22 の deletion が，HMSN-1 B では P_0 蛋白遺伝子変異が，X-linked HMSN-1 では Cx 32 遺伝子変異が，Dejerine-Sottas syndrome では P_0 蛋白あるいは PMP-22 の点変異がそれぞれ報告されている。また，P_2 蛋白は experimental allergic neuritis (EAN) の抗原性物質といわれている (Nelis et al 1999)。

多発性硬化症の脱髄斑は中枢神経系にだけ形成され，末梢神経にはみられない。末梢性髄鞘が，多発性硬化症の合併症，たとえばビタミン欠乏症などでおかされる場合には髄鞘は軸索の変化に伴い，系統的におかされ，局所性の脱髄斑の形をとらない。jimpy, quaking shiverer という遺伝性のハツカネズミの疾患では，末梢性髄鞘はほとんど正常に形成されるのに対し，中枢性髄鞘はできないか，できても不完全である。これは oligodendroglia の髄鞘形成不全のためと考えられる(図109)。一方，末梢性髄鞘が欠如している軸索が脊髄根に存在することが，遺伝性の筋ジストロフィーのハツカネズミ dystrophic mice において報告されている (Nakamura and Okada 1985)。

中枢と末梢性の髄鞘の比較研究において，Aguayo はそれぞれの神経を他の神経系に移植した後，再生を待ちそれぞれの構造を検索した。さらに髄鞘形成の異常がみられる mutant を利用して興味ある成果を報告した。これらの研究により，病因が軸索にあるのか，それとも髄鞘形成細胞に由来するのかを判定している。末梢神経の血管には中枢神経のような barrier があるが，中枢ほど完全ではなく，一部に欠如する所もある (Olsson and Kristenson, 1979)。さらに脊髄後根神経節の血管は中枢のような barrier がない。そのためにある種の中毒物質はこの部分に選択的に病変を起こすといわれる。末梢神経線維が小さな束となって，脊髄や脳幹部の動脈や小動脈の周囲に存在することがある。外傷や慢性の神経疾患で，この所見が目立つ場合がある (Sung and Mastri 1983)。

末梢神経線維は perineurium により囲まれている。perineurium は細胞体が広く扁平化した層が幾重にも重なり，その間に desmosome や tight junction などの結合装置がある。そのために perineurium の外側に挿入した macromolecular tracer の侵入は perineurium により阻止されている。perineurium の束は，さらに結合組織に富む厚い epineurium によって囲まれている。

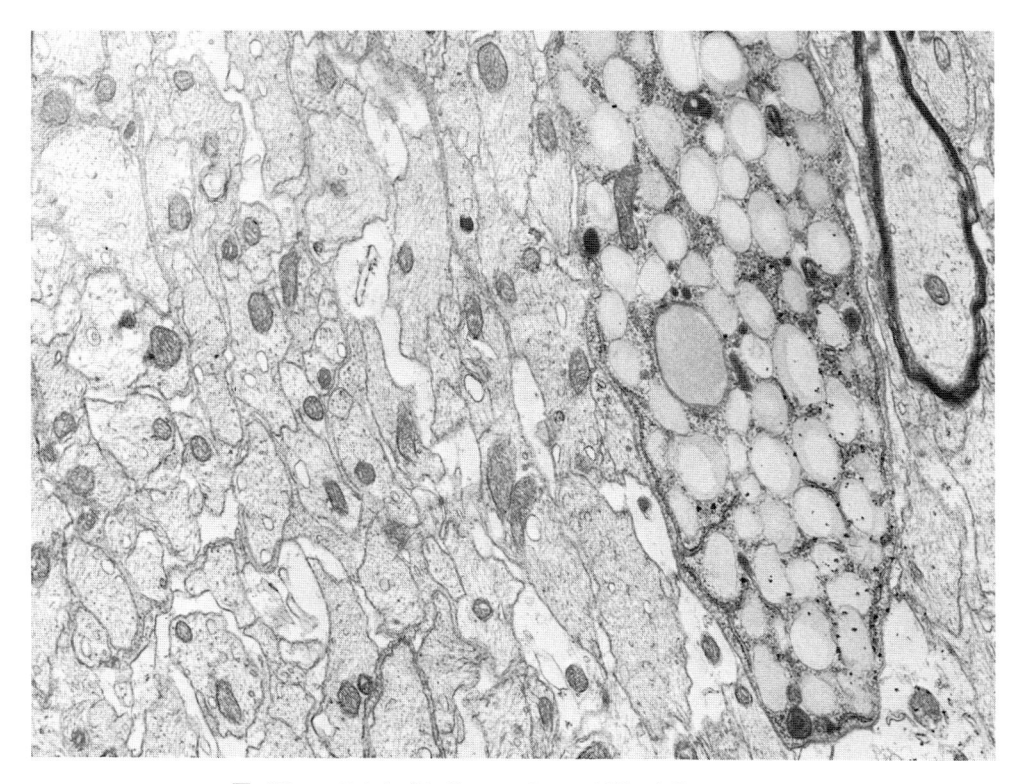

図 109 ハツカネズミ jimpy mice の小脳の白質 ×13,000
1本の有髄神経とマクロファージが上部にある。他の神経軸索には髄鞘が形成されていない。
(Hirano A et al. J Neuropathol 1969 ; 28 : 388)

文献

Hirano A, Zimmerman HM, Levine S. Electron microscopic observations of peripheral myelin in a central nervous system lesion. Acta Neuropathol 1969 ; 13 : 348-365

Landon DN, ed. The Peripheral Nerve. London : Chapman & Hall, 1976

Aguayo AJ, Epps J, Charron L, Bray GM. Multi-potentiality of Schwann cells in cross-anastomosed and grafted myelinated and unmyelinated nerves : quantitative microscopy and radioautography. Brain Res 1976 ; 104 : 1-20

Olsson Y, Kristenson K. Recent applications of the tracer techniques to neuropathology, with particular reference to vascular permeability and axonal flow. In : Smith WT, Cavanagh JB, eds. Recent Advances in Neuropathology. Edinburgh : Churchill Livingstone, 1979 : 1-25

Raine CS. Difference between the nodes of Ranvier of large and small diameter fibers in the P.N.S. J Neurocytol 1982 ; 11 : 935-947

Sung JH, Mastri AR. Aberrant peripheral nerves and microneuromas in otherwise normal medullas. J Neuropathol Exp Neurol 1983 ; 42 : 522-528

Dick PJ, Thomas PK, Lambert EH, Bunge R. Peripheral neuropathy, 2nd ed. Vols 1, 2. Philadelphia : WB Saunders, 1984

Nakamura H, Okada E. Dysmyelination in sciatic nerves of dystrophic mice. In : Adachi M, Hirano A, Aronson SM, eds. Pathology of the Myelinated Axon. New York : Igaku-Shoin, 1985 : 177-194

Gumpel M, Gout O, Lubetzki C, Gansmuller A, Baumann N. Myelination and remyelination in the central nervous system by transplanted oligodendrocytes using the shiverer model. Dev Neurosci 1989 ; 11 : 132-139

Nelis E, Haites N, van Broeckhoven C. Mutations in the peripheral myelin genes and associated genes in inherited peripheral neuropathies. Hum Mutation 1999 ; 13 : 11-28

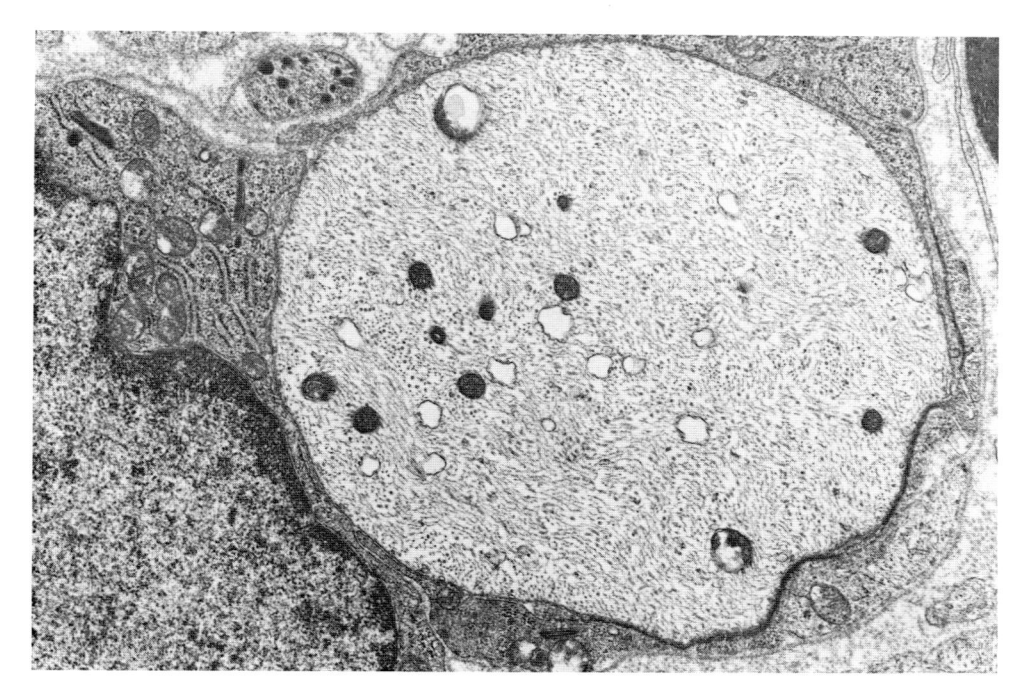

図 110　末梢神経の髄鞘の再生　×17,000

b. 末梢性髄鞘の変化

　末梢性髄鞘 peripheral myelin の病変も，原則的には中枢性髄鞘の変化と同様であるが，違った点も多い．たとえば末梢性髄鞘の再生は活発に行われて，髄鞘再生も盛んにみられる (図110)．とくに脱髄と髄鞘再生が繰り返して行われる場合には，いわゆる **onion bulb** (図111, 112) とよばれる特別な所見をつくる．これは軸索を中心にして，いくつかの Schwann 細胞が玉ねぎの皮のようにとり巻いている像をいう．肥厚性間質性神経炎 hypertrophic interstitial neuritis (Dejerine-Sottas 病)，Refsum 病，Charcot-Marie-Tooth 病などで著明にみられる．同様な所見は **perineurinoma** でも報告されている (Mitsumoto et al 1980)．intramyelinic split もしばしばみられるが，とくに hexachlorophene 中毒のときは強く起こる．細胞外腔から intraperiod line に沿って myelin lamella が規則的に分離する所見もみられる．この現象は tellurium 中毒のときに Schwann 細胞の壊死に伴って起こるほか，さまざまの病変に伴って報告されている．vesicular dissolution は Guillain-Barré 症候群などに報告されている．

　Schwann 細胞の細胞体の中に起こる変化も疾患により多様である．癩 lepra のときには，Hansen's bacilli が Schwann 細胞の中にみられる (皆内 1982)．異染性白質ジストロフィー metachromatic leukodystrophy の場合には，異染性脂質が貯蔵される．髄鞘が細胞体内にドーナツ形に突出する像は病的にも，また artifact としてもできる (図113)．

　一般に髄鞘は他の組織成分よりも圧迫や伸展などによる変形が目立つので，末梢神経組織の固定操作の過程で生ずる artifact については十分な注意が必要である．

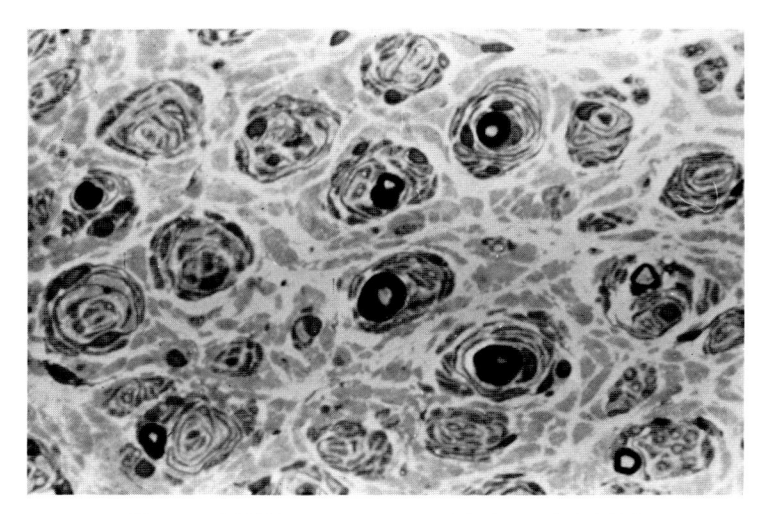

218   2．細胞からみた神経病理学

図 111　末梢神経の onion bulb 形成（epon 包埋標本）
この変化は Dejerine-Sottas 病，Refsum 病，Charcot-Marie-Tooth 病などにみられる。

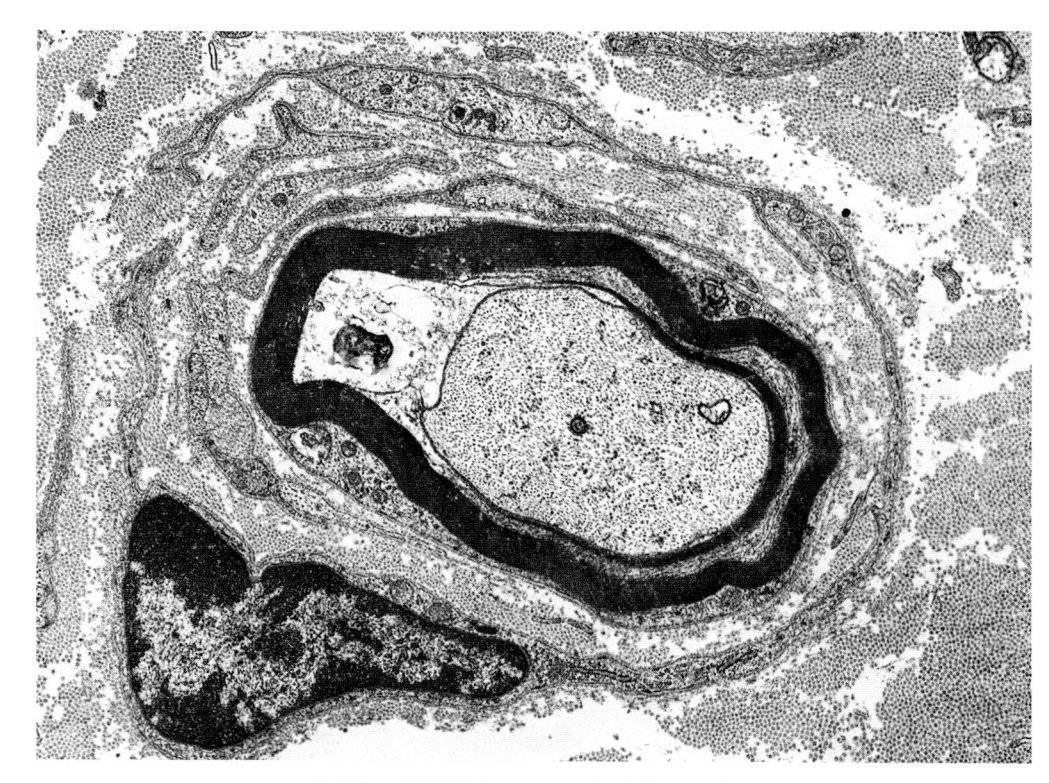

図 112　末梢神経の onion bulb 形成　×9,900

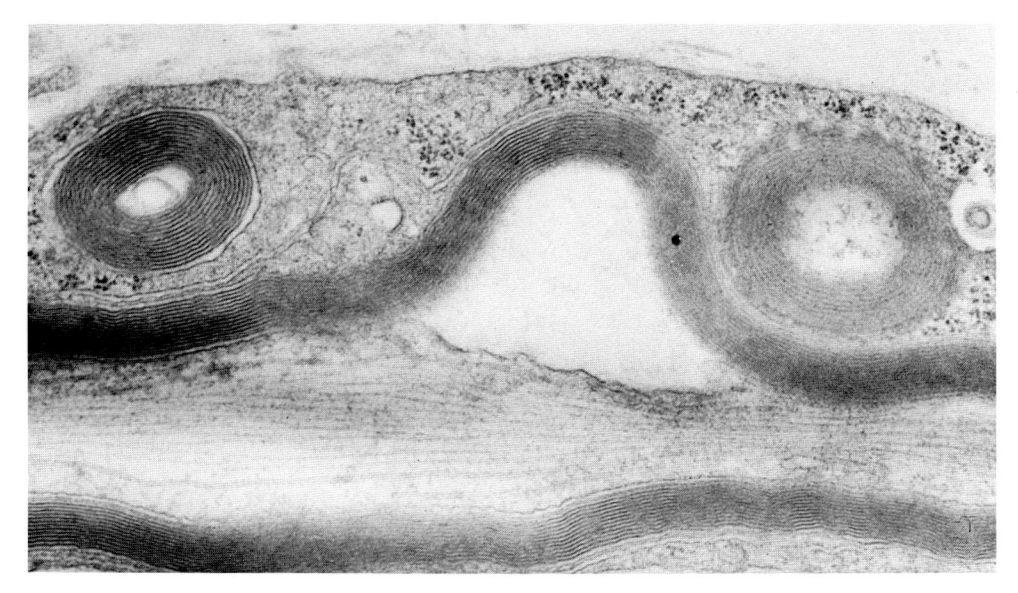

図 113　末梢有髄神経の縦断面　×30,000
髄鞘が不規則に Schwann 細胞体の内部に突出し，その横断面は輪状を呈する。
(Hirano A. The Structure and Function of Nervous Tissue, Vol 5. Academic Press, 1972 : 73)

末梢神経系の病変の場合には，慢性になると，必ず強い結合組織の反応が伴う。amyloidosis では amyloid が沈着し，末梢性 neuropathy を伴うことがある。腫瘍細胞は一般に髄鞘形成を起こさない。

末梢神経の疾患については専門書を参照されたい。

文献
Mitsumoto H, Wilbourn AJ, Goren H. Perineurinoma as the cause of localized hypertrophic neuropathy. Muscle Nerve 1980 ; 3 : 403-412
皆内康広. らいに伴う末梢神経障害. 神経進歩 1982 ; 26 : 380-395
Adachi M, Hirano A, Aronson SM, eds. Pathology of the Myelinated Axon. New York : Igaku-Shoin, 1985
Midroni G, Bilbao JM, Cohen SM. Biopsy Diagnosis of Peripheral Neuropathy. Boston : Butterworth-Heinemann, 1995

c. inner loop の変化

mutant hamster with hind leg paralysis では図 114 に示すように，平野小体が inner loop にみられ，光顕でも好酸性桿状構造として認められる。模型図（図 115）に示すように Schwann 細胞により形成された髄鞘の中の細長い通路である inner と lateral loop や Schmidt-Lanterman cleft 内に異常に線維成分が蓄積すると，その中の物質輸送が障害され髄鞘の破壊を起こすと考えられる（Hirano 1978）。こうした現象は中枢神経系の有髄神経にも報告されている。一般に inner loop や lateral loop は Schwann 細胞の末梢と推測されるので，こうした変性過程は神経細胞の dying back に相当するとも考えられる。

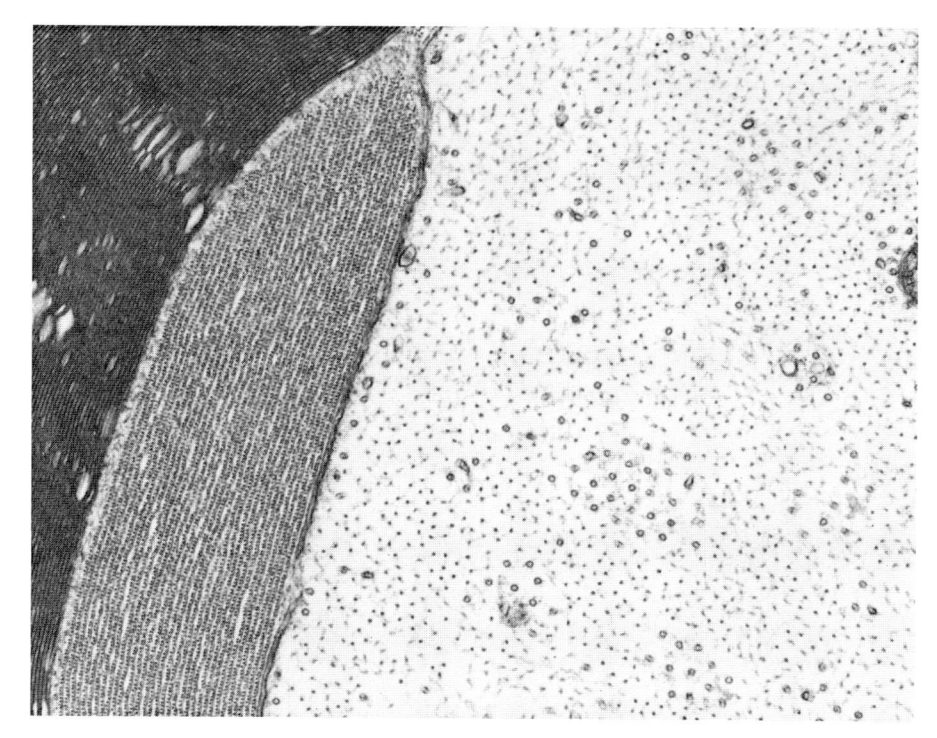

図 114 Schwann 細胞の inner loop 内の平野小体　×40,000
（Hirano A. Acta Neuropathol 1977 ; 39 : 225）

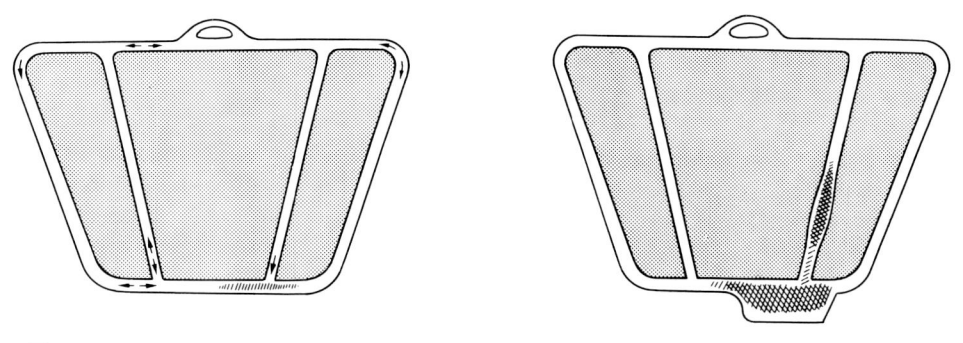

図 115 Schwann 細胞髄鞘内の細長い細胞質の通路。この通路の末端部に線維性物質がたまることにより髄鞘の崩壊をきたす推論を示す。（Hirano A. Lab Invest 1978 ; 38 : 115）

文献

Hirano A. A possible mechanism of demyelination in the Syrian hamster with hind leg paralysis. Lab Invest 1978 ; 28 : 115-121

Hirano A. Nodes of Ranvier in pathological conditions. In : Zagoren JC, Fedoroff S, eds. The Node of Ranvier. New York : Academic Press, 1984 : 213-243

Rodriguez M. Virus-induced demyelination in mice : "dying back" of oligodendrocytes. Mayo Clin Proc 1985 ; 60 : 433-438

E マクロファージおよび結合組織 (図116〜118)

　ほかの組織と同様に神経系にもマクロファージ macrophage が現れ，損傷の後に debris の著明な捕食が行われる。これは損傷後2日以内に出現し，その後，数日から数週間にわたり著明に増加し，数カ月後にもみられる。このマクロファージの起原については議論のあるところである。昔はマクロファージは小膠細胞 microglia という脳内に定住している細胞から由来するといわれていた。しかし電顕では microglia に相当する細胞は正常状態では astrocyte や oligodendroglia に比較してはるかにその確認が難しく，学者によってはその存在を否定する人もあるくらいであった。ほかの学者はその存在を認めてはいるが，oligodendroglia との判別は難しい。microglia を認める人びとはその核が丸くなくて細長く，chromatin が周辺部に存在

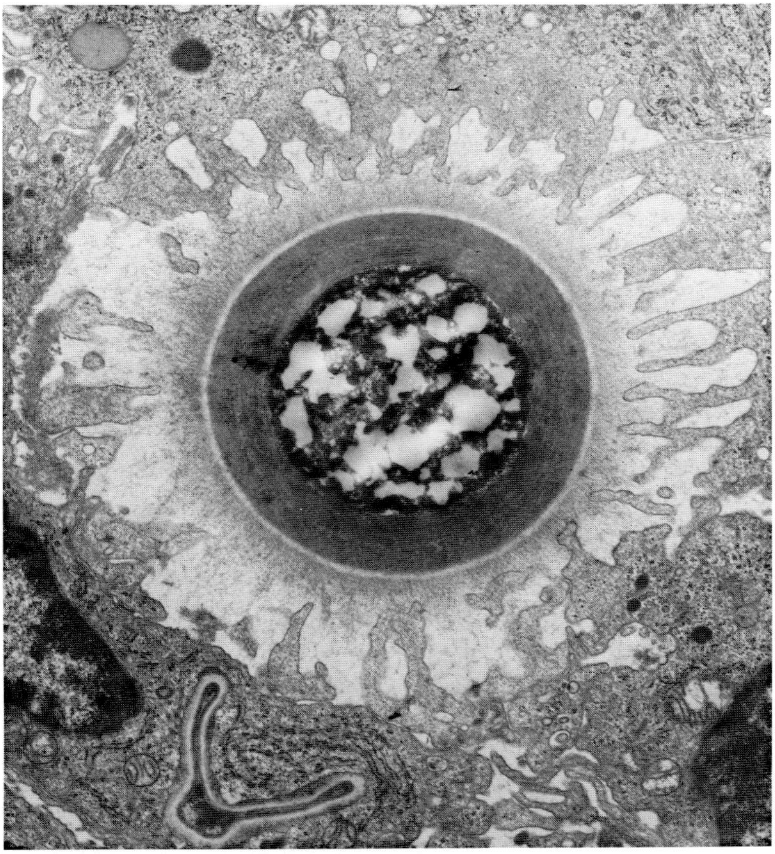

図 116　Cryptococcus が数個のマクロファージに囲まれている。多数の細胞突起は capsule に接触しているが，貫通しているものはない。
(Levine S et al. Infections on the Nervous System. ARNMD, Vol 44. 1968 : 393)

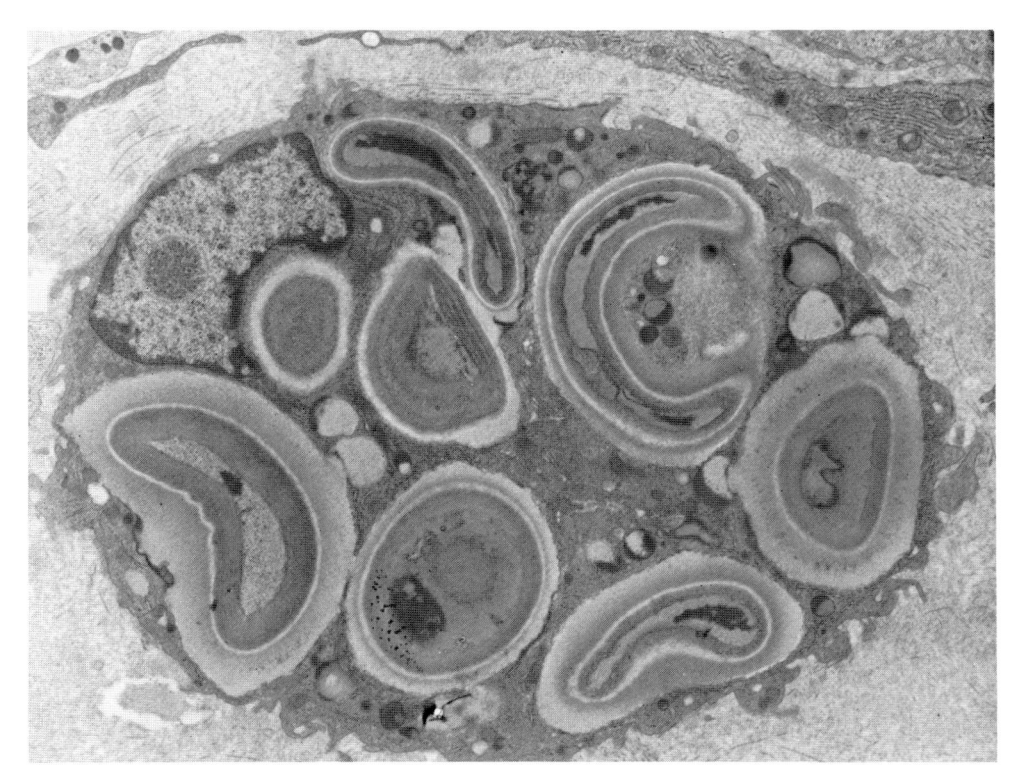

図 117　マクロファージ　×8,600
Cryptococcus が八つみえる。
(Levine S et al. Infections on the Nervous System. ARNMD, Vol 44. 1968 : 393)

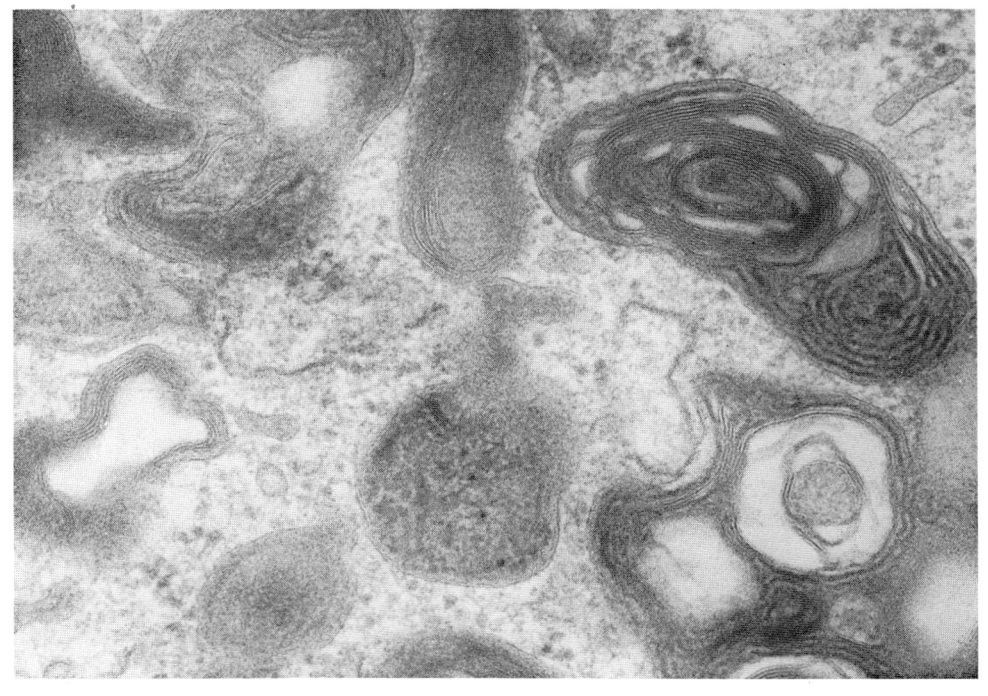

図 118　大脳皮質の壊死巣にあらわれたマクロファージの中の層状構造物　×82,500

し，細胞体には細長くよく発達した粗面小胞体が2～3散在し，かつdense bodyや脂質封入体が存在しやすく，microtubule が目立たないということを oligodendroglia との判別点としていた．しかし，1980年代に immunohistochemically に antibodies で染め出されることが活用され，H.E.染色や従来の染色法ではみえにくい "microglia" が再登場してきた．これにより "microglia" を構成する細胞膜には immune system にのみ認められる surface molecules が存在することが見出された．これにより "microglia" は脳の immune system を代表するとの意見が登場した．この細胞が実際に外胚葉性のグリアから由来したものか，またはほかから入り込んだ中胚葉性のもので一時的に脳実質内に入っているかはまた別の問題である．microgliaの起源については，現在 blood monocyte からとの見解がある．しかし，発生初期に血管が脳内に侵入しない時期に，すでに microglia が脳内に認められるという見解に基づいて，外胚葉由来であるとの意見がある．また，北村らはハツカネズミの autoradiography と電顕による研究から，resting microglia は神経外胚葉性の glioblasts から由来することを主唱している (Kitamura et al 1984)．

前述のように現在最も強力な所見は，大多数のマクロファージは血中の単核細胞から由来するとする autoradiography による研究の結果である．このことは少なくとも外傷や実験的アレルギー性脳脊髄炎の場合には確認されている．マクロファージ細胞体にはさまざまの封入体が認められる．なにが入っているかは病巣の原因および損傷された場所により異なる．各種の感染では病因の微生物が認められ，また同時にさまざまの細胞の debris が lysosomal system の増加とともに認められる．とくに白質の病巣では髄鞘の崩壊に由来する複雑な構造物が多数認められる (図118)．

microglia から分泌される cytokine などのような物質による cytotoxicity が AIDS などでは neuron の生存に有害であるのに対し，一方 tumor などに対して immunological defense mechanism には有益であるという．

microglia は neuronophagia など macrophage のような働きのほかに，axotomy 後の chromatolytic neuron の synaptic contact に介在する "soft pathology" の役割もつかさどるという．

脳実質に，病変に伴ってさまざまの細胞が侵入する．急性の脳の壊死に多核白血球が，また慢性の病巣にリンパ球や形質細胞が出現するのはその例である (図120)．

神経系に amyloid 沈着の起こることは，以前から，末梢神経系における amyloid neuropathy，中枢神経系の congophilic angiopathy および老人斑においてよく知られている．amyloidについては多くの知見が記載されつつある (Glenner 1980; 荒木 1985)．

中枢神経には結合組織は乏しく，脳膜および血管周囲に限られているが，炎症そのほかの病変に伴い増加する．とくに慢性の脳膿瘍では多量の collagen の増加がみられる (図119)．こうした collagen の中には，異常に幅が広く，中の横紋状の構造が特別な，いわゆる long-spacing fiber が認められる．これは schwannoma で S. Luse によって初めて記載されたので Luse 小

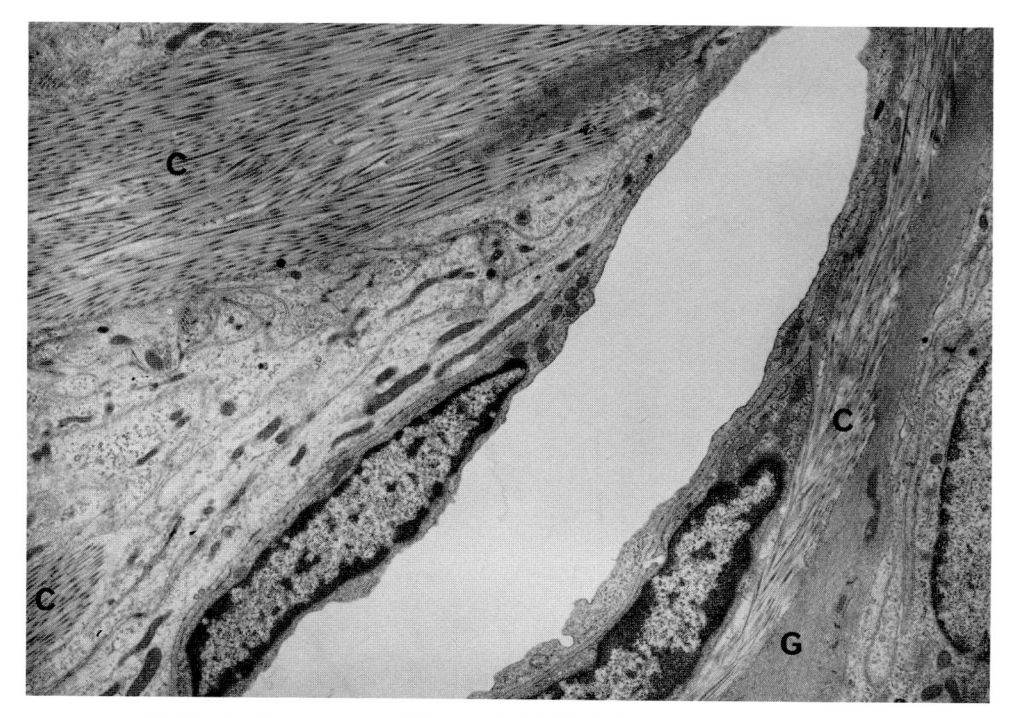

図 119 brain abscess の付近にみられる血管の周囲に collagen (C) と glial fibril (G) の増加がみとめられる。　×13,600
(Hirano A. Progress in Neuropathology, Vol 1. Grune & Stratton, 1971 : 1)

体とよばれることもある。これは正常でも，また病変でも出現し，神経系以外の組織にも同様な構造が記載されている (Nakanishi et al 1981)。

　神経系にも慢性の病巣や，そのほか硬膜や血管などの正常組織に石灰化が起こることがある。脳の実質細胞に ferrugination として石灰化が起こることや，脳腫瘍組織にみられることがあるが，一般には，collagen に富むところは多量に石灰化がみられやすい。石灰化が始まるのは，壊死に陥った細胞の突起を基盤として起こり，この初期像は，変性した膜に囲まれた小さな胞状構造に針状結晶の **calcium phosphate** が沈着した像としてとらえられており，これを **matrix vesicle** (Anderson 1980) という。神経系における meningioma, craniopharyngioma などの石灰化部をこうした見方から検査した報告が，Kubota ら (1984) によって発表されている。

文献

Fujita S, Kitamura T. Origin of brain macrophages and the nature of microglia. In : Zimmerman HM, ed. Progress in Neuropathology, Vol 3. New York : Grune & Stratton, 1976 : 1-50

Nakanishi I, Masuda S, Kitamura T, Morizumi T, Kajikawa K. Distribution of fibrous long-spacing fibers in normal and pathological lymph nodes. Acta Pathol Jpn 1981 ; 31 : 733-745

Anderson HC. Calcification processes. Pathol Annu 1980 ; 15 : 45-75

Kubota T, Hirano A, Sato K, Yamamoto S. Fine structure of psammoma bodies in meningocytic whorls. Arch Pathol Lab Med 1984a ; 108 : 752-754

Kubota T, Sato K, Kawano H, Yamamoto S, Hirano A, Hashizume Y. Ultrastructure of early

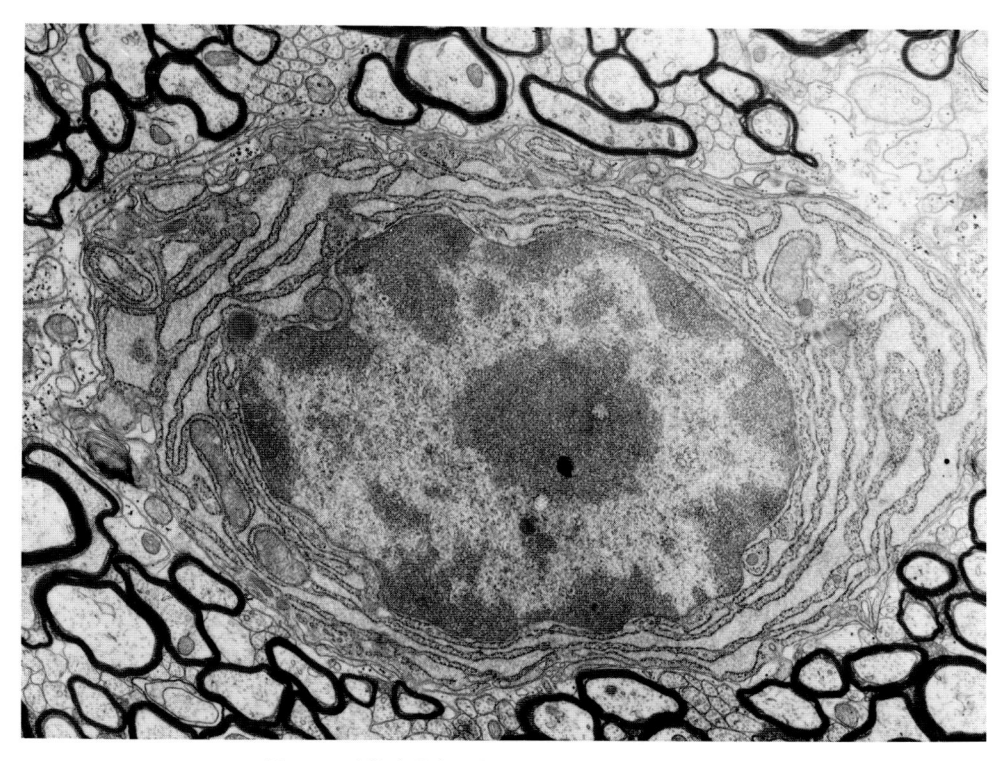

図 120 大脳白質内に出現した形質細胞 ×13,000
(Hirano A. Progress in Neuropathology, Vol 1. Grune & Stratton, 1971：1)

calcification in cervical ossification of the posterior longitudinal ligament. J Neurosurg 1984b；61：131-135
Kitamura T, Miyake T, Fujita S. Genesis of resting microglia in the gray matter of mouse hippocampus. J Comp Neurol 1984；226：421-433
Glenner GG. Amyloid deposits and amyloidosis. N Engl J Med 1980；302：133-134, and 1283-1292
荒木淑郎. 家族性アミロイドポリニューロパチーの新しい診断法の確立. 文部省特定研究, 神経難病の発症機構 昭和59年度研究業績集（研究代表者　豊倉康夫）. 1985；1：593-599
Symposium on microglia. Neuropathol Appl Neurobiol 1994；20：174-216
Dickson DW, Lee SC. Microglia (chapter 4). In：Davis RL, Robertson DM, eds. Textbook of Neuropathology, 3rd ed. Baltimore：Williams and Wilkins, 1996；165-205
藤田哲也. Glia細胞の発生と分化（第II章）. 生田房弘, 編著. Glia細胞. 東京：クバプロ, 1999：37-88
Kreutzberg GW, Graeber MB. Microglial cells（第IV章）. 生田房弘, 編著. Glia 細胞. 東京：クバプロ, 1999：179-190

F 上衣 (図121, 122)

　上衣 ependyma は，脳室内をおおう一層の細胞で，三つの異なった面をもっている．すなわち，脳室に面する部分は，典型的な9+2の配列を示す小管をもつ**線毛 cilia** と **微小絨毛 microvilli** が突出している．cilia の周囲をとりまく九つの microtubule はほかの microtubule と

226   2．細胞からみた神経病理学

図 121　ependyma

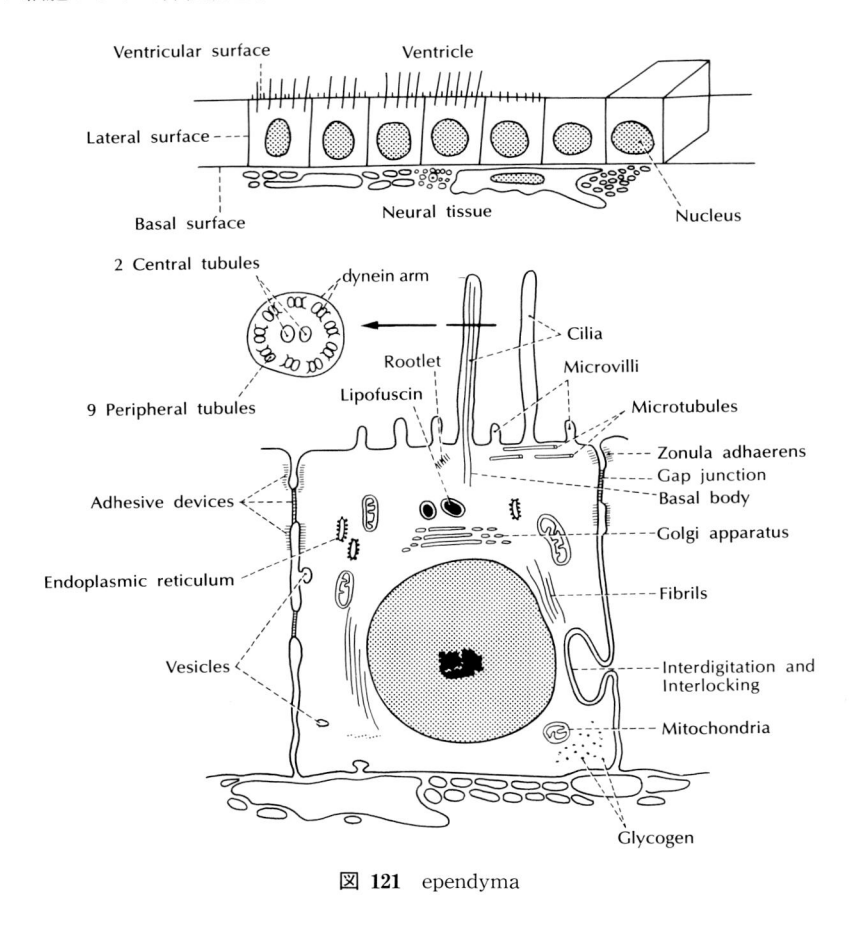

異なり，二つの microtubule が対をなし，miliary doublet microtubules とよばれる。その一つには二つの側枝があり，dynein arm とよばれる。これは microtubule の sliding 運動に関与する特別な構造物として注目される（Avolio et al 1984）。microvilli は短く，その表面は平滑で，呼吸器や消化器上皮にみられる被包物質 coating material はない。実験水頭症にみられる脳室の上衣細胞の変化として，脳室面に half desmosome や subplasmalemmal linear density，そしてさらに basal lamina も出現する所見が得られている（中洲ら 1986；Takei et al 1987）。subplasmalemmal linear density は mesodermal marker とされている（Mirra and Miles 1982）が，上衣細胞に認められるのは一つの例外である。側面は，隣接する上衣細胞との間に，種々の結合装置を形成する。しかし癒着帯 zonula occludens はなく，gap junction，接着帯 zonula adhaerens または接着斑 macula adhaerens（desmosome）が存在する。ゆえに horseradish peroxidase のような蛋白分子も，細胞間隙を通って脳室内と脳実質内部を出入りしうる。底面は，neuropil，主として，星状膠細胞の突起と接し，基底膜はない。しかし，血管壁に直接に接する部分，および脊髄末端の終糸の一部で，くも膜下腔に直接接する部分は，基底膜をかぶっている。基底膜に接する細胞膜面には，半接着斑 half desmosome がみられる。

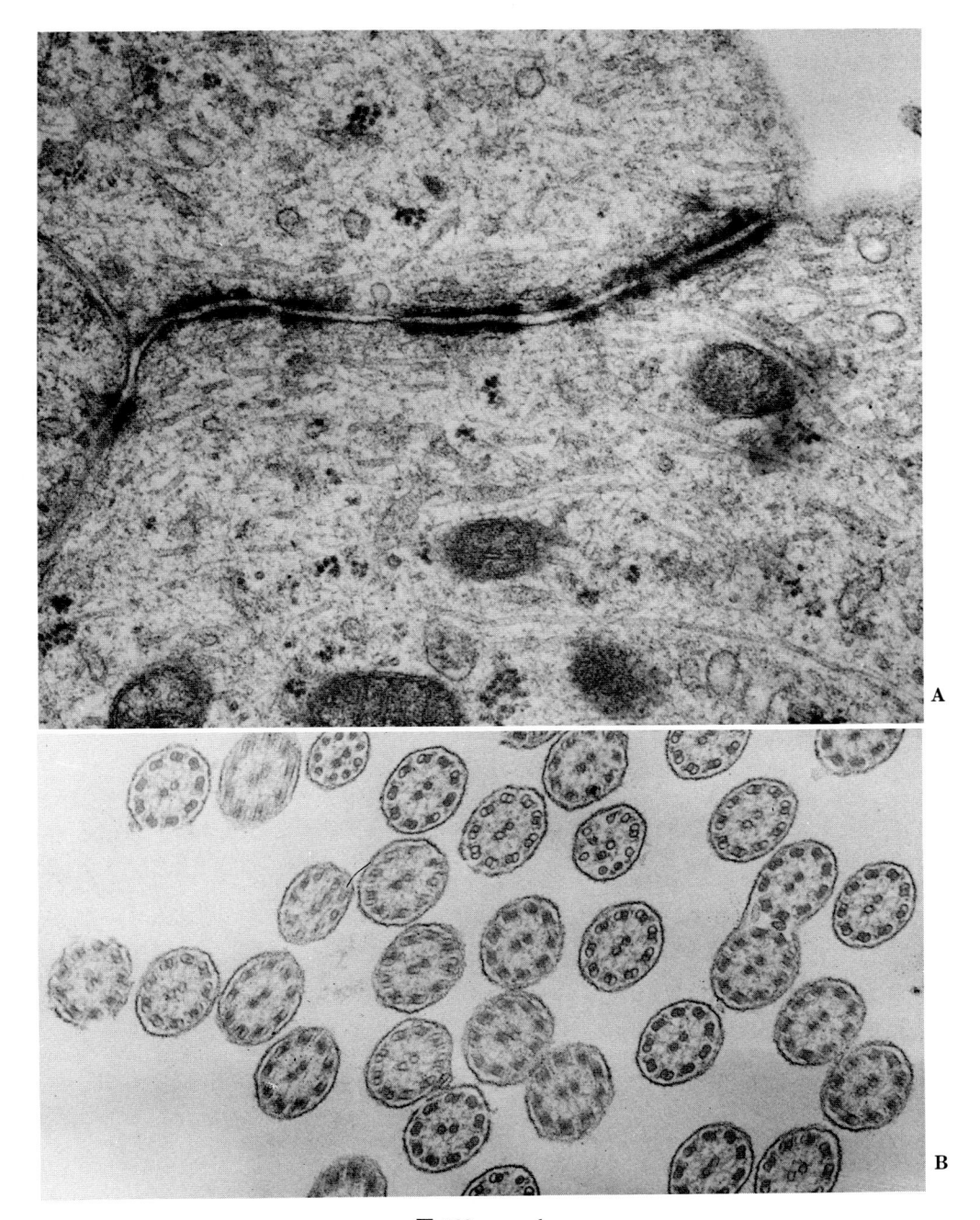

図 122　ependyma
　A. junctional complex と microtubule　×175,000
　B. cilia　×110,000
（Hirano A, Zimmerman HM. Anat Rec 1967；158：293）

細胞体は通常の organelle を含み，Golgi 装置は一般に脳室側の核周辺部の位置にあり，脂質封入体もこの部分にたまりやすい。glial filament と同じような filament や glycogen 顆粒も存在する。上衣は GFAP で染まることがある。さまざまの病因で，反応として，細胞の膨化とともに glycogen 顆粒が増え，filament が激増する。microtubule は，脳室に沿った表面にみられやすい特徴がある。なお，cilia に伴った basal body は，昔からいわれる **blepharoplast** に相当する。

　上衣細胞は，結合装置により結合されているので，離ればなれになることは一般にないが，マクロファージはその間を通って出入りする。脳室が髄膜炎 meningitis に伴って炎症を起こしたときには，主として上衣下の組織に炎症性変化をきたす。のちにはその表面に凸凹部を形成し，ependymal lining は失われ，astrocyte がその部分をおおう。この変化が強いときには，ロウソクのたれたあとのようなグリアの塊を残す。これに似た変化は結節性硬化症や，subependymoma でもみられる。これが大きくなると，閉塞性水頭症をきたす。一般に水頭症などの場合にみられる上衣の欠損部では，astrocyte が露出している。電子顕微鏡でみられる損傷に対する上衣細胞の反応は，本質的には astrocyte の反応によく似ている。

　上衣細胞は，尾状核のような灰白質に面する場所と，白質に面する場所では，多少構造の相違がある。後者は前者に比べて，脳室の拡大に際して扁平化しやすい。隣接する上衣細胞の結合装置の存在する部分は，連結を保ちながら細胞が長く引き伸ばされている（Page et al 1979）。脳室の拡大が続くと，上衣細胞の一部が消失するが，この場合には，白質に面する部分の上衣細胞が消失しやすく，灰白質に面するものは保存される傾向にある。このことは，白質の病変，たとえば，脱髄疾患や脳浮腫の場合に限らず，Huntington 病のような灰白質の病変にも適応される（井上ら 1983）。上衣細胞は，底面にある星状膠細胞の膨化にともなってはがれやすいので，脳の固定が不完全な場合には，病変がなくても消失することがある（井上，平野 1982）。

　上衣細胞の変型として，第三脳室壁の一部に存在する **tanycyte** という細胞は，脳室面が上衣細胞と同じで，側面は上衣細胞と接し，同じ結合構造をもつ。しかし，その基底部は伸展し，astrocyte の突起のように，血管に達し，foot process を形成している。

　第三脳室，および脊髄の上衣層には，ときとして神経細胞の突起が加わっていることがある。これらの神経細胞は脳室内に突き出して，脳室液の中に浸っている（Vigh and Vigh-Teichmann 1973）。こうした突起の一型として，脳室面に 9+0 の配列を示す cilia をもち，側面は周囲の上衣細胞と結合装置で結ばれている。第三の型は，突起の中に clear および dense core の synaptic vesicle を含有している。前者は脳室液の変化を感知する働きをもっているのに対し，後者は neuroamine の分泌をつかさどるといわれている。上衣細胞の腫瘍については各論で述べる。

文献

Vigh B, Vigh-Teichmann I. Comparative ultrastructure of the cerebrospinal fluid-containing neurons. Internat Rev Cytol 1973 ; 35 : 189-251

Hirano A, Matsui T, Zimmerman HM. Electron microscopic observations of ependyma. 脳外 1975 ; 3 : 237-244

Page RB, Rosenstein JM, Dovey BJ, Leure-du Press AE. Ependymal changes in experimental hydrocephalus. Anat Rec 1979 ; 194 : 83-104

井上　明, 平野朝雄. 固定不良な脳における上衣細胞消失—光顕および電顕所見. 神経内科 1982 ; 16 : 614-616

Mirra SS, Miles ML. Subplasmalemmal linear density. A mesodermal feature and a diagnostic aide. Human Pathol 1982 ; 13 : 365-380

井上　明, 岡本幸市, Llena JF, 平野朝雄. 上衣細胞の消失—神経病理学的考察. 神経内科 1983 ; 18 : 9-16

Avolio J, Lefduska S, Satir P. Dynein arm substructure and the orientation of arm-microtubule attachments. J Mol Biol 1984 ; 173 : 389-401

Bruni JE, Del Bigio MR, Clattenburg RE. Ependyma Normal and Pathological. A review of the literature. Brain Res Rev 1985 ; 9 : 1-19

中洲　敏, 平野朝雄, 志村俊郎, 竹井　太. 実験水頭症における脳室上衣細胞の変化. 神経内科 1986 ; 24 : 90-92

Takei F, Hirano A, Shapiro K, Kohn IJ. New ultrastructural changes of the ependyma in experimental hydrocephalus. Acta Neuropathol 1987 ; 73 : 400-402

Sarnat HB. Ependymal reactions to injury. A review. J Neuropathol Exp Neurol 1995 ; 54 : 1-15

山鳥　崇. 上衣（第VIII章）. 生田房弘, 編著. Glia 細胞. 東京：クバプロ, 1999 : 191-210

Takahashi M, Arai Y, Kurosawa H, Sueyoshi N, Shirai S. Ependymal cell reactions in spinal cord segments after compression injury in adult rat. J Neuropathol Exp Neurol 2003 ; 185-194.

G 脈絡叢 (図 123, 124)

　脈絡叢 choroid plexus は上衣の層より移行し，やはり一層の上皮細胞であるが，その構造には相当の相違がある．まず第一に，脳室面には無数の微小絨毛 microvilli があるが，上衣のそれよりはるかに長く，かつ先が太くなり，特徴的なしゃもじ型をしている．線毛 cilia はないのが普通である．また隣りの細胞との間の結合装置にも明白な相違がある．すなわち，まず第一に最も外側のものは癒着帯（**tight junction**）であり，ここは細胞膜の外側は完全に癒合して，その間を horseradish peroxidase のような tracer substance は通過できない．また，指状突起 interdigitation はきわめてよく発達している．底面も上衣と異なり，基底膜におおわれており，結合組織を含む広い細胞外腔に接する．なお，細胞内部は多数の organelle が充満しており，よく発達した Golgi 装置や小胞体があり，ミトコンドリアは上衣のそれよりもはるかに大きく多数存在する．また細胞質の量も多い．一方，周囲に存在する血管は，脳の一般の実質の血管と異なり，**fenestration** が多数存在する．systemic amyloidosis の脈絡叢の血管壁に沈着した amyloid の電顕所見を Nakano らが記載している（Nakano et al 1992）．脈絡叢は，側脳室の中でも前頭角と後頭角の中にはない．脈絡叢は脳脊髄液の主要な生産の場である．年をとると，脈絡叢の psammoma 小体の増加，限局性の嚢腫形成，ヘモジデリンや脂肪の沈着，結合線維の硝子変性などが起こり，とくに側脳室の後頭角と，側頭角の分岐部にある choroid glomus には著明である．これは **multiloculated xanthogranuloma** といわれ，正常像で

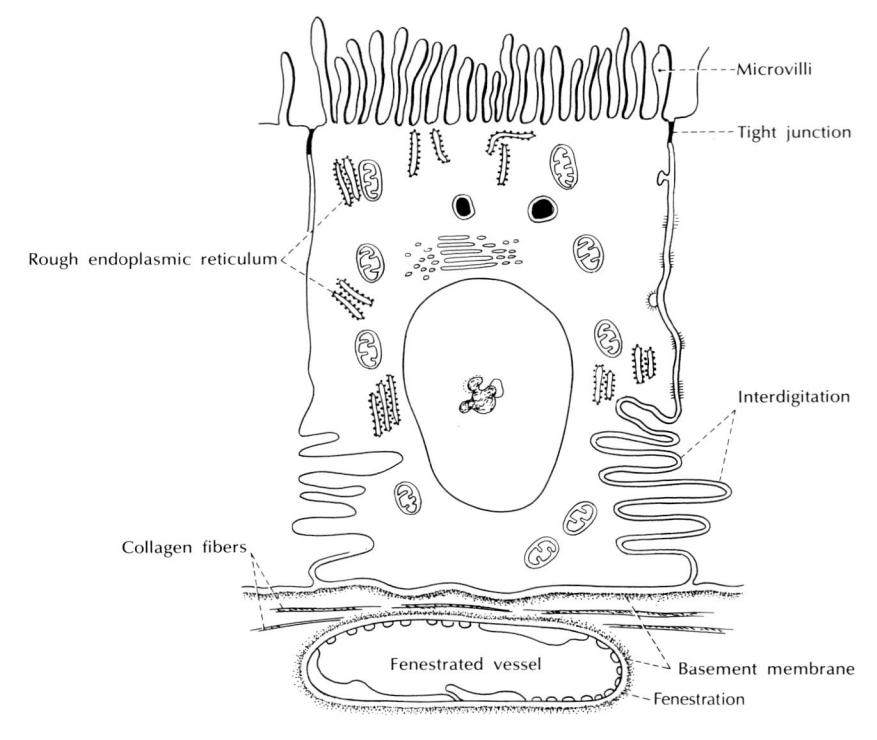

図 123 脈絡叢

　ある。この部分には石灰沈着を起こしやすく，X線検査で認められる。まれに脈絡叢の腫瘍として，papilloma が発生し，水頭症を伴うことがある。動物にある種の tertiary amines を投与すると，脈絡叢の細胞のみ限局した空胞変性をきたすことが報告されている (Wenk et al 1979)。mitochondrial encephalopathy (MELAS) および Leigh disease における脈絡叢の細胞のミトコンドリアの異常増加が記載されている (Ohama and Ikuta 1987; Ohama et al 1988a)。さらに Ohama ら (1988b) はヒトの脈絡叢に年齢に関係のない非特異性の細胞内封入体を報告した。これは H.E. 染色で褐色を呈し，芯をもつ球状の構造物で，核の近くに位置する。

　plasma transthyretin (TTR, 以前は prealbumin とよばれていた) は 55 KD の蛋白で，thyroxine と retinol (vitamin A) の血漿中移動に関与する。TTR は中枢神経系においては脈絡叢の細胞においてのみ合成されること，そして脈絡叢の腫瘍の marker であることが報告されている (Herbert et al 1990)。しかし TTR は choroid plexus に specific でない。cytokeratin (CAM 5.2) は choroid plexus とその腫瘍に陽性である (Figarella-Branger et al 1995)。

　Kepes と Collins (1999) は，正常および腫瘍の脈絡叢由来の上皮はいずれも synaptophysin 陽性であり，原発性脈絡叢癌を転移性の papillary carcinoma から鑑別するのに役立つことを記載している。

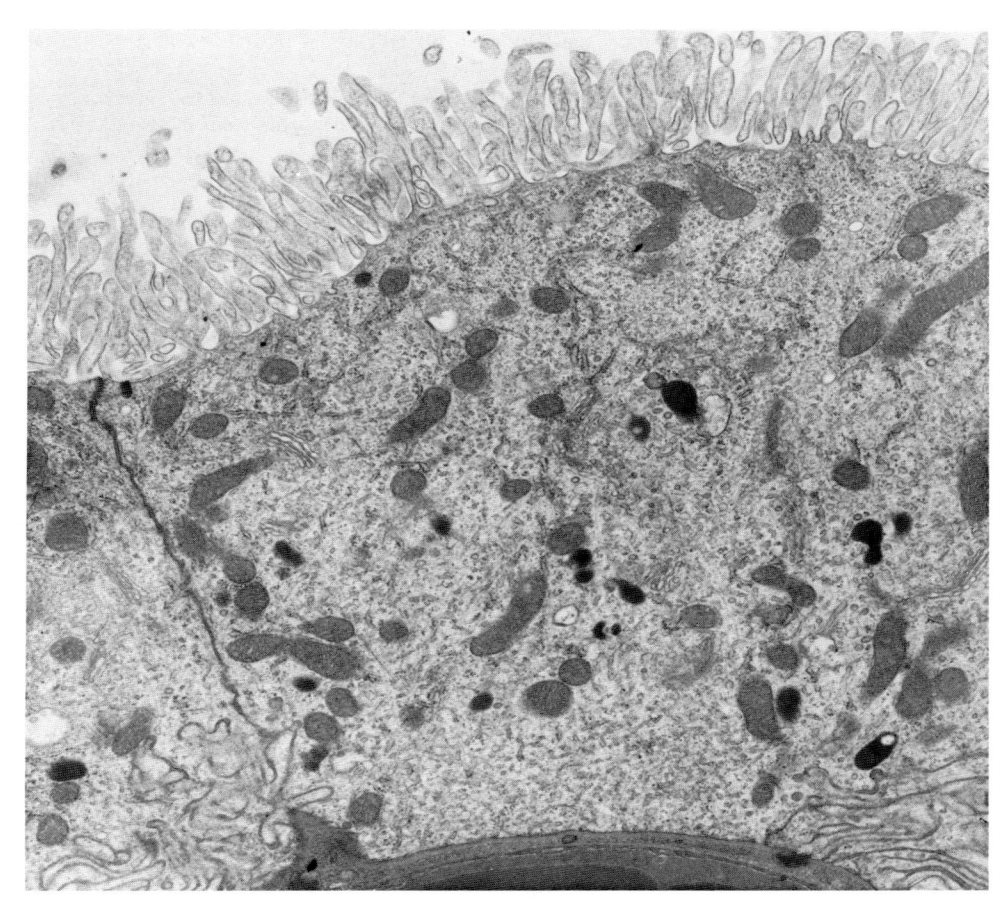

図 124　脈絡叢　×13,700

文献

Netzky MG, Shuangshoti S. The Choroid Plexus in Health and Disease. Charlottesville, VA ; University Press of Virginia, 1975

Wenk EJ, Levine S, Hoenig EM. Fine structure of contrasting choroid plexus lesions caused by tertiary amines or cyclophosphamide. J Neuropathol Exp Neurol 1979 ; 38 : 1-9

Herbert J, Wilcox JN, Pham K-TC, et al. Transthyretin : a choroid plexus-specific transport protein in human brain. Neurology 1986 ; 36 : 900-911

Ohama E, Ikuta F. Involvement of choroid plexus in mitochondrial encephalopathy (MELAS). Acta Neuropathol 1987 ; 75 : 1-7

Ohama E, Ikuta F, Nakamura N. Mitochondrial abnormalities in choroid plexus of Leigh disease. Brain Dev 1988a ; 10 : 30-35

Ohama E, Takeda S, Ikuta F. A new type of cytoplasmic inclusion in human choroid plexus : a histochemical, ultrastructural and frequency study. Acta Neuropathol 1988b ; 76 : 11-16

Herbert J, Cavallaro T, Dwork AJ. A marker for primary choroid plexus neoplasms. Am J Pathol 1990 ; 136 : 1317-1325

Nakano I, Hirano A, Tomonaga M. Electron microscopic observation of amyloid deposits in the vascular walls of the choroid plexus in systemic amyloidosis. J Neurol Sci 1992 ; 108 : 48-54

Figarella-Branger D, Lepidi H, Poncet C et al. Differential expression of cell adhesion molecules (CAM), neural CAM and epithelial cadherin in ependymomas and choroid plexus tumors. Acta Neuropathol 1995 ; 89 : 248-257

Muenchau A, Laas R. Xanthogranuloma and xanthoma of the choroid plexus : evidence for different etiology and pathogenesis. Clin Neuropathol 1997 ; 16 : 72-76
Kepes JJ, Collins J. Choroid plexus epithelium (normal and neoplastic) expresses synaptophysin. A potentially useful aid in differentiating carcinoma of the choroid plexus from metastatic papillary carcinomas. J Neuropathol Exp Neurol 1999 ; 58 : 398-401
Strazielle N, Ghersi-Egea JF. Choroid plexus in the central nervous system : biology and physiopathology. J Neuropathol Exp Neurol 2000 ; 59 : 561-574

H 髄膜

1. 硬膜

硬膜 dura mater は主として密集して平行に走る collagen からなり，線維芽細胞が散在し，その中に血管・リンパ管・神経線維も含む。硬膜には内層と外層があり，それぞれ結合線維の走る方向が異なる。限局性の石灰沈着や骨化はとくに老人の大脳鎌 falx に起こりやすい（14頁参照）。硬膜の病変は硬膜外出血，硬膜下血腫，静脈洞血栓症 sinus thrombosis, および転移性腫瘍であるが，これらは別項で述べる。

文献
Haines DE, Harkey HL, Al-Mefty O. The "subdural" space : a new look at an outdated concept. Neurosurgery 1993 ; 32 : 111-120
山嶋哲盛, 木多眞也, 編. 髄膜をめぐる諸問題. 東京：サイメッド・パブリケーションズ, 1997

2. 軟膜 leptomeninx（複数は leptomeninges）

脳の表層は astrocyte の層ですっかりつつまれていて，その表面は基底膜でおおわれており，その外側に柔膜 pia mater といわれる細胞層がみられる。ヒトでは subpial layer に血管が存在し，pia mater を構成する細胞には desmosome や gap junction はあるが，tight junction はないことが報告されている（Alcolado et al 1988）。くも膜 arachnoid はくも膜細胞が数層にわたり密接に隣接し，その外層部には tight junction が存在し，くも膜下腔に注入された horseradish peroxidase などの tracer substance は硬膜下腔に出ない。くも膜と軟膜の間には trabeculae が存在する。くも膜下腔にはまばらに存在するくも膜細胞があり，この細胞はよく発達した拡がりをもった突起を有し，互いに点状結合 punctate junction や gap junction で結合している（Nabeshima et al 1975）。細胞内には filament をもっている。このくも膜細胞の間の大きな液腔内には線維芽細胞や少数のリンパ球がみられ，collagen が存在し，これは年とともに増加し，また病巣にはとくに蓄積されやすい。脳底部および脳幹の周囲に melanin を含んだ melanin 細胞が存在する（91頁参照）。これは有色人種にとくに目立つ。くも膜下腔にあ

る血管は主として大きな血管，すなわち動脈と静脈であるが，小さな血管も存在し，時には直径 7 μm 以下の内腔をもった毛細血管もみられる (Hirano et al 1976)。これらの血管は脳内血管と同様の特色をもち，血液-脳関門に相当する血液-脳脊髄液関門 blood-cerebrospinal fluid barrier を形成している。この中の例外として，ハツカネズミでは特別の場所の少数の細動脈の血管に，脳-血液関門のないものが報告されている (Westergaard and Brightman 1973)。なお，静脈洞に突出する arachnoid villi はやはり一層の内皮細胞で境され，その間には生理学で予想されたような弁膜はない (Shabo and Maxwell 1968)。くも膜下腔を通過する神経根の中にも血管はあり，毛細血管も少なくない。これらの血管はやはり脳内血管の内皮 endothelium と同じ構造をもつが，一つの大きな相違は血管周囲腔がきわめて広い点である。perivascular space of Virchow-Robin はくも膜下腔の脳内延長である。軟膜の病変は通常広範に拡がり，髄膜炎，くも膜下出血，悪性腫瘍などが典型的なもので，それぞれ別章で述べる。そのほか，頭蓋内くも膜嚢腫 arachnoid cyst といわれるくも膜により囲まれた限局性の cyst が存在することがあり，ときには，その拡大により頭蓋内圧亢進をきたし死亡する症例もある (Hirano and Hirano 1988)。その成因は不明である。

くも膜下腔は脳脊髄液を満たし，脳室と Magendie および Luschka 孔で交通している。脳脊髄液は組織の間の細胞外腔とも交流している。さらに，脳脊髄液の吸収経路として，血管系の他にリンパ組織の関与も考慮されている。

文献

Shabo AL, Maxwell DS. The morphology of the arachnoid villi : a light and electron microscopic study in the monkey. J Neurosurg 1968 ; 29 : 451-463
Westergaard E, Brightman MW. Transport of proteins across normal cerebral arterioles. J Comp Neurol 1973 ; 152 : 17-44
Nabeshima S, Reese TS, Landis D, Brightman MW. Junctions in the meninges and marginal glia. J Comp Neurol 1975 ; 164 : 127-170
Hirano A, Cervóz-Navarro J, Ohsugi T. Capillaries in the subarachnoid space. Acta Neuropathol 1976 ; 34 : 81-85
佐藤 修, 山本勇夫. 脳脊髄液；組織間液との関連について, Part II. 小児の脳神経 1984 ; 9 : 123-129
Oda Y, Nakanishi I. Ultrastructure of the mouse leptomeninx. J Comp Neurol 1984 ; 225 : 448-457
Hirano A, Hirano M. Benign cystic lesions in the central nervous system. Light and electron microscopic observations of cyst walls. Childs Nerv Syst 1988 ; 4 : 325-333
Alcolado R, Weller RO, Parrish EP, Garrod D. The cranial arachnoid and pia mater in man : anatomical and ultrastructural observations. Neuropathol Appl Neurobiol 1988 ; 14 : 1-17

I 血管

1. 動脈

頭蓋内動脈の壁の厚さは全身のほかの同じくらいの内腔をもった動脈に比べて薄い。一般の

動脈と同じく**内膜** intima, **中膜** media, および**外膜** adventitia からなる。

　内膜は一層の内皮でおおわれる。その核は血管の長軸に平行で，長楕円形である。内皮の下にはごく薄い結合組織がある。つぎに**内弾性板** internal elastic lamina があり，elastic tissue は van Gieson 染色で黒く染まり，きわめてよく目立つ弾力線維の層である。内弾性板は網目になっていて，細胞は通ることができる。

　中膜は平滑筋が主体をなし，その核は線維芽細胞と異なり，両端が尖っていない。平滑筋は輪状に血管壁をとりまく。電顕では平滑筋には無数の筋線維があり，細胞膜の周辺には多数の vesicle が配列しているが，細胞体内にはみられない。周囲は基底膜でおおわれている。平滑筋細胞は接着装置で連絡されている。さらにこの細胞は，内弾性板を貫通して内皮細胞と接着している。これを **myoendothelial junction** という。頭蓋内の動脈には外弾性板はみられない。中膜の周囲はゆるい結合組織からなる外膜でおおわれている。ここには末梢神経の終末がある（藤本 1988）。ヒトの正常な頭蓋内動脈には vasa vasorum は一般に認められないと報告されている（Aydin 1998）。動脈の病変は後述するが，おもなものは動脈硬化，細動脈硬化，淡蒼球の動脈の内膜や外膜に起こる類石灰の沈着，遅発性放射線障害，hyperacute EAE そのほかにみられる類線維素性壊死 fibrinoid necrosis，血栓性動脈炎，塞栓などである。

　閉塞性動脈内膜炎 endoarteritis obliterans は，内膜の炎症で内腔が閉鎖された状態である。梅毒性・結核性髄膜炎および全身の血管系をおかす Bürger 病に起こることが昔から記載されている。結節性動脈周囲炎 periarteritis nodosa は外膜炎であり，著しい結節をつくる。

文献
藤本勝邦. 脳血管の神経支配. 神経進歩 1988；32：194-210
Aydin F. Do human intracranial arteries lack vasa vasorum? A comparative immunohistochemical study of intracranial and systemic arteries. Acta Neuropathol 1998；96：22-28

2．静脈

　内皮の外側を結合組織よりなっている膜がおおい，光顕では中膜があまり目立たない。内弾性板はみえず，内腔は広いが壁はきわめて薄い。動脈と比較して，一般に管腔内に血球が満ちていることが多い。

3．毛細血管 (図 125, 126)

a．正常の毛細血管

　脳の血管の**内皮** endothelium は他の器官の内皮と比較して重要な特徴がある（Reese and Karnovsky 1976）。

　その第一は，脳の毛細血管は，核から離れた末端部では非常に薄く拡がっていることである。

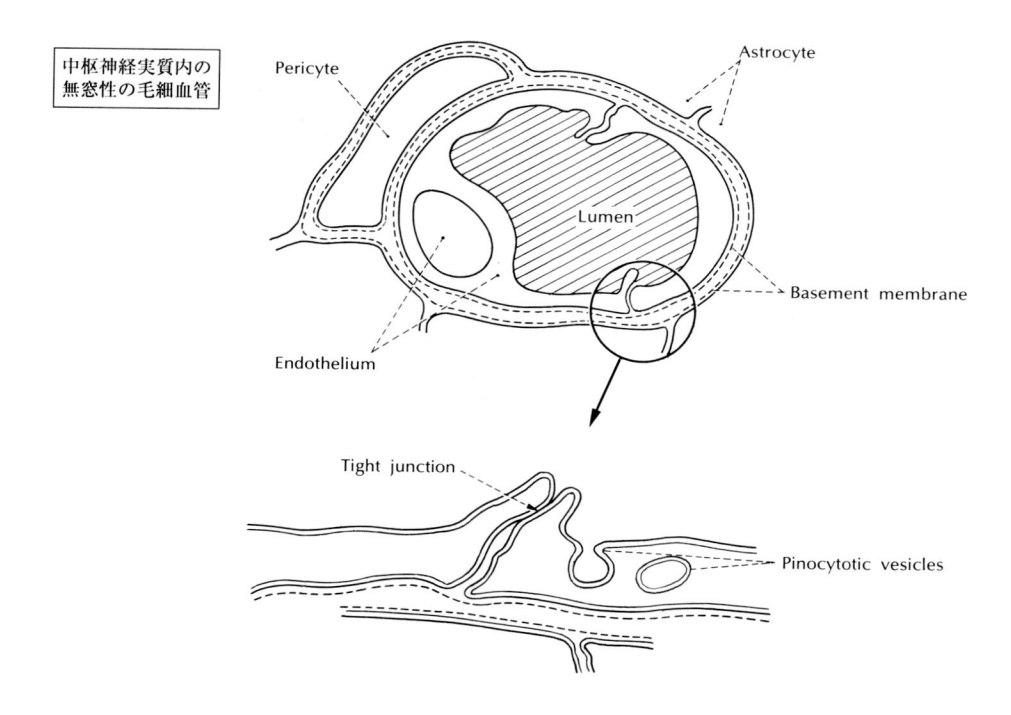

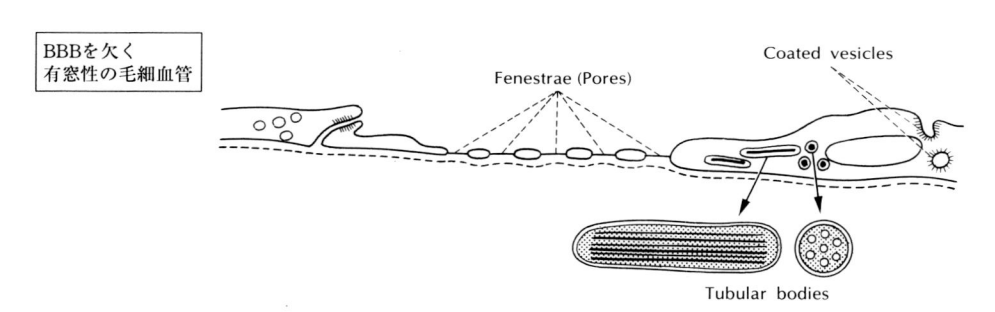

図 125 血管の内皮

　その厚さは，わずか 0.1μm に過ぎない．灌流固定をしない組織標本では，内腔がしぼんでしまって変形しているので，生存時の，内腔圧のある状態を知ることはできない．0.1μm というと，100 nm であり，一つの vesicle (約 70 nm) が存在するのがやっとぐらいの薄いものである．内皮細胞の一つの重要な機能は，物質の通過であるが，狭いほどその効率はよいはずである．そして，高度の分化をしていると考えられる．

　その第二は，隣接した内皮との間に一つかそれ以上の癒着帯 zonula occludens (tight junction) をもっていることである．すなわち，この部分は図 125, 126 で示すように細胞膜の unit membrane の中の外膜が癒着して細胞間隙がまったくなくなる．これはただその一部だけにボタンのように孤立しているのではなく，一定の幅をもって帯状にぐるりと内皮細胞周囲をすっかりとりまいているのである．この部分は horseradish peroxidase など大きな蛋白などの

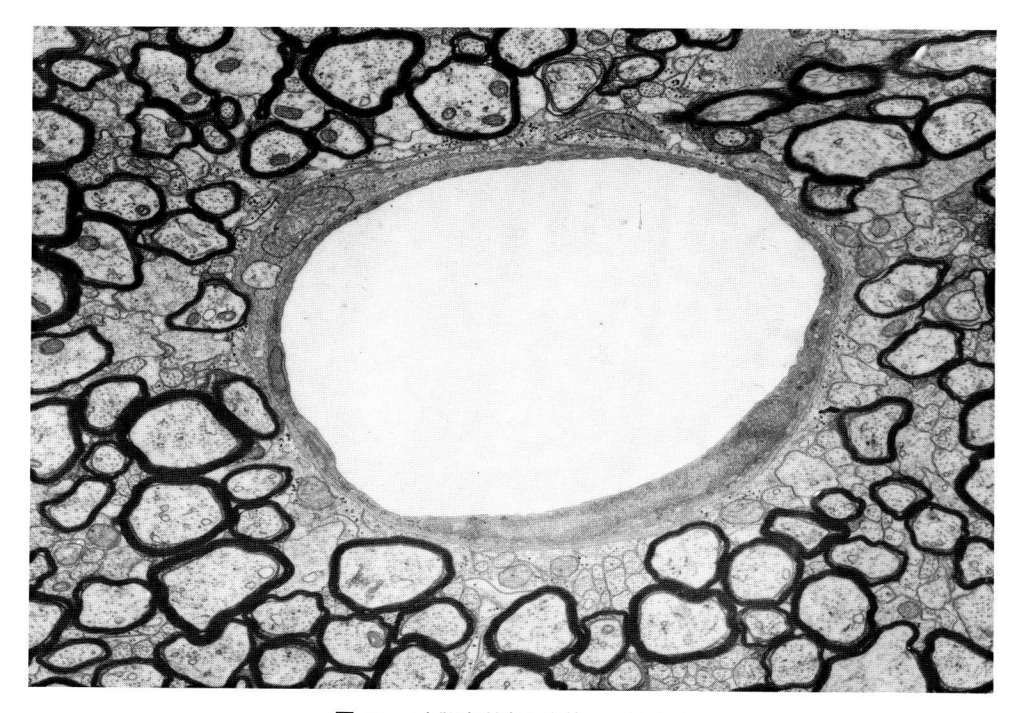

図 126 大脳白質内の血管 ×13,200
内腔は灌流固定のために白く抜けて拡大している。
(Hirano A. The Structure and Function of Nervous Tissue, Vol 2. Academic Press, 1969 : 69)

tracer は通過できない。すなわち，血管内から外に出ることも，脳の方から血管内に入ることもできないというわけである。この部分の膜の層を数えると，通常の tight junction のない部分では7層あるべきところが5層しかないので penta laminar junction ともよばれる。tight junction は数列の堤状の構造 strands が走り，それが吻合して連結されている（Brightman 1989）。この strands の成分はなお不明である。動脈の内皮にしばしばみられる communicating junction（gap junction）は毛細血管にはみられない。

第三の特徴は，pinocytotic vesicle（plasmalemmal vesicle ともいわれる）がきわめて少ないということである。たとえば筋肉組織の血管の内皮には pinocytotic vesicle が多く，内皮の1/3を占めているといわれているほどである。pinocytotic vesicle は unit membrane をもち，約70nm の直径で，物質をとり入れて内皮の中を通過し，反対側の細胞膜に癒着して物質を放出する。すなわち運搬の機能をもっているといわれる。

第四の特徴は，脳実質の血管の大部分の内皮には**小孔** pore または**小窓** fenestration とよばれる分化した構造がないことである。これのあるのは脈絡叢，松果体，下垂体（図127），最後野 area postrema, 灰白結節 tuber cinereum, 正中隆起 median eminence など，いずれも脳内で血液-脳関門のない部分に相当する。この部分の内皮はいずれも結合組織を含む大きな血管周囲腔に接し，内皮の中には無数の50nm くらいの丸い小さな孔が認められる。この小さな孔は

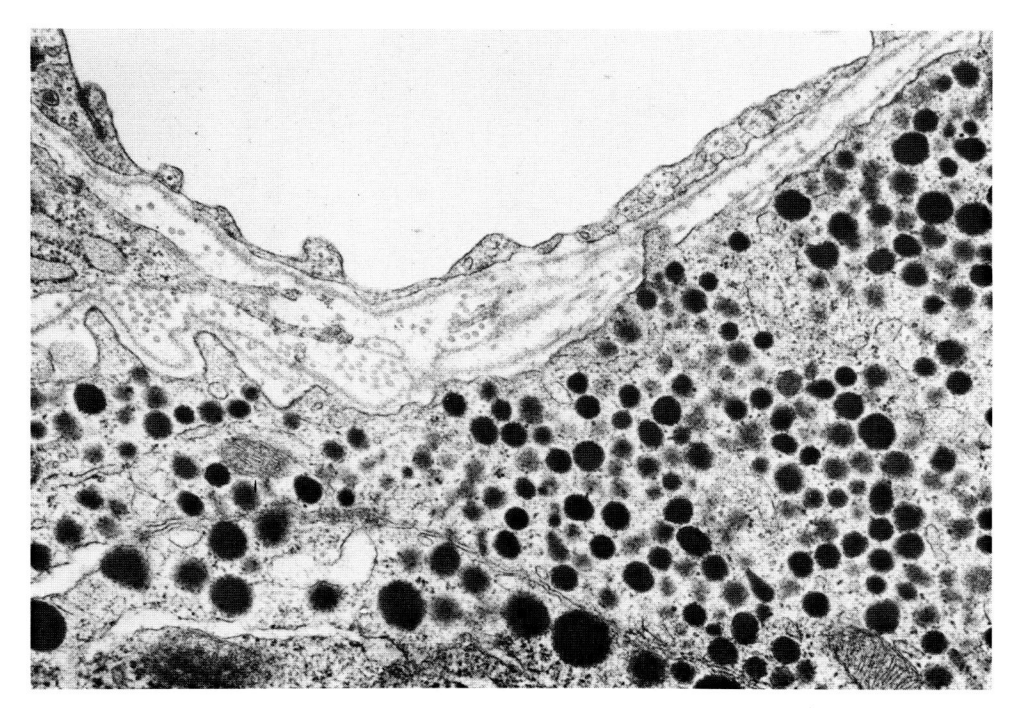

図 127　有窓上皮細胞。正常なネズミの pituitary gland　×19,000

実際には貫通した孔ではなく，中央部には隔膜 diaphragm があり，その厚さは unit membrane より薄く 5 nm くらいである。中央部に 10〜15 nm の central knob がある。この diaphragm には線維性の中隔により分割された 5 nm の楔(くさび)形をした channels が放射状に配列されている (Bearer 1985)。この小孔のある血管系は一般に内分泌系・胃腸・腎臓など水分や物質交換のきわめて盛んな組織に存在する。fenestration は核より離れた周辺部に多く，その配列は整然としたものといわれる。

　さらに脳の毛細血管の内皮，基底膜と，血管をとりまく astrocyte の側の基底膜の間の血管周囲腔はきわめて狭い。ある場所では一緒に付着してみえるくらいである。もちろんこの間には collagen や線維芽細胞などの結合組織はみられない。しかし，ヒトの脊髄の灰白質では 70% の毛細血管の pericapillary space は，脳と異なり，広くなっており，結合組織さえ存在する。内皮にも細胞一般の organelle は一応そろっている。たとえば，ミトコンドリア，Golgi 装置，粗面小胞体，free ribosome, filament, multivesicular body などであり，これは脳の血管にももちろんみられる。中心子 centriole が認められることもある。しかし，他の組織の血管の内皮に比較的よくみられるが，実験動物の脳の毛細血管の内皮には，正常の状態では比較的目立たない構造が存在する。その第一は **tubular body**（発見者の名をとって **Weibel-Palade 小体**ともよばれる）である（図 128）。これは内皮細胞の形態学的マーカーとなるもので，他の細胞には存在しない。逆にこの小体をみつければ，その細胞は血管内皮細胞であると判定できる。この小体は unit membrane に囲まれた 0.1 μm ぐらいの直径をもち，約 3 μm の長さに達する

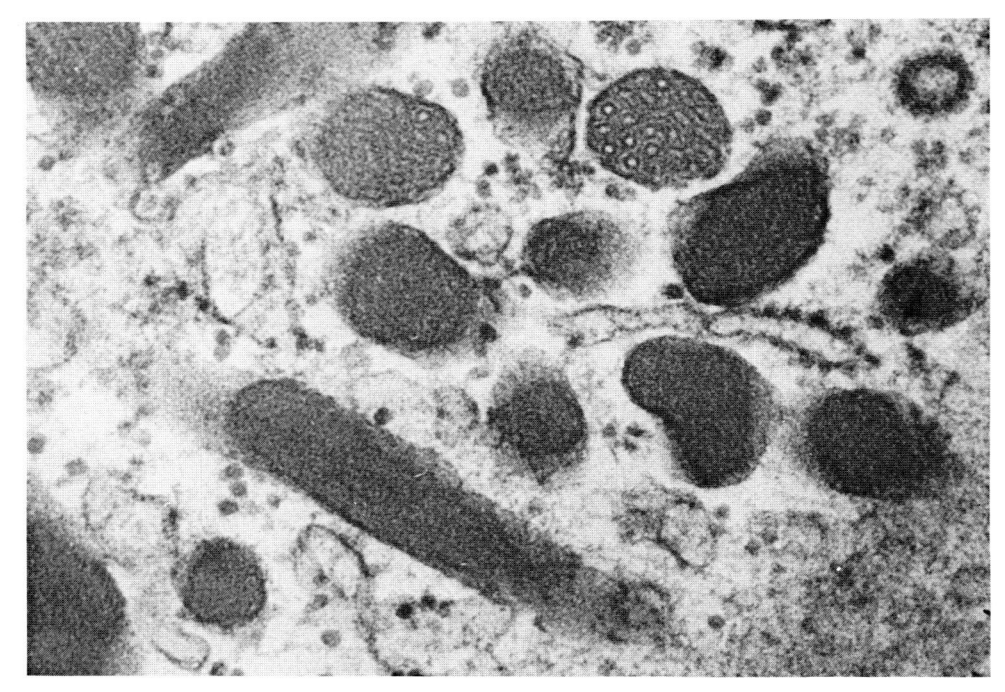

238   2. 細胞からみた神経病理学

図 128　Weibel-Palade 小体　×230,000
(Hirano A. In: Pathology Cerebral Microcirculation. Berlin: Walter de Gruyter, 1974)

桿状の構造物で，中に約 15〜20 nm くらいの tubule が 6〜20 個つまっており，その間の物質は若いときは，薄く，成長すると濃い電子密度をもつ。Weibel-Palade 小体の未熟型は Golgi 装置の近くにみられる。一般に Weibel-Palade 小体は核の周辺部に多く，末梢部には少なく，その機能は不明である。動脈の内皮により多いが，さまざまの組織の毛細血管にもみられる。脳の正常の毛細血管の内皮には一般にはまれであるが，ある種の脳内腫瘍など病的状態の内皮には多数出現する。老人の脳にもその存在が報告されている。

　近年，血管内皮細胞に特有な物質である第八因子（factor VIII）または von Willebrand 蛋白とよばれている物質が注目されてきた。血管内皮細胞は免疫組織学的に factor VIII-related antigen（商品として購入できる）で染まるので，光顕上内皮細胞の判定に利用されている。この方法で染まる構造物は細胞体内の Weibel-Palade 小体と粗面小胞体に相当すると推定されている（Wagner et al 1982；Llena et al 1984；宮下ら 1984）。そのほかに Ulex も血管内皮細胞の marker としてよく使用される（307 頁参照）。factor VIII と Ulex のほかにも，いくつかの血管内皮細胞の免疫組織学的 marker が記載されている（Hirano and Waki 1991）。こうした marker を脳浮腫の血管内皮細胞に適用することは興味あることで，とくに 1987 年に Sternberger and Sternberger によって報告された monoclonal antibody は "blood-brain barrier protein" を確認することで注目される。この抗体は，血管内皮細胞を選択的に染めるのみならず，神経系以外の内皮細胞は通常陰性で，脳でも area postrema および choroid plexus の内

皮細胞は染まらないとのことである（Sternberger and Sternberger 1987）。血管の内腔に面した細胞膜は 5～6 nm の厚さの fuzzy coating があり，endocapillary または endo-endothelial layer といわれている。

基底膜は 40～80 nm の厚さをもち，細胞膜底面より 30～50 nm の幅を隔てており，おそらく内皮細胞自身よりつくられる特殊な collagen であるといわれている。脳実質の毛細血管周囲の基底膜は，astrocyte を囲む基底膜と合わさって，狭い血管周囲腔中に 1 層にみえることが多い（176 頁参照）。

脳の毛細血管および，とくに細動脈の周囲にはほかの組織の血管同様に**周皮細胞** pericyte が存在する。これはすっかり基底膜におおわれていて，その機能はほかの組織におけると同様明らかではない。ある種の病的状態で，この細胞がとくに強い捕食を呈することから，細網内皮系の一部に考えられている。なお，別の考え方として pericyte は細静脈が大きくなると数を増し，静脈になると平滑筋に移行するような所見から，運動機能を考えることもできるわけである。

内皮の病的変化はさまざまである。すなわち，ウイルスの封入体から炎症反応に伴う透過性の変化，腫瘍形成など枚挙にいとまがないが，最も大切なのは，現在のところ血液-脳関門に関する知見であり，それは脳浮腫の項で述べる。

脳の血管はその発生期にくも膜下腔から内部に入り込んでいくが，脳室内には血管はない。

脳の毛細血管の培養の成功は，その透過性の研究に貢献した。このことから，イオン，水，glucose やある種の amine が細胞膜を通過することが判明した（Goldstein and Betz 1983）。その後，脳の内皮細胞の培養系で，内皮細胞が増殖して生じた 1 層の配列を利用して，いわば平面化した内皮層とみなして，種々の物質の透過性を研究することができるようになった。こうしてできた 1 層の内皮細胞群は，tight junction で結合され，pinocytotic vesicle はまれで，しかも，factor VIII-related antigen で染まる。つまり，脳の内皮細胞の特色を備えているわけである（Bowman et al 1983）。さらに，この内皮細胞層と他のグリア細胞層や，結合組織の層などを組み合わせて，相互の機能上の関係を調べる研究が行われている（Beck et al 1984）。

文献

Reese TS, Karnovsky MJ. Fine structural localization of a blood-brain barrier to exogenous peroxidase. J Cell Biol 1967 ; 34 : 207-217

Wagner DD, Olmsted JB, Marder VJ. Immunolocalization of von Willebrand protein in Weibel-Palade bodies of human endothelial cells. J Cell Biol 1982 ; 95 : 355-360

新保義勝. 第VIII因子関連抗原の免疫組織学的検討, 正常脳, グリオーマおよび血管系腫瘍について. 脳神経 1983 ; 34 : 395-402

Goldstein GW, Betz AL. Recent advances in understanding brain capillary function. Ann Neurol 1983 ; 14 : 289-395

Bowman PD, Ennis SR, Rarey KE, et al. Brain microvessel endothelial cells in tissue culture : a model for study of blood-brain barrier permeability. Ann Neurol 1983 ; 14 : 396-402

平野朝雄. 脳血管障害. とくに内皮細胞についての最近の神経病理学的知見から. 脳卒中 1984 ; 6 : 276-279

宮下光祐, 坪川孝志, Smith BH, Kornblith PL. 脳腫瘍血管における Factor VIII Related Antigen の微細局在.

電顕酵素抗体法による検討. 脳神経 1984;36:755-765

Beck DW, Vinters HV, Hart MN, Cancilla PA. Glial cells influence polarity of the blood-brain barrier. J Neuropathol Exp Neurol 1984;43:219-224

Llena JF, Hirano A, Inoue A. Vasoformative tumor of the brain-immunohistology and ultrastructure. Clin Neuropathol 1984;3:155-159

Bearer EL, Orci L. Endothelial fenestral diaphragms: a quick-freeze, deep-etch study. J Cell Biol 1985;100:418-428

Sternberger NH, Sternberger LA. Blood-brain barrier protein recognized by monoclonal antibody. Proc Natl Acad Sci (USA) 1987;84:8169-8173

Brightman MW. The anatomic basis of the blood-brain barrier. In: Neuwelt EA, ed. Implication of the Blood-Brain Barrier and its Manipulation, Vol 1. New York: Plenum Medical, 1989;53-83

Hirano A, Waki R. The fine structural aspects of the brain edema and associated microvascular and glial changes. In: Gorrod JW, Albano O, Ferrari E, Papa S, eds. International Symposium on Molecular Basis of Neurological Disorders and Their Treatment. London: Chapman and Hall, 1991;93-99

祖父江和哉, 浅井清文, 加藤泰治, 勝屋弘忠. 血液脳関門の分子生物学. 脳神経外科 1998;27:561-569

竹内浩明, 平野朝雄. 血液脳関門と脳血管の超微形態. Brain Medical 1997;9:31-36

b. 毛細血管および小静脈の変化

ここで記載する毛細血管およびそれに続く小静脈 venules の変化は，ほとんどの場合血管の透過性に直接に関係している。すなわち血液-脳関門の破綻は必ず血管の病変に伴っている。

文献

Cervós-Navarro J, ed. Pathology of Cerebral Microcirculation. Berlin: Walter de Gruyter, 1974

Cervós-Navarro J, Matakas F, eds. The Cerebral Vessel Wall. New York: Raven Press, 1976

Cervós-Navarro J, Betz E, Ebhardt G, Ferszt R, Wüllenweben R, eds. Advances in Neurology, Vol 20. Pathology of Cerebrospinal Microcirculation. New York: Raven Press, 1978

Cervós-Navarro J, Ferszt R, eds. Advances in Neurology, Vol 28. Brain Edema: Pathology, Diagnosis, and Therapy. New York: Raven Press, 1980

Cervós-Navarro J, Ferszt R, eds. Stroke and Microcirculation. New York: Raven Press, 1987

1) fenestration

fenestration をもつ毛細血管の出現は，種々の頭蓋内や脊髄の腫瘍（Hirano and Matsui 1975）やその他非腫瘍性の病変（Hirano and Kochen 1975; Snyder et al 1975）に観察されている。正常の有窓毛細血管と異なり，fenestration は異常に大きな血管にすら認められることがある。こうした血管の起原は必ずしも明らかではない。pituitary adenoma や choroid plexus papilloma の場合には正常構造でも有窓毛細血管が存在するので，これから発生したと考えられる。しかし，この場合は腫瘍血管内皮細胞は未熟で内皮細胞は薄く伸びず，fenestration は一般に正常より比較的少ない。しかし，第八脳神経や脊髄根に発生する Schwannoma の血管はきわめて扁平化しており fenestration に富むが，正常の神経根の血管には fenestration はない（Hirano et al 1972 a）。glioma の血管は一般に fenestration がないが，時に fenestration が認められることがある。さらに近年，astroblastoma および ependymoma の症例ではfenestration が扁平化した血管壁に多数存在しているのを観察している（Kubota et al 1984；上松ら 1988）。一方，腎癌が側頭葉内に転移した症例を検索したところ，その血管は有窓血管であっ

た。このことは，腫瘍内に侵入した新生血管は脳の fenestration のない血管から増殖したものであるが，腫瘍組織の影響により有窓血管を形成したものと推定された（Hirano and Zimmerman 1972b）。腎の毛細血管は有窓性である。

文献

Hirano A, Dembitzer HM, Zimmerman HM. Fenestrated blood vessels in neurilemmoma. Lab Invest 1972a ; 27 : 305-309

Hirano A, Zimmerman HM. Fenestrated blood vessels in a metastatic renal carcinoma in the brain. Lab Invest 1972b ; 26 : 465-468

Hirano A, Matsui T. Vascular structure in brain tumors. Hum Pathol 1975 ; 6 : 611-621

Hirano A, Kochen JA. Some effects of intracerebral lead implantation in the rat. Acta Neuropathol 1975 ; 33 : 307-315

Snyder DH, Hirano A, Raine CS. Fenestrated CNS blood vessels in chronic experimental allergic encephalomyelitis. Brain Res 1975 ; 100 : 645-649

Kubota T, Hirano A, Sato K, Yamamoto S. The fine structure of astroblastoma. Cancer 1984 ; 55 : 745-750

上松右二，平野朝雄，Llena JF. Ependymoma における腫瘍血管の電子顕微鏡的考察．脳外 1988 ; 16 : 1235-1242

Shibata S. Ultrastructure of capillary walls in human tumors. Acta Neuropathol 1989 ; 78 : 561-571

2) intercellular junction

一般に tracer を利用しないと tight junction が消失したかどうかを判定するのは難しい（図129）。しかし，炎症性病変では白血球が血管内皮細胞間を通過する像をみることができる（図130）。この場合は tight junction はもちろん消えているはずである。隣接した内皮細胞が幅広く離ればなれになっている像は，はたしてこれが生前に存在したものかどうかとの疑問がわく。これだけの間隙があれば血漿はおろか赤血球も出るので血腫があってもよいのではないかと思

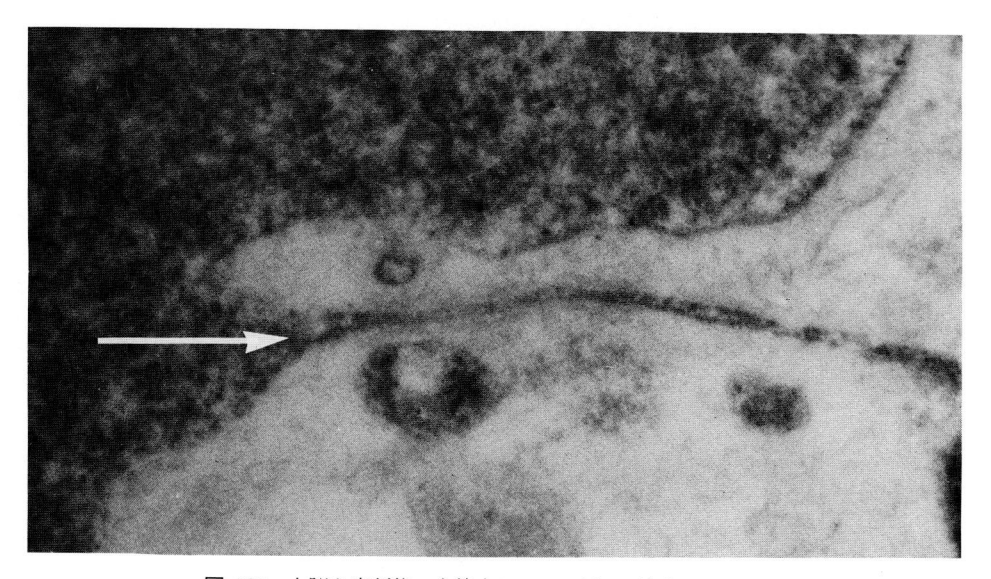

図 129　大脳を穿刺後，血管内に peroxidase 注入　×96,000
脳血管の二つの内皮細胞の接触面に電子密度の高い peroxidase が入り込んでいる（矢印）。
(Hirano A et al. J Neurol Sci 1970 ; 10 : 205)

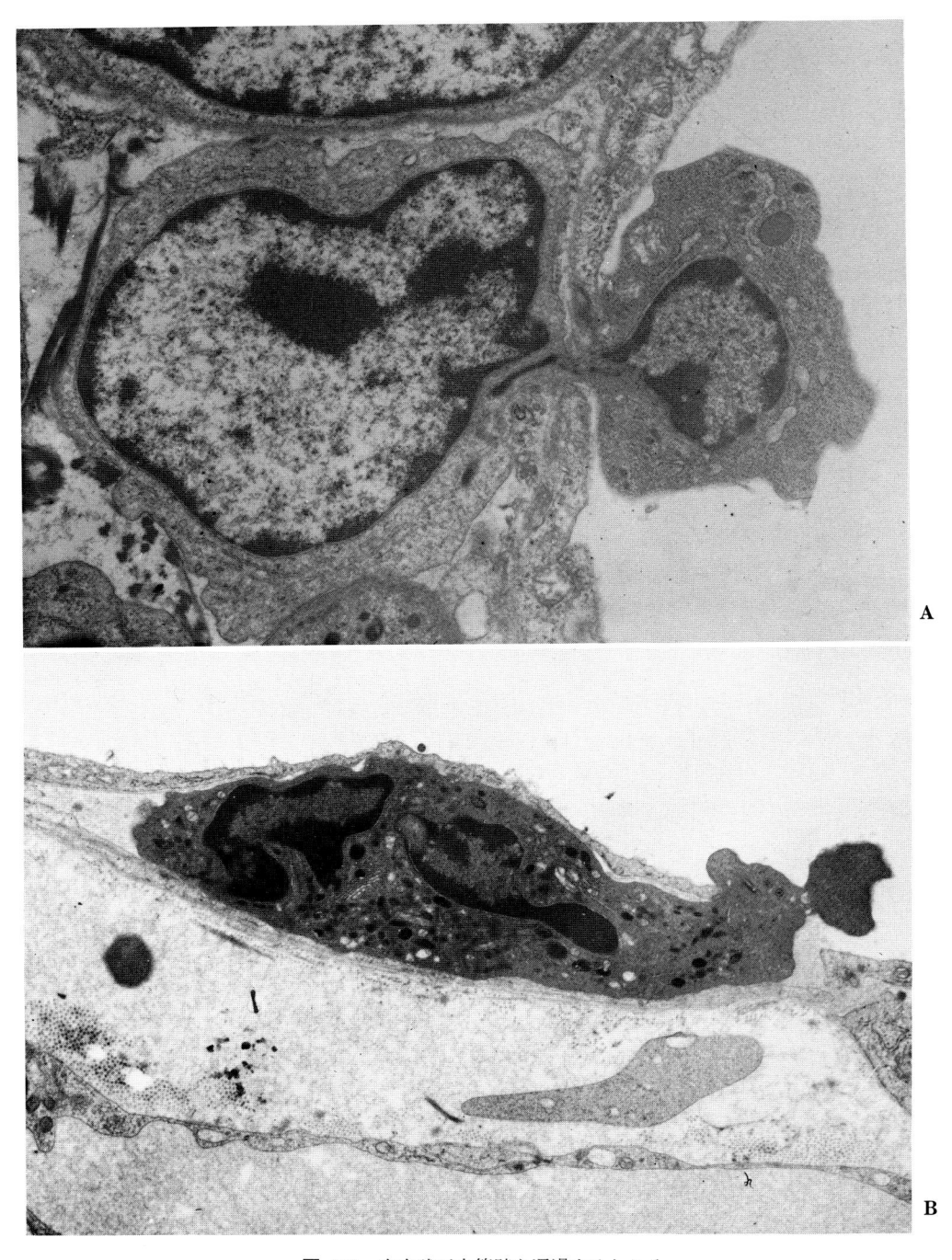

242   2. 細胞からみた神経病理学

図 130 白血球が血管壁を通過するところ
A. ×13,000　　B. ×8,500
(Hirano A et al. Am J Pathol 1965 ; 47 : 209)

われるのにそれがない。一方，壊死を起こした内皮がすっかりはずれてこうした間隙ができることも想像される。内皮の変性壊死は病変でよく起こる。

　tight junction が開く可能性については，hyperosmotic fluid を脳血管に注入して，その内皮細胞を萎縮させる実験が報告されている（Rapoport and Robinson 1986）。

文献
Hirano A, Dembitzer HM, Becker NH, Levine S, Zimmerman HM. Fine structural alterations of the blood-brain barrier in experimental allergic encephalomyelitis. J Neuropathol Exp Neurol 1970 ; 29 : 432-440
Brightman MW, Hori M, Rapoport SI, Reese TS, Westergaard E. Osmotic opening of tight junctions in cerebral endothelium. J Comp Neurol 1973 ; 152 : 317-325
Hirano A. Fine structural alterations of small vessels in the nervous system. In : Cervós-Navarro J, ed. International Symposium on the Pathology of Cerebral Microcirculation. Berlin : Walter de Gruyter, 1974 : 203-217
Rapoport SI, Robinson PJ. Osmotic opening of blood-brain barrier. Ann NY Acad Sci 1986 ; 481 : 250-267
Powell HC, Myers RR, Mizisin AP. Response of the axon and barrier endothelium to experimental allergic neuritis induced by autoreactive T cell lines. Acta Neuropathol 1991 ; 82 : 364-377
Pollard JD, Westland KW, Harvey GK. Activated T cells of nonneuronal specificity open the blood-nerve barrier to circulating antibody. Ann Neurol 1995 ; 37 : 467-475
Plumb J, McQuaid S, Mirakhur M, Kirk J. Abnormal endothelial tight junctions in active lesions and normal-appearing white matter in multiple sclerosis. Brain Pathol 2002 ; 12 : 154-169

3) pinocytotic (plasmalemmal) vesicle

　内皮細胞内に小胞が増加する像は種々の病変で観察される（図131）。この所見が浮腫液の通過

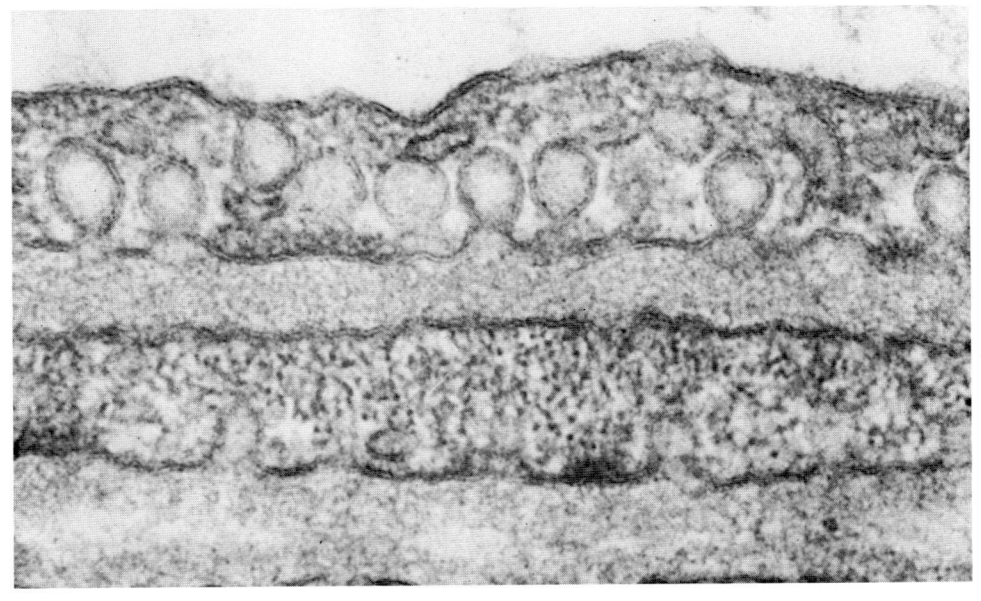

図 131　多数の vesicle が脳の内皮細胞にみえる。ネズミにおける実験浮腫　×125,000
（Hirano A. In : Pathology of Cerebral Microcirculation. Berlin : Walter de Gruyter, 1974 : 203）

の主体であるとみなされる病変がいくつか報告されている。一方，小胞が内皮の一端から他に移動するのではなくて，内皮細胞内にできた vesicle が列をなして連なり channel を形成し，これが物質の通過に関与するという説もある。vesicle により内皮細胞内を運搬される物質の一部は，lysosome により処理されて内皮細胞内にたまる (Broadwell et al 1988)。その他，coated vesicle による receptor-mediated endocytosis による運搬も記載されている (Brightman and Tao-Cheng 1988)。

文献

Hirano A, Becker NH, Zimmerman HM. Pathological alterations in the cerebral endothelial cell barrier to peroxidase. Arch Neurol 1969 ; 20 : 300-308

Hirano A, Becker NH, Zimmerman HM. The use of peroxidase as a tracer in studies of alterations in the blood-brain barrier. J Neurol Sci 1970 ; 10 : 205-213

Westergaard E. The blood-brain barrier to horseradish peroxidase under normal and experimental conditions. Acta Neuropathol 1977 ; 39 : 181-187

Broadwell RD, Balin B, Salcman M. Transcytotic pathway for blood-borne protein through blood-brain barrier. Proc Natl Acad Sci USA 1988 ; 80 : 7352-7356

Brightman MW, Tao-Cheng JH. Cell membrane interactions between astrocytes and brain endothelium. In : Norenberg MD, Hertz L, Schousboe A, eds. The Biochemical Pathology of Astrocytes. New York : Alan R Liss, 1988 : 21-39

4) surface modulation

病変では内皮細胞の内腔面や基底面が平滑でなく，大きな入り込みを形成している像がみられる。これは内皮細胞が pinocytosis のような小規模な小胞形成でなく，大きな嚢をつくって物質移動に関与していることを推定させるものである。

5) Weibel-Palade 小体

この小体が多数，反応性や腫瘍の血管内に出現することがある。この場合，とくに核周辺にみられ，細胞体は肥大している。成熟型のほかに未熟型が増加しており，そのほかに Kawamura らにより hemangioblastoma に 1974 年に初めて記載された tubule-containing vacuoles もみられることがある。この vacuoles の中には，Weibel-Palade 小体と同じような小管を有し，ときにそれが充満して大きな嚢を形成する場合がある (図 132 A, B)。この vacuoles は内腔や基底面に開き，また隣接する vacuoles 間には fenestration が認められる。この tubule は近接した血管内外の細胞外腔にも認められることがある。

文献

Kawamura J, Kamijyo Y, Sunaga T, Nelson E. Tubular bodies in vascular endothelium of a cerebellar neoplasm. Lab Invest 1974 ; 30 : 358-365

Hirano A. Further observations of the fine structure of pathological reaction in cerebral blood vessels. In : Cervós-Navarro J, Betz B, Willenweber R, Matakas F, eds. The Cerebral Vessel Wall. New York : Raven Press, 1976 : 41-49

Matsumura H, Hirano A. Further observations of endothelial changes accompanying delayed radiation

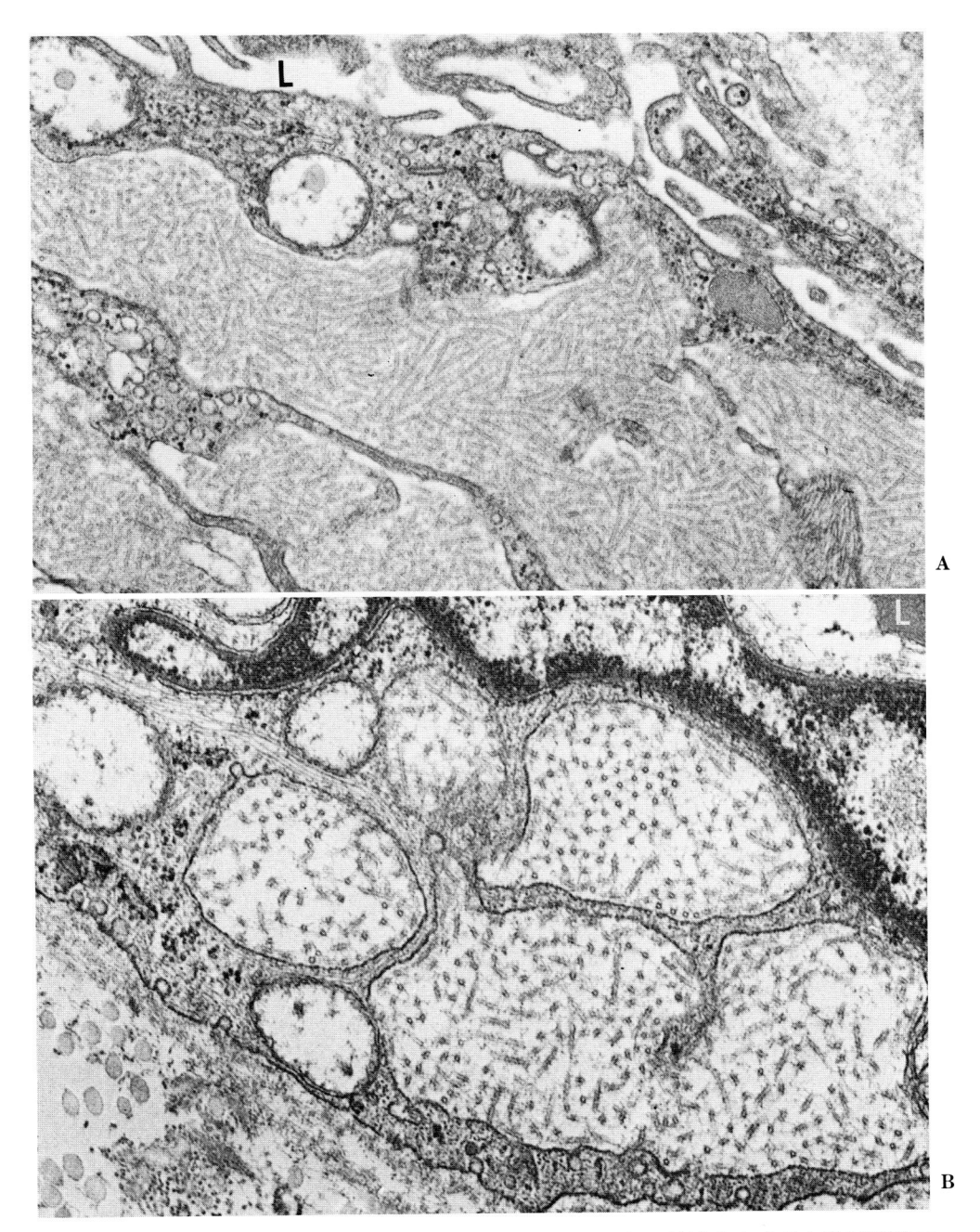

図 132 meningioma の血管内皮細胞内に tubule-containing vacuoles が存在する。L は血管の内腔を示す。　　A．×17,000　　B．×29,600
(Ohsugi S, Hirano A. Neuropathol Appl Neurobiol 1977 ; 3 : 1)

necrosis in the human brain. J Clin Electron Microscopy 1976 ; 9 : 37-43
Ohsugi T, Hirano A. Tubular bodies in endothelial cells in meningiomas. Neuropathol Appl Neurol 1977 ; 3 : 1-8

6) tubular array

tubular array は rough endoplasmic reticulum がその cistern の中に指状に入り込んで生じた構造である。これは2層の核膜の間にも認められる。こうした構造は正常な神経組織の内皮細胞にはみられない。しかし，germinoma の一症例の内皮細胞に観察したことがある。

tubular array は中枢神経系以外の組織の腫瘍や筋炎などの病変において報告されている。これはさまざまな細胞にみられるが，とくに内皮細胞に出現しやすい。

文献
Baringer JR, Swoveland P. Tubular aggregates in endoplasmic reticulum : evidence against their viral nature. J Ultrastruct Res 1972 ; 41 : 270-276
Hirano A, Llena JF, Chung HD. Some new observations in an intracranial germinoma. Acta Neuropathol 1975 ; 32 : 103-113
Hirano A, Ohsugi T, Matsumura H. Pores and tubule-containing vacuoles in altered blood vessels of the central nervous system. In : Cervós-Navarro J, Betz E, Ebhardt G, Ferszt R, Wullenweber R, eds. Advances in Neurology, Vol 20. Pathology of Cerebrospinal Microcirculation. New York : Raven Press, 1978 : 461-469

7) 内皮細胞の増殖 endothelial proliferation

内皮細胞の増殖は脳の血管に起こりやすく，とくに glioblastoma のような悪性脳内腫瘍に著明にみられる。これは腫瘍付近の境界部の脳組織にとくに強く，未熟な円形の内皮細胞が塊をなしている。その内腔の形成は未熟で細い間隙が入り込んでみられる。細胞分裂もみられることがある。細胞間結合装置も認められることが多く，基底膜もつくられる。内皮細胞体内には free ribosome が主体であるが，ほかの organelle も存在し，ときには未熟な Weibel-Palade 小体も認められることがある。免疫組織学的検査によると小血管の増殖は内皮細胞のほか，factor VIII陰性の pericyte，平滑筋細胞や線維芽細胞も関与するといわれる (Rojiani and Dorovini-Zis 1996)。それで glomeruloid vascular proliferation または microvascular proliferation ともよばれる。

文献
Rojiani AM, Dorovini-Zis K. Glomeruloid vascular structures in glioblastoma multiforme : an immunohistochemical and ultrastructural study. J Neurosurg 1996 ; 85 : 1078-1084

8) 内皮細胞のそのほかの病変

病変の種類やその時期により内皮細胞に以上述べた以外の変化も観察されている。内皮細胞内に線維性物質が異常に増加することは少なくないが，ときには microtubule もみられることもある。centriole は増殖性の内皮に認められやすい。核の変形はよくみられ，これは内皮細

の収縮によるものといわれる。dense body の増加がみられることもあるが，ある種の lipidosis では内皮細胞が脂質の蓄積で肥大することもある。

さらに，近年，血管内皮細胞の細胞膜の荷電および，内皮細胞の物質摂取についての役割，内皮細胞の enzymes の分布やその役割についての研究報告がある（Brightman 1989）。内皮細胞の enzymes の変化の一例として，実験的アレルギー性脳脊髄炎における内皮細胞形質膜の alkaline phosphatase, adenosine triphosphatase 活性の分布や強度が脱髄性炎症の進展に伴って変化することが報告されている（Kato and Nakamura 1987a, b, 1989）。

脳腫瘍の血管増殖因子については最近の総論を参照されたい（Plate et al 1994；澤田 1999）。

文献

Brightman MW, The anatomic basis of the blood-brain barrier. In : Neuwelt EA, ed. Implications of the Blood-Brain Barrier and Its Manipulation, Vol 1. Basic Science Aspects. New York : Plenum Medical, 1989

Kato S, Nakamura H. Ultracytochemical localization of alkaline phosphatase activity in endothelial cells in chronic relapsing experimental allergic encephalomyelitis. Acta Neuropathol 1987a ; 73 : 220-226

Kato S, Nakamura H. Localization of adenosine triphosphatase activity of the endothelia in chronic relapsing experimental allergic encephalomyelitis. J Neuroimmunol 1987b ; 16 : 273-282

Kato S, Nakamura H. Ultrastructural and ultracytochemical studies on the blood-brain barrier in chronic relapsing experimental allergic encephalomyelitis. Acta Neuropathol 1989 ; 77 : 455-464

Plate KH, Breier G, Risau W. Molecular mechanisms of developmental and tumor angiogenesis. Brain Pathol 1994 ; 4 : 207-218

澤田達男. 脳腫瘍の血管増殖因子. 脳神経 1999 ; 51 : 404-410

付] neoplastic angioendotheliosis

中枢神経系の毛細血管や，より大きな血管内に腫瘍細胞の増殖がみられ，脳に出血性軟化巣をきたす。痴呆など中枢神経系の症状が主訴になることと，光顕所見が特徴的であるので注目される。はじめは血管内皮細胞の腫瘍であるとの説があったが，脳以外の臓器にも認められることがあり，とくに悪性腫瘍も存在する症例では，その血管性転移の所見であるとの見解もある。その後血管内腫瘍細胞にリンパ球の marker が陽性であることが報告されている。本症は malignant angioendotheliomatosis または intravascular malignant lymphomatosis ともよばれる。なぜ lymphoma がおもに血管内に出現するのか不明である。

文献

萬年　徹, 原田敏雄, 井上聖啓, 他. 神経症状を主症状とした neoplastic angioendotheliosis の1剖検例——本邦における最初の報告. 神経内科 1979 ; 11 : 48-55

岡本幸市, Llena JF, 平野朝雄. 神経症状を主症状としたいわゆる neoplastic angioendotheliosis の一剖検例. 神経内科 1982 ; 16 : 548-553

Dolman CL. Immunohistochemistry of so-called "neoplastic angioendotheliosis". Acta Neuropathol 1986 ; 72 : 197-199

Dubas F, Saint-Andre JP, Pouplard-Barthelaix A, Delestre F, Emile J. Intravascular malignant lymphomatosis (so-called malignant angioendotheliomatosis) : a case confined to the lumbosacral spinal cord and nerve roots. Clin Neuropathol 1990 ; 9 : 115-120

3 病因からみた神経病理学

病因からみた神経病理学の最近の参考書.

Okazaki H, Scheithauer BW. Atlas of Neuropathology. New York : Gower Medical Publishing, 1988
Davis RL, Robertson DM, eds. Pathology of the Central Nervous System, 3rd ed. Baltimore : Williams & Wilkins, 1997
Graham DI, Lantos PL, eds. Greenfield's Neuropathology, 7th ed. London : Arnold, 2002

A 血管障害

　脳の血管障害はその頻度からいっても，神経疾患中，最も重要なもので，アメリカにおける死因中第3位を占める．日本ではアメリカに比べてさらに高率で死因の第2位を占める．

　脳血管障害と血管分子細胞生物学の進歩について興味ある読者は最近の総説を参照されたい（神経進歩 1999 ; 43 : 803-844）．

文献
McCormick WF, Schochet SS Jr. Atlas of Cerebrovascular Disease. Philadelphia : Saunders, 1976
McCormick WF. Vascular diseases. In : Schochet SS Jr, ed. The Clinical Neurosciences, Vol 3. New York : Churchill Livingstone, 1983 : 35-83
平野朝雄. 脳血管障害. 特に内皮細胞についての最近の神経病理学的知見から. 脳卒中 1984 ; 6 : 276-279
平野朝雄. 脳血管障害に伴う病変の分布について. 脳卒中 1985 ; 7 : 464-467
平野朝雄. 脳の血管障害──腫瘍, 感染症, 変性疾患についての病理学的考察. 脳卒中 1988 ; 10 : 468-472

1. 動脈の病変

a. 粥状硬化 atherosclerosis（図133, 134）

　著者の日本での学生時代にみた解剖所見や Guam 島の Chamorro 族の脳所見に比較して，New York の Montefiore Medical Center の成人とくに老人の脳をみて，一番驚いたのは，いかに脳動脈硬化の強い症例が多いかという事実である．生活環境とくに食生活の向上に伴って，動脈硬化症の増加は日本にも及んでいる．粥状硬化は脳梗塞の主因である．その病理所見は他の全身器官にみられる粥状硬化と同様であるが，その分布は必ずしも並行しない．すなわち，大動脈の硬化は強度でも，脳底動脈には**粥状斑** atheromatous plaque はほとんどない例も珍しくない．

　脳動脈の硬化は主として大きな動脈，すなわち，内頸動脈，椎骨動脈および脳底動脈に最も著明にみられる．内頸動脈では，その起始部，すなわち外頸動脈との分岐部および眼動脈を分岐しているサイホンの部分にとくに強い粥状硬化を起こす．サイホンの部分はその名のように

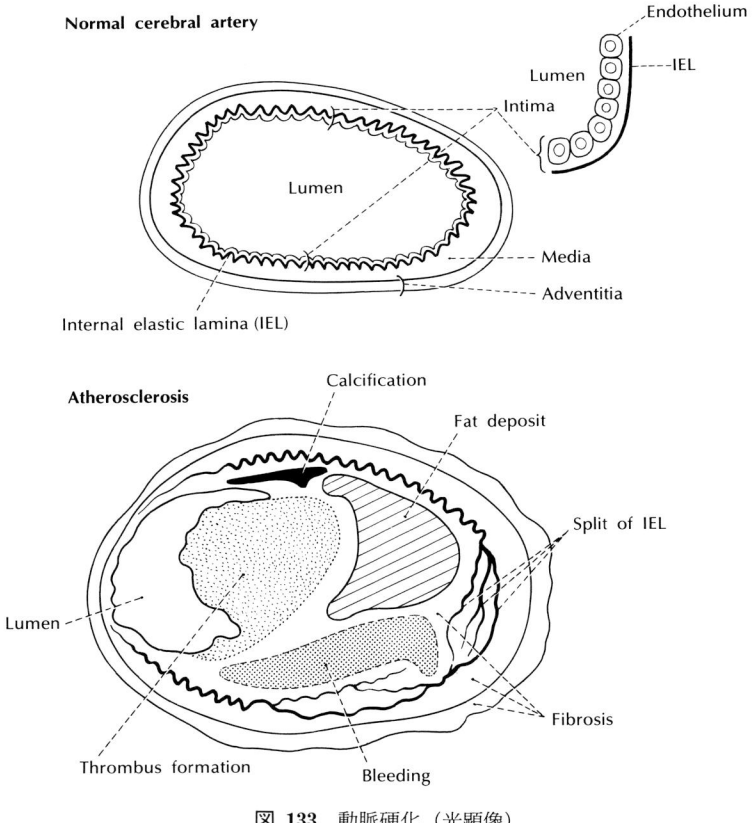

図 133　動脈硬化（光顕像）

S状に曲がり，かつ頭蓋底により固定されている。内頸動脈の狭窄は少なくとも80％にならないと血流の障害は起こらないが，もしも他側の内頸動脈がすでに閉塞している場合には，内頸動脈の50％の狭窄でも障害をきたすといわれている。つぎに粥状硬化がよくみられるのは脳底動脈と中大脳動脈で，とくにSylvian fissureの中で，多数の穿通枝を基底核に出している部分が基底核の梗塞の原因として注目される。一般にWillis動脈輪を形成している動脈の分岐部は硬化をきたしやすい。椎骨動脈の起始部および脳底動脈も粥状硬化を起こしやすい場所である。末梢の小動脈までも著明な変化を起こす例は比較的少ない。

　粥状硬化の組織学的所見は，動脈壁とくに内膜の著明な fibrosis である。これには脂質や石灰の沈着，壁内出血 intramural hemorrhage, 内弾性板の断裂や消失を伴う。この subendothelial plaque の形成とともに，中膜の変性がみられる。このために動脈全体の直径は目立って大きくなるが，その内腔はかえって細くなり，針の目のように，やっとみえる程度にまで狭くなることはしばしばみられる。これが脳循環の血行量に甚大な影響を与える。ことに重要なことは，その内腔の血栓形成である。これは内皮細胞の脱落により，血小板が露出した collagen と接触することにより癒着を起こすためである。**血栓** thrombus 形成は内腔の完全閉塞の直接の原因の一つである。血栓の形成は，通常つぎの分岐から副行路の血流のくるところまで進行し，血栓の segmental distribution を起こす。時期が経つと血栓は新生血管を含む肉芽組織により置き換えられて，いわゆる**器質化** organization を起こす。さらに日が経つと，新生血管により **recanalization** といわれる不完全な血行再開が起こることもある。

　血栓は心臓から脳に至る動脈の atheromatous lesion のどこにでも形成される。この血栓の

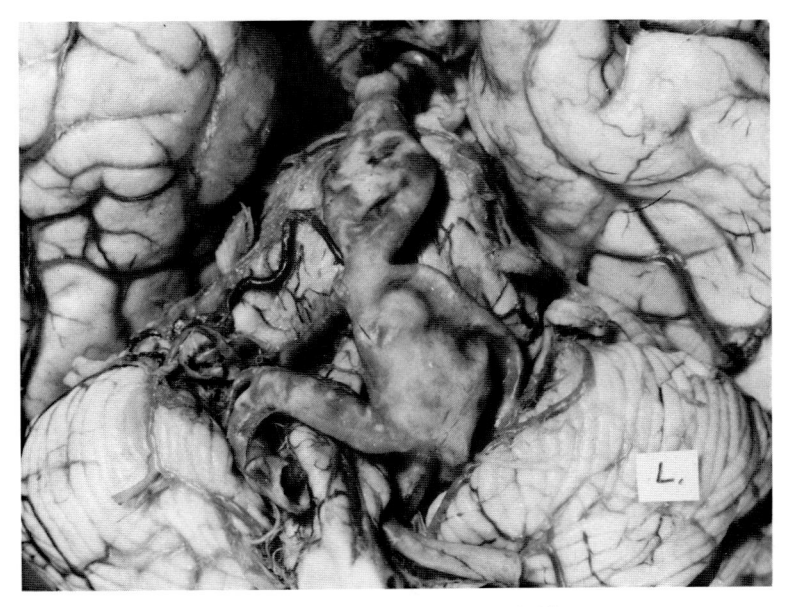

図 134　脳底動脈の高度な動脈硬化

一部がちぎれて，血流により末梢部に**塞栓** emboli としてばらまかれる．そのために塞栓の発生部は広範囲にわたる．通常，最も多くみられるものは心臓内に形成される**壁在血栓** mural thrombus である．とくに，左側の心房に起原することが多い．心房細動，心筋梗塞，非細菌性血栓性心内膜炎，細菌性心内膜炎などが原因となる．一般に，脳の塞栓性梗塞 embolic infarct をみた場合には，第一に心臓の所見，第二に脳に至る動脈の所見，第三に腎臓，脾臓など全身器官の梗塞の有無を追跡するのが定石である．

細動脈硬化症 arteriolosclerosis は小動脈をおかし，とくにその中膜は fibrosis を呈し，いわゆる**硝子化** hyalinization を起こす．H.E. 染色では血管壁が無構造同質化して，淡赤色に染まる．内膜がおかされているのか，中膜がおかされているのかは実際にはわかりにくい．**硝子様変性** hyaline degeneration ともよばれる．変化が強度になると石灰沈着を起こし，また血栓の形成が起こる．年齢とともに増加するが，高血圧や糖尿病の患者に多くみられる．細動脈硬化症は，強い動脈硬化症の一部の症例にみられる．

大動脈の粥状硬化の発生機序については，R. Ross らの研究が注目されている．この過程は，まず内皮細胞の消失をきたす障害が起こり，その結果，血栓の形成および中膜の平滑筋細胞が内弾性板にある孔を通過して内膜へ移動を起こす．さらに，hypercholesteremia をはじめ，持続性の諸因子が典型的な粥状硬化の形成にあずかるという．

文献
Ross R, Glomset JA. The pathogenesis of atherosclerosis. N Engl J Med 1976 ; 293 : 369-376 and 420-425

b. 動脈塞栓 arterial emboli

血栓がちぎれて末梢の動脈を閉鎖することによるものが大部分で，大多数は上述したように心臓内の壁在血栓に由来するが，そのほか動脈硬化巣や動脈瘤の血栓が塞栓の原因ともなる．無数の塞栓が一時に発生する場合は **shower emboli** とよばれる．最近は心臓外科手術に伴って，石灰片や，そのほかの異物が末梢血管を閉鎖することもある．なお広い意味で，腫瘍や微生物の血行性転移も，**microemboli** によるものである．後者は細菌性心内膜炎や肺炎に伴うことが多い．

昔から有名な脂肪塞栓 fat emboli は Montefiore Medical Center のような一般病院では実際にはまれであり，過去30年間に著者の経験した1症例は脂肪だけでなく bone marrow の emboli で，卵円孔 foramen ovale が開存していたために，骨折に由来した異物が，脳およびほかの全身器官に拡散されたものであった．

文献
Barron KD, Siqueira E, Hirano A. Cerebral embolism caused by non-bacterial thrombotic endocarditis. Neurology 1960 ; 10 : 391-397

c. 動脈炎 arteritis

昔からよく知られている梅毒性動脈炎 syphilitic arteritis は現在はほとんどみられない。結核性髄膜炎やほかの細菌性または真菌性，さらに寄生虫 parasites による炎症や granuloma に伴う動脈炎は感染の章でも述べる。最近，granulomatous angiitis（373頁参照）という原因不明の血管炎や膠原病，とくに結節性多発性動脈炎 polyarteritis nodosa が問題とされている。

付〕　側頭動脈炎 temporal arteritis

浅側頭動脈 superficial temporal artery が好発部で，その内膜のみならず，中膜および外膜も肥厚して動脈が太くて硬い索状になる。光顕像上，internal elastic lamina の断裂がみられ，その付近に，多核巨細胞の出現を特徴とする肉芽腫性炎症像を呈するので，giant cell arteritis ともよばれる。原因不明で，55歳以上に発症することが多く，頭蓋内の動脈は通常病変をまぬがれるが，眼動脈はおかされ失明することもある。臨床的には polymyalgia rheumatica との合併が多くみられる。

2. 梗塞 infarction

脳梗塞 cerebral infarct は血管の閉塞，または血流障害のために，脳の一部が虚血性壊死を起こしたものである。Willis 動脈輪からは図135に示すような主要動脈が分岐して，それぞれの動脈はさらに表在または皮質枝と深部または穿通枝になる。隣接する表在動脈の間には吻合が存在するが，深部穿通枝は本質的にはいわゆる end-artery で，その閉塞は梗塞を起こし，その領域はだいたいにおいてその動脈の灌流域に相当する。

a. 組織像
1) 貧血性梗塞 anemic infarction

貧血性梗塞は肉眼的出血を伴わない梗塞である。発生後数時間以内の病巣は神経組織が機能を失っているにもかかわらず，肉眼的にも光顕的にも，その形態学的変化を認めにくい。

2日ぐらい経過すると，病巣は膨化し，蒼白になり，灰白質と白質の境界は不明瞭になる。しかし実際には，みただけでは病巣を見逃しやすい。しかし指でさわってみると病巣を容易に認めうる。すなわち適切な formalin 固定後でも，新鮮梗塞の部分は，軟化していて**脳軟化** cerebral softening とよばれる。これは診断上きわめて大切なことである。光顕では，壊死部とその周辺に好中球が一過性に出現して，一見して炎症像と似た所見を呈する。病巣は細胞，とくに astrocyte の膨化により，海綿状にみえる。神経細胞は虚血性変化を起こす（169頁参照）。

2日から1週間ぐらい経過すると，病巣の膨化は減退し始めるが，組織はもろくなり，正常部との区別は容易となる。光顕では好中球の代わりに多数のマクロファージが現れ，その細胞体内には sudanophilic lipid granule を充満している。さらに hypertrophic astrocyte が著明になる。

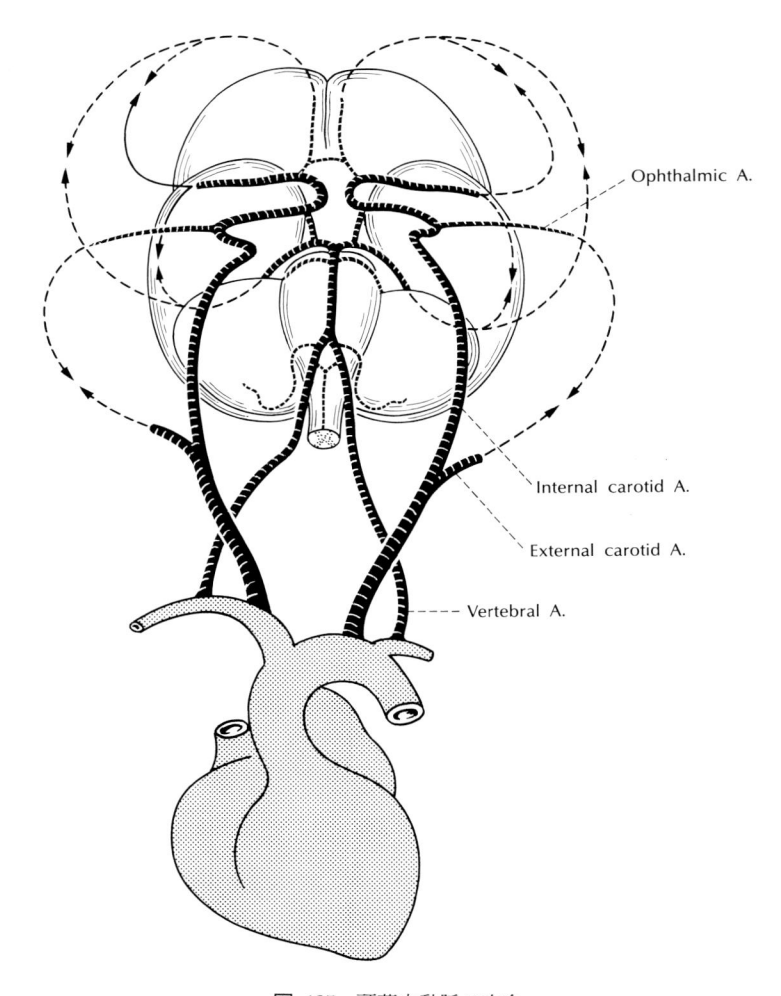

図 135 頭蓋内動脈の吻合

　さらに日数が経過すると，病巣は**液化** liquefaction を起こし，萎縮を続け，1カ月も経てばしだいに空洞を形成し，脳の表面は陥入してくる。数カ月経てば空洞は線維性星状膠細胞よりなるグリオーシス fibrillary astrocytic gliosis の壁で囲まれ，空洞内を通る血管周囲には，少数のマクロファージが散在する。大切なことは，長年月を経ても結合組織の反応はきわめて少なく，膿瘍，腫瘍，外傷，動静脈奇形に伴う空洞と違う点である。

　一般に神経細胞は死滅すると再生されることはない。そして血管障害や，外傷は一過性のことが多いので，患者がその後長年生存した場合には病巣が陳旧化したまま，脳実質の欠損部として残る。このために病巣部にある神経線維路の変性はその支配領域にも達するので解剖学的経路を検索することも可能である。

文献
Iwata M, Hirano A. Localization of olivo-cerebellar fibers in inferior cerebellar peduncle in man. J Neurol Sci 1978 ; 38 : 327-335

2) 出血性梗塞 hemorrhagic infarction

以上述べた貧血性梗塞に対して，出血性梗塞は出血を伴うために肉眼的に容易に診断できる。両者の区別は常にはっきりと分類できるものではなく，肉眼的には貧血性梗塞でも，光顕で，ごく小さな出血巣を認めることはよくある。また一つの症例に両者が混在することもしばしばある。なぜ出血性梗塞が起こるかについては諸説がある。さらに出血性梗塞は，往々，脳内出血と誤診されることがある。この区別は，脳内出血は脳内に出血塊が新しく，大きな場所を占めるのに対して，出血性梗塞は既存の脳組織そのものが壊死を起こし，その中に多数の赤血球が血管周囲から浸出しているものである。

b. 梗塞の原因

動脈の内腔の閉塞は血栓と塞栓，血管炎，外傷，そして外科的な動脈の結紮などにより起こる。血栓は主として粥状硬化に伴って起こり最も通常みられるものであるが，塞栓は心臓や大きな動脈の病変に起因することが多く，一般に考えられている以上に高い頻度で閉塞の原因となる。梗塞があれば，必ずその領域の動脈の内腔の閉塞があるとはかぎらない。実際に過半数の症例では梗塞の発生した部分を注意深く調べてみても，相当する動脈の閉塞をみつけることができない。この理由はそれぞれの症例により違う。たとえば，内頸動脈や椎骨動脈の血栓があり，頸部の血管の検査がされず，脳だけを検査した場合である。塞栓が溶解したか，または砕けて末梢に分散した場合もある。動脈瘤破裂に伴う arterial spasm も原因であるが，剖検では直接に証明はできにくい。

隣り合った血管により灌流されている領域の境の部分は **watershed area** または境界域 **border zone** といわれている。突然，こうした血管の血圧が落ちると，境の部分は乏血をより強く起こし梗塞を起こす。この場合でも動脈の閉塞はみられない。これは低血圧発作 hypotensive episode，心停止，強度の呼吸障害，N_2O の麻酔，インスリンショック，島細胞腺腫による低血糖，てんかん重積状態など，さまざまの呼吸器系や循環器系障害に伴って起こる。さらに，動脈硬化により血管内腔が狭くなっている場合や，Willis 動脈輪の異常のある場合には，境界域の梗塞の範囲や程度はさまざまの影響を受ける。

以上述べたことと反対に，実際にある動脈の閉塞をみつけても，それによって起こる梗塞の範囲は必ずしも一定していないことも指摘したい。すなわち軟化巣の大きさは症例により違い，極端な例としては梗塞がみられないこともある。これは他の動脈との吻合関係（図135）および閉塞の起こる期間による。内頸動脈と外頸動脈，とくに眼動脈との吻合，Willis 動脈輪の形成，および皮質髄膜動脈吻合が重要である。それに動脈硬化の問題が加わり，その組み合わせは複

256 3. 病因からみた神経病理学

雑なものとなる．閉塞が血栓のように徐々に起こり，他の動脈からの血流補給が成立している場合と，塞栓のように突然起こる場合ではまったく違う結果が生ずる．さらに全身の血圧の問題，閉塞物質の移動などを考えれば，梗塞の範囲に相当の相違ができることは想像にかたくない．

　頭蓋外における血管の吻合が頭蓋内動脈の血行に影響を及ぼすものとして二つの例があげられる．その第一は，図135に示されるように外頸動脈と眼動脈との間には吻合があるので，内頸動脈の起始部に閉塞があった場合には angiography により外頸動脈から眼動脈を逆流して内頸動脈の領域に入ることがわかる．第二の例としては鎖骨下動脈が椎骨動脈の起始部より心臓に近い部分で閉塞された場合には上肢への血行は主として椎骨動脈からの逆流により供給されることになる．つまり脳底動脈や Willis 輪からの血流を借用していることになる．そこで腕の運動をした場合に脳の血行が不足するための症状が出現することになる．これを **subclavian steal syndrome** という．

c. 動脈閉塞による梗塞の範囲

　以上述べた諸事項を考えに入れておくとともに，それぞれの動脈の閉塞は原則として，その解剖学的領域（図20参照）の軟化を起こすことを記載する．

1）内頸動脈の領域

a）内頸動脈 internal carotid artery の領域

閉塞が内頸動脈の全領域に及ぶものは，塞栓などで突然に内頸動脈の末端部が完全に閉鎖さ

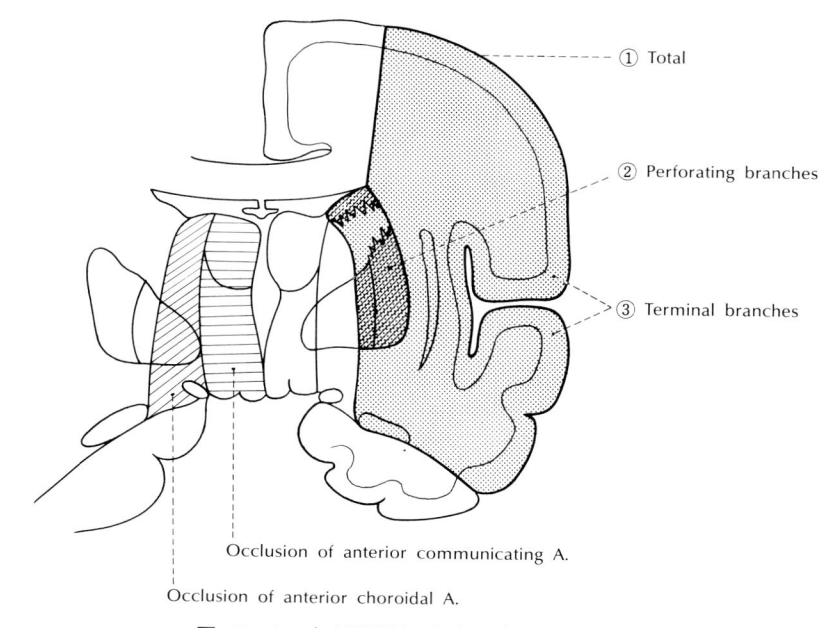

図 136 A　中大脳動脈の閉塞の前額断面模式図

れて，しかも前および後交通動脈が機能的に不能な場合にみられる（図9参照）。

内頸動脈の血栓が起こりやすいところは外頸動脈との分岐部である。この場合は血栓の形成は上方性に進行し，つぎの動脈の分岐部である眼動脈のところまでいき，そこで止まる。この場合には眼動脈より逆流した血流が代償性に灌流している。しかし低血圧その他の原因で代償が不十分になると，中大脳動脈の領域の表在性皮質梗塞 superficial cortical infarct や境界域梗塞 border zone infarction をきたす。梗塞は皮質に限らず，白質にもみられる。

b）中大脳動脈 middle cerebral artery **の領域**（図136,137）

中大脳動脈の領域は最も梗塞の起こりやすいところである。その全領域がおかされる場合は中大脳動脈の起始部の完全閉鎖によるものである。caudate-putamen complex だけが梗塞にな

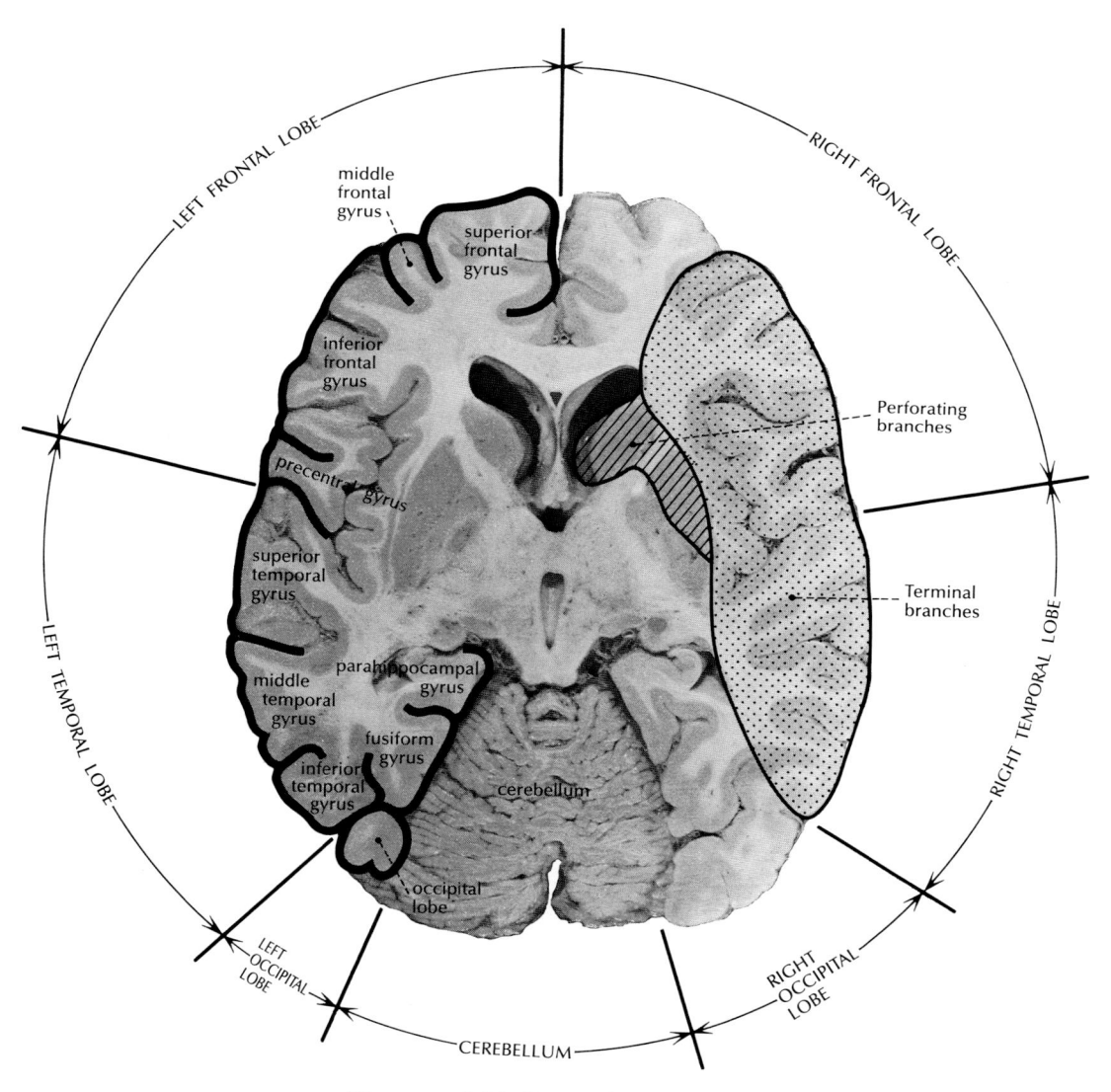

図 136 B　中大脳動脈の閉塞の水面断面図

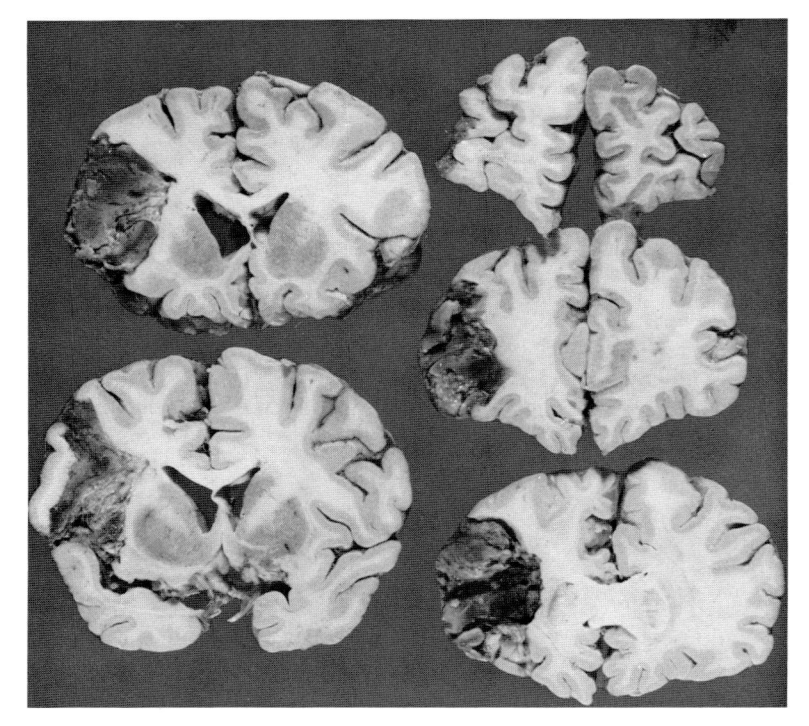

図 137 中大脳動脈の領域の出血性梗塞

るものは，その穿通枝がその起始部で閉塞されるためである。大脳皮質およびその下の白質だけが病変となる場合は，中大脳動脈が穿通枝を基底核に出したあとの末梢部で閉塞されるためである。この場合はとくに島 insula 付近に限局されることがある。これらの領域の梗塞は内頸動脈の起始部の閉塞によっても起こることは上述した。中大脳動脈の閉塞は塞栓によるものも多く，とくに caudate-putamen complex に出血性梗塞をしばしば起こす（図 138）。これは塞栓が中大脳動脈の起始部にまず起こり，貧血性梗塞を起こし，つぎに塞栓が末梢に移動して大脳の皮質の血管を閉塞し，その場合血流が壊死を起こした caudate-putamen complex に侵入するためであるといわれている。

c) 前大脳動脈 anterior cerebral artery の領域

前大脳動脈領域の梗塞は前交通動脈より代償性血流があるために比較的少ない。動脈瘤の手術などで，止血のために前大脳動脈に clip をかけた場合には，典型的な梗塞が起こる。

2) 椎骨脳底動脈 vertebrobasilar artery の領域

posterior circulation は二つの椎骨動脈が合して脳底動脈を形成し，その上端で左右の後大脳動脈に分岐する。後大脳動脈は anterior circulation と後交通動脈で連結している。後交通動脈の太さは一定していない。後大脳動脈はしばしば内頸動脈から出る太い後交通動脈から主として血流を受けている。脳底動脈は粥状硬化の好発部であるが，その閉塞に伴い脳幹に梗塞

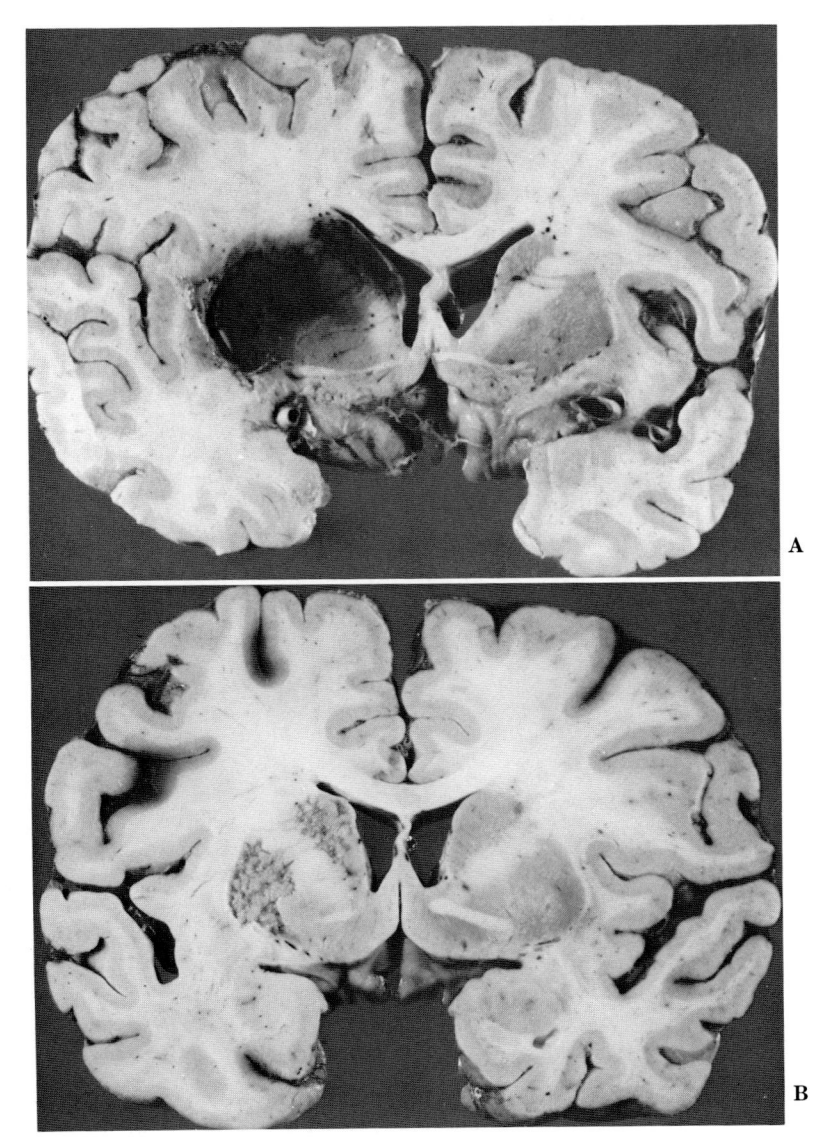

図 138 caudate-putamen complex の梗塞
A. 新しい出血性梗塞　　B. 比較的古い病変

を起こす。
a) 後大脳動脈 posterior cerebral artery の領域

後大脳動脈の領域の梗塞は通常脳底動脈の血栓の延長として起こるために，両側性のことがある。一方，内頸動脈から主として血流を受けている場合には，内頸動脈の閉塞により片側性の梗塞を起こす。おかされる場所はとくに視覚領および Ammon 角の一部である。また多数の小さな分枝を視床・外側膝状体・視床下核・中脳などに出している。この動脈は頭蓋内圧亢進

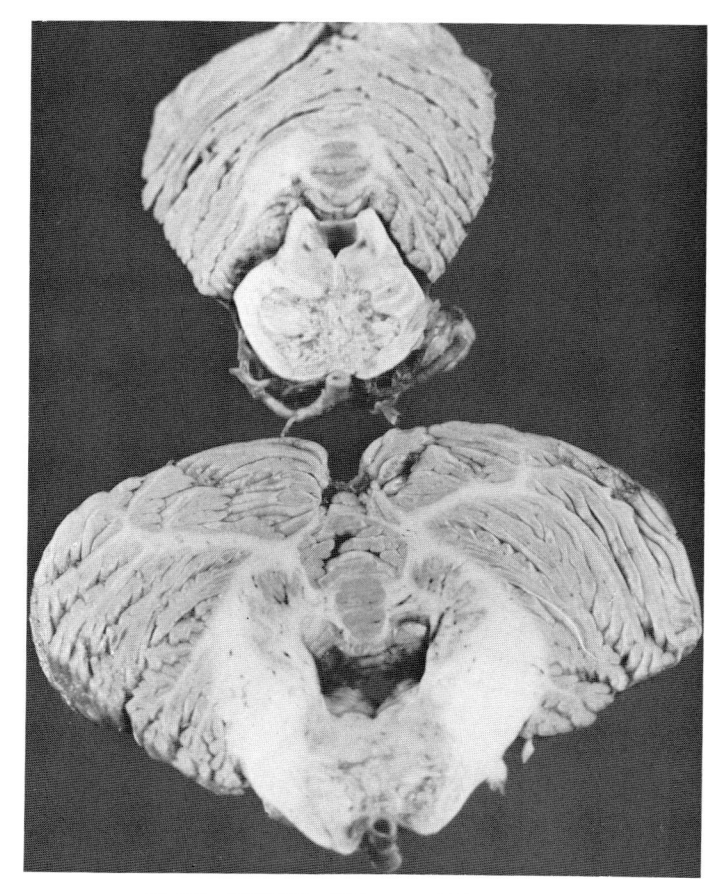

図 139　脳底動脈の閉塞による橋中央部の壊死

の際に圧迫されて，その領域に出血性梗塞を起こしやすい。
　b）橋の梗塞（図139）
　橋の梗塞 pontine infarct は動脈硬化による椎骨脳底動脈血行不全 vertebrobasilar insufficiency の症候群の病巣としてよくみられるものである。また頭蓋内圧亢進による脳ヘルニアのために起こる二次的橋出血も臨床家によく知られている（図16参照）。
　c）後下小脳動脈血栓症 posterior inferior cerebellar artery （PICA） thrombosis
　　（図140，141）
　これは，**Wallenberg 症候群**または**延髄外側症候群** lateral medullary syndrome ともよばれ，臨床家になじみ深い名称である。臨床像と病巣の解剖学的領域の関連性を示すよい例として引用されている。
　後下小脳動脈の閉塞とされているが，実際には椎骨動脈の血栓のために起こることの方が多い。一般に後下小脳動脈の発育の不良な場合にはその灌流領域は同側の前下小脳動脈（AICA）により代償されている。延髄の外側面をおかす。第五脳神経の脊髄路および脊髄路核がおかさ

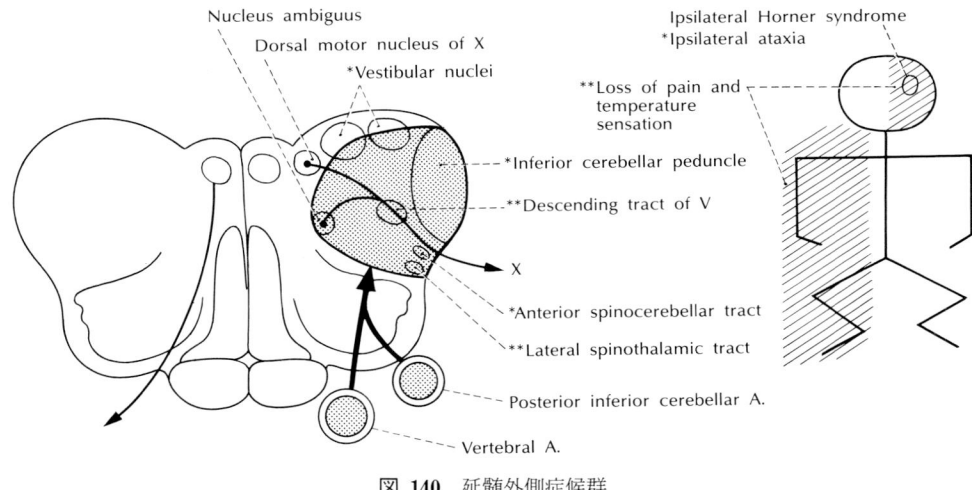

A. 血管障害　261

図 140　延髄外側症候群

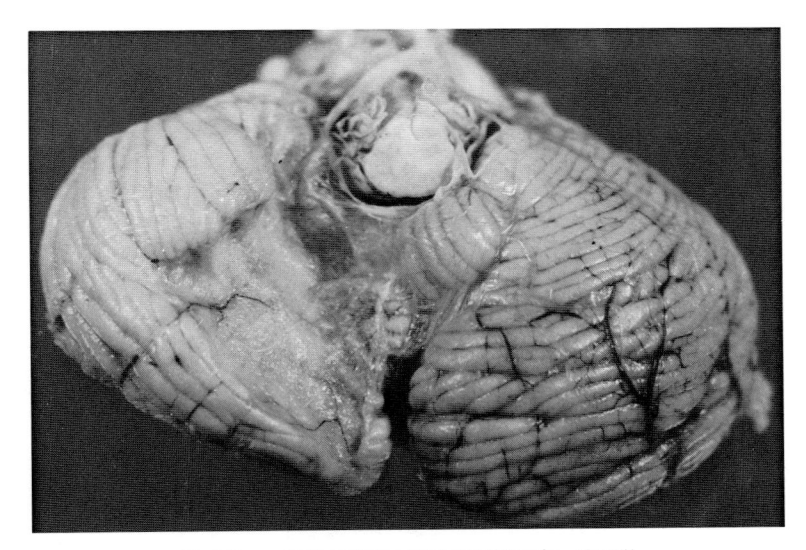

図 141　一側性の後下小脳動脈領域の古い壊死巣

れて同側の顔面の痛覚と温度覚の消失をきたし，外側脊髄視床路 lateral spinothalamic tract がおかされるために，反対側の手足の痛覚と温度覚の消失を招き，前脊髄小脳路 anterior spinocerebellar tract，前庭神経下核 inferior vestibular nucleus，下小脳脚 inferior cerebellar peduncle および小脳半球の梗塞は同側の運動失調 ataxia およびその他の小脳徴候を起こし，第九と第十脳神経がおかされるために，同側の口蓋・咽頭および声帯の麻痺を起こし，嚥下障害，発声障害などをきたす．下行性交感神経線維 descending sympathetic fiber がおかされるために同側の Horner 症候群を起こす．さらに眼振，めまい，嘔吐などの脳幹徴候も伴う．

3) 脊髄の梗塞 spinal infarct（図 142, 143）

脊髄の梗塞は脳の梗塞に比べて少ない．この理由の一つは脊髄は脳よりも，とり出すのに手

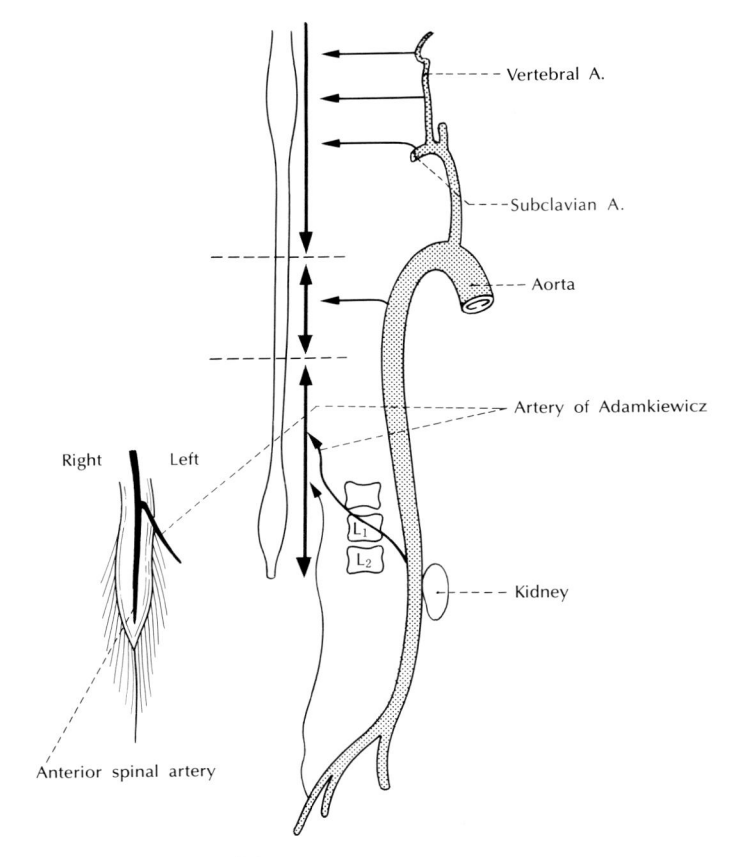

262　3. 病因からみた神経病理学

図 **142**　Adamkiewicz 動脈

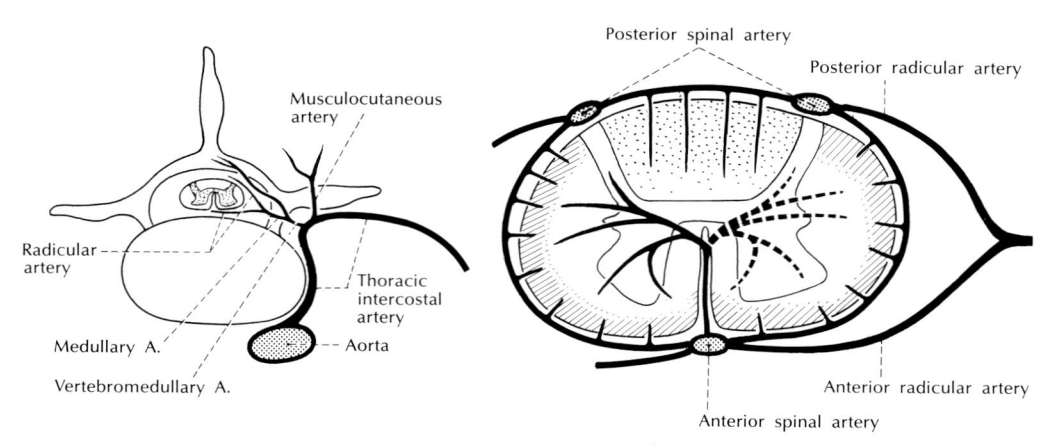

図 **143**　脊髄の動脈

数がかかり，臨床的に問題のある症例だけしか脊髄をとり出さないことによる．脊髄は細く，long tract が走り，小さな病巣でも著明な神経症状を呈するはずであるから，脳内にみられるような思いがけぬ病巣というものは，はるかにまれなはずである．しかし，このように断定してよいか否かは，現在のところ十分な資料がないのでなんともいえない．脊髄をとり出すときに，梗塞のある部分は傷つきやすく，artifact とみなされることも考えられる．小さな新鮮梗塞は肉眼的にはわかりにくいので断面をみても気づかないこともありうる．最近，著者らの経験では，ルーチンの検査で脊髄の梗塞をみつけることは決してまれではない．これらの患者は，ほかの主要疾患に注意が集中された病床につきっきりの重篤な症例に多く，神経症状はたとえあったにしても，見逃されている可能性が強い．

脊髄の血管系の検査は脳に比べて不十分であり，大動脈から始まって，その血管分布を特別に追跡することは例外に属する．大動脈は強度の粥状硬化をきたす場所である．さらに最近では，大動脈の動脈瘤の手術，脊髄の腫瘍による圧迫症例などが増加しつつあり，脊髄の血管障害により関心が向けられてきている．さらに，脊髄血管撮影 spinal angiography もかなりの病院で行われている．

脊髄内部の血管支配は，前脊髄動脈 anterior spinal artery は前部の 2/3 すなわち灰白質のほとんどを支配し，二つの後脊髄動脈 posterior spinal artery は残りの後部を，さらに，周辺の白質は周囲を環状にとりまく動脈からの穿孔枝で支配されている．脊髄の硬膜外部の血管系は不規則であり，根動脈 radicular artery がどこから脊髄に入るかによる．その中でとくに注目すべきことは，腰椎のところで入る根動脈はとくに太くて **artery of Adamkiewicz** とよばれる．これは脊髄血管撮影でも，また解剖のときにも明瞭に認められる．脊髄の前面をみると，T_9 の高さで（時には T_6〜L_4 に及ぶこともある），前脊髄動脈に斜めに連結している太い動脈を確認できる．左側に存在することが多い．萬年(1981)の研究によると左右比は 2.5：1 であった．

脊髄では根動脈の分布の個人差が強いので，ある特定の level を血行障害の起こりやすい境界領域と設定することは無理であるといわれている．

脊髄の動脈硬化は脳底動脈に比較して，通常はるかに軽度である．

前脊髄動脈の梗塞は，昔から有名であり，前脊髄動脈の領域に壊死を起こし，頸部および腰部に起こると記載されている．とくに後者の血流は，唯一の太い Adamkiewicz 動脈だけで供給されているために，この動脈の閉塞によって発生しやすいといわれている．

文献
萬年　徹. 脊髄の循環：血管分布を中心とした考察. 脳外 1981；9：1223-1228

d. その他の梗塞

1) 血管周囲性軟化 perivascular malacia

血管周囲性軟化は血管周囲にみられる軟化巣で，古くなると脳の小動脈周囲が広くなって，肉眼的に多数の孔があいているようにみえる。中大脳動脈の穿通枝すなわちレンズ核の基底部に，両側性に起こりやすい。これは古い軟化巣による血管周囲の cystic cavity で無数の corpora amylacea を含む fibrillary astrocyte で囲まれている。しばしば hemosiderin 色素を含んだマクロファージが散在する。これは老人，とくに粥状硬化や高血圧の人に多くみられ，ほかに大きな梗塞も伴っていることがある。レンズ核の基底部で中大脳動脈が穿孔する場所では，血管周囲腔が正常脳でもよく目立つものである。

2) 大脳皮質の顆粒萎縮 granular atrophy

大脳皮質の顆粒萎縮は血管性の痴呆の一つである。大脳皮質に両側性の高度の萎縮がみられ，その萎縮部の gyrus は小さな顆粒状の凹凸がある。その分布は一般に，境界領域に相当する。古い全身性の虚血の結果とされているが，多発性の塞栓などのほかの原因の可能性も否定できない。

3) Binswanger's subcortical encephalopathy

これも血管性の痴呆の一つであり，白質に広範な脱髄があり，U-fiber を残し，その病巣内に小動脈の高度の硬化症および血管周囲性軟化を呈することを特徴とする。これは脳の白質の小動脈を選択的におかす疾患として有名であるが，その病的機序は漠然としている。元来，本症は臨床像と脳の肉眼的所見から定義された病気であり，文献は乏しく，著者の知るかぎり，J. Olszewski の review と，I. Feigin と N. Popoff の脱髄は慢性浮腫によるという説以外には新しい見解はないようである（464頁参照）。一般に，灰白質の梗塞に伴って，広範な白質の病巣がみられることはさして珍しい所見ではない。

4) CADASIL

CADASIL (cerebral autosomal dominant arteriopathy with subcortical infarcts and leukoencephalopathy)は，近年欧州で報告された遺伝性の多発性脳梗塞性痴呆である。中年成人層に発症し chromosome 19 の Notch 3 gene の mutation によるものである。高血圧などの危険因子を伴わず，家族性に発症する点で Binswanger 病とは異なる。小動脈の中膜に PAS 陽性の granular osmiophilic material (GOM) 沈着を伴う平滑筋の変性を認める。電顕上 GOM は電子密度の高い等質状顆粒の沈着が認められ，これが最も重要な指標になるといわれる。しかし GOM の正確な本質は不明とのことである。世界各地より約 200 の罹患家族が報告されているが，1997年に宇山らが生存例で診断したのが本邦初の学会報告一家系である。

文献

Sourander P, Walinder J. Hereditary multi-infarct dementia. Morphological and clinical studies of a new disease. Acta Neuropathol 1977 ; 39 : 249-254

Ruchoux MM, Maurage C-A. CADASIL : cerebral autosomal dominant arteriopathy with subcortical

infarcts and leukoencephalopathy. J Neuropathol Exp Neurol 1997 ; 56 : 947-964
宇山英一郎, 内野　誠, 高橋慶吉. CADASIL. 神経進歩 1998 ; 42 : 985-993

3. 脳内出血 intracerebral hemorrhage

a. 高血圧性出血 hypertensive hemorrhage（図144, 145）

　高血圧性脳内出血は脳内出血中，最も多くみられる。出血の起こる場所は被殻 putamen の外側部が第一の好発部である。血腫はレンズ核と島 insula の間に位置し，周囲の組織を圧迫し，前後方向に外包 external capsule に沿って伸びる。出血が多量の場合には，側脳室の前角の dead angle を破って側脳室内に侵入し，脳室内出血を起こす。急激な頭蓋内圧亢進をきたし，それに伴う諸変化が起こる。この破れる血管は中大脳動脈から基底核に穿孔する小動脈，すなわち，**レンズ核線条体動脈** lenticulo-striate artery で，**卒中動脈**とよばれている。

　上述した基底核付近の出血巣が **ganglionic hematoma** とよばれることがあるのに対して，前頭葉や側頭葉など大脳皮質下に大きな血腫を生ずる場合は **lobar hematoma** とよばれる。その頻度は従来考えられていたものよりはるかに多い（275頁）。

　出血が限局されたときは，初期の出血がおさまったあとでグリアの反応が起こり，血色素の沈着のため褐色を帯びた cystic cavity を残す。

　出血を起こした血管そのものは，通常破壊されて血腫の中に埋もれてしまうために，その真の原因はわからない。年齢，高血圧，動脈硬化が，血管の破裂に関係する。脳実質内の小動脈に小さな動脈瘤が発生することは長年知られていたことであるが，Charcot と Bouchard によりとりあげられてから一般に **Charcot-Bouchard の microaneurysm** として高血圧性出血に

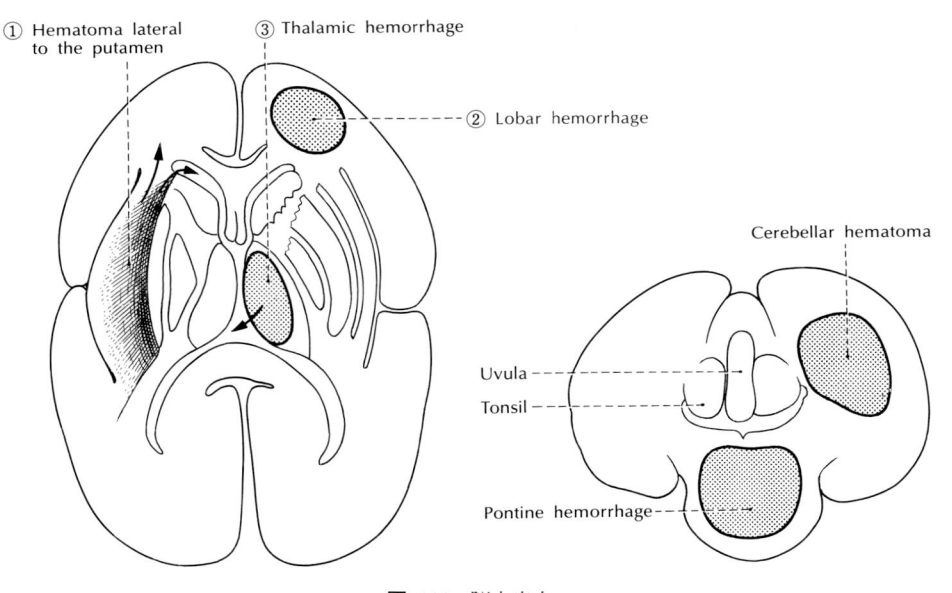

図 144　脳内出血

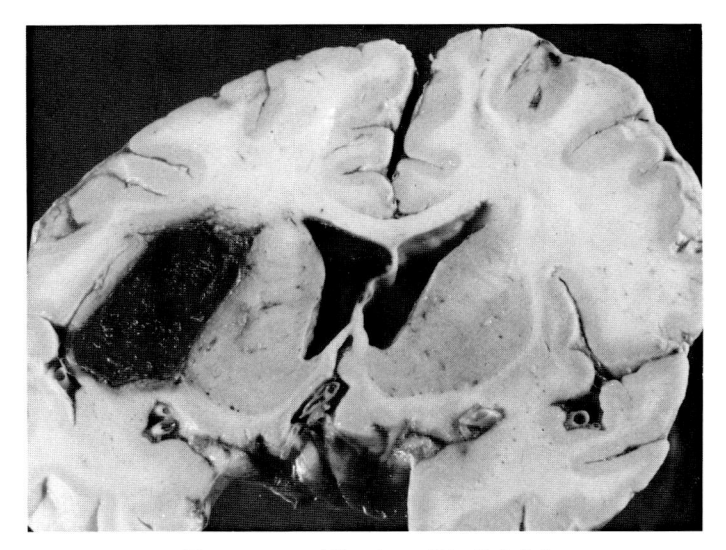

図 145　レンズ核と島との間の脳内出血

関係するものとみなす傾向がある。高血圧症および非高血圧症の患者に認められるが，前者により高い頻度に生ずるといわれている。

出血は視床にも起こり，**視床出血** thalamic hemorrhage とよばれ，脳室内出血を起こしやすい。一方，視床には出血性梗塞も起こる。小脳出血は臨床診断上問題となり，橋出血は強度の場合は急激な死に至る。

高血圧性血管障害の実験動物として，岡本，青木の高血圧自然発症ラット **spontaneously hypertensive rats（SHR）**についての挾間らの病理学的検索が脳をはじめ主要臓器について報告されている。

脳実質内の非外傷性の大出血巣は上述した高血圧性出血および後述する動脈瘤と血管奇形の破裂に由来するほかに，amyloid angiopathy (275頁参照)，白血病，lymphoma に伴うもの (365頁参照)，血小板減少症 thrombocytopenia その他の出血性素因によるもの，原発性および転移性脳腫瘍に伴うもの，**disseminated intravascular coagulopathy（DIC）**などがあげられる。

文献

Ropper AH, Davis KR. Lobar cerebral hemorrhages : acute clinical syndromes in 26 cases. Ann Neurol 1980 ; 8 : 141-147
挾間章忠, 天野　殖. 高血圧性血管障害の成因と病理. 臨床成人病 1976 ; 6 : 313-319
Takabayashi S, Kaneko M. Electron microscopic studies of ruptured arteries in hypertensive intracerebral hemorrhage. Stroke 1983 ; 14 : 28-36

b. 動脈瘤 aneurysm（図146）

　破裂していない動脈瘤をルーチンの脳検査で認めることは決して珍しいことではない。破裂したものの約4倍近い頻度でみつかるとの報告がある。**嚢状動脈瘤** saccular aneurysm は思春期後の年齢層に起こる。乳幼児や小児に起こる場合も報告されているがまれである。動脈瘤は動脈の分岐部に発生し，その突出の方向は血流に沿っていることが多い。光顕では動脈瘤の壁は一般に内弾性板が欠如しているのが特徴である。そのほかに，結合組織の増殖，動脈硬化が加わり，さらに内皮細胞の消失および血栓の形成がしばしばみられる。動脈瘤の壁の一部が紙のように薄くなっていることが多い。動脈瘤は脳底の動脈輪および，その付近の動脈分岐部のどこにでも発生するが，好発部はつぎの3カ所である。

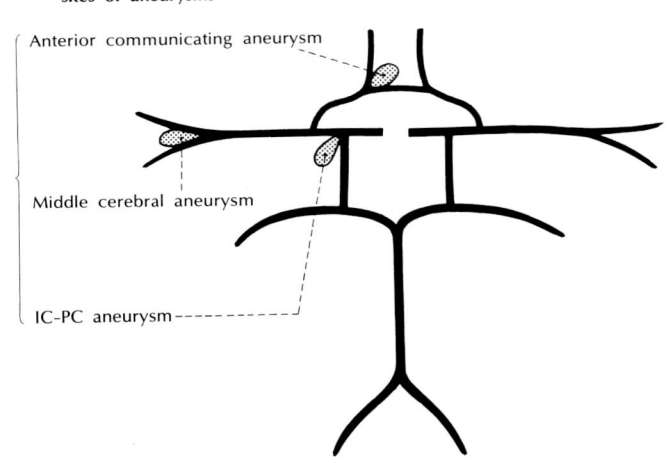

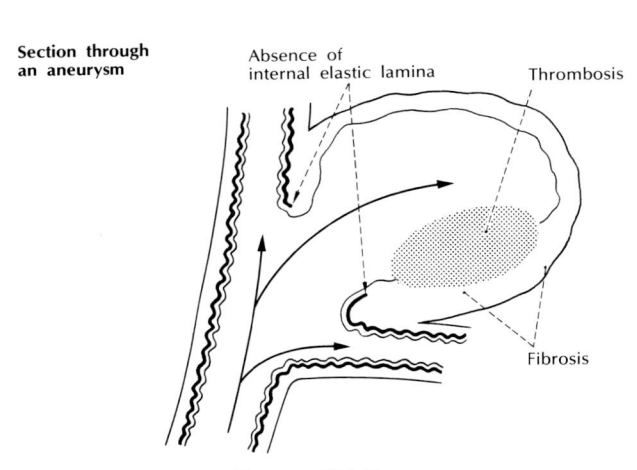

図 146　動脈瘤

268　3．病因からみた神経病理学

1) **前交通動脈瘤** anterior communicating aneurysm
2) **内頸動脈-後交通動脈分岐部動脈瘤** internal carotid-posterior communicating aneurysm (IC-PC aneurysm)
3) **中大脳動脈瘤** middle cerebral aneurysm

　通常，動脈瘤は破裂しないかぎり，気づかれないことが多く，その頻度は近年上昇の一途をたどっているようにみえるのは，以前はCTおよび脳血管撮影 cerebral angiography，現在はMRI，MRAの普及などによる発見率の上昇のほかに，老人層の増加，動脈硬化や高血圧症の合併などの理由による．破裂した場合には動脈瘤はくも膜下腔にあるために，原則として動脈出血による強度のくも膜下出血（図147）を起こし，臨床的には髄膜刺激症状を起こし，その際に頭蓋内圧亢進症状を伴う．さらに脳実質内出血を起こすことは，剖検でも，しばしばみられる．その際に脳室内出血も起こしやすい．その病理像は発生部により違う（図148, 149）．

1) 前交通動脈瘤 anterior communicating aneurysm
　これは一側の前大脳動脈と前交通動脈の分岐部に発生したもので，一般に小さく，破裂するまでは症状はないのが通常である．脳内血腫を形成するほか脳室内出血を起こすことも少なくなく，その場合は下から前角 anterior horn に出血するものと，壊死した脳梁を破って，上か

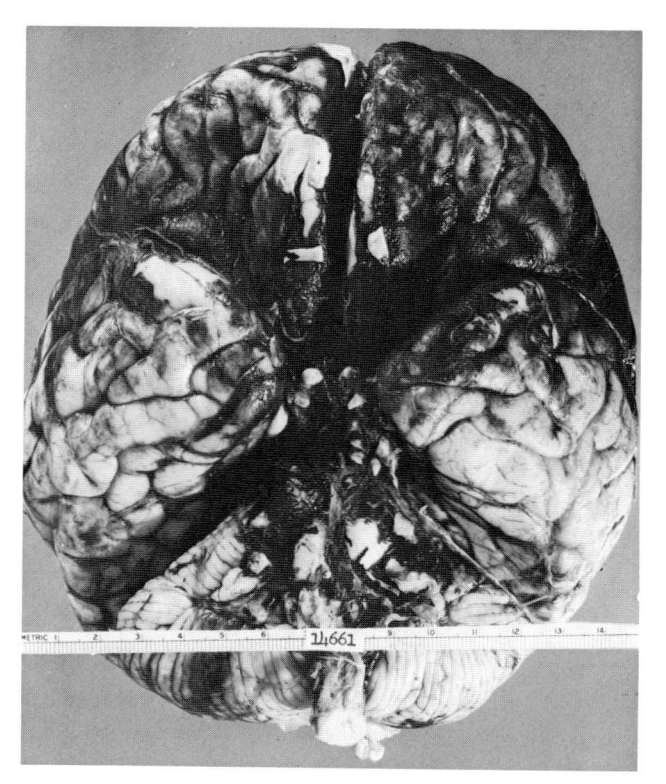

図 147　くも膜下出血

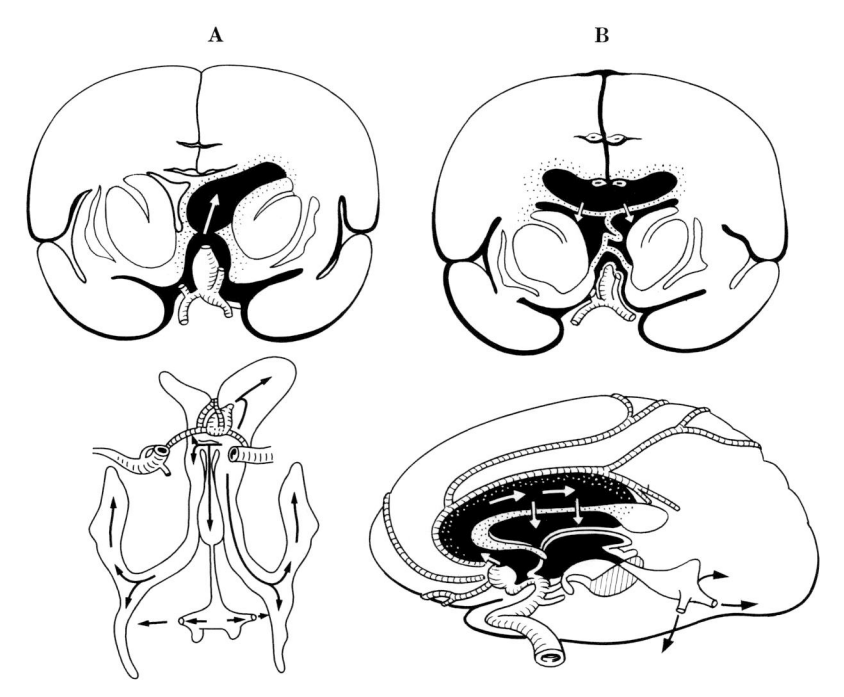

図 148
A. 前交通動脈瘤の破裂において，脳室内出血は脳梁の吻部 rostrum の出血性貫通により起こる．
B. 前交通動脈瘤の破裂により生ずる脳梁上血腫．脳梁周囲動脈は押し上げられ，脳室内出血は壊死に陥った脳梁を血液が穿通することにより生ずる．(平野朝雄：神経進歩 1961；5：480)

ら脳室に侵入するものとがある．前者が通常よくみられる．後者の場合は前大脳動脈は血腫のために脳梁から離れ，押し上げられて，そのために脳梁にいく小さな穿通枝は破れて脳梁は壊死に陥る．脳血管撮影で一見して水頭症に似た所見を示すことがあるので注意を要する（図148）．

文献

Hirano A, Terry RD, Zimmerman HM. Ruptured aneurysms of the anterior communicating artery. J Nerv Ment Dis 1959；128：309-322

山本義介．前大脳動脈瘤破裂による脳内血腫の病理学的分類，特に前交通動脈瘤について．脳神経 1981；33：385-391

2) 内頸動脈-後交通動脈分岐部動脈瘤 internal carotid-posterior communicating aneurysm (IC-PC aneurysm)（図150）

これは内頸動脈と後交通動脈の分岐部から発生し，後側方に突出する．鈎 uncus との間で同側の第三脳神経を圧迫するために，その麻痺症状をきたし，出血前に診断されることもある．この動脈瘤に伴う脳室内出血は側頭角 temporal horn に起こる（図149A, 151）．

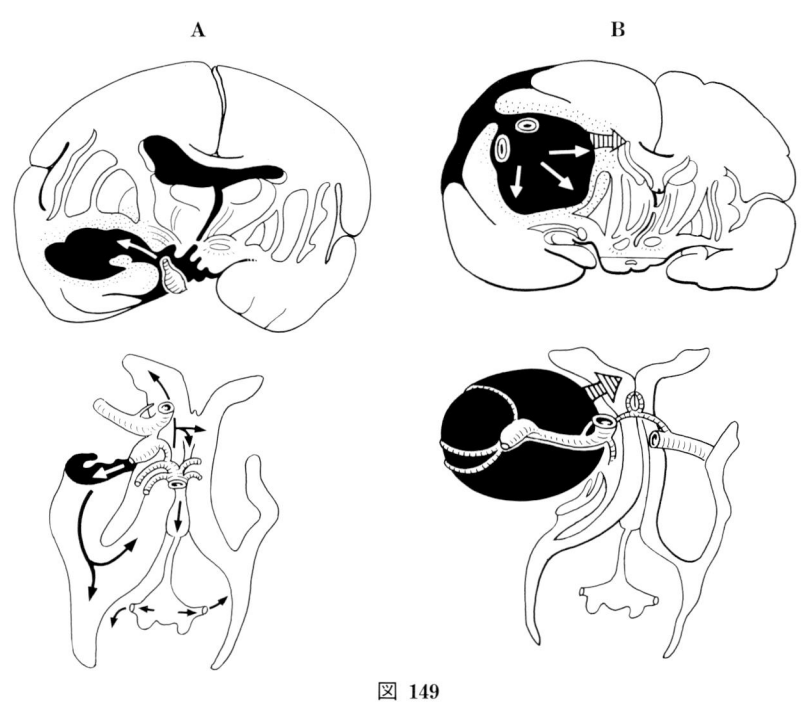

270　3. 病因からみた神経病理学

図 149
A. 内頸動脈と後交通動脈の結合部の動脈瘤の破裂が側頭角内出血を起こす機構を示す.
B. 中大脳動脈瘤破裂により生ずる Sylvius 裂内の血腫. 血液は壊死に陥った半卵円中心に侵入して, 脳室内に至ることもある.

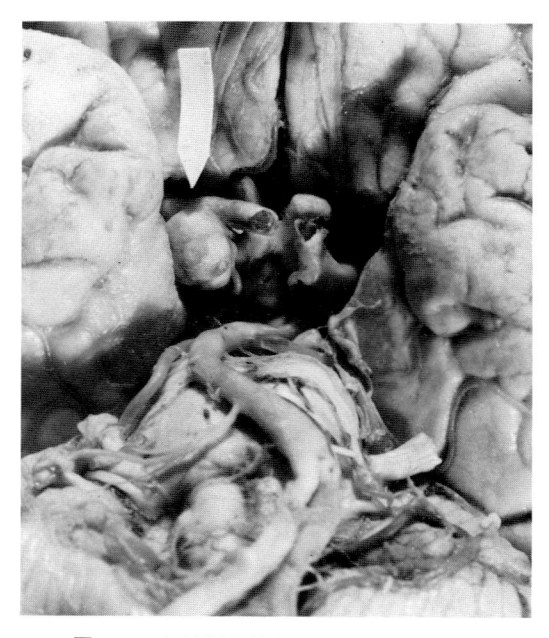

図 150　内頸動脈-後交通動脈分岐部動脈瘤

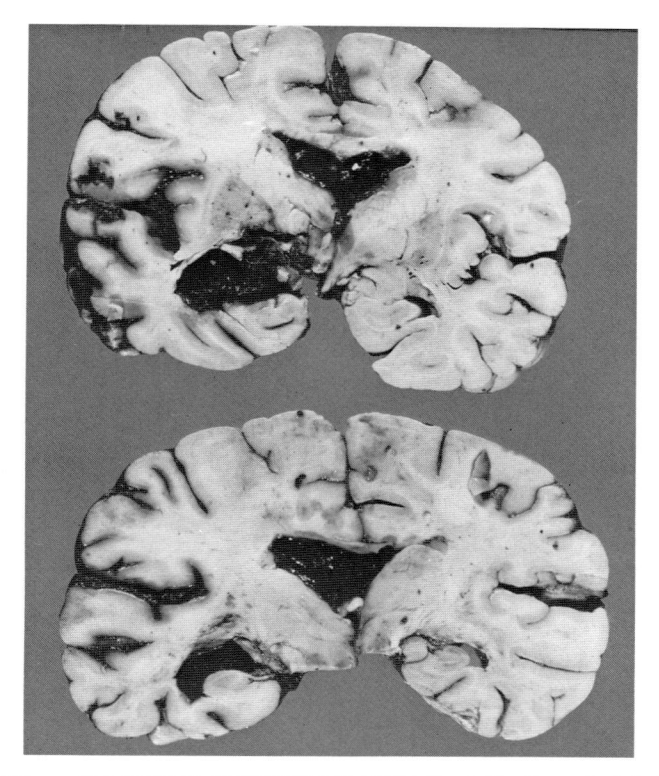

図 151　一側の内頸動脈-後交通動脈分岐部動脈瘤の破裂に伴った脳室内出血

文献
Hirano A, Barron KD, Zimmerman HM. Ruptured aneurysms of the supraclinoid portion of the internal carotid and of the middle cerebral arteries. J Nerv Ment Dis 1959 ; 129 : 34-35
志村俊郎, 平野朝雄, Llena JF. 内頸動脈後交通動脈分岐部動脈瘤の破裂による脳内出血の病理学的検討. 脳外 1985 ; 13 : 1169-1173

3) 中大脳動脈瘤　middle cerebral aneurysm

　これは中大脳動脈の最初の主要分岐部に起こるのでSylvius裂の中で血腫を起こす(図149 B)。血液は壊死に陥った半卵円中心に侵入して，前頭角に脳室内出血を起こすこともある。

　動脈瘤は外傷，たとえば頸動脈・海綿静脈洞瘻 carotid-cavernous sinus fistula，または炎症，たとえば mycotic aneurysm でも起こるが，頻度は少ない。椎骨脳底動脈系 vertebro-basilar system の動脈では動脈硬化が高度の場所が異常に太く硬化して (**fusiform aneurysm**)，そのために強い凹みを脳幹部に起こすことがある。臨床像として椎骨脳底動脈血行不全の症状を起こすこともあるが，破裂することはまずなく，まったく無症状のことが多い。脳幹部の著しい変化を伴っているにもかかわらず偶発所見として取り扱われることが多い。

　動脈瘤は一つだけとは限らず，二つまたは多数みられることも少なくない(図152)。多発動脈

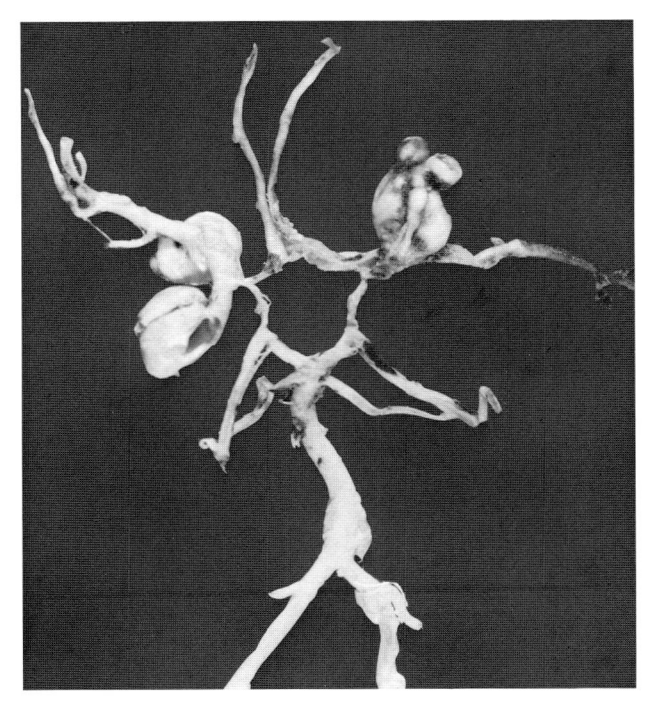

図 152　多発性動脈瘤

瘤は約10〜25％認められるといわれている。こうした場合に脳血管撮影でどの動脈瘤が出血を起こしたのか決定に迷うこともある。さらに動脈がspasmを起こすことが知られ，動脈瘤の末梢の流域に梗塞を起こすことも少なくない。このvasospasmusとそれに伴う虚血性症状は動脈瘤性くも膜下出血後，1週間目頃に徐々に出現し，数日後に最大になるといわれている。この病態生理は不明であり，治療上深刻な問題である（Ljunggren et al 1987）。動脈瘤内の血栓形成や，それから発生する塞栓，さらに手術の際のclampのために起こった循環障害なども梗塞の原因となる。

　動脈瘤の破裂は再発することも多い。出血後は，subpial surface（軟膜下面）のastrocyteの細胞内にhemosiderin色素を残し，脳表面は褐色を呈し，脳表へモジデリン沈着症 **superficial siderosis** とよばれる。さらに，出血の後にmeningeal fibrosis（髄膜線維化）を残し，そのためにくも膜絨毛 arachnoid villi や第四脳室の foramen の閉塞を起こし，水頭症を起こすこともある。

　近年，橋本，半田，挾間らによる実験動物に動脈瘤を発生させることに成功した報告が注目される。ネズミの一側の総頸動脈の結紮と，腎臓の梗塞により高血圧を誘発することにより脳底動脈の分岐部に動脈瘤が生じ，lathyrogenの一種である β-aminopropironitrile の投与やdeoxycorticosteroneと塩の影響などについての一連の研究報告が発表されている。

　脊髄動脈瘤はまれである（堤ら1998；Kawamura et al 1999）

文献

Nagata I, Handa H, Hashimoto N, Hazama F. Experimentally induced cerebral aneurysms in rats: part VI. Hypertension. Surg Neurol 1980 ; 14 : 477-479

Ljunggren B et al. Aneurysmus — a Scandinavian experience. Management of ruptured intracranial aneurysm — a review. Br J Neurosurg 1987 ; 1 : 9-32　梶川　博, 訳. 脳神経外科. 学生講義参考資料 No 13, 1987

Hashimoto N, Handa H, Hazama F. Experimentally induced cerebral aneurysm in rats : part II. Surg Neurol 1979 ; 11 : 243-246

堤　孝一, 長田　乾, 赫　寛雄, 他. 大動脈縮窄症にともなう前根動脈瘤により Brown-Séquard 症候群を示した一例. 臨床神経 1998 ; 38 : 625-630

Kawamura S, Yoshida T, Nonoyama Y et al. Ruptured anterior spinal artery aneurysm : a case report. Surg Neurol 1999 ; 51 : 608-612

Hazama F, Hashimoto N. An animal model of cerebral aneurysms. Neuropathol Appl Neurobiol 1987 ; 13 : 77-90

沢村達也, 木村定雄, 眞崎知生. エンドセリン. 脳外 1990 ; 18 : 797-806

付］　その他の動脈瘤

　頭蓋内動脈瘤で炎症性の病原菌によるものは **mycotic aneurysm** とよばれている。この大部分は streptococci および staphylococci による細菌性心内膜炎 bacterial endocarditis に伴うが, 真菌によるものも時にはあり, 主として *Aspergillus* と *Candida* による。細菌性の mycotic aneurysm は通常頭蓋内動脈の末端の分枝部に発生するのに対し真菌によるものは脳底部の大きな動脈をおかす傾向があるといわれる。

　解離性動脈瘤 dissecting aneurysm は動脈壁の中に血腫形成をきたしたものである。この病名は一般によく知られているのにもかかわらず比較的少ない。

c. 血管奇形 vascular malformation（図153）

　動静脈奇形 arteriovenous malformation（AVM）は動脈と静脈の異常な吻合によるもので, 多数の血管が集積し, その血管腔は通常拡大し, 血管壁は肥厚しており, 動脈か静脈かはなかなか区別しにくいものである。この場合に内弾性板が特殊染色により認められるものを動脈としている。この動脈はいわゆる **feeding vessel** にあたる。動脈圧が静脈に加わることにより静脈腔は拡がり, その壁は著しく肥厚する。AVM にみられる肥厚した血管壁には断片的または分裂した内弾性板が認められることが少なくなく, これを arterialized vessel という。

　脳に入る血管はくも膜下腔より分布するので, 動静脈奇形も楔形をなして, 広い面は髄膜に接している。しかし脳実質内部, たとえば脳室近辺にみられる AVM もある。血管周囲の脳実質は萎縮して gliosis を起こしている。さらに血管腔内に血栓ができて梗塞を起こすことも, また出血することもある。血管壁の破裂によりくも膜下出血を起こし, はじめて大きな動静脈奇形が発見される例はしばしばみられる。

　特別な型として **Galen 静脈の大動脈瘤** aneurysm of great vein of Galen（図154）がある。これは前または後大脳動脈の分枝が Galen 静脈に吻合しているために拡大するもので, 松果体部 pineal region の mass としての臨床像を呈する。

　脊髄でも動静脈奇形はみられ, **亜急性壊死性脊髄炎** subacute necrotizing myelitis（Foix

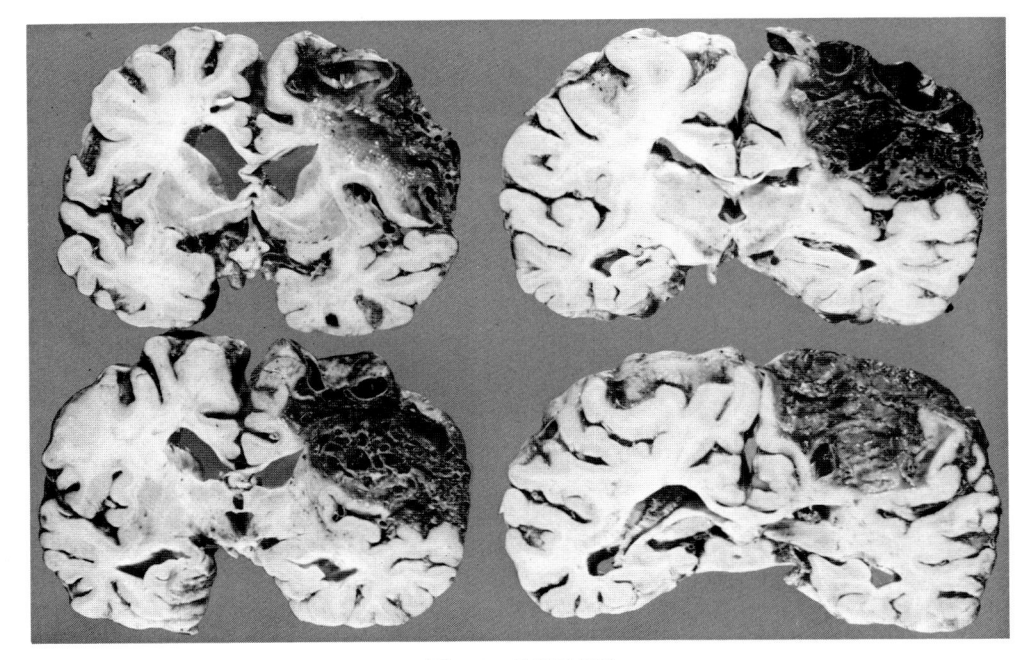

274　3．病因からみた神経病理学

図 153　動静脈奇形

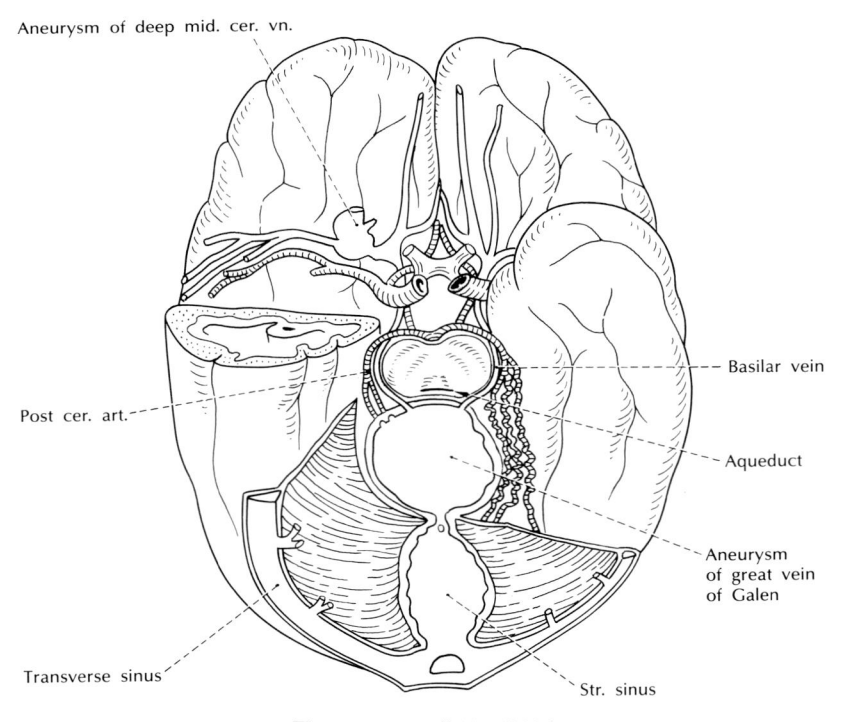

図 154　Galen 静脈の動脈瘤
後大脳動脈と Galen 静脈が吻合し，その部分が拡大する．中脳は圧迫されている．
(Hirano A, Terry RD. J Neuropathol Exp Neurol 1958 ; 17 : 424)

and Alajouanine)はその結果であるといわれる。脊髄のAVMは頭蓋内のAVMと多少異なり，静脈性の肥厚した血管に富み，内弾性板を欠く。

　血管腔が拡大し，一層の内皮細胞に囲まれた静脈性血管が多数，神経実質内に散在しているのを**静脈性血管腫** venous angioma とよび，angiographyでは動脈は直接に関与していないために，venous phaseでないとはっきりみえない。**毛細血管拡張症** capillary telangiectasisは通常1cm以内の小さなもので，毛細血管状の血管が群をなしているもので，とくに橋などによくみられる偶発所見である。しかし，臨床症状を呈した症例の報告もある。異常血管の周囲は正常な脳組織といわれているが，gliosisを伴う症例もある。静脈洞状の多数の血管が密集して，光顕上，血管周囲に結合組織とgliosisが顕著なものを**海綿状血管腫** cavernous angiomaとよぶ。これらは発生異常によるものでneoplasmではない。近年，MRIの発達により偶発的に発見されるようになった。

文献

Hirano A, Terry RD. Aneurysm of the vein of Galen. J Neuropathol Exp Neurol 1958 ; 18 : 424-429
Hirano A, Solomon S. Arteriovenous aneurysm of the vein of Galen. Arch Neurol 1960 ; 3 : 589-593

d. 上矢状静脈洞血栓症 superior sagittal sinus thrombosis

　上矢状静脈洞が血栓により，その内腔が閉鎖されるとその領域，すなわち大脳半球の傍矢状部に両側性の広範な出血性梗塞を起こす。出血巣はくも膜下，灰白質およびとくに白質に起こる。他の大脳静脈血栓症 cerebral venous thrombosis と同様に，原因は感染に伴って起こることが多い。そのほか外傷，多血症 polycythemia などの循環障害によることもある。本症は有名なわりには最近は比較的少ない。上矢状静脈洞血栓症は，その内腔が閉塞されていても大脳に出血性梗塞を起こさないことも珍しくない。髄膜腫が静脈洞に侵入する症例や，乳癌などの硬膜転移などで内腔が閉塞されている場合などにみられる。

e. cerebral amyloid angiopathy, congophilic angiopathy

　amyloidがAlzheimer病の大脳皮質の血管壁に沈着し，しばしば，それが血管周囲の脳実質内にも侵入することは，昔からplaque-like angiopathy of Scholzとしてよく知られていた。一方老人ではくも膜や大脳皮質の表層の穿孔動脈にamyloidが沈着することがあり，この場合，amyloidの沈着は，通常血管壁にかぎられていることも知られている。しかし一般にこうした変化は比較的少なく，これによる出血や梗塞はまれであるとされていた。しかし，最近になり60歳以上の成人には思いがけぬ高頻度（23〜57%）に存在し，cerebral amyloid angiopathyが多発性の小さな皮質の梗塞を起こすほかに，非外傷性，または非高血圧性の致死的大量脳内出血の原因にもなることが注目されている。とくに多発性のlobar hematomaでは注意すべきことである。

文献

Torack RM. Congophilic angiopathy complicated by surgery and massive hemorrhage. A light and electron microscopic study. Am J Pathol 1975 ; 81 : 349-366

Okazaki H, Reagon TL, Campbell RL. Clinicopathologic studies of primary cerebral amyloid angiopathy. Mayo Clin Proc 1979 ; 54 : 22-31

Okoye MI, Watanabe I. Ultrastructural features of cerebral amyloid angiopathy. Hum Pathol 1982 ; 13 : 1127-1132

Mandybur TI. Cerebral amyloid angiopathy : the vascular pathology and complications. J Neuropathol Exp Neurol 1986 ; 45 : 79-90

Greenberg SM, Vonsattel JP, Stakes JW et al. The clinical spectrum of cerebral amyloid angiopathy : presentations without lobar hemorrhage. Neurology 1993 ; 43 : 2073-2079

B 浮腫に伴う脳の微細構造の変化

　頭蓋内圧の亢進が深刻な臨床症状を起こすことは脳の肉眼的検査の項で述べた。その研究は昔から盛んに行われ，神経病理の中での最も基礎的な重要な課題の一つとして取り扱われてきた。これについて，いかに多くの研究がなされていたかは病理の百科辞典ともいわれた1958年刊行の Henke-Lubarsch の M. Reichardt による54頁にわたる論文を読めば歴然とする。これだけの多くの研究がなされているということは，別の見方からすれば根本問題が解決されていないということにもなりうる。この30年間の新しい研究方法のめざましい進歩により，この古典的問題はまったく新しい目でみられ，新しい知見が続々と生まれて，神経病理の一焦点をなしている。電顕はこの研究に最も貢献したものの一つである。この課題を述べることは一つには電顕が神経病理学に果たした役割の歴史の概要を紹介することにもあたる。

　現在では脳の浮腫について詳細に記述した本や総説は多く，その内容は一般の読者にはとうてい把握しにくい複雑さをもっているらしく，学生からまったく思いがけない現実離れした質問を受けて唖然とすることが多い。それで，ここでは私たちの研究室で自分たちの目でみてたどってきた道を中心に，ほかの多数の研究者の所見や意見を参考にして合理的な線をたどって簡単にまとめてみる。

　まず第一に，炎症性の浮腫は全身のどの組織でも起こる変化である。血漿に由来する浮腫液が血管壁を通って血管周囲の細胞間隙に現れ，さらに実質細胞の間を通って組織に拡がる。この場合，実質細胞が密に接着している組織では細胞は離れにくく，その反対に結合組織など，おのおのの細胞が離ればなれになっている組織では浮腫は著明に起こる。神経病理学では昔から神経組織のほかに筋組織も研究の対象となっている。横紋筋組織では，心筋以外は隣接した筋細胞相互の間には結合はなく細胞間隙が光顕でもみえる（endomysium）。そこには collagen や，ときには線維芽細胞が存在する。とくに結合組織は血管周囲や各筋束の間 perimysium や epimysium には著明である。浮腫液は血管から出て細胞間隙に拡がり，筋線維はばらばらに引き離され，筋組織は腫脹する。

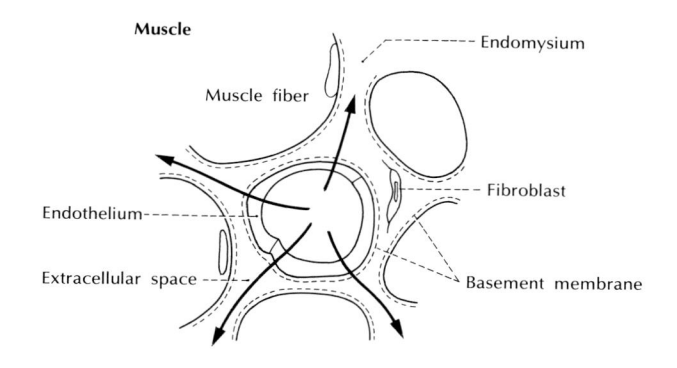

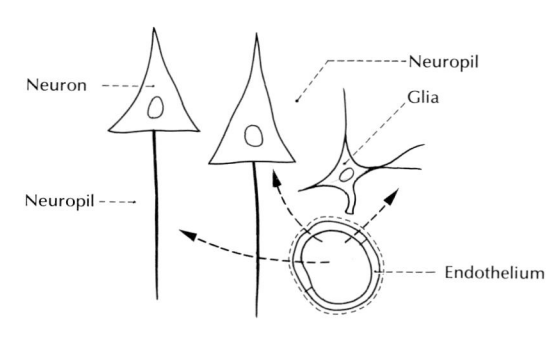

図 155　光顕による浮腫液の経路

　これに反して，脳は固定した頭蓋で囲まれているために，ほかの組織にない問題，つまり頭蓋内圧亢進が起こる（21頁参照）。さてこの浮腫液は一体どこにたまるのであろうか。
　一般に用いられている光顕の標本をみると，肉眼的にあれほど劇的な変化があるのに反して，その所見は平凡で，単に組織が海綿状にふくらんでみえるだけである。すなわち無数の穴があいたような空間が，細胞の内外や血管周囲に多く，とくに白質ではこの変化は著明で，組織がばらばらに拡がっている。神経病理学で最も広く用いられてきた細胞染色は Nissl 染色である。Nissl 染色では一般に，正常でも実質細胞である神経細胞は密着せずに，筋以上に一つ一つの神経細胞は散在している。その間に collagen や線維芽細胞はないが，それに相当するグリア細胞がある。脳組織はとくに血管に富む。
　以上の所見から脳の細胞およびその細胞突起の間には他の組織と同様，または，それ以上の広い細胞間隙が存在すると信じられていた。灰白質では神経細胞の間の部分を **neuropil** とよんでいる。このため大部分の神経病理学者は，脳の浮腫は一般病理の浮腫と同様に細胞間隙に浮腫液が拡がり，たまるものと信じていた（図155）。
　正常な筋組織を電顕でみると基本的所見は光顕と同様である。ただし，もっと詳細な所見が追加された。たとえば血管内皮細胞の底部および筋細胞の周囲には基底膜があることとか，collagen や筋細胞の特別な微細構造などである。一方，神経組織を電顕でみたとき，だれもが一様

に驚嘆してみつめた所見は，中枢神経組織では細胞と多数の細胞突起がぎっしりとつまっていて，細胞間隙はまったく目立たない存在であるということであった．このために中枢神経実質には細胞間隙はないという意見と，きわめて狭いながらも存在するという意見が改めて議論されたほどである．

さて，それでは脳の浮腫の場合に一体どこに液がたまるのかという問題は，神経病理学者の格好な研究対象となり，世界各地の研究所でヒトの脳の浮腫の部分の生検や実験動物の脳につくられた各種の浮腫が調べられた．これらの学者が一様に見出した所見は astrocyte の腫脹である．astrocyte の細胞体は empty または watery に拡がり，よく目立つ所見である．一方，正常の astrocyte は前述したように，その突起は血管の周囲をすっかり取り囲み，神経細胞に達し，一方，脳の全表面を取り巻いている．この解剖的分布は浮腫を起こしている部分ではさらに明瞭に確認される．しかも目標とした狭い細胞間隙は広くなるどころか，むしろかえってより狭くなり，ますますみえにくくなり，腫脹した astrocyte の細胞体に押されて，さらに影をひそめてしまっていたのである．これらのまったく思いがけない所見から脳では他の組織と異なり，浮腫液のたまるのは astrocyte の中であり，さらに昔は夢にも考えられなかった，まったく新しい考え方が生まれたのである．それは，脳では astrocyte が他の組織の細胞間隙の役割を果たすという見解で，他のどの組織にもみられぬ脳だけの特色として，一世を風靡した．1960 年前後の論文はすべてこの点を述べている（図 156）．

初期のヒトの生検は脳の表層より標本を取り，動物実験にはネズミとかハツカネズミとかの小さい動物が用いられた．これは電顕用の材料はきわめて小さくなければならないこと，手術の便宜，実験費や手数を考えればもっともなことである．ネズミやハツカネズミではヒトに比べて想像できないほど白質が狭い．つまり脳の浮腫の研究の対象としていたのは大脳皮質表層部であり，白質ではなかったのである．浮腫のときには白質がそのおもな舞台であるから，まずなによりもその白質を調べるべきである．ところが当時の電顕の材料をつくる技術上の不備により髄鞘がすぐに不規則に壊れ，組織が一見して artifact で荒らされており，正常所見の基準がわからず，注意深い研究者の立ち入りをはばんできたのである．ところが包埋材料の改良，変更によりこの点が大いに改善され，白質を目標とした研究が始まった．こうして浮腫を起こしている白質を調べた人びとは，まったく皮質とは異なった所見を得た．すなわち白質では細胞突起がばらばらになる．つまり広がった細胞間隙が empty で watery な空間で占められていることは皮質とまったく反対の所見である．このことは従来の光顕の意見や，全身の他の組織の所見と一致し，きわめて妥当なことと認められた．その結果，脳の浮腫は白質が主体で，そこには細胞間隙に，灰白質では astrocyte の細胞内に液がたまると一般に信じられるに至った．この考えは現在ですら最も普及している説であるらしい．

以上の論説はきわめてもっともと思えるが，ここには一つ重大な問題が度外視されている．いうまでもなく，中枢神経はその固定がきわめて困難であり，そのためにさまざまの artifact が入り込んで真の所見を得ることが難しい．その artifact の第一に数えられるものが実は

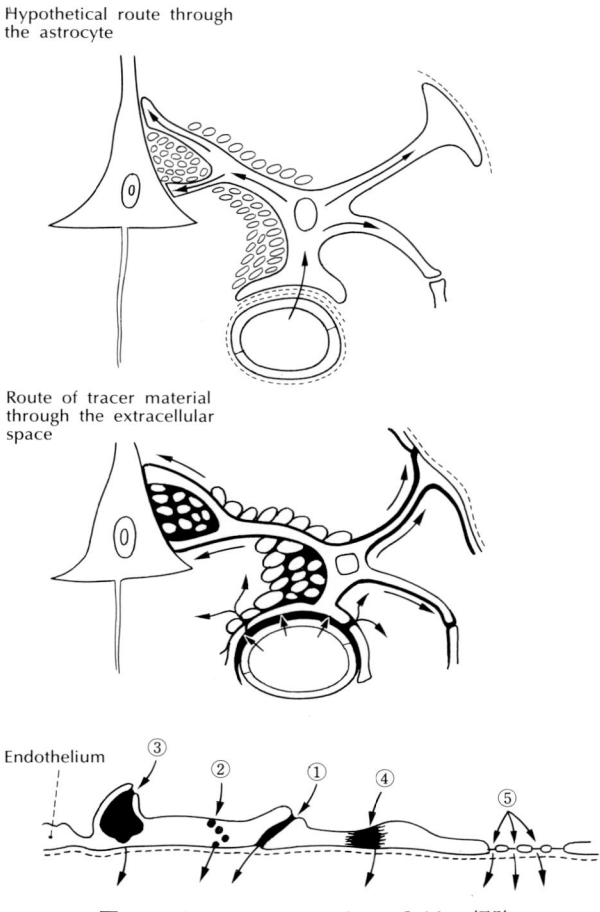

図 156 hematogenous edema fluid の経路
(284 頁の本文参照)

astrocyte の empty swelling であり，白質では有髄神経がばらばらになることである。正常動物を注意深く調べれば上述の電顕の浮腫の所見といわれているものとまったく同じとはいえないにしても，きわめてよく似た所見を得ることができる。つまり浮腫の起こっている部分は組織になにかの障害を受けており，とくに artifact を起こしやすい状態になっているのではないだろうか？　空間とか水などの表現からすぐに連想するように浮腫液は本当に電顕で empty で watery で，構造のない液であろうか？　さらに多数の，しかも，まったく異なった原因で起こされた脳の浮腫の所見がすべて同じ表現であらわされていることに疑問がわくはずである。

　ここで正常動物の脳を適切に固定して，その正常像を改めて調べることがなによりも大切なことである。これに対して灌流固定の利用が大きな役割を果たし，astrocyte の透明な拡張や髄鞘のゆがみをはるかに少なくすることができるようになった。つぎにみえないものを空間として追跡することを止めて，電顕でみえる tracer を血管内に入れて，それがどのように動いて脳

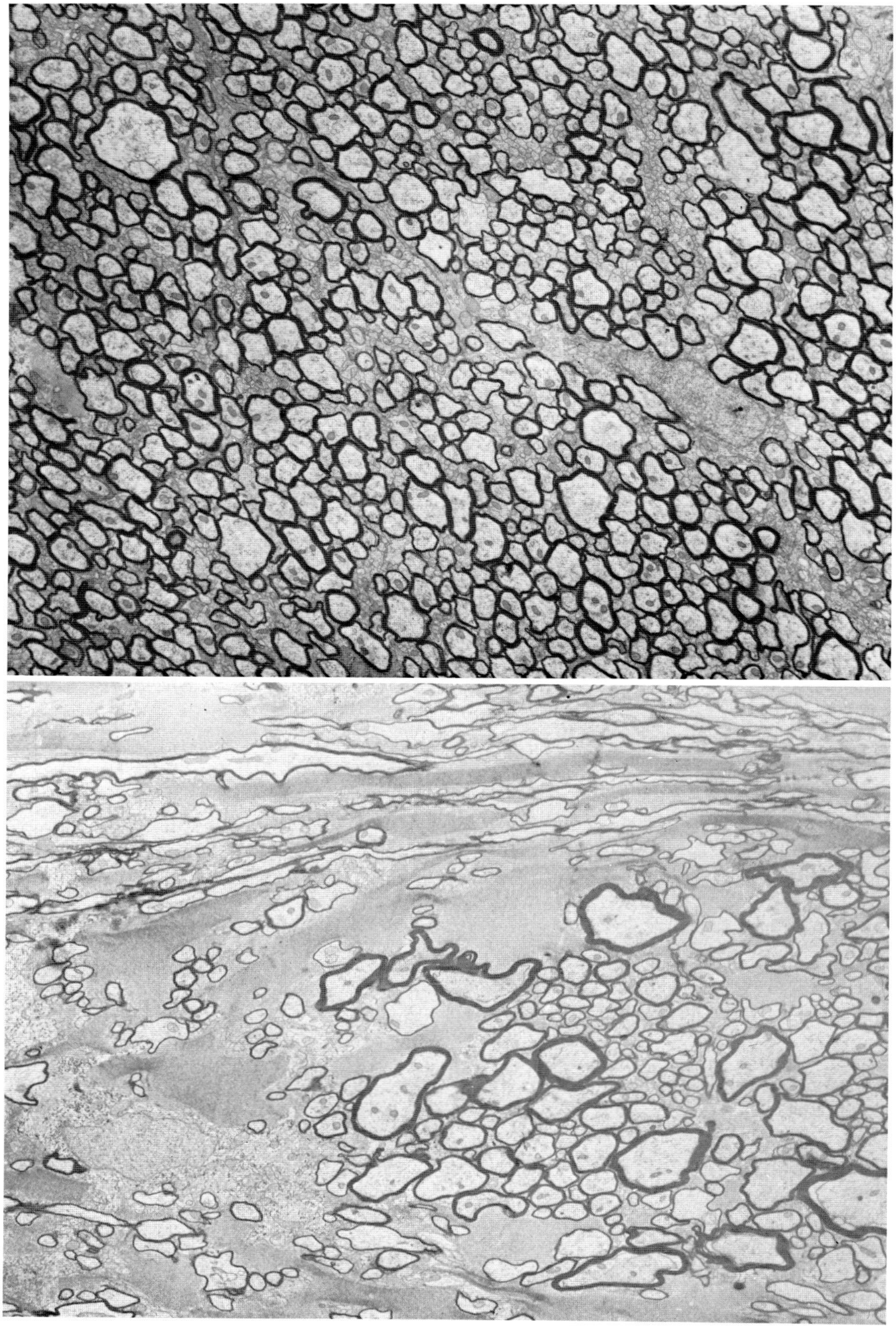

図 157 大脳白質
A. 正常の大脳白質　×6,000 (Hirano A et al. J Cell Biol 1966 ; 31 : 397)
B. 大脳白質の浮腫　×4,000 (Hirano A et al. Am J Pathol 1964 ; 45 : 1)

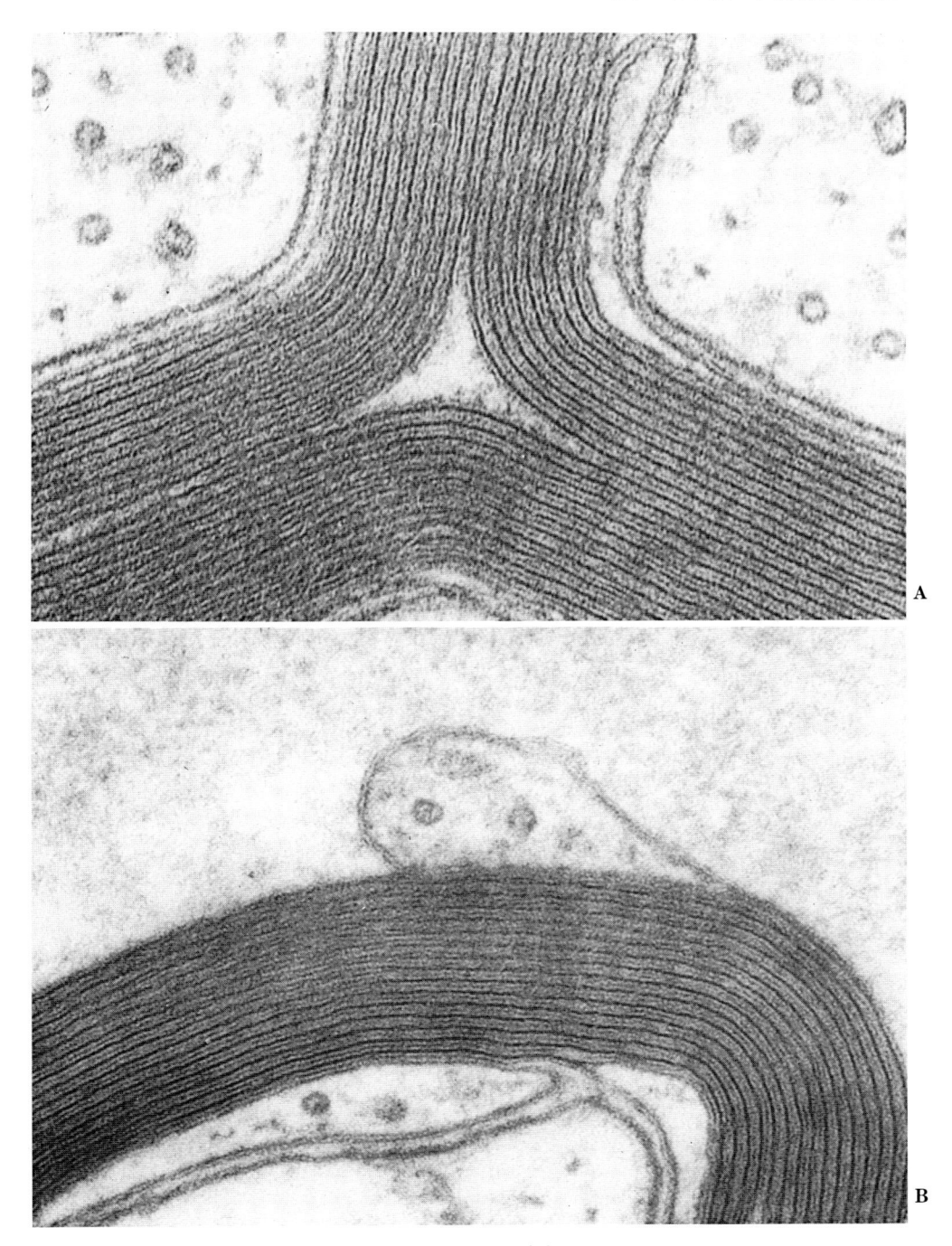

図 158 大脳白質
A. 正常の白質　×160,000　　B. 脳浮腫の白質　×128,000
(平野朝雄. 東京医学 1973；80：438)

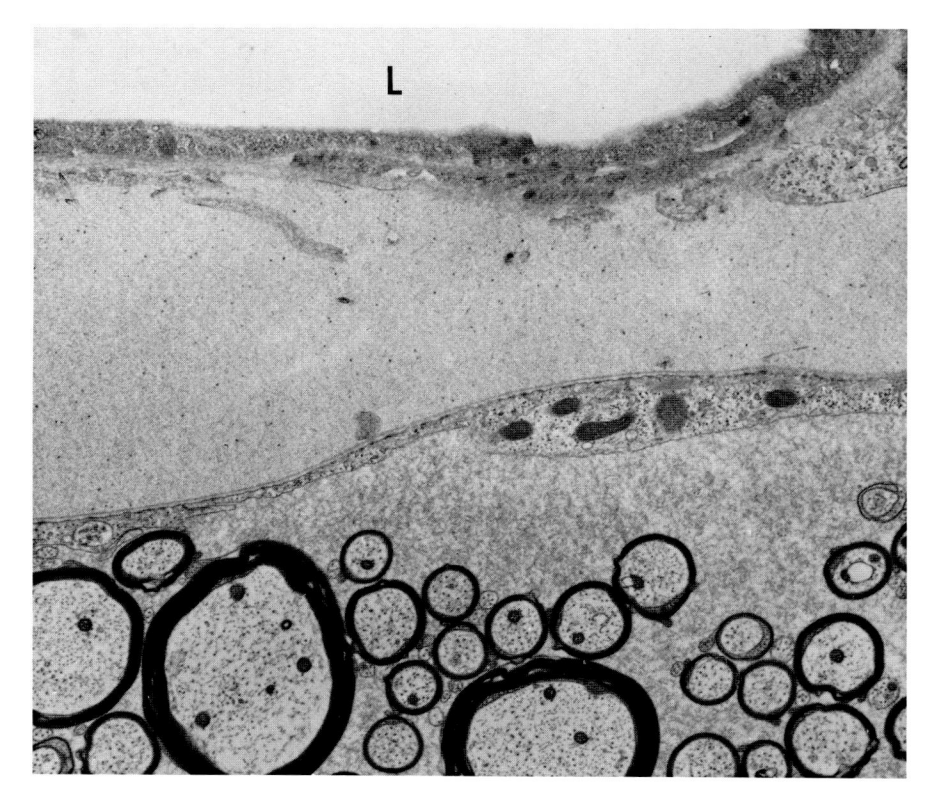

図 159 edema fluid が血管周囲腔と脳実質の細胞外腔に侵入している。
血管の内腔（L）は上部にある。
(Hirano A et al. J Neuropathol Exp Neurol 1978；27：571)

の実質の中に入っていくかをみる方が確実性のある研究法である。もっと強くいえば，それよりほかに道はないように思われる。このようにして実験動物に tracer を用い灌流固定をして調べると，正常の筋では予期されたように tracer は血管外に出て細胞間隙に拡がることがわかり，以前の所見に都合よく合う。つぎに正常脳の場合には tracer は血管内に溜まり，血管外には出ない。つまり tracer に対して血液-脳関門があるというわけである。それに対して浮腫を起こしている条件下ではこの関門は破れ，tracer は細胞間隙に拡がる（図157〜159）。これは灰白質でも白質でも同様に起こる。今までの所見とは正反対に，白く抜けた場所でなく，黒い tracer の侵入しているのは，きわめて狭い細胞および突起の間隙である。とくに灰白質では多数の細胞突起が入り込んでいて，まるで蜂の巣のように細胞間隙が明瞭に浮き上がってみえる。tracer は今まであれほど問題にされていた astrocyte の中には全然入っていない（図160）。

　さて，つぎの問題は，tracer がなぜ正常の脳の血管からは出ないかということである。すなわち脳の毛細血管と他の組織，たとえば筋の毛細血管とは構造的に違いがみられるかということである。このことは Karnovsky と Reese の実験で明らかにされた。すなわち脳の血管には **fenestration** がなく，tight junction をもち，pinocytotic vesicle がきわめて少ないという特

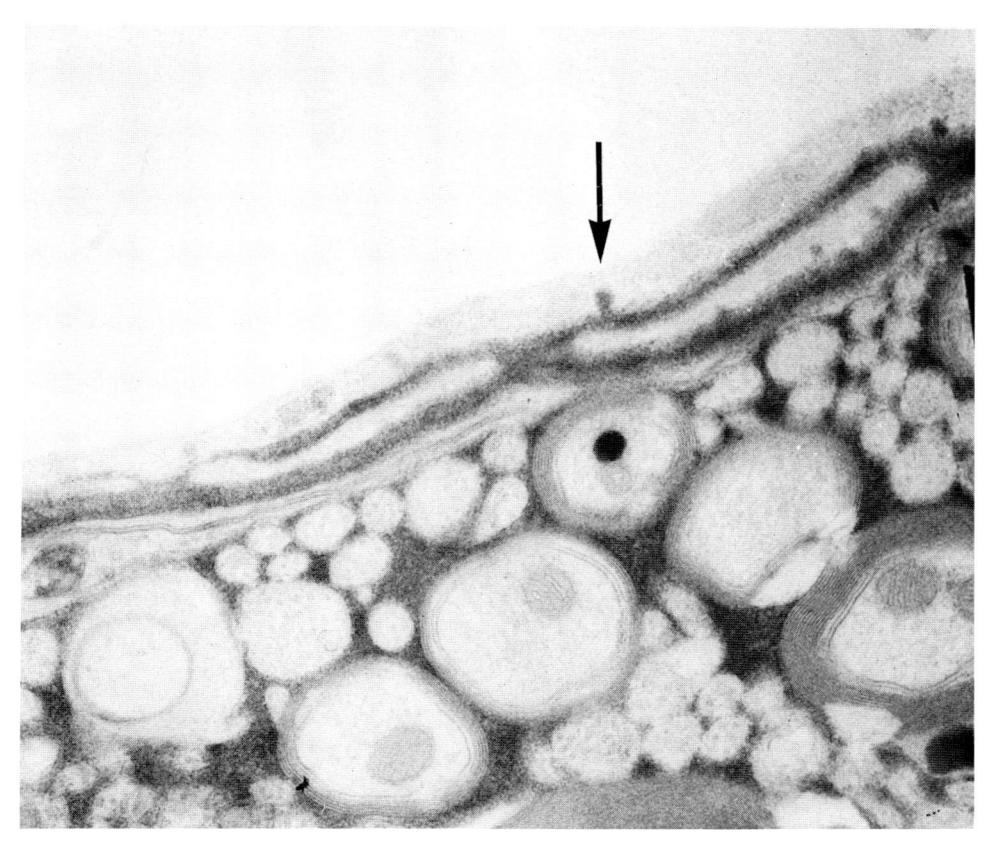

図160 大脳皮質に peroxidase を注入した場合に，peroxidase は細胞間隙に拡散する。矢印は黒色にみえる peroxidase が血管内皮細胞のなかへ pinocytosis により取りこまれているところ。
×36,500
(Hirano A. The Structure and Function of Nervous Tissue. Vol 2. Academic Press, 1969:69)

色がある（236頁参照）。筋の場合には pore はないが open junction をもち，pinocytotic vesicle は多数ある。tracer を入れると open junction にも pinocytotic vesicle にも入り込み，主として pinocytosis により血管外に出ていくのに対して，脳では tight junction で阻止され，pinocytotic vesicle は tracer を運ばず，tracer は血管外には出ない。

それでは浮腫のときに tracer がどういう道をたどって血管の壁を越えるかということになる。この答えはなおまだ，まったく解決されたとはいえないが，つぎのような少なくとも五つの可能性がある。第一は tight junction が open junction に変わること（図129，130），第二は pinocytotic vesicle が tracer を運搬するようになること（図131），および小胞がお互いに癒合して transendothelial channel を形成すること，第三は内皮細胞に不規則な突起ができて大量の液を飲み込み，外にはき出す変化を起こすこと，第四は細胞膜が異常に透過性を増し，拡散により直接通っていくこと（図161，162），第五は前述したように新しく fenestration がつくられること。これらを支持する所見はそれぞれ得られているが，それに対する解釈および意見は現

284　3. 病因からみた神経病理学

在のところまったく一致しているわけではない。もちろんそのほかに実際の病変では穿孔傷により血管そのものが破られて出血すること，さまざまの原因により血管がまったく機能を失い，壊死を起こすことなどが関与する．

最後になぜ白質に浮腫が著明なのかということである．著者はこの現象をある程度は形態学上から説明できるのではないかと思う．すなわち灰白質では神経細胞の多数の樹状突起が拡がり，それに対して入り込んだ多数の軸索やグリア細胞の突起があらゆる方向に複雑に組み合わ

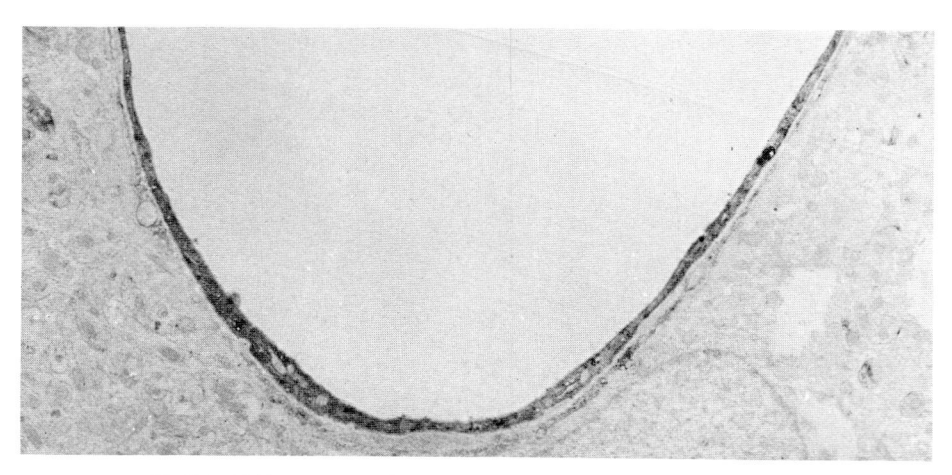

図 161　電気ショックを受けたネズミの第三脳室付近の血管　×6,000
peroxidase により内皮細胞が一様に黒く染まっている．血管腔内に注入された peroxidase は灌流固定のために洗い流されている．
（Hirano A et al. J Neurol Sci 1970；10：205）

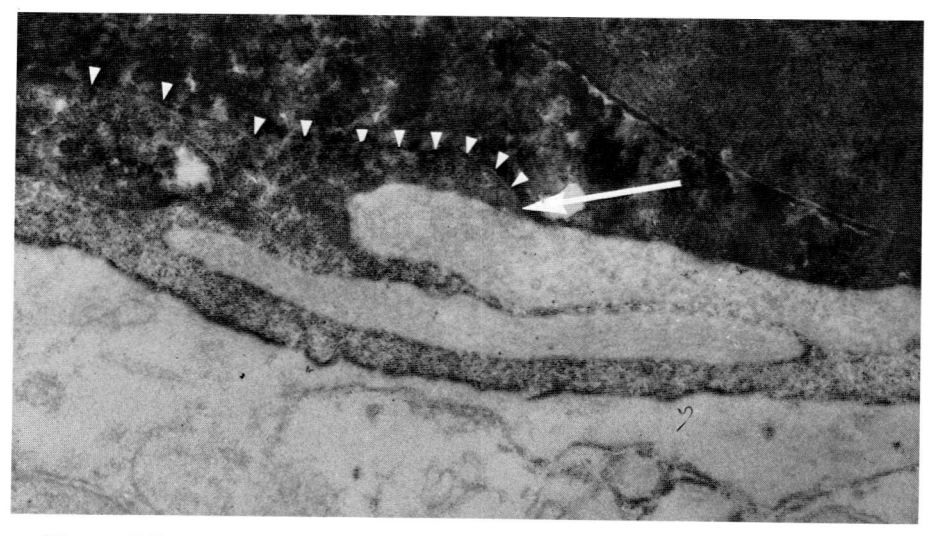

図 162　電流ショックを受けたネズミの大脳の血管の内皮細胞の接触部（矢印）　×70,000
一つの内皮細胞には peroxidase が侵入して黒染（矢印頭）．血管周囲腔にも peroxidase が侵入．
（Hirano A et al. J Neurol Sci 1970；10：205）

さり，入り込んでいるが，白質では同じ種類の神経突起が同じ方向に並んで束をなすまったく異なる所見である．さらに灰白質では多数のシナプスやその他の接着装置でお互いが結合されていること（図163）を考えれば，たとえ細胞間隙に浮腫液が浸出しても拡張はきわめて制限され，比較的抵抗の少ない所に流出すると考えられる．その点，白質には髄鞘が多く，シナプスはほとんどなく，細胞突起はばらばらになりやすい構造になっている．また白質には細静脈 venule がはるかに多く細静脈は損傷に対して抵抗が弱いともいわれている．

以上の説明は浮腫液の流出ばかりでなく，出血および腫瘍細胞の浸潤が白質の神経線維の走行に沿って起こるなど，平常みられる病変にも広くあてはまると思う．

炎症性の浮腫液は血漿に起原し，電顕で構造のない透明な empty にみえるものでなく，濃淡の差はあっても血漿に似た所見を多少とも示すものである．細胞間の empty の空間は artifact のほかに浮腫液が固定その他の操作でほかの物質に洗い流されて包埋剤に置き換えられたと考えられる．浮腫液は決して停止しているものでなく，時間の経過とともに移動し，種々の細胞

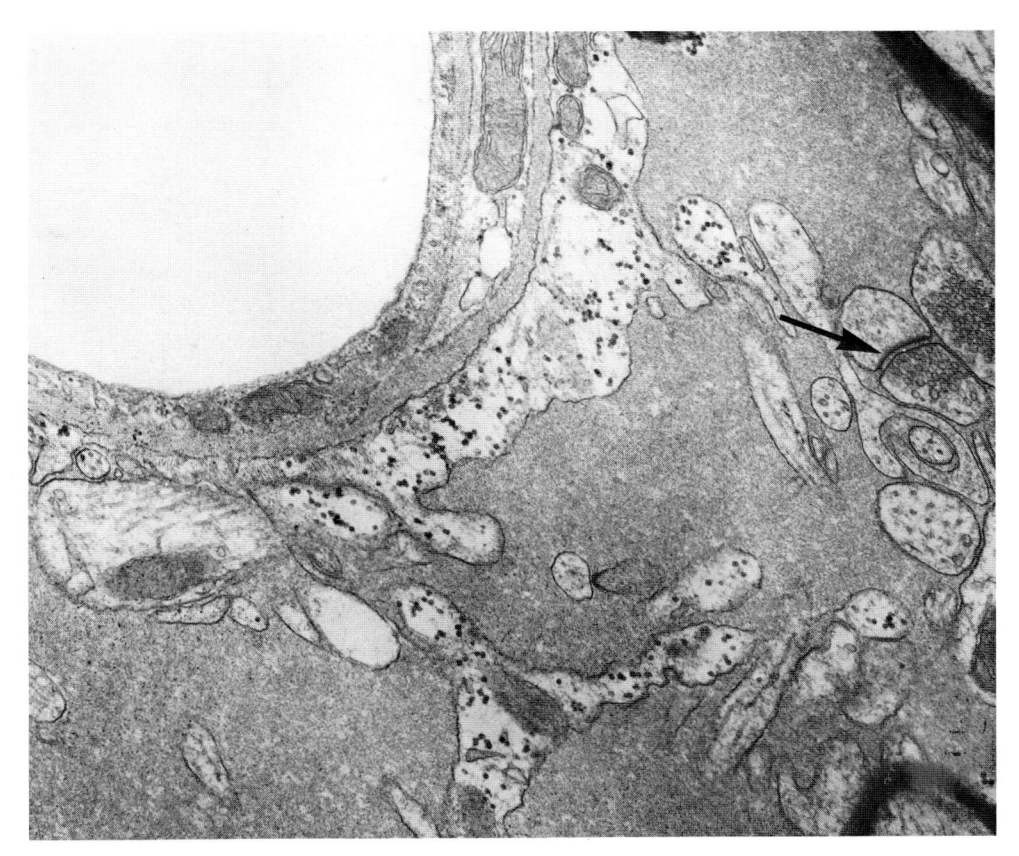

図 163 脳浮腫　×35,000
電子密度の高い edema fluid が細胞間隙を拡大している．血管周囲の astrocyte の突起は白くふくれて，中に glycogen の顆粒を含む．他の細胞間隙と違い，シナプスの結合はよく保たれている（矢印）．
(Hirano A. The Structure and Function of Nervous Tissue, Vol. 2. Academic Press, 1969 : 69)

の中にとり入れられ，その各時期の所見は異なる。たとえば多糖類を脳の中に入れた場合に細胞間隙に拡がり，1週間後にはほとんどすべての多糖類を含んだ液は細胞間よりグリア細胞の中に入り，グリアは球のようにふくれあがるのはそのよい例である。浮腫病巣の修復機序については生田ら（1984）のすぐれた形態学的研究が報告されている。電顕でみえる tracer による実験は，あくまで，その tracer に対しての所見であり，浮腫液の本体をなす水や Na，Cl ではない。そこに今後の根本問題が残されている。将来，電顕以外のさまざまの研究方法と電顕の組み合わせなどにより，昔からの脳の浮腫の謎が少しずつでも解け，治療面に光明をもたらす日のくることが期待される。

文献
平野朝雄, 松井孝嘉. 脳浮腫, 脳の微細病理形態からみた解説. 脳外 1978；6：211-219
Hirano A. A possible mechanism of dysfunction as the result of brain edema. In : Cervós-Navarro J, Ferszt R, eds. Advances in Neurology. Vol 28. Brain Edema ; Pathology, Diagnosis and Therapy. New York : Raven Press, 1980 : 83-97
Hirano A, Llena JF. Morphological aspects of brain edema. In : Federoff S, Herz L, eds. Advances in Cellular Neurobiology, Vol 4. New York : Academic Press, 1983 : 223-247
生田房弘, 吉田泰二, 大浜栄作, 小柳清光, 武田茂樹, 山崎一徳, 渡部和彦. 病巣修復の一過程としての脳と末梢神経の浮腫. 神経進歩 1984；28：599-628
Hirano A, Marmaron A, Nakamura T, Inoue A. The fine structural study of brain response to intracerebral infusion of serum in the cat. In : Inaba Y, ed. Proceedings of the 6th International Symposium on Brain Edema. New York : Springer-Verlag, 1985 : 32-39

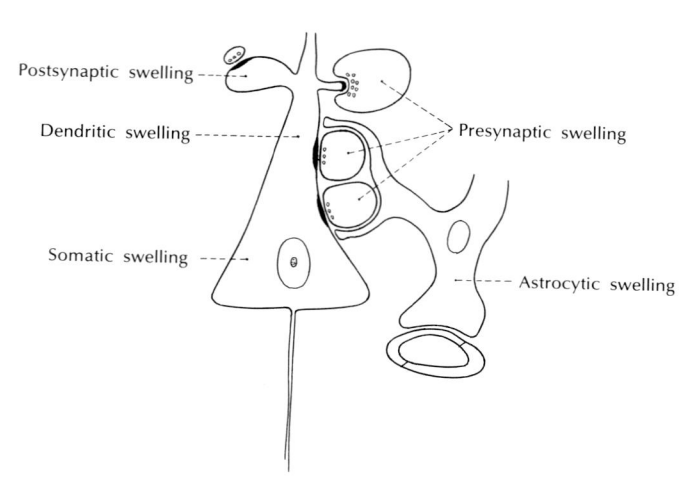

付1〕 脳の灰白質の海綿状態

脳の灰白質の海綿状態 spongy state of gray matter は神経病理学の標本で，しばしばみられる所見である。この状態は急性の場合には，一般に，つぎに述べる四つの型およびその組み合わせにより起こる（図164）。

a. astrocyte が膨化する場合

これは急性の虚血の場合，および固定の悪い脳組織によくみられる所見である。paraffin 包埋の H.

図 164　脳の灰白質の海綿状態

E. 標本で血管周囲，subpial region（柔膜下部），および astrocyte の核の周囲が一様に大きく白く拡がっている（180頁参照）。一般にさらに神経細胞の変化も多少とも伴っているものである。

b. presynaptic または postsynaptic terminal が膨化する場合

このよい例は Creutzfeldt-Jakob 病である（401頁参照）。neuropil に多数の小さな空胞が出現するが，血管周囲や細胞体の膨化は比較的少ないのが特徴である。しかし，これも程度の問題で，変化が強度の場合には astrocyte や神経細胞体の空胞化も起こる。さらに死後変化や虚血による二次的変化が加われば astrocyte の膨化が起こり，海綿状態はより著明となる。

c. postsynaptic terminal および樹状突起が膨化する場合

これは動物実験で，ouabain を脳内に注入した場合に2時間以内に起こる灰白質の海綿状態にみられる所見がよい例である。一般に，樹状突起の膨化は組織の固定が不適当な場合にもよく起こるために，その病的意義を決めるには慎重な注意を要する。

d. 神経細胞の膨化する場合

神経細胞の核周辺部が膨化して白く抜けてみえる場合である。これは胎児，新生児，乳幼児の脳の paraffin 包埋した標本にみられる所見である。

付2〕 脳の白質の海綿状態（図165）

脳の白質の海綿状態は paraffin 包埋の H.E. 染色標本で，ただ浮腫とかたづけられているのが一般の傾向である。しかし電顕で詳細に調べると，つぎのような，さまざまの形態学的所見が得られる。

中枢神経の白質には細胞体としては astrocyte と oligodendroglia があり，細胞突起はグリアのほかに多数の軸索があり，その中で多数のものは髄鞘で囲まれている。そのほかに血管があり，これらの構成細胞がそれぞれ狭い細胞間隙を隔てて密集している。

白質の海綿状態は，これらの各要素がそれぞれ選択的におかされて生ずることもあり，またその組み合わせの所見を呈する。

a. 細胞間隙が一様に拡大する場合

これは前述したように炎症性の血液由来の浮腫液が急性期に細胞間隙に浸出する場合がよい例であ

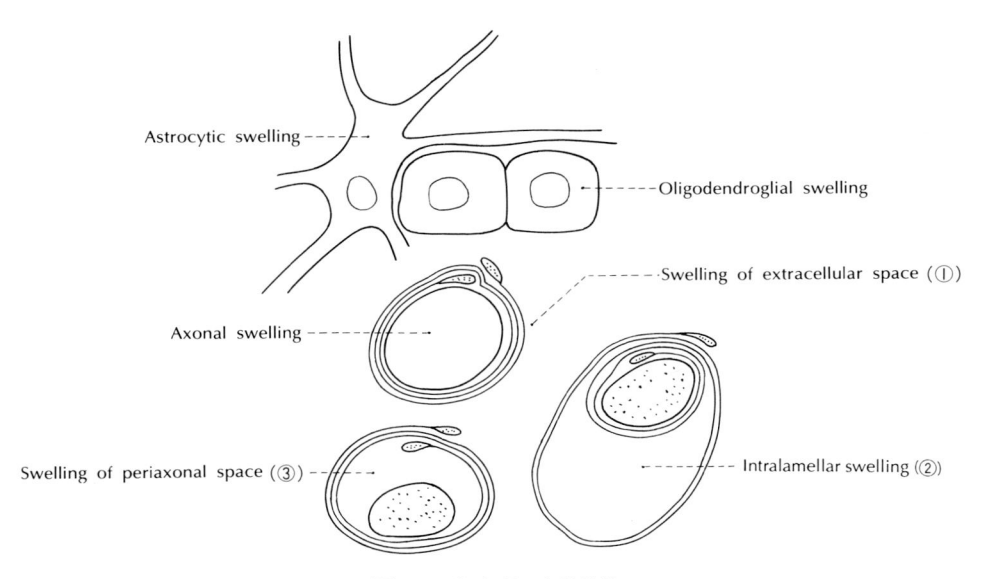

図 165 脳白質の海綿状態

288　3．病因からみた神経病理学

る．そのほかに組織の壊死により，細胞間隙が拡大することもあるが，この場合は局所的のことが多い．たとえば梗塞のあとの cystic space がこれにあたる．

b. 細胞が膨化する場合

　無酸素症，中毒，または組織の不良固定のために死後変化が進み，astrocyte が変化を起こし，ふくれることはよく知られている．この場合は astrocyte の細胞基質が一様に白く抜けてみえるが，そのほかに astrocyte の細胞体内に多数の vesicle（小胞），fibrillary substance や glycogen 顆粒が増加してふくれあがることもある（図86参照）．

　oligodendroglia が膨化することは，昔から類粘液変性 mucoid degeneration とか，oligodendroglia の halo 形成として病理学的になじみ深い．電顕でも，oligodendroglia の細胞体に cryptococcal polysaccharide が多量にとり込まれることは観察されている．

c. 軸索が膨化する場合

　軸索が膨化して白質が海綿状態になるよい例は，シアン化物中毒の急性期に起こる脳梁の中央部の変化である．軸索が空白化して内径は拡大する．周囲を囲む髄鞘は，そのために層の数は減少するが，各層の構造の変化は認められない．

d. 髄鞘の intralamellar split

　これは前述した（205頁参照）．

e. 軸索周囲腔 periaxonal space の拡大による場合

　軸索周囲腔，すなわち軸索と髄鞘の間の細胞間隙が拡大する場合もある（図166）（150頁参照）．

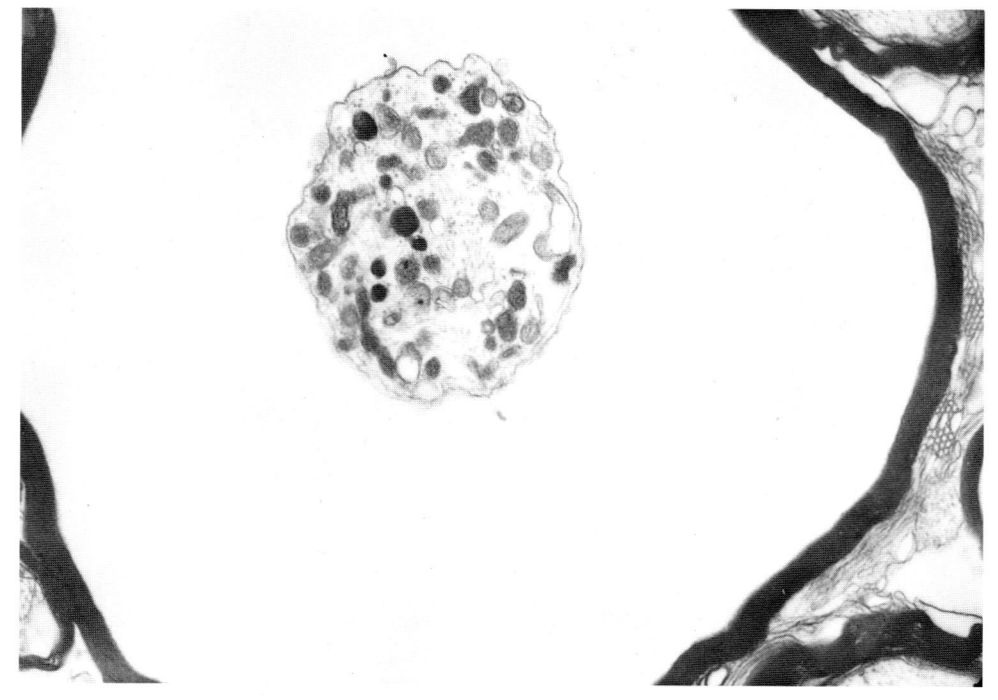

図 166　periaxonal space が白く大きく拡がり，中央の軸索と周囲の髄鞘にも変化がみられる．とくに髄鞘の外側は蜂の巣状の構造を示す．　×17,800
(Hirano A. The Structure and Function of Nervous Tissue, Vol 5. Academic Press, 1972 : 73)

文献
Hirano A. Edema and myelin associated extracellular spaces. In : Inaba Y, ed. Proceedings of the 6th International Symposium on Brain Edema. New York : Springer-Verlag, 1985 : 6-13

付3〕 有髄神経に関係した細胞外腔（図165）

　有髄神経に直接関係した細胞外腔は一体何カ所あるだろうかと質問すると，正常の有髄線維をみなれている人はちょっととまどうと思う。神経病理の立場からみると，病変によりそれぞれの有髄神経内の細胞外腔が拡大して著しく目立ってくるので，その存在を容易に確認することができる。答えは五つである。第一は有髄線維をとりまく細胞外腔で，正常の白質ではきわめて狭いが血管性浮腫では電子密度の高い浮腫液が血液-脳関門を破ってここに浸出することは上述した。第二は triethyltin 中毒にみられる intralamellar split（205頁参照）で，この場合は血液-脳関門は正常で split の中は無構造であることも前述した。第三は periaxonal space で，第四は Schmidt-Lanterman cleft の細胞質の間に規則的に存在する細胞外腔（Hirano 1982）である。有髄神経をとりまく細胞外腔にある液がここに浸出してくることは hypotonic solution に末梢神経を浸したとき，tracer を細胞外腔に入れたとき，さらにヒトの postmortem の所見としてしばしば電子密度の高い液がこの部に著明に蓄積されることから理解される。これは，末梢神経では正常でも external mesoaxon のところに tight junction を欠くことがあるので，ここから Schmidt-Lanterman cleft 間の細胞外腔に浸出するものと推定される（Hirano, 1982）。この所見は言葉をかえてみると，この部から細胞外腔と periaxonal space の間に近道があることになる。第五は paranode の transverse band の間の細い数条の extracellular channel で，これは node の細胞外腔と periaxonal space を結ぶ遠々とした細長い通路である（203頁参照）。興味深いことは，これらの五つの細胞外腔がそれぞれ結合装置によって別々の compartment に区画されていることである。

文献
Hirano A : The permeability of the extracellular space at the Schmidt-Lanterman clefts and paranodes in peripheral myelin sheaths. Acta Neuropathol 1982 ; 58 : 34-38
Hirano A, Dembitzer HM. Further studies on the transverse bands. J Neurocytol 1982 ; 11 : 861-866
Hirano A. Reaction of the periaxonal space to some pathological processes. In : Zimmerman HM, ed. Progress in Neuropathology, Vol 5. New York : Raven Press, 1983 : 99-112

　ときとして問題とされる偽脳腫瘍 pseudotumor cerebri についての形態学的所見はなお不明である。この病気は良性頭蓋内圧亢進症 benign intracranial hypertension といわれるように，患者は回復するので，その剖検所見はなく，もしあったにしても，その場合の診断は疑わしいことが多い。

付4〕　ischemic infarct に伴う浮腫

　ischemic infarct に伴う浮腫については特徴的な型が動物実験により観察されている。最初の変化は水分の増加で，そして astrocyte の突起の膨化をきたす。血液-脳関門は数時間後になって破壊される。すなわち，初期の変化はいわゆる cytotoxic edema で，その後になって vasogenic edema が生ずるといわれている。

付5〕　Reye's syndrome

　私が初めてこの症候群に関係したのは1967年に New Jersey State Department of Health よりの

NIH grant の site visit のときである．1963 年，Reye らは，重篤な脳浮腫と肝の脂肪変性を主徴とする 21 例の小児の臨床病理所見を発表した．その後，世界的に同様の症例が報告され，現在では小児の死因の中で主要な位置を占めるといわれている．ウイルス性疾患後数日の回復期に発症することが多いとされている．また，サルチル酸製剤（アスピリン）との関係で発病してくることも報告されている．

文献
Partin JS, Mc Adams AJ, Partin JC, Schubert WK, McDaurin PL. Brain ultrastructure in Reye's disease, II. Acute injury and recovery processes in three children. J Neuropathol Exp Neurol 1978 ; 37 : 796-819

付6〕 脳浮腫の治療について

最も適切な治療は，たとえば拡大性病巣を切除するなど，成因を除くことである．そのほかに緊急の場合には osmotic agent が生命を助ける手段となる場合も少なくない．脳の毛細血管は，O_2，CO_2，N_2O など麻酔薬のガスや glucose, H_2O，そして脂肪に溶解する薬剤などを例外として通過させるが，その他の大部分の物質に対しては血液-脳関門を有する．そのために，urea, mannitol や glycerol などの osmotic agent により血液と脳組織の間の浸透圧の差は容易に確立できる．こうした薬剤は脳に脱水をきたす．この場合，浮腫のある病巣部は正常の脳の部分よりも効果が少ないが，脳全体としての脱水効果はある．利尿効果のある furosemide は脳浮腫を抑えるのに使用されている．血清の浸透圧を上げるほかに，脈絡叢に作用してその髄液産生率を抑える働きをもつためによるといわれる．corticosteroid は最も重要な薬剤で，特に合成ステロイドである prednisolone と dexamethasone が広く使用されて，脳腫瘍に効果のあることがよく知られている．ischemic edema については意見が一致していないが，stroke の患者には広く使用されている．ステロイドは膿瘍や結核性髄膜炎による脳浮腫そのものにはきわめて有効であるが，病原菌そのものに対する患者の抵抗力をおとすのでとくに注意を要する．効果は治療を始めて 24 時間以内にみられ，長い間有効に保ちうる．腫瘍そのものの大きさを縮小させることもある．その浮腫に対する機構についてはなお不明の点が多いが，lysosome の働きを抑えるとか，病巣部付近の毛細血管の障害を抑えることにより浮腫液の浸透と拡大を少なくすることなどがあげられている．

C 外傷

本項では外傷に由来する神経障害を述べる．第一に注目すべき点は，脳はさまざまの強い組織で保護されていることである．まず，毛髪におおわれた頭皮の皮膚上皮は，**帽状腱膜** galea aponeurotica とよばれる厚い結合組織の膜に多数の索で密接に連結されているために，皮下出血は拡がらずに局所にとどまる．頭に，こぶができやすいのはこのためである．その下の頭蓋骨・髄膜が脳を保護している．脳外傷は自動車事故その他の社会生活の高速度化から，きわめて重視されている．現在アメリカでは，外傷は死因の上位を占め，その大部分は中枢神経の外傷によるものといわれる．

ここでは，実際に臨床的に問題となる，おもなテーマだけをとりあげて，その病理の要点のみを述べる．一般に，この分野は病理学的にみては，ほとんど最近の進歩をみていない分野で

ある．

　以下，いくつかの問題を別々にとりあげてゆくが，これは，あくまで記載の便宜上のもので，実際に脳外傷の患者をみた場合には，決して，別々に分類されるものとはかぎらず，その組み合わせが一般であり，その臨床像と病理所見との相関的診断は決して容易でない．理論と実際は，常に車の両輪のように必要で，実際の症例に直面しての経験が，真の答えを教えてくれるものである．このことは，すべての場合についていえるが，とくに頭部外傷に強調すべきである．

文献
Graham DI, McIntosh TK, Maxwell WL et al. Recent advances in neurotrauma. J Neuropathol Exp Neurol 2000 ; 59 : 641-651

1. 頭蓋骨折 skull fracture

　頭蓋骨折それ自体は，軽い線状骨折のときは，大きな問題とならないことが多い．しかし，それが偶然に血管を破る場合や，髄膜を破って，髄液がもれる場合や，陥没骨折　depressed fracture により脳組織が挫滅される場合，および二次的感染が合併する場合には，できるだけ早い処置が要求される．陥没骨折の場合，頭蓋骨の内層は外層よりも強く変形し，破壊される（図167）．骨折部が頭皮の裂傷により，外部と交通している場合は **compound** または **open fracture** という．骨折の起こりやすい部分として，脳底部があげられる．ここでは骨折線に血管や，脳神経の出入口が含まれる．脳蓋底骨折が錐体骨 petrous bone に及ぶ場合には，耳の後部か乳様突起 mastoid process に出血斑が起こり，Battle's sign として知られている．

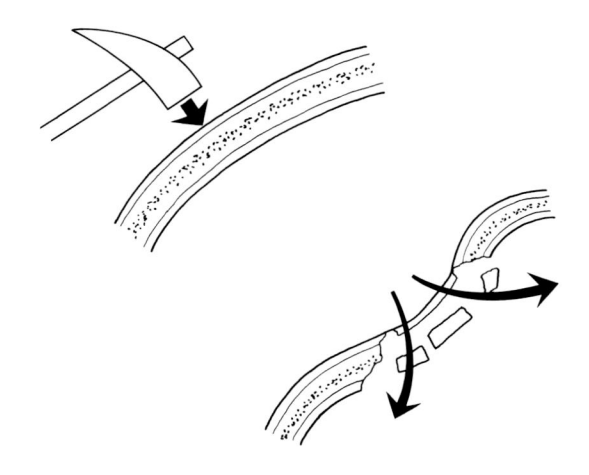

図 **167**　頭蓋骨の陥没骨折

2. 貫通創 penetrating injury

　これは外部から直接に脳内に貫通する外傷で，鋭い刃物で刺した場合，骨折を伴って脳内に達する場合や，脳外科の burr hole 後の穿刺などは **stab injury** とよばれる。局所的な脳の挫傷と同時に，血管の破綻による出血を伴う。これは脳内出血とともに，くも膜下出血を起こすこともある。さらに傷口が外部に開いているために，後に感染をきたしやすい。

　この特殊なものとして，銃創 bullet injury がある。これは弾丸によるものであるが，近くで発射された場合には，速度が速いために頭蓋骨を貫通する。これを perforating injury という（図168）。そのための脳損傷の程度は，弾丸の大きさ，速度によってさまざまである。時には出

Penetrating injury

Internal ricochet

入口　　出口

Perforating injury

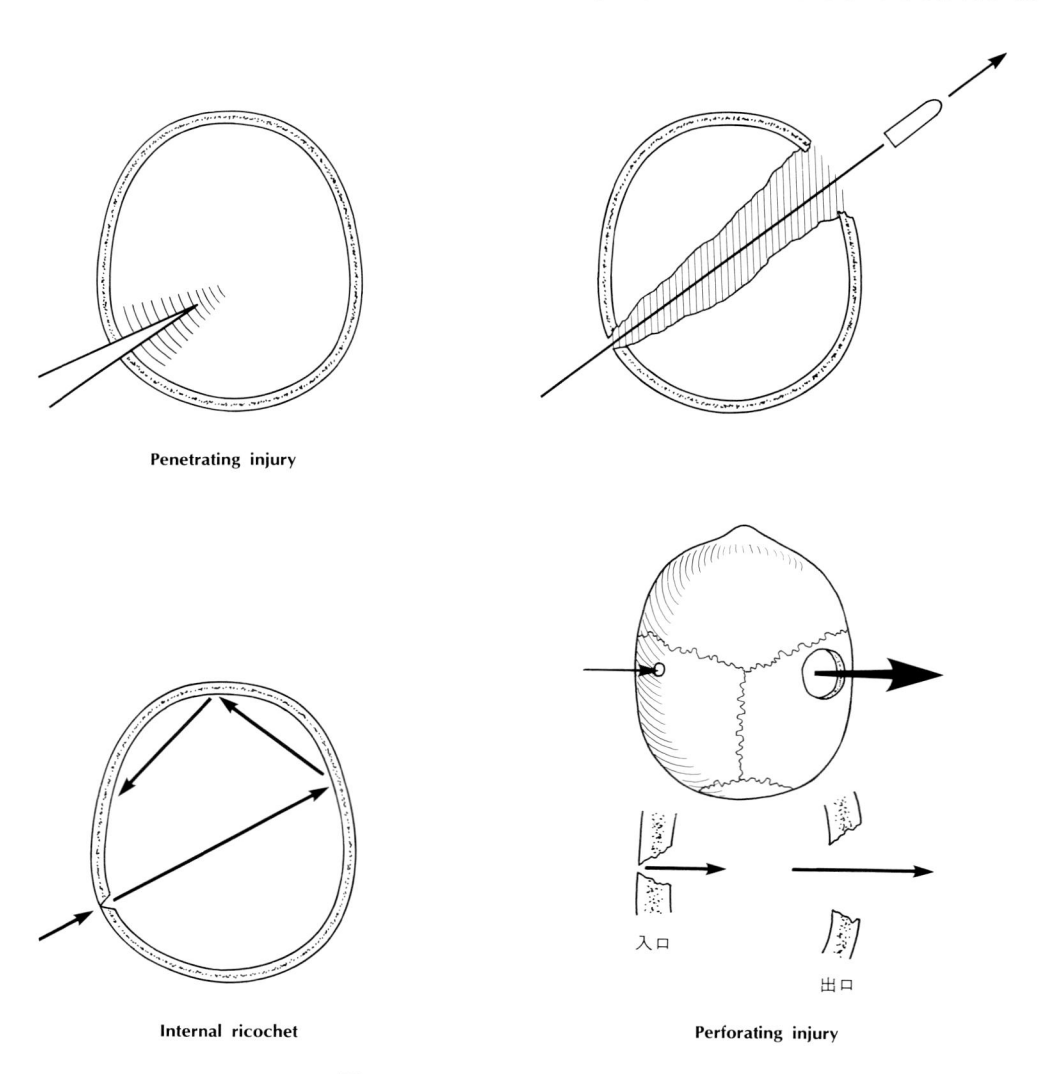

図 168　stab injury と bullet injury

口の方が入口よりも傷口の大きいことがある。

3. 鈍傷 blunt injury

これは平らな面や鈍器で打った頭部外傷にみられる。たとえば硬い床に頭をなげ出されたとか，または板や，太い棒で頭を強打されたとかいう場合である。この場合，頭蓋の急激な変形が起こる。そのために骨折を伴うこともある。脳は血管と脳神経により頭蓋骨および硬膜の中に，つりかけられて，髄液の中に浮かんでいる。そのために頭の運動状態の急激な変化が起こると，それに伴う頭蓋内部にある脳の相対的運動が問題となる。この場合，脳はとくに圧縮されて小さくなるわけではないが，強い変形をきたす。脳の鈍傷は**脳振盪** concussion と**脳挫傷** contusion に区別される。脳振盪は意識を一時的に失い，その他の一過性の神経症状をみることもあるが，形態学的変化はみられず，その臨床像の説明は不明である。挫傷と**裂傷** laceration は，神経症状を裏づける形態学的変化がみられる。外力の加わった場所の直下の挫傷は coup contusion といわれ，外力が加わった場所のちょうど向かい側の脳の部分が損傷をきたすと contrecoup とよばれる。それとともに外力の加わった場所に相当する脳も損傷を受けている場合は，**coup-contrecoup** とよばれる。この種の外傷による脳の損傷部には好発部（図 169）があり，それは脳の頭蓋に面している突出部である。とくに前頭葉および側頭葉の極 poles が好発部である。さらに前頭葉の頭蓋底面である眼窩回と嗅球がおかされやすい（図 170, 171）。それに対して，小脳半球の後部表面は損傷をまぬがれる傾向がある。これは頭蓋および硬膜の表面が

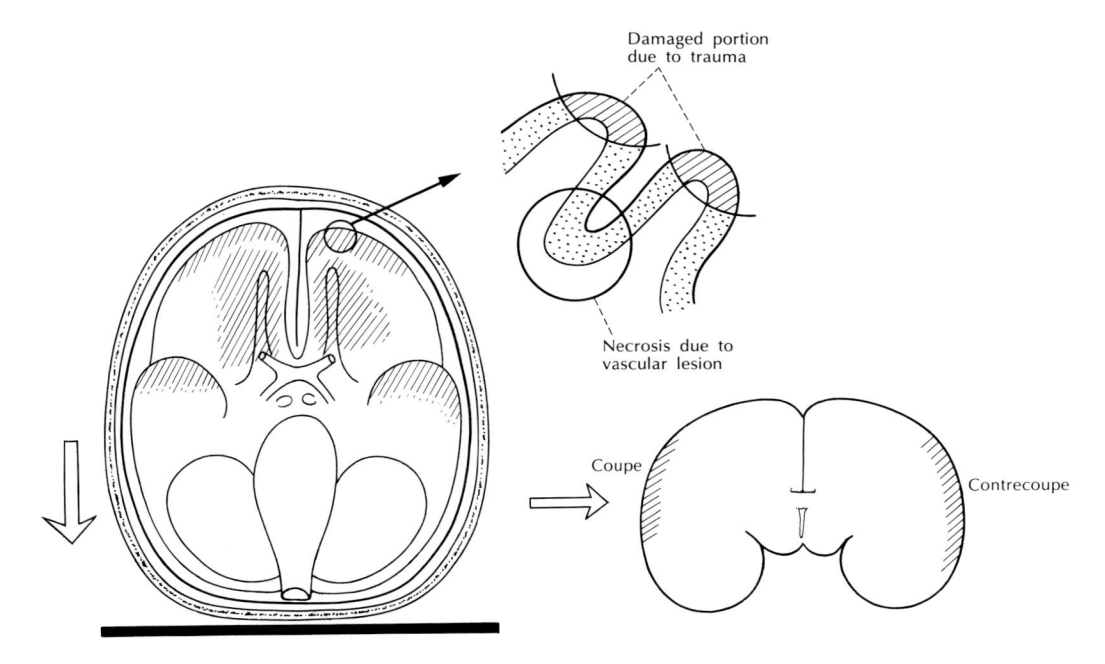

図 169 脳挫傷の好発部

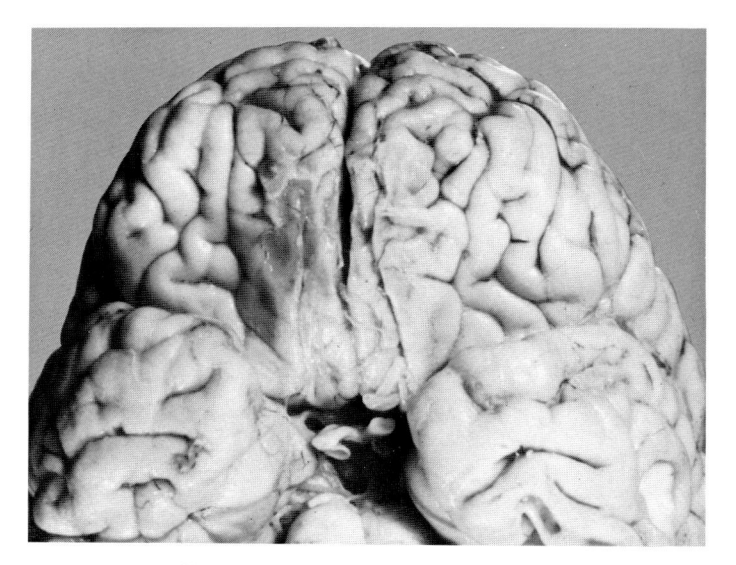

294　3．病因からみた神経病理学

図 170　前頭葉基底部の古い外傷性病変

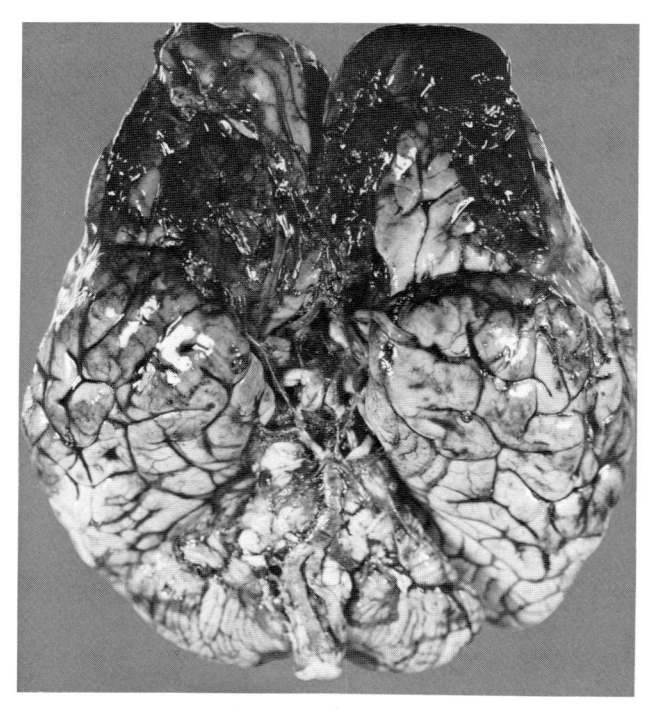

図 171　前頭葉の挫傷

比較的平滑であるためといわれている。これらの外傷による脳の損傷部は明らかな特徴があり，脳の表面，すなわち皮質が被膜および頭蓋に衝突して起こるために，表面の突出部が挫滅されて，深部，すなわち溝 sulci は損傷をまぬがれる傾向がある。この場合，出血は必然的に起こり，脳内以外に，表面のくも膜下にもみられる。**裂傷** laceration は組織が強く伸展されて裂けることである。脳では主に白質にみられ，線維の走行に沿い，通常出血を伴う。強い頭部外傷では，挫傷と裂傷は，しばしば伴ってみられる。これらの脳外傷は，古くなっても明らかにそのあとを残し，brain cutting のときに思いがけずに発見することがある。とくに慢性アルコール中毒患者には多い。これらの古い局所的外傷部は，てんかん原性焦点 epileptogenic focus となることが知られている。これが原因でてんかん発作を起こした場合，**外傷性てんかん** post-traumatic epilepsy とよばれる。さらに古い外傷付近の白質に，広範な脱髄がみられることがあり，これは主として強度の外傷に伴った浮腫と後述する diffuse axonal injury（300頁参照）の結果である。

4. 硬膜外血腫 epidural (extradural) hematoma （図172）

頭部にいく総頸動脈は，内頸および外頸動脈に分かれ，外頸動脈は側頭部にいく浅側頭動脈 superficial temporal artery と，深部に入る内上顎動脈 internal maxillary artery に分かれる。後者の最初の分枝が中硬膜動脈 middle meningeal artery で，これは棘孔 foramen spinosum を通って，頭蓋底内部に現れ，頭蓋内面を，この動脈により生じた溝に沿って走り，頭蓋内側面の硬膜表面に分枝する。したがって外傷により頭蓋側部に骨折が起こった場合に，その骨折線が，この動脈を横断する場合には，この動脈も破れ，頭蓋骨と硬膜の間に動脈性出血を起こす。以前にも述べたように，脊髄の硬膜と異なり，脳では硬膜は同時に，頭蓋骨の内面をおおう骨膜でもあるので，その間には正常では特別の腔はない。その結果，強力な動脈血の噴出にもかかわらず，硬膜外出血の範囲は限定される。しかし，乳幼児では硬膜と頭蓋の関係は，骨の発育上とくに密接であり，さらに頭蓋そのものがやわらかく，骨折を起こしにくいことから，硬膜外出血は起こりにくい。硬膜外出血は，急速に進行し，続いて起こる脳圧亢進などのために，緊急な外科的処置を要する。頭頂部，前頭部，および後頭蓋窩 posterior fossa の硬膜外血腫は，しばしば硬膜や静脈洞および頭蓋骨の骨折に伴う静脈からの出血による。この場合は出血量も少なく薄い層をなし，その経過も慢性となる傾向がある。硬膜外血腫の約1/3の症例に，ほかの脳外傷すなわち硬膜下血腫や挫傷などを伴っている。さらにまれではあるが，内頸動脈瘤の破裂により，外傷なしに硬膜外出血をみることもある。脳外科手術後に起こる硬膜外血腫は決してまれではない。CT が診断上不可欠である。

図 172　硬膜外血腫

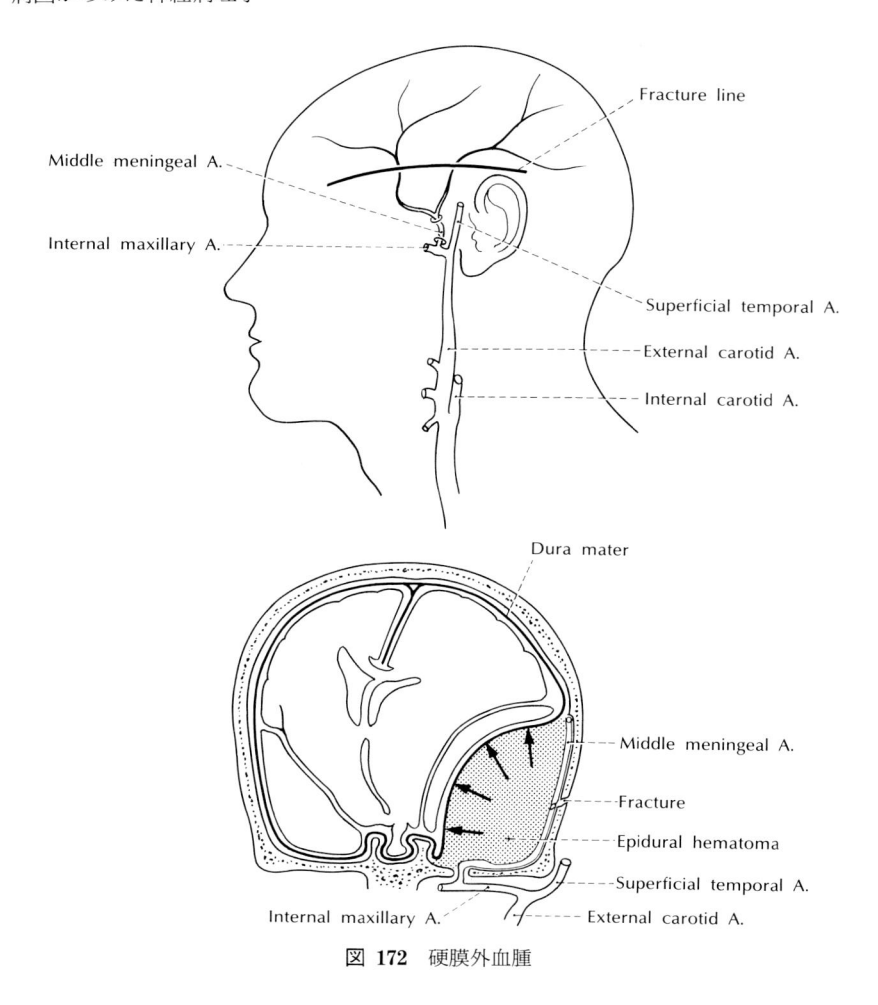

5. 硬膜下血腫 subdural hematoma（図 173〜175）

　硬膜下血腫は血液が硬膜とくも膜の間にたまるもので，これには急性のものと慢性のものとがある。急性のものは，脳挫傷に伴って起こることが多い。これは，一般には静脈洞に入り込む bridging vein および脳表の小静脈の破損による静脈出血のためである。この静脈の損傷は，頭蓋と脳との相対的運動の急変により生じるずれ shearing force のために起こるといわれる。しかし，例外として新生児では，出産のときの外傷で静脈洞が破れて，硬膜下血腫を起こすこともある。両側性に起こることもしばしばみられる。硬膜外腔と異なり，硬膜下腔はあらかじめ腔が存在するので，液が自由に抵抗なしに拡散し，上矢状静脈洞の付近から下方に向かい，比較的扁平な space occupying lesion をつくり，CT および MRI で確認される。

　この新鮮な出血巣に対して，硬膜の内面より結合組織の反応が急速に始まり，日が経つとと

図 173　硬膜下血腫

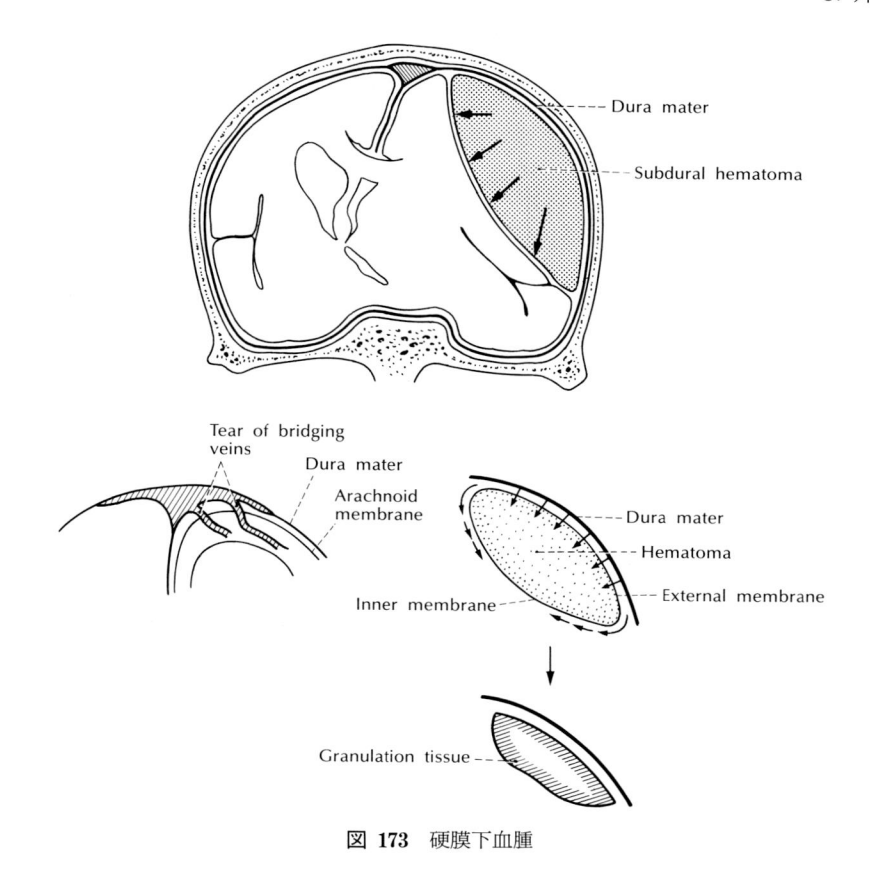

もに，肉芽組織を形成する．硬膜下血腫は，脳外傷を起こしやすい慢性アルコール中毒患者に多いが，そのほかに血液疾患や抗凝固療法などで，出血素因のある患者に起こりやすい．この場合，外傷の病歴を必ずしも得られるとは限らない．

　慢性硬膜下血腫では，とくに外傷の病歴は得がたいことが多い．その原因もまったくあいまいであり，なぜ長年月の後に，しかも進行性の硬膜下血腫が起こるかについて満足すべき説明はない．硬膜下血腫の拡がりや，その厚さはさまざまであるが，割面は紡錘型をなし，硬膜下に位置して，その端は上矢状静脈洞に達している．外膜，つまり硬膜そのものに接している膜と，くも膜に接している内膜とがあり，これらは両側では接続して，結合組織の袋をなし，そのなかに肉芽組織と出血巣を含んでいる．外膜は硬膜と癒着していることが多いが，古くなるとすっかり離れて，その厚さも硬膜と同じか，またはそれ以上に厚くなり，それだけをみたのでは，硬膜そのものと間違うくらいである．内膜は，通常の場合はくも膜とは癒着せず，容易にとり出すことができる．しかし，脳外傷が脳実質にも及び，くも膜の破裂を併発したときや，二次的感染があった場合などには，両者が癒着する．一般に脳のルーチンの検査で，硬膜内面が一部分褐色をしていて，上矢状静脈洞に続いているものをよくみる．その部分をピンセットで持ち上げると，薄い着色した膜を硬膜から引き離すことができる．これは，ごく軽い器質化

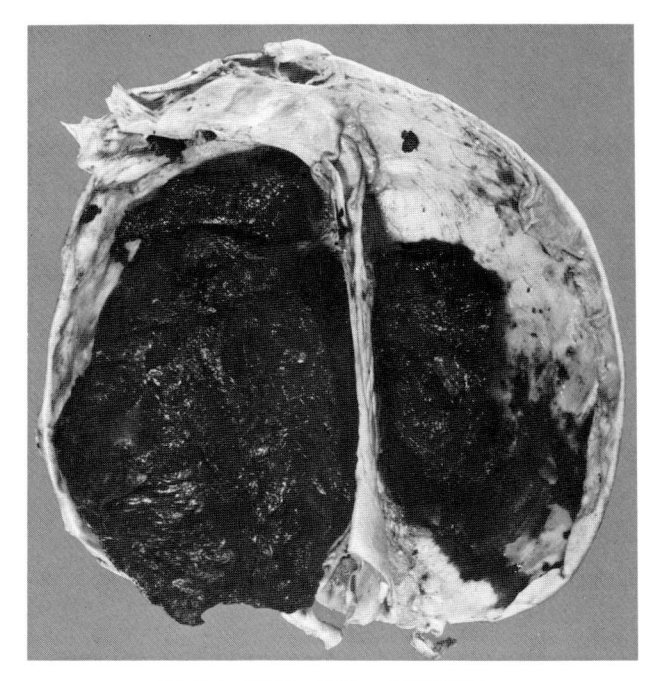

298　3．病因からみた神経病理学

図 174　両側性の新しい硬膜下出血

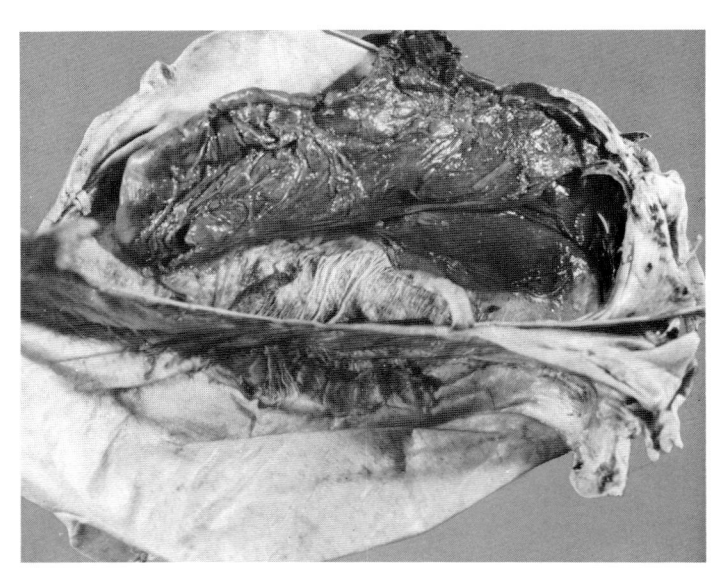

図 175　一側性の硬膜下血腫

された subdural membrane で，広い意味で硬膜下血腫である．しばしばみられ，そのつもりでみないと一般には脳をとり出すときに混じった死後出血で染まったものぐらいに考えて，見逃しがちである．そのほかに，硬膜下に褐色でない白い厚い結合組織の膜がおおっていること

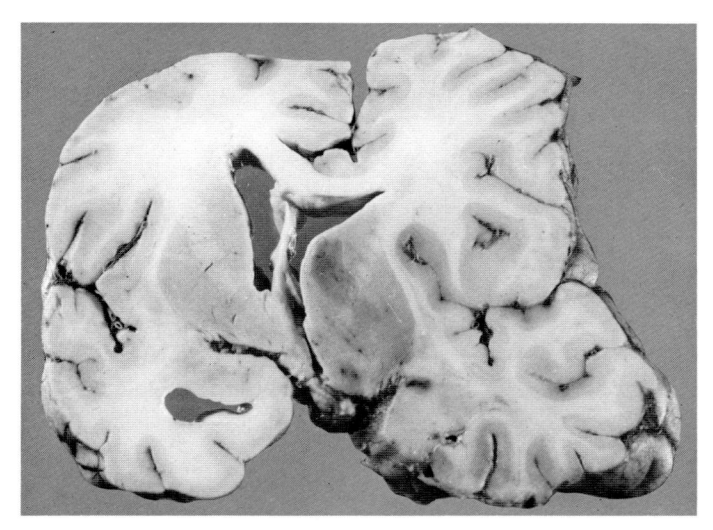

図 176 硬膜下血腫による脳の変形

がある。これは完全に自然治癒した硬膜下血腫と考えられるので，硬膜下血腫は必ず大きくなるという考え方は，必ずしも正当とはいえないと思う。硬膜下腔に，血液でない髄液と同じような液が結合組織の袋に囲まれているのを **subdural hygroma** という。慢性硬膜下血腫 chronic subdural hematoma は，脳圧亢進症状を起こし，外科的治療の最適な対象の一つである。しかし，老人性痴呆やその他の痴呆に慢性硬膜下血腫を伴うことはまれではなく，その場合は脳全体の萎縮がひどいために，脳と頭蓋の間に大きな腔ができて，両側性の大きな慢性硬膜下血腫にもかかわらず，脳圧亢進はないこともある。著者自身，Guam 島でも，典型的 parkinsonism-dementia complex の患者にこのような例を数例みた。硬膜下血腫の組織像と経過日数は表にあらわして報告されている（McCormick 1983）。近年，CT および MRI が硬膜下血腫の経過についての観察に貢献している。

6. 脳実質内血腫

脳実質内の大きな血腫の形成は孤立性のことが多いが，多発性の場合も決して少なくない。発生する場所は前頭葉および側頭葉が最も多く（lobar hematoma），大脳皮質の挫傷や laceration を伴っている。高血圧症に伴う脳内血腫が基底核の付近に出現しやすい（ganglionic hematoma）のに対し，外傷に伴う血腫はこの部分にみられることは少なく，出現した場合には通常ほかにも頭部外傷のはっきりとした所見が存在するといわれる。

7. 衝撃に伴う広汎性の脳損傷

　以上述べた病変は外傷による局所的損傷であるが，そのほかに広汎性の脳損傷も起こる。これは罹患率からみても，死亡率からみても最も重要なものであるといわれる。**diffuse axonal injury** は広汎性の軸索の裂離や伸展による損傷で，主として白質にみられる。軸索の変化は，光顕像上，軸索染色により多数の軸索の反応性の局所的腫大化として認められ，**stretch lesion** またはこれを記載した神経病理学者の名をとって **Strich lesion** といわれることもある。こうした変化はとくに corpus callosum および脳幹に起こりやすい。軸索の損傷は Waller 変性をきたし，髄鞘の消失や神経細胞の chromatolysis を起こす。小血管の損傷を伴う場合は小出血巣をきたす。生きのびた患者は痴呆となり，広汎な白質の萎縮を起こすことが少なくない。

　Boxing に伴う脳の病変については硬膜下血腫をはじめ上述した種々の所見があるが，慢性後遺症として，**pugilistic encephalopathy** があげられる。こうした症例において，Alzheimer 神経原線維変化が多数にしかも広範に出現することが報告されている。この場合には Alzheimer 病と異なり Guam 島の parkinsonism-dementia complex の症例のように，老人斑を伴わないことが注目された（100頁参照）。しかし，その後 β-protein 染色により diffuse plaque の存在が認められた。

　一般に脳外傷に伴う二次的変化としての脳浮腫およびヘルニアの出現は，治療上最も重要な問題である。頭蓋内圧の亢進が数時間経過した場合に，しばしば心臓の subendocardial hemorrhage をきたすといわれている。中枢神経系は全身の外傷からも二次的病変をきたす。たとえば，心臓や呼吸器系の障害による脳の hypoxia や ischemia，骨折に伴う fat emboli などがあげられる。

文献
Strich SJ. Lesions in the cerebral hemispheres after blunt head injury. J Clin Pathol Suppl (R Coll Pathol) 1970 ; 4 : 166-171
池田修一. ボクサー脳症. 神経進歩 1999 ; 43 : 858-862

8. 脊髄および末梢神経の外傷 (図177)

　脊髄に対する外傷は，脳のそれと原則的には同じような病型をとるが，とくに重要なことは脊髄は細く，その障害は致命的となることはまれであるが，**脊髄横断障害** transverse myelopathy として生涯続く重篤な臨床問題を起こしやすい。外傷の部分に相当して level lesion を起こし，長い経過をへて白質の上行性および下行性の神経線維の変性をきたす。

　また，外傷とくに鈍傷で一側に病巣が起こるときは，**Brown-Séquard syndrome** を起こす（図178）。この場合には，病巣と同側の錐体路など下行性運動神経がおかされるために運動麻痺

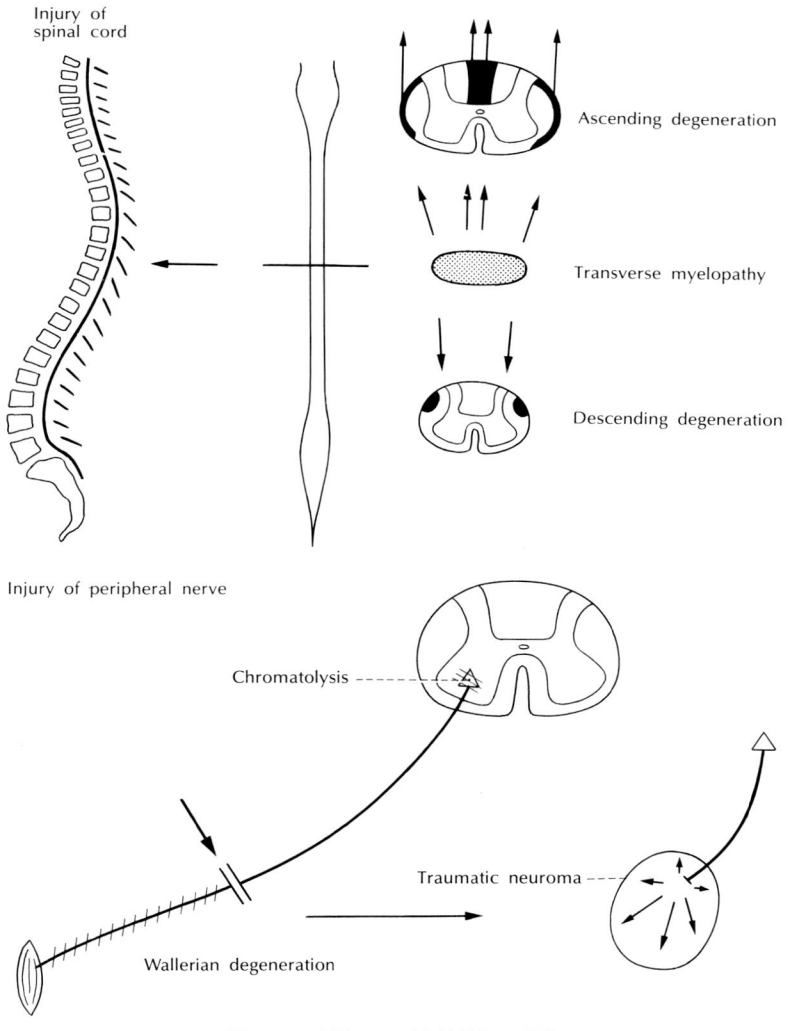

図 177 脊髄および末梢神経の外傷

をきたす．また同側の後索の障害により，位置覚および振動覚を主体とする深部感覚が失われる．さらに脊髄視床路の障害により，反対側の痛みや温度などの皮膚感覚が消失する．

　一般に，脊髄を切断された場合には long tract が再生吻合して回復することは，ヒトや哺乳動物ではない．しかし，魚の場合には切断後，再生する．

　末梢神経の外傷は非常に多く，その切断は中枢神経と異なり，その断端近くの神経細胞突起は，日が経つとともに活発に増殖して再生を完成する．ときには，その外傷部に**外傷性神経腫** traumatic neuroma をつくる．一方，切断部の末端からは変性が末梢に及ぶ（Waller 変性）．一方，これと連絡している前角細胞には軸索変性がみられることは前述のとおりである（82頁参照）．

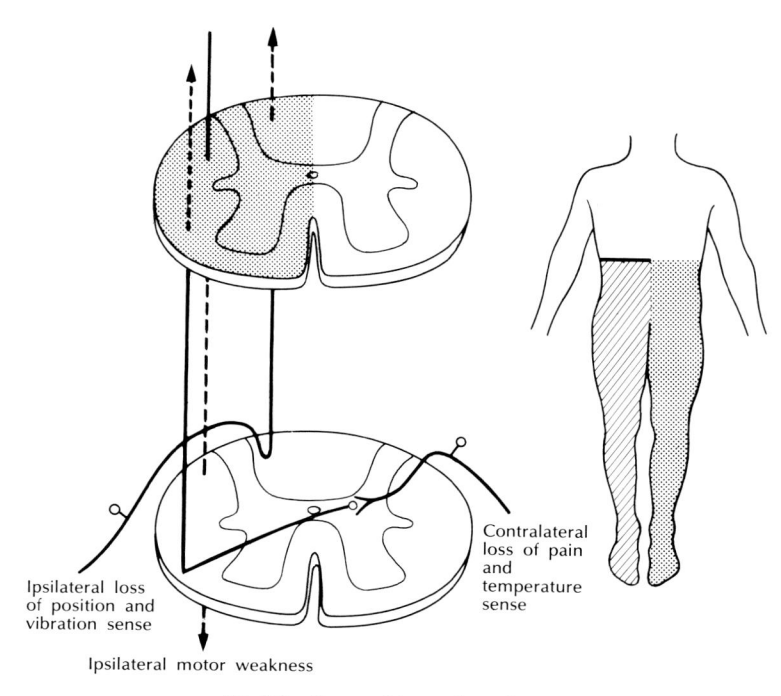

図 178 Brown-Séquard syndrome

文献
Lindenberg R. Trauma of meninges and brain. In: Minkler J, ed. Pathology of the Nervous System, Vol 2. New York: McGraw-Hill, 1971: 1705-1765
Kirkpatrick JE. Neuropathology of head injury. Neurol Clin 1982; 4: 12-17
McCormick WF. Trauma. In: Rosenberg RN, ed. The Clinical Neurosciences, Vol 3. New York: Churchill Livingstone, 1983: 241-283

D 腫瘍

　頭蓋内腫瘍の診断には臨床像および放射線学的検査が不可欠である。とくに最近ではCTとMRIの普及により，その診断は信頼度の高い域に達している。しかし，脳腫瘍の最終的組織診断は，その腫瘍の組織像を検索したうえで初めて確立される。腫瘍の診断名は，一般に，腫瘍細胞が正常組織のどの種類の細胞に由来したかを想定して下される。

1. 頻度と分類について（図179）

　中枢神経および髄膜より発生する原発性腫瘍は死体解剖症例の約1%を占め，全身すべての原発性腫瘍の約10%にあたる。中枢神経系への転移性腫瘍は頭蓋内腫瘍の約1/3を占めるとい

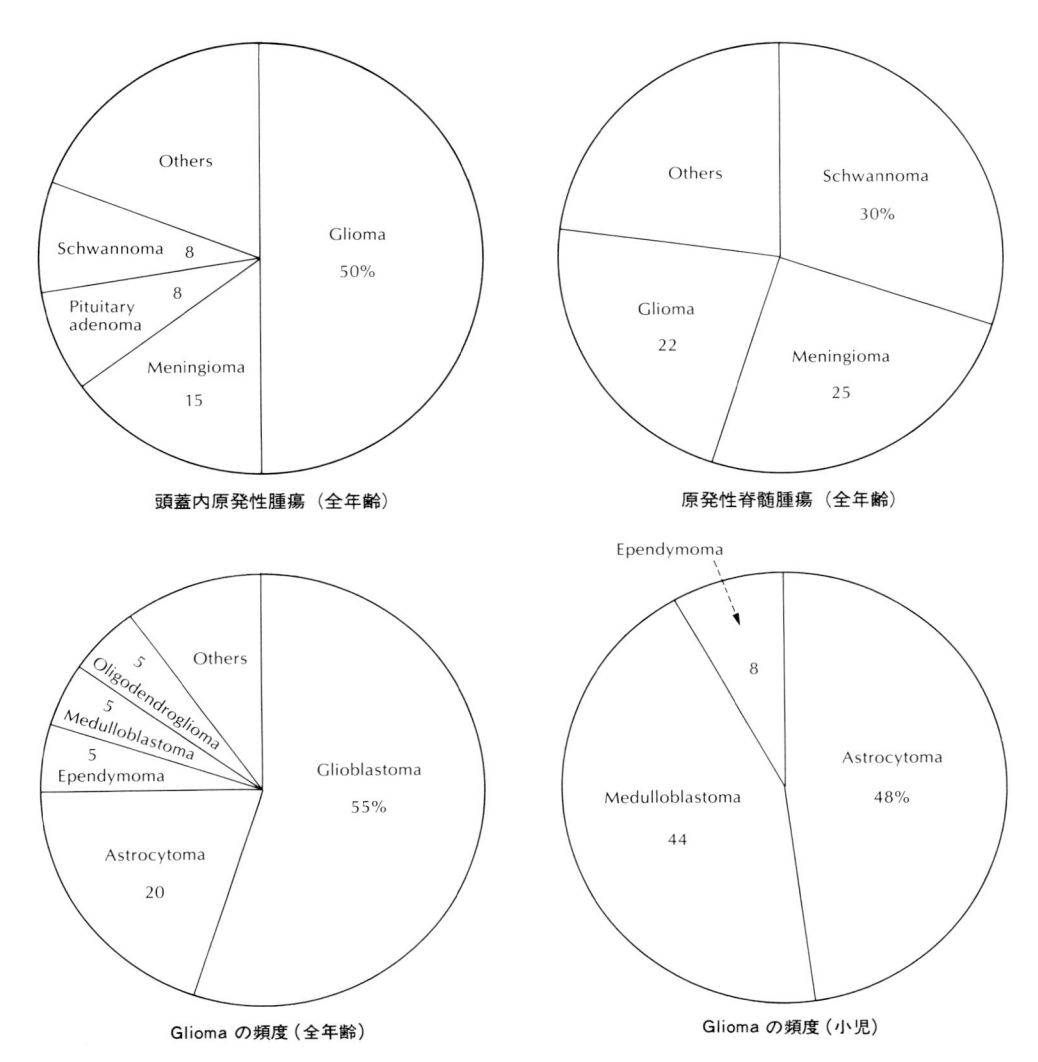

図 179 腫瘍の頻度

　われている。
　頭蓋内原発性腫瘍の約半分は glioma であり，meningioma が第2位を占め，次に pituitary adenoma と schwannoma が続く。脊髄原発性腫瘍は schwannoma, meningioma と glioma が大部分を占める。脊髄の glioma 中 ependymoma が最も多く，次に astrocytoma である。
　glioma の中で glioblastoma は過半数を占め，ついで astrocytoma で約20%，第3位以下はずっと低く, ependymoma, medulloblastoma および oligodendroglioma がそれぞれ約5%にあたる。小児の場合は glioma の頻度は成人と異なり，astrocytoma と medulloblastoma が大部分を占め，ついで ependymoma が8%を占める。
　以上述べた腫瘍の頻度の資料は，一般によく用いられているものである。しかしそれぞれの学者の発表する数字には資料をどこから得たかによりかなり相違が生じる。たとえば剖検例か

ら得られたものには悪性腫瘍の頻度が比較的多いのに対し，外科の症例からは良性腫瘍が多くを占める。また，それぞれの外科医の症例の選択が大きく影響する。たとえば Cushing の症例中，metastatic tumor はわずか 4% であったのに対して，ある病理学者は 50% 以上と計算している。病理にしても属する病院が急性患者を多く収容する病院か慢性病院かによりまったく違い，前者では血管障害や外傷の症例が多いのに対し，後者は metastatic tumor が多い。

さらに頻度に対して影響を及ぼすのは学者の診断に対する解釈の相違である。脳腫瘍専門の大家の間でさえ同じ標本にそれぞれ違った診断名を下すこともある。しかしこれらの専門家の下す診断名はその学者なりに一定しているので，誰々の診断と規定することにより不必要な混乱を避けることができる。

つぎにそのおもな診断名をあげる。脳内の原発性腫瘍で monstrocellular tumor があり，これを D.S. Russell や H.M. Zimmerman は glioblastoma とし，K.D. Zülch は sarcoma であると解釈している。また，小児の視神経や小脳にみられる astrocytoma を Zülch は spongioblastoma と呼び，Russell は pilocytic astrocytoma of the juvenile type とよび，Zimmerman は単に astrocytoma と診断する。Russell らの microglioma は Zimmerman らの malignant lymphoma である。Zimmerman はじめ諸学者の cerebellar sarcoma は L.J. Rubinstein の desmoplastic medulloblastoma である。脳外科医の慣用していた ectopic pinealoma は病理学者にとっては germinoma である。

現在は World Health Organization (WHO) 分類を基準として脳腫瘍の分類が記載されている (中里 1992)。日本における外科的に摘出された頭蓋内腫瘍の統計 (1969-1999) は the committee of brain tumor registry of Japan より報告されている (Neurologia medico-chirurgica 1999 ; 39 : 63-107)。

中枢神経の腫瘍を診断するにあたってまず必要なことは適切な臨床歴（とくに年齢および経過の長さ）および正確な発生場所と周囲組織との関係を知ることである。これだけの知識で顕微鏡をみる前にだいたいの診断の目標は定まるものである。以上の知見なしに組織標本だけで診断可能の場合ももちろん多いが，実際問題として腫瘍の診断は得られるすべての事情を考慮して，はじめて，その症例に診断を下すように心がけるべきである。

実際に問題となることについて若干述べる。まず組織が果たして腫瘍であるか否かの問題である。とくに良性の astrocytoma か gliosis かという問題がよく起こる。この場合は細胞の核の不同や染色性，さらに核分裂が glioma の方にみられやすいが，そのほかに臨床像が進行性であることおよび expanding または space-occupying mass であることを知ることが非常な助けとなる。また生検標本が腫瘍そのものでなく，その周囲の正常組織との境界部からとられる場合はしばしばあり，とくに glioma でも腫瘍のすべての部分が均一であるとは限らず，glioblastoma の場合はもちろん，他の glioma でも場所により異なった組織像を呈する場合があり，**mixed glioma** とよばれている。たとえば oligodendroglioma と ependymoma または astrocytoma と ependymoma の混合した場合などで，その組み合わせはさまざまである。さ

らに sarcoma と glioma の混合すら発生する。

　放射線療法を受けた場合に，その影響により腫瘍の壊死，異常なグリア細胞の出現，血管の変化が加わる。そのために原型の良性腫瘍，たとえば astrocytoma の診断がより困難となることもある。

　小脳およびその付近の小型の多数の細胞からなる腫瘍は，medulloblastoma と診断されやすいが，ependymoma, ependymoblastoma, neuroblastoma や sarcoma，肺からの転移腫瘍である oat-cell carcinoma や lymphoma なども一応鑑別診断の中に考慮すべきである。これには電顕，reticulin 染色，免疫組織化学的検査および全身の原発巣の所見などが大いに役に立つ。

　melanoma とくに amelanotic melanoma はしばしば診断的困難を与えるので心得ておくべきものである。さらに，pituitary adenoma もその発生場所が知らされないときは，気がつかぬと誤診をまねくことがあり得る。granuloma や abscess でも biopsy でしかも frozen section の場合に思わぬ診断的問題を与えることがある。これらの脳腫瘍の鑑別診断は枚挙にいとまがなく，実際の経験によりその技術を獲得していくほかに道はないが，ここでは煩雑を避けて典型的中枢神経系の腫瘍の大要を簡単に紹介する。

文献

平野朝雄：脳腫瘍　総論. 鈴木宗治他，編. 放射線医学大系 第5巻神経放射線診断 各論II. 東京：中山書店，1987：3-15
Burger PC, Scheithauer BW, Vogel FS. Surgical Pathology of the Nervous System and Its Coverings, 4rd ed. New York：Churchill Livingstone, 2002
日本脳腫瘍病理学会(編集委員：河本圭司，吉田　純，中里洋一). 脳腫瘍臨床病理カラーアトラス，第2版. 東京：医学書院, 1999
Dickersin GR. Diagnostic Electron Microscopy：A Text/Atlas. New York：Igaku-Shoin, 1988
Tabuchi K, Nishimoto A. Atlas of Brain Tumors. Light and Electron-Microscopic Features. Tokyo：Springer-Verlag, 1988
Russell DS, Rubinstein LJ. Pathology of Tumors of the Nervous System, 5th ed. Baltimore：Williams & Wilkins, 1989
中里洋一. 改訂された WHO 国際脳腫瘍組織分類. 伊藤正男, 楢林博太郎編著. 神経科学レビュー 1992；6：175-189
Kleihues P, Burger PC, Scheithauer BW. Histological Typing of Tumors of the Central Nervous System. Berlin：Springer-Verlag, 1993
Burger PC, Scheithauer BW. Atlas of Tumor Pathology. Tumors of the Central Nervous System, 3rd ed. Washington, DC：AFIP, 1994
久保田紀彦. 新 WHO 脳腫瘍分類の改良点と問題点. 脳神経外科 1995；22：97-110
Kleihues P, Cavenee WK, eds. Pathology and Genetics of Tumours of the Nervous System, 2nd ed. Lyon：IARC PRESS, 2000
Bigner DD, McLeondon RE, Bruner JM. Russell and Rubinstein's Pathology of Tumors of the Nervous System, 6th ed. London：Arnold, 1998
久保田紀彦監修. 脳腫瘍の病理と臨床. 東京：診断と治療社, 2002

付〕　腫瘍の免疫組織化学的 marker

　腫瘍の光顕像上，H.E. 標本ではっきりと診断できかねる場合に，ほかの特殊染色以上に，現在では免疫組織化学的検査が役に立ち，日常不可欠のものとなっている。まず，各種の細胞の intermediate filament に対する抗体があげられる。

cytokerin	上皮細胞と choroid plexus papilloma
neurofilament	神経細胞
GFAP	星状膠細胞
desmin	骨格筋細胞，心筋細胞，平滑筋細胞
vimentin	間質細胞(線維芽細胞と血管内皮細胞)，しかしほかの種類の細胞に発育途上に一過性に出現する。

　上記の原則にはいろいろな variation がみられ，2種の intermediate filament が共存することもある。通常 vimentin の共存がよく知られているが，正常および腫瘍化した salivary gland cell に cytokeratin と GFAP が，また神経内分泌腫瘍に neurofilament と cytokeratin の共存がみられる。神経系では，vimentin と GFAP が astrocytoma に出現することのほかに，ときには Schwann 細胞の腫瘍にも認められることがある。choroid plexus papilloma には vimentin と cytokeratin または vimentin と GFAP が出現することがある。さらにこの3種の intermediate filaments が共存することすら報告されている。

　以下，実際に日常使用する主なものを intermediate filament から簡単に述べる。

1. glial fibrillary acidic protein (GFAP)

　1971年に Eng らにより gliosis の脳組織から抽出された astrocyte の intermediate filament の構成蛋白(約50 KD)である。免疫組織化学的検索では，differentiate した astrocyte，上衣細胞の一部，網膜の Müller cell に局在する。最も信頼できて，よく用いられている marker である。oligodendroglia は，その成長期に一過性にのみ出現する。一方 oligodendroglioma における GFAP 陽性細胞の存在も記載されている。この細胞は好酸性の細胞体を有し，突起は乏しく **minigemistcyte** または **microgemistcyte** とよばれている (Kros et al 1990)。免疫電顕では astrocyte の小器官以外の細胞質と glial filament に陽性である。GFAP の抗原性はホルマリン固定，paraffin 包埋処理でも比較的保存されているので，脳腫瘍標本に広く利用されている。differentiate した astrocytoma に検出される。その他，pineal interstitial cell，下垂体後葉の pituicyte，choroid plexus papilloma の上衣細胞に分化した細胞，小脳の hemangioblastoma の stromal cell らしい一部の細胞，teratoma の glial element，pineoblastoma や medulloblastoma の一部の細胞も陽性になることがある。hemangioblastoma の stroma cell は，macrophage にも陽性に出現することがあるように，おそらく細胞内にとり込まれたものと考えられている。さらに末梢神経系や自律神経系の Schwann 細胞および感覚神経節の satellite cell にも検出されている。一方，神経系以外の組織でも陽性である場合が指摘されている。adenohypophysis の folliculo-stellate cell (351頁)，paraganglioma の sustentacular cell，mouse lens epithelium，rat Kupffer cell，ヒトの epiglottis や respiratory tract の軟骨細胞(Viale et al 1988)，ヒトの耳下腺などが報告されている。さらに chondromatous hamartomas (Viale et al 1988)，malignant papillary meningioma および転移性腎癌にも記載がある(Budka 1986；Perentes and Rubinstein 1987)。

2. neurofilament

　前述したように(56頁，96頁参照)，神経細胞の intermediate filament で3種の polypeptide よりなるが，200 KD subunit はほかの160 および68 KD より発育途上あとから出現し，axon の直径の大きさを決める最大因子といわれる。神経細胞の腫瘍のほか，pineocytoma，神経内分泌腫瘍，すなわち，carotid tumor，paraganglioma，oat-cell lung carcinoma にも陽性である。その他に小脳の medulloblastoma の神経細胞に分化したもの，大脳，olfactory および sympathetic neuroblastoma にも認められるという。

3. vimentin

　これは57 KD の正常ならびに腫瘍化した間葉性細胞(線維芽細胞，血管内皮細胞，血管平滑筋細胞，

軟骨細胞，マクロファージなど）にみられる intermediate filament である。しかし発育途上の astrocyte にも出現するが GFAP の出現とともに急速に消失する。meningioma, hemangioblastoma（血管内皮細胞および stromal cell），末梢神経腫瘍（schwannoma, neurofibroma）は vimentin が陽性である。vimentin はホルマリン固定で抗原性が失われやすいといわれる。

4. cytokeratin
多数の生化学的に異なった polypeptide（40 KD から 67 KD にわたる）を含み，ヒトの正常および腫瘍性上皮細胞に陽性である。転移性癌の診断に役立つ。その他，chordoma にも S-100 蛋白とともに陽性である。meningioma でも pseudopsammoma body を形成する上皮性細胞には陽性である。mesothelioma は mesenchymal origin と信じられているが，cytokeratin 陽性である。現在 Montefiore では AE 1/3 (cocktail of high and low molecular mixture) と CAM 5.2 が使用されている。AE 1/3 は squamous cells に，CAM 5.2 は glandular cells に陽性である。AE 1/3 は GFAP と cross react するので astrocytic neoplasm の症例に陽性のこともあるが CAM 5.2 には陰性である。

5. factor VIII/von Willebrand-related antigen
これは血液凝固に関連する血漿 glycoprotein で，血管内皮細胞内で合成される。これは血管内皮細胞の信頼できる marker である。電顕的検索では Weibel-Palade 小体，endoplasmic reticulum および vacuoles に局在する。

6. Ulex europaeus I lectin (UEA I)
血管内皮細胞表面に陽性で，factor VIII-related antigen より鋭敏な marker といわれる。

7. CD34
その後 human hematopoietic progenitor cell antigen (CD34) は感度の高い vascular neoplasia の比較的 specific marker であることが報告されている（Traweek et al 1991）。

8. laminin, fibronectin
basement membrane と結合組織基質の marker である。

9. synaptophysin
synaptophysin は 38 KD の acidic membrane glycoprotein で，synaptic vesicle に陽性である。神経細胞および，その腫瘍，paraganglioma，神経内分泌腫瘍の種々の synaptic vesicle を染める。synaptophysin は neoplastic choroid plexus の細胞にも陽性である（230頁）。

10. chromogranin A
chromogranin A は adrenal chromaffin cell の vesicle から分離された蛋白の主要成分である。神経内分泌細胞およびその腫瘍に発現し，中枢神経系では pineocytoma や ganglioglioma に認められる。電顕の dense-core vesicle の vesicular matrix に陽性である。

11. melanoma specific antigen (HMB45)
melanoma，とくに amelanotic melanoma の診断に利用される。正常の melanocyte の melanin は染まらないと報告されている。

12. epithelial membrane antigen (EMA)
EMA は人乳の脂肪顆粒膜に対する抗体で，認識される部位は glycoprotein であり，正常および腫瘍性上皮細胞のすぐれた marker である。とくに未分化癌を lymphoma から鑑別するのに役立つ。cytokeratin よりよい結果が得られる場合もあるといわれる。中枢神経系では正常な上衣細胞の脳室面が陽性である。ependymoma にも同様の所見を示すことがある（Uematsu et al 1989）。

正常，反応性および腫瘍性の perineurial cell は必ず EMA に陽性であるのに対し，Schwann 細胞は陰性である（Perentes and Rubinstein 1987）。一方，Schwann 細胞は Leu 7 および S-100 蛋白に陽性である。このことから perineurial cell と Schwann 細胞をはっきりと区別することができるという。schwannoma は EMA 陰性である。EMA は fibrous meningioma を schwannoma から 区別す

るのにも役立つといわれる。meningioma とくに pseudopsammoma body 型のものは EMA 陽性である。上衣細胞の脳室面は EMA で陽性である。

13. S-100 蛋白

S-100 蛋白(21 KD)は最も検索された可溶性蛋白といわれる。初め glia，とくに astrocyte に特有な marker で神経細胞との区別に役立つといわれたが，oligodendroglia にも陽性に出ることがわかり，さらにとくに Schwann 細胞に陽性で，神経細胞の膜や核も染まることが知られてきた。そのほか melanocyte，皮膚の Langhans cell，dendritic cell や軟骨細胞も染まる。中枢神経系の腫瘍の marker としての価値は極めて限定されている。しかし schwannoma，neurofibroma および traumatic neuroma など末梢神経鞘の腫瘍をほかの fibrous histiocytoma など mesenchymal の腫瘍から鑑別するのには役立つといわれる。一般に成熟した細胞ほどよく染まり，未熟なものは染まりにくい。神経系以外の種々の腫瘍も陽性であるが，その中で神経病理に関係あるものとして melanoma，chondroma，chordoma がある。

14. neuron-specific enolase (NSE)

enolase は解糖系の酵素(90〜100 KD)である。正常の中枢および末梢神経系の神経細胞の細胞体および軸索に陽性である。さらに，内分泌および paraganglion など神経内分泌系(APUD)細胞，およびそのほかに神経系以外のある種の細胞，たとえば腎臓の collecting tubule なども染まる。一方反応性の astrocyte が染まることもあり，GFAP と両方陽性に出ることもあるといわれる。

腫瘍の場合には末梢神経系，内分泌系，melanoma，種々の癌，chordoma などに陽性である。中枢神経系では glioblastoma, astrocytoma, oligodendroglioma, ependymoma, medulloblastoma, meningioma, schwannoma および choroid plexus papilloma にも陽性である。中枢神経系腫瘍における marker としての価値は限定され，これが陽性であっても中枢神経起原といいきることはできない。

15. Leu 7 (HNK-1)

この抗体は human lymphocyte の中で natural killer activity をもつものに特殊な marker とされている。一方，中枢および末梢神経系の髄鞘および，oligodendroglia と Schwann 細胞も陽性である。そのほか prostate の上皮も染まる。schwannoma や oligodendroglioma の大部分が陽性であるが，一方，中枢神経系の神経細胞や astrocytoma, glioblastoma, さらに反応性の astrocyte もしばしば陽性であるといわれる。さらに，種々の癌も染まる。一方，meningioma, leiomyosarcoma は陰性であるので，S-100 と併用すれば schwannoma を meningioma や sarcoma と鑑別するのに役立つという。

16. germ cell-related proteins

alpha-feto protein (AFP), human chorionic gonadotropin (hCG)，および **carcinoembryonic antigen (CEA)** は頭蓋内の germ cell tumor の診断に用いられる。embryonal carcinoma と endodermal sinus tumor は一般に AFP に陽性であるのに対し，germinoma は陰性である。germinoma は placental alkaline phosphatase に陽性である。hCG は，多くの場合，choriocarcinoma に陽性である(Russell and Rubinstein 1989)。

17. 下垂体ホルモン

下垂体では各種ホルモン GH，PRL，TSH，FSH，LH，ACTH，MSH の局在を免疫組織学的に検索することができる(栗坂，中里 1986)。

18. leucocyte common antigen (LCA)

これは未分化のリンパ性以外の腫瘍からリンパ腫を鑑別するのに不可欠の marker である。これは四つの isotypic membrane glycoprotein(220，205，190，および 180 KD)を含み，lymphoreticular origin の細胞(成熟および未熟なTおよびBリンパ球，顆粒球および単球)のみに陽性といわれる。主として細胞膜を染める。frozen section が適切であるが，paraffin 切片に利用できる抗体もある(Cor-

表 2 metastatic carcinoma の marker

	lung	breast	colon	thyroid	prostate
CK7	+	+	−	−	−
CK20	−	−	+	−	−
TTF-1	+	−	−	+	−
PSA	−	−	−	−	+
PSAP	−	−	−	−	+

win and Gown 1989)。

19. T および B リンパ球の marker
T cell marker : CD3, CD4
B cell marker : L-26

20. macrophage と microglia の marker
CD68 (KP-1, EBM-11)

21. metastatic carcinoma の marker(表 2)
prostate specific antigen (PSA) : 前立腺癌
prostate specific acid phosphatase (PSAP) : 前立腺癌
CK7 : 肺癌,乳癌
CK20 : 大腸癌
TTF-1 : 肺癌,甲状腺癌

22. Ewing sarcoma の marker : O-13

23. proliferation marker : Ki-67(MIB-1)
　腫瘍細胞の増殖能の評価は,分裂期にある細胞を検者の主観で判定する方法で行われてきた。近年 proliferating cell nuclear antigen (PCNA) と Ki-67 (MIB-1) は細胞分裂に特異的に発現する核内抗原であることが発見された。さらにこれらの抗原に対するモノクローナル抗体が開発され,免疫組織学的染色で S phase の細胞,すなわち DNA 合成を行っている細胞の%を測定することにより腫瘍細胞の増殖能を判定することが可能となった。この中でも Ki-67 (MIB-1) は染色性の強さや感度が優れ検出が容易である。なお電子レンジで加熱して,抗原を活性化することでパラフィン包埋の組織でも容易に検出することができる。褐色の核を数えると,glioma では glioblastoma は 15〜20%,anaplastic astrocytoma は 5〜10%,low grade astrocytoma はさらに低いと報告されている。このテーマについての研究は最近の review (神経進歩 1999 ; 43 : 351) を参考にされたい。

文献
Perentes E, Rubinstein LJ. Recent applications of immunoperoxydase histochemistry in human neuro-oncology, An update. Arch Pathol Lab Med 1987 ; 111 : 796-812
Russell DS, Rubinstein LJ. Pathology of Tumours of the Nervous System, 5th ed. Baltimore : Williams & Wilkins, 1989
栗坂昌宏,中里洋一.脳腫瘍の免疫染色法.東京:朝倉書店,1986
Corwin DJ, Gown AM. Review of selected lineage-directed antibodies useful in routinely processed tissues. Arch Pathol Lab Med 1989 ; 113 : 645-652
Cosgrove M, Fitzgibbons PL, Sherrod A, Chandrasoma PT, Martin SE. Intermediate filament expression in astrocytic neoplasms. Am J Surg Pathol 1989 ; 13 : 141-145
Budka H. Non-glial specifications of immunocytochemistry for the glial fibrillary acidic protein (GFAP). Triple expression of GFAP, vimentin and cytokeratin in papillary meningioma and metastasizing renal carcinoma. Acta Neuropathol 1986 ; 72 : 43-54

Viale G, Doglioni C, Dell'Orto P et al. Glial fibrillary acidic protein immunoreactivity in human respiratory tract cartilages and pulmonary chondromatous hamartomas. Am J Pathol 1988 ; 133 : 363-373
Uematsu Y, Rojas-Corona RR, Llena JF, Hirano A. Distribution of epithelial membrane antigen in normal and neoplastic human ependyma. Acta Neuropathol 1989 ; 78 : 325-328
de la Monte SM. Immunohistochemical diagnosis of nervous system neoplasms. Clin Lab Med 1990 ; 10 : 151-179
Traweek ST, Kandalaft PL, Mehta P, Battifora H. The human hematopoietic progenitor cell antigen (CD34) in vascular neoplasia. Am J Clin Pathol 1991 ; 96 : 25-31
Kros JM, de Jong AA, van der Kwast TH. Ultrastructural characterization of transitional cells in oligodendrogliomas. J Neuropathol Exp Neurol 1992 ; 51 : 186-193
Epstein JI. PSA and PAP as immunohistochemical markers in prostate cancer. Urol Clin North Am 1993 ; 20 : 757-770
Symposium. Glial fibrillary acidic protein (GFAP). Brain Pathol 1994 ; 4 : 219-275
築城裕正, 桑原博昭, 佐谷秀行. グリオーマの増殖能. 神経進歩 1999 ; 43 : 351-357
Prayson RA. Cell proliferation and tumors of the central nervous system part 1 : Evaluation of mitotic activity. J Neuropathol Exp Neurol 2002 ; 61 : 501-509

2. 腫瘍の各論

中枢神経実質から発生する腫瘍と，それ以外の組織から発生するものに分けて述べる。

a. 中枢神経実質から由来するもの
1) glioma
a) **astrocytoma** (図180)

astrocyte から由来するものであり，glioma の中で最も基本的なものである。その頻度も高い。glioma の約20％を占め，頻度で glioblastoma に次ぎ第2位である。astrocyte は中枢神経中どこにでもあることから，astrocytoma はどこにできても不思議ではないが，とくにできやすい場所として，その大きさからしても大脳半球である。これはとくに成人にみられ，しばしば，より malignant な型をとり (anaplastic astrocytoma)，後述する glioblastoma multiforme の一部として存在することが多い。

それに反して，小脳の astrocytoma は小児に多く，cyst を形成しやすい。ほとんどが良性の腫瘍で外科的治療が最も効果的である。成人と異なり，小児では astrocytoma と medulloblastoma が glioma の90％以上を占める。しかし，小児の小脳の astrocytoma が悪性化した報告がある (Alpers et al 1982)。

そのほか視神経および視床下部付近に発生する astrocytoma は，小児や思春期に多く，組織学的には良性のものである。前者は視力障害をきたし，後者はその位置の関係上，尿崩症など特異な症状を呈する。

一方，脳幹に現れるものの多くは **pontine glioma** といわれて，その発生場所が脳幹であるということとともに，組織学的にもより悪性な像を示す (Golden et al 1972)。橋は肥大し，**pontine hypertrophy** (図181, 182) ともよばれる。脳底動脈およびその分枝血管は橋の中にく

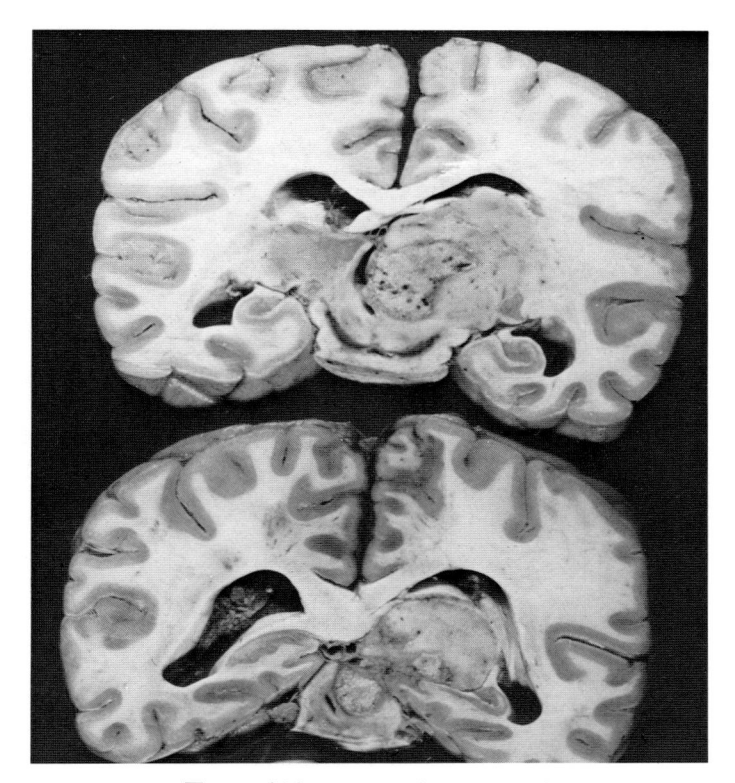

図 180　視床の glioma (astrocytoma)

い込んでいるようにみえる。pontine glioma は決して小児だけにみられるものでなく，成人にもあることは注意すべきである。

　astrocytoma を肉眼的にみて，まず第一に気づくことは，一様に腫瘍が正常組織の中に浸潤しており，その境界が通常わからないということであり，これが glioma 一般の重要な特徴である。遠く離れた，正常と思われる白質組織に浮腫とともに腫瘍組織の浸潤をみることは，決して珍しいことではない。とくに悪性の場合にはその程度が強い。このことは外科的に腫瘍全摘出の困難さを裏づけるものである。ただし，たとえば小脳に多くみられるように良性で大きな cyst をつくる場合には腫瘍は**壁在小結節** mural nodule といわれる小さな突出部に主として限局性に存在し，その部分を切除することにより，再発を長年みないことはよく知られている。その場合，cyst の壁の大部分は単に gliotic な脳組織で，腫瘍細胞は通常みつけられない。

　光顕では，組織全体が主として astrocyte で構成されている（図183）。ただし，梗塞や変性疾患などにみられる gliosis と異なり，astrocytoma の場合には，萎縮を起こして縮んでいるのでなく，組織は腫瘍として拡大しているという根本的な違いがある。

　そのそれぞれの astrocyte の形や大きさは，おのおのの例により，また同一の腫瘍ですら場所により相当に違うこともある。しかし，正常 astrocyte の基本型にしたがって分類すると fibrillary なものと protoplasmic なものとがある。fibrillary astrocytoma は最もよくみられ

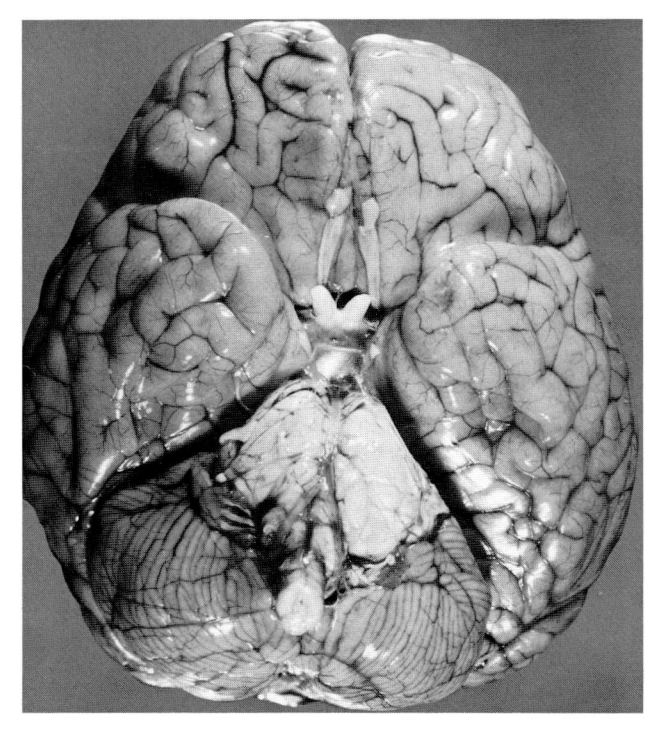

図 181　pontine glioma

るもので low cellularity で分裂像を欠き，よく発達した GFAP 陽性の fibrillary な突起が特徴である。gemistocytic astrocytoma は大きな eosin 好性の角張った細胞体が特徴で，太く短い突起は GFAP 陽性である。核は偏在し，ときに分裂像がみられる。

　腫瘍を形成している astrocyte は，発生する場所により，特徴のある像を呈する傾向がみられる。後述する小脳や視床下部の pilocytic astrocytoma，Monro 孔付近の subependymal giant cell astrocytoma および脳表面と髄膜をおかす pleomorphic xanthoastrocytoma はその例である。

　astrocytoma では顕微鏡を使って，はじめてみることができるくらいの小さな cyst（**microcyst**）をみることが多い。これは細胞外腔が広くなってきたためにできたものである。この microcyst にはしばしば eosin 好性の液がみえる。また astrocyte の血管周囲足 perivascular foot ははっきりと認められる。astrocytoma は浸潤性であるために，他の細胞，たとえば神経細胞や有髄線維などが腫瘍組織の中にとり残されている像はよくみられる所見である。これは腫瘍の一部であっても，神経細胞やそのほかの正常組織は腫瘍ではないということを認識する必要がある。その逆に，astrocytoma から遠く離れたところでは，正常組織が大部分で，その中に少数の腫瘍細胞が散在している。astrocytoma は通常 H.E. 染色で診断可能であるが，GFAP 染色によって中胚葉由来の腫瘍と判別することができる（57頁参照）。astrocytic neo-

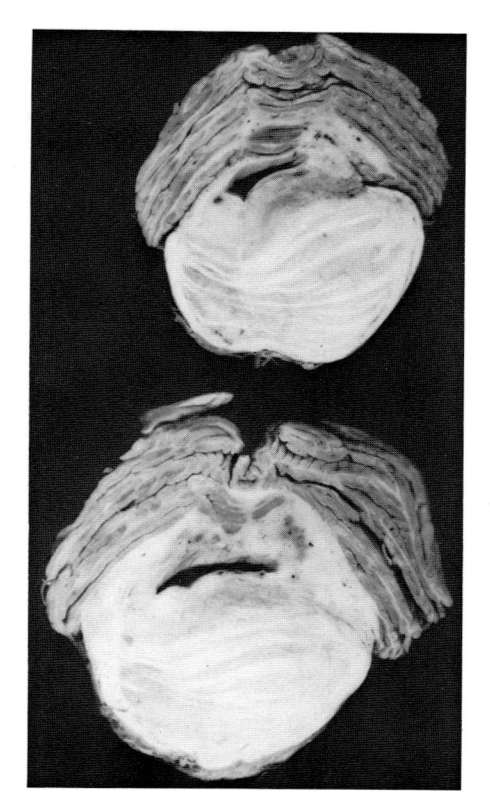

図 182　pontine glioma

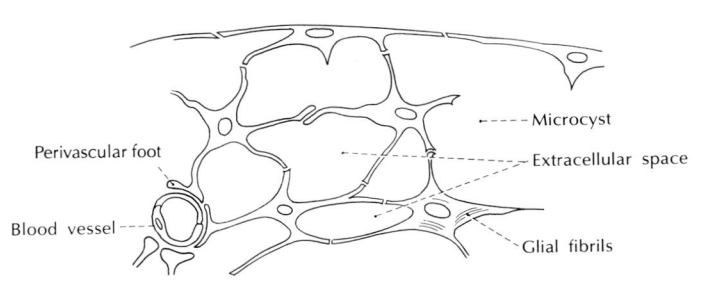

図 183　astrocytoma

plasm は通常 GFAP の他，vimentin も陽性である。

anaplastic astrocytoma

　細胞密度 cellularity が高く，腫瘍細胞の均一性が失われ (pleomorphism)，核の異型や分裂像が認められる malignant astrocytoma である。血管増殖や壊死は伴わない。予後は悪く glioblastoma に移行する傾向が強い。WHO では pilocytic astrocytoma を Grade I, low-grade diffuse astrocytoma を Grade II, anaplastic astrocytoma を Grade III, glioblastoma

表 3 Diffuse astrocytoma の分類（Cavenee et al の文献の Fig 1.1 を著者改変）

WHO		St. Anne/Mayo	
Grade	Designation	Designation	Histological Criteria
I	pilocytic astrocytoma		
II	astrocytoma (low-grade diffuse)	astrocytoma grade 2	nuclear atypia
III	anaplastic astrocytoma	astrocytoma grade 3	+mitotic activity
IV	glioblastoma multiforme	astrocytoma grade 4	+endothelial proliferation and/or necrosis

multiforme を Grade IV と分類している（表3）。

文献

Alpers CE, Davis RL, Wilson CB. Persistence and malignant transformation of childhood cerebellar astrocytoma. Case report. J Neurosurg 1982 ; 57 : 548-551

Golden GS, Ghatak NR, Hirano A, French JH. Malignant glioma of the brain stem. A clinicopathologic analysis of 13 cases. J Neurol Neurosurg Psychiatry 1972 ; 35 : 732-738

河本圭司, 平野朝雄, 松井孝嘉. Astrocytoma の突起に関する電子顕微鏡学的考察. 脳外 1978 ; 6 : 1173-1179

Miki H, Hirano A. Electron microscopic studies of optic nerve glioma in a 18 month old child. Am J Ophthal 1975 ; 79 : 589-595

太田富雄, 河本圭司（監訳）, 黒岩敏彦（訳）. 星型細胞腫. 京都：金芳堂, 1997

Cavenee WK, Bigner DD, Newcomb EW et al. Diffuse astrocytomas. In : Kleihues P, Cavenee WK, eds. Pathology and Genetics of Tumours of the Nervous System. Lyon : IARC, 1997 : 2-9

付1〕 pilocytic astrocytoma

小脳，視神経や視床下部に発生する小児の良性の astrocytoma である。光顕上腫瘍細胞が密な部と疎な部を示す傾向があるので biphasic pattern とよばれる像を呈し疎な部分は組織間隙がより広く microcyst を形成する。細胞突起には Rosenthal fiber（188頁）がよく認められ，そのほかに granular bodies とよばれる顆粒性物質からなる構造も出現する。本腫瘍は良性なのにもかかわらず endothelial proliferation（後述）がしばしば認められることは注意を要する。

付2〕 subependymal giant cell astrocytoma

この腫瘍は通常結節性硬化症 tuberous sclerosis に伴って起こる。若い成人のMonro 孔の部位に脳室内腫瘍として出現する。candle guttering といわれるように，ローソクのたれおちたような不規則な突出した小さな腫瘤を形成する。光顕像上巨大な細胞体をもつ astrocyte からなり，特徴的所見を呈する。予後がよい。一部には neuron も含む過誤腫的な腫瘍である（Grade I）。この腫瘍に局所的壊死層，それに伴う pseudopalisading，時には endothelial proliferation や散発的な mitosis を認める症例がある。これらは一般に悪性化を示す組織像であるにもかかわらず経過は良好である（Chow et al 1988）。

文献

Chow CW, Klug GL, Lewis EA. Subependymal giant-cell astrocytoma in children : an unusual discrepancy between histology and clinical features. J Neurosurg 1988 ; 68 : 880-883

Lopes MBS, Altermatt HJ, Scheithauer BW. Immunohistochemical characterization of subependymomal giant cell astrocytomas. Acta Neuropathol 1996 ; 91 : 368-375

付3〕 pleomorphic xanthoastrocytoma

Kepes らにより，1979 年に記載された特殊な型の astrocytoma である。これは若い人に発生し，脳および髄膜をおかし，組織学的には多型で，大きな astrocyte もみられ，症例によっては，ときには核分裂があり，あたかも giant cellular glioblastoma に似た像を呈する。しかし血管増殖や壊死層はない。これらの細胞は多量の脂質が蓄積する傾向があり，さらに場所により突起の表面に basement membrane が存在するために reticulin 染色が陽性である。GFAP は陽性。腫瘍は通常限局性である。悪性を考えさせる光顕像をもちながらも予後が比較的良好なことで注目される（Grade II）。しかし，62 歳の男性で悪性の転帰をとった症例も報告されている（MacKenzie 1987）。

文献
Kepes JJ, Rubinstein LJ, Eng LE. Pleomorphic xanthoastrocytoma : a distinctive meningocerebral glioma of young subjects with relatively favorable prognosis. Cancer 1979 ; 44 : 1839-1852
Iwaki T, Fukui M, Kondo A, Matsushima T, Takeshita I. Epithelial properties of pleomorphic xanthoastrocytomas determined in ultrastructural and immunohistochemical studies. Acta Neuropathol 1987 ; 74 : 142-150
MacKenzie JM. Pleomorphic xanthoastrocytoma in a 62-year-old male. Neuropathol Appl Neurobiol 1987 ; 13 : 481-487
Kepes JJ, Rubinstein LJ, Ansbacher L, Schreiber DJ. Histopathological features of recurrent pleomorphic xanthoastrocytomas : further correlation of the glial nature of this neoplasm. A study of 3 cases. Acta Neuropathol 1989 ; 78 : 585-593

付4〕 glioma の中の軟骨

glioma，その中でも ependymoma に，局所的に軟骨がみられることがときに認められ，これは間葉性支持要素の metaplasia と一般に解釈されている。Kepes らは若い人に発生した 4 例の glioma に軟骨形成の部分が認められ，その中の軟骨細胞と区別できがたい細胞は glial fibrillary acidic protein が陽性であったことを報告した。この観察から astrocyte が軟骨形成の機能をもつ可能性についての考察を発表している。medulloblastoma に平滑筋形成細胞の分化がある症例とともに興味深い観察である。

文献
Kepes JJ, Rubinstein LJ, Chiang H. The role of astrocytes in the formation of cartilage in glioma. An immunohistochemical study of four cases. Am J Pathol 1984 ; 117 : 471-483

b) glioblastoma multiforme

glioblastoma は成人の glioma の中で，最も悪性の腫瘍で，診断がついた後の経過では約 1 年以内に死亡する。やはり，一般的にいって，astrocyte を主体としたものであるが，それが悪性であるため，さまざまな特徴ある組織像を呈する。ただし，良性の astrocytoma と glioblastoma の間にはさまざまの Grade があり，中間は malignant astrocytoma とか anaplastic astrocytoma などといわれている。最も良性の astrocytoma を 1 とし，最悪の glioblastoma

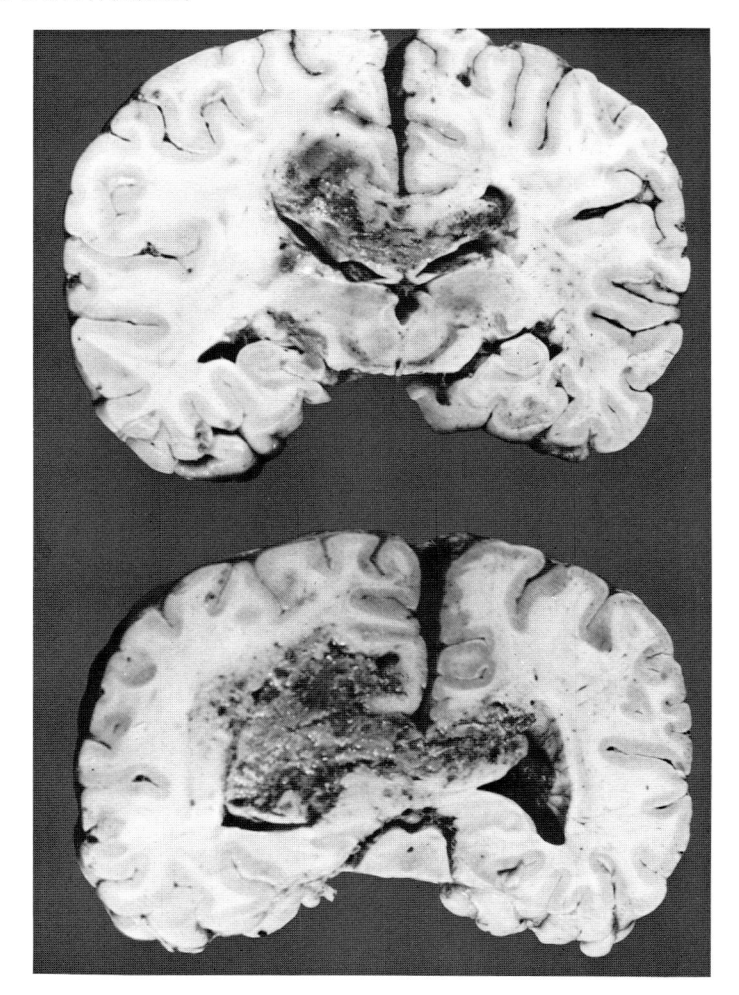

316　3. 病因からみた神経病理学

図 184　glioblastoma multiforme

を4として，中間を2と3とする分類は，時には便利であるが，決して明白に数字で区別できるような割り切れたものではないことが多い。

　glioblastoma は Montefiore Medical Center の glioma 中最も多く，過半数を占めている。

　glioblastoma は中枢神経のどこにでも起こりうるが，大脳半球に多い。また前頭葉に生じたものは白質の線維の方向に沿って進行し，脳梁を越えて，反対の半球に入り込み，蝶形"butterfly type"の領域を占めることが特徴とされている（図 184, 185）。脳幹部にも少なくないが，小脳や脊髄には比較的まれにしかみられない。

　肉眼的には，良性の astrocytoma と異なり，壊死が高度のために，ときに黄色や褐色の部分も混えて，腐った組織のようにみえる。手術後の症例でなくても，出血巣をみることも少なくはない。

　glioma は glioblastoma のように悪性のものですら一般には脳以外に遠隔転移することはな

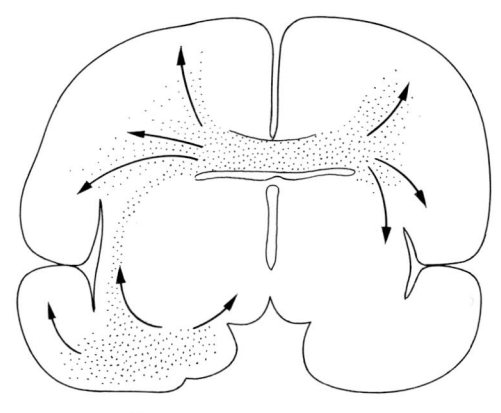

図 185 glioma の浸潤性

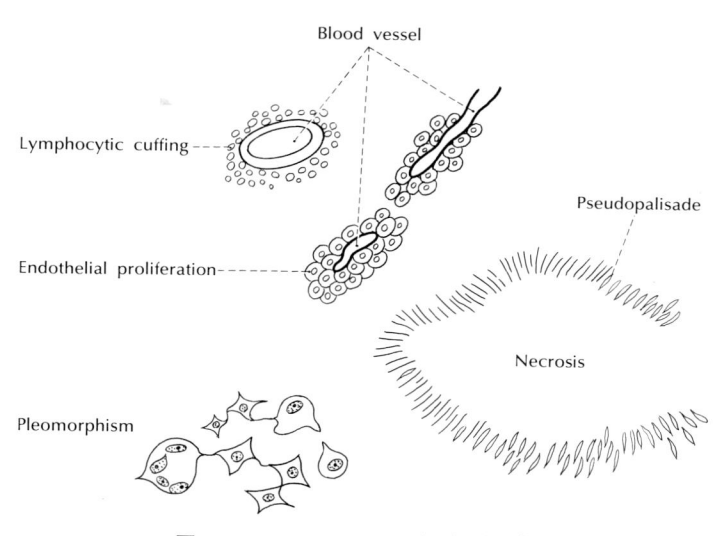

図 186 glioblastoma の主要な光顕像

い。ただし手術後，遠隔器官へ転移を起こした例の報告はある。

　組織学的には，未熟の astrocyte を基本要素とするが，それに加えてつぎの特徴をそなえている（図186）。

　まず細胞が密集し(**hypercellularity**)，かつ，pleomorphism があり，大きな腫瘍細胞をみることも多く，多核の奇怪な形をした巨大細胞が現れることも少なくない(Kawano et al 1989)。このような場合，核の形が不規則なために細胞体が入り込んで，光顕像上，eosin 好性核内封入体としてみえることがある。電顕でみると細胞体の陥入であることは一目瞭然である。

　血管の内皮細胞の増殖が強く，**内皮増殖** endothelial proliferation といわれる(鳴海ら1986) (246頁)。内皮増殖は glioblastoma に特徴的な所見であるが，他の glioma にもよくみられる。これは脳内への metastatic tumor にみられることもあるが，glioblastoma ほど顕著ではない。

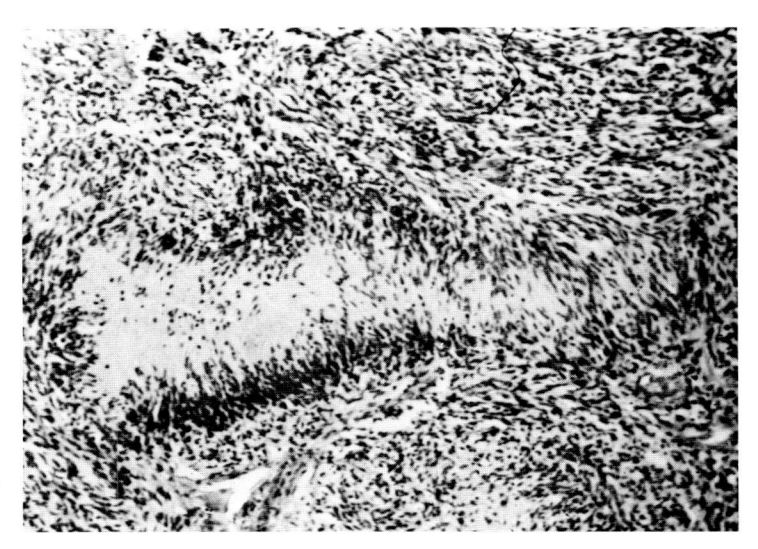

図 187　glioblastoma の pseudopalisade（H.E. 染色）

内皮増殖は腫瘍組織内のほかに，その周囲の比較的正常な脳組織にも著明にみられる．一般に腫瘍の血管は，その周囲の脳組織の血管が増殖し腫瘍組織の中に入り込む．腫瘍組織は脳組織とその構成細胞が異なるので，この血管も当然異なり，glioblastoma の血管は正常の毛細血管とは光顕像上はっきりとした大きな違いが認められる．血管内腔は大きく，血管壁は増殖して肥厚しているものから成熟して薄くなっているものまであり，腫瘍細胞のほかに，血管所見を注目して観察すると，その変化が想像以上であることが実感される（黒岩 1987）．

また，血管周囲の lymphocytic cuffing がみられ，これは組織の壊死により起こる免疫反応のためである．異常に拡大した血管や，その血栓もみられ，壊死巣は多少とも存在する．その壊死を起こした部分の周辺には細長い腫瘍細胞が列をなして並び，**pseudopalisade**（図187）とよばれる．これは glioblastoma の組織像の中で，最も有力な診断上の手がかりとなる．pseudopalisade は，schwannoma にみられる **palisade** とよばれる組織像に対して用いられる表現である．palisade は壊死巣のない所に腫瘍細胞が規則的に連続する配列であるのに対して，pseudopalisade は壊死巣の周囲だけに，不規則にみられる像である．これは，ときには glioblastoma 以外の悪性腫瘍にみられることもあるが，ほかの特徴的な組織像により一般に容易に区別できる．細胞分裂像も多い．glioblastoma は本来は，glioma であるが，組織の壊死巣には，しばしば周囲の血管組織から fibroblast や collagen が増殖する．まれには fibrosarcoma のような像を呈し，極端な例では，**gliosarcoma** とよばれるように glioma と fibrosarcoma の両方が存在することもある．このような症例では，reticulin 染色をして，結合組織とグリア組織を判別する必要がある．頭蓋内の sarcoma に反応性の glioma があるとして **sarcoglioma** の報告がある（Lalitha and Rubinstein 1979）．Kepes らは 1982 年に，glioblastoma や gliosarcoma の症例で，その一部に未分化の腫瘍性の astrocyte が腺構造のような所見を呈し，

一見して転移癌を想像させることがあることを報告している(Kepes et al 1982)。われわれも同様な症例を経験している(新宅ら 1988；カラーアトラス，126頁，図309)。

また，glioma が軟膜下面を破り，くも膜下腔に出ると，そこから拡がり leptomeningeal spread を起こす。この場合，髄膜には血管周囲腔のように線維芽細胞 fibroblast や collagen があり，高度の結合組織反応を伴うのが通常である。この場合は硬度を増し，ときには硬膜に癒着することもある。硬膜に癒着した場合には，結合組織の増殖が旺盛なために，glioblastoma の組織に混在し，白く硬くなり，外科手術のときに，meningioma のようにすらみえることがある。腫瘍は必ず脳内部から外に浸潤してきたものであるから，その所見をとらえることにより，正しい診断を下せる。一般に腫瘍組織の中に大きな動脈や静脈が存在する場合には，通常腫瘍がくも膜下腔に浸潤した像である。

glioblastoma multiforme といわれるように，この腫瘍は多様な組織像を示し，astrocytoma 的なところもあれば，同じ腫瘍中の別の場所に，つぎに述べる oligodendroglioma や ependymoma などの所見を示すこともあり，**mixed glioma** の存在することはよく知られた事実である。このことは，小さな biopsy で大きな腫瘍全体の診断を下すことが，いかに限定された価値しかもたないかを認識するうえで大切なことである。

なお特別の型として **giant cell (magnocellular) glioblastoma** とよばれるものがある。これは若い人により多い。比較的よく周囲より限界されていて，組織像として多数の奇怪な巨大細胞がみられる。この腫瘍はほかの glioblastoma に比べて，手術後の予後がそれほど悪くないことが多い。

重要なことは，一般に giant cell はとくに目立つ腫瘍細胞ではあるのに対し，多数ではあるが比較的目立たない小型の未熟な腫瘍細胞 **glioblast** がこの腫瘍の主体で悪性度に密接に関係していることである。GFAP が glioblastoma の診断に役立つが，一般に腫瘍の主体を占める未熟な細胞は染まりにくいことに留意すべきである。

文献

Lalitha VS, Rubinstein LJ. Reactive glioma in intracranial sarcoma: a form of mixed sarcoma and glioma ("Sarcoglioma"). Report of eight cases. Cancer 1979；43：246-257

Kepes JJ, Fulling KH, Garcia JH. The clinical significance of "adenoid" formations of neoplastic astrocytes, imitating metastatic carcinoma, in gliosarcomas. J Neuropathol 1982；1：139-150

志村俊郎，平野朝雄，中洲　敏, Llena JF, Leeds NE. 多発性神経膠腫の1剖検例. 脳外 1986；14：97-101

鳴海　新，平野朝雄, Llena JF：Glioblastoma multiforme における Endothelial proliferation の電子顕微鏡的考察. 岩手医誌 1986；38：665-672

黒岩敏彦，平野朝雄, Llena JF. Glioblastoma の血管に関する光顕的検討. Neurol Med Chir(Tokyo) 1987；27：717-723

新宅雅幸，平野朝雄, Llena JF. "Adenoid formation" を示した glioblastoma の電顕像. 脳外 1988；16：997-1003

Kawano H, Hirano A, Uematsu Y, Llena JF, Hayashi M. Ultrastructure of giant cell in glioblastoma, I. The changes in cytoplasmic elements. J Clin Electron Microscopy 1989；22：161-167

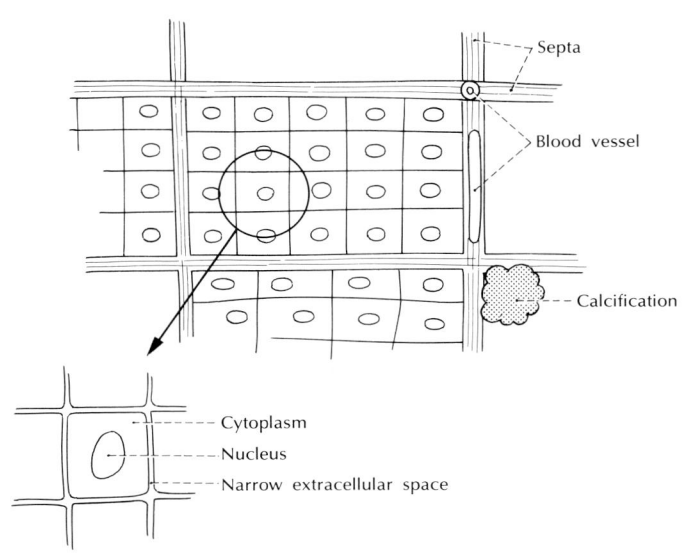

図 188　oligodendroglioma

c) oligodendroglioma

oligodendroglioma は有名なわりには少ない腫瘍で，ヒトでは，glioma 全体のたった 5% を占めるに過ぎない。しかし，イヌでは glioma の中で，第 1 位を占めるという。主として中年にみられ，大脳の白質，とくに前頭葉に起こりやすい。

組織学的には，三つの特徴がある。第一に腫瘍細胞群は，血管および astrocyte を含んだ stroma 組織で，劇場のます座席のように仕切られていること（図 188），第二に腫瘍細胞は，核の周囲が大きく白く抜けた halo をもちやすいこと。これは固定その他の組織の操作過程で，細胞質が破れてできた artifact であるが，かえって診断には役に立つので，昔から指標とされている。第三には，glioma 中最も石灰沈着を起こしやすいものである。これは，しばしば腫瘍内だけではなく，周囲の脳組織，とくに血管周辺部にみられる。ほかの glioma，たとえば astrocytoma，ependymoma は通常 oligodendroglioma ほどには石灰沈着を起こさない。astrocytoma や，glioblastoma と混在することのほかに，ependymoma と混在することもある。光顕像上，oligodendroglioma 様の像を呈する標本で，電顕像上，上衣細胞の分化を呈する ependymoma の症例，synaptic vesicle の存在する neurocytoma の症例，astrocyte の分化を示す astrocytoma の症例もある（久保田紀彦ら 1985）。その他，下垂体腺腫，paraganglioma，転移癌なども，oligodendroglioma に紛らわしい組織像を呈することもある。

oligodendroglia は，正常では髄鞘をつくる細胞であるが，oligodendroglioma といわれている腫瘍には髄鞘形成はみられない。oligodendroglia といわれている腫瘍を構成している細胞に oligodendroglia の marker が存在するかどうかについては検討されるべき課題である。

S-100 蛋白および Leu 7 は陽性であるといわれるが，現在のところ，oligodendroglioma の免疫組織学的 marker は知られていない。約半数の典型的な oligodendroglioma がその一部

に GFAP を発現するといわれている。さらに **gliofibrillary oligodendrocyte（minigemistocyte)** とよばれる細胞が出現することがある。この細胞は細胞体内に核をとりまく hyaline eosinophilic な封入体をもち，GFAP 陽性の glial fibril および Rosenthal fiber も認められる（Burger, Scheithauer. Tumors of the CNS, 3rd ed. Washington, DC：AFIP, 1994：113, Fig. 3-122)。miniature gemistocytes を有する腫瘍は他の oligodendroglioma と同様に予後はよいといわれる。oligodendroglioma は Grade II に相当する。

最近，本腫瘍の所見を示す症例には 1p と 19q の欠損が半数以上認められ，astrocytoma 系によくみられる 17p の欠損がまれであることが指摘されている。さらにchemotherapyの有効性が注目されている。本腫瘍の診断名は増加の傾向にある（Reifenberger and Louis 2003)。

文献
Kawano N, Yada K, Aihara M, Yagishita S. Oligodendroglioma-like cells (clear cells) in ependymoma. Acta Neuropathol 1983；62：141-144
Nakagawa Y, Perentes E, Rubinstein LJ. Immunohistochemical characterization of oligodendrogliomas：an analysis of multiple markers. Acta Neuropathol 1986；72：15-22
久保田紀彦, 山嶋哲盛, 河野寛一, 林 実, 山本信二郎. Oligodendroglia は存在するか？ 病理と臨床 1985；3：1377-1388
Kubota T, Hayashi M, Kawano H et al. Differential diagnosis of oligodendrogliomas：immunohistochemical and ultrastructural study. Brain Tumor Pathol 1991；8：17-24
Burger PC, Scheithauer BW. Tumors of the CNS, 3rd ed. Washington, DC：AFIP, 1994：113
Engelhard HH, Sterea A, Cochran EJ. Oligodendroglioma：pathology and molecular biology. Surg Neurol 2002；58：111-117
Reifenberger G, Louis DN. Oligodendroglioma：toward molecular definitions in diagnostic neuro-oncology. J Neuropathol Exp Neurol 2003；62：111-126

anaplastic（malignant）oligodendroglioma

細胞密度が増加し，核の異型，分裂および他の悪性像を伴う oligodendroglioma である。Grade III とされているが，Grade IV の glioblastoma と区別の難しい症例もある。

文献
Saito A, Nakazato Y. Evaluation of malignant features in oligodendroglial tumors. Clin Neuropathol 1999；18：61-73

d）ependymoma

ependymoma は ependyma より由来する腫瘍である。故に，脳室系および脊髄の中心管のどこから発生してもよいわけである。しかし，最もよく出現するのは，第四脳室，第三脳室，脊髄および終糸 filum terminale である。glioma の 5％ を占める。脳室壁から出現するために，脳室内からくも膜下に拡散し，脊髄の表面に多数の転移巣をつくることもある。

脳室系に発生する ependymoma は主に小児にみられ，脳室内に突出する。第4脳室の ependymoma は Luschka 孔および Magendie 孔を通りくも膜下腔に現れることがある。脊髄の ependymoma は通常成人にみられる。ependymoma は astrocytoma と比較して，その周囲

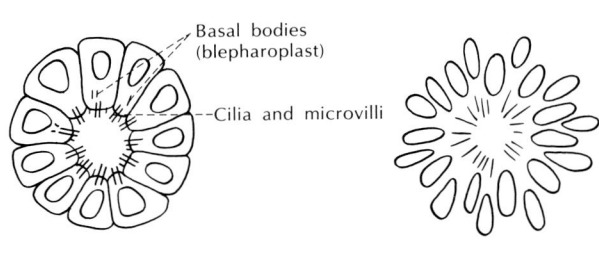

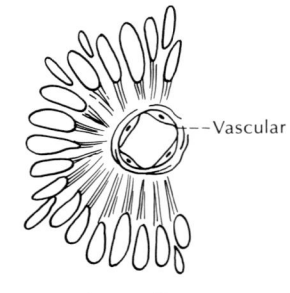

図 189 rosette

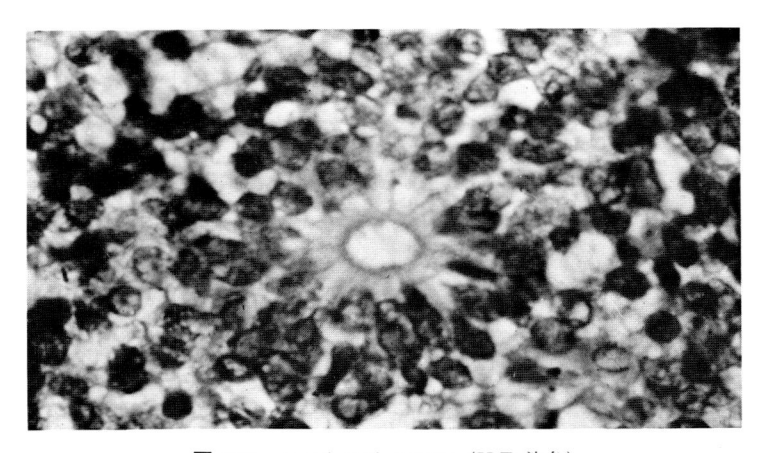

- ependymal rosette (Flexner)
  脊髄の中心管, ependymoma
- rosette (Homer Wright) medulloblastoma retinoblastoma neuroblastoma
- vascular rosette ependymoma

図 190 ependymal rosette（H.E.染色）

組織との境界は明瞭で浸潤性が弱い。

　組織学的には二つの点が診断の手がかりを与える。その第一は **ependymal rosette** といわれるもので、脊髄の中心管と同様に、小さな腔を囲んで細胞が並び、その中に cilia を突出するものである（図189, 190）。第二は **vascular rosette**（vascular pseudorosette）とよばれるもので、ependyma が細く尖った細胞体を突出して血管を囲んでとりまき、横断面では菊の花を想い起こさせるような組織像を呈する。通常、vascular rosette は ependymal rosette よりもはるかによくみられる。vascular rosette の中心にある血管は、正常の脳の毛細血管よりはるかに内腔が広く、その血管壁は、通常扁平化しており、しばしば pore をもっている。血管周囲腔には、多層の基底膜が膠原線維や浮腫液とともに存在し、それをとり囲む腫瘍細胞の vascular foot は、astrocyte の血管足と同様な所見を示す（上松ら 1988）。この場合 vascular foot を形成している腫瘍細胞の表面をおおう基底膜は血管内皮細胞の下面をおおう基底膜より厚く目立つ。最近 Kawano ら（2000）は ependymoma の半数以上の症例に認められる小さな丸型

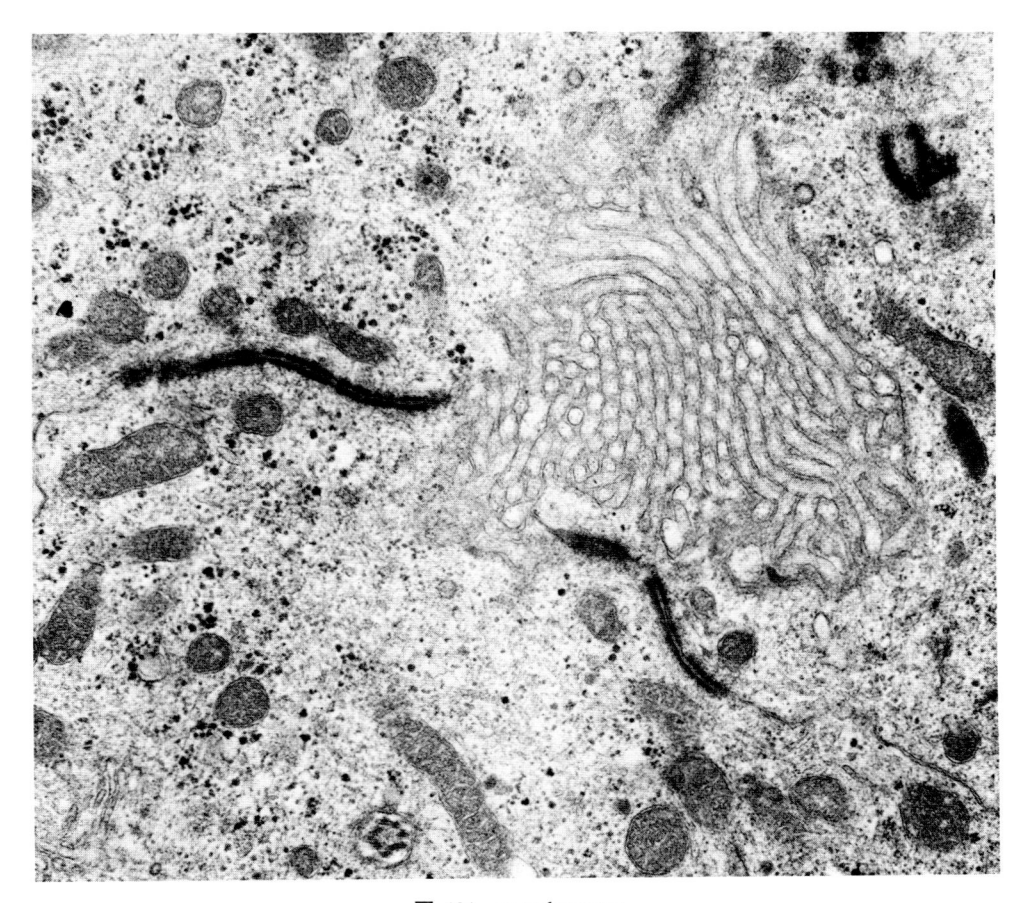

図 191 ependymoma
局所的に密集した microvilli, 散在する cilia と basal bodies ならびに junctional complex ×20,000
(Hirano A. Progress in Neuropathology, Vol 1. Grune & Stratton, 1971 : 1)

の好酸性小体をはじめて記載した。この小体は PAS 陽性で電顕上 microlumina に相当する。

ependymoma の変わった型として ependymoma が乳頭状 papillary の構造をつくることもある。この型はまれで，**papillary ependymoma** ともいわれる。これは choroid plexus papilloma と似ているので区別する必要がある。一方，細胞密度が高く，はっきりとした perivascular rosette がみつかりにくい ependymoma を **cellular ependymoma** という診断名が導入された。**anaplastic (malignant) ependymoma** は悪性度の高い組織像を呈する ependymoma で，Grade III に相当する。さらに clear cell ependymoma はまれなものであるが，oligodendroglioma, central neurocytoma, hemangioblastoma または metastatic renal cell carcinoma と間違えるような組織像を呈する。電顕で判別できる（Kawano et al 2000）。

昔からの **blepharoplast** という Mallory's phosphotungstic acid hematoxylin（PTAH）染色でみられる小体は実際にみつけることは難しい。これは電顕でみられる basal body に相当する。電顕では cilia や microvilli また各種の結合装置の存在を確認できる（図 191）。多く

の ependymoma において，正常の上衣細胞の脳室面が陽性に染まる epithelial membrane antigen(EMA)に陽性に出るが，未分化の腫瘍は陰性である(Uematsu et al 1989)。GFAP の発現は相当のばらつきがあり，陽性の場合は通常 vascular rosette を形成している放射状の細胞突起に限局している。

　脊髄の filum terminale より発生する cauda equina にみられる ependymoma だけは特別の組織像を呈し，**myxopapillary ependymoma** とよばれる。これは結合組織の間質にガラス状の物質がたまるためである。ependymoma は Grade II と分類されているが，myxopapillary ependymoma は良性で WHO 組織分類の悪性度 Grade I にあたる。一方 **anaplastic (malignant) ependymoma** は組織学上 anaplasia を呈し，Grade III に相当する。脳室内やくも膜下腔に播種することもある。この物質は mucicarmine で陽性に染まる。この物質は，いわゆる myxomatous degeneration の結果といわれ，**myxopapillary ependymoma** という名前がつけられている。この腫瘍はしばしば血管に富み，血管周囲腔が広い。腫瘍細胞の血管足に septate junction に似た構造物がみられることがある（Llena et al 1991）。

　ependymoblastoma は比較的まれで，ependymoma より未熟な腫瘍である。**PNET(primitive neuroectodermal tumor)** や medulloblastoma のような細胞質が乏しく，H.E. 染色で核が青く染まるので，いわゆる blue tumor とよばれるものの一つであるが，脳室壁に出現し，ependymal rosette を形成する傾向があり，電顕で特殊な発生途上の神経管壁に似た所見を呈する(平野ら 1975)。

文献

平野朝雄, 松井孝義, Zimmerman HM. Ependymoma の電子顕微鏡的考察. 脳外 1975；3：557-563
平野朝雄, 松井孝嘉, Zimmerman HM. Ependymoblastoma の電子顕微鏡的考察. 脳外 1975；3：467-473
Langford LA : The ultrastructure of the ependymoblastoma. Acta Neuropathol 1986；71：136-141
上松右二, 平野朝雄, Llena JF. Ependymoma における腫瘍血管の電子顕微鏡的考察. 脳外 1988；16：1235-1242
Uematsu Y, Rojas-Corona RR, Llena JF, Hirano A. Distribution of epithelial membrane antigen in normal and neoplastic human ependyma. Acta Neuropathol 1989；78：325-328
Kawano N, Ohba Y, Nagashima K. Eosinophilic inclusions in ependymoma represent microlumina : a light and electron microscopic study. Acta Neuropathol 2000；99：214-218
Llena JF, Hirano A. Tubular units in intercellular septate-like junctions of cauda equina tumors. 神経内科 1991；34：671-673

付1〕　**subependymoma**(図 192)

　これは成人の剖検でたまたまみることがある。脳室に小さなイボのような白い塊が飛び出していて，組織学的には長い細い毛のような突起をもった腫瘍細胞が，その間に散在し，一見して，それとわかる独特の所見を示す。しばしば microcyst を形成する。主として側脳室 Monro 孔のところと第四脳室壁によくみられる良性腫瘍である。電顕像上，glial fibril に富んだ細長い腫瘍細胞の突起が密に存在し，局所的に細胞体より多数の microvilli が突出している部分が報告されている。subependymoma は良性（Grade I）であるが，脳室を閉鎖し急激な水頭症で発症することがある。ときには ependymoma の組織像も伴うことがあり，この **mixed subependymoma-ependymoma** は Grade II に相当するといわれる。

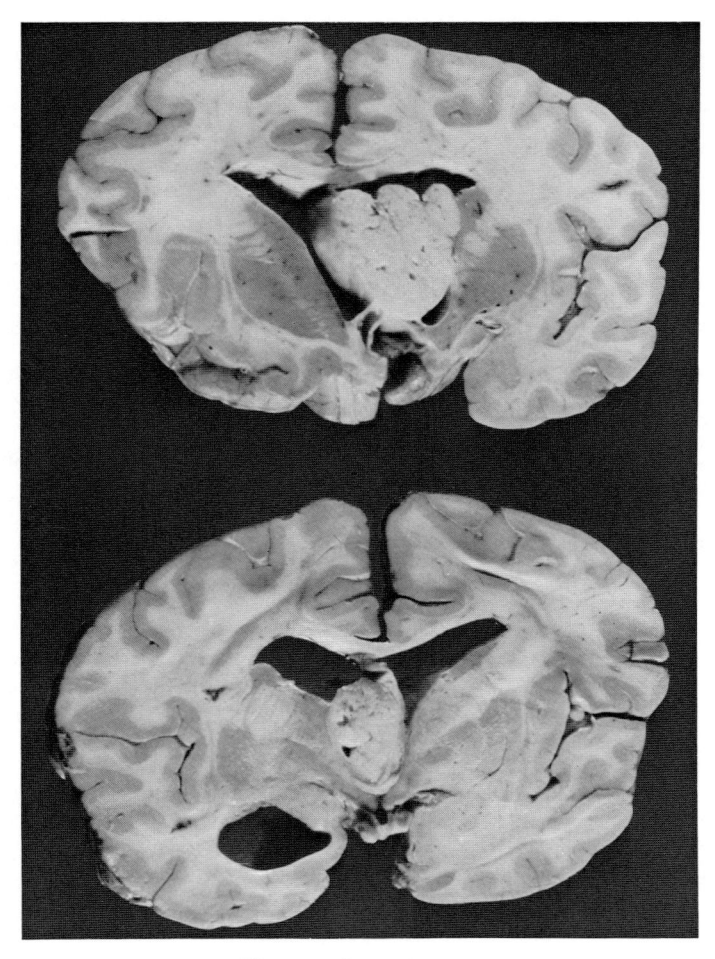

図 192 subependymoma

文献
Moss TH. Observations on the nature of subependymoma: an electron microscopic study. Neuropathol Appl Neurobiol 1984; 10: 63-75
鳴海 新, 平野朝雄, Llena JF, Zimmerman HM. Subependymoma—35 年間の剖検から. 岩手医誌 1987; 39: 187-195
小保内主税, 平野朝雄, Llena JF, Zimmerman HM. Symptomatic subependymoma. 15 年間の手術例から. 岩手医誌 1993; 13: 305-309

付2〕 **astroblastoma**

　ependymoma の vascular rosette は細長い細胞突起から形成されているのと異なり，太い細胞突起が血管周囲に配列されて，車輪のような像を呈するのが特徴とされる．腫瘍細胞は GFAP 陽性の astrocytic tumor で，昔から astroblastoma とよばれている．この車輪状構造は腫瘍全体に認められる．まれな腫瘍で，周囲との境界は明瞭である．血管は有窓性である．車輪状構造は astrocytoma や glioblastoma の一部にも認められることがある．

文献

Kubota T, Hirano A, Sato K, Yamamoto S. The fine structure of astroblastoma. Cancer 1985 ; 55 : 745-750

2) choroid plexus papilloma

　choroid plexus papilloma は，通常，小児にみられ，髄液の過剰分泌による水頭症を起こす。肉眼的には，カリフラワーによく似ていて，第四脳室や側脳室にみられる。腫瘍を形成する上皮細胞は，脈絡叢の特徴をもち，血管は pore に富む。choroid plexus papilloma は免疫組織化学的に cytokeratin, GFAP および vimentin が陽性にみられ，intermediate filament protein が共存する例にあげられている。とくに plasma transthyrectin(TTR, prealbumin)および synaptophysin が marker として注目されている（230 頁）。

　転移性腫瘍が脈絡叢に起こることもある。しかし，きわめてまれに **choroid plexus carcinoma** が出現することが報告されている。choroid plexus carcinoma を転移癌より鑑別するのに synaptophysin が有力である（230 頁）。

文献

Matsushima T. Choroid plexus papillomas and human choroid plexus. J Neurosurg 1983 ; 54 : 1054-1062
Matsushima T, Inoue T, Takeshita I, Fukui M, Iwaki T, Kitamoto T. Choroid plexus papillomas : an immunohistochemical study with particular reference to the coexpression of prealbumin. Neurosurgery 1988 ; 23 : 384-389
Shintaku M, Hirano A, Llena JF. Further ultrastructural observations of intracytoplasmic inclusions in choroid plexus papilloma of the elderly. J Clin Electron Microscopy 1990 ; 23 : 439-443

3) 第三脳室の colloid cyst

　第三脳室の colloid cyst は，Monro 孔を閉鎖することにより，突然，症状を起こす。この cyst は結合組織で囲まれた 1 層の円柱上皮で，cilia をもつ細胞もみられる。cyst の内容は，粘液性の PAS 陽性の物質で満たされている。その起源は ependyma, 脈絡叢，または paraphysis の遺存といわれている。そのいずれも，外胚葉性の neuroectodermal の起原であるので，**neuroepithelial cyst** ともよばれる。しかし，その説の根拠は十分に確立されているわけではない。

　電顕でみると，cilia をもつ細胞と，分泌顆粒をもつ細胞の 2 種類がある（図 193）。後者には

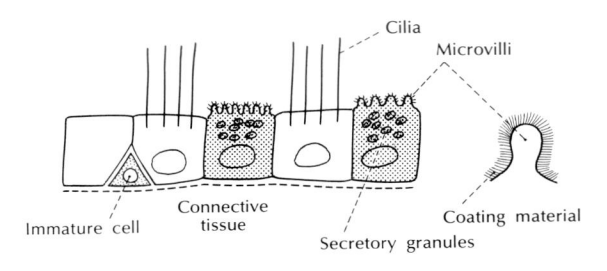

図 193　neuroepithelial cyst の壁

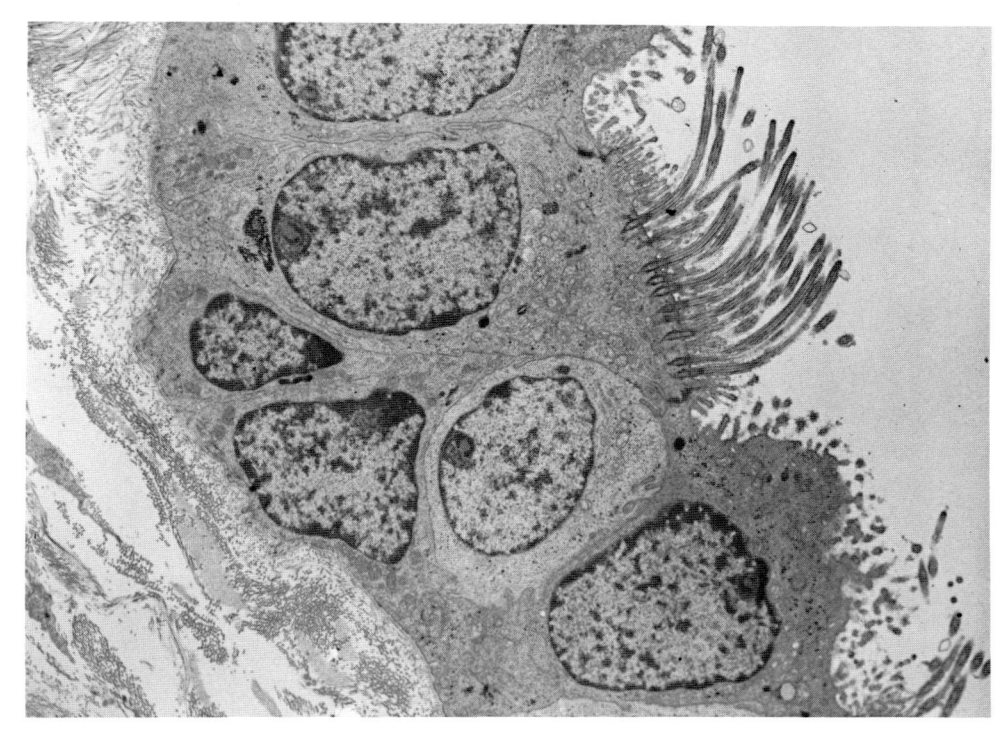

図 194 腰髄に発生した上皮性 cyst の壁の一部 ×4,900
cilia を有する細胞とない細胞がある。
(Hirano A et al. Acta Neuropathol 1971 ; 18 : 214)

　嚢腫の表面をおおう細胞膜の表面に coating material がみられる。こうした組織は一般に正常の中枢神経系にはみられない。一方，内胚葉性の組織である気管同様の像を呈する。故に，第三脳室の colloid cyst も，neuraxis に発生する一種の teratoid で内胚葉性 epithelial cyst であると考えられる。まったく同じ構造の嚢腫は，馬尾や，その他の neuraxis にもみられる（図 194, 195）。底部に squamous cell の存在する症例もある（Yagishita et al 1984）。
　Neurenteric cyst は消化管上皮に似た上皮よりなる。通常 neuraxis で intradural に認められる。こうした endodermal cyst は，その組織像より arachnoid cyst とははっきり区別される。

文献

Hirano A, Ghatak NR. The fine structure of colloid cyst of the third ventricle. J Neuropathol Exp Neurol 1974 ; 33 : 333-341

Hirano A, Ghatak NR, Wisoff HS, Zimmerman HM. An epithelial cyst of the spinal cord. An electron microscopic study. Acta Neuropathol 1971 ; 18 : 214-223

Ghatak NR, Hirano A, Kasoff SS, Zimmerman HM. Fine structure of an intracerebral epithelial cyst. J Neurosurg 1974 ; 41 : 75-82

Afshar F, Scholtz CL. Enterogenous cyst of the fourth ventricle. Case report. J Neurosurg 1981 ; 54 : 836-838

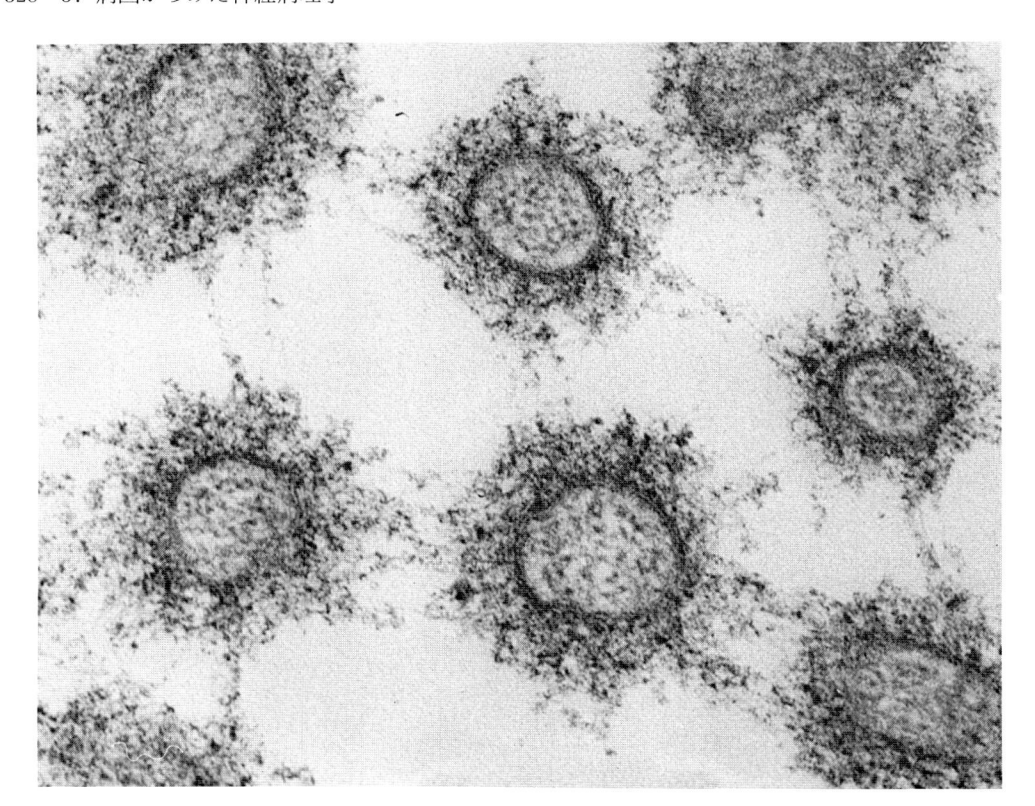

図 195 図 191 の cilia をもたぬ細胞の microvilli の横断面　×128,000
線維性ないし顆粒性物質が放射状に付着。このような物質は中枢神経系の細胞にはみられない。
(Hirano A et al. Acta Neuropathol 1971 ; 18 : 214)

Yagishita S, Itoh Y, Shiozawa T, Tanaka T. Ultrastructural observation in a colloid cyst of the third ventricle. A contribution to its pathogenesis. Acta Neuropathol 1984 ; 65 : 41-45
Matsushima T, Fukui M, Egami H. Epithelial cells in a so-called intraspinal neuroenteric cyst : a light and electron microscopic study. Surg Neurol 1985 ; 24 : 656-660
Nishioka T, Kondo A, Kusaka H, Imai T. Epithelium-lined cyst of the pretectal region : case report and electron microscopic study. Surg Neurol 1989 ; 31 : 448-453
Hirano A, Hirano M. Benign cystic lesions in the central nervous system. Light and electron microscopic observations of cyst walls. Childs Nerv Syst 1988 ; 4 : 325-333
Ho K-L, Chason JL. Subarachnoid epithelial cyst of the cerebellum. Immunohistochemical and ultrastructural studies. Acta Neuropathol 1989 ; 78 : 220-224
Ho K-L, Tiel R. Intraspinal bronchogenic cyst : ultrastructural study of the lining epithelium. Acta Neuropathol 1989 ; 78 : 513-520
Keyaki A, Hirano A, Llena JF. Asymptomatic and symptomatic colloid cysts of the third ventricle. Neurol Med Chir (Tokyo) 1988 ; 28 : 1181-1185
Keyaki A, Hirano A, Llena JF. Epithelial cysts of the central nervous system. Report of seven cases and review of articles. 脳と神経 1989 ; 41 : 88-93
Keyaki A, Hirano A, Llena JF. Asymptomatic and symptomatic Rathke's cleft cysts. Histological study of 45 cases. Neurol Med Chir (Tokyo) 1989 ; 29 : 88-93
Hirano A, Hirano M. Benign cysts in central nervous system : light and electron microscopic observation of cyst wall. In : Ikuta F ed. Neuropathology in Brain Research. Amsterdam : Elsevier, 1991 : 173-185
Lach B, Scheithauer BW, Greger A et al. Colloid cyst of the third ventricle : a comparative immunohisto-

chemical study of neuraxis cysts and choroid plexus epithelium. J Neurosurg 1993 ; 78 : 101-111
Uematsu Y, Komai N, Hirano A et al. Cytokeratin immunohistochemical study of epithelial cysts in the central nervous system : with special reference to origins of colloid cyst of the third ventricle and Rathke's cleft cysts in the sella. Brain Tumor Pathol 1993 ; 10 : 43-52
Hirano A. Intracranial benign cysts および certain congenital neoplasm について. 脳腫瘍病理 1994 ; 11 : 51-58

4) medulloblastoma

medulloblastoma は小児の小脳の虫部 vermis とくに後部に発生する悪性の腫瘍である (Grade IV)。やや男子に多い (4 : 3)。やわらかくて灰赤色で，一般に出血，石灰化や cyst の形成はない。小脳半球に浸潤し，くも膜下に現れ，また第四脳室を破り，脳室内に出て，髄液の通路を通じて，neuraxis の表面全体に拡がる傾向がある (図 196, 197)。medulloblastoma は成人にみられることもある。この場合，臨床像や組織像は小児の症例と同様で，とくに経過が長いということもないといわれる。しかし，成人の場合には虫部よりは小脳半球に多いという (Robereskin and Treip 1986)。

光顕では，細胞が密に集まり，単純な組織像を呈する。核は丸くて，細胞体は乏しい。mitosis は多い。**rosette** を形成するのが特徴とされている。medulloblastoma にみられる rosette は ependymoma にみられる ependymal rosette と異なり，cilia を有する中心管がなく，また vascular pseudorosette とも異なっていて，血管周囲を花びらのようにとりまくものでもない。すなわち，細胞が amorphous な stroma を中心に環状にとりまくだけの簡単な像である。これがあれば診断的特徴となるが，ない症例が多い。典型的 rosette は **retinoblastoma** や末梢神経の **neuroblastoma** にみられる。

X線治療によく反応する。グリア線維はなく，reticulin fiber は軟膜に侵入しないかぎり出現しない。この細胞の起原はなお不明であるが，網膜・交感神経や副腎に発生する neuroblastoma と光顕像上では区別しがたいことから neuroblastoma であるという意見がある。さらに小脳の

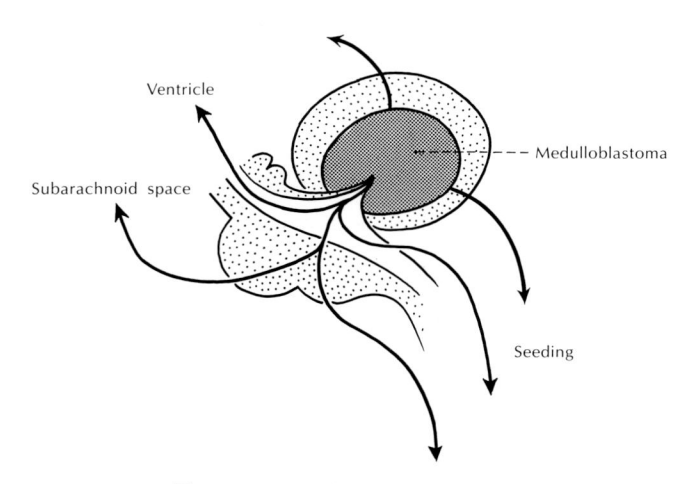

図 **196** medulloblastoma の spread

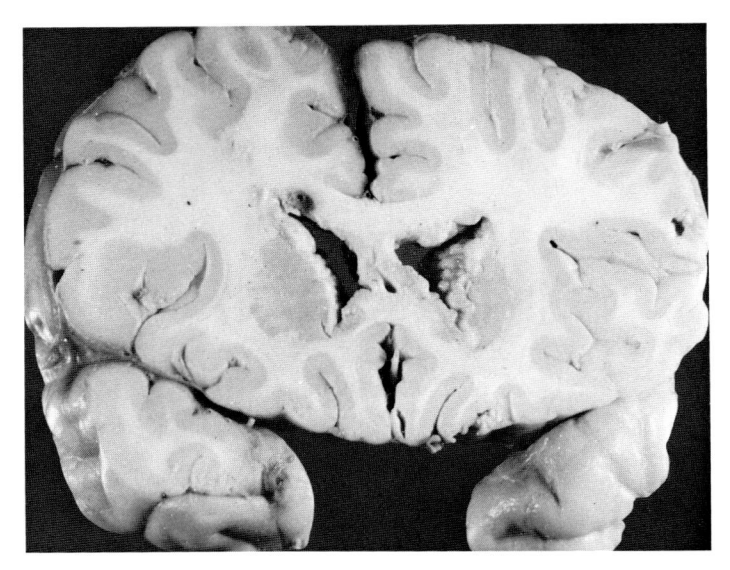

図 197 medulloblastoma の脳室内転移

外胚芽層 external germinal layer の細胞にその起原を求めようとする学者もある。

　電顕でもきわめて原始的な細胞で，分化はごくわずかで，細胞間の punctate adhesion がところどころにみられるぐらいである。ときに，細胞突起がみられ，少数の microtubule や filament が認められるが，神経細胞かグリアかを決定するような決め手になる所見はない(図198)。

　ときに medulloblastoma はほかの glioma 的分化を示す場合がある。たとえば，一部に幼若な astrocytoma の像を示した例もある。さらに，報告例は少ないが，明白に神経細胞の特徴を示す cerebellar neuroblastoma も存在する。medulloblastoma で synaptophysin 陽性の部分が認められる（小保内 1994）。これは medulloblastoma を神経細胞やグリアに分化する以前の，より primitive な中枢神経芽細胞とみなせば(primitive neuroectodermal tumor : **PNET**)，一部にそれぞれの分化の像がみえたとしても，別に不思議ではないように思われる(Rork et al 1997)。PNET は小脳に発生する medulloblastoma と supratentorial PNET と区別して用いられる傾向にある。medulloblastoma の約 50％の症例に isochromosome 17q の異常が認められる特徴がある。これは supratentorial PNET にはみられないという (Kleihues and Cavenee 2000)。さらに medulloblastoma の亜型として，中胚葉性の組織分化，とくに横紋筋が腫瘍内に存在する **medullomyoblastoma** も記載されている（新宅ら 1982）。medulloblastoma の一部にメラニンを含有する上皮細胞が認められる極めてまれな症例があり **melanotic medulloblastoma** という。

文献

Hassoun J, Hirano A, Zimmerman HM. Fine structure of intercellular junctions and blood vessels in

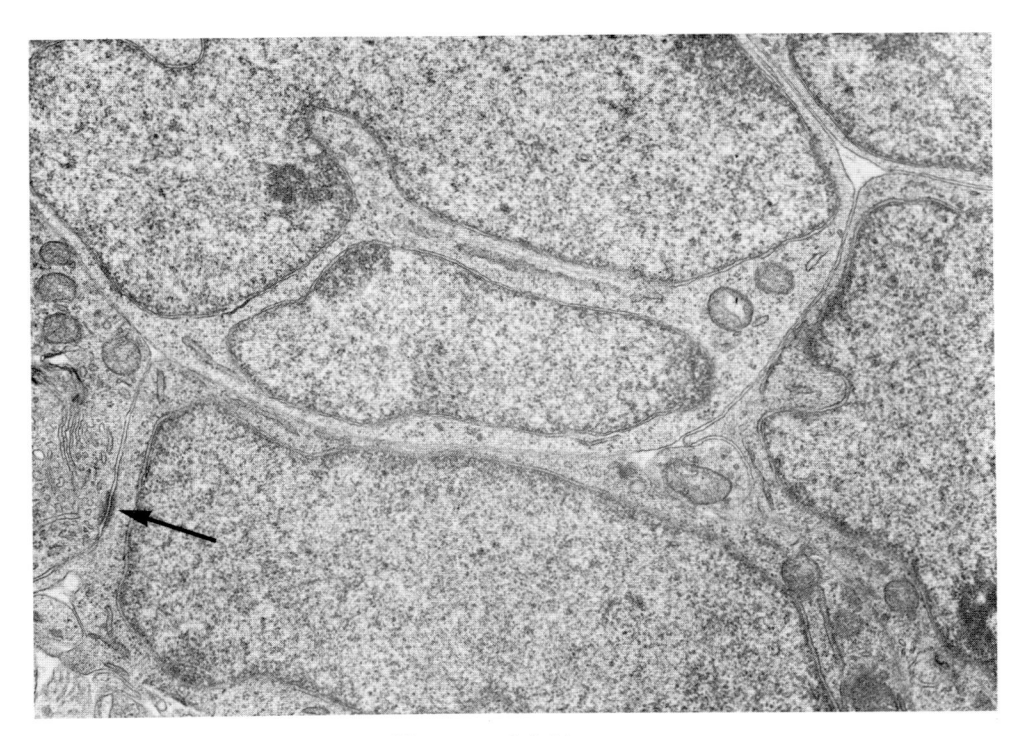

図 198 medulloblastoma
矢印は punctate adhesion を示す ×19,800

    medulloblastoma. Acta Neuropathol 1975 ; 33 : 67-78
新宅雅幸, 小倉基裕, 前田隆英, 西山直志. Medullomyoblastoma の1剖検例. 脳神経 1982 ; 34 : 105-114
Robereskin L, Treip C. Adult medulloblastoma. J Neurol Neurosurg Psychiatry 1986 ; 49 : 39-42
Llena JF, Hirano A, Wisoff HS. Fine structure of an unusual spongy variant of medulloblastoma. Acta Neuropathol 1987 ; 44 : 83-84
小保内主税, 川並 透, 平野朝雄, Llena JF. Medulloblastoma における synaptophysin の発現様式についての考察. 岩手医誌 1994 ; 46 : 25-31
Rork LB, Trojanowski JQ, Lee V M-Y et al. Primitive neuroectodermal tumor of the central nervous system. Brain Pathol 1997 ; 7 : 765-784
Kleihues P, Cavenee WK, eds. Pathology and Genetics of Tumours of the Nervous System, 2nd ed. Lyon : IARC PRESS, 2000

5) 中枢神経系の神経細胞の腫瘍

中枢神経系において神経細胞から由来する腫瘍はきわめてまれといわれていた．こうした腫瘍が発生した場合は **gangliocytoma** とか neuroblastoma とか命名されるが，通常は glioma を伴い ganglioglioma とよばれる．一方，glioma は浸潤性であるために，生存している神経細胞が，腫瘍細胞の中にとり囲まれている場合が，しばしばみられるので，これとはっきりと区別して誤診をしないように注意すべきである．

神経細胞からなる腫瘍は腫瘍細胞が神経細胞であるという確実な marker を備えてなくてはならない．たとえば，シナプスが腫瘍細胞に形成されているとか，synaptic vesicle の存在が

必要とされる。中枢神経系内における神経細胞由来の腫瘍の報告例の多くは，末梢神経系の neuroblastoma や鼻腔に出現する olfactory neuroblastoma (esthesioneuroblastoma) にみられるような dense core vesicle が記載されている。免疫組織学的に synaptophysin, chromogranin, neurofilament や種々の neurotransmitter などの検出が診断に役立つ。

末梢の neuroblastoma にみられる dense core vesicles の数は catecholamine の分泌程度と関係するといわれている。より未熟なものには少ない。末梢の neuroblastoma が中枢に metastasis した症例はみたことがないが，Montefiore において，頭蓋や眼窩に転移した大きな tumor が脳を圧迫変形した症例があった。これは副腎原発であった。ただし肺の oat cell carcinoma が，小脳やその他に，脳に多発性に転移した 24 歳，女性の malignant neuroendocrine tumor の一症例があった。

a) olfactory neuroblastoma (esthesioneuroblastoma)

鼻腔に出現する neuroblastoma は，medulloblastoma が主として小児にみられるのに対し，成人や思春期に起こる傾向があり，悪性腫瘍であるにもかかわらず，比較的長期の経過をたどる。約半数の患者は診断後 5 年以上の生存が報告されている。周囲の副鼻腔，口蓋，眼窩や脳底部に拡がる。放射線療法が有効であるが，再発しやすく，20% の症例に頸部のリンパ腺などに転移を起こすといわれる。

未熟な neuroblastoma を形成する細胞が塊をなして存在し，rosettes の形成や，核小体の著明な大型神経細胞も混在を認めることがある。電顕像上，腫瘍細胞内に dense core vesicles が存在し，診断の確立に役立つ。著者は無髄性軸索が配列し，growth cone がしばしばみられる症例を経験している。medulloblastoma のように，ときには多様な分化をきたす症例もみられるといわれる。

文献
Schochet SS Jr, Peters B, O'Neal J, McCormick WF. Intracranial esthesioneuroblastoma. A light and electron microscopic study. Acta Neuropathol 1975 ; 31 : 181-189
Mackay B, Luna MA, Butler JJ. Adult neuroblastoma : electron microscopic observations in nine cases. Cancer 1976 ; 37 : 1134-1151
Choi H-S, Anderson P. Immunohistochemical diagnosis of olfactory neuroblastoma. J Neuropathol Exp Neurol 1985 ; 44 : 18-31
Choi H-S, Anderson P. Olfactory neuroblastoma : an immuno-electron microscopic study of S-100 protein positive cells. J Neuropathol Exp Neurol 1986 ; 45 : 576-587
Takahashi H, Ohara S, Yamada M, Ikuta F et al. Esthesioneuroepithelioma : a tumor of the true olfactory epithelium origin. An ultrastructural and immunohistochemical study. Acta Neuropathol 1987 ; 75 : 147-155

b) cerebellar neuroblastoma

近年グリアの関与のないほとんど神経細胞のみからなる小脳の **neuroblastoma** を検査することができた (Shin et al 1978)。腫瘍細胞の突起中には多数の synaptic vesicle が存在し，そのほとんどは clear なものであった。非常に興味あることに，この細胞突起は多数の未熟な presynaptic terminal を形成しつつある像を呈しているのにもかかわらず，相手となるべき postsynaptic element がほとんど存在していなかった (Hirano and Shin 1979)。この cerebellar neuroblastoma と同様の症例は，Yagishita et al, Pearl and Takei により報告されている。なお，より成熟した神経細胞に移行するとの可能性を唱える報告もある (Russell and Rubinstein 1989, 305頁参照)。

文献
Shin W-Y, Laufer H, Lee Y-C et al. Fine structure of the cerebellar neuroblastoma. Acta Neuropathol 1978 ; 42 : 11-13
平野朝雄. 小脳における異常シナプス. 神経進歩 1978 ; 22 : 1281-1297
Hirano A, Shin W-T. Unattached presynaptic terminals in a cerebellar neuroblastoma in human. J Neuropathol Appl Neurobiol 1979 ; 5 : 63-70
平野朝雄, 松井孝嘉, 松井誠司, 他. 一枚の写真から. Cerebellar neuroblastoma. Brain Medical 1997 ; 9 : 221-223

c) central neurocytoma

近年 supratentorial で，Monro 孔付近に出現する比較的境界明瞭な腫瘍で，光顕像上 oligodendroglioma のような組織像を呈する central または intraventricular neurocytoma とよばれる腫瘍が注目されてきた。比較的若い人にみられ，長い経過で手術後の予後がよい。ependymoma の vascular rosette に似た像を呈するが，細胞突起が局所に集合して neuropil のようにみえる部分も存在し，後者は synaptophysin 陽性である。電顕で，上述の後頭窩部の腫瘍のように synaptic vesicle が多数認められ診断が確認される。

文献
Hassoun J, Gambarelli D, Grisoli F et al. Central neurocytoma : an electron-microscopic study of two cases. Acta Neuropathol 1982 ; 56 : 151-156
久保田紀彦. Central neurocytoma. 病理と臨床 1991 ; 9 : 611-619
Kubota T, Hayashi M, Kawano H et al. Central neurocytoma : immunohistochemical and ultrastructural study. Acta Neuropathol 1991 ; 81 : 418-427
Nishio S, Tashima T, Takeshita I, Fukui M. Intraventricular neurocytoma : clinicopathological features of six cases. J Neurosurg 1988 ; 68 : 665-670

d) dysplastic gangliocytoma of cerebellum (Lhermitte-Duclos disease)

gangliocytoma の特殊なものとして，cerebellar cortical hypertrophy または **Lhermitte-Duclos disease** とよばれている小脳皮質の dysplastic gangliocytoma がある。本症は初めて Rachel Cowden の家系に記載され，全身にさまざまの multiple hamartoma および neoplasm を呈する Cowden disease とよばれる autosomal dominant の疾患の中枢神経系の腫瘍病変である。若い成人に発症するまれな病変で，本症に特徴的な小脳の組織像を呈する。病変部の小脳皮質はあたかも皮質と白質を入れ替えたような錯覚を起こさせる (inverted cerebellar cortex)。すなわち小脳の外層に有髄神経束が集合し，内層に異常な大型と小型の神経細胞が集合している。白質は粗で狭くなっている。良性の hamartomatous tumor で Grade I である。小脳の病変は MRI で特異な像を呈し診断に役立つ。

文献
Kleihues P, Cavenee WK, eds. Pathology and Genetics of Tumours of the Nervous System, 2nd ed. Lyon : IARC Press, 2000 : 235

e) paraganglioma

中枢神経系で神経細胞から由来する腫瘍で,もう一つ最近注目されているのは **paraganglioma** である。neuroblastoma のように,通常末梢神経系の原発腫瘍であるが,**paraganglioma of the filum terminale** は脊髄の cauda equina 付近のくも膜下腔が好発部位にあたる。その組織像は中枢神経系外に発生する paraganglioma と同じで,細胞内に dense core vesicle が充満している (Hirano 1978)。その血管は有窓性である (Llena et al 1979)。この良性腫瘍は通常成人にみられ Grade I である。ときに大型神経細胞も認められ **gangliocytic paraganglioma** といわれる。

文献
Hirano A. Some contributions of electron microscopy to the diagnosis of brain tumors. Acta Neuropathol 1978 ; 43 : 119-128
Llena JF, Hirano A, Rubin RC. Paraganglioma in the cauda equina region. Acta Neuropathol 1979 ; 46 : 235-237
Llena JF, Wisoff HS, Hirano A. Gangliocytic paraganglioma in cauda equina region, with biochemical and neuropathological studies. J Neurosurg 1982 ; 56 : 280-282
Llena JF. Paraganglioma in the cerebrospinal axis. In : Zimmerman HM, ed. Progress in Neuropathology, Vol 5. New York : Raven Press, 1983 : 261-276
Toyota B, Barr HWK, Ramsay D. Hemodynamic activity associated with a paraganglioma of the cauda equina. J Neurosurg 1993 ; 79 : 415-455

付] aggressive papillary tumor of the temporal bone

近年,Montefiore において2人の患者 (19歳と40歳の女性) の petrous bone に腫瘍が認められ,臨床上 jugular glomus tumor が疑われた。しかし,その組織像は paraganglioma ではなく,papillary adenoma であった。上皮細胞の核は通常底部にあるのに,この腫瘍では apical に位置する傾向を認めた。cytokeratin が陽性で,細胞質は vimentin 強陽性であった。良性腫瘍であるが周辺骨を破壊する。その後の第3例では,37歳の女性で頭蓋内の posterior fossa に出現し,cerebellopontine angle tumor のような像を呈していた。この腫瘍は endolymphatic sac に由来するといわれている。通常耳鼻科の患者であるが,わが国の最初の症例は脳神経外科雑誌に報告されている (黒岩ら 1993)。von Hippel-Lindau 病に伴うことが知られている (502頁)。

文献
Hirano A, Sugiyama K, Llena JF. Histological aspects of certain benign brain tumors : review of current topics. In : Nagai M, ed. Brain Tumor. Research and Therapy. Tokyo : Springer-Verlag, 1996 : 21-27
Gaffey MJ. Aggressive papillary tumor of middle ear/temporal bone and adnexal papillary cystadenoma. Manifestations of von Hippel-Lindau disease. Am J Surg Pathol 1994 ; 18 : 1254-1260

f) desmoplastic infantile ganglioglioma

乳幼児のテント上に発生する硬膜下で髄膜および大脳半球表層に cyst を伴う巨大な腫瘤である。豊富な膠原線維と線維芽細胞が存在し，その中に astrocytes と小さな神経細胞が散在する。reticulin 染色が陽性である。astrocyte は GFAP で神経細胞は synaptophysin や neurofilaments 陽性であるので，その存在を確認することができる。神経細胞の認められない症例は **desmoplastic astrocytoma of infancy** とよばれる。正常の脳組織との境界は不明瞭である。予後は極めて良好で Grade I に相当する。

文献
VandenBerg SR. Desmoplastic infantile ganglioglioma : a clinicopathologic review of sixteen cases. Brain Tumor Pathol 1991 ; 8 : 25-31

g) dysembryoplastic neuroepithelial tumor (DNT)

近年，complex partial seizure の子供や若い成人に認められる過誤腫的性格をもった良性腫瘍である。テント上で側頭葉・前頭葉の皮質に発育し，neuron と glia が混在する腫瘍である。多発の結節を形成し，cortical dysplasia を伴う。典型的な組織像は oligodendrocyte のような細胞が主体をなし，その中に神経細胞および突起が粘液性細胞間基質の中に浮かぶように存在し，これは specific glioneuronal element とよばれている。DNT の組織像は複雑でさまざまの異型をもち，結合組織の介入する症例すらある。昔から学者によりいろいろな診断名が与えられてきた腫瘍で，現在 DNT という名称が WHO で採用されている。

文献
Daumas-Duport C. Dysembryoplastic neuroepithelial tumor. Brain Pathol 1993 ; 3 : 283-295
Hirose T, Scheithauer BW, Lopes MB et al. Dysembryoplastic neuroepithelial tumor (DNT). An immunohistochemical and ultrastructural study. J Neuropathol Exp Neurol 1994 ; 53 : 184-195

付] てんかんの病理

てんかんは昔から最も注目を浴びている clinical symptom の一つである。しかしそれに対応する病理所見を認めがたく，器質的病変が存在する症候性てんかんでも，発症要因としては，腫瘍，感染，外傷，中毒，発生異常，血管障害などいろいろあげられる。このために，てんかんのテーマは，一般に神経病理学的には難しく，敬遠されてきた。

一方，psychomotor epilepsy, temporal lobe seizure, uncinate fit などとよばれてきた intractable complex partial seizure に対して，近年，外科的治療が発達してきた。それに伴って temporal lobectomy やほかの脳部位病巣の biopsy material についての病理報告が，世界各地のてんかんセンターより，とくに 1988 年ころより一斉に発表されるようになり，急にこのテーマが活発に話題となり登場してきた。

こうした病変の中で最も多く，過半数を占めるのが Ammon's horn sclerosis である。佐野圭司先生と Dr. Malamud は "Clinical significance of sclerosis of the cornu ammonis" と題する有名な論文を 1953 年に発表されている (Sano and Malamud 1953)。hippocampus とその周囲組織の神経細

胞の消失とグリオーシスを特徴とする。CA1, 3, および4 sector が最も強くおかされる。dentate gyrus もおかされるが，CA2 と subiculum は一般に保存される。病巣は通常一側性であるが，両側がおかされる症例もある（平野，三竹 1997）。

次に多い病変は前述した DNT である。これについての歴史的背景に興味のある方はその総説を参照されたい。

文献

Sano K, Malamud N. Clinical significance of sclerosis of the cornu ammonis. Arch Neurol Psychiatry 1953 ; 70 : 40-53
Bruton CJ. The neuropathology of temporal lobe epilepsy. Oxford : Oxford University Press, 1988
平野朝雄. Benign intracranial cyst および certain congenital neoplasms について. 脳腫瘍病理 1994 ; 11 : 51-58
松田一己，久保田祐子，三原忠紘，他. 難治てんかんの病理―手術摘出標本における検討. 神経進歩 1994 ; 38 : 792-807
平野朝雄，三竹重久. てんかんの病理. Neurosurgeons 1997 ; 16 : 131-137
Erdamar S, Zhu Z-Q, Hamilton WJ et al. Corpora amylacea and heat shock protein 27 in Ammon's horn sclerosis. J Neuropathol Exp Neurol 2000 ; 59 : 698-706

b. 中枢神経実質以外から発生する腫瘍

1) meningioma （図199〜205）

髄膜腫 meningioma は，髄膜に存在する細胞，とくにくも膜細胞から発生する。くも膜細胞の存在する場所なら，どこから発生してもよいはずであるが，とくに静脈洞に陥入するくも膜絨毛の分布領域から起こることが多い。その特徴として，まず meningioma は，ほとんどの場合，硬膜に癒着している。第二に meningioma の好発部位は，くも膜絨毛の分布の密度の高いところ，すなわち，静脈洞に沿った場所および脊髄神経根が髄膜から出る場所に相当する。第三にその光顕および電顕像が，くも膜絨毛ときわめてよく似ていることである。髄膜に原発する腫瘍は，ほとんど上述した meningioma であるが，まれに fibroblast から発生する meningeal sarcoma もある。

meningioma は主として成人，とくに女子に多くみられる良性の腫瘍である。incidental meningioma は Montefiore Medical Center では剖検例の 2.7% に認められ，加齢に伴って上昇し，女性は男性の3倍を占める（中洲ら 1985）。頭蓋内では，原発腫瘍の第2位を占め，傍矢状部 parasagittal とくに，その中央部1/3の部分に好発する。そのほかに嗅溝 olfactory groove，蝶形骨縁 sphenoidal ridge，鞍結節 tuberculum sellae の meningioma もよくみられるものである。側頭骨の錐体稜 petrous ridge や，後頭蓋窩とくに小脳橋角部に起こる meningioma は小脳テントに付着している。後頭蓋窩では，大後頭孔もよく知られた発生場所である。脳室内髄膜腫 intraventricular meningioma は，ネコでは最も多い脳腫瘍であるが，ヒトではきわめて少ない。これは脈絡叢のところに入り込んだ髄膜より起こる。meningioma は後述する schwannoma とともに，脊椎管における硬膜内髄外腫瘍 intradural and extramedullary tumor のほとんどを占める。spinal meningioma は，圧倒的に女子に多い。

D. 腫瘍　337

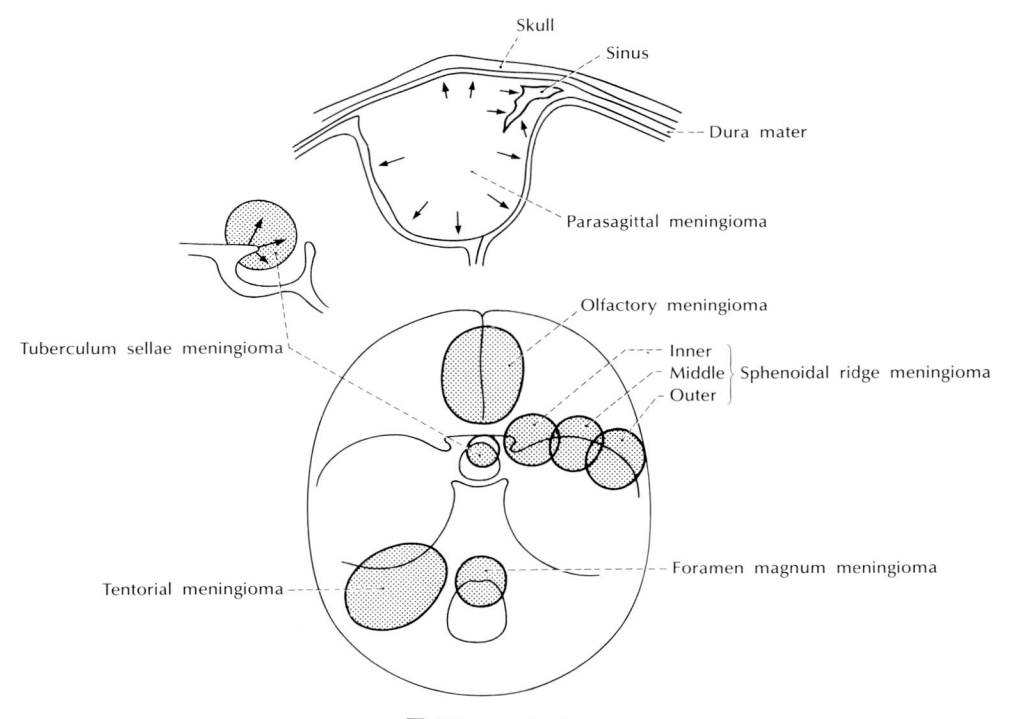

図 199　meningioma

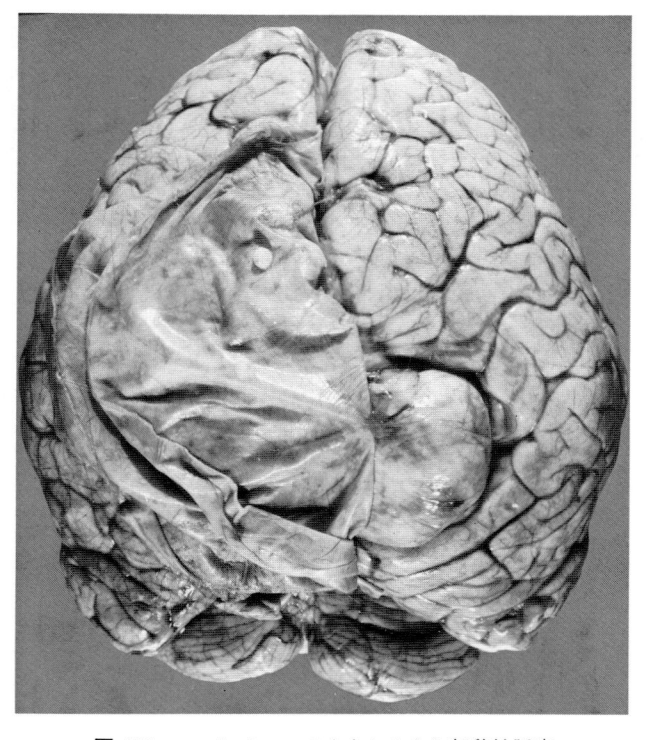

図 200　meningioma のようにみえた転移性腫瘍

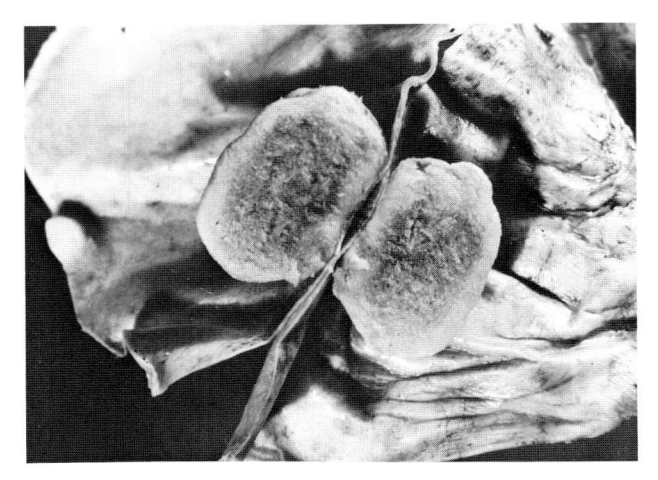

図 201　meningioma

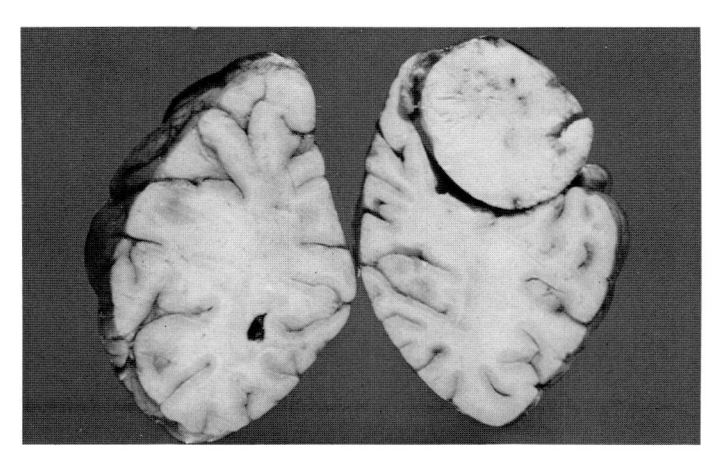

図 202　meningioma のようにみえた metastatic tumor の切断面

　meningioma は肉眼的にみて境界の明らかな，一般には丸みをもった腫瘍で，硬膜に強く付着し，脳実質を外から圧迫するが，通常その内部には浸潤しない（中洲ら 1986）。大きな meningioma は皮質を圧迫し，ときには脳皮質の消失をきたし，腫瘍は白質と直接接している（中洲ら 1986；北井ら 1999）。meningioma en plaque はその名のように硬膜に沿って大きく拡がる。ときとして cyst を伴うこともある。meningioma には通常，壊死巣はなく，出血はない。腫瘍に接する頭蓋骨は，腫瘍細胞が直接に内部に入り込んでくることもある。骨の増殖肥厚 hyperostosis はしばしばみられるが，これは腫瘍細胞の直接の侵入なしにも起こりうる。
　meningioma は一つだけ発生することが多いが，多数あることも決して少なくない。これは von Recklinghausen 病に伴うこともある。経過は長く，徐々に増大する良性腫瘍であるが，静脈洞付近に発生したものは全摘出が不可能のことが多く，組織学的にはまったく良性であって

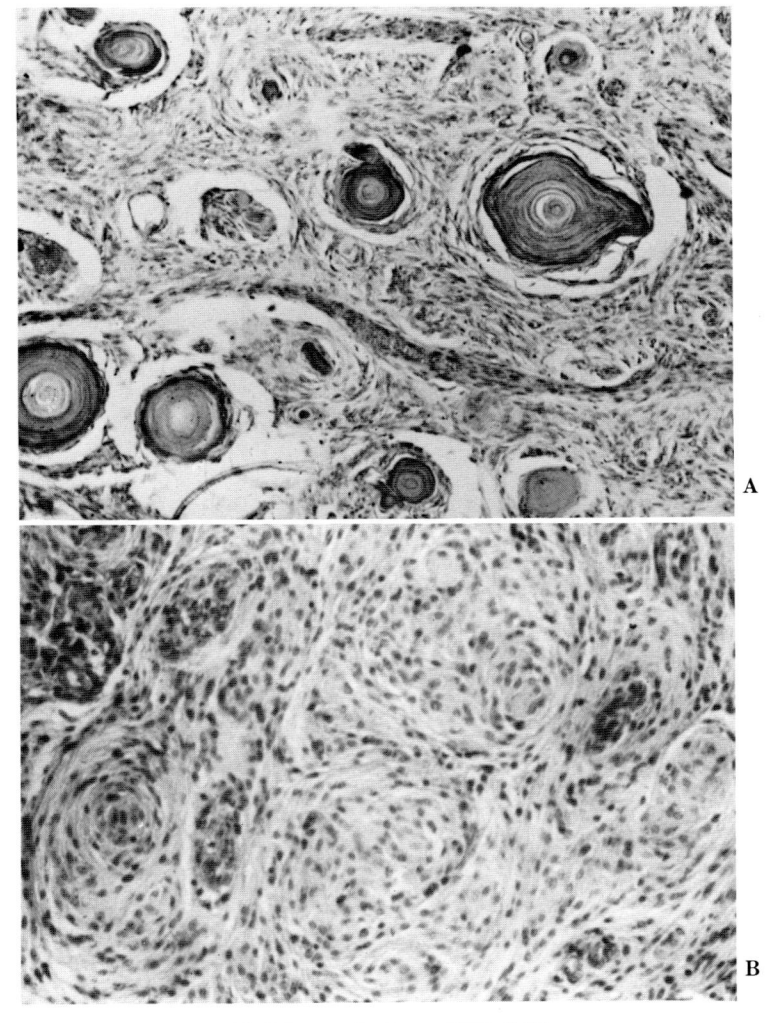

図 203 meningioma（H.E. 染色）
A. psammoma body　　B. whorl 形成

も，再発は避けられないのが通常である．悪性の meningioma は例外的である．
　光顕像では，診断上有名な二つの特徴がある（図203）．一つは**渦巻 whorl 形成**である．これは細胞がぎっしりと，玉ねぎの切り口のように並ぶことを指す．他の特徴は，**psammoma body** とよばれる，丸い石灰化した小体を認めることである．これは時に同心円をなした層状構造を示す．通常，meningioma は，meningothelial, fibroblastic, transitional (meningothelial と fibroblastic の mixed type), xanthomatous（脂肪細胞を多く含んだもの）などと多くの分類がなされていたが，これはそれぞれに異なった細胞発生 cytogenesis によるという意味ではなく，あくまで中心をなす腫瘍細胞は，くも膜細胞であり，どれも予後はだいたい同じである．
　meningioma の中で，eosin 好性の，ガラス状の球形の構造物が散在する症例がある．これ

は1層の上皮細胞に囲まれたcystであり，その中に電子密度の高い網状ないし顆粒状の物質，さらに細胞突起の断片が認められる (Kubota et al 1982)。このcystの内容はpseudopsammoma bodyとよばれ，mucinに染まる。これを分泌する上皮細胞はkeratin陽性で，H.E.染色やmucin染色よりもはっきりと浮きあがってよくみえる。くも膜は中胚葉性であるといわれているのに，上皮細胞性のこうした構造物が認められることが興味深い。この症例は，現在**secretory meningioma**といわれる。

microcystic meningiomaは細胞外腔が拡大したものである。しかしときには，細胞内のlipidやglycogenのためにvacuolateした所見を呈することもある (**clear cell meningioma**)。ほかのmeningiomaのごとく，上皮性マーカーのうちepithelial membrane antigen (EMA) は陽性である (Ng 1989)。それに対しsecretory meningiomaはcarcino-embryonic antigen (CEA) とkeratinも陽性である (Ng 1987)。

chordoid meningiomaはchordomaに似た像を呈し，eosin好性の上皮様の腫瘍細胞が粘液様基質を背景に索を形成している。部分的にmeningiomaの像を示すことが多く，リンパ球，形質細胞の浸潤がみられる。chordomaと異なり，cytokeratinとS-100蛋白は陰性である。通常，小児・思春期に発生しているが，成人の発生例も報告されている (Kepes 1988)。

lymphoplasmacyte-rich meningiomaはリンパ球，形質細胞浸潤が強く認められるmeningiomaである。plasmacytomaやRosai-Dorfman disease (田渕 1999) との鑑別が必要である。後者がきわめてまれに硬膜に病巣をつくり，肉眼的にmeningiomaのようにみえる。CD 68陽性の histiocyte の増殖が著明な肉芽腫である。リンパ球，形質細胞，赤血球が大型の histiocyte の中にとり込まれている像は，phagocytosisでなく，emperipolesisであるといわれる (Kitai et al 1996)

atypical meningiomaという項目がWHOのmeningiomaの分類に加えられた。この腫瘍は再発しやすく，Grade IIに相当するという。多数の核分裂像，細胞密度の増加，細胞質の乏しい小細胞，シート状の増殖，壊死巣などの組織像のいくつかがみられるものと定義されている。

anaplastic (malignant) meningiomaは明らかに悪性の組織像を示すmeningiomaで，再発率は高く，Grade IIIに相当する。

近年，まれであるが**papillary type meningioma**が話題に上っている。これは若い人に発症し，meningiomaの像のほかにependymomaと思わせるようなvascular rosette structureを示す (Ludwin et al 1975; Pimentel et al 1998)。組織学的にも悪性の所見を呈し，遠隔転移が起こるといわれている。

電顕像では，meningiomaの細胞は正常なくも膜下腔にあるくも膜細胞と共通点があるが，一般に細胞が密に集合している。細胞突起は一般に比較的よく発達した拡がりを形成し，相互に入り組み，その間にdesmosomeが豊富である（図204）。これはとくにmeningothelial meningiomaに著明である。細胞体内にvimentinを主体としたintermediate filamentや，glycogen顆粒がしばしば認められる。meningiomaを形成する細胞内にもRosenthal fiberと

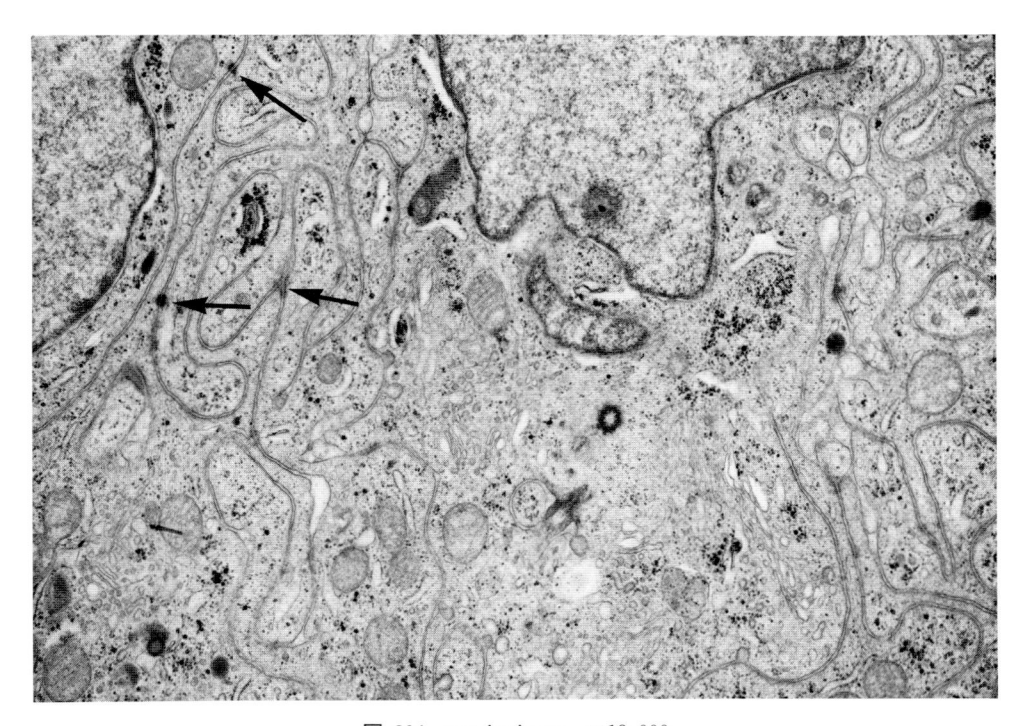

図 204　meningioma　×19,000
矢印は desmosome を示す。
(Hirano A. Progress in Neuropathology, Vol 1. Grune & Stratton, 1971：1)

よく似た構造が出現することがときにある（Goldman et al 1980）。meningioma は免疫組織学的には vimentin および EMA 陽性であるが，meningioma の中の上皮性細胞は，局所的に keratin 陽性である。しかし，neurofilament や glial filament の抗体に対する反応は陰性である。細胞体が核の中に入り込んでいるのは（図205），光顕で核内 eosin 好性封入体として認められる。psammoma body は，血管およびその周囲の結合組織の石灰化および whorl の中心部に多くみられる。久保田らの検索によると，石灰化は，変性した腫瘍細胞に由来する matrix vesicle より始まり，collagen 束に拡がると推定されている。fibroblastic meningioma といわれている型でも，主体をなす腫瘍細胞は fibroblast ではなく，髄膜細胞の形態学的特徴を呈する。しかし細胞外腔が一般に広く，その間に fibroblast および reticulin, collagen を含む傾向がある。この collagen は，ときに異常な太さ，および周期性 periodicity を呈することもある。

　meningioma の染色体の異常（Katsuyama et al 1986）および steroid hormone receptor についての研究については専門書を参照されたい。

　一般に meningioma は診断しやすい腫瘍であるが，その変形は多様にわたり，他の脳腫瘍との判別が難しい症例に遭遇することもまれではない。

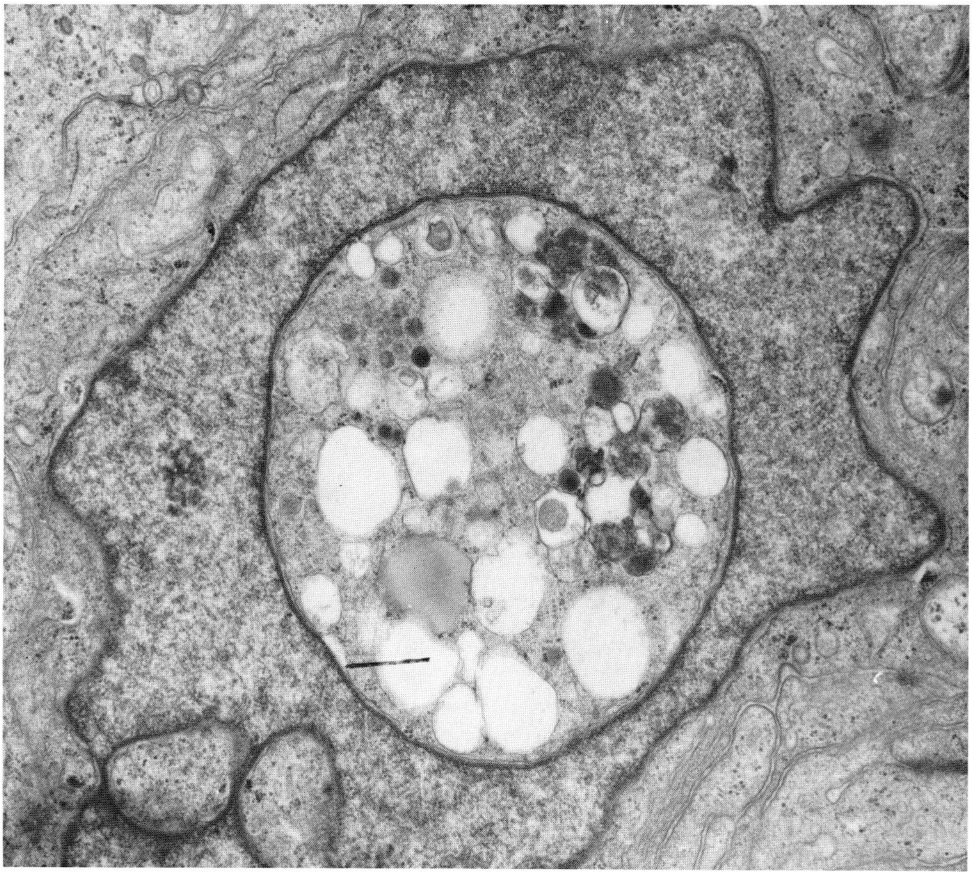

図 205 meningioma ×22,000
核が不規則な形をとり，細胞質が内部に入り込んでいる。光顕では核内封入体のようにみえる。
(Hirano A. Progress in Neuropathology, Vol 1. Grune & Stratton, 1971：1)

文献

Cervós-Navarro J. Electronenmikroskopie der Hemangioblastome des ZNS und der angioblastischen Meningiom. Acta Neuropathol 1971；19：184-207

Kepes JJ. Meningiomas, Biology, Pathology, and Differential Diagnosis. New York：Masson Publishing USA Inc, 1982

Kajikawa H, Kawamoto K, Herz F, Wooley RC, Hirano A, Koss LG. Flow-through cytometry of meningioma and cultured meningioma cells. Acta Neuropathol 1978；44：183-187

Kawamoto K, Herz F, Kajikawa H, Hirano A. An ultrastructural study of cultured human meningioma cells. Acta Neuropathol 1979：46：11-15

Goldman JE, Horoupian DS, Johnson AB. Granulofilamentous inclusions in a meningioma. Cancer 1980；46：156-161

Ludwin SK, Rubinstein LJ, Russell DS. Papillary meningiomas：a malignant variant of meningioma. Cancer 1975；36：1363-1373

Kubota T, Hirano A, Yamamoto S. The fine structure of hyaline inclusions in meningioma. J Neuropathol Exp Neurol 1982；41：81-86

Kubota T, Hirano A, Yamamoto S, Kajikawa K. The fine structure of psammoma bodies in meningocytic

whorls. J Neuropathol Exp Neurol 1984 ; 43 : 37-44
Kubota T, Sato K, Yamamoto S, Hirano A. Ultrastructural study of the formation of psammoma bodies in fibroblastic meningioma. J Neurosurg 1984 ; 60 : 512-517
Kubota T, Hirano A, Sato K, Yamamoto S. Fine structure of psammoma bodies in meningocytic whorls. Arch Pathol Lab Med 1984 ; 108 : 752-754
Halliday WC, Yeger H, Duwe GF, Phillips MJ. Intermediate filaments in meningioma. J Neuropathol Exp Neurol 1985 ; 44 : 617-623
中洲　敏, 平野朝雄, 志村俊郎. Meningioma の剖検例における考察. Neurol Med Chir (Tokyo) 1985 ; 25 : 928-932
中洲　敏, 平野朝雄, Llena JF, 志村俊郎. 髄膜腫と周辺脳組織. Neurol Med Chir (Tokyo) 1986 ; 26 : 851-856
Katsuyama J, Papenhausen PR, Herz F, Gazivoda P, Hirano A, Koss LG. Chromosome abnormalities in meningioma. Cancer Genet Cytogenet 1986 ; 22 : 63-68
Nakasu S, Hirano A, Shimura T, Llena JF. Incidental meningioma in autopsy study. Surg Neurol 1987 ; 27 : 319-322
Nakasu S, Hirano A, Llena JF et al. Interface between the meningioma and the brain. Surg Neurol 1989 ; 32 : 206-212
Ng HK, Tse CC, Lo ST. Meningioma and arachnoid cells : an immunohistochemical study of epithelial markers. Pathology 1987 ; 19 : 253-257
Ng HK, Tse CC, Lo ST. Microcytic meningiomas : an unusual morphological variant of meningiomas. Histopathology 1989 ; 14 : 1-9
Ludwin SK, Rubinstein LJ, Russell DS. Papillary meningioma : a malignant variant of meningioma. Cancer 1975 ; 36 : 1363-1373
Pimentel J, Albuquerque L, Tavora L. Meningioma with perivascular pseudorosettes : a morphological entity distinct from papillary meningioma? Clin Neuropathol 1998 ; 17 : 41-44
Kepes JJ, Chen WYK, Connors MH et al. Chordoid meningeal tumors in young individuals with peritumoral lymphoplasmacellular infiltrates causing systemic manifestation of the Castleman syndrome : a report of seven cases. Cancer 1988 ; 62 : 391-406
Kitai R, Sato K, Kubota T et al. Meningeal sinus histiocytosis mimicking lymphoplasmacyte-rich meningioma. J Neurosurg 1996 ; 84 : 1051-1054
北井隆平, Llena JF, 平野朝雄. 髄膜腫による皮質の消失. 神経内科 1999 ; 51 : 474-476
田渕和雄. Rosai-Dorfman disease. 日本脳腫瘍病理学会, 編. 脳腫瘍臨床病理カラーアトラス, 第2版. 東京：医学書院, 1999 : 140-141

付〕 **hemangiopericytoma**

臨床診断で meningioma と思って摘出された腫瘍で, 組織学的に whorl や psammoma body が欠如していて突起の乏しい細胞が密に集合している腫瘍がある。血管に富み, 血管腔が広く枝分かれして鹿角状にみえる。hemangiopericytoma は, 大小の血管に富む meningioma (**angiomatous meningioma**) および小脳の hemangioblastoma (358頁) とは区別すべきである。より悪性で再発も早く, 転移も起こす。reticulin 染色で豊富な好銀線維網がみられるところもある。電顕上でも一般の meningioma と異なる所見を示し, 基底膜の存在や突起の interdigitation や junction が乏しい (欠く) ことなどがあげられる。免疫組織学的には meningioma と異なり epithelial membrane antigen (EMA) は陰性であり, 他の組織に発生する hemangiopericytoma と同様な反応を示すといわれる (Moss 1987 ; Iwaki 1988)

文献
Moss TH. Immunohistochemical characteristics of haemangiopericytic meningiomas : comparison with typical meningiomas, haemangioblastomas and haemangiopericytomas from extracranial sites. Neuro-

pathol Appl Neurobiol 1987 ; 13 : 467-480
Iwaki T, Fukui M, Takashita I et al. Hemangiopericytoma of the meninges : a clinicopathologic and immunohistochemical study. Clin Neuropathol 1988 ; 7 : 93-99

2) 脳神経根と脊髄神経根の腫瘍

a) schwannoma (neurilemmoma, neurinoma)

schwannoma は脳神経根と脊髄神経根に発生する良性の腫瘍であり，schwannoma または neurilemmoma という名前は，腫瘍細胞が Schwann 細胞に起原するという意味でつけられたものである。neurilemmoma の i は o でもよく，mm は m でもよい。つまりその四つの組み合わせがそれぞれ使用されているらしい。schwannoma は Schwann 細胞があれば，どこからでも発生してよいはずである。実際，末梢神経にも本腫瘍はもちろん発生するが，ここでは脳神経根と脊髄神経根の腫瘍について述べる。

脳神経中，とくに選択的におかされるのは第八脳神経であり，そのため **acoustic neurinoma** ともよびならわされている（図 206）。主に第八脳神経の vestibular division の末梢に発生する。これは，**小脳橋角部** cerebellopontine angle に発生し，X 線像で内耳道 internal auditory meatus の拡大および破壊が証明されることが多い。第八脳神経は脳幹から相当の長さにわ

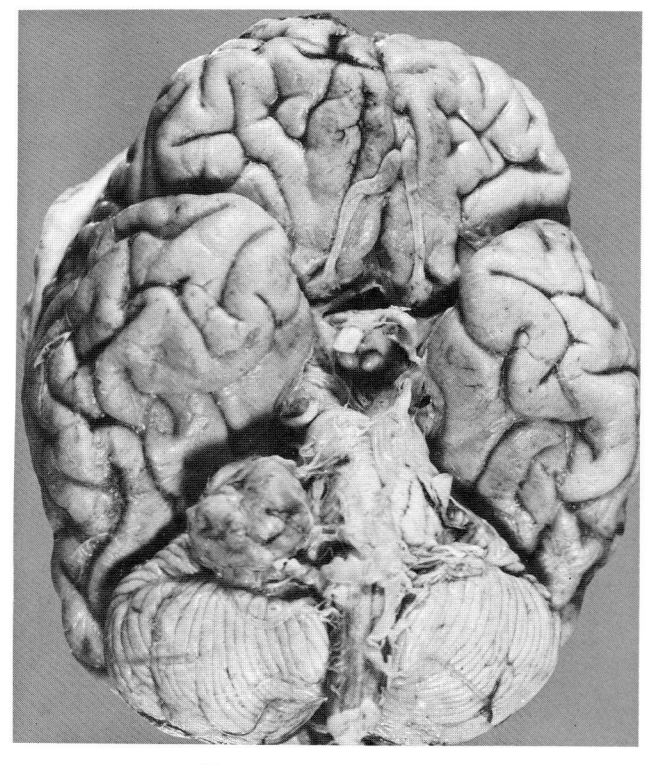

図 206　acoustic neurinoma

たって中枢性髄鞘で包まれている。末梢性髄鞘は内耳道の付近で，初めて軸索を囲むのが正常の構造である。すなわち Schwann 細胞の腫瘍は，この部分から発生するわけであり，内耳道を拡大しやすい。ただし，個人差があることも留意すべきである。第八脳神経の障害が最初の症状であるが，近くの第七脳神経も圧迫その他でおかされやすい。もし腫瘍が増大すれば，同側の小脳および脳幹部を圧迫し，非交通性水頭症を起こす。これらは脳圧亢進を引き起こすに至る。この腫瘍は，案外，臨床家に見逃されやすいものとみえて，CT 以前には剖検で相当大きな腫瘍を初めて認める場合が決して少なくなかった。小脳橋角部に発生する meningioma との鑑別を要する。第五脳神経の腫瘍は，nitrosourea を用いたネズミには最も発生頻度の高いものであるが，ヒトでは比較的まれである。

　spinal schwannoma は meningioma とともに，成人に最も多い脊髄腫瘍であり，後根の方が前根より多くおかされるといわれる。肉眼的には，meningioma のように固くて丸いが，原則として硬膜に付着しているのでなく，神経根に付着している。通常一つであるが，神経線維腫症 von Recklinghausen's neurofibromatosis では多発性である。しばしば両側の第八脳神経，その他の神経根をおかす。脳脊髄根からの schwannoma は一般に良性であり（Grade I），とくに acoustic neurinoma では悪性のものはまずないといわれる。

　光顕で診断上の特徴で，第一にあげられているのは **palisade** である（図207）。これは紡錘形の細長い細胞が同じ方向にぎっしりと並び，パレードのようにみえるからである。しかし実際には，古典的柵状配列をみる場合は比較的少ない。一般には，細長い腫瘍細胞とその突起は，束をなしてさまざまの方向に走る。この突起の間には，細胞外腔があり，そこには collagen を含む。腫瘍細胞は基底膜におおわれている。これらの物質は reticulin 染色でよく染まるので，glioma で，いわゆる **polar spongioblastoma** とよばれるものとは明らかに区別できる。後者は PTAH 染色や GFAP 染色で glial fibril を証明できる。palisade がときに放射状に配列され，際立った像を形成することがあり，**Verocay body** といわれている。このぎっしりと細胞のつまった部分は，一般に **Antoni A type** とよばれている。それに対して **Antoni B type** は細胞の配列が疎であり，明るくみえる。本腫瘍は細胞の大きさも一様でないことが多い。一般には，この Antoni A type と B type が共存することが特徴とされている。

　そのほかにこの腫瘍は，いわゆる sinusoid ともいわれるくらいに大きな内腔をもった壁の薄い血管がみられ，出血しやすく，hemosiderin 色素をみることがしばしばある。血管壁の硝子化は著明なことが多い。schwannoma はしばしば cyst を形成する。また Antoni B type のところには泡沫細胞といい，脂肪顆粒を多く含んだ細胞（xanthoma cell）がよくみられる。良性にかかわらず，pleomorphism が存在し大きな腫瘍細胞が散在することもしばしばみられる。また，脳脊髄液の蛋白が著明に増加する。また腫瘍中には通常髄鞘はなく，神経束は周辺部に扁平に圧迫されている。

　電顕像では，細胞はだいたいにおいて基底膜に囲まれているが，隣接する腫瘍細胞と接触するところには基底膜はなく，ときに desmosome をみる場合もある。細胞外腔には collagen が

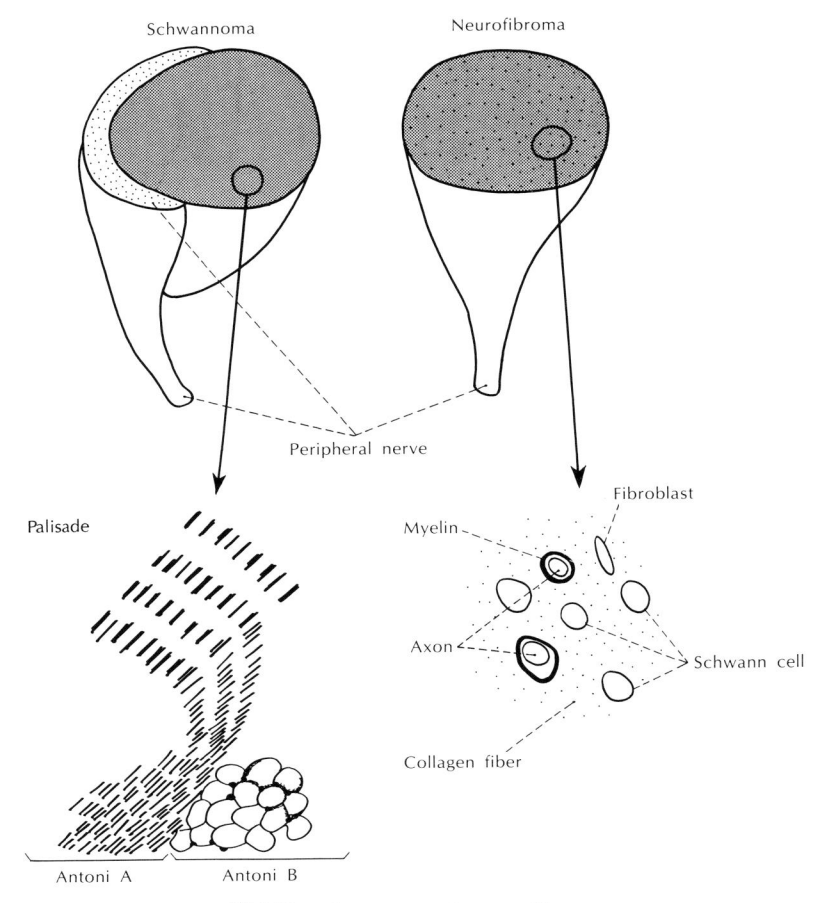

図 207 schwannoma と neurofibroma

豊富である。その中でとくに異常な collagen がしばしばみられる。これは紡錘形をなし，120〜150 nm の周期性をもった long spacing collagen で **Luse 小体** とよばれる。本腫瘍の特徴の一つであるが，他にもよくみられる非特異的所見である。さらに興味深いことは，この腫瘍の血管は fenestration に富むことである。電顕像では，この腫瘍が線維芽細胞からという説は否定できるが，Schwann 細胞からのみ由来して perineurium とは関係ないという立証はできない。本腫瘍には collagen が多い。collagen は線維芽細胞 fibroblast よりつくられることはよく知られている。しかし，Schwann 細胞も collagen をつくると推定されている。

　Schwann 細胞と perineurial cell は免疫組織化学的に区分されるといわれる（307頁参照）。Schwann 細胞は S-100 蛋白に陽性であるが，epithelial membrane antigen に陰性であるのに対し，perineurial cell はその逆である。schwannoma は Schwann 細胞と同じ反応を示し，meningioma との鑑別診断になるとのことである。しかし末梢神経鞘の腫瘍，とくに neurofibroma の marker は困難な問題であるといわれる。

　Schwann 細胞は末梢髄鞘形成にあずかる細胞であるのに，schwannoma においては髄鞘構

成蛋白である myelin basic protein などが陰性である。腫瘍化した Schwann 細胞は髄鞘構成蛋白を合成しないと推定され，電顕でも髄鞘形成の所見は認められず，さらに軸索との接触もみられない。

本腫瘍には melanin 含有細胞を認めることもあり，その豊富な症例は **melanotic schwannoma** という。まれに malignant の亜型も記載されている。schwannoma の中でとくに細胞密度が高く，ときに分裂像や壊死を伴うものを cellular schwannoma という。

本腫瘍の治療は，外科的治療が主流であったが，近年ガンマナイフも治療に使用されている。

b）neurofibroma

多くの学者は，この名称を前述の schwannoma とよばれるものと区別しているので，ここではその慣習にしたがって述べる。しかし同じ腫瘍で両方の組織像がみられることもあり，両者を同一の名の下に扱い区別してない学者もいる。

いずれにしても，この種の腫瘍は schwannoma といくつかの相違点が明白に認められる。ほとんどの例が von Recklinghausen 病にみられる。すなわち多発性である。この腫瘍は，光顕像上，Schwann 細胞とその突起は疎に散在し，schwannoma のように密集していない。基底膜に囲まれた細い細胞突起の周囲には，広い細胞間隙があり，線維芽細胞と多数の collagen がある。しかも正常の有髄および無髄神経線維が，必ずところどころに存在する。さらに本腫瘍中に認められる毛細血管は pore がないか，あってもごく少ない。

neurofibroma は脊髄神経根のほか，皮膚，内臓の末梢神経が好発部位である。Meissner corpuscle や pacchionian corpuscle が散見され，時には多数の肥満細胞のみられることもある。neurofibroma は孤発性のことも，neurofibromatosis に伴い多発することもある。neurofibromatosis については 501 頁を参照。

plexiform neurofibroma は，多数の末梢神経腫瘍の塊が結合組織により囲まれ，蔓状に配列される像を示す。少数であるが悪性化する症例がある。

malignant peripheral nerve sheath tumor（MPNST） は neurogenic sarcoma とか malignant schwannoma ともいわれる。きわめてまれである。大多数は軀幹，四肢の末梢神経に発生し，しかも von Recklinghausen 病に併発する。

epithelioid MPNST は腫瘍内に局所的に上皮様細胞群が認められ，carcinoma に似た像を示すまれな MPNST で S-100 蛋白が陽性である。

文献

Cravioto H : The ultrastructure of acoustic nerve tumors. Acta Neuropathol 12 : 116-160, 1969

Hirano A, Dembitzer HM, Zimmerman HM : Fenestrated blood vessels in neurilemoma. Lab Invest 27 : 305-309, 1972

Benhaiem-Sigaux N, Ricolft F, Keravel Y et al. Epithelioid schwannoma of the acoustic nerve. Clin Neuropathol 1996 ; 15 : 231-233

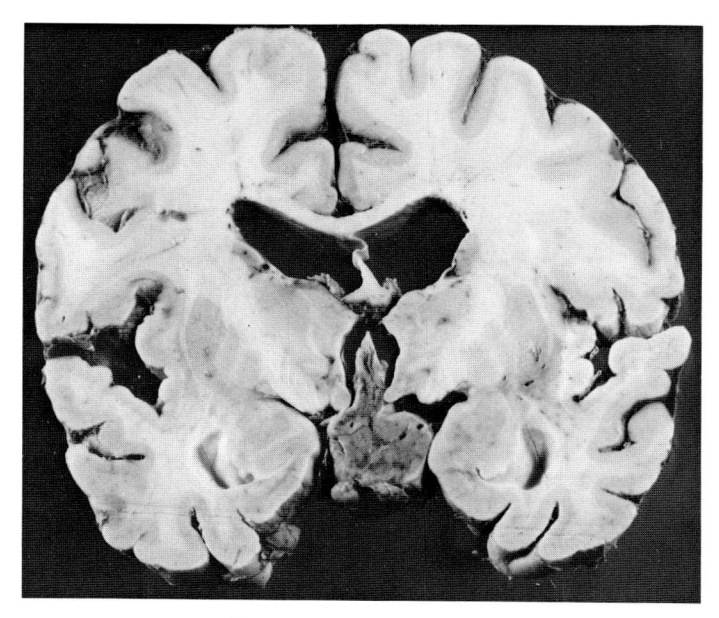

図 208　pituitary adenoma

3）下垂体腺腫 pituitary adenoma（図 208）

脳下垂体前葉の内分泌細胞より発生する腫瘍である。臨床上内分泌機能の失調を主徴とするものと，しないで局所的な mass effect を主徴とするものとがある。なお両症状を呈するものもある。頭蓋内腫瘍の約 8〜10% を占める。

a）内分泌学的に活動性の下垂体腺腫

下垂体腺腫の約 75% を占める。

① **prolactin secreting adenoma（prolactinoma）**：女性は男性の 4 倍の頻度を占め，とくに若い女性に多く，amenorrhea と galactorrhea を主徴とする。男性や高齢の女性は通常，内分泌学的症状を示さず，mass effect が主徴である。prolactinoma は最も多い下垂体腺腫で約 35〜45% を占める。その約半数は直径 1 cm 以下のいわゆる "microadenoma" である。dopaminergic antagonist，とくに bromocriptine が卓効を示す。この場合には腫瘍が小さくなることから，ホルモン産生の低下が推定される。

② **growth hormone secreting adenoma（somatotrophic adenoma）**：成人では acromegaly，子供は gigantism を呈し，下垂体腺腫の約 20% を占める。男性は女性の 2 倍の頻度で，大多数の腫瘍は直径 1 cm より大きく，mass effect を呈する。prolactinoma を合併することは珍しくない。

③ **ACTH secreting adenoma（corticotropic adenoma）**：この腺腫は臨床症状がないことも，または Cushing 症候群を呈することもある。さらに Cushing 症候群のために副腎摘出したあとで，皮膚の色素増加などの症状を伴った下垂体腺腫が出現し，Nelson 症候群といわれる。大多数は **microadenoma**（直径 1 cm 未満）で，下垂体腺腫の約 10% を占める。女性は男

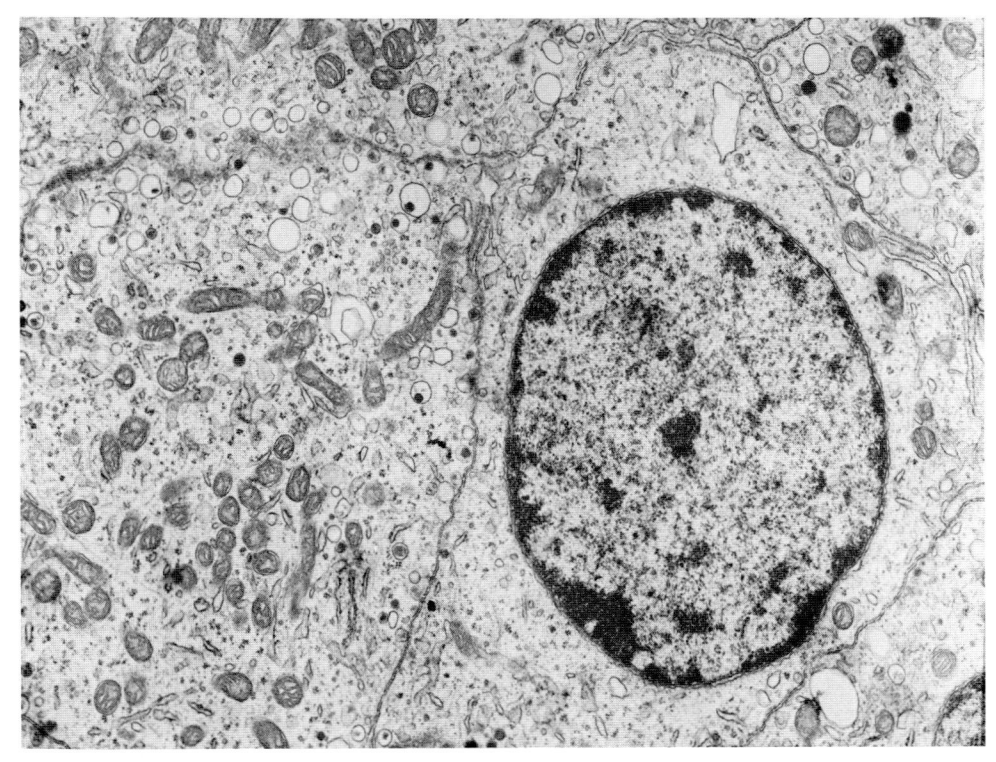

図 209 A　pituitary adenoma　×12,000
細胞内に小さな分泌顆粒が散在する。

性の 4 倍の頻度である。

④ **混合分泌腺腫**：下垂体腺腫の約 10% が二種のホルモン分泌を呈し，最も多いのは上述した prolactin と growth hormone の混合である。この中には一つの細胞が一つのホルモンを生産するほかに，一つの細胞が二種の異なったホルモンを生産する症例も報告されている。

b) **内分泌学的に活動性を欠く下垂体腺腫，非機能性腺腫** non-functioning adenoma

下垂体腺腫の約 25% を占める。下垂体局所の mass effect，すなわち hypopituitarism，視神経圧迫症状などを主徴とする。下垂体窩の拡大，diaphragm を越えて suprasellar mass となり，第三脳室を下から圧迫する。なお周囲の sinus に侵入することもある。non-functioning adenoma は最近の検査によると，その大半が **gonadotropin secreting adenoma** で **silent adenoma** は一部にすぎないといわれる（寺本 1999）。hormone を欠くものを **null cell adenoma** といい，その中で細胞体が多数のミトコンドリアで占められているものが **oncocytoma** である。H.E. 染色で細胞体が eosin 好性である。

H.E. 染色で最もよくみられるのは腫瘍細胞がびまん性にシート状の増殖を示すものである。microadenoma の場合には，周囲の前葉と区別するのに腫瘍細胞は均一であることと reticulin

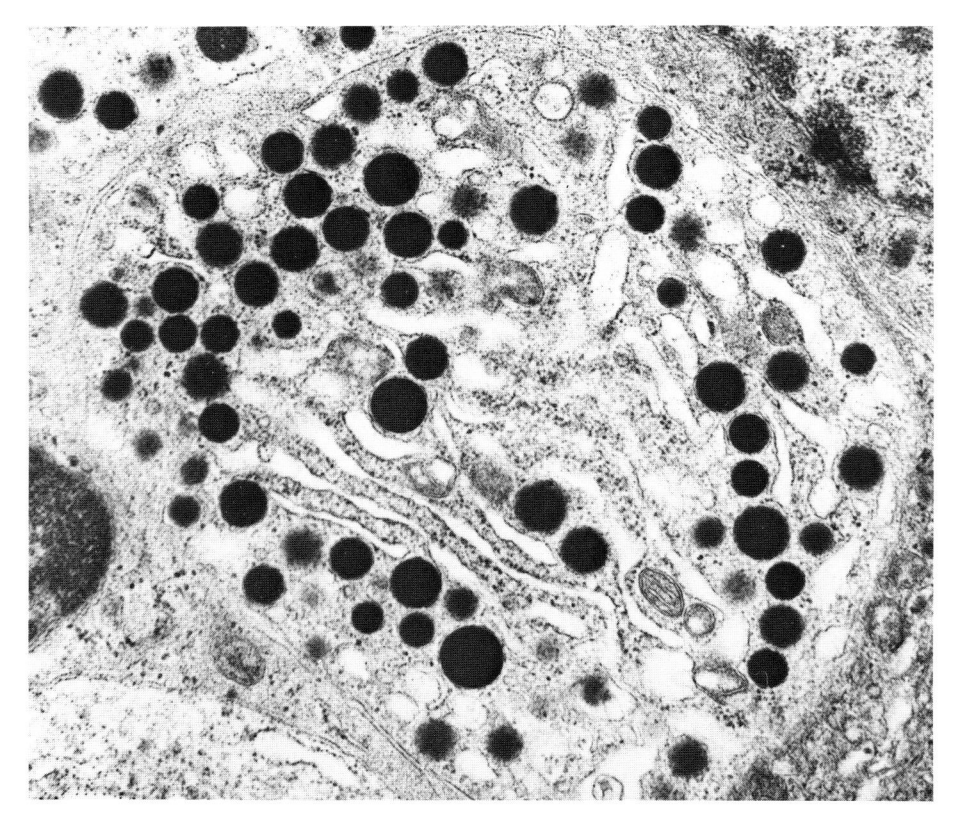

図 209 B　pituitary adenoma　×25,000
比較的大きな分泌顆粒。患者は acromegaly を示した。

染色で腫瘍部の占める広い領域を確認することが有用である。時に ependymoma に似た papillary pattern を呈する症例がある。

　種々のホルモンを免疫組織化学的に染色することができる。電顕像上，光顕で顆粒を認められない症例でも分泌顆粒を認めることができるが，一般にその数は乏しい（図209 A）。光顕でもみられる症例では，もちろん大きな分泌顆粒が多数確認できる（図209 B）。血管系は fenestration をもつが，正常の脳下垂体の毛細血管に比べてその数は少ない。他の腫瘍と同様に，一般に未分化な血管内皮細胞構造を示す。

　Cushing 症候群の患者の ACTH secreting adenoma には残存前葉の ACTH 細胞に **Crooke's hyaline change** とよばれる像を示すことがある。これは eosin 好性の線維が細胞体内に集合し，免疫染色上 ACTH は核周辺および細胞辺縁に局在する。

　電顕像上，細胞体内に多量の細線維の集積が認められ，この線維は免疫組織学的に cytokeratin に属する（Neumann et al 1984）。

　下垂体腺腫には出血を伴うことがあり，時には多量の出血を起こし，**pituitary apoplexy** と呼ばれる。

pituitary carcinoma は悪性で脳に侵入し metastasis を起こす。

文献

Hirano A, Tomiyasu U, Zimmerman HM. The fine structure of blood vessels in chromophobe adenoma. Acta Neuropathol 1972 ; 22 : 200-207
Tomiyasu U, Hirano A, Zimmerman HM : Fine structure of human pituitary adenoma. Arch Pathol 1973 ; 95 : 287-292
Neumann PE, Horoupian DS, Goldman JE, Hess MA. Cytoplasmic filaments of Crooke's hyalin change belong to the cytokeratin class. Am J Pathol 1984 ; 116 : 214-222
景山直樹, 井村裕夫, 編著. 下垂体腺腫. 東京 : 医学書院, 1986
寺本明. Pituitary adenoma. 日本脳腫瘍病理学会, 編. 脳腫瘍臨床病理カラーアトラス, 第2版. 東京 : 医学書院, 1999 : 146-149
岡本幸市, Llena JF, 平野朝雄. 連続剖検例における下垂体病変の検討. 神経内科 1982 ; 16 : 328-334

付〕 folliculo-stellate cell

folliculo-stellate cell は正常の adenohypophysis に存在し，S-100 蛋白と GFAP に陽性である。本細胞は一般に下垂体腺腫には認められないが，多数認められた non-functioning adenoma の一症例も報告されている (Iwaki et al 1986)。なお，腺腫に接する前葉部には，この細胞が多いといわれる。

本細胞は分泌顆粒をもたず，PAS に濃染する物質を満した follicle をとり囲む。内腔面には microvilli をもち，側面はよく発達した結合装置がある。底面は星状に伸びた突起を有し，隣接する下垂体腺腫とも結合装置がみられることもある。底面が結合組織に接する場合には基底膜がある。

文献

Iwaki T, Kondo A, Takeshita I, Nakagaki H, Kitamura K, Tateishi J. Proliferating potential of folliculo-stellate cells in human pituitary adenomas. Immunohistochemical and electron microscopic analysis. Acta Neuropathol 1986 ; 71 : 233-242
西岡宏, 平野朝雄. 下垂体腺腫における folliculo-stellate cell の分布. 神経内科 1991 ; 34 : 674-676

4) 松果体 pineal gland およびその近くにみられる腫瘍 (図210)

臨床的に Parinaud 徴候や，中脳水道の圧迫症状など，局所的に共通の像を示す。**pinealoma** という名は松果体そのものから出た腫瘍のほかに，その付近に出たほかの腫瘍までも含めて，組織像をまったく無視した分類が用いられていて，文献を混乱させていた。

一体, pinealoma という名自体が変な名である。たとえば，橋 pons から出た腫瘍は ponsoma といわずに，その組織像から glioma とか，metastatic tumor とか，正当に分類されていることからみてもわかる。

pineal gland を構成する主要細胞は pineocyte という neuroendocrine 細胞で astrocyte を含み lobulate した組織像を呈し，superior cervical ganglia からの交感神経支配を受け，fenestrate した血管をもつ。serotonin, melatonin に富み，sleep cycle に関係するといわれる。

a) pineocytoma

松果体の実質細胞から由来するので，真の pinealoma というべきものである。未熟な腫瘍は

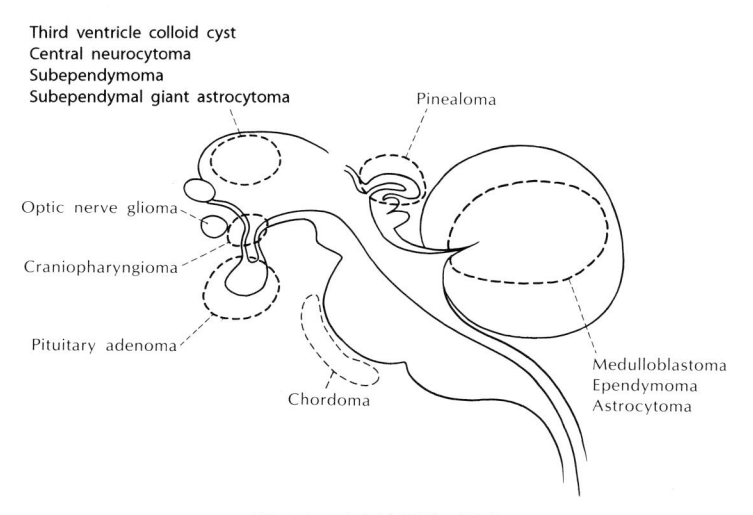

図 210　正中線付近の腫瘍

pineoblastoma で，主に幼児に報告されており，小脳の medulloblastoma に似た光顕像を呈する。pineocytoma は成人や，より年長の子供にみられる。組織像は lobulated pattern をとり，neuronal differentiation は synaptophysin 陽性なこと，neurofilaments の存在，synaptic vesicle（主として dense core）を認めることから裏づけられる。なお，chromogranin A も陽性である。retina への分化を暗示する retinal S-antigen の局在が報告されている。電顕像上は synaptic ribbon といわれる構造物が記載されている。そのほかに腫瘍細胞には photoreceptor の所見を呈することもあるといわれる。

mixed pineocytoma/pineoblastoma は pinealoma と pineoblastoma の中間型である。これらの境界はあいまいである。

文献
Fujioka Y, Ozaki Y, Saito H et al. Ultrastructural characteristics of pineal parenchymal tumors. Neuropathology 1999 ; 19 : 316-321

b) **germinoma**（図 211）
アメリカに比較して日本でははるかに頻度が高い。これは上述した pineocytoma と異なり，卵巣の **dysgerminoma**，精巣の **seminoma** と同様な組織像をもつ。以前 **ectopic pinealoma** といわれていた suprasellar germinoma とも同じ組織像を呈する。すなわち大きな上皮細胞と，小さなリンパ球が認められ，two cell pattern といわれる。電顕像上，前者は glycogen を有し，しばしば有窓層板 annulate lamella がみられる。細胞間の結合装置も，ときにみられるが，腫瘍細胞は塊をなすよりもばらばらになりやすい。腫瘍細胞は周囲の組織に浸潤する傾向がある。**placental alkaline phosphatase** が本腫瘍の marker になりうることが示唆されてい

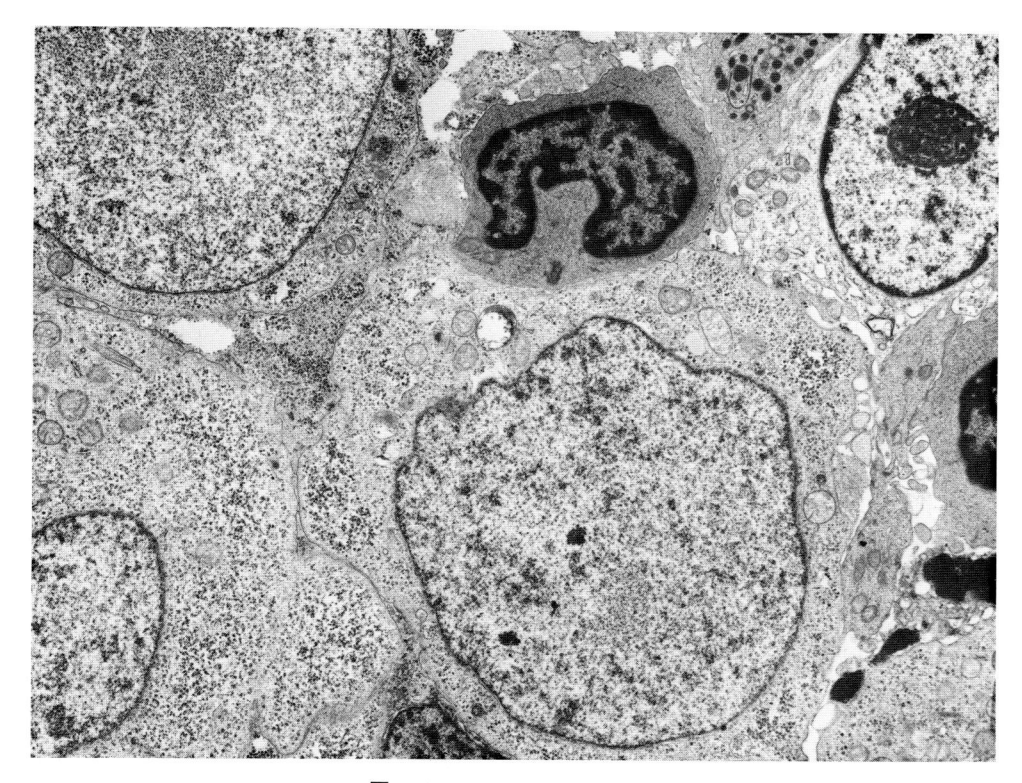

図 211　germinoma　×5,900

る（篠田ら 1987）。リンパ球は T cell type といわれている。ときに plasma cell と反応性の肉芽性組織像が加わる症例もある。放射線治療によく反応する。

文献
Kageyama N, Belsky R. Ectopic pinealoma in the chiasma region. Neurology 1961 ; 11 : 318-327
Ghatak NR, Hirano A, Zimmerman HM. Intrasellar germinomas : a form of "ectopic pinealoma". J Neurosurg 1969 ; 31 : 670-675
Tabuchi K, Yamada O, Nishimoto A. The ultrastructure of pinealoma. Acta Neuropathol 1973 ; 24 : 117-127
Tani E, Ikeda K, Kudo S, Yamagata S, Nishiura M, Higashi N. Specialized intercellular junctions in human intracranial germinomas. Acta Neuropathol 1974 ; 27 : 139-151
Hirano A, Llena JF, Chung HD. Some new observations in an intracranial germinoma. Acta Neuropathol 1975 ; 32 : 103-113
篠田　淳, 三輪嘉明, 近藤博昭, 安藤　隆, 坂井　昇, 山田　弘, 池田庸子, 下川邦泰, 高橋正宜. 頭蓋内原発 germinoma と睾丸 seminoma の免疫組織化学的研究：とくに胎盤 alkaline phosphatase について. 神経進歩 1987 ; 31 : 127-140

c） 奇形腫 teratoma

松果体およびその付近の正中線上は，teratoma の好発部位である．これは放射線に反応せず，外科的手術が困難な場所であるが，mature teratoma は良性で外科的に切除することが，

現在，唯一の治療法である。

　germinoma と teratoma のほかに下記の腫瘍も同一系列に属し，混在する症例も少なくない。最も未分化の **embryonal carcinoma** は層状または索状をなした上皮細胞からなる。**choriocarcinoma (chorioepithelioma)** は cytotrophoblastic cell と syncytiotrophoblastic cell が判別できる。前者は明るい胞体の小型細胞がシート状に配列する。後者は eosin 好性の大型細胞の syncytial cell である。出血を伴う。さらに **endodermal sinus tumor (yolk sac tumor)** は血管の周囲に上皮性細胞が環状に並んでとりまいている特徴的組織像を呈する。

　eosin 好性の細胞体内や間質の硝子小体は α-fetoprotein を含有し診断に役立つ。

　germinoma および上述の未分化腫瘍は **germ cell tumor（胚細胞性腫瘍）** という名称で総括されている。免疫組織学的染色は 308 頁参照。

文献
鷲山和雄, 熊西敏郎. Germ cell tumor. 日本脳腫瘍病理学会, 編：脳腫瘍臨床病理カラーアトラス, 第2版. 東京：医学書院, 1999：130-133

d) 他の腫瘍

　これには，glioma, meningioma, metastatic tumor および Galen 静脈の動脈瘤など，さまざまなものがある。

5) 頭蓋咽頭腫 craniopharyngioma

　craniopharyngioma は，第三脳室下部で，視神経交叉部または下垂体柄の付近に出現する cyst を形成しやすい腫瘍である。これは **Rathke's pouch** とよばれる類表皮 epidermoid の憩室から発生するといわれている。この腫瘍は一般にいわれるように，小児や思春期に限ってみ

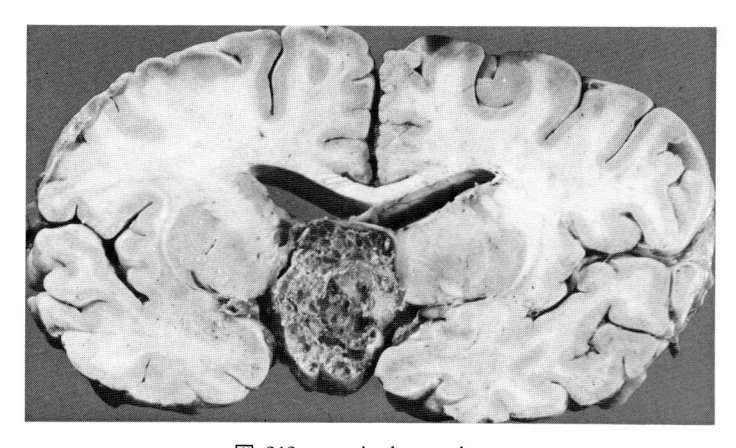

図 212　craniopharyngioma

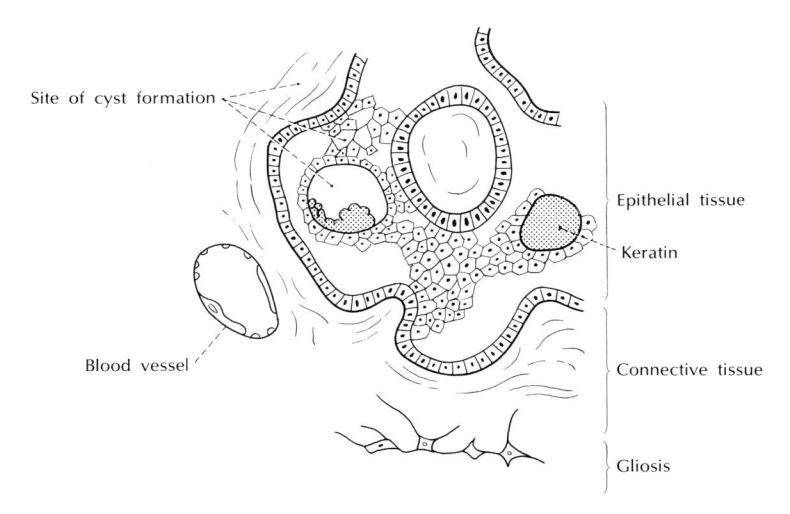

図 213 craniopharyngioma

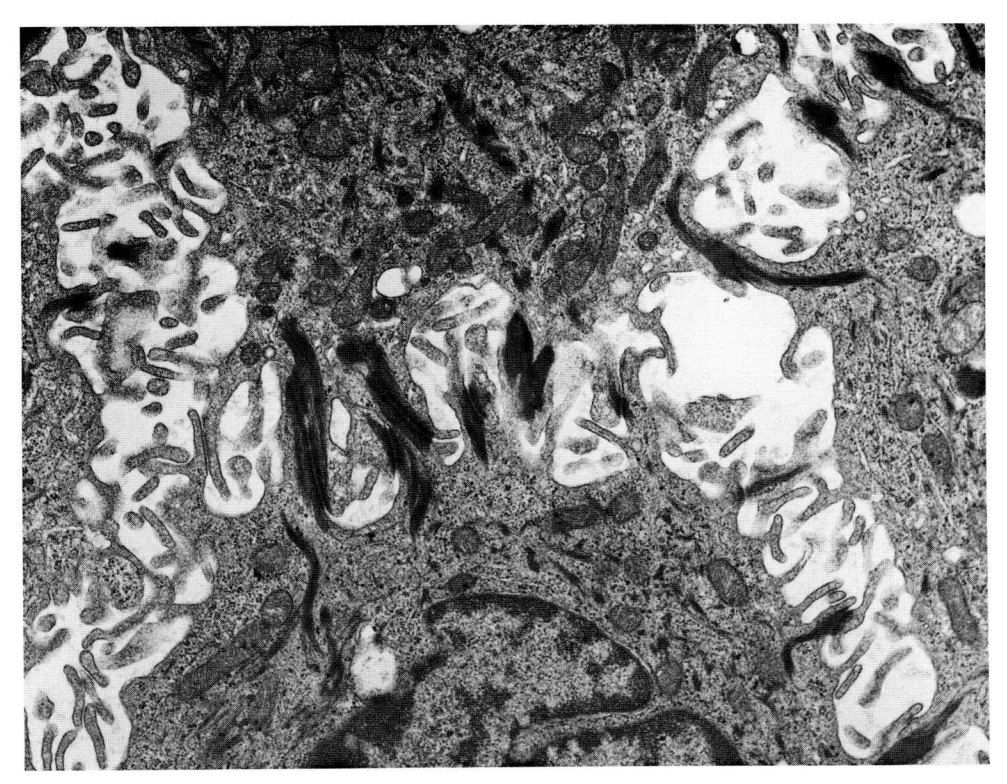

図 214 craniopharyngioma ×17,000
細胞間の desmosome が発達している。

られる腫瘍ではなく，成人でもまた老人にもみられる．

この腫瘍は，肉眼的には鞍上部に突出した pituitary chromophobe adenoma や，この付近

に出やすい，germinoma，tuberculum sellae meningioma や metastatic tumor などと鑑別診断が問題となるが，cyst の形成が強いときは手がかりとなる。組織像は類表皮 epidermoid である（図212,213）。つまり皮膚組織から，毛嚢，皮脂腺，汗腺などの付属組織の欠けているものである。扁平上皮は，中に keratin を産出し，外側は結合組織により囲まれ，さらにグリアに接する。cyst ができるのは keratin 沈着部に相当する場所と，結合組織の大きな細胞間隙である。そのほかに cyst は，上皮細胞間の細胞間隙が拡大されても起こる。この場合は desmosome（図214）により固定された部分だけは癒着しているために組織は海綿状にみえる。石灰沈着を起こしやすく，また近くの神経組織は，高度の gliosis をきたし，Rosenthal fiber を形成しやすい。結合組織中の血管は pore を形成している。

腫瘍組織と神経組織の境界は複雑な入り込みをなし限界膜で，はっきりとしきられているのではないことに注意すべきである。同様なことは下垂体組織との接面でも認められる。

文献
Ghatak NR, Hirano A, Zimmerman HM. Ultrastructure of a craniopharyngioma. Cancer 1971 ; 27 : 1465-1475

Hirano A, Ghatak NR, Zimmerman HM. Fenestrated blood vessels in craniopharyngioma. Acta Neuropathol 1973 ; 26 : 171-177

Liszezak T, Richardson EP Jr et al. Morphological, biochemical, ultrastructural, tissue culture and clinical observations of typical and aggressive craniopharyngioma. Acta Neuropathol 1978 ; 43 : 191-203

山本 徹, Llena JF, 平野朝雄. 下垂体前葉細胞間に侵入した craniopharyngioma. 神経内科 1985 ; 23 : 613-615

平野朝雄, 笠井治文. 頭蓋咽頭腫の病理. 脳外科 1997 ; 6 : 238-241

Kasai H, Hirano A, Llena JF. A histopathological study of craniopharyngioma with special reference to its stroma and surrounding tissue. Brain Tumor Pathol 1997 ; 14 : 41-45

6) Rathke's cleft cyst

Rathke's cleft cyst は，craniopharyngioma と同様の場所に発生するが，1層の上皮細胞により囲まれた cyst である。両者の混合型もある。上皮細胞は線毛円柱上皮と分泌顆粒をもつ細胞よりなる。正常の下垂体の前葉と後葉の中間にある小さな cyst と同様である。1層の立方上皮細胞がその基底面において，基底膜を欠き，扁平上皮に接している像が認められる症例もある。上皮細胞により囲まれた cyst は arachnoid cyst とは異なり，この鑑別診断は必要である。免疫組織学的にも arachnoid cyst とは上皮細胞のマーカーが陽性であることから区別できる（Inoue et al 1988）。

文献
Nagasaki S, Kuromatsu C, Wakisaka S, Kitamura K, Matsushima T. Rathke's cleft cyst. Surg Neurol 1981 ; 15 : 402-405

Shimoji T, Shinohara A, Shimizu A, Sato K, Ishii S. Rathke cleft cysts. Surg Neurol 1984 ; 21 : 295-310

Inoue T, Matsushima T, Fukui M, Iwaki T, Takeshita I, Kuromatsu C. Immunohistochemical study of intracranial cysts. Neurosurgery 1988 ; 23 : 576-581

Matsushima T, Fukui M, Fujii K, Kinoshita K, Yamakawa Y. Epithelial cells in symptomatic Rathke's cleft cysts : a light and electron-microscopic study. Surg Neurol 1988 ; 30 : 197-203

7) epidermoid cyst（cholesteatoma）

cholesteatoma はやはり類表皮嚢腫 epidermoid cyst であるが，keratin が多量に含まれ，真珠のようにみえる（**真珠腫 pearly tumor**）。cyst 壁を構成する squamous cell 層は薄く，keratin に接触する表層の細胞内には多数の著明な **keratohyaline 顆粒**が認められる。多くの学者は，craniopharyngioma と並べて取り扱うが，craniopharyngioma は cyst のない solid なものもみられるが，cholesteatoma は例外なく cyst を形成し，真珠のような肉眼的特徴を強く示す。トルコ鞍付近のほかに，小脳橋角部が好発部位である。

8) chordoma

chordoma は，胎児期にみられる脊索（notochordal）組織から発生した腫瘍で，頭蓋底の中軸部の**斜台 clivus** や椎骨，とくに歯状突起 odontoid および仙尾骨 sacrococcygeal bone の部分，すなわち，vertebral column の両端が好発部位である。腫瘍は硬膜外腔から硬膜に侵入し，神経根を圧迫する。普通良性であるが，ときに悪性のものもある。特徴的な細胞は空胞に富む大きな細胞で，"bubble-like" すなわち，泡のようだという意味で **physaliferous cell** などとよばれる。これは，細胞に多量の多糖類様物質およびグリコーゲンを含んでいるため，電顕で検出される。基質は大量の粘液物質からなる。chondroma との鑑別診断は，chondroma では二つの細胞が組になった特徴的な軟骨組織の像がみられるのに対して，chordoma はそのような所見はない。

chordoma は S-100 陽性で中胚葉性の軟骨組織と関連しているように考えられるが，軟骨組織と異なり，keratin および EMA に陽性で，電顕像上，desmosome があり，上皮の特性を呈することは注目される。また mitochondria-endoplasmic reticulum complex とよばれる比較的特徴のある像もみられることもある。

文献
Canncilla P, Morecki R, Hurwitt ES. Fine structure of a recurrent chordoma. Arch Neurol 1964 ; 11 : 289-295
Mair WGP, Gessaga EC. Ultrastructure of a sacrococcygeal chordoma. Acta Neuropathol 1973 ; 27 : 27-35
Miettinen M. Chordoma : antibodies to epithelial membrane antigen and carcinoembryonic antigen in differential diagnosis. Arch Pathol Lab Med 1984 ; 108 : 891-892

付〕 third ventricular chordoid glioma

成人の第三脳室に発生する境界明瞭な腫瘍である。chordoid meningioma のような像を呈するが GFAP 陽性である。最近新しく提唱されたまれな腫瘍である。

文献
Brat DJ, Scheithauer BW, Staugaitis SM et al. Third ventricular chordoid glioma : a distinct clinicopathologic entity. J Neuropathol Exp Neurol 1997 ; 56 : 586 (abst)

9) hemangioblastoma

どの年齢層にも起こるが，若い人や中年にみられ，とくに小脳に多い。そのほかに，脊髄その他の場所にも報告されている。ときにほかの組織系に多発性に起こる。これについては，von Hippel-Lindau 病のところで述べる（502 頁参照）。

この腫瘍は周囲からよく限局された腫瘍で，cyst を形成しやすいが，solid のこともある。大きな cyst を形成するときには，mural nodule がある。毛細血管以外に異常血管を含むことがあり，かつ，髄膜に連絡している傾向がある。光顕像上では，多数の毛細血管が索をなしている。その間にいわゆる **stromal cell** または **clear cell** といわれる空胞に富んだ細胞体をもつ細胞が存在する。グリコーゲンはしばしば豊富である。stromal cell は erythropoietin を生産するので extramedullary erythropoiesis が腫瘍内に認められることがある。reticulin 染色で，毛細血管壁や腫瘍細胞の周囲が黒く染まる。Sudan 染色では，stromal cell に多量の脂肪顆粒がみえる。また出血後には hemosiderin が沈着している。stromal cell は核の大きさが多様で，ときには異常に大きなこともあるが，これは腫瘍の悪性を示すものではない。

この腫瘍は，血管性であるが，stromal cell の起原および性質はなお不明である。astrocyte が stromal cell の間に入り込んでいることが GFAP 染色で認められることがある。血管は fenestrae をもつ。

実際的によく問題となる鑑別診断は，metastatic clear cell renal carcinoma であり，光顕像上よく似ている。ときにはその決定は，腎臓やその他の組織に腫瘍があるかどうかを厳密に検査しないかぎり，ほとんど不可能といえるような場合さえある。免疫組織学的には，本腫瘍は endothelium, epithelium の marker には染まらず，vimentin に陽性の症例が多く，それに対して metastatic renal cell carcinoma は epithelial marker に陽性である（Frank et al 1989）。stromal cell は vascular endothelial growth factor（VEGF）陽性であるが，factor Ⅷは endothelium にのみ陽性である。

hemangioblastoma は，外科的切除を行う。

文献
Kawamura J, Garcia JH, Kamijyo Y. Cerebellar hemangioblastoma. Histogenesis of stroma cells. Cancer 1973 ; 31 : 1528-1540
Shimura T, Hirano A, Llena JF. Ultrastructure of cerebellar hemangioblastoma. Some new observations on the stromal cells. Acta Neuropathol 1985 ; 67 : 167-169
Frank TS, Trojanowski JQ, Roberts SA, Brooks JJ. A detailed immunohistochemical analysis of cerebellar hemangioblastoma : an undifferentiated mesenchymal tumor. Mod Pathol 1989 ; 2 : 638-651
Kawano N, Yada K, Yagishita S. Clear cell ependymoma. A histological variant with diagnostic implications. Virchows Archiv A, Pathol Anat Histopathol 1989 ; 415 : 467-472
田渕和雄. Hemangioblastoma. 日本脳腫瘍病理学会，編. 脳腫瘍臨床病理カラーアトラス，第 2 版. 東京：医学書

10) lipoma

髄膜 leptomeninx には脂肪組織はないが，ときに lipoma が corpus callosum，視床下部，小脳，四丘体，小脳橋角部に認められることがある．通常正中線に沿って存在し，ほとんどは剖検での偶然的所見である．

脊髄下部では spina bifida, meningocele など，発生異常に伴って lipoma が存在し **lipomeningocele** といわれる．

文献
Hara M, Kawachi S, Hirano A. Lipoma of the superior medullary velum with Schwann cells. Acta Pathol Jpn 1981 ; 31 : 825-833
Scheridan F, Scharf D, Henderson VW, Miller CA. Lipomas of the mesencephalic tectum and rostral pons associated with sleep apnea syndrome. Clin Neuropathol 1990 ; 9 : 152-156

11) granular cell tumor

まれな腫瘍で，光顕像上特徴ある所見を呈するが腫瘍細胞の起原については諸説がある．剖検で，infundibulum に小さな塊があり，光顕像上，PAS 陽性の顆粒状物質を満たした細胞が群集している．核は一般に均一である．電顕像上, lysosome 様の顆粒が認められる．症例によっては周囲組織を圧迫し，症状を呈することがある．以前は infundibuloma または choristoma とよばれた．しかし，同様な組織像の腫瘍は大脳半球やその他の部分に出現することがある．光顕と電顕所見が，頭蓋外の granular cell myoblastoma によく似ており，基底膜もみられる．granular cell tumor は Schwann 細胞より発生するとの説がある．一方，脳実質内では astrocyte から由来すると考えられている．下垂体後葉の pituicyte から発生するものを granular pituicytoma とよぶ（栗坂 1999）．

文献
Doron Y, Behar A, Beller AJ. Granular-cell "myoblastoma" of the neurohypophysis. J Neurosurg 1965 ; 22 : 95-99
Popovich ER, Sutton CH, Becker NH, Zimmerman HM. Fine structure and histochemical studies of choristomas of the neurohypophysis : comparison with "granular cell myoblastoma." J Neuropathol Exp Neurol 1970 ; 29 : 155（abst）
Markesbery WR, Duffy PE, Cowen D. Granular-cell tumors of the central nervous system. J Neuropathol Exp Neurol 1970 ; 29 : 155-156
新宅雅幸, 杉浦喜久弥, 植村芳子, 古林温夫. 食道顆粒細胞腫―1手術例の病理学的検討. 関西医大誌 1985 ; 37 : 119-132
Dickson DW, Suzuki K, Kanner R, Weitz S, Horoupian DS. Cerebral granular cell tumor : immunohistochemical and electron microscopic study. J Neuropathol Exp Neurol 1986 ; 45 : 304-314
河野寛一, 林実, 佐藤一史, 細谷和生, 久保田紀彦, 平野朝雄. 悪性脳内顆粒細胞腫の組織学的検討. 脳神経 1989 ; 41 : 955-960
西岡宏, 平野朝雄. 下垂体腺腫における folliculo-stellate cell の分布. 神経内科 1991 ; 34 : 674-676
Nishioka H, Ii K, Llena JF. Immunohistochemical study of granule cell tumors of the neurohypophysis.

Virchows Archiv B Cell Pathol 1991 ; 60 : 413-417
Nishioka H, Ito H, Hirano A. Immunohistochemical demonstration of oncocytes in nongonadotrophic pituitary adenomas. Virchows Archiv 1999 ; 435 : 428-433
栗坂昌宏. Granular pituicytoma. 日本脳腫瘍病理学会, 編. 脳腫瘍臨床病理カラーアトラス, 第 2 版. 東京：医学書院, 1999 : 145

12) amyloidoma

アミロイドの沈着は老人斑の芯，congophilic amyloid angiopathy および末梢神経の amyloid neuropathy でよく知られている。まれに腫瘤を形成することがある。良性である。

文献
Matsumoto T, Tani E, Maeda Y, Natsume S. Amyloidomas in the cerebellopontine angle and jugular foramen. J Neurosurg 1985 ; 62 : 592-596
Mullins KJ, Meyers SP, Kazee AK et al. Primary solitary amyloidosis of the spine : a case report and review of the literature. Surg Neurol 1997 ; 48 : 405-408

13) plasma cell myeloma (plasmacytoma)

この腫瘍は脳に転移することはないが，前述のように，硬膜外腫瘍として脊髄を圧迫することは知っておくべきことである。モノクローナル globulin 生産が免疫組織学的に認められる。plasma cell はよく発達した rough endoplasmic reticulum があり，光顕および電顕で特有な像を呈する。

14) eosinophilic granuloma

Langerhans cell histiocytosis（histiocytosis X）とよばれている腫瘍の中で最も良性なもので，頭蓋骨内に明白な境界をもち，あたかもくり抜いたようなX線像を呈する。腫瘍細胞を構成している細胞群は好酸球と円形の Langerhans 細胞とよばれている histiocyte（組織球）とからなる。Langerhans 細胞は S-100 蛋白および histiocytic marker である CD1a が陽性である。好酸球の細胞体内の eosinophil の顆粒は帯状の特有な電子密度の高い構造物を有し，診断の手がかりとなる。さらに **Langerhans granule (Birbeck body)** とよばれる Golgi 空胞または細胞膜が管状に伸びてテニスラケットに似た独特な構造物が形成されることがあり，これは histiocyte に特徴的なものである。この構造物は zipper ともよばれている。

15) 転移性腫瘍 metastatic tumor （図 215～220）

全身の悪性腫瘍の二次的な脳内転移はきわめて多く，おそらく現在では脳腫瘍中 glioma とともに最も頻度が高いものである。1950 年より 1974 年の間の 25 年間に Montefiore Medical Center で 3,849 例の悪性腫瘍で死亡した患者の剖検が行われた。その約 1/3 の症例の中枢神経系に腫瘍転移による病巣が記録されている。

原発巣はさまざまであり，とくに男子では肺癌，女子では乳癌が多い。前者は脳実質中に，

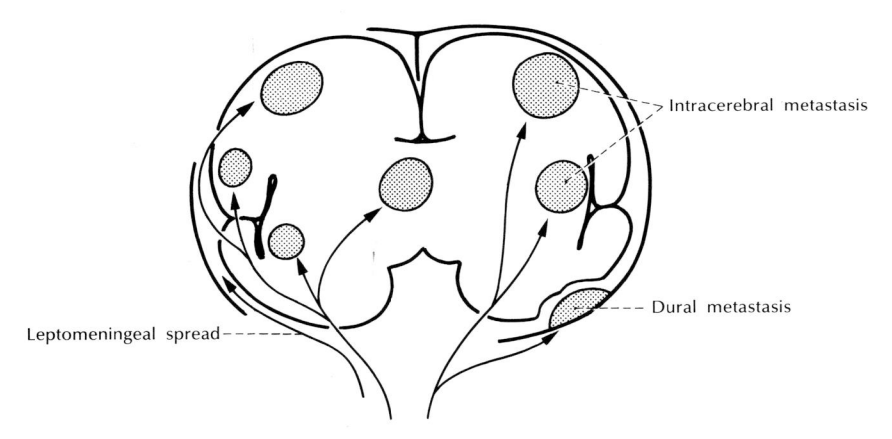

図 215 metastatic tumor

後者はとくに硬膜に転移しやすい傾向が強いが，その反対の症例も少なくない。そのほか消化器系や腎臓の癌などをはじめ，melanoma や lymphoma，sarcoma などの転移もよくみられる。X線像で，肺に腫瘍がみられたからといって必ずしも肺が原発巣とはいえない。多くの癌は肺にゆき，そこから脳の転移を起こす。肺癌と乳癌の剖検例ではその約半数において中枢神経系に転移性病変を認めている。

　転移は通常血行性であり，多発性に限局した転移巣をつくるのが原則である。しかし，とくに注意して検査しても，転移巣が一つだけしかみられない例も少なくない。

　転移は，大脳，小脳および神経系のどこにでも起こる。すなわち，とくに好発部位というものはない。しかし一般に脊髄では，脊髄内部に起こることは少なく，ほとんどの場合は硬膜外腫瘍による脊髄の圧迫が生ずる。乳癌は頭蓋骨や硬膜に腫瘍巣をつくりやすい(図219)。腫瘍がくも膜下腔に転移した場合には大きく拡がり，いわゆる **meningeal carcinomatosis** となる(図220)。melanoma は脳に転移しやすく (65%)，とくに出血を伴いやすい。腰椎穿刺で，髄液が血性であることもある。転移巣が，固定後黒くみえるのは，melanin 色素のほかに出血を伴うためである。通常多発性であるが，たまたま一側の黒質に孤立した転移巣も観察されている。

　脳内転移巣は一般に浸潤性でなく限局されている。metastatic tumor に伴う壊死巣は，通常ひどく，多発性の脳内の膿瘍の空洞のようにみえることがある。この壊死の強さは，転移巣の大きさとは別に関係はない。すなわち，大きな転移巣でも空洞をつくらぬものもあり，小さな転移巣に空洞がみられることもある。周囲組織，とくに白質の浮腫の度合は症例により多様であり，小さな病巣が脳全体に及ぶ広範な浮腫を伴う例から，大きな転移巣にもかかわらず，ほとんど白質の浮腫をみない例まで存在する。metastatic tumor の範囲や分布をはっきりと肉眼的に認める方法として，methylene blue 液に脳切片を入れておくと腫瘍の部分が強く青く染まってくる。こうして小さなゴマ粒状の転移巣も容易に認識可能となる（原ら 1979）。

　光顕像上の metastatic tumor の診断は，well differentiated type の場合には容易である。しかし，anaplastic carcinoma の場合には，poorly differentiated glioma との区別はときに

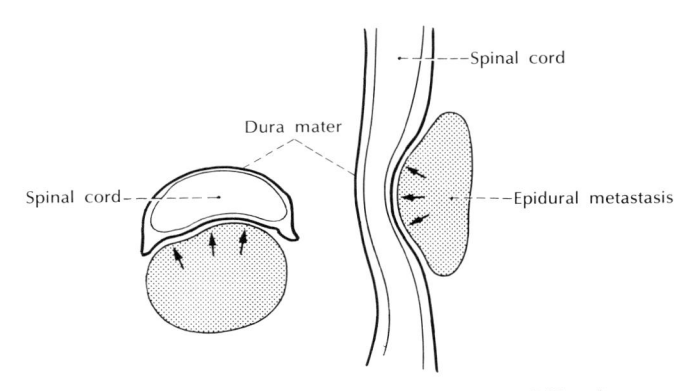

362　3．病因からみた神経病理学

図 216　metastatic extradural tumor による脊髄圧迫

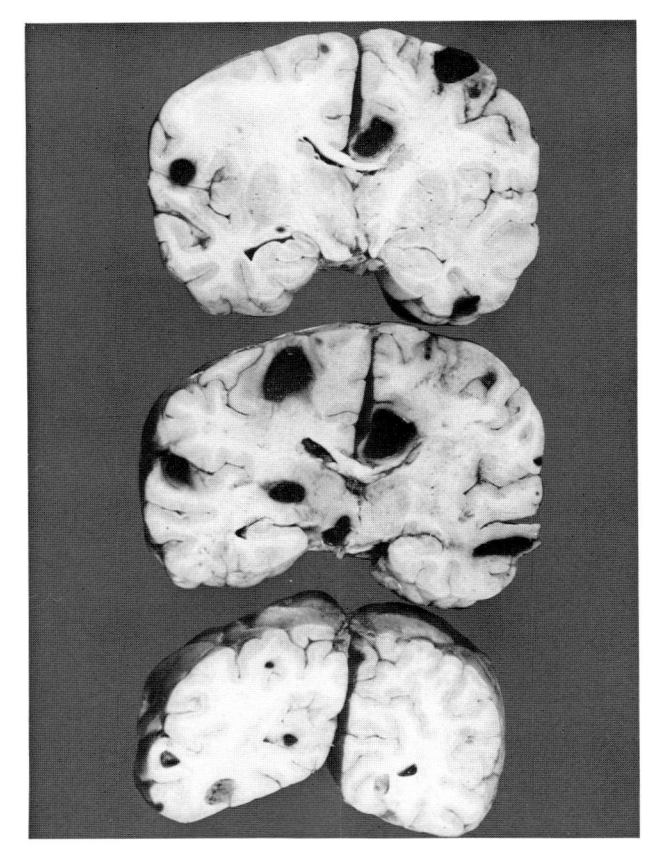

図 217　metastatic melanoma

困難である．とくに凍結標本で，臨床歴と腫瘍の発生部位の報告がない場合には難しい．転移巣の光顕所見から原発巣を決定することは，しばしば困難であり，ときには不可能である．このことは頭蓋内腫瘍や脊髄圧迫所見が最初の臨床像として現れる場合には，実際に，しばしば

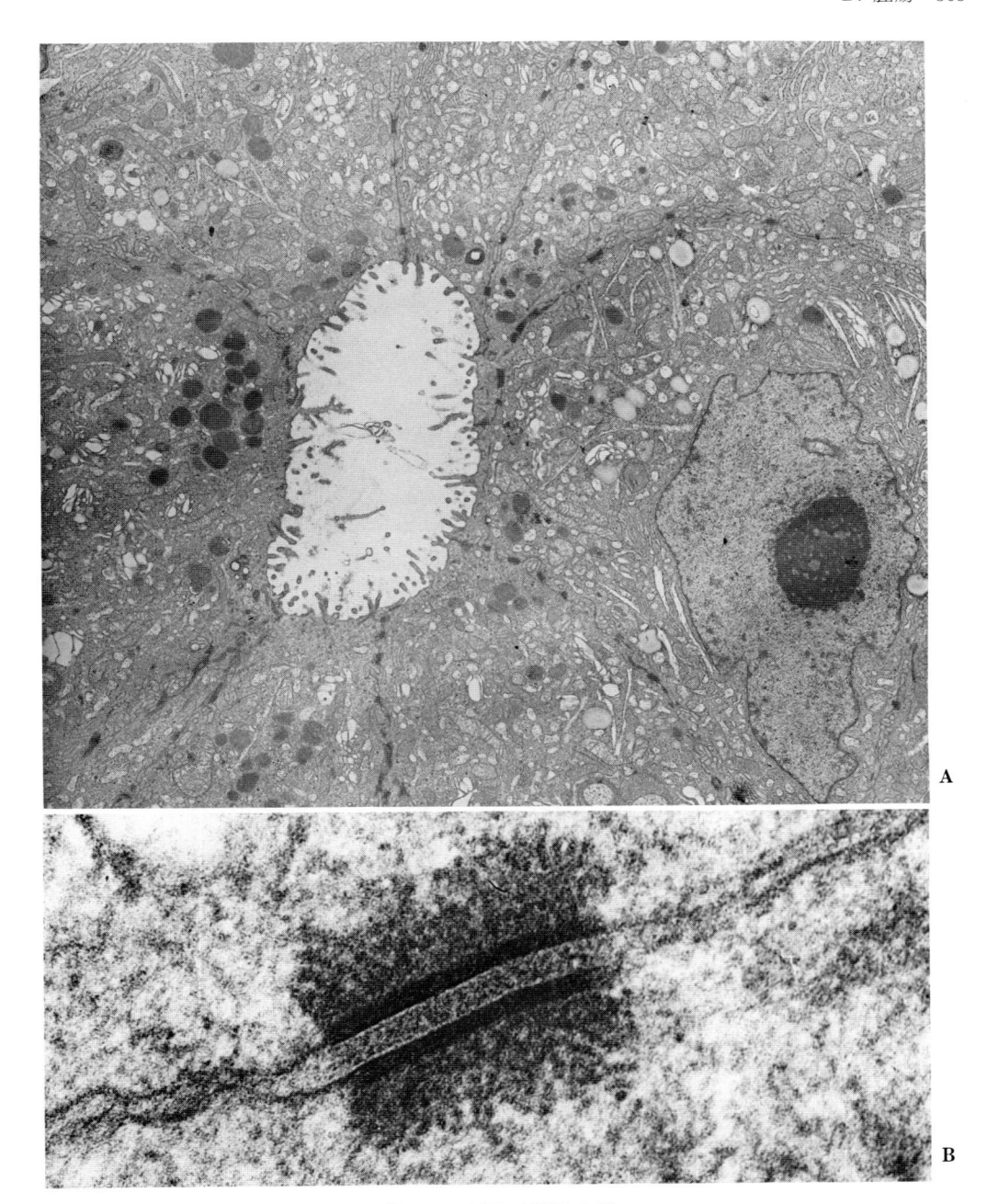

図 218　大脳に転移した癌
A. 腫瘍細胞は管腔を囲み microvilli が突出している。　×4,000
B. よく発達した desmosome。正常の中枢神経組織にはこのような像はみられない。　×160,000
(Hirano A. Progress in Neuropathology, Vol 1. Grune & Stratton, 1971 : 1)

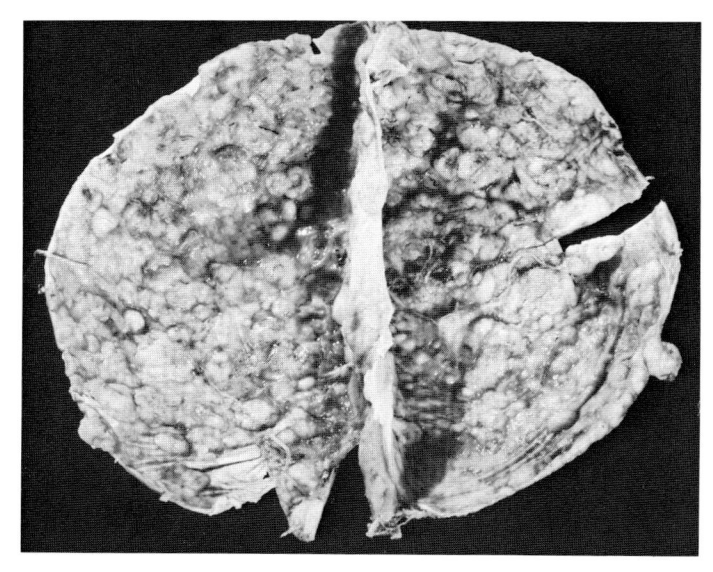

図 219　硬膜に転移した乳癌

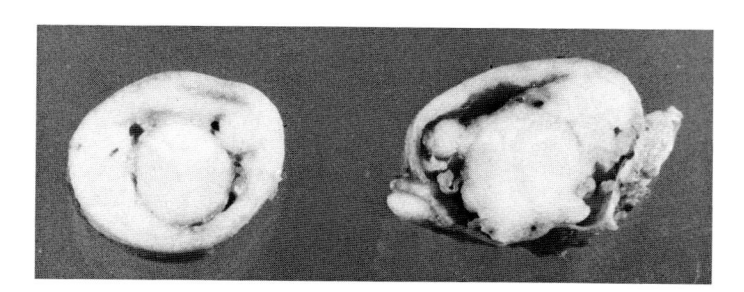

図 220　癌の脊髄くも膜下腔転移

問題となる．ときに原発巣の発見後，長い潜伏期を経て脳症状を起こすこともある．この一例としては，乳癌，melanoma，腎癌などがあげられている．lymphoma は，脳内に原発性に起こることも少なくない．なお，fibroma や，sarcoma や melanoma (Hirano and Carton 1960) も，中枢神経系に原発することもある．

amelanotic melanoma の診断には Fontana melanin 色素の銀染色よりも S-100 蛋白，さらに電顕の方が有利である．しかし全例に陽性というわけではない (Gibson and Goellner 1988)．現在，melanoma-specific antibody が市販されていて，amelanotic melanoma の判定に試用されている．この抗体は胎生期と新生児の melanocyte と反応するが，正常の成人の melanocyte は染まらないとのことである (Gown et al 1985)．

文献

Barron KD, Hirano A, Araki S, Terry RD. Experience with metastatic neoplasms involving the spinal cord. Neurology 1959 ; 9 : 91-106

Hirano A, Carton CA. Primary malignant melanoma of the spinal cord. J Neurosurg 1960 ; 17 : 935-944

Hirano A, Llena JF, Chung HD. Fine structure of a cerebellar "fibroma". Acta Neuropathol 1975 ; 32 : 175-186

Takakura K, Sano K, Hojo S, Hirano A. Metastatic Tumors of the Central Nervous System. Tokyo : Igaku-Shoin, 1982

平野朝雄, 北條俊太郎. 中枢神経における転移性腫瘍について. 病理学よりみた解説. 脳外 1980 ; 8 : 509-518

原 正道, 北條俊太郎, 井上聖啓, 平野朝雄. 転移性腫瘍, メチレンブルー染色による肉眼的検索法. 神経内科 1979 ; 11 : 93-94

Henson RH, Urich H. Cancer and the Nervous System. Oxford : Blackwell, 1982

Gibson LE, Goellner JR. Amelanotic melanoma : cases studied by Fontana stain, S-100 immunostain, and ultrastructural examination. Mayo Clin Proc 1988 ; 63 : 777-782

Gown AM, Vogel AM, Hoak D, Gough F, McNutt MA. Monoclonal antibodies specific for melanocytic tumors distinguish subpopulations of melanocytes. Am J Pathol 1986 ; 123 : 195-203

Takahashi J, Llena JF, Hirano A. Pathology of cerebral metastasis. Neurosurg Clin North Am 1996 ; 7 : 345-367

16) リンパ腫 lymphoma（図221）

lymphoma および白血病は, 中枢神経を三つの型でおかす. すなわち, 腫瘍, 出血, および感染である. 主として中年の者をおかし, 近年増加の傾向にある.

腫瘍 腫瘍は, 原発性と他からの二次的転移とに分かれる. lymphoma が脳に原発することは, 脳には他の器官にあるリンパ系がみられないために, 最近まで多くの学者は, その存在を無視していたか, または別の診断名がつけられていた. 現在では primary lymphoma が脳に存在することは広く一般に認められている. 免疫不全症には lymphoma は発生しやすく, とくに AIDS に伴う lymphoma は増加の一途をたどっている. そして meningioma の頻度に達するのも近いといわれる. AIDS の患者の lymphoma は一般に多発性である.

一般に, lymphoma の定義および分類は難しく, 学派により, 時代によりさまざまの名前が用いられている. すなわち, malignant lymphoma, reticulum cell sarcoma, lymphosarcoma, Hodgkin病, microglioma, またびまん性 diffuse, 結節性 nodular, リンパ球性 lymphocytic, 組織球性型 histiocytic form などである. なお, **B cell** と **T cell** が分類される. ここでは単に lymphoma とよぶことにする. 生検で lymphoma がほかのいわゆる small cell tumor, たとえば未分化の glioma の浸潤などと区別が難しいことがある. その場合, 電顕や common leukocyte antigen など hematogenous な細胞を認識する免疫組織化学的染色が利用される. 一般に, 脳内原発の lymphoma はほとんどが B cell 型である. 現在, B cell と T cell 型をそれぞれ染色する免疫組織反応が施行されており, まれに T cell 型も存在する. しかし通常 T cell 型は反応性である.

原発性でも二次性でも, いずれも二つの型をとる. 1カ所に限局した腫瘍として出現し, ほかの脳腫瘍と同様な所見を呈する型と, びまん性に浸潤して, ちょうど浸潤性の glioma かまたは脳炎のように拡がっているものとである. 原発性の lymphoma は肉眼上ではほかの腫瘍との

区別は困難である。浸潤型の特別なものとしては，**meningeal lymphomatosis** があり，くも膜下腔に髄膜炎のように腫瘍細胞が拡がる。中枢神経実質内では，血管周囲の腫瘍細胞の cuffing を呈し，reticulin の増殖をきたす傾向が強い。限局性腫瘍型の特別なものとして plasmacytoma が，硬膜および大脳鎌に限局していることもある。脳内の lymphoma は，ときに腫瘍形成というよりも肉眼上では梗塞のようにみえることもある。lymphoma の光顕像でときに浸潤性の腫瘍細胞が脳実質の astrocyte の強い反応を引き起こし，あたかも astrocytoma のような所見を呈することがあるので注意を要する。

　二次的転移の場合には，meningeal lymphomatosis をきたしやすく，脳では多発性に起こることが多い。脊髄では，extradural tumor として脊髄を圧迫し，脊髄実質内へ転移することは少ない。plasmacytoma すなわち multiple myeloma も脊髄圧迫症状を起こす。neoplastic angioendotheliosis については 247 頁参照。

　脳内に原発する lymphoma の光顕および電顕像は，全身にみられる lymphoma と同様である。血管もほとんど同じ所見をもつが，脳内の lymphoma には，リンパ管がない。全身と同じく中枢神経の lymphoma も放射線療法が有効である。そのために lymphoma の診断はその予後に関係するのでとくに大切である。

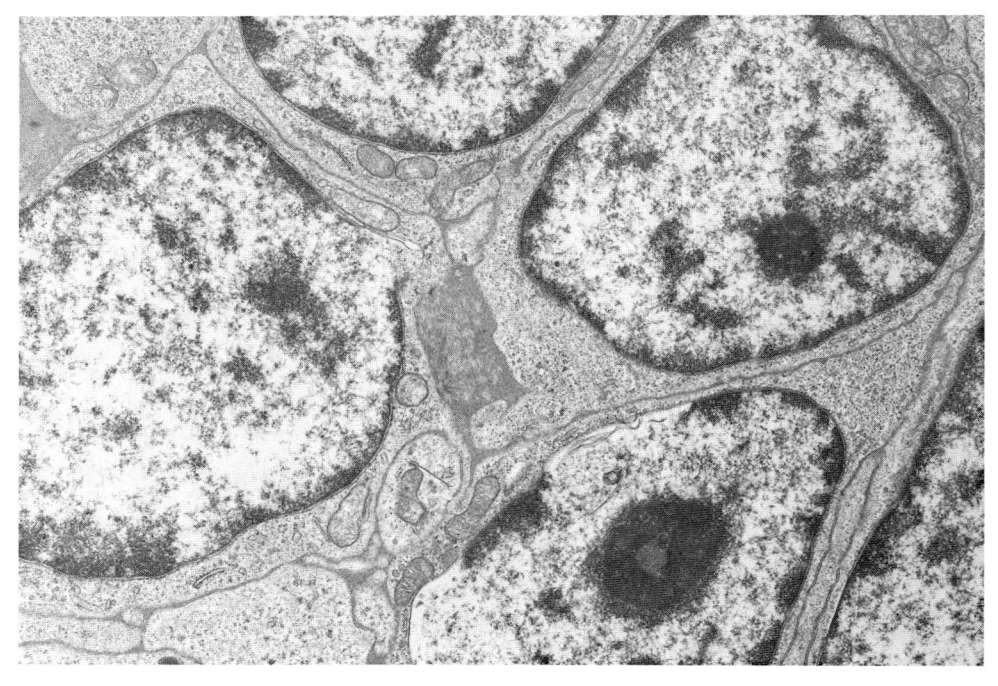

図 221　頭蓋内原発性の lymphoma
細胞が密集しているが結合装置がみられない。　×10,000
(Hirano A. Acta Neuropathol 1978 ; 43 : 119)

文献

Hirano A, Ghatak NR, Becker NH, Zimmerman HM. A comparison of the fine structure of small blood vessels in intracranial and retroperitoneal malignant lymphomas. Acta Neuropathol 1974 ; 27 : 93-104
Zimmerman HM. Malignant lymphomas. In : Minckler J, ed. Pathology of the Nervous System, Vol 2. New York : McGraw-Hill, 1971 : 2165-2178
真屋キヨミ, 平野朝雄, Llena JF. 神経組織の悪性リンパ腫. 診断の困難な症例について. 神経内科 1981 ; 15 : 146-153

出血 全身の lymphoma および白血病に伴う脳内出血は, 全身の造血組織が腫瘍でおかされるために生ずる血小板減少症 thrombocytopenia による結果であるといわれる. 出血にも, 限局した血腫をつくる場合と, びまん性に脳内とくに白質に小さな出血を起こす場合とがある.

感染 抗生物質, 化学療法, ステロイド療法, その他の治療による全身の抵抗力の低下に伴って, 病原性の比較的弱い真菌や, ウイルスの感染が起こる. 中枢神経系をおかすものとして, とくに最近の注目を浴びているのは, ウイルスの感染により起こる脱髄疾患の進行性多巣性白質脳症 progressive multifocal leukoencephalopathy (PML) である (387 頁参照). 逆に免疫不全症とくに AIDS に伴って lymphoma の発生しやすいことは後述する (389 頁参照).

文献

Jellinger K, Seitelberger F, eds. Lymphomas of the Nervous System. Supplement to Acta Neuropathologica, VI, 1975

付〕 lymphomatoid granulomatosis

lymphoma に関連して, 注目されたのは 1972 年に Liebow により pulmonary angitis の悪性型として記載された lymphomatoid granulomatosis である. これは肺のほかに中枢神経, 末梢神経, 皮膚や腎をおかすことがある. 予後がよい症例もあり, pseudolymphoma ともよばれる. しかし腫瘍化する症例も少なくなく, lymphoma と区別できないともいわれる. 中枢神経系では髄膜, 血管, そして脳実質に chromatin に富む核を有する非典型的ないろいろな形のリンパ球様の細胞が, 形質細胞に似た細胞とともに浸潤する. 血管の周囲に出現することと, 血管壁の壊死を起こすことが特徴的所見である.

文献

Katzenstein ACA, Carrington CB, Liebow AA. Lymphomatoid granulomatosis. A clinico-pathologic study of 152 cases. Cancer 1979 ; 43 : 360-373
Moor PM, Cupps TR. Neurological complications of vasculitis. Ann Neurol 1983 ; 14 : 155-167

17) 遅発性放射線障害　delayed radiation change

放射線治療に対して最も効果のある脳腫瘍は, medulloblastoma, germinoma, lymphoma, pituitary adenoma である. さらに, 放射線治療は, astrocytoma をはじめ, glioma, ほかの原発性脳腫瘍, および転移性脳腫瘍にも広く利用されている. 放射線治療の効果は腫瘍組織の壊死をきたすことである. glioblastoma などでは残存する腫瘍細胞は, いわゆる radiation effect として，特徴的な奇怪な，しばしば多核や hyperchromatic な核をもった巨細胞が出現する。血管の変化は特徴的で，血管の増殖性変化，硝子様変性，内腔閉塞をきたした血管，膠原線維の著明な増殖が共通した所見である。とくに重要なものは血管壁の**フィブリン様壊死 fibrinoid necrosis** と，高度の **fibrous sclerosis** である。さて，問題となるのは次に述べる腫瘍周囲の中枢神経組織の影響である。

まれに，放射線治療後，数カ月，ときには数年の潜伏期を経て，多量の放射線を受けた部分の中枢神経の重篤な障害症状が発生することがある。これを **delayed radiation necrosis** とよぶ。これは中枢神経系の周囲組織に発生した腫瘍に対しての放射線治療の結果として起こることもある。一般に，腫瘍の再発と誤診されることが多い。

病理所見の主体をなすものは腫瘍でなくて，広範な神経組織の壊死巣である。腫瘍細胞は，ほとんどみられないこともある。残存する腫瘍細胞の中には，壊死像や，多核巨細胞などさまざまの異型が認められることが多い。血管の変化は特徴的である。病巣は主として白質を占める。

一般に，中枢神経に対する放射線障害は三つの型で出現する。まず，急性反応は一般の治療量では問題にならない。第二は，2～3週間か，2～3カ月以内に一過性の症状が起こることがある。この場合は，散発性の脱髄巣が患部にみられる。しかし，血管自身には変化はみられず，ただリンパ球と形質細胞が血管周囲にみられる。これは脱髄に対する自己免疫反応であるという。第三が上述した delayed radiation necrosis で mass lesion としては深刻な臨床問題を呈する。この場合に血管の反応変化として，内皮の増殖，血管壁の硝子様変性，血管外膜の結合組織（とくに膠原線維）の増殖が，脱髄，gliosis，局所的石灰化巣などの慢性組織反応所見とともにみられる。しかし，一方には，病巣全体の経過が長いにもかかわらず，新しい病巣の所見もある。すなわち，血管壁の fibrinoid necrosis，血栓，浮腫，出血，組織の壊死がみられる。それに伴ってマクロファージやグリアの反応，血管周囲に細胞浸潤がみられる。

pathogenesis（病因）については，血管の変化がまず起こるという説と，脳実質の壊死が第一に起こり，血管の変化は二次的なものであるという説が対立している。新旧両病巣の併立に対しては，組織の壊死に対しての免疫機序があげられているが，放射線による変化の pathogenesis は，現在のところあいまいである。なお，まれに postradiation fibrosarcoma, meningioma や glioma が発生することが報告されている（松谷 1996）。

文献

Lampert PW, Davis RL. Delayed effects of radiation on the human central nervous system. "Early" and "late" delayed reactions. Neurology 1964 ; 14 : 912-917

Ghatak NR, White BE. Delayed radiation necrosis of the hypothalamus. Arch Neurol 1969 ; 21 : 425-430

Kramer S, Lee KF : Complication of radiation therapy. The central nervous system. Semin Roentgenol 1974 ; 9 : 75-83

Llena JF, Cespedes G, Hirano A, Zimmerman HM, Feiring EH, Fine D. Vascular alterations in delayed radiation necrosis of the human brain. An electron microscopic study. Arch Pathol Lab Med 1976 ; 100 : 531-534

松谷雅生. XII. 脳腫瘍の周辺. 脳腫瘍, 第2版. 東京: 篠原出版, 1996: 357

付] **傍腫瘍性神経症候群** paraneoplastic neurologic syndromes

　傍腫瘍性神経症候群は悪性腫瘍の遠隔効果 (remote effect), すなわち悪性腫瘍の直接浸潤・転移によらず, また化学療法や栄養障害などの関与が否定される状態で, 中枢神経系, 末梢神経系, 神経筋接合部や筋組織をターゲットとし組織・細胞障害を起こす病態である。これには paraneoplastic cerebellar degeneration (PCD), Lambert-Eaton myasthenic syndrome (LEMS), paraneoplastic encephalomyelitis/sensory neuropathy や paraneoplastic opsoclonus/myoclonus syndrome などが含まれる。これらの患者の血清および髄液中に神経細胞の構成成分に対する抗体が疾患特異的に出現することが知られている。たとえば婦人科癌や乳癌に伴う PCD は抗 Yo 抗体, 肺小細胞癌に伴う LEMS は抗 calcium channel (VGCC) 抗体, 肺小細胞癌に伴う paraneoplastic encephalomyelitis/sensory neuropathy は抗 Hu 抗体, 乳癌に伴う opsoclonus/myoclonus syndrome は抗 Ri 抗体が出現することが広く知られている。これらの抗体を用いた免疫組織学的検討では, 原因となる悪性腫瘍だけでなく, ターゲットとなる神経細胞の核や細胞体が染め出される。

文献

Jaeckle KA. Autoimmune mechanisms in the pathogenesis of paraneoplastic nervous system disease. Clin Neurol Neurosurg 1995; 97: 82-88

酒井宏一郎. 傍腫瘍性神経症候群における抗神経抗体. Brain Medical 1998; 10: 403-409

18) 実験腫瘍

　脳腫瘍は実験動物につくられている。その中でとくに注目された三つの研究について述べる。

a) 発癌性炭化水素 carcinogenic hydrocarbon の **intracerebral implantation**

　これは, H.M. Zimmerman の研究室で盛んに行われた。マウスの脳の中に, 各種の発癌性炭化水素 (methylcholanthrene, dibenzanthracene, benzpyrene) の pellet を挿入すると, 数カ月後に pellet を挿入した場所に腫瘍が発生する。Zimmerman によると, その発生する腫瘍の種類は, 挿入する場所によって異なり, とくに mixed cell type が多いとのことである。

　生田 (房弘) は, Zimmerman の研究室でこの実験を電顕で追求し, 腫瘍が出現する以前の前癌期 precancerous stage に cylindrical なウイルス様の particle を, 発癌物質をとり込んだ反応性細胞の中に発見した。このウイルス様の物質は, いったん腫瘍が形成されると消失する。

文献

Ikuta F, Zimmerman HM. Virus particles in reactive cells induced by intracerebral implantation of dibenzanthracene. J Neuropathol Exp Neurol 1965; 24: 225-243

b) nitrosourea

H. Druckrey の研究室では nitrosourea の投与により，中枢および末梢神経の腫瘍が発生することを発見した．妊娠中のネズミに ethylnitrosourea を一度静注することにより，出産されるほとんどすべてのネズミに腫瘍が発生する．とくに三叉神経根が好発部位である．

また methylnitrosourea をネズミに投与することによっても，よく似た腫瘍をつくりうる．

文献
Hirano A, Hasson J, Zimmerman HM. Some new fine structural observations of ethylnitrosourea induced nerve tumors in rat. Lab Invest 1972 ; 27 : 555-560

c) 腫瘍形成ウイルス oncogenic virus

脳内に腫瘍形成ウイルスを移植することにより，高い頻度で脳内腫瘍をつくることができる．イヌに Rous sarcoma virus を，hamster に polyoma virus や simian virus 40 を挿入することにより，化学性発癌剤 chemical carcinogen よりも短い，約30日以内の潜伏期で肉腫および glioma を発生させうる．

さらに小川(1989)による human adenovirus type 12 を hamster の脳に接種することにより中枢および末梢神経の腫瘍を発生させた立派な研究がある．

実験脳腫瘍についての研究は各々の分野の専門書を参照．

文献
Ikuta F, Kumanishi T. Experimental virus-induced brain tumors. In : Zimmerman HM, ed. Progress in Neuropathology, Vol 2. New York : Grune & Stratton, 1973 : 253-334
Zimmerman HM. Brain tumors. In : Busch H, ed. Methods in Cancer Research, Vol 10. New York : Academic Press, 1973 : 105-126
Mukai N. Human adenovirus-induced embryonic neuronal tumor phenotype in rodents. In : Zimmerman HM, ed. Progress in Neuropathology, Vol 3. New York : Grune & Stratton, 1976 : 89-128
志村俊郎, 平野朝雄, Llena JF, 檜前 薫, Kaye T, Wisoff HS, 竹下岩男. Rous sarcoma virus 誘発培養脳腫瘍細胞の移植大脳腫瘍における電子顕微鏡学的研究. 脳外 1985 ; 13 : 521-528
小川勝士. アデノウイルス12型誘発腫瘍. とくに実験脳腫瘍へのアプローチ. 日病会誌 1979 ; 6 : 35-78
Ogawa K. Embryonal neuroepithelial tumors induced by human adenovirus type 12 in rodents. 1. Tumor induction in the peripheral nervous system. Acta Neuropathol 1989 ; 77 : 244-253
Ogawa K. Embryonal neuroepithelial tumors induced by human adenovirus type 12 in rodents. 2. Tumor induction in the central nervous system. Acta Neuropathol 1989 ; 78 : 232-244
Pagenstecher A, Kirk J, Dermott E et al. Large, virus-like, sinuous tubules in the endoplasmic reticulum of human neurons : report from a case of encephalopathy and brief critical review. Acta Neuropathol 1996 ; 92 : 294-299

E 細菌および真菌による感染

この項では細菌または真菌が頭蓋内に侵入し，中枢神経組織を破壊することにより起こる疾患を記述する．髄膜炎 meningitis と脳膿瘍 brain abscess が主題である．一般に微生物が脳に

侵入するには，頭蓋骨や硬膜などを通過して外部から直接に到達するか，または血液-脳関門を破って血行性に入るかのどちらかである。いったん病原菌が侵入してしまうと，脳組織の炎症反応は，他の組織に比べて弱く，さらに脳圧亢進や vital center をおかすことなどのために，重篤な結果をもたらす。

1. 髄膜炎 meningitis

a. 急性化膿性髄膜炎 acute purulent meningitis（図222）（カラーアトラス，209頁，図522，図523）

細菌がくも膜下腔に侵入して炎症を起こすのが細菌性髄膜炎で，その中で急性のものは急性化膿性髄膜炎を起こす。病原菌は髄膜炎菌 meningococcus，肺炎球菌 pneumococcus およびインフルエンザ桿菌 *Haemophilus influenzae* が最もよくみられる。連鎖球菌，ブドウ球菌および大腸菌 *Escherichia coli* も病原となるが，これらの細菌は abscess をつくりやすい。髄膜炎を起こす細菌は年齢により，その頻度を異にする。すなわち新生児には大腸菌によるものが

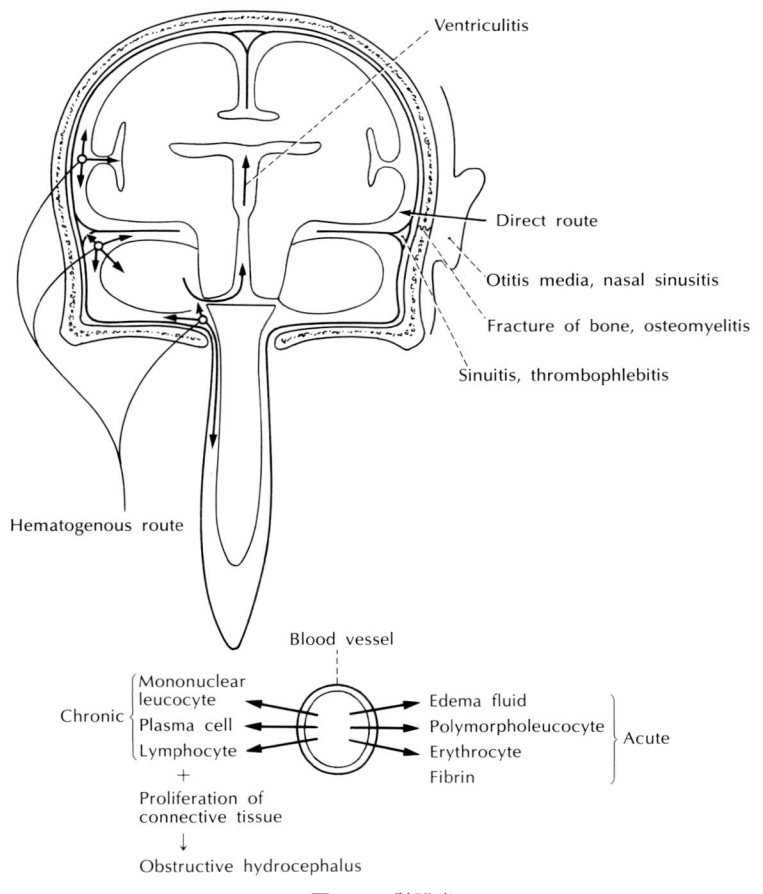

図 222 髄膜炎

最も多いが，これは母親の消化管の大腸菌の感染によるものである．米国において，新生児の髄膜炎では group B streptococci が近年最も高頻度であるといわれている．臨床上，新生児の場合には幼児や成人のような stiffneck や Kernig's sign などの meningeal irritation がなく，興奮性が強いか，または嗜眠性となり，嘔吐や seizure を伴う．ほかの年齢層には少ない．小児にはインフルエンザ桿菌が最も多い．しかし，すべての年齢層を通じて最も頻度の高いのは肺炎球菌髄膜炎である．髄膜炎菌髄膜炎は集団性に起こるが，一般には少ないものである．

　細菌が頭蓋内に直接に外部から侵入する経路は症例によりさまざまである．中耳炎や副鼻腔炎から局所の頭蓋骨の炎症を起こし，硬膜外に及び，**epidural abscess** や，さらに硬膜内に **subdural abscess** をつくることもある．小児に epidural abscess ができにくいのは硬膜が頭蓋骨の骨膜であり，その間に実際の腔は存在しないためである．それに反して subdural abscess はできやすく相当の大きさに達する．これは**硬膜下膿瘍** subdural empyema ともよばれる．ときには硬膜中の静脈洞をおかして静脈洞炎を起こし，逆行性に血栓性静脈炎 thrombophlebitis を起こして脳内に侵入する場合もある．

　外傷に伴う感染の場合では骨折部を通り，挫滅した組織を通して直接に侵入しうる．脳外科の手術後の感染の場合もある．

　以上の諸因により侵入した病原菌がくも膜下腔に達した場合には，大きく拡がり，髄膜の炎症，すなわち**髄膜炎** leptomeningitis を起こす．

　血行性の感染の場合は敗血症 sepsis によるもので，もとの感染巣は全身のどこにあってもよいわけであるが，上気道感染，肺炎，心内膜炎，乳突炎などによるものが多い．

　髄膜炎の臨床像としては，髄膜全般の刺激症状が現れる．髄液圧の上昇，蛋白の増加，および糖の減少が著しい．糖の低下は，細菌や白血球が髄液の糖を大量に消費することによるよりも，糖が血液-脳関門を通過する能力が低下するためであるともいわれている．診断上最も大切なことは，髄液より細菌を発見することである．

　病理所見としては，血管より浸出液，多数の多核白血球，多少の赤血球，fibrin，および単核細胞がくも膜下腔に出現し，そこにあるくも膜細胞，fibroblast の反応とともに急性炎症の組織像を呈する．多数の多核白血球の内外に病原菌を発見できる場合もある．しかし，化学療法のあとではきわめて発見が難しくなる．病巣はくも膜下腔全般に及び，脊髄くも膜下腔にも拡がる．しかし脳の実質そのものは，くも膜下腔の炎症により膨化するが，炎症そのものは subarachnoid space にとどまり，脳炎は起こさないのが普通である．しかし，血管炎や血栓が起こり，または外傷により脳の挫滅が伴うときには脳の軟化，壊死部に感染が及ぶ．くも膜下腔の炎症が脳底部の foramen より逆行性に脳室に達することもある．ときには細菌が血行性に脈絡叢に炎症を起こして脳室内に及ぶ場合もある．

　炎症の経過が長くなると多核白血球のほかにリンパ球，形質細胞，マクロファージが増加し，collagen が多量に出現し，結合組織による線維化を起こす．とくに脳底部に起こりやすく，脳幹にある脳室系の出口を閉鎖して，水頭症を起こすこともある．また，くも膜顆粒の線維化に

より髄液の吸収の障害も起こる。くも膜下腔を通過する脳神経や脊髄根に炎症が及ぶ場合にはそれぞれの相当神経の刺激ないし麻痺症状を起こす。

b. 慢性肉芽腫性髄膜炎 chronic granulomatous meningitis （カラーアトラス，212頁，図533；213頁，図534-図536）

結核や梅毒による髄膜炎は慢性で，増殖性組織反応の強い慢性肉芽腫性髄膜炎を起こすことが多い。局所の結節を形成する場合には**結核腫** tuberculoma または**ゴム腫** gumma という。これらの髄膜炎は一般に，脳の外表面よりも脳底部に強く現れて，頭蓋底髄膜炎 basilar meningitis の像を呈する。血管からの浸出細胞は主としてリンパ球，形質細胞などの単核細胞 mononuclear cell であり，中心部にみられる壊死巣を囲み，結合組織とともに granuloma を形成する。その中には類上皮細胞 epithelioid cell や多核巨細胞が散在する。結核の場合には中心部の壊死巣は液化した cyst をつくらず，チーズのような状態となり，**乾酪壊死**とよばれる。血管炎はほとんど常にみられ，その結果として脳実質の梗塞や感染を伴う。

結核性髄膜炎は抗菌剤のために激減したが，最近でも，まだときどきみられる。梅毒性の中枢神経系疾患は，現在ではほとんどみられない。後期梅毒として有名である進行麻痺 general paresis と脊髄癆 tabes dorsalis も昔の教材用の標本以外はみられなくなった。進行麻痺は，脳の著明な萎縮を呈し，神経細胞の消失，皮質の配列の乱れ，多数の小膠細胞 microglial cell の出現を特徴とする。脊髄癆は脊髄の後索と後根神経の変性を特徴とするが，後根神経節細胞および後根神経節から末梢に向かう知覚系末梢神経はよく保たれている（作田ほか 1984）。

文献
作田 学，武村民子，井上聖啓，長橋和會．脊髄癆では後根神経節細胞体はよく保たれている．神経病理学 1984；5：307-308

付1） sarcoidosis （カラーアトラス，212頁，図531，図532）

sarcoidosis は systemic granulomatous disease である。原因はなお意見の一致をみていない。結核に関連した特別な感染とみる説と，種々の免疫性刺激に対する反応の一つの型であるとの説がある。肺，リンパ節，皮膚ほどではないが，中枢，末梢神経および筋肉もおかされることがある。中枢神経系では通常，肉芽腫性髄膜炎および，それに接する脳または脊髄の granuloma が病変である。とくに脳底部が好発部で，視力障害，視床下部や脳神経障害症状が起こる。そのほか，大脳の内部にも病巣が起こることがある。granuloma の中には多数の上皮細胞とマクロファージ，ときには巨大細胞もみられる。一部が壊死巣を呈することもあるが，はっきりとした caseation は起こらない。古い病巣は線維化する。sarcoidosis の診断は，抗酸菌や真菌が存在しないことを確認した後でないと下せない。

付2） granulomatous angitis of the nervous system

1958年に Cravioto と Feigin は中枢神経系の特異な血管炎の2症例を報告し，文献からの6例を加え，これらの症例が一つの疾患群をなすことを提唱した。臨床的には，その病巣の場所や大きさに

より，異なった神経症状を呈するが，共通した特徴的病理所見として，髄膜や脳実質内の中および小血管に，巨細胞を有する肉芽腫性炎症を示す．全身臓器にも同様の血管炎を認めるが，臨床症状を呈するには至らない．この疾患は病理学的検索が唯一の診断法である．本疾患はまれで，欧米において現在のところ74例が報告されているが，日本では病理学的検索のされた症例の報告はないようである．当病院では2例みられている．

文献
日下博文, 平野朝雄. Granulomatous angitis of the nervous system. 神経内科, 1984 ; 21 : 38-45
岡本幸市. Granulomatous angitis. 神経内科 1989 ; 31 : 364-370

2. 脳膿瘍 brain abscess（図223）

病原菌が脳実質内に侵入して組織を破壊した場合には brain abscess を形成する．外部よりの直接的侵入経路と血行性の転移とがあり，前者では中耳炎に伴う乳突炎から生ずる側頭葉の abscess および副鼻腔炎から起こる前頭葉の abscess がよく知られている．後者では気管支拡張症，肺膿瘍，心内膜炎などに伴うものが多い．さらに原発巣が全身器官にみつからず，慢性

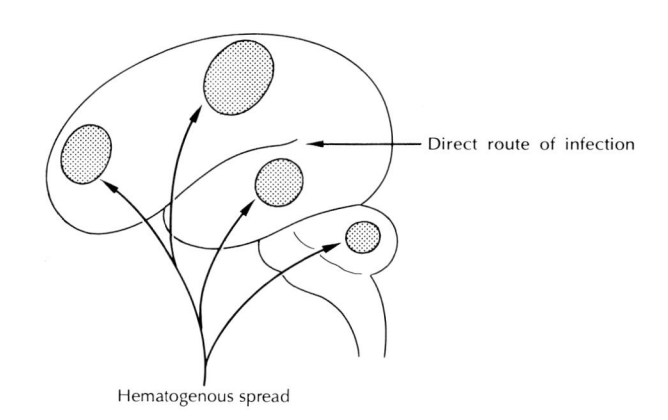

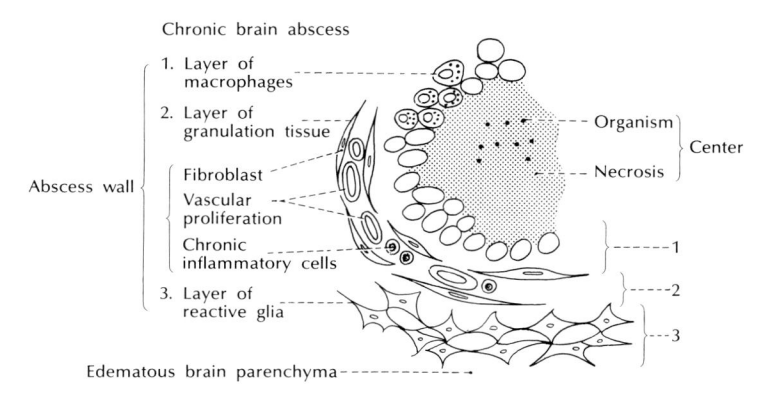

図 223 brain abscess

の brain abscess が，脳腫瘍のような臨床像を呈して出現し，ときとして臨床診断が困難な場合もある。

病原菌はブドウ球菌，連鎖球菌，および大腸菌がほかの細菌よりも多くみられる。

病理所見としては，初期には，まず細菌が脳組織の壊死を起こし，増殖を続け，その結果，血管より浸出液，多核白血球や単核細胞が出現し，小さな炎症巣，小膿瘍を形成する。病巣の拡大，経過の延長に伴い，マクロファージが出現，増加し，グリア細胞，とくに astrocyte の反応が起こる。炎症がさらに進行すると，細菌および壊死を起こした脳実質組織，すなわち膿 pus を囲んで多核白血球，fibrin，およびマクロファージの層ができる。ここでは壊死組織および細菌の捕食が盛んに行われる。その外側には肉芽組織の層ができる。ここには多数の新生毛細血管および，血管から出現してきた白血球が結合組織の中にみられる。その外側にはさらに gliosis の層ができて，いわゆる **abscess wall** を形成する。1カ月経過すると結合組織層には多数の fibroblast および多量の collagen が集積し，強い結合組織の壁ができる。一般に brain abscess はその周囲に強い浮腫を起こし，頭蓋内圧亢進症状を起こしやすい。

3. 真菌による感染

真菌 fungus は本来弱い病原体で，細菌感染に比較して，中枢神経系に病巣を起こすことは少なかった。しかし，抗菌剤の普及およびそのほかの種々の原因により，真菌の脳内感染も剖検でしばしばみられるようになってきた。その中でとくに臓器移殖，ステロイド療法，悪性腫瘍，とくに白血病や lymphoma の治療患者や，さらに AIDS に伴う末期所見としてよく知られている。ウイルス感染とともに，その治療の可能性もあるので，今後増加する感染症の問題として注目される。

a. candidiasis (moniliasis) (カラーアトラス，214頁，図539)

candidiasis は真菌感染の中でも剖検時に，中枢神経系に最もよくみられる真菌である。この場合臨床的に気づかれていない場合も少なくない。この真菌は通常消化器，泌尿器および皮膚に病巣をもち，抵抗力の失われた患者に血行性の伝播をきたす。その感染の病原体は大部分 *Candida albicans* による。

中枢神経系の病巣は，ほとんどの場合，多発性の小さい abscess である。多発性の granuloma が出現することもあるが，これは慢性の症例と考えられる。本菌による髄膜炎の報告もあるが，まれである。この真菌は楕円形の budding fungi で，細長い nonseptate で分岐する糸状の pseudohyphae を形成し，methenamine silver および PAS でよく染まる。菌の分類は培養により確立される。

b. aspergillosis(カラーアトラス，214頁，図537，図538)

これは candidiasis に次いで多い全身性に伝播する真菌感染で，とくに急性白血病の患者によくみられる。原発巣はとくに肺が多く，ときには鼻，副鼻腔，または眼窩の病巣もみられる。血行性の伝播により，とくに血管壁をおかす傾向が強く，多発性の動脈閉塞を起こし，脳の出血性軟化をきたしやすい。ときに髄膜炎，brain abscess，granuloma をきたすこともある。組織標本にみられる真菌は約 4〜6 μm の直径をもつ，中隔を有し，鋭角度で分岐する菌糸である。H.E. 染色でもみえるが，methenamine silver や PAS 染色により，明白に認められる。

c. phycomycosis（mucormycosis）(カラーアトラス，215頁，図541)

mucormycosis はとくに diabetic ketoacidosis の患者に起こりやすい。これは鼻や副鼻腔から，前頭葉の眼窩面に拡がりやすい特徴がある。cribriform plate から直接に侵入する場合と，内頸動脈や眼窩動脈を介して脳内に侵入する場合があるといわれている。血管壁侵入，および血栓形成は特徴的所見である。この真菌は中隔がなく，分岐をする。直径が 5〜15 μm の太い菌糸である。

d. cryptococcosis(カラーアトラス，215頁，図540)

従来，中枢神経系感染を起こす真菌の中で最も頻度の高いものであったが，最近は，candidiasis や aspergillosis の日和見感染の増加のために第 1 位ではなくなった。しかし AIDS では，中枢神経系をおかす飛び抜けて頻度の高い真菌症は cryptococcosis で，他の真菌が頭蓋内に感染を起こすことはまれである。病原菌は *Cryptococcus neoformans* で，ハトなどの排泄物により汚染された土から検出することができる。ヒトの場合，大部分呼吸器感染によるものとされているが，肺の原発巣はしばしば見逃される。脳は血行伝播により，最もおかされやすい場所の一つである。

髄膜炎は中枢神経系の病変中，最もよくみられる。炎症性反応の程度はさまざまで，しばしば軽度で主としてリンパ球と組織球が主体をなす。脳実質の血管周囲腔の cryptococcus は石鹸の泡のような小さな cyst を形成する。こうした cyst は髄膜とは関係なく基底核やそのほかの脳の深部にも形成される。これは emboli によるものと考えられる。病原菌の存在にもかかわらず，一般に炎症反応の乏しいのが特徴で，脳実質内の肉芽腫 toruloma の形成はまれである。

Cryptococcus は 5〜25 μm の直径をもつ budding yeast で電顕像上細胞膜の周囲に厚い線維性の壁，1 層の電子密度の低い層，さらにそのまわりに網状の capsule が存在する（図116）。その厚さは様々である。この capsule を構成する物質は脳実質内に入れても炎症反応を起こさない。*Cryptococcus* は H.E. 染色ではみえにくいが，methenamine silver または PAS ではっきりと浮き上がるように染まる。

他の真菌で脳内感染を起こすものとしては，**放線菌症** actinomycosis，**コクシジオイデス症** coccidioidomycosis，**ブラストミセス症** blastomycosis，**ノカルジア症** nocardiosis などがある。

文献
Levine S, Hirano A, Zimmerman HM. The reaction of the nervous system to cryptococcal infection. An experimental study with light and electron microscopy. In : Zimmerman HM, ed. Infections of the Nervous System. ARNMD, Vol 44. Baltimore : Williams & Wilkins, 1963 : 393-423
Fettern BF, Klintworth GK, Hendry WS. Mycoses of the Central Nervous System. Baltimore : Williams & Wilkins, 1967

4. 寄生虫による感染

a. 原虫 protozoa による感染

マラリアによる脳炎は主として熱帯熱マラリア原虫 *Plasmodium falciparum* の感染による。脳の病巣は，小血管が寄生虫をもった赤血球により閉塞されることにより起こる。血管内にマラリア色素が出現し，特徴的所見を呈する。

toxoplasmosis（カラーアトラス，216頁，図542，図543）は新生児にみられ，石灰化を伴う脳内感染が起こり，巨細胞性封入体病 cytomegalic inclusion disease とともに子宮内感染の症例として知られていた。しかし最近は，他のウイルスや真菌の感染と同様に成人にもみられるようになってきた。

血清検査によると，アメリカでは約25%の人が *Toxoplasma gondii* の感染をしているといわれる。家庭のネコによる媒介が知られている。一般にこの感染は成人には病原とならないが，免疫障害をきたした患者にはしばしば急激な病変を起こし，とくに脳は最も強くおかされる。通常脳実質内に多発性の炎症反応の強い結節性病巣または炎症反応に乏しい壊死巣が出現する。この病巣内に 2~5 μm の *Toxoplasma* が多数の囊状の壁に包まれて存在し，光顕上特徴的像を呈する。さらに注意してみると個々の病原体が H.E. 染色で小さな青い点状構造として囊の外部の組織の細胞内外に散在していることがある。これらの所見は電顕でより明白に確認される（図224,225）。はっきりとした *Toxoplasma* の認められないときには免疫組織化学的に診断することも可能になっている。化学療法で治療できる疾患である。

文献
Ghatak NR, Zimmerman HM. Fine structure of toxoplasma in the human brain. Arch Pathol 1973 ; 95 : 276-283
Powell HC, Gibbs CJ Jr, Lorenzo AM, Lampert PW, Gajdusek DC. Toxoplasmosis of the central nervous system in the adult. Electron microscopic observations. Acta Neuropathol 1978 ; 41 : 211-216
Conley FK, Jenkins KA, Remington JS. Toxoplasma gondii infection of the central nervous system. Hum Pathol 1981 ; 12 : 690-698

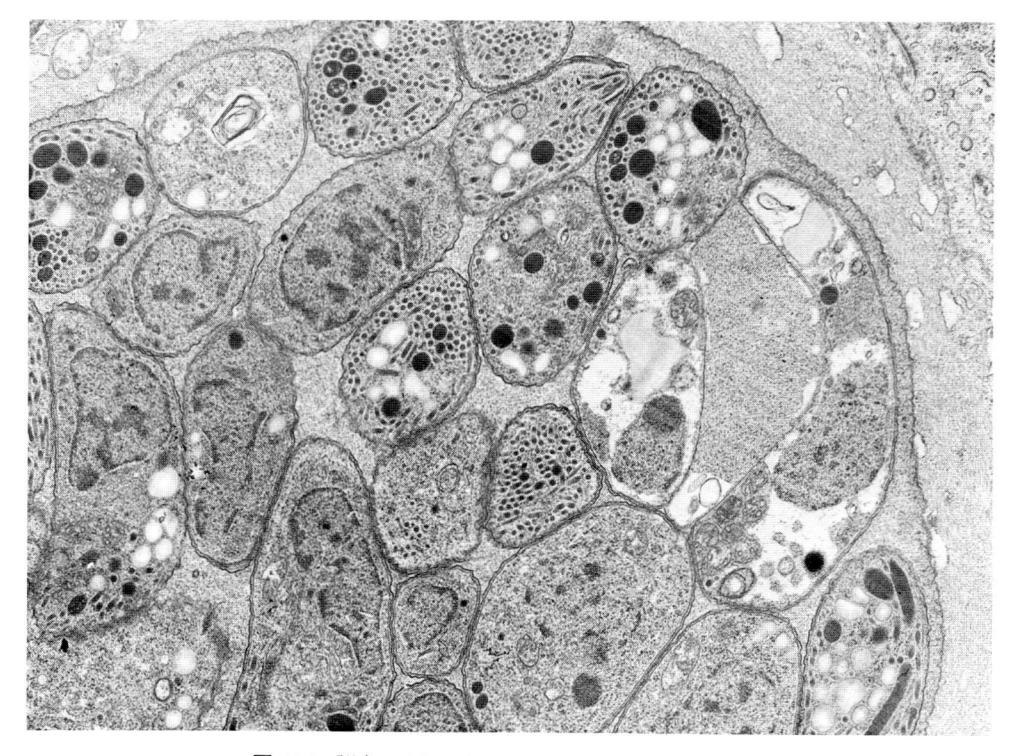

図 224 脳内の *Toxoplasma* の cyst の一部 ×11,500

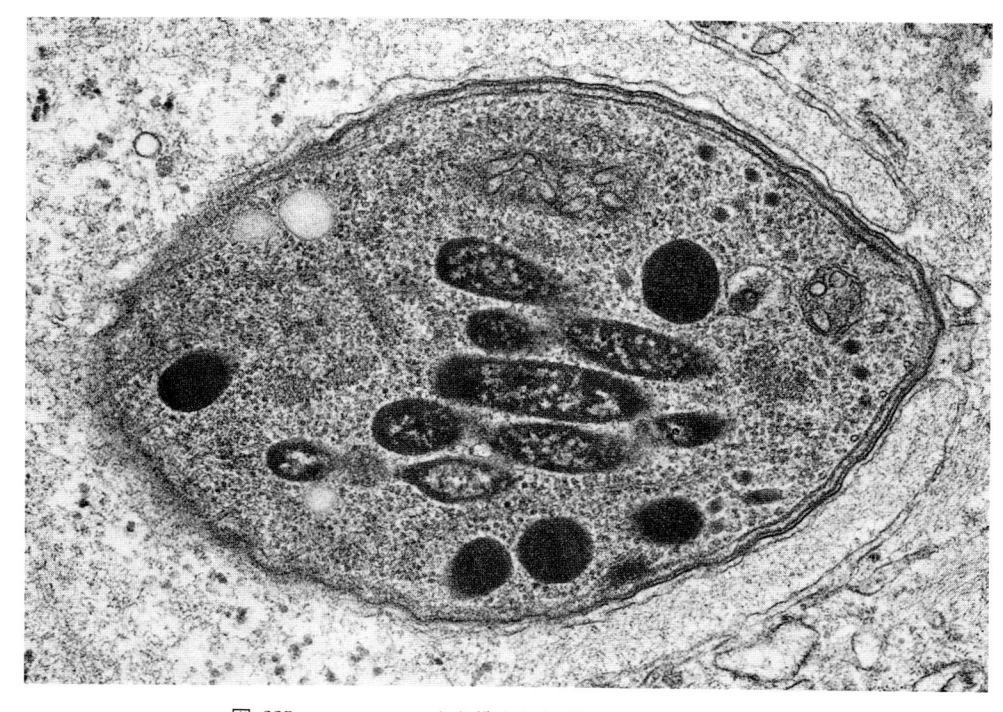

図 225 astrocyte にとり込まれた *Toxoplasma* ×35,000

平野朝雄, 北井隆平, 柳田真岐, 他. トキソプラズマ脳炎. Brain Medical 1998 ; 10 : 233-235

そのほか，trypanosomiasis にみられる morular cell や amebiasis において赤痢アメーバ *Entamoeba histolytica* が赤血球をとり込んだ像が脳内病巣にみられる。

b. 吸虫 fluke による感染

吸虫による脳の病巣は肺ジストマ lung fluke による**肺吸虫症 paragonimiasis** および住血吸虫 blood fluke による **schistosomiasis** が知られている。両者ともに脳内の病巣は granuloma であり，その中に特徴的な虫卵を認めることにより診断される。

文献
木正和夫, 古賀知章. 特有な石灰化病巣を示した脳肺吸虫病の1例. 脳外 1986 ; 14 : 669-672

c. 条虫 tape worm による感染

条虫による脳の病巣は，**犬条虫** *Taenia echinococcus*（dog tape worm）の幼虫である頭節 scolex（成虫の頭に相当）をそなえた**包虫**の脳内寄生による **echinococcosis** および**有鉤条虫** *Taenia solium*（pork tape worm）の幼虫の脳内寄生による **cysticercosis**（カラーアトラス，217頁，図545〜547）が昔から知られている。それぞれの幼虫の確認から診断できる。jet age の影響で，Montefiore Medical Center でも，Mexico, Puerto Rico, Ecuador, Dominican Republic からの患者に本症が脳病巣の生検で診断されている。沖縄やフィリピンにも本症が知られている。

文献
Brown WJ, Voge M. Neuropathology of Parasitic Infections. Oxford : Oxford University Press, 1982

以上述べた寄生虫の感染は一般には New York 市では旅行者以外にはみられない。しかしAIDS に伴う感染は最近の深刻な問題である。

F ウイルスによる感染

ウイルス virus の感染によって起こる神経疾患は幸い少ない。しかし抗細菌剤の普及から感染の問題は，次第に細菌から治療法のほとんどない真菌やウイルスに移行している。とくにウイルスの感染の問題は現在の医学の関心の一つの焦点であり，神経疾患も決して例外でない。ここではまず病理像一般を急性と亜急性の順に述べて，その後で病因 pathogenesis を紹介する。

図 226 ウイルス性脳炎

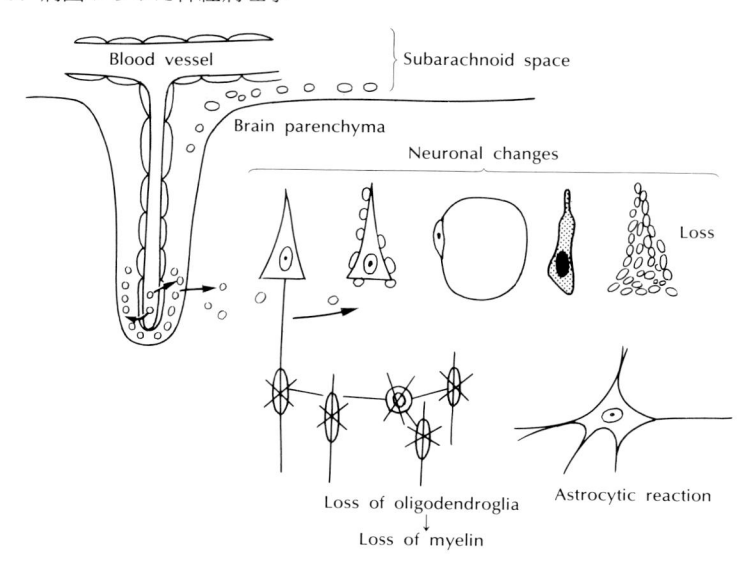

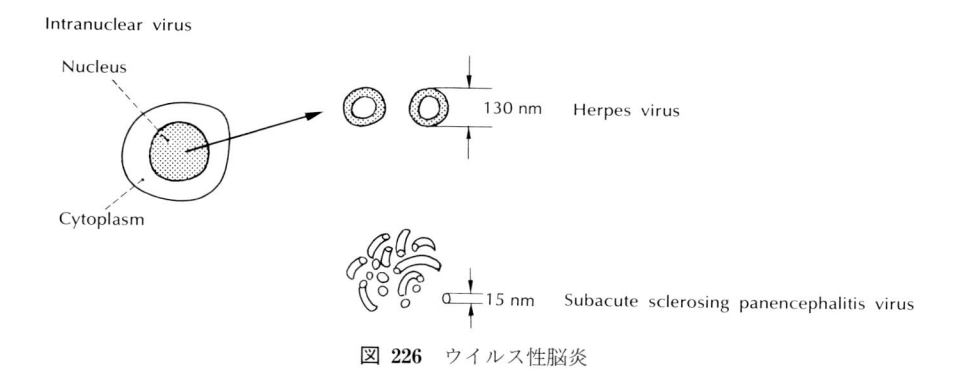

1. 急性ウイルス性脳炎 acute viral encephalitis（図226）

　ウイルスは細胞内の寄生物であり，急性ウイルス性脳炎はウイルスが外部から宿主である脳の細胞の中に入り込み増殖し，細胞を破壊し，その結果として急性の脳症状を引き起こすものである。一般に急性ウイルス脳炎の肉眼的所見は決して特異的なものではなく，ただ脳全体が腫大し，血管が充血し，ときに小出血を認める程度で，ほかのさまざまの原因で起こる脳浮腫などと区別しにくいほどである。臨床所見も drowsiness から coma に至るまでの意識障害や seizure などの一般的大脳症状が主体をなす。さらに病原体のおかす場所が，ある特定の局所に強い場合は，それに相応した focal sign が出るわけである。腰椎穿刺では頭蓋内圧亢進に伴う圧の上昇，蛋白の軽度の上昇などがみられるが，最も重要なものは細胞の増加，とくにそれが単核の白血球（主としてリンパ球）であること，糖の低下がみられないことである。急性の細

菌性の化膿性髄膜炎と違う重要な特徴である。

　顕微鏡所見としては3種の細胞に病変がみられる。第一の所見として，一番目立つのが間葉系細胞の所見である。とくに血管周囲腔（Virchow-Robin's space）に単核白血球が多数集積し，いわゆる **perivascular lymphocytic cuffing** とよばれる。Virchow-Robin 腔は血管がくも膜下腔から入り込んできたものであるから，多少ともくも膜下腔にも同じような細胞の浸潤がみられ，とくにひどいときにはくも膜下腔に大きく拡がり髄膜炎を伴う。この場合には臨床的にも髄膜の刺激症状がみられる。この単核細胞の浸潤は血管周囲にとどまることなく強度におかされているところでは脳の実質の中に侵入し，ウイルスにより病変を起こした実質細胞の周囲に集中する。浸潤細胞はリンパ球のほかに少数の多核性白血球や形質細胞，マクロファージもみられる。血球とともに血液由来の浮腫液の浸出を伴うことはもちろんである。

　第二に実質細胞の変化である。光顕像上では上述した間葉系細胞の出現ほど目立たないが，神経細胞の変化がなによりも脳炎の主体である。おかされた神経細胞の中でも正常にみえるものから central chromatolysis などの顕著な変化を起こしているもの，さらに細胞が壊死を起こし，融解し，消失するものに至るまでさまざまの所見がみられる。これらの神経細胞の変化に伴って，その周囲に単核細胞が増加し，satellitosis を起こしているものから neuronophagia（図82）に至るまでの反応性の浸潤細胞の所見が著明になる。ここで注意すべきことは神経細胞の変化が第一であり，目立つ浸潤細胞の方は，一般的に二次的なものである。

　第三にグリア細胞の変化がみられる。神経細胞のほかにグリアがウイルスに直接おかされる場合もある。また直接の侵入はまぬがれたにしても二次的の反応変化は必ず起こる。astrocyte の場合には細胞体が膨化して変化し，時が経てば gliosis を起こす。oligodendroglia がおかされれば脱髄が起こる。

　以上の光顕所見が一般の急性ウイルス脳炎に共通の所見である。もし回復した場合には神経細胞の減少に伴って gliosis が残る。たとえば日本脳炎で小脳がおかされ，局所的に Purkinje 細胞が消失し，gliosis がみられ，ときには神経細胞の ferrugination が起こることがある。**日本脳炎**に限らず，蚊やダニにより媒介されて起こる多数の**節足動物媒介脳炎** arthropod borne encephalitis（**アルボウイルス脳炎** arbovirus encephalitis）は急性脳炎の代表的なものである。これは症例が epidemic に起こり，それぞれ病原のウイルス，媒介昆虫の習性による季節的発生，地理的分布などに大きな相違があるが，臨床的または病理的所見は一般的にいってよく似ている。次に述べる3種の急性ウイルス疾患にはそれぞれ異なった特徴がある。

a. 急性単純ヘルペス脳炎 acute herpes simplex encephalitis（カラーアトラス，219頁，図550）
　急性単純ヘルペス脳炎は**急性封入体脳炎** acute inclusion body encephalitis または**急性壊死性脳炎** acute necrotizing encephalitis ともよばれる。これはその名の示すように単純ヘルペスウイルス herpes simplex virus によって起こされる急性脳炎で，**壊死性** necrotizing とよばれるようにきわめて悪性で重篤疾患であり，特徴として細胞の核内に封入体をみることができ

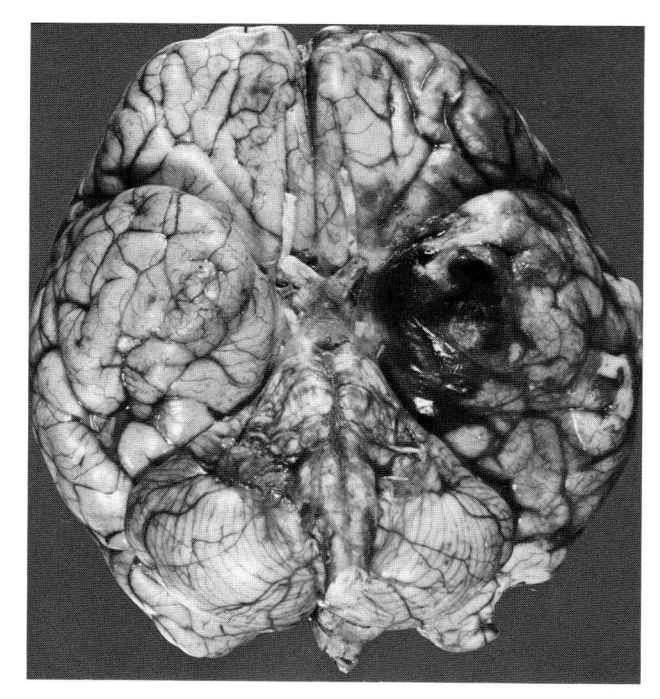

382 3. 病因からみた神経病理学

図 227　ヘルペス脳炎

る。単純ヘルペスはごくありふれたウイルスであるが，ヘルペス脳炎は比較的少ない。ヘルペス脳炎は散発性に起こる典型的な脳炎である。ほとんどすべての症例は，Type 1 単純ヘルペスウイルスによるもので，このウイルスは口唇に発生するヘルペスと同じものであるが，これと急性ヘルペス脳炎との関連はごくまれにしか認められない。Type 2 ウイルスも急性脳炎を起こすこともあるが，これは新生児のみに限られ，母親の産道のヘルペス感染によるものといわれている。急性ヘルペス脳炎は 30〜70％ の死亡率を示し，生存者の多くは重篤な精神症状が残る。

　実例をあげてみると，56 歳の女性（本症は年齢や性には関係ない）が急速に進行する意識障害から昏睡に陥り，高熱の下にわずか 3 日で死亡した。臨床的には特記すべき所見はなく，ただごくわずかの右側の不全片麻痺がみられたほかには局所所見はなかった。髄液の検査で幾百というリンパ球がみられたにもかかわらず，糖は低下しておらず正常値であった。さらに血液と髄液をそれぞれ 2 度とって血清抗体の検査が比較された。最終臨床診断は急性脳炎で，とくに急性ヘルペス脳炎であろうと結論された。

　病理学的には肉眼的に脳全体にわたる膨化と血管の充血のほかに，左側の側頭葉の前内部に出血性の壊死巣があり（図 227），よく調べると同側の眼窩回にも軽度の軟化があるほか，右側にも対称的な部分に軽度の局所的軟化を認めた。この所見の下に軟化の新鮮な脳の一部を摘出し，ウイルスの培養用に送り，また電顕用には小切片を glutaraldehyde に固定した。脳の固定後の所見で，病巣は想像以上に広範囲に及んでおり，とくに辺縁系がおかされていた。壊死巣は灰

白質のみならず白質にもみられた。

　光顕では前述した一般脳炎の原則的所見のほかに血管の病変は，はるかに強度で，局所の動脈・毛細管・静脈に血管炎および血管壁の壊死がみられ，出血や周囲組織の壊死は強度であった。さらに高倍率で調べると，H.E. 染色で核内の封入体がはっきりと認められた。これは神経細胞が主体であるが，oligodendroglia やときには astrocyte にも認められた。この封入体は一般には eosin で赤く染まり，周囲を白く縁どった封入体が核の中を占め，chromatin は周辺部にみられた。これは昔から **Cowdry type A 封入体**といわれている（カラーアトラス，219 頁，図 550）。oligodendroglia のように小さな核の場合にはほとんど核全体が赤みがかった青色をとり，一様に濃く染まり，その封入体の周囲の halo は神経細胞ほどはっきりしていない。astrocyte の腫脹は著明でも原線維性 gliosis がないのは経過があまりにも短いためである。一般にウイルス性封入体はすべてのウイルス感染でみられるのではなく，数種のウイルス感染で認められるのみである。この場合感染した細胞すべてに観察されるものではなく，ウイルス核酸や蛋白合成が盛んになる感染後期に出現することが多い。ヘルペス脳炎では核内封入体は約半数の症例で検出されるのにとどまるが，封入体の確認はウイルス感染の診断を支持し，封入体は感染後 1 週間で最もよく観察されるといわれる（古林ら 1998）。

　さて培養ではヘルペスウイルスが証明され，電顕では多数の約 130 nm の中央部の白く抜けた丸い小体が核の中にみられ，ときに中央部には黒い芯があり，形態的にも単純ヘルペスウイルスと同一であった（図 228）。免疫組織学的にもヘルペス抗原が確認されている（Kumanishi and Hirano 1978）。なお，血液および髄液に行われた補体結合試験 compliment fixation test は herpes titer が 4 倍以上に著明に増加していた。

　この疾患は，通常，急性の致命的な病気であるが，まれには慢性の症例も報告されている。

　最近では acyclovir や adenine arabinoside が治療に用いられているが，重篤な後遺症を残すこともある。診断上 CT, MRI が有用であり，以前は組織片よりヘルペスウイルスを免疫組織学的に染め出すか，電顕で検出するか，培養でウイルスを立証することにより確定診断が可能であったが，最近は PCR 法を用いることで，より迅速に診断することが可能となった。

文献

Morecki R, Becker NH. Human herpesvirus infection : its fine structure identification in paraffin-embedded tissue. Arch Pathol 1968 ; 86 : 292-296

Kumanishi T, Hirano A. An immunoperoxidase study on herpes simplex virus encephalitis. J Neuropathol Exp Neurol 1978 ; 37 : 790-795

Kubota T, Kusaka H, Hirano A, Llena J. Ultrastructural study of early stage of calcification in herpes simplex encephalitis. Acta Neuropathol 1985 ; 68 : 77-79

古林与志安, 落合謙爾, 古岡秀文, 他. ウイルス性封入体. Brain Medical 1998 ; 10 : 289-295

b. 巨細胞性封入体病 cytomegalic inclusion disease （カラーアトラス，219 頁，図 552）

　巨細胞性封入体病は，サイトメガロウイルス cytomegalovirus（唾液腺ウイルス salivary

384　3. 病因からみた神経病理学

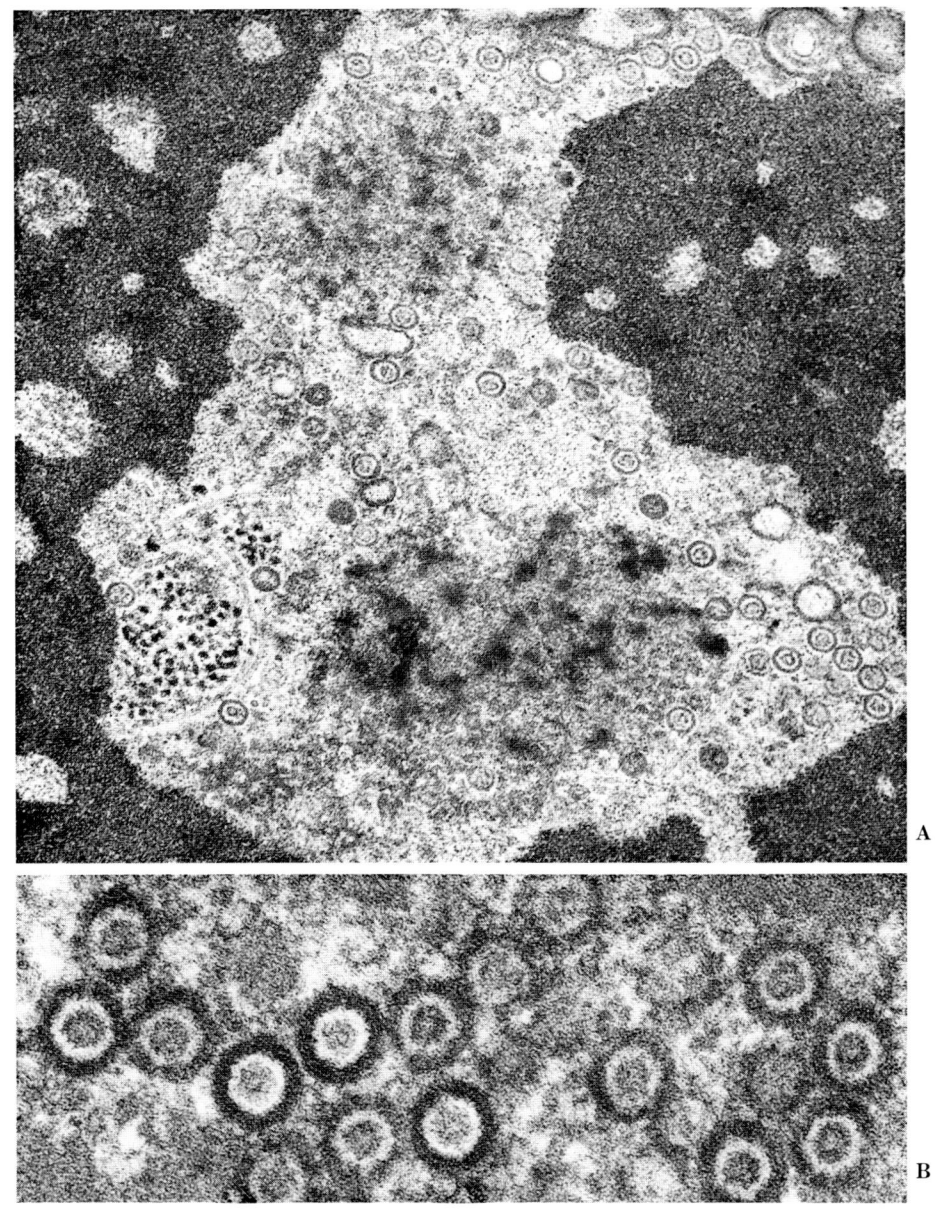

図 228 ヘルペス脳炎
A. 核内にウイルスが散在　×10,000　　B. ヘルペスウイルス　×106,000

gland virus) によって起こる。本来，子宮内感染によって起こる新生児の致命的疾患である。しかし最近はとくに AIDS の患者やときとして消耗性疾患の成人の患者にも免疫抑制のある場合にみられるようになった。

　胎児では胎盤を通して感染し，全身器官がおかされる。中枢神経は約 10% の症例でおかされるといわれる。全身症状のほかに神経系がおかされると seizure，水頭症や脳内に石灰沈着が起

こる。臨床的には尿の沈渣の中に腎臓の尿細管からはがれて出てきた上皮細胞の巨大化を証明すること，新生児とその母の血液に特殊な抗体の存在を認めること，およびウイルスを発見することにより診断を下すことができる。

　神経病理学的変化は脳の奇形と進行性および停止性の炎症所見からなる。奇形の状態から通常母体内の感染は妊娠3～4カ月に起こったものと推定される。このことは風疹ウイルス rubella virus の感染と同様に中枢神経系の奇形の発生機序にきわめて大切な所見である。石灰沈着を伴う新生児の脳内感染は toxoplasmosis にもみられるが，この場合には通常脳の奇形は伴わない。

　光顕では奇形と脳炎所見のほかに核内および細胞体に eosin 好性封入体をもった巨大な細胞を発見することにより診断を確立できる。この巨大細胞はグリア，神経細胞，血管内皮細胞および arachnoid cell，平滑筋や fibroblast などにみられるが，一般に上皮性細胞に出現する傾向が強い。とくに ependyma および astrocyte がおかされやすい。同様な所見はほかの全身器官とくに腎臓にみられる。電顕ではヘルペスウイルスによく似た virion を認める。

c. 急性灰白脊髄炎（ポリオ） acute anterior poliomyelitis （カラーアトラス，218頁，図548，図549）

　急性灰白脊髄炎は古典的なウイルスの病気であり，現在 New York では Salk ワクチンや Sabin の経口ワクチン oral vaccine の普及により急性の患者をみることはない。しかし幼児期に灰白脊髄炎におかされ，その後遺症のために上肢や下肢などの筋肉の萎縮をきたしているが，社会的に活躍している人は多い。われわれの現在みる灰白脊髄炎の標本は昔から保存された急性のものか，他の病気で死亡した人の後遺所見である。

　臨床像は一般に1～2日の **minor attack** といわれる胃腸症状，頭痛または上気道の感染症状がおさまり，2～3日後に **major attack** といわれる髄膜徴候を主体とした神経症状が現れる。さらに2～5日後に突然手や足の麻痺が起こり，同筋肉の線維束性攣縮がみられると記載されている。麻痺は約1週間ぐらいで最高に達する。おかされた場所が延髄その他の致命的なところでなければきわめて徐々に回復に向かう。

　本症はいわゆる **neurotropic virus** の典型とされ，とくに運動ニューロンを選択的におかす。その点狂犬病 rabies がやはりとくに神経系をおかし，ある種の神経細胞に特別の選択性のあることと似ている。狂犬病では Ammon 角の錐体細胞・延髄・橋などのほかに小脳もおかす。小脳では Purkinje 細胞が選択的におかされ，すぐ近くの分子層や顆粒層の神経細胞は感染をまぬがれる特徴がある。狂犬病では細胞体内に一つまたは数個の eosin 好性封入体がみられ，**Negri 小体**としてよく知られている。

　急性灰白脊髄炎でも病理学的所見は上述した急性脳炎の組織像と同じであるが，病巣は脊髄や延髄の運動ニューロンの所在部にある。perivascular cuffing，軽度の髄膜炎およびリンパ球の浸潤はとくに前角細胞の周囲に強く，典型的な chromatolysis や neuronophagia がみられ

る。前角細胞の変化，消失に伴って前根は後にしだいに萎縮し，支配下の筋は神経原性萎縮に陥る。古い病巣をみると前角細胞の細胞体の消失はもちろん存在するが，同時にその部分のneuropil の部分は神経細胞の突起が，ほとんど，ごっそりと消えてなくなっている（neuropilの斑状脱落。カラーアトラス，105頁，図251）。これは神経突起を染める銀染色で明瞭にみられる。ほかにも，もちろんはっきりした区別があるが，この点でも筋萎縮性側索硬化症（ALS）の標本とはまったく異なった所見を呈し，明白に区別できる。前根に，グリア線維束の形成を認める。灰白脊髄炎では封入体は光顕では全然みられない。

文献
岩田　誠，平野朝雄．慢性灰白質脊髄前角炎の神経病理学的研究．神経内科 1978；8：334-343
Iwata M, Hirano A. "Glial bundles" in spinal cord late after paralytic anterior poliomyelitis. Ann Neurol 1978；4：562-563
Iwata M, Hirano A. Reply to letters. Ann Neurol 1980；8：81-82
Ikemoto A, Hirano A. Immunohistochemical study on synaptophysin in the spinal cord of chronic anterior poliomyelitis. Ann NY Acad Sci 1995；753：381-382

2．亜急性硬化性全脳炎（亜急性封入体脳炎）subacute sclerosing panencephalitis (subacute inclusion body encephalitis)（カラーアトラス，219頁，図551）

　本症は小児から思春期にかけて，つまり4歳から20歳くらいの年齢に起こる。いつ病気が始まったかはわからず，しだいに進行する痴呆が認められ，名のとおり亜急性の経過をとり，通常6週間から6カ月で死亡する。臨床的には jerky movement（ミオクローヌス myoclonus）を伴い，脳波に特徴的変化を示す。
　わかりやすくするために少し歴史を述べる。この病気は **Dawson's encephalitis** ともよばれた。J.R. Dawson はアメリカの病理学者で，アメリカの病理学者の常として paraffin 包埋を用い，H.E. 染色で調べている。この方法では標本が薄く切れて灰白質の神経細胞などの封入体をみるに適しており，それを発見したことから**封入体脳炎**とよんだ。一方，ヨーロッパでは臨床神経学者が神経病理を研究することが伝統的に多く，その方法は celloidin 包埋を用いて大きな標本をつくることで髄鞘染色にきわめて効果がある。その結果 L. van Bogaert は白質の髄鞘の消失と，それに伴う gliosis を発見し，臨床的経過を加えて，亜急性硬化性白質脳炎 **subacute sclerosing leukoencephalitis** とよんだ。この二つの名称をもった病気は実は一つの疾患であることがわかり，現在，灰白質も白質も含めて**亜急性硬化性全脳炎** subacute sclerosing panencephalitis または **SSPE** とよばれるようになった。
　脳をみると第一に気づくことは前述の急性脳炎に比べて経過が長いために脳は萎縮し，小さく，かつさわってみると脳全体が硬い。光顕でみると灰白質，白質ともに強度におかされて神経細胞やグリアの消失に伴う軸索や髄鞘の消失は著明である。それに伴って gliosis が強く，そのために脳全体がグリア瘢痕 glial scar といわれる状態になっている。lymphocytic cuffing も

みられる。高倍率でみると残存している神経細胞と oligodendroglia に eosin 好性封入体がみられる。細胞体にもみられるが，核の中のものがよく目立つ。光顕では神経細胞の核内の封入体をみただけではヘルペスの封入体とちょっと区別できない。しかし電顕では全然形態的に異なったウイルスがみえて約 15 nm の直径をもった管状の物質が集積しているのが明瞭にわかる。これは M. Bouteilla らが欧州で，I. Tellez-Nagels らが Albert Einstein 大学で研究していたときにそれぞれ発表している。その後多くの追試があるが最終的に本症は麻疹ウイルスの持続感染によることが明らかにされた (Horta-Barbosa et al 1969；Payne et al 1969)。astrocyte は強い反応を示し，核内には nuclear body といわれる granulo-fibrillary な円形物質がみられ，細胞体の中には濃染する芯をもった小さな空胞がみられるが，両者とも非特異的所見で他のさまざまの病気や腫瘍でも astrocyte の中にしばしばみられるものである。Alzheimer 原線維変化は Malamud ら(1950)および Corsellis(1951)により報告されている。

文献

Malamud N, Haymaker W, Pinkerton H. Inclusion encephalitis with a clinicopathologic report of three cases. Am J Pathol 1950 ; 26 : 133-153

Corsellis JAN. Subacute sclerosing leucoencephalitis : clinical and pathological report of 2 cases. J Mental Sci 1951 ; 95 : 570-583

Tellez-Nagel I, Harter DH. Subacute sclerosing leukoencephalitis. I. Clinicopathological, electron microscopic and virological observations. J Neuropathol Exp Neurol 1966 ; 25 : 560-581

Severs JL, Zeman W, eds. Measles Virus and Subacute Sclerosing Panencephalitis. Neurology, Vol 18, No 1, Part 2, 1968

Oyanagi S, Rorke LB, Katz M, Koprowski H. Histopathology and electron microscopy of three cases of subacute sclerosing panencephalitis (SSPE). Acta Neuropathol 1971 ; 18 : 58-73

Horta-Barbosa L, Fuccillo DA, Sever JL, Zeman W. Subacute sclerosing panencephalitis isolation of measles virus from a brain biopsy. Nature 1969 ; 221 : 974

Payne FE, Baublis JV, Habashi HH. Isolation of measles virus from cell cultures of brain from a patient with subacute sclerosing panencephalitis. N Engl J Med 1969 ; 281 : 585-589

3．進行性多巣性白質脳症 progressive multifocal leukoencephalopathy (PML)

(カラーアトラス，220 頁，図 553〜図 555)

PML は，1958 年 Aström らにより報告された免疫機能の低下した患者に起こる **papova (papilloma-polyoma-vacuolating) virus** による脱髄疾患である。Zu Rhein によると，1972 年までに 90 例が記載されている。PML はこのようにまれな病気であるが，病原となる JC および BK virus に対する血清反応は，一般の人口に，高い頻度で陽性であるといわれる。Montefiore Medical Center の場合をみると，1981 年以前には 100 例以上の多発性硬化症(MS)の剖検例があるのに対し，PML は Zu Rhein が記載した症例が 1 例だけであった。しかし，1982 年には systemic lupus erythematosus にステロイド療法を行った患者 1 例，白血病 1 例，Hodgkin 病 1 例，さらに 1983 年以降は十数例の AIDS に PML が病理学的に診断されている。PML は，Bronx 地区の AIDS 患者にしばしばみられる脳の日和見感染症の一つである。

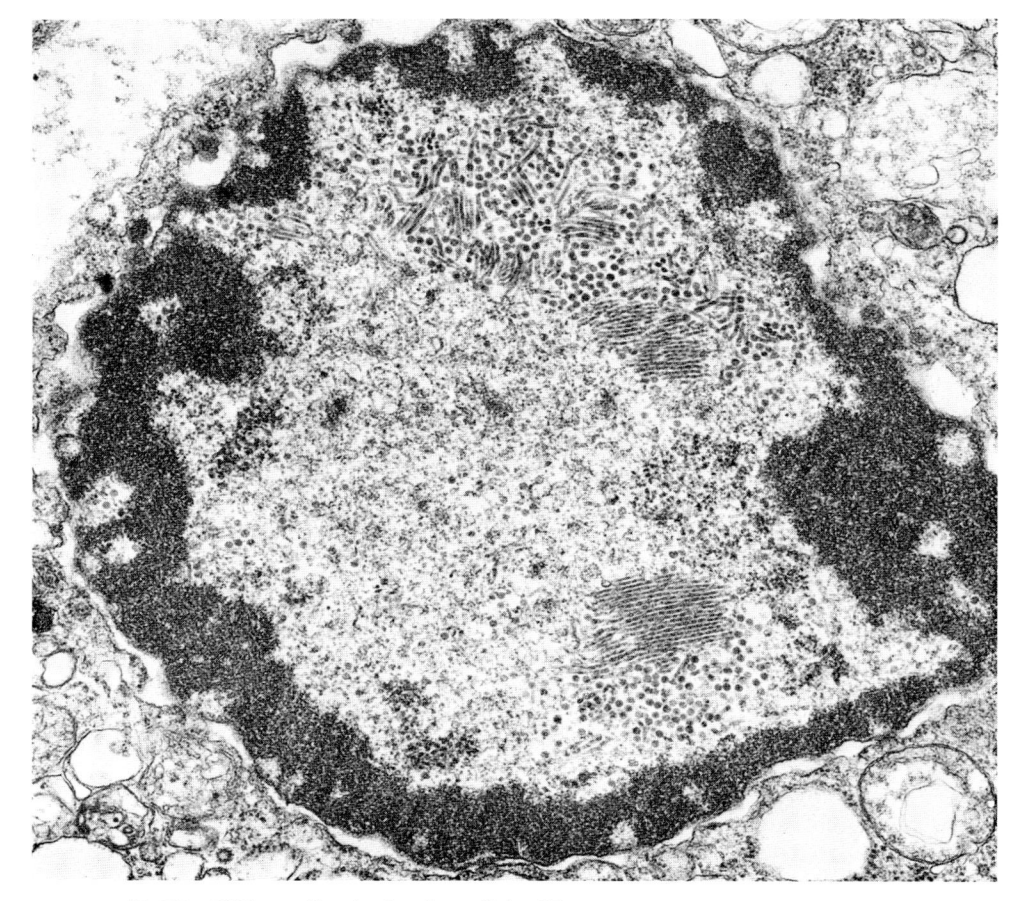

図 229 PML の oligodendroglia の核内に認められた papova virions ×12,700
(Llena JF. Montefiore Medicine 1984 ; 9 : 3-6)

　PML はその名の示すように，多発性に主に白質をおかす進行性の脱髄性疾患である。感染というと炎症性の拡大性病巣を想像させるが，本疾患では，組織の破壊，消失の結果として，萎縮をきたす部分も認められることがある。脱髄巣には oligodendroglia の核が大きくなり，一様に青みがかった色調を呈するのが特徴的組織像の一つである。1965 年にはじめて Zu Rhein と Chou および Silverman と Rubinstein が発表して以来，この oligodendroglia の核内には電顕像上 papova virus が確認されている。このウイルスは二つの形で出現する。一つは球形で，ときには類結晶の配列をなす。ほかは大体その半分位の太さの糸状構造を呈する（図 229）。患者の脳から 2 種類の異なった papova virus が認められている。いわゆる JC virus（最初の患者の名前の頭文字からとったもので，新しい papova virus といわれる）は大部分の患者から，SV-40-like agent は 2 例の患者から検出されている。第三の papova virus として BK virus が患者の尿から検出されているが，脳組織からは見出されていない。本症では脱髄に伴ってマ

クロファージが出現し，病変の進行にしたがって髄鞘の消失および組織の萎縮をきたす。反応性の astrocyte は異常な大きさと形を呈し，特徴的所見を示す。一見，悪性の glioma にみられるような像を示すが，ヒトの場合には腫瘍形成は知られていない。しかし JC virus はハムスターには腫瘍形成を起こす。ウイルスは，まれに astrocyte の核および細胞体にも認められたとの報告もある。ウイルスに対する特別な免疫組織化学的染色法も存在する。

文献

Richardson EP Jr. Progressive multifocal leucoencephalopathy. N Engl J Med 1961 ; 265 : 815-833
Zu Rhein GM, Chou S. Papova virus in progressive multifocal leukoencephalopathy. In : Zimmerman HM, ed. Infections of the Nervous System. ARNMD, Vol 44. Baltimore : Williams & Wilkins, 1968 : 307-362
Silverman L, Rubinstein LJ. Electron microscopic observations on a case of progressive multifocal leukoencephalopathy. Acta Neuropathol 1965 ; 5 : 215-224
Mázló M, Tariska I. Are astrocytes infected in progressive multifocal leukoencephathy (PML)? Acta Neuropathol 1982 ; 56 : 45-51
Budka H, Shah KV. Papova viral antigens in paraffin sections of PML brains. In : Sever JL, Madden DL, eds. Polyomaviruses and Human Neurological Diseases. New York : Alan R Liss, 1983 : 299-309
Price RW, Nielsen S, Horten B, Rubino M, Padgett B, Walker D. Progressive multifocal leukoencephalopathy : a burnt-out case. Ann Neurol 1983 ; 13 : 485-490

4．AIDS（後天性免疫不全症候群 acquired immune deficiency syndrome）の神経病理

AIDS に伴った神経疾患についての学会発表を聴いたのは 1982 年秋の Washington で開かれた American Neurological Association の Annual Meeting が初めてのことであった。New York 市と San Francisco 市より男性同性愛のグループの人の間に通常はあまりみられない感染症と腫瘍が集団的に発生し，特に中枢神経系もおかされて，重篤な症状を呈することが注目された。同年の末には Montefiore Medical Center でも初めての患者が診断され，1988 年までの約 7 年間に増加の一途をたどり，すでに 110 例以上の剖検がなされ，New York 市における最も深刻な問題の一つとなっている。男性同性愛者のほかに intravenous drug abuser には AIDS がとくに多く，ほかの経路による感染では輸血に伴うもの，heterosexual および乳幼児の感染が注目されている。

1) 日和見感染症

感染症の中では toxoplasma, cryptococcus, cytomegalovirus がとくに多く，ついで PML（387 頁参照），ヘルペスで, aspergillus, candida, histoplasma, mycobacterium avium intracellulare（MAI）の中枢神経感染は少ない。なお，梅毒および結核も報告されている。これらはいずれも免疫低下による日和見感染であり，剖検例の約 1/3 に認められる。多くの病原体の中で，上述した特殊な比較的限られた病原体が大多数を占めることは注目されるべきことである。これらは治療の対象になって成果を収めているが，脳病巣にも，二重，三重の複合感染が少なくない。AIDS の患者の病巣の特徴的なことは，感染症にもかかわらず，一般に炎症性反応が弱

2) リンパ腫

腫瘍としては,とくにリンパ腫が多い。約10%の剖検にみられ,脳内原発性のものと全身性リンパ腫の二次的転移性のものとがある。前者の方が多い。リンパ腫の増加は近年注目されることであるが,とくにAIDSに伴い,その激増は驚異的で,AIDSの患者の脳のCTでring lesionを認めたら,まずtoxoplasmaの治療を行い,無効の場合にはリンパ腫を考えるのが現在の状態である。ほとんどのリンパ腫は,AIDS以外のリンパ腫のようにB型である。

3) HIV脳炎

AIDSの病原体はHIV (human immunodeficiency virus) とよばれるretro-virusである。このvirusはT_4 lymphocyteをおかして免疫系の障害をきたすほかに,神経系もおかし,臨床上はAIDS dementia complex,病理学的にはAIDS脳炎,HIV脳炎またはAIDSに伴うsubacute encephalitisなどとよばれる。おかされる頻度は臨床上は患者の1/3に,剖検では80〜90%に及ぶ。とくに日和見感染なしにdementiaが初発症状として起こり,若い成人のdementiaの最も高頻度を占めるといわれる。Alzheimer病と思われた症例すら報告されている。神経病理学的には脳の萎縮,単核細胞の血管周囲および脳実質内浸潤がみられ,とくに白質と基底核がおかされやすい。この病巣で,多核巨細胞 multinucleated giant cellの出現が注目されるのはmononuclear cell,マクロファージおよびこの細胞にHIVを検出できることによる。多核細胞は一般に細胞の癒合により形成される (Kato et al 1987)。なお,nuclear bridgeと表現される核が両端に引き伸ばされたような像も認められ,amitotic nuclear divisionも考えられている (Mizusawa et al 1987)。

4) 脳血管障害

AIDSにおいては,脳に血管性病変も出現し,顕微鏡下で初めて認められる小さなinfarctを含めると剖検例の約1/3に認められる (Mizusawa et al 1988)。基底核やその付近に血管壁の石灰化がしばしばみられる。老人にみられるglobus pallidusの石灰化と異なり,若い人,とくに小児により強くみられ,脳実質にも及ぶこともある。一方,血管内皮細胞にもHIVが免疫組織学的に陽性であるとの報告もあり,HIVの中枢神経系への侵入経路は血行性であるとのことから,血管壁の病巣はとくに興味あるテーマである。ちなみに現在のところ,神経細胞内にはHIVが検出された確証はなく,グリア細胞内の検出も,一般には認められていない。

5) その他

脊髄および末梢神経もおかされる。小児のAIDSではmicrocephalyは認められるが脳の奇形の報告はない。上述した基底核付近の石灰化がみられやすいこと,成人にみられることのあ

る vacuolar myelopathy という脊髄の後索や側索などに出現する spongy change が一般にみられないこと，lymphoma はあるが日和見感染がみられにくいことなど，成人の AIDS の病理像と異なる所見が報告されている。seropositive で無症状の男の脳に軽度の chronic meningitis と大脳と小脳の白質に著明な gliosis が認められた症例が報告されている（Lenhardt et al 1988）。この症例の場合，脳では HIV の陽性は証明されなかったが，AIDS の脳における初期変化の可能性を述べている。

文献

Navia BA, Cho E-S, Petito CK, Price RW. The AIDS dementia complex : II. neuropathology. Ann Neurol 1986 ; 19 : 525-535

Belman AL, Lantos G, Horoupian PS, Novick BE, Ultmann MH, Dickson DW, Rubinstein A. AIDS : calcification of the basal ganglia in infants and children. Neurology 1986 ; 36 : 1192-1199

Kato T, Hirano A, Llena JF, Dembitzer HM. Neuropathology of AIDS in 53 autopsy cases with particular emphasis on microglial nodules and multinucleated giant cells. Acta Neuropathol 1987 ; 73 : 287-294

Kato T, Dembitzer HM, Hirano A, Llena JF. HTLV-III like particles within a cell process surrounded by a myelin sheath in an AIDS brain. Acta Neuropathol 1987 ; 73 : 306-308

Mizusawa H, Hirano A. Nuclear bridges in multinucleated giant cells associated with primary lymphoma of the brain in acquired immune deficiency syndrome(AIDS). Acta Neuropathol 1987 ; 76 : 166-169

Mizusawa H, Hirano A, Llena JF, Kato T. Nuclear bridges in multinucleated giant cells associated with primary lymphoma of the brain in acquired immune deficiency syndrome(AIDS). Acta Neuropathol 1987 ; 75 : 23-26

Mizusawa H, Hirano A, Llena JF, Shintaku M. Cerebrovascular lesions in acquired immune deficiency syndrome(AIDS). Acta Neuropathol 1988 ; 76 : 451-457

Lenhardt TM, Super MA, Wiley CA. Neuropathological changes in an asymptomatic HIV seropositive man. Ann Neurol 1988 ; 23 : 209-210

新宅雅幸, 平野朝雄. AIDS に合併した脳 histoplasmosis. 神経内科 1988 ; 28 : 659-660

上松右二, 平野朝雄. AIDS に見られた脳内 MAI(mycobacterium avium intracellulare)感染症. 神経内科 1988 ; 28 : 550-552

松本禎之, 後藤　恵, 呉　勝洋, 水澤英洋, 平野朝雄. AIDS に合併した PML の神経病理学的におよび免疫組織化学的検討. 神経内科 1989 ; 31 : 196-201

平野朝雄, 松本禎之. エイズの中枢神経病理—モンテフィオーレでの経験. Dementia 1989 ; 3 : 257-265

新宅雅幸, 平野朝雄, 水澤英洋. AIDS の中枢性神経病変—New York における 94 剖検例の病理学的検討. 病理と臨床 1989 ; 7 : 1517-1526

平野朝雄. AIDS に伴う神経障害——病理面から. 臨床神経 1989 ; 29 : 1546-1549

Kure K, Llena JF, Lyman WD et al. Human immunodeficiency virus-1 infection of the nervous system : an autopsy study of 268 adult, pediatric and fetal brains. Hum Pathol 1991 ; 22 : 700-710

Gray F, ed. Atlas of the Neuropathology of HIV Infection. Oxford : Oxford University Press, 1993

平野朝雄, 水澤英洋. AIDS の神経病理. Clin Neurosci 1988 ; 6 : 44-47

水澤英洋. AIDS の神経病理. 神経進歩 1991 ; 35 : 717-734

新宅雅幸. AIDS の神経病理. 日和見感染と HIV 脳炎を中心に. 脳神経 1997 ; 49 : 5-17

山口岳彦, 平野朝雄. 中枢神経系 AIDS の病理. Brain Nursing 1998 ; 14 : 25-29

付〕 HTLV-I-associated myelopathy(HAM)

human retrovirus には T cell leukemia を引き起こす HTLV-I と T_4 cell を破壊する HTLV-III (HIV)が知られている。HIV は，HIV 脳炎および上述の神経系障害を起こし，HTLV-I は日本において九州沖縄地方を中心に全国的拡がりをもった脊髄疾患として報告され，HTLV-I-associated myelopathy(HAM)とよんだ。HAM はカリブ海などで地方病として知られていた tropical spastic paraplegia(TSP)や Jamaican または West Indian neuropathy とよばれるものと同一疾患であると

いわれている．主病変は脊髄，とくに胸髄に著明である．日本の大分で報告された二つの症例ともに，強い髄鞘と軸索の消失が存在する．その1例には血管増殖，血管周囲のリンパ球の浸潤がみられ，他の1例は空胞変性を伴っていた．2例ともにウイルス，多核細胞，glial nodule は認められていない．著者は約30年ほど前に NIH および Dr. Mc Menemey の関係した Jamaica の myeloneuropathy の2剖検例の中枢神経を検索したことがある．これらの症例において，myelopathy のほかに腰髄前角細胞の広範な chromatolysis と Goll's tract の変性を伴う強い neuropathy の像を認めた．

文献

McMenemey WH. West Indian neuropathy. In : Bailey OT, Smith DE, eds. The Central Nervous System. Baltimore : Williams & Wilkins, 1968 : 273-283
特集：HAM(HTLV-I-associated myelopathy). 神経進歩 1978 ; 31 : 727-789
Retroviruses in the nervous system. Proceedings of a symposium sponsored by the National Institutes of Health, Bethesda, Maryland, May 4-6, 1987. Ann Neurol 1987 ; 23 Suppl : 51-217
Román GC, Vernant J-C, Osame M, eds. HTLV-I and the Nervous System. New York : Alan R. Liss Inc, 1989
Iwasaki, ed. Neuropathology of HAM/TPS in Japan. Proceedings of the First Workshop on Neuropathology of Retrovirus Infections, Tokyo, 1989

5. 中枢神経系のウイルス性疾患はいかにして発生するか？

　流行性脳炎 epidemic encephalitis が流行しているときに，想像以上に多くの人が全身性のウイルス感染を起こしていることは血清検査で**ウイルス血症** viremia を証明できることから明らかである．しかし，ある人には単なる風邪ぐらいの軽い症状ですみ，ほかの人は同じウイルスで致命的な脳炎を起こすのはなぜだろうか．流行性耳下腺炎 mumps とか単純ヘルペス herpes simplex のような，ありふれたウイルス感染は軽い症状ですむのが普通であるのに，なぜ中枢神経をおかした場合には重篤な合併症となるのであろうか．まれにはポリオや節足動物媒介脳炎 arthropod-borne encephalitis のように主として中枢神経を中心におかすようなウイルスもある．ウイルスは外から侵入してきて病気を起こすものであるから，つぎの点が問題となる．

　ウイルスがどこからどういう経路で中枢神経に入ってくるのであるか？　また中枢神経内に入ったウイルスがどういう pathomechanism で病気を起こすのか？　さらに通常の光顕で正常の像をもっている神経細胞にはウイルスは感染していないと仮定してしまうのは実は誤りであるということは案外知られていないのではないだろうか？　従来の古典的方法で論説をつくるのには限度があり，とくにウイルスのように光顕でみえないものを対象とする場合にはなおさらである．その結果，光顕でみえる形態学的所見の変化を基準にし，原因である本体のウイルスが二次的となることはやむをえないことであった．さて近年になり，ウイルスの量を測定する titration 法，ウイルスの構造をみるための電顕，ウイルスの存在を光顕でみるための蛍光抗体法，組織培養および PCR 法との組み合わせにより，昔からあいまいに扱われている根本問題にまともに直面して積極的に考えられる糸口ができかかっている．

F. ウイルスによる感染　393

2) Olfactory route
　? Herpes simplex virus

3) Hematogenous route
　Digestive system { Poliovirus / Coxsackie virus / Echovirus
　Respiratory system { Lymphocytic choriomeningitis virus / Mumps (paramyxo virus)
　Placenta { Rubella virus / Cytomegalovirus
　Skin { Arboviruses

1) Neural route
　Rabies virus
　B virus
　? Herpes simplex virus

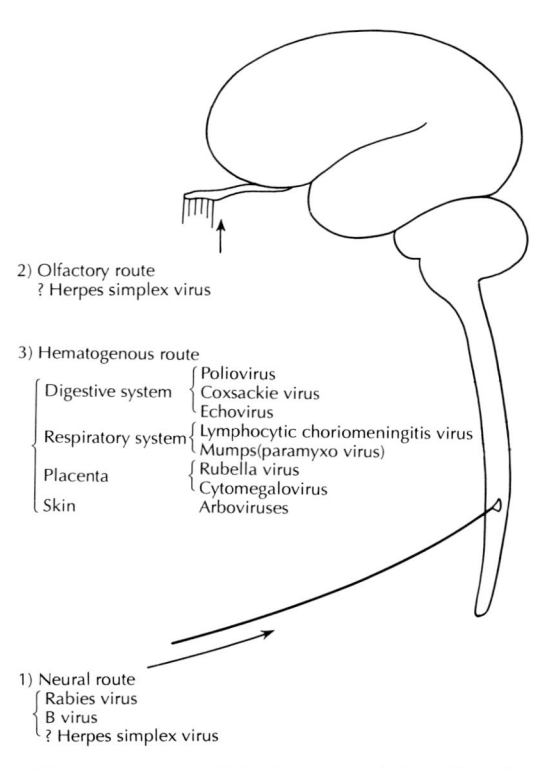

図 230 A　ヒトの中枢神経ウイルス疾患の感染経路

神経系のウイルスはすべて外から侵入するが，通常三つの感染経路が考えられる（図 230 A）。

1) 末梢神経から neural route（図 230 B）

これは皮下や粘膜下に外部から入り込んだウイルスが末梢神経束を通って中枢に達するもので，図に示すとおり，つぎの四つの道が考えられる。

a) 神経束の神経周膜 perineurium の外にあるリンパ道
b) 軸索 axon
c) Schwann 細胞や fibroblast
d) 神経内膜

これらの経路は動物実験では確立した道ではあるが，ヒトの場合にはおそらく二次的の役割であるという。狂犬病と B ウイルス（*Herpesvirus simiae*）がこの経路をとるものとされポリオのウイルスも多分この経路をとるといわれているが，なお議論の余地があるとのことである。

単純ヘルペスウイルスは口または外陰部に感染して，おそらく末梢神経を上行して，第五脳神経節または坐骨神経節に潜伏しており，何らかの刺激により，ウイルスが下行して皮膚粘膜の病変を起こす。herpes zoster の場合も同様の機構といわれている。

2) olfactory の経路から olfactory route（図 230 B）

嗅上皮 olfactory epithelium と**嗅球** olfactory bulb の間は図で示すとおり olfactory bipolar

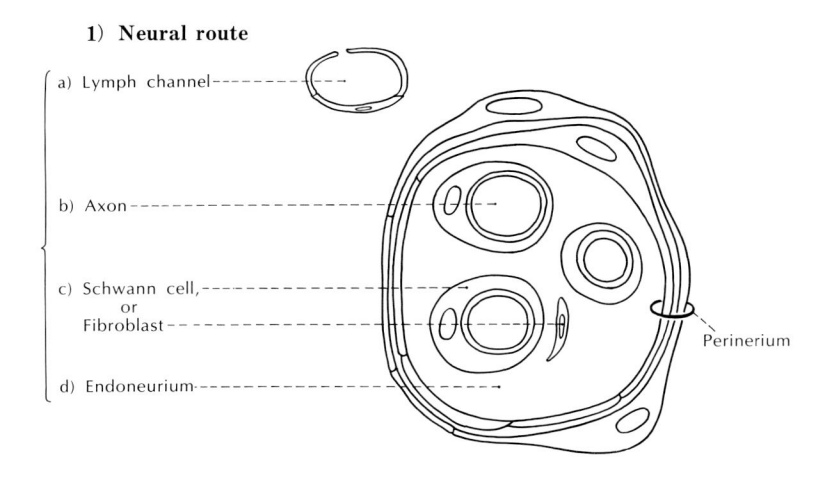

1) **Neural route**

- a) Lymph channel
- b) Axon
- c) Schwann cell, or Fibroblast
- d) Endoneurium

Perinerium

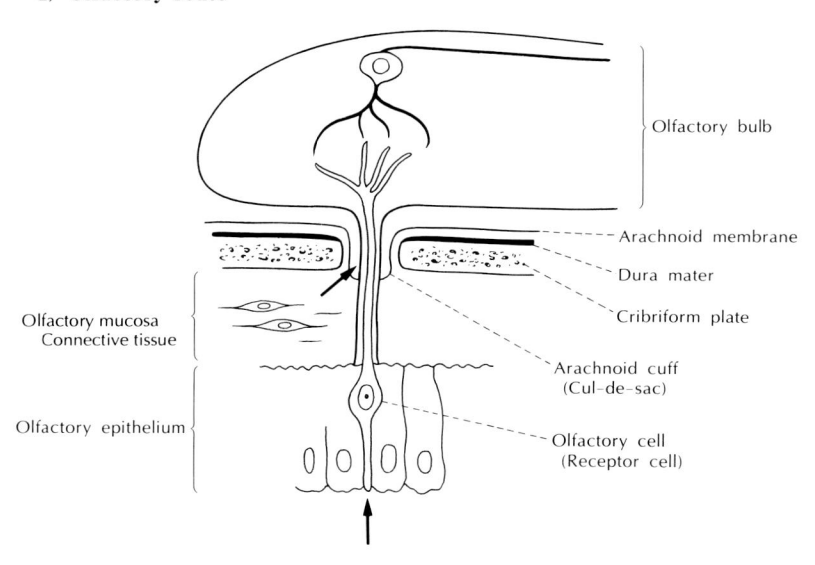

2) **Olfactory route**

Olfactory bulb
Arachnoid membrane
Dura mater
Olfactory mucosa Connective tissue
Cribriform plate
Arachnoid cuff (Cul-de-sac)
Olfactory epithelium
Olfactory cell (Receptor cell)

図 230 B　ヒトの中枢神経ウイルス疾患の感染経路

cell（嗅細胞 olfactory cell）で直通され，その間に軟膜・硬膜・篩板とよばれる多数の穴のあいた骨板およびその下に粘膜下を占める結合組織がある。この olfactory cell が篩板を貫通して中枢神経の外に出るところには**盲嚢** cul-de-sac といわれている髄膜のポケット状の突出部がある。粘膜下結合組織に入り込んだウイルスがこの盲嚢を通って，くも膜下腔に入る道が一つ，ほかは olfactory cell を直接に貫通して中枢に達する道が考えられ，後者の場合には直接に中枢神経に到達できるはずである。

　この経路も動物実験では確立されたものであるが，ヒトの場合にはおそらく大きな役割は果たさないと考えられている。しかし多分成人に起こるヘルペス脳炎ではこの経路をとるらしい。

3) **Hematogenous route**

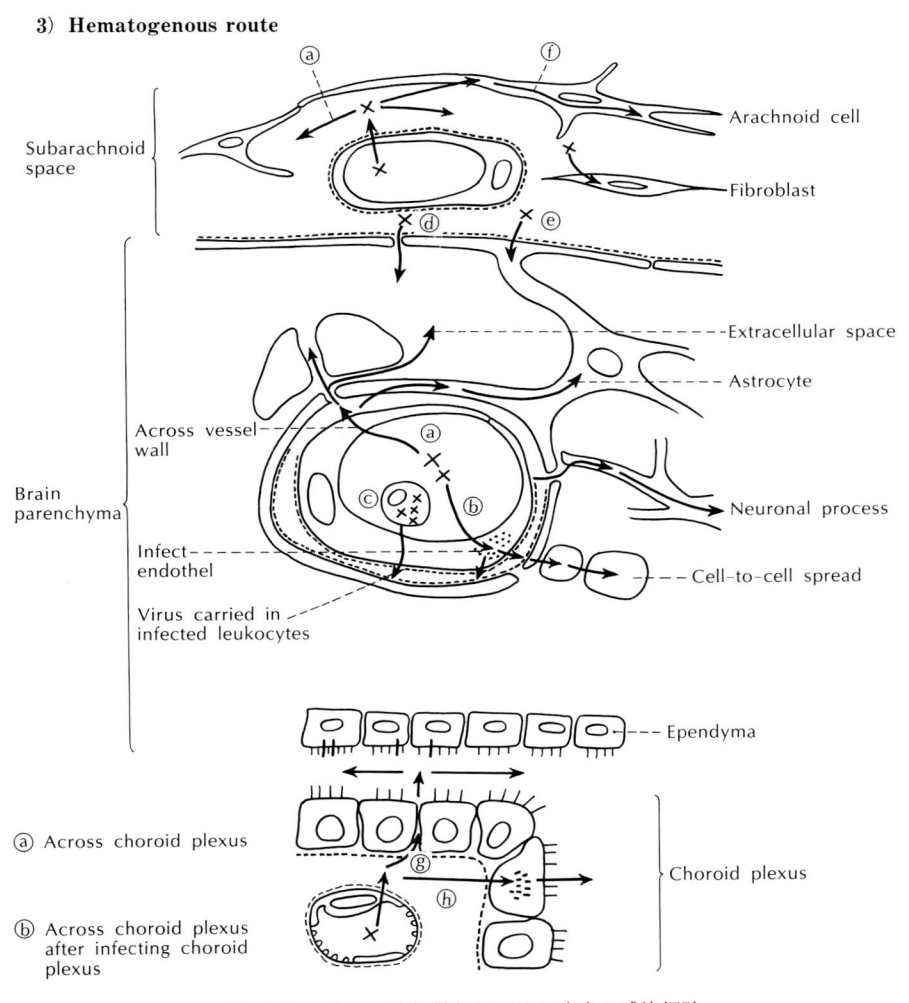

図 230 C　ヒトの中枢神経ウイルス疾患の感染経路

成人のヘルペス脳炎では嗅球・眼窩回・側頭葉の内側部など，いわゆる辺縁系がおかされる特徴をもっている。解剖学的にはこの経路は説明に都合がよいが，一方それとは別に辺縁系の神経細胞がヘルペスにとくに感染しやすい性質をもっているために，たまたま上述の解剖学的な位置を占めたという考え方もなりたつはずである。さらに別の意見として第五脳神経の経路も考慮されている。確実なことは現在のところまだ不明である。

3) 血流を介して hematogenous route（図 230 C）

多くの神経系のウイルス感染は，その神経症状の起こる前にウイルス血症を認めることから，この道が最も一般に重要視されている。まずウイルスが消化管・呼吸上皮・肺上皮・皮下組織または血管内皮細胞などに外部からなんらかの経路で侵入し，そこでウイルスの増殖が起こる。その結果ウイルスは，そこから直接に血管内に入り込んでいくこともあるし，一方，ウイルス

はマクロファージに取り込まれ，異質蛋白として取り扱われ，局所のリンパ管よりリンパ節にゆき，抗体産生が始まる．また一方，ウイルスはリンパ管の内皮細胞の中に入り込み，さらにリンパ道の中に現れて胸管に至り，さらに血流に入り込んでウイルス血症を増強することも起こる．

ウイルスの侵入する場所として，消化管から入るものとしてはポリオウイルス，Coxsackie virus と Echovirus が知られ，呼吸器系より入るものとしてはリンパ球性脈絡髄膜炎 lymphocytic choriomeningitis virus, paramyxo virus, 小児の単純ヘルペスウイルスがあり，胎盤 placenta を通じて感染するものとしては風疹とサイトメガロウイルスが有名であり，経皮的に注入されるものの代表的なものは節足動物媒介脳炎のウイルスである．

血中に入ったウイルスはもちろん網内系によりとり除かれ，また一方，ウイルスは細胞外では遅かれ早かれ消失する．その生存の長さはウイルスの大きさにもよる．すなわちウイルスの半減期 **half-life** は pox ウイルスのような大きなものはたった 5 分以内であり，中枢神経の血管に達し，実質に侵入するためにはウイルス血症の維持が必要となる．このためには原発巣からのウイルスの補給増強のほかに網内系の機能の低下があれば大きな役割を果たす．これには該当のウイルス自身が網内系をおかす場合以外に，ほかの病原菌による慢性の感染疾患が合併しているために起こることもある．さらに免疫抑制 immunosuppression によっても，また生後間もない乳児では網内系の免疫が未熟なことなど，年齢によっても大いに影響される．さらに赤血球や白血球の中に入り込んで増殖しているウイルスの場合には **cell associated viremia** とよばれ，網内系によるマクロファージも，また循環している抗体も血球中に入っているウイルスを攻撃することはできない．すなわちウイルスは保護されている結果になる．

こうしてウイルスが脳の血管に到達した場合に，いわゆる血液-脳関門を越えて血管外に出なければならない．この経路は図 230 C に示すとおり三つある．一つは血管壁をなんらかの方法でウイルスが通り抜ける場合（図 230 C のⓐ），つぎにはウイルスが内皮細胞中に入り込んで，そこで増殖を起こして，その後で血管周囲腔に出る場合（図 230 C のⓑ），さらに第三にはウイルスがマクロファージの中に入っていてマクロファージが血管外に出ることにより同時に運び出される場合（図 230 C のⓒ）がある．

血管周囲腔に出たウイルスはなんらかの道を通って目的の細胞に近づかねばならない．これにはまたいくつかの経路が考えられる．第一は細胞間隙を通っていくこと（図 230 C のⓓ），これは脳ではきわめて狭く，10～20 nm 前後であるために小さなウイルスは別としても 100 nm の大きさをもつ狂犬病ウイルスや 130 nm のヘルペスウイルスは通路の 5～6 倍とあまりに大きすぎるため通らないという理由も一応考えられる．しかし血球のようにはるかに大きな細胞ですら細胞間隙を通って移動する事実を思えば，ウイルスがここを通ることは不可能とは考えられない．別の考え方は非感受性 nonsusceptible なグリア細胞，とくに astrocyte の中に入りこんで astrocyte の拡がりを通路として移動するものである（図 230 C のⓔ）．これは電顕による中枢神経研究初期に一般に普及した考え方であった．しかし astrocyte の中をウイルスが動く

という直接の証明は現在のところ電顕ではないようである．一方，神経細胞の突起に沿って拡がるとか細胞から細胞に移動するという道はもちろん考えられ，また実験的に証明されている．

この次に考えねばならないことはウイルスに対する細胞の感受性 susceptibility である．すなわちウイルスを受け入れる細胞が存在するか否かということである．その例として以前にあげたとおり，単純ヘルペスのウイルスは灰白質・白質ともにおかし，とくに辺縁系に病巣をつくる．この病巣では神経細胞・グリアのほかに髄膜および上衣 ependyma（図230Cの(f)）と，選択性なしにすべての細胞をおかす．一方，狂犬病は神経細胞だけ，とくに特定の神経細胞群，たとえば小脳の Purkinje 細胞や Ammon 角の錐体細胞を選択的におかす．また，リンパ球性脈絡髄膜炎ウイルスは髄膜をおかし，グリアや神経細胞には無関心である．

ウイルスが感受性のある細胞に到着したとき重要なこととして，まず両者が接着 adsorbing を起こさねばならない．ウイルスを取り巻いている蛋白質に対しての細胞の表面の receptor が，そのウイルスに対するその細胞の感受性を決定するのに重要であるといわれる．

次の段階はウイルスがどういうふうにして細胞内に侵入するか，ということであるが，これはなお完全にはわかっていない．とにかく細胞に入り込んだウイルスは核酸をむき出しにされ，その後で同じような新しいウイルスが多数細胞内部につくられていく（複製 replicating）．

これまでの過程だけで臨床的に脳炎の症状が現れ，また病変が組織標本に得られると思っていると間違いである．ウイルスが神経系の細胞内で増殖していけば，その細胞は lysis を起こして消失する場合はもちろんある．しかし，そのほかに細胞が transformation を起こして腫瘍細胞となる場合もあり，また消失しないまでも形態学的病的変化を起こして正常機能を失う場合は多く，さらに，そのほかにウイルスは入っていても形態学的にも臨床的にも変化が認められず，正常の細胞と同じ機能を保っている場合もある．

ウイルスによる細胞変化に対して，以前に述べたような二次的の炎症性反応が加わり，さらにそれに免疫反応が追加されていく．そのために一体この中のどれがどの程度に病気の出現や臨床像に関与しているのかを断定することは往々にして不可能である．

節足動物媒介ウイルス，大部分のヘルペスウイルス，そしてポリオウイルスが神経細胞の lysis を起こすことが古典的なウイルス脳炎の典型であるのに対して，lysis を起こさないものとしては狂犬病が Negri 小体や lyssa 小体という封入体をもつだけで chromatolysis, neuronophagia や perivascular cuffing を起こさない例として知られている．一般の脳炎にみられる perivascular cuffing は病変の強度を示す尺度にされ，病気を促進させていると考えやすいが，反対に事実上病気を阻止しているという考え方も否定できない．すなわちこのような根本的問題ですらまだ謎のままである．ウイルスと神経系の関係はまさに今後の研究課題である．神経系感染症の進歩については最近の総説を参照されたい．

文献

Johnson RT, Mims CA. Pathogenesis of virus infections of the nervous system. N Engl J Med 1968 ; 278 : 23-30 and 84-92
Johnson RT. Viral Infections of the Nervous System. New York : Raven Press, 1982
特集．神経系感染症の進歩とその周辺．神経進歩 1999 ; 43 : 5-154

G プリオン病 prion disease

1. 歴史的背景

　プリオン病は**プリオン蛋白 prion protein** が脳内蓄積により起こると考えられている。近年新しく分類された特殊な感染性の疾患群である。まず歴史的背景を述べ，つぎにプリオン蛋白およびそれによる Creutzfeldt-Jacob 病（CJD）をはじめヒトの痴呆性疾患の神経病理を紹介する。

　1916 年から 1926 年にわたり有名な von Economo 脳炎（嗜眠性脳炎 encephalitis lethargica）が起こり，ウイルス性脳炎とされている。この脳炎後久しい経過を経て parkinsonism がみられ，通常**脳炎後 parkinsonism** とよばれる。また，狂犬病にかかった動物に噛まれた後，rabies の臨床像が現れるまで 2～3 カ月から長いときは 6 カ月もかかることは昔からよく知られている。つまり長い潜伏期をもった脳炎である。

　これとは別にニューギニアの一部に原始的生活をしている種族に奇妙な致死的神経疾患の epidemic focus のあることが NIH の D.C. Gajdusek らにより報告され，**kuru** と名づけられた。初めは遺伝的変性疾患とか中毒などが原因として追跡されたが，その原因解明はまったく別の方面からもたらされた。kuru は臨床的に一般によく普及している脳炎とよばれるような炎症性の所見はみられず，病理的に調べても neuronophagia, lymphocytic cuffing などの脳炎の目標となるべき所見がない。あるのは**海綿状脳症**とよばれるような神経細胞の消失と灰白質に現れる多数の空胞である。それに astrocyte の gliosis を伴う。小脳はとくに強くおかされて，以上の所見のほかに **kuru plaque** とよばれる嗜銀性の線維の塊が主として顆粒層に現れる症例もある（図 231）。これは電顕では amyloid にきわめてよく似ている構造をもっているが，老人斑と異なり病的に拡大した細胞突起に囲まれていない。結局，臨床的にも病理的にも脳炎の所見はなく，いわゆる変性疾患の所見が出ているということになる。

　一方，ヒツジの **scrapie** および **visna** とよばれる病気の病原体は感染後数カ月とか数年というきわめて長い潜伏期をもち，発病後は亜急性の経過をとる神経疾患を起こし，数週間から数カ月で死に至ることが知られていた。しかも病理学的には scrapie では kuru と同様に神経細胞の消失，海綿状態と astrocyte の gliosis をもち，一般的な炎症像はない。なお visna の場合には脱髄を起こす。

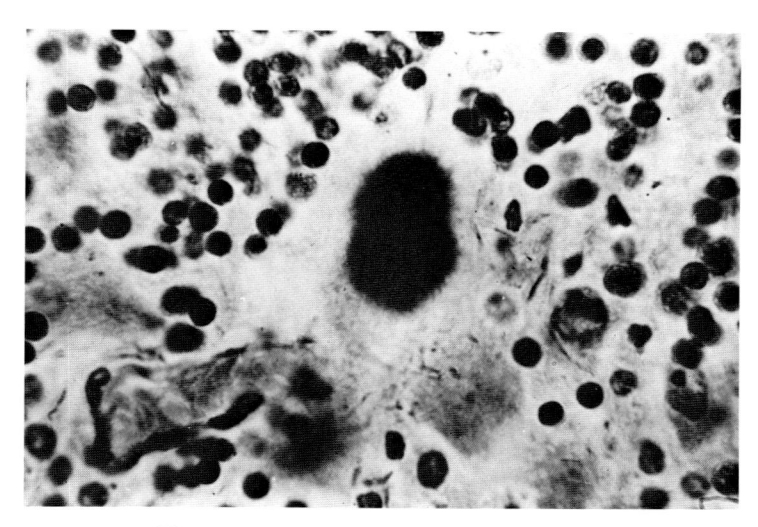

図 231　小脳顆粒層の kuru plaque（鍍銀染色）

　この共通点に着眼し D.C. Gajdusek と C.J. Gibbs, Jr. は kuru の脳をチンパンジーに移植したところ，長い潜伏期を経て kuru のような神経症状を起こし，さらに病理所見もほとんど同一という結果を得た。この仕事は従来のヒトの原因不明の神経系の変性疾患や脱髄疾患に対して新しい見方を開くものとして内外の大きな関心をよんだ。なお kuru にしても scrapie にしても病原となるウイルスは電顕では発見されておらず，免疫反応は皆無であるという。scrapie を起こす agent の特異な molecular properties はウイルスや viroid とは異なり，Gajusek は slow virus (unconventional agent) という名称を用いたが，その後 Prusiner はこの感染源の物質を **prion** とよんでいる。prion は Prusiner が proteinaceous infectious particle の頭文字に on を加えて virus 粒子の別名の virion に関連をもたせてつくった名称である。この研究者たちによると，ここに述べたような感染症にみられる amyloid 斑は prion から形成されるのではないかとの報告を発表している (Prusiner et al 1983)。

　kuru はニューギニアの一部の種族に限られた病気であるが，その後 C.J. Gibbs, Jr. と D.C. Gajdusek らは Creutzfeldt-Jakob 症候群も slow virus による疾患であることを立証した。kuru, Creutzfeldt-Jakob 病, scrapie の移植によって生じた海綿状脳症の電顕像は P. Lampert により報告され，spongy space は細胞膜に囲まれた空胞であり，ウイルスらしい物質はみられない。

　さまざまの原因不明の神経疾患が現在 D.C. Gajdusek と C.J. Gibbs, Jr. の研究室で slow-virus infection の可能性について研究されていることは現在の神経学の大きな話題の一つとして注目されてきた。Alzheimer 病，Guam 島の parkinsonism-dementia complex および ALS についても同様な検索が行われたが，いずれも陰性である。一方，チンパンジーやサルのほか，guinea pig やネズミにも Creutzfeldt-Jakob 病の脳を移殖することにより，それぞれの動物に海綿状態の脳病巣が確認されている。

その後，Gerstmann-Sträussler-Sheinker (GSS) 病 (404 頁参照) においても実験動物への伝播が立石潤により報告され，さらに GSS では spongy encephalopathy を呈しない症例にも同様の成果がみられている。Creutzfeldt-Jakob 病および Gerstmann-Sträussler-Sheinker 病の患者の脳に認められる kuru plaque を構成する amyloid は senile plaque を構成する amyloid と異なり purified prion protein (PrP) により形成されている (Kitamoto et al 1986)。kuru plaque は PrP の抗体に染まるのに対し，senile plaque は β-protein の抗体に陽性で，両者に cross reactivity がないといわれる (Tateishi et al 1988)。留意すべきことは，Alzheimer 病や老人にみられる老人斑，とくに burned-out plaque (compact plaque) は，Creutzfeldt-Jakob 病，kuru，Gerstmann-Sträussler-Shienker 病に出現する kuru plaque とはまったく異なった蛋白の集合であるという事実である。老人斑の core は β-protein あるいは A_4 protein であり，kuru plaque の core は prion protein である。この相違は免疫組織化学的手法ではっきりと区別できる。

文献

Gajdusek DC, Gibbs CJ Jr, Alpers M, ed. Slow, Latent, and Temperate Virus Infections. NINDB Monograph, No 2. Washington DC : U.S. Department of Health, Education, and Welfare, 1965
Lampert PW, Gajdusek DC, Gibbs CJ Jr. Subacute spongiform virus encephalopathies. Scrapie, kuru and Creutzfeldt-Jakob disease : a review. Am J Pathol 1972 ; 66 : 626-646
Prusiner SB, Mc Kinley MP, Bowman KA, Bolton DC, Bendheim PE, Groth DF, Glenner GG. Scrapie prions aggregate to form amyloid-like birefringent rods. Cell 1983 ; 35 : 349-358
Kitamoto T, Tateishi J, Tashima T, Takeshita I, Barry RA, Dearmond SJ, Prusiner SB. Amyloid plaques in Creutzfeldt-Jakob disease stain with prion protein antibodies. Ann Neurol 1986 ; 20 : 204-208
Tateishi J. Kitamoto T, Hashiguchi H, Shii H. Gerstmann-Sträussler-Scheinker's disease : immunohistological and experimental studies. Ann Neurol 1988 ; 24 : 35-40
Creutzfeldt-Jakob 病特集. 神経進歩 1987 ; 31 巻, 1 号
Prusiner SB, Gabizon R, McKinley MP. On the biology of prions. Acta Neuropathol 1987 ; 72 : 299-314
Kitamoto T, Tateishi J, Sato Y. Immunohistochemical verification of senile and kuru plaques in Creutzfeldt-Jakob disease and allied disease. Ann Neurol 1988 ; 24 : 537-542
Piccardo P, Safar J, Ceroni M, Gajdusek DC, Gibbs CJ. Immunohistochemical localization of prion protein in spongiform encephalopathies and normal brain tissue. Neurology 1990 ; 40 : 518-522

2. プリオン蛋白 prion protein

prion protein (PrP) は第 20 番染色体短腕上の遺伝子によってコードされる 33〜35 KD の分子量をもつ蛋白で，イースト菌やヒトまで幅広い種の固有の遺伝子でコードされていることが知られており，正常でもほとんどすべての臓器の細胞に認められる膜貫通性蛋白である (寺尾 1997)。通常，体内で無害の蛋白として存在しているが，その機能は今のところ不明である。これは正常なヒトの神経細胞などにも認められて正常型 (PrP^c) とよばれている。しかしこの蛋白の構造が変化して異常型 (PrP^{sc}) になると脳組織に影響を与え prion disease を引き起こす。PrP^{sc} は PrP^c と一次構造は同一であるが，立体構造上 PrP^c は helix 構造，PrP^{sc} は β-sheet 構造に富み，アミロイドの性質を示すようになる (田代 1997)。

prion 病の発症には感染型 prion 蛋白が侵入または転化することが必要である。いかにして感染型 prion 蛋白が増殖し，脳内に蓄積するかについては Prusiner の仮説がある。この仮説によると正常型の prion 蛋白が異常型の prion 蛋白に接触すると，正常型の α-helix 構造が異常型の β-sheet 構造に変換して，脳内に次々と増加するといわれる。prion 病の発症には正常 prion の存在が必要である。正常型の PrP^c はプロテアーゼで分解されるが，PrP^{sc} はプロテアーゼ抵抗性となって脳内に蓄積しやすくなるものと考えられている（寺尾 1997）。

　動物の prion 病では細網内皮系に PrP が蓄積することがあるが，ヒトでは中枢神経以外には蓄積しないので確定診断は脳の病理組織による（寺尾 1997）。遺伝子診断上重要なことは，調べているのは宿主側の遺伝子異常であって感染型の prion 蛋白そのものではないことである。そのためとくに孤発性 CJD の場合，codon の異常がない場合も多く，異常がないからといって異常な prion 蛋白が存在しないことにはならない。一方，同じ codon の異常があっても，臨床症状が全く異なる場合がある（寺尾 1997）。

　遺伝子変異のない異常型 prion とおのおのの遺伝子変異をもつ患者の異常型 prion の生化学的特徴が同一のものかどうか，病態との関連についての解明は今後の課題であるといわれる（田代，堂浦 1997）。

文献
田代博史, 堂浦克美. プリオン病の遺伝子異常と病理. 脳神経 1997 ; 49 : 681-687
寺尾安生. プリオン病の基礎と臨床. Brain Medical 1997 ; 9 : 227-233

3. ヒトの prion disease

文献
Symposium. Neuropathology of prion disease. Brain Pathol 1995 ; 5 : 25-103
Hamilton RL, Wiley CA. Prion protein encephalopathies. In : Davis RL, Robertson DM, eds. Textbook of Neuropathology, 3rd ed. Baltimore : Williams & Wilkins, 1997 : 1030-1036

a. Creutzfeldt-Jakob 病（CJD）

　Creutzfeldt が初めて記載した症例は若い女子で家族歴があり，急速に進行する痴呆をおもな症状とし，myoclonic jerk を伴い，22 歳で死亡した。その所見は大脳をはじめほかの特定神経組織の変性で神経細胞の消失と gliosis を特徴とし，残った神経細胞には特徴的変化はなく，かつ，老人斑もみられなかった。その後，Jakob が 5 例の中年の症例を系統的に記載した。

　Alzheimer 病や Pick 病と異なり，一般に比較的短期間に進行し，1 年内外で死亡する。脳の重量はだいたい正常で，肉眼的に特別萎縮はなく，脳室の拡大もない症例があるほかに，経過が長く，脳萎縮の著明な症例も存在する。Creutzfeldt の症例および Jakob の症例の大部分のものには海綿状態 status spongiosis は記載されていないが，現在では gliosis を伴う大脳皮質の sponginess が組織像の中心をなすものとされている（**亜急性海綿状脳症** subacute spon-

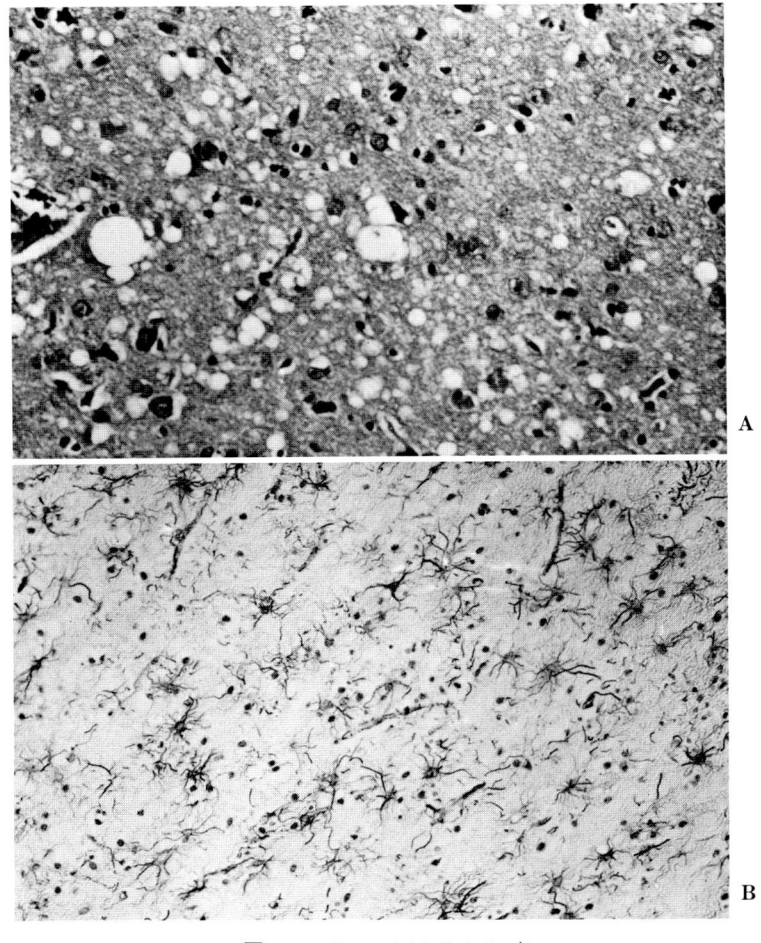

図 232 Creutzfeldt-Jakob 病
A. 海綿状態（H.E. 染色）　　B. gliosis（Holzer 染色）
(Hirano A et al. Arch Neurol 1972 ; 26 : 530-542)

giform encephalopathy)（図232）。この sponginess の原因は主として neuropil, とくにシナプス終末の空胞化 **vacuolation** である（図233）。大脳以外に基底核・小脳・脊髄などにも変化がみられることが多く，病巣の分布は多彩である。大脳皮質の中では変化が少ないといわれる海馬角にも sponginess は認められる（Mizusawa et al 1987）。nucleus basalis of Meynert は sponginess はまぬがれるが細胞数は半減する（Arendt et al 1984）。かつて亜急性海綿状脳症は，kuru と同じく本症を動物に transmission することができ，また長い潜伏期をもつことなどにより，"**slow virus disease**" とよばれた時期もあった。

　Creutzfeldt-Jakob 病は脳波に特徴的な周期性の synchronous discharge を示す。本症は孤発性（**孤発性 CJD**）であるが，ときには家族歴を有する報告（**家族性 CJD**）もある。一般に Alzheimer 神経原線維変化および老人斑は欠如しているが，その共存している症例，老人斑や

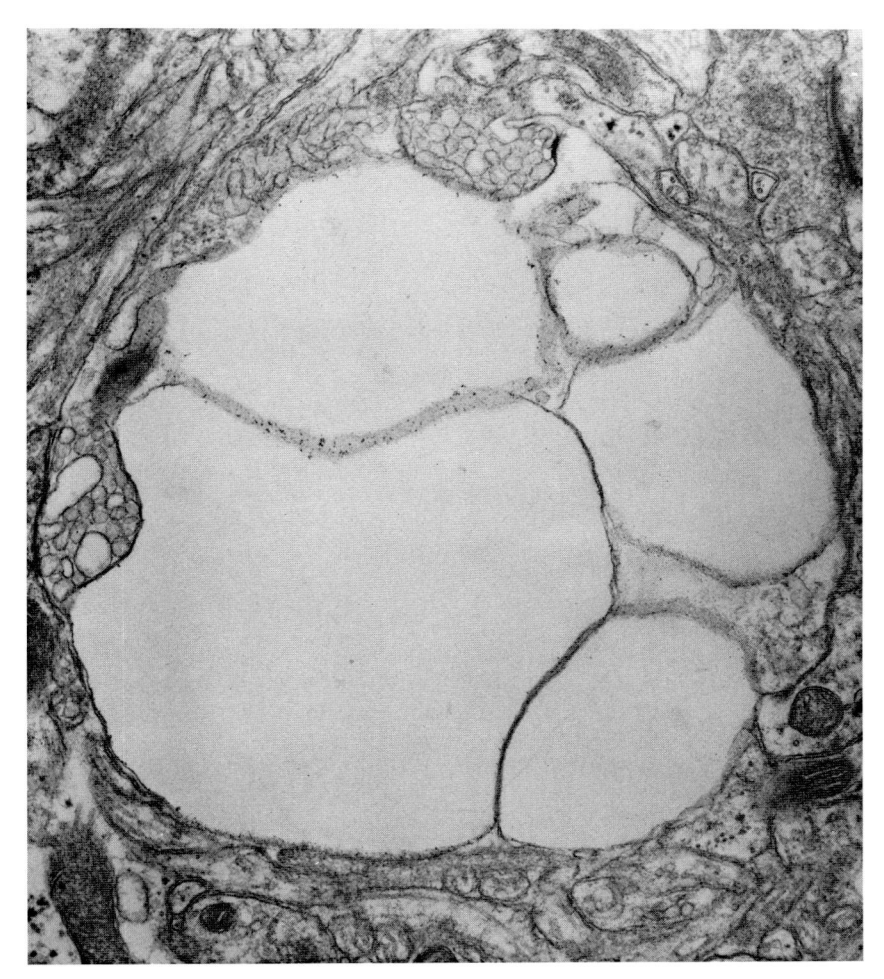

図 233　Creutzfeldt-Jakob 病　×26,000
neuropil にある空胞は限界膜をもつ。
(Hirano A et al. Arch Neurol 1972 ; 26 : 530-542)

kuru 斑の認められる症例もときとして報告されている (Barcikowska 1995)。さらに日本においては，長い経過をもち，灰白質とともに，白質もおかされる Creutzfeldt-Jakob 病が報告されている。これらの症例には prion 陽性の kuru 斑が出現し，さらにネズミに移植すると灰白質と白質の海綿状態のほかに，kuru 斑の出現もみられている。

　Creutzfeldt-Jakob 病が histopathology technician に発生したことが報告されている (Miller 1988)。さらに角膜や硬膜移植，ヒト下垂体から抽出した成長ホルモンやゴナドトロピンの投与を受けた症例からも発症している（医原性 CJD）（佐藤 1990）。

　抗 prion 蛋白抗体を用いた免疫組織学的検査により prion 蛋白の分布から，シナプス前終末に沈着する**シナプス型**と細胞外に塊状の amyloid 様 kuru 斑を形成する**プラーク型**に大別される。孤発性 CJD のほとんどの症例はシナプス型である。GSS, 新変異型 CJD には多数の kuru

斑が認められプラーク型を呈する（佐藤ら 1999）。

　CJD およびヒトの prion disease の診断には脳病巣の paraffin section に PrP を免疫組織学的に染め出すことが大いに貢献する。しかも長年保存されていた paraffin section にも使用できる。しかし現在のところ正常型と異常型を鑑別する方法は確立されていないといわれる（Ironside et al 1997）。

文献
Hirano A, Ghatak NR, Johnson AB, Partnow MJ, Gomori AJ. Argentophilic plaques in Creutzfeldt-Jakob disease. Arch Neurol 1972 ; 26 : 530-542
Gomori AJ, Partnow MJ, Horoupian DS, Hirano A. The ataxic form of Creutzfeldt-Jakob disease. Arch Neurol 1973 ; 19 : 318-323
Gibbs CJ Jr, Masters CL, Gajdusek DC. Bibliography of Creutzfeldt-Jakob disease. NIH Publication No 75-1952, 1979
Tateishi J, Nagara H, Hikita K, Sato Y. Amyloid plaques in the brains of mice with Creutzfeldt-Jakob disease. Ann Neurol 1984 ; 15 : 278-280
Arendt T, Bigl V, Arendt A. Neuronal loss in the nucleus basalis of Meynert in Creutzfeldt-Jakob disease. Acta Neuropathol 1984 ; 65 : 85-88
Mizusawa H, Hirano A, Llena JF. Involvement of hippocampus in Creutzfeldt-Jakob disease. J Neurol Sci 1987 ; 82 : 13-26
Miller DC. Creutzfeldt-Jakob disease in histopathological technicians. N Eng J Med 1988 ; 318 : 853-854
立石 潤. Creutzfeldt-Jakob 病の病理と病因. 神経科学レビュー 3. 東京：医学書院, 1989 ; 46-60
Suenaga T, Hirano A, Llena JF et al. Ubiquitin immunoreactivity in kuru plaques in Creutzfeldt-Jakob disease. Ann Neurol 1990 ; 28 : 174-177
Barcikowska M, Kwiecinski H, Liberski PP et al. Creutzfeldt-Jakob disease with Alzheimer-type A β-reactive amyloid plaques. Histopathology 1995 ; 26 : 445-450
Bell JE, Gentleman SM, Ironside JW et al. Prion protein immunocytochemistry-UK five centre consensus report. Neuropathol Appl Neurobiol 1997 ; 23 : 26-35
Ironside JW, McCardle L, Bell JE. Prion protein immunocytochemistry in Creutzfeldt-Jakob disease. Brain Pathol 1997 ; 7 : 377 abst
Van Everbroeck B, Pals P, Dziedzic T et al. Retrospective study of Creutzfeldt-Jakob disease in Belgium : Neuropathological findings. Acta Neuropathol 2000 ; 99 : 358-364
佐藤 猛, 星 研一, 増田直也, 他. 医原性プリオン病：ヒト硬膜移植後に発症したクロイツフェルト・ヤコブ病. 神経進歩 1999 ; 43 : 145-154

b. Gerstmann-Sträussler-Sheinker 病（GSS）

　本疾患は通常，家族性で，中枢神経系をおかすまれな変性疾患である。中年に spinocerebellar ataxia の症状で発症し，2～10 年の進行性の経過をとり，痴呆を伴う。神経病理学的には小脳，大脳および尾状核に argentophilic plaque が出現するのが特徴である。この plaque は kuru type, multicentric type，および老人斑が報告され，電顕像上，amyloid の蓄積が認められる。脊髄では，Clarke 核の神経細胞の消失と，spinocerebellar tract，錐体路および後索の変化を伴う。小脳および大脳の白質にも gliosis や kuru 斑の出現が認められることがある。以上の所見のほかに，大脳皮質に海綿状態が存在する症例が報告されている。まれな疾患ではあるが，家族歴があり，prion 陽性の kuru 斑や海綿状態がみられ，さらに動物に伝播することも報告されていて，本疾患は prion disease に属する。立石らにより，移殖されたネズミに海綿状態

のほかに，plaque も出現することが発表されている。

　Ghetti ら（1989）は Indiana の一家族に Alzheimer 神経原線維変化も伴うことを報告した。

　現在本症では prion のいくつもの codon の mutation が世界各地から報告されている。これらには codon 102，117，198，217 そして 105 などがあげられる。興味深いことはこれらがそれぞれ幾分異なった臨床症状および病理所見を示すことである。codon 102 の mutation は dementia を伴う spinocerebellar degeneration 様症状で発症し，**ataxic form** とよばれる。これは日本に最も多い変異で GSS の原著症例と一致し，病理組織学的に最大の特徴は kuru 斑の出現である。これは小脳を中心に全脳にわたり認められる。telencephalic form とよばれ dementia をきたす。kuru 斑が大脳皮質を中心に全脳にわたり出現する。インディアナ州の家系の codon 198 と 217，さらに日本の codon 145 の mutation は neurofibrillary tangle が出現し，codon 105 の mutation は spastic paraparesis が主徴である。

文献
Kuzuhara S, Kanazawa I, Sasaki H, Nakanishi T, Shimamura K. Gerstmann-Sträussler-Scheinker's disease. Ann Neurol 1983 ; 14 : 216-225
立石　潤, 佐藤雄二, 長柄　均, Boellaard JW. Gerstmann-Sträussler-Scheinker 病（GSS）の典型的症例からマウス・ラットへの実験的伝播. Neuropathology 1984 ; 5 : 234
Ghetti B, Tagliavini F, Masters CL et al. Gerstmann-Sträussler-Scheinker disease. II. Neurofibrillary tangles and plaques with PrP-amyloid coexist in an affected family. Neurology 1989 ; 39 : 1453-1461
Ghetti B, Dlouhy SR, Giaccone G et al. Gerstmann-Sträussler-Scheinker disease and Indiana kindred. Brain Pathol 1995 ; 5 : 61-75

c. 英国の新変異型 CJD

　ウシの prion 病である**狂牛病 mad cow disease** が流行していた英国で 1996 年に新変異型 CJD の発生が報告された（Will et al 1996）。発症年齢は若く 16〜39 歳で，平均罹病期間はより長く 1 年くらいである。ミオクローヌスは認められるが，脳波では CJD に特徴とされる周期性同期性放電が認められないことが特徴とされている。神経病理学的には視床や基底核などで海綿状態が目立ち，大脳皮質，小脳皮質に広範かつ大量に kuru 斑が出現する。この kuru 斑は eosinophilic core をもち spongy change の halo にとり囲まれた綿花状プラーク **florid plaque** とよばれ，本疾患に特徴的な形を示すといわれる（Ironside 1997 ; McLean et al 1998）。本症は何らかの形で汚染されたウシ製品を摂取したことによる可能性が疑われている。

文献
Will RG, Ironside JW, Zeidler M et al. A new variant of Creutzfeldt-Jakob disease in the UK. Lancet 1996 ; 347 : 921-925
Ironside JW. Prion Diseases. Brain Pathol 1997 ; 7 : 1243-1245
McLean CA, Ironside JW, Alpers MP. Comparative neuropathology of kuru with the new variant of Creutzfeldt-Jakob disease : evidence for stain of agent predominating over genotype of host. Brain Pathol 1998 ; 8 : 429-437

d. 家族性致死性不眠症 fatal familial insomnia（FFI）

本症は 1986 年に 2 家系において報告され，prion protein gene の codon 178 の mutation に関連することが発見された．その後のほかの家系で剖検所見が報告されている．進行性の不眠，dysautonomia, ataxia, dysarthria, myoclonus および pyramidal sign が特徴とされる．dementia は末期にならないと出現しない．平均発症年齢は 49 歳で平均約 13 カ月で死亡する．神経病理学的には thalamus に強い神経細胞の消失と gliosis が認められ，そのほか大脳皮質，小脳皮質および olive 核もおかされる．大脳皮質の sponginess は 2 例に報告されているのみと記載されている．

文献
Symposium. Fatal familial insomnia. Brain Pathol 1998；8：499-575

H 変性疾患

変性疾患 degenerative disease はさまざまの種類の疾患群で神経細胞の変化を主体とし，散発性に起こり，現在の段階では血管性，感染，中毒，代謝障害などの原因をつきとめることのできないものである．遺伝的要素が多分に含まれていて家族性に起こるものもあるが，その病理機序はまったく不明である．これらの疾患は一般にむしろ成長後か，ときには初老期に起こる．ある程度，特定の神経系統を選択的におかし，**系統変性疾患**などともよばれる．しかし典型的なもののほかに，さまざまの異型や中間型が存在し，その解剖学的見地からの決定的分類は容易でない．

本章ではまず加齢に伴う中枢神経系の変化を述べ，ついで系統変性疾患では，便宜上，従来の分類にしたがって，大脳皮質，皮質下神経核，小脳，および脊髄を主としておかす疾患を記述する．しかし，これらの疾患は決して，その領域だけに病変がみられるのではなく，しばしばほかの特定の領域もおかされることを知っておくべきである．それぞれの疾患の研究が進むにつれて，このことはますます重要な事項になりつつある．

この変性疾患の分野は，最近のめざましい研究の進展により，種々の疾患の原因が解明されつつあり，急速に縮小の一途をたどっている．すなわち Wilson 病，核黄疸などは，中毒代謝障害の分野に，Tay-Sachs 病など，一群の lipidosis 系の疾患は酵素の欠損が証明され，蓄積症 storage disease として分類され，さらに kuru や Creutzfeldt-Jakob 病などの一群の海綿状変性をきたす疾患は prion 病としてまとめられている．現在，parkinsonism は dopamine の代謝障害が確立され，Huntington 病や遺伝性脊髄小脳変性症などでは，原因遺伝子が次々と発見されている．

文献
Hirano A, Llena JF. Degenerative disease of the central nervous system. In : Rosenberg RN, ed. The Clinical Neurosciences, Vol 3. New York : Churchill Livingstone, 1983 : 285-324
Tomlinson BE. Ageing and the dementias. In : Adams JH, Duchen LW, ed. Greenfield's Neuropathology, 5th ed. New York : Oxford University Press, 1992 : 1284-1410

1. 加齢に伴う中枢神経系の変化

ほかの臓器のように，中枢神経系も加齢に伴い変化する．筋力，視力，聴力などのほかに，知力の低下は重要な問題である．最近の事項についての記憶力，思考力，計算能力，および見当識の低下が起こる．高齢者の人口が増加していくことは最近の社会問題の重要な課題である．老人性痴呆の研究は年とともに盛んとなり，この数年の間に，このテーマについて出版される書物の数は増加の一途をたどっている．

文献
Katzman R, Terry R, eds. The Neurology of Aging. Philadelphia : FA Davis, 1983
Hirano A, Miyoshi K, eds. Neuropsychiatric Disorders in the Elderly. Tokyo : Igaku-Shoin, 1983
Calne DB. Neurodegenerative Diseases. Philadelphia : WB Saunders Company, 1994

a. 肉眼的所見

高齢者の硬膜は結合組織がその外表面より増殖してくるので，平滑性を失い，頭蓋骨に付着する傾向をもつ．そのために，剖検で脳をとり出した場合に，硬膜が頭蓋骨に付着して残ることがある．小さな incidental な meningioma は約2～3％の成人に認められ，とくに女性に多い．硬膜下出血の結果，茶褐色の薄い膜の形成をみることもまれではない．脳の大きさや重量は，20歳代頃より徐々に減少し，65歳以後には，約10％の低下をきたす．髄膜は結合組織の増加により肥厚し，濁ってくる．動脈硬化や，それに伴う血管病変も，老人の脳にみられやすい重要な所見の一つである．大脳実質の萎縮（図234）は脳回の狭小化および脳溝の拡大，それに伴うくも膜下腔の増大と脳室の拡大として観察される．黒質や青斑の着色はあせてくる．

b. 光顕的所見

肉眼的な脳の萎縮は主に神経細胞の脱落とその萎縮による．これはすべての神経細胞に一律にみられるのではなく，大脳の大型神経細胞，Purkinje 細胞，脊髄前角細胞，青斑の神経細胞はその変化が著しいのに対して，蝸牛神経腹側核 ventral cochlear nucleus，歯状核，下オリーブ核など，一般に脳幹の神経核は，比較的よく保存されるといわれている．一つの神経核の特定細胞の消失の程度を表すのには，その残存している細胞の数を計測して，その総数および，一定の区画内にみられる細胞の密度を数えた値が用いられる．この場合には，対照例との比較があってはじめて意味をなすことになる．こうした morphometry では，それぞれの神経核の

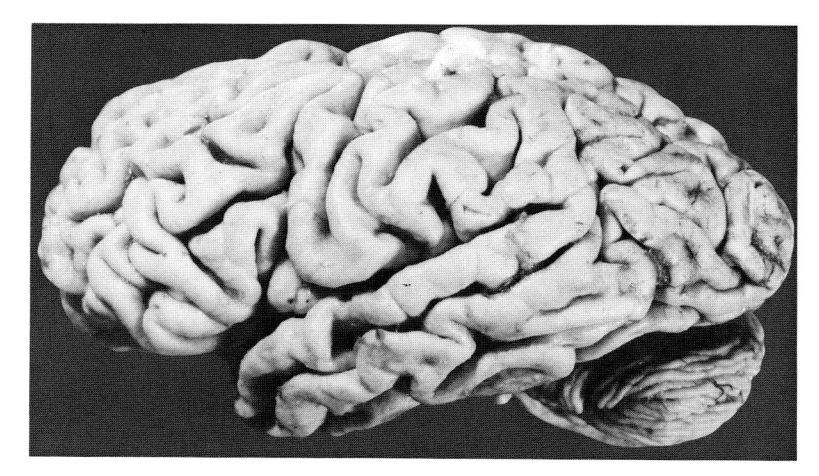

図 234 大脳の全般的萎縮

範囲の決定や，その選択した神経細胞の認定のしかたなどからはじめ，とくに病変のある場合には，それに対する考慮や，組織標本をつくる際のartifactについての注意などが，統計上の問題と同時に，基本的な課題となる。加齢現象については，とくに個人差が大きいことも認識しておくべきことである。コンピュータの導入が始まり，morphometryは形態学の不可欠の分野になりつつある。

樹状突起の萎縮や変形，さらにspineの有無はGolgi法によって，より明白に認めることができる。加齢に伴う神経伝達物質の変化としては，acetylcholine, catecholamine, γ-aminobutyric acid (GABA) に関係する酵素の低下が観察されている。これがそれぞれの神経細胞体内での生産能が低下したために生じたものか，末梢のシナプスへの輸送が障害されているのか，またはシナプスにおいて伝達物質が移動障害をきたしているのか，または伝達物質が，抗体や中毒物質によって障害されているなどの仮説があるが，その本体は不明である。

加齢に伴う神経実質の形態学的所見としては，Alzheimer神経原線維変化，老人斑，Lewy小体，lipofuscinの増加，granulovacuolar degeneration，平野小体，Marinesco小体，axonal spheroid, gliosis, corpora amylacea, amyloidの沈着などがあげられる。

2. 大脳皮質を主としておかす疾患

臨床症状の主体をなすのは，進行性の痴呆dementiaである。つまり場所や時間に対する見当識の喪失，記憶，とくに最近のことに対する記憶の低下，計算能力の減退などをきたし，いわゆる統合失調症（分裂病）やその他いわゆる機能的精神病functional psychosisと異なり脳に形態学的変化をみることができる。

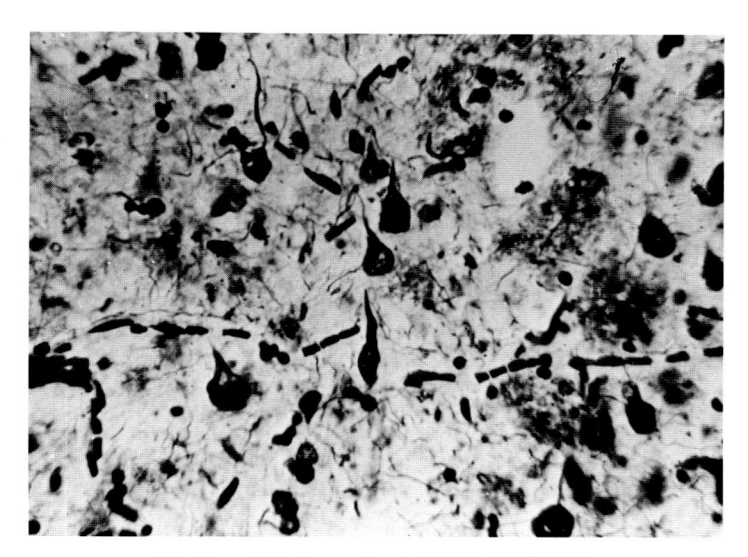

図 235 Alzheimer 病の大脳皮質（鍍銀染色）
Alzheimer 神経原線維変化と老人斑が散在する。

a. Alzheimer 病

　1907 年に Alzheimer が 4 年半の進行性痴呆の病歴のあった 51 歳の女子の大脳皮質に著明な形態学的変化を見出し，痴呆と大脳の病理像を結びつける研究論文を記載した。後に Alzheimer 病とよばれ，神経病理で最もよく知られている疾患の一つとなっている。大脳皮質の約1/4から 1/3 の神経細胞に Alzheimer 神経原線維変化が現れ，多数の老人斑を伴っていることが大きな特徴である（図 235）。65 歳以上の老年期に発症する症例は老人性痴呆 senile dementia of Alzheimer type とよばれているが，その病理所見は同質である。Alzheimer 病は，中年から初老期に起こることと，その病変がはるかに強いことなどから分けて分類されていた。しかし，病理所見が性質としては同じであることを強調して，両者を Alzheimer 病として一括して分類する傾向になってきている。この場合いわゆる正常の老人にも数は問題なく少ないが，同じ性質の所見がみられることから，それらの間にはっきりした区別をすることはできにくい。高齢者の場合にはとくに区別しにくく，tangle が neocortex にも存在し (Oppenheim 1996)，neuritic plaque が出現することが必要といわれる (Dennis et al 1997)。遺伝性に起こる例も報告されている。

　遺伝性の Alzheimer 病が注目を浴びている。現在，4 つの遺伝子が Alzheimer 病の pathogenesis に関係することがわかっている。**amyloid precursor protein（APP）**は chromosome 21q, **apolipoprotein E** は chromosome 19q, **presenilin 1** は chromosome 14q そして **presenilin 2** は chromosome 1q に局在する。Down 症候群には Alzheimer 病にみられる所見が加齢に伴って発生しやすいこととともに注目されている。Down 症候群の遺伝子は 21 番目の染色体上にある。また，家族性 Alzheimer 病の遺伝子も 21 番目の染色体上に局在するが，そ

の局在は amyloid 蛋白の遺伝子の局在とは一致しないといわれている。Alzheimer 病を動物に移植感染する試みは成功していない。

　Alzheimer 病は初老期および老年期に発生する進行性痴呆中, 最も多い疾患で, アメリカでは約 2/3 を占めるといわれている。現在, アメリカには約 100 万人の重篤な, そしてさらに 300 万人の軽度から中等度の痴呆患者がいると推定されている。しかし, 正確な診断は, 臨床所見だけでは不十分で, 脳組織の検査による確認が必要である。

　一般に, 脳は全体に萎縮するが, とくに前頭葉から側頭葉および頭頂葉に著明である。motor および sensory cortex は比較的保存される傾向にある。しかし, ときには肉眼的に萎縮が認められない症例でも, 光顕像上はっきりとした Alzheimer 病の所見を呈することがある。一般に皮質下神経核の萎縮も伴っている。光顕像上多数の Alzheimer 神経原線維変化（99 頁参照）と老人斑（157 頁参照）が大脳皮質に広く分布している。側頭葉とくに entorhinal cortex, para-hippocampal gyrus, Ammon's horn, subiculum および amygdaloid nucleus は強くおかされる。皮質下の基底核, 視床, 視床下部などにも同様の変化が認められる。大脳皮質における神経細胞の消失は, とくに第 3 層と第 5 層の pyramidal neuron に起こり, 約 1/3 から半数近くにまで低下するといわれている（Terry and Katzman 1983）。さらに大脳皮質では, choline acetyltransferase（CAT）の著明な減少が確認されており, これは Alzheimer 病における重要な生化学的所見である。その減少の程度は対照例の 10〜20% まで達する（Davies ら 1976）。すなわち, CAT の低下は大脳皮質の神経細胞の脱落をはるかに上まわることになる。一方, 大脳皮質に投射する cholinergic neuron は nucleus basalis of Meynert（nbM）にある大型神経細胞である。この細胞の著明な消失が Whitehouse ら（1981）により, Alzheimer 病においてはじめて指摘され, 一般に認められている。この nbM は前上方内側に向かって diagonal band of Broca, さらに septal nuclei に移行し, これらの核の大型神経細胞では一括して magnocellular basal forebrain neuron とよばれ acetylcholine を生産している。nbM における大型神経細胞の消失は, Alzheimer 病の特徴的所見の一つとして注目されている。そのほか, 青斑, nucleus raphe dorsalis（NRD）なども同様に Alzheimer 神経原線維変化の出現および, 細胞消失をきたす。青斑は大脳皮質などへの noradrenaline の投射神経核であり, NRD は serotonin の投射神経核といわれている。さらに somatostatin に対する研究も盛んに行われている。granulovacuolar body と平野小体は hippocampus に増加する。動脈硬化は一般には目立たない。くも膜下および大脳皮質内の小血管周囲に amyloid 沈着がみられる症例もある。

　Peter Davies らは, Alzheimer 病で死亡した患者の脳に 68 KD の蛋白（A68）を認識する Alz-50 とよばれる monoclonal antibody を報告した。tau も 68 KD の蛋白を含み, その相違点および A68 が Alzheimer 病にどこまで特異であるかが注目されている。

　Alzheimer 病および老人の大脳皮質の neuropil に **neuropil thread** とよばれる嗜銀性の細い糸状の構造物が記載され（Braak and Braak 1988）, これは tau や ubiquitin に陽性で電顕による検索で, 神経細胞突起内に存在する Alzheimer 原線維変化であるといわれる（Tabaton et al 1989)。このthread とよばれる構造物は PSP（422頁参照）や presenilin 1 の遺伝性の Alzheimer 病には著しく多数認められる。一方，臨床的に Alzheimer 病と診断された症例 56 例中 8 例に tangle や plaque がなく，Ammon's horn の CA 1, entorhinal cortex の "layer pre-β" と記載されている部位，およびほかの大脳皮質（とくに第 3 層）に多数の嗜銀性の **grain** とよばれる 3～5μm くらいの構造物が報告されている（Braak and Braak 1987）。これは Alz-50 に陽性で電顕像上 straight で side-arm のない線維が密に平行している像が記載されている（Itagaki et al 1989）。neurofibrillary change が主に細胞体に出現するのに対し argyrophilic grain はニューロンの dendrospinal portion に出現するといわれている（Ikeda et al 1995）。

Alzheimer 病は大脳皮質の変性が著明であるが，大脳白質にも 60％ の症例には "incomplete infarction" とよばれる像がみられ，通常低血圧による白質の hypoperfusion によるもので，単なる Wallerian degeneration によるものではないと報告されている（Brun and Englund 1986）。

最近，Alzheimer 病と診断された剖検例中その約 1/3 の症例に Lewy 小体が認められ，黒質や青斑などの著変も伴い，これらの症例を the Lewy body variant とみなす意見が出ている（Hansen et al 1990）。各々の症例の検討が掘り下げられるにつれて Alzheimer 病の診断の基準もいろいろと修飾されていく。

文献

Davies P, Maloney AJR. Selective loss of central cholinergic neurons in Alzheimer's disease. Lancet 1976 ; 2 : 1403

Whitehouse PJ, Price DL, Clark AW, Coyle JT, De Long MR. Alzheimer disease : evidence for selective loss of cholinergic neurons in the nucleus basalis. Ann Neurol 1981 ; 10 : 122-126

Terry RD, Katzman R. Senile dementia of the Alzheimer type. Ann Neurol 1983 ; 14 : 497-506

中野今治，平野朝雄. Alzheimer 病の 1 剖検例における medial septal area の大型ニューロンの消失について. 神経内科 1983 ; 18 : 145-153

中野今治，平野朝雄. Nucleus basalis of Meynert. 成人例における電顕的観察. 神経内科 1984 ; 20 : 264-276

中野今治，平野朝雄. Nucleus of diagonal band of Broca. 臨床科学 1985 ; 21 : 513-520

Yamamoto T, Hirano A. Nucleus raphe dorsalis in Alzheimer disease. Neurofillary tangles and loss of large neurons. Ann Neurol 1985 ; 17 : 573-577

中野今治，平野朝雄. Meynert 核と dementia. 病理と臨床 1985 ; 3 : 1067-1971

Yamamoto T, Hirano A. Hirano bodies in the perikaryon of the Purkinje cell in a case of Alzheimer's disease. Acta Neuropathol 1985 ; 67 : 167-169

Dickson DW, Yen S-H, Horoupian DS. Pick body-like inclusions in the dentate fascia of the hippocampus in Alzheimer's disease. Acta Neuropathol 1986 ; 71 : 38-45

Brun A, Englund E. A white matter disorder in dementia of the Alzheimer type : a pathoanatomical study. Ann Neurol 1986 ; 19 : 253-262

Wolozin BL, Davies P. Alzheimer-related neuronal protein A 68 : specificity and distribution. Ann Neurol 1987 ; 22 : 521-526

Braak H, Braak E. Argyrophilic grains : characteristic pathology of cerebral cortex in cases of adult onset of dementia without Alzheimer changes. Neurosci Lett 1987 ; 76 : 124-127

Zweig RM, Ross CA, Hedreen JC, Steele C, Cardillo JE, Whitehouse PJ, Folstein MF, Price DL. The neuropathology of aminergic nuclei in Alzheimer's disease. Ann Neurol 1988 ; 24 : 233-242

Braak H, Braak E. Neuropil threads occur in dendrites of tangle-bearing nerve cells. Neuropathol Appl Neurobiol 1988 ; 14 : 39-44

Itagaki S, Mc Geer PL, Akiyama H, Beattie BL, Walker DG, Mc Geer EG. A case of adult onset dementia with argyrophilic grains. Ann Neurol 1989 ; 26 : 685-689

Tabaton M, Mandybur TI, Perry G, Onorato M, Antilio-Gambetti L, Gambetti P. The widespread alteration of neurites in Alzheimer's disease may be unrelated to amyloid deposition. Ann Neurol 1989 ; 26 : 771-778

Tomlinson BE. Second Dorothy S. Russell memorial lecture : the neuropathology of Alzheimer's disease —issues in need of resolution. Neuropathol Appl Neurobiol 1989 ; 15 : 491-512

Hansen L, Salmon D, Galasko D, Masliah E, Katzman R, De Teresa R, Thal L, Pay MM, Hofstetter R, Klauber M, Rice V, Butters N, Alford M. The Lewy body variant of Alzheimer's disease : a clinical and pathologic entity. Neurology 1990 : 40 : 1-8

Suenaga T, Hirano A, Llena JF, Ksiezak-Reding H, Yen S-H, Dickson DW. Modified Bielschowsky and immunocytochemical studies on cerebellar plaques in Alzheimer's disease. J Neuropathol Exp Neurol 1990 ; 49 : 31-40

Braak H, Braak E. Neuropathological staging of Alzheimer-related changes. Acta Neuropathol 1991 ; 82 : 239-259

Ikeda K, Akiyama H, Kondo H et al. A study of dementia with argyrophilic grains. Possible cytoskeletal abnormality in dendrospinal portion of neurons and oligodendroglia. Acta Neuropathol 1995 ; 89 : 409-414

Esiri MM. Oppenheimer's Diagnostic Neuropathology. Oxford : Blackwell Science, 1996 : 311

Dickson DW, Poulos B, Hua L et al. Qualitative differences between senile plaques (SP) in pathological aging (PA) and Alzheimer's disease (AD). Brain Pathol 1997 ; 7 : 1054 abst

井原康夫, 編. アルツハイマー病の新しい展開. 東京：羊土社, 1999

付〕 presenilin 1 の遺伝子変異を伴う家族性 Alzheimer 病

この家族性 Alzheimer 病は，若年で発症し（35～39 歳），進行が早く，その初期に著明な myoclonus を呈し，臨床的には Creutzfeldt-Jakob 病のようにみえるが，老人斑は β 蛋白陽性で prion 蛋白陰性である（Haltia 1994）。病変は強度で，多数の老人斑と Alzheimer 神経原線維変化のほかにおびただしい neuropil threads が出現する。Montefiore で経験した症例は 36 歳の女性（N 98-27）で，その superior temporal lobe よりの biopsy 標本の所見は今までみた孤発性 Alzheimer 病に比較して，はるかに激しい像を呈していた。日本では presenilin 1 は家族性 Alzheimer 病の 20％以下を占めるが，presenilin 2 症例の報告はないといわれる（田平 1997）。

文献

Haltia M, Viitanen M, Sulkava R et al. Chromosome 14-encoded Alzheimer's disease : genetic and clinicopathological description. Ann Neurol 1994 ; 36 : 362-367

伊井邦雄. 家族性 Alzheimer 病の神経病理. 老年精神医学 1997 ; 8 : 571-579

田平　武. 家族性アルツハイマー病遺伝子：プレセニリン 1 と 2. 神経進歩 1997 ; 41 : 8-17

Yasuda M, Maeda K, Ikejiri Y et al. A novel missence mutation in the presenilin-1 gene in a familial Alzheimer's disease pedigree with abundant amyloid angiopathy. Neurosci Lett 1997 ; 232 : 29-32

Suarez M, Weidenheim K, Llena JF et al. Early onset of Alzheimer's disease. A case report. J Neuropathol Exp Neurol 1999 ; 58 : 547 abst

b. Pick 病

初老期に起こる徐々に進行する痴呆で，ときには家族性にみられ，病理学的診断の特徴は葉性萎縮 lobar atrophy とよばれるように大脳が限局性に萎縮する。血管性の病変はない。前頭葉と側頭葉が強度に萎縮するのが普通で，一般に前および後中心回，後頭葉，上側頭回の後半

部，Ammon 角ははっきりとよく保存されている。そのために典型的症例は肉眼所見だけで診断できる。

元来，Pick 病そのものは臨床と肉眼的所見を主体としてつけられた病名である。大脳皮質とともに白質にもきわめて高度の変化がみられ，gliosis は大脳皮質よりも白質の方がはるかに強度で，Holzer 染色で一見，髄鞘染色と見間違えるほどである。皮質の変化中最も強いものは神経細胞の消失である。残存する神経細胞の中には細胞体がふくれ，Nissl 小体の不明な細胞が見出され，**Pick 細胞**とよばれる。こうした細胞の中には，嗜銀性の乏しい chromatolysis のようにみえる ballooned neuron が大脳皮質の深層の大型神経細胞にみられるほかに，嗜銀性の **Pick 小体**（119 頁参照）が認められることがある。これは Ammon 角付近など神経細胞がまだ残っている部分に多数みられる。ballooned neuron や Pick 小体はすべての lobar atrophy の症例にみられるわけではない。Pick 病では大脳皮質のほか，基底核，視床，視床下部，黒質などもおかされる症例もあり，古典型に対して，generalized variant とよばれる（121 頁参照）。尾状核の萎縮が高度の場合は肉眼的に Huntington 病のようにみえることがある。本症は有名な割には少ない病気で，1971 年までに報告された症例は 200 例以下といわれている。Pick 病は通常孤発性であるが，家族性 Pick 病も報告されている。ほとんどのこうした症例は autosomal dominant である。

lobar atrophy の神経病理所見は症例によりさまざまであるので Pick body の存在するものだけを Pick 病とする割り切った意見が強まっている。さらに最近の glial tangle の所見が加わり（Ishizu et al 1995），つぎに追加する遺伝性の FTDP-17 の発見から Pick 病の研究は新しいテーマとして登場してきた（Dickson 1998）。

文献
Ishizu H, Kuroda S, Nishinaka T et al. Glial tangles in Pick's disease. Neuropathology 1995 ; 15 : 163-174
Dickson DW. Pick's disease : a modern approach. Brain Pathol 1998 ; 8 : 339-354

c. frontotemporal dementia and parkinsonism linked to chromosome 17 (FTDP-17)

Pick disease without Pick bodies または dementia lacking distinctive histology などとよばれている常染色体優性遺伝性の疾患がある。この中で最初に Wilhelmsen らにより dementia, parkinsonism および amyotrophy を呈する家系において遺伝学的分析から第 17 番染色体と連鎖していることが報告された。その後，他の家系にも分類するのが困難な dementia を主訴とする神経変性疾患が第 17 番染色体に連鎖するという報告が相次ぎ frontotemporal dementia and parkinsonism linked to chromosome 17（FTDP-17）と命名された。現在 tau 遺伝子変異が証明され，**tauopathy** ともよばれている。

この疾患群には多数の家系が報告されている。その中で Seattle family A の tau containing filament は Alzheimer 病と同様な PHF の電顕像を示すが，Ghetti らの報告している multiple system tauopathy with presenile dementia (**MSTD**) においては periodicity の大きな (140~300 nm) twisted ribbon が記載されている (Spillantin et al 1998)。pallido-ponto-nigral degeneration (**PPND**) とよばれる大家系およびほかの tauopathy については最近の総説を参照されたい。PPND では大脳皮質の第3層と第5層に ballooned neuron, 皮質下萎縮した諸核には Pick 小体や globose tangle に似た封入体が神経細胞と oligodendroglia に出現する。しかし PSP, CBD でみられる広範な astrocyte の tau 陽性封入体はみられないといわれる (山田 1999)。

文献

Wilhelmsen KC, Lynch T, Pavlou E et al. Localization of disinhibition-dementia-parkinsonism-amyotrophy complex to 17q21-22. Am J Hum Genet 1994 ; 55 : 1159-1165

Lynch T, Sano M, Marder KS et al. Clinical characteristics of a family with chromosome 17-linked disinhibition-dementia-parkinsonism-amyotrophy complex. Neurology 1994 ; 44 : 1878-1884

Foster NL, Wilhelmsen K, Sima AA et al. Frontotemporal dementia and parkinsonism linked to chromosome 17 : a consensus conference. Ann Neurol 1997 ; 41 : 706-715

Spillanti MG, Bird TD, Ghetti B. Frontotemporal dementia and parkinsonism linked to chromosome 17 : a new group of tauopathies. Brain Pathol 1998 ; 8 : 387-402

山田達夫. Frontotemporal dementia and parkinsonism linked to chromosome 17 (FTDP-17) の臨床病理分子遺伝学的特徴. 大家系である pallido-ponto-nigral degeneration を中心に. 脳神経 1999 ; 51 : 761-769

Trojanowski JQ, Dickson D. Update on the neuropathological diagnosis of frontotemporal dementias. J Neuropathol Exp Neurol 2001 ; 12 : 1123-1126

付〕 白質病変を伴う痴呆

a. progressive subcortical gliosis

Neumann と Cohn が Alzheimer 病から分けて記載した疾患である。痴呆を主訴とするにもかかわらず, 病変は大脳皮質に目立たず, 白質が著明におかされる。白質の変化は軸索および髄鞘の消失と gliosis の出現である。家族歴はなく, 脳以外の組織の変化は知られていない。

文献

Neumann MA, Cohn R. A progressive subcortical gliosis. A rare form of presenile dementia. Brain 1967 ; 90 : 405-418

b. 那須病 membranous lipodystrophy (Nasu-Hakola disease)

那須により, 日本で最初に記載された大脳白質の病変と骨髄に特異な脂肪変性をきたす家族性の疾患である。進行性の痴呆が主訴で, 骨の変化は末期になって初めてみられる症例から, 骨折が主訴で始まる症例まである。日本では現在まで9例の剖検例が記録されている。フィンランドにおいても同じ疾患が独立して発見されているが, 現在のところアメリカにおいては, 臨床報告はあるものの剖検例の記載はない。大脳皮質には変化が目立たないが, 白質の病変は顕著である。軸索, 髄鞘の変性および gliosis がみられるが, 骨髄やほかの脂肪組織に認められる本症に特徴的とされる唐草模様のような所見を呈する膜様変性は, 神経系にはみられない。lipidosis のような特殊酵素の欠損などは知られていない。

文献
那須 毅：膜形成性脂質異栄養症 (membranous lipodystrophy) の病理. 日病会誌 1978 ; 67 : 57-98
Tanaka J. Leukoencephalopathic alteration in membranous lipodystrophy. Acta Neuropathol 1980 ; 50 : 193-197
Minagawa M, Maeshiro H, Shida K, Hirano A. Membranous lipodystrophy (Nasu) : clinical and neuropathological study of a case. Clin Neuropathol 1985 ; 4 : 38-45
Paloneva J, Autti T, Raminko R, Partanen J, Salonen O, Puranen M, Hakola P, Haltia M. CNS manifestation of Nasu-Hakola disease. A frontal dementia with bone cysts. Neurology 2001 ; 56 : 1552-1558

3. 皮質下神経核を主としておかす疾患 (図236)

a. parkinsonism

parkinsonism についての全般的な事項は，下記の文献に簡潔にまとめられている。

文献
平山恵造 (編集企画). パーキンソン病とパーキンソン症候群. 内科 Mook No 23. 東京：金原出版, 1984
柳澤信夫, 編. パーキンソン病―診断と治療―. 東京：金原出版, 2000

1) Parkinson 病

これは成人とくに老年期にみられ，前かがみの特異な姿勢，振戦および筋硬直を主体とする最も多い神経疾患の一つである。これは生化学的にいえば線条体の dopamine の欠乏症である。正常では dopamine は caudate-putamen complex にとくに多く含有されており，黒質の dopaminergic の神経細胞の突起が caudate-putamen complex にいく。黒質の medial part の dopaminergic neuron は主に caudate と cortical and limbic area に，lateral part の neuron は主に putamen に投射している。Parkinson 症状は putamen と黒質の lateral part の障害に，それに対して dementia は黒質の ventral tegmental area (nucleus paranigralis) を含めた medial part の細胞脱落に関係する (高松，平野 1984 ; Torack and Morris 1988 ; Rinne et al 1989)。神経病理学的所見は黒質と青斑その他のいわゆる neuromelanin を含んだ神経細胞の消失を起こす(図23)。さらに残存神経細胞の中に前述した Lewy 小体がみられる(121頁参照)。この Lewy 小体はそのほかに**無名質** substantia innominata (**nucleus basalis of Meynert** ともいわれ，初めて Lewy がこの細胞封入体をみつけた場所)，視床下部や脳幹，その他の神経細胞にもみられる。しかし caudate-putamen complex には形態学的変化はまだ確認されていない。Parkinson 病患者の髄液の中には dopamine の分解産物である homovanillic acid が減少している。L-DOPA が臨床的には著効を示すが，L-DOPA 治療例の病理所見は治療を受けなかった例と同じであると報告されている。

近年，痴呆を主訴とする Alzheimer 病に nucleus basalis of Meynert (nbM) の大型神経細胞の脱落が確認されているが，Parkinson 病でも nbM に Lewy 小体が出現すると同時に，細胞脱落の起こることが注目されている。Whitehouse らは，痴呆を伴う Parkinson 病にのみ

416 3. 病因からみた神経病理学

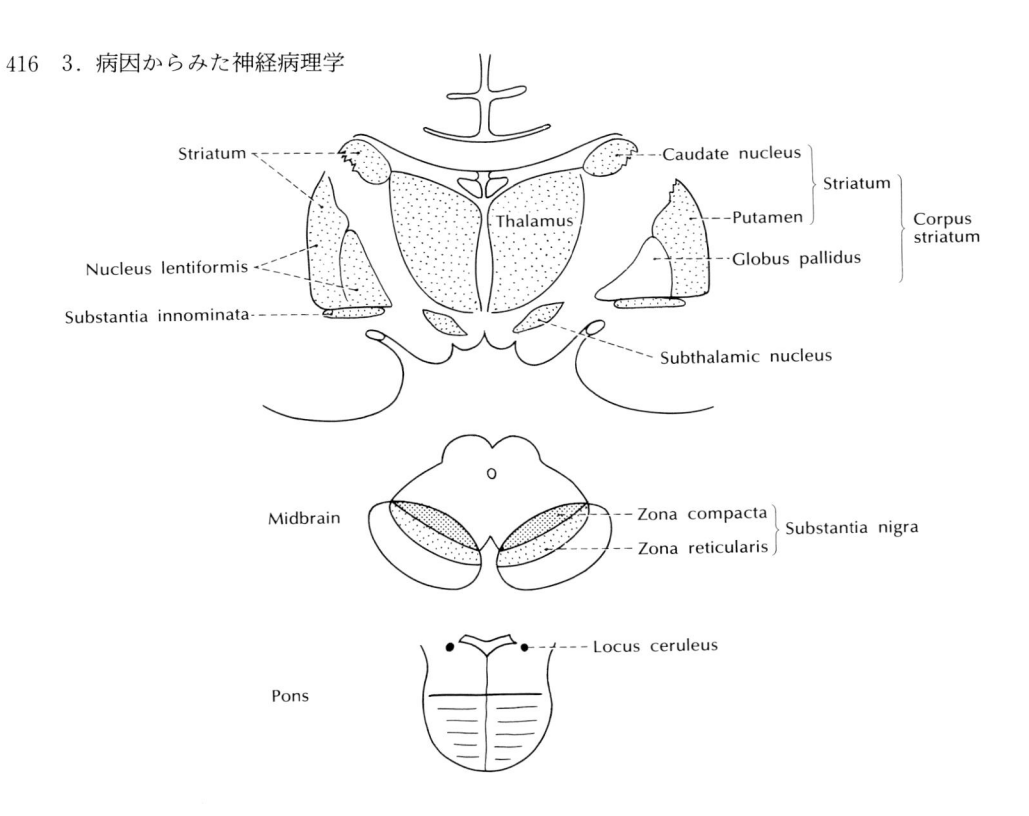

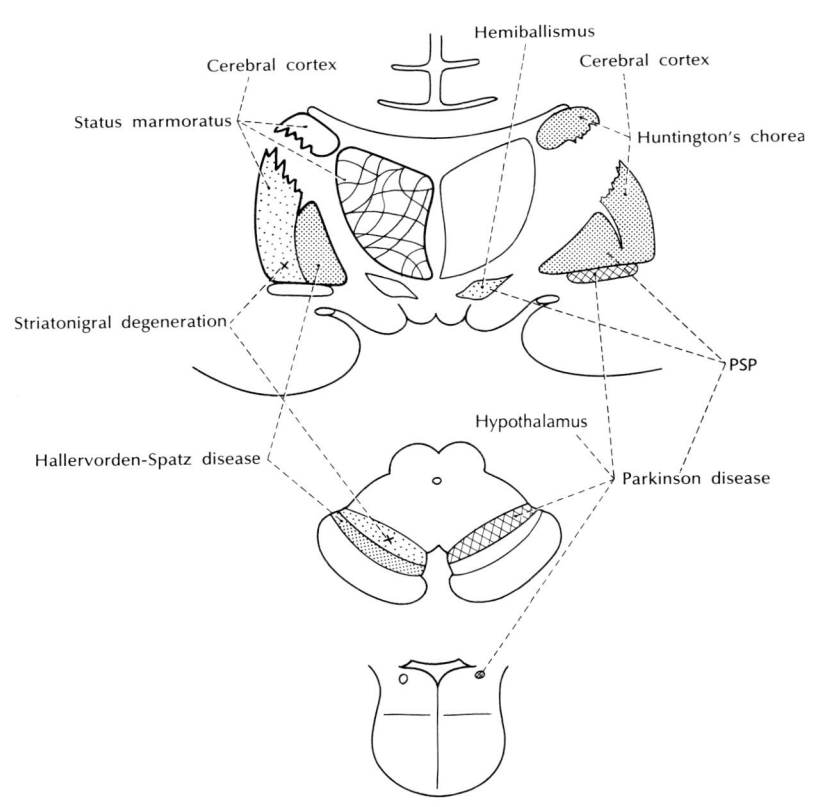

図 236 基底核を主としておかす疾患
上図は下図に相当する部位の解剖名を記載した。

nbMの大型細胞の消失があると報告している。さらにAlzheimer病とParkinson病の合併が起こる症例が注目を浴びている。当研究室のParkinson病の検索では，nbMの細胞脱落と大脳皮質におけるAlzheimer神経原線維変化と老人斑の出現との相関は認められなかった。

　pedunculopontine nucleusの大型神経細胞はcholinergicで，Parkinson病においてLewy小体がみられ細胞脱落が報告されている（Zweig et al 1989）。細胞脱落の程度は一般にAlzheimer病よりも高度であるが，PSP（422頁参照）よりも軽度である。これらの疾患では，Lewy小体がなくAlzheimer神経原線維変化が出現する。pedunculopontine nucleusとsubthalamic nucleusではPSPにおける病変はAlzheimer病におけるよりもはるかに高度であることは注目される。

　MPTP（1-methyl-4-phenyl-1, 2, 3, 6-tetrahydropyridine）の投与により臨床的にparkinsonismを，病理学的には黒質の細胞消失をきたすことが，ヒトおよびサルに確認されている。この神経中毒物質は，たまたまヘロインの代用物として麻薬の中毒患者により使用されて，初めて発見されたものである。若い人への一度の投与による変化は黒質に限局されることと，Parkinson病にみられるLewy小体が認められないことが注目された。しかし加齢動物に長期にわたる投与を行うと，Parkinson病にみられる病巣部位にもより広範な変化が認められ，Lewy小体らしい構造物も探究されている（Forno 1986；Forno et al 1988）。

　Parkinson's diseaseは通常孤発性であるが，最近若年性parkinsonismの家系でchromosome 4q21-q 23のgene mutationが発見された（Polymeropoulos et al 1997）。その異常蛋白はpresynaptic endingに存在するα-synucleinであり，この抗体は孤発性のparkinsonismのLewy小体にも陽性である（岩坪 1999）。さらにα-synucleinはParkinson病の最も鋭敏なmarkerであることが報告されている（123頁）。しかし，α-synucleinはLewy小体以外にmultiple system atrophy（MSA）のoligodendrogliaの封入体や中枢神経系の腫瘍で成熟した大きい腫瘍細胞が染まることが報告されている（Raghavan et al 2000）。しかしながらcentral neurocytomaは染まらない。Parkinson病とMSAをtauopathyに対しsynucleinopathyという名称が用いられている（若林ら 1999）。

文献

Nakano I, Hirano A. Parkinson's disease: neuronal loss in the nucleus basalis without concomitant Alzheimer's disease. Ann Neurol 1984; 15: 415-418
高松淳一, 平野朝雄. Parkinson病におけるnucleus paranigralisの検討. 神経内科 1984; 21: 507-512
Morimura Y, Hirano A, Llena JF. Electron-microscopic observation of the nucleus basalis of Meynert in human autopsy cases. Acta Neuropathol 1985; 68: 130-137
Forno LS. Locus ceruleus lesions and eosinophilic inclusions in MPTP-treated monkey. Ann Neurol 1986; 20: 449-455
Whitehouse PJ. Clinical and neurochemical consequences of neuronal loss in the nucleus basalis of Meynert in Parkinson's disease and Alzheimer disease. Adv Neurol 1987; 45: 393-397
Forno LS, Langston JW, De Lanney LE, Irwin I. An electron microscopic study of MPTP-induced inclusion bodies in an old monkey. Brain Res 1988; 448: 150-157
今井壽正. MPTPとParkinson病. 脳神経 1988; 40: 1011-1024
Torack RM, Morris JC. The association of ventral tegmental area histopathology with adult dementia.

Arch Neurol 1988 ; 45 : 497-501
Rinne TO, Rummukainen J, Lic M, Paljäwi L, Rinne UK. Dementia in Parkinson's disease is related to neuronal loss in the medical substantia nigra. Ann Neurol 1989 ; 26 :47-50
Zweig RM, Jankel WR, Hedreen JC, Maylux R, Price DL. The pedunculopontine nucleus in Parkinson's disease. Ann Neurol 1989 ; 26 : 41-46
Golbe LI, Di Ioris G, Bonavita V, Miller DC, Duvoisin RC. A large kindred with autosomal dominant Parkinson's disease. Ann Neurol 1990 ; 27 : 276-282
Fearnley JM, Lees AJ. Ageing and Parkinson's disease : substantia nigra regional selectivity. Brain 1991 ; 114 : 2283-2301
Polymeropoulos MH, Lavedan C, Leroy E et al. Mutation in the α-synuclein gene identified in families with Parkinson's disease. Science 1997 ; 274 : 1197-1199
Symposium : Tau and Synuclein in Neuropathology. Brain Pathol 1999 ; 9 : 657-738
岩坪 威. α-synuclein と家族性パーキンソン病. 脳神経 1999 ; 51 : 481-486
若林孝一, 吉本 真, 高橋 均. α-synuclein 蓄積の病理. Brain Medical 1999 ; 11 : 390-398
Raghavan R, White III CL, Rogers B et al. Alpha-synuclein expression in central nervous system tumors showing neuronal or mixed neuronal/glial differentiation. J Neuropathol Exp Neurol 2000 ; 59 : 490-494
岩坪 威. α-synuclein とパーキンソン病. 神経進歩 2000 ; 44 : 569-575
Takahashi H, Wakabayashi K. The cellular pathology of Parkinson's disease. Neuropathology 2001 ; 21 : 315-322

付] Lewy 小体を伴う痴呆症 dementia with Lewy bodies

　前述したように(124 頁参照), Lewy 小体が脳幹部のみならず大脳皮質とくに帯状回, 島回, 側頭葉, 扁桃核に出現する痴呆の症例が注目され, わが国において diffuse Lewy body disease (Kosaka 1996) として記載された. この一群の疾患には Lewy body variant of Alzheimer disease, senile dementia of Lewy body type などの名称も用いられたが, 現在は dementia with Lewy body (DLB) の名称で臨床, 病理学的診断基準の統一が行われた.

　DLB の病理学的診断には, 大脳皮質の上記の領域における深層の小型神経細胞の LB の出現が要点である. H.E. のほか ubiquitin および α-synuclein 免疫染色が有効である. amygdaloid nucleus, insula, entorhinal and transentorhinal cortex および cingulate gyrus など limbic cortex が好発部位である. しかし Ammon's horn にはほとんど出現しない.

　DLB の診断に不可欠ではないが, Lewy body のほかに Lewy neurites が Ammon's horn の CA 2-3 sector に出現する. これは amygdala, substantia nigra などにも記載されている.

　DLB の多くの症例に Alzheimer type pathology が認められる. しかし一般に Alzheimer 病ほどの強い所見はみられず, あっても無視できる程度の症例が多いことから DLB を Alzheimer 病より鑑別している.

文献

Schmidt ML, Martin JA, Lee VM-Y. Convergency of Lewy bodies and neurofibrillary tangles in amygdala neurons of Alzheimer's disease and Lewy body disorders. Acta Neuropathol 1996 ; 91 : 475-481
McKeith IG, Galasko D, Kosaka K et al. Consensus guideline for the clinical and pathological diagnosis of dementia with Lewy bodies (DLB) : report of the consortium on DLB International Workshop. Neurology 1996 ; 47 : 1113-1124
Dickson DW, Schmidt ML, Lee VM et al. Immunoreactivity profile of hippocampal CA 2/3 neurites in diffuse Lewy body disease. Acta Neuropathol 1994 ; 87 : 269-276
Kosaka K, Iseki E, Odawara T et al. Cerebral type of Lewy body disease. Neuropathology 1996 ; 16 : 72-75
Ince PG, Perry EK, Morris CM. Dementia with Lewy bodies. A distinct non-Alzheimer dementia syndrome? Brain Pathol 1998 ; 8 : 299-324
小坂憲司. 非アルツハイマー型変性痴呆. 脳神経 1999 ; 51 : 691-697

2) 脳炎後 parkinsonism post-encephalitic parkinsonism

Parkinson病は，その原因が不明なのに対し，この疾患は脳炎というはっきりとした原因が注目される。

von Economo 脳炎（嗜眠性脳炎 encephalitis lethargica）の病歴があり，若年に出現し，一側性に強い症状を起こすことが多く，また oculogyric crises をもつことを特徴とする。病理学的には Parkinson 病と同じ所見であるが，Lewy 小体よりも Alzheimer 神経原線維変化が出現する症例がはるかに多い。Alzheimer 神経原線維変化は，脳幹の melanin 含有細胞のほか，大脳皮質，視床，視床下部などにも認められる。本症の脳幹にみられる Alzheimer 神経原線維変化は電顕では大脳皮質にみられる Alzheimer 神経原線維変化と同じである（99頁参照，Ishii and Nakamura 1981）。さらに免疫蛍光抗体法により，6例の脳炎後 parkinsonism の症例に，influenza A 抗原が認められている（Gamboa et al 1974）。

文献
Gamboa ET, Wolf A, Yahr MD, et al. Influenza virus antigen in postencephalitic parkinsonism brain. Arch Neurol 1974 ; 31 : 228-232
Ishii T, Nakamura Y. Distribution and ultrastructure of Alzheimer's neurofibrillary tangles in postencephalitic parkinsonism of Economo type. Acta Neuropathol 1981 ; 55 : 59-62

3) 線条体黒質変性症 striatonigral degeneration

臨床上 Parkinson病を呈するが，脳を切った場合に両側の被殻（とくに後，外側部）に褐色を呈する著明な萎縮があるので診断される。しかし尾状核はよく保たれている。光顕像上，被殻と黒質に高度の神経細胞の脱落，金属を含む色素沈着および gliosis が認められる。calcineurin の免疫組織学的検査により，calcineurin 陽性細胞（中型の spiny neuron）の脱落が本疾患の病巣部位を浮き彫りにしてみることができ，基底核黒質間の回路の理解に役立っている（Goto et al 1989）。すなわち，globus pallidus および黒質の pars reticularis への投射線維の消失が明白に認められ，黒質の pars compacta のメラニン含有細胞の消失は外側部により著明である。Lewy 小体や Alzheimer 神経原線維変化は通常認められない。

本症は olivopontocerebellar atrophy を伴い，Shy-Drager 症候群を示すこともある。これを Oppenheimer は multisystem atrophy とよんで，autonomic failure を臨床像とする Shy-Drager 症候群を示し，病理学上 Lewy 小体が出現する Parkinson 病で自律神経系をおかす症例とを区別している。

文献
Adams RD, van Bogaert L, Van der Eecken H. Striatonigral degeneration. J Neuropathol Exp Neurol 1964 ; 23 : 584-608
Takei Y, Mirra SS. Striatonigral degeneration : a form of multiple system atrophy with clinical parkinsonism. In : Zimmerman HM, ed. Progress in Neuropathology, Vol 2. New York : Grune & Stratton, 1973 : 217-251

加藤信介, 田中順一, 中村晴臣：多系統萎縮症 (Oppenheimer) の被殻にみられる暗青色の色素沈着. 神経内科 1987；27：108-110
Oppenheimer D. Histopathology of autonomic failure. In : Bannister Sir R, ed. Autonomic Failure.In : A Textbook of Clinical Disorder of the Autonomic Nervous System, 2nd ed. Oxford : Oxford Univ Press, 1988 : 415-463
Goto S, Hirano A, Rojas-Corona RR, Calcineurin immunoreactivity in striatonigral degeneration. Acta Neuropathol 1989；78：65-71
平野朝雄, 水澤英洋. 自律神経系の病理について—Montefiore における 2,3 の考察. 自律神経 1989；26：249-254
末長敏彦, 平野朝雄. 線条体黒質変性症の小脳にみられた stellate body. 神経内科 1989；31：435-436
Goto S, Hirano A, Rojas-Corona RR. Immunohistochemical visualization of afferent nerve terminals in human globus pallidus and its alterations in neostriatal neurodegenerative disorders. Acta Neuropathol 1989；78：543-550

4) parkinsonism-dementia complex on Guam

　これは現在のところ Guam 島の Chamorro 族にだけみられる parkinsonism であるが，痴呆を伴い，経過は比較的短く，だいたい 3 年から 5 年で死亡する．大脳や脳幹をはじめ中枢神経の特殊系統を広範におかす．神経細胞の消失と多数の Alzheimer 神経原線維変化が起こる．一般に黒質のおかされ方は高度で，ほかの parkinsonism の比ではない．興味あることに，Alzheimer 神経原線維変化が多数にみられるのに老人斑はみられない．さらに，Guam 島の ALS で死亡したほとんど全例に Alzheimer 神経原線維変化が黒質をはじめ，ほかの場所にみられる．注目すべきことに，Guam 島の Chamorro 族には Alzheimer 神経原線維変化の発生率が高く，とくに神経症状の認められていない約半数の成人にも少数ながら神経原線維変化が認められる．通常，parkinsonism-dementia complex on Guam には Lewy 小体はなく，約 10% の症例にのみ少数の Lewy 小体が認められているにすぎない．その場合でも Alzheimer 神経原線維変化がその近くに存在する．parkinsonism-dementia complex on Guam の Lewy 小体は Parkinson 病の Lewy 小体と同様に α-synuclein 陽性である (Takahashi et al 2000)．

　本症は現在のところ Chamorro 族にのみ知られている病気であるが，痴呆をもった parkinsonism はアメリカでも決して少なくない．そのため，その病理的所見の検索には一応 Chamorro 型の可能性も考慮に入れて調べている．parkinsonism-dementia complex の剖検例は著者自身が約 10 年間にみた症例だけでも 70 例を越える．Guam 島の症例は Alzheimer 神経原線維変化の研究に特別な役割を果たしている．parkinsonism-dementia complex の原因は不明である．Alzheimer 神経原線維変化があるにもかかわらず脳炎の前歴はない．近年，Guam 島に永住していたフィリピン人にも parkinsonism-dementia complex の 1 症例が，臨床上および病理上 Chamorro 族の parkinsonism-dementia complex と同じ所見を呈していることが確認されている．その他，ニューギニアにも ALS-PD の集団発生が Gajdusek らにより報告されているが，剖検例はまだない．一方，ドイツでは，家族性の ALS-PD が H.P. Schmitt により報告され，病理所見の記述でも Guam 島の症例に似ていることが指摘されている．

　近年の Guam 島の症例に senile plaque が出現するとのことで，25 年前に検索した症例の海馬角に β protein について検査したところ大部分はやはり陰性であるが加齢者に diffuse plaque がみられることがある (Ito et al 1990)。海馬角の CA1, subiculum および dentate gyrus の外層部の synaptophysin の著明な減少は Alzheimer 病同様で，entorhinal cortex よりの投射神経の変性脱落によるものと思われる (Goto et al 1990)。基底核の投射系の変化は parkinsonism-dementia complex の症例においても，免疫組織学的検索でみられない (Goto et al 1990)。この所見は PSP と異なり，Alzheimer 病や Parkinson 病同様である。ただし黒質の変化は parkinsonism-dementia complex on Guam においてより著明であることが確認された。脊髄には Alzheimer 神経原線維変化の存在が，Guam の parkinsonism-dementia complex と amyotrophic lateral sclerosis (ALS) の検査した全例に tau 陽性として確認されている (Matsumoto et al 1990)。

つぎにその後追加された知見を述べる。Alzheimer 神経原線維変化は Guam の症例では大脳皮質の第5層よりも第3層に多数出現するのに対し Alzheimer 病ではその反対であるという (Hof 1991)。Guam および Alzheimer 病の症例の Alzheimer 神経原線維変化は tau triplet (tau 55, 64 および 69) であり，PSP のそれは tau doplet (tau 64 と 69) で異なることが指摘されている (Buée-Sherrer et al 1995)。Parkinsonism-dementia complex on Guam においても tau 陽性の glial fibril が認められるが，astrocyte に出現する hazy inclusion は PSP に特徴的な tuft shaped inclusion とは異なる (422頁)。

文献

Hirano A, Kurland LT, Krooth RS, Lessell S. Parkinsonism-dementia complex, an endemic disease on the Island of Guam. I. Clinical features. Brain 1961 ; 84 : 642-661

Hirano A, Malamud N, Kurland LT. Parkinsonism-dementia complex, an endemic disease on the Island of Guam. II. Pathological features. Brain 1961 ; 84 : 662-679

Hirano A, Malamud M, Kurland LT. Parkinsonism-dementia complex, an endemic disease on the island of Guam. Pathological features. J Neuropathol Exp Neurol 1962 ; 21 : 315-316

Nakano I, Hirano A. Neuron loss in the nucleus basalis of Meynert in parkinsonism-dementia complex of Guam. Ann Neurol 1983 ; 13 : 87-91

平野朝雄. Parkinsonism-dementia complex. 内科 Mook No. 23. 1984 : 165-173

Yamamoto T, Hirano A. Nucleus raphe dorsalis in parkinsonism-dementia complex of Guam. Acta Neuropathol 1985 ; 67 : 296-299

平野朝雄. 老人性痴呆. 神経病理学的立場から. 精神神経誌 1985 ; 87 : 812-816

Hirano A, Llena FJ. Neuropathological features of parkinsonism-dementia complex on Guam. Reappraisal and further studies. In : Zimmerman HM, ed. Progress in Neuropathology, Vol 6. New York : Raven Press, 1986 : 17-31

Masullo C, Pocchiari M, Mariotti P, Macchi G, Garruto RM, Gibbs CJ Jr, Yanagihara R, Gajdusek DC. The nucleus basalis of Meynert in parkinsonism-dementia of Guam : a morphometric study. Neuropathol Appl Neurobiol 1989 ; 15 : 193-206

Ito H, Goto S, Hirano A, Kato S, Waki R, Yen S-H. Immunohistochemical study on the hippocampus in parkinsonism-dementia complex on Guam. J Neuropathol Exp Neurol 1990 ; 50 : 49 (abst)

Goto S, Hirano A. Neuronal inputs to hippocampal formation in Alzheimer's disease and in parkinsonism-dementia complex on Guam. Acta Neuropathol 1990 ; 79 : 545-550

Goto S, Hirano A, Matsumoto S. Immunocytochemical study of the striatal efferents and nigral dopaminergic neurons in parkinsonism-dementia complex on Guam in comparison with those in Parkinson's and Alzheimer's disease. Ann Neurol 1990 ; 27 : 520-527

Matsumoto S, Hirano A, Goto S. Spinal cord neurofibrillary tangles of Guamanian amyotrophic lateral sclerosis and parkinsonism-dementia complex : an immunohistochemical study. Neurology 1990 ; 40 : 975-

Hirano A. ALS on Guam. In pursuit of pathology over 30 years. In : Rose FC, Norris F, Kurland LT, eds. ALS : Epidemiological and Neurotoxicological Aspects. London : Smith-Gordon, 1990 : 100-111

Hof PR, Perl DP, Loerzel AJ et al. Neurofibrillary tangle distribution in the cerebral cortex of parkinsonism-dementia cases from Guam : differences with Alzheimer's disease. Brain Res 1991 ; 564 : 306-313

Buée-Sherrer V, Buee L, Hof PR et al. Neurofibrillary degeneration in amyotrophic lateral sclerosis/parkinsonism-dementia complex of Guam : immunochemical characterization of tau proteins. Am J Pathol 1995 ; 146 : 924-932

Oyanagi K, Wada M. Neuropathology of parkinsonism-dementia complex and amyotrophic lateral sclerosis of Guam : an update. J Neurol 1999 ; 246 [Suppl 2] : II/19-II/27

Takahashi M, Llena JF, Weidenheim KM et al. α-synuclein reactive neurons in Parkinsonism-dementia complex on Guam. J Neuropathol Exp Neurol 2000 ; 59 : 461

Yamazaki M, Arai Y, Baba M et al. α-synuclein inclusions in amygdala in the brains of patients with the Parkinsonism-dementia complex of Guam. J Neuropathol Exp Neurol 2000 ; 59 : 585-591

Oyanagi K, Chen KM, Craig UK, Yamazaki M, Perl DP. Parkinsonism, dementia, and vertical gaze palsy in a Guamanian with cerebral atrophy, nigral depigmentation, NFTs, tufted astrocyted and astrocytic plaques. Acta Neuropathol 2000 ; 99 : 73-80

平野朝雄. この半世紀における加齢に伴う脳神経疾患の変遷. 日本老年医学会雑誌 2003 ; 40 : 15-18

5）進行性核上性麻痺 progressive supranuclear palsy（PSP）
(Steele-Richardson-Olszewski syndrome)

著者は Guam 島から New York に戻って間もなく 1962 年に Toronto 大学より招待された。これは同地に parkinsonism と眼球運動障害を示す患者が数例発見されたためである。これらの患者は各眼球運動は麻痺していないのに眼球の共同運動ができず，首の筋の硬直，痴呆などを伴う特徴がある。脳では皮質下神経核，脳幹その他に神経細胞の消失および神経原線維変化が著明にみられる。Guam 島の症例と臨床的ならびに病理学的に比較する機会に恵まれたことは生涯忘れられない想い出となった。Toronto の症例は臨床的に眼球の共同運動の障害というきわめて特徴をもったもので，それを欠く Guam 島の症例と区別される。脳幹部の光顕像上の所見は神経原線維変化がみられる点で似ている。しかも両疾患ともに脳炎の病歴はない。本疾患には通常家族歴はなく (Gazeley et al 1996)，広く世界各地において報告され，その原因は不明である。電顕による研究によれば神経原線維変化は 15 nm の真直な tubule の集積したものであるが，さらに 80 nm の周期性を有するねじれ線維も報告されている。光顕でも，注意してみると，H.E. 染色で線維は淡く染まり，Alzheimer type のように hematoxylin で青く染まらない。神経原線維変化を形成している tau は parkinsonism-dementia complex on Guam や Alzheimer 病のそれとは異なる (420頁)。PSP は tauopathy の代表的疾患として注目をあびている (小森 1999)。

本疾患は senile plaque を伴わず神経原線維変化が出現することが注目され，神経原線維変化を電顕像上 (天野ら 1989)，神経細胞突起の変性所見の thread の検索 (Probst 1988)，脊髄における神経原線維変化の分布 (Kato et al 1986) などの研究報告がある。

PSP の症例に dementia がみられ，大脳皮質の神経細胞に 15 nm の直径の straight tubule の出現する症例も報告されている (Takahashi 1989)。pedunculopontine nucleus はコリン作動

性で Alzheimer 病と PSP 両疾患において Alzheimer 神経原線維変化が出現するが，PSP では神経細胞の減少が著明であるのに対し，Alzheimer 病では control とあまり変わりない（107頁参照）。本症で subthalamic nucleus が強度におかされることは肉眼的にも認められ，Alzheimer 病でよく保存されているのに比較して，脳幹部の萎縮とともに診断上有力な所見である。

本症では小脳の歯状核に grumose degeneration がみられる（163頁参照）。

最近 PSP の tau 陽性の種々の glial fibrillary tangle についての新知見については 421 頁に述べた。この中で tuft-shaped astrocyte は PSP に特徴的封入体である。neuropil thread の出現も PSP に顕著である。

文献

Steele JC, Richardson JC, Olszewski J. Progressive supranuclear palsy: a heterogenous degeneration involving the brain stem, basal ganglia and cerebellum with vertical gaze and pseudobulbar palsy, nuchal dystonia and dementia. Arch Neurol 1964; 10: 333-359

Hirano A: Discussion on Olszewski J, Steele J, Richardson JC. Pathological report on six cases of heterogenous system degeneration. J Neuropathol Exp Neurol 1964; 23: 188

Roy S, Datta CK, Hirano A, Ghatak NR, Zimmerman HM. Electron microscopic study of neurofibrillary tangles in Steele-Richardson-Olszewski syndrome. Acta Neuropathol 1974; 29: 175-179

Tomonaga M. Ultrastructure of neurofibrillary tangles in progressive supranuclear palsy. Acta Neuropathol 1977; 32: 177-181

Ghatak NR, Nochlin D, Hadfield MG. Neurofibrillary pathology in progressive supranuclear palsy. Acta Neuropathol 1980; 52: 73-76

Kato T, Hirano A, Weinberg MN, Jacobs AK. Spinal cord lesions in progressive supranuclear palsy: some new observations. Acta Neuropathol 1986; 71: 11-14

Probst A, Langui D, Lautenschlager C, Ulrich J, Brion JP, Anderton BH. Progressive supranuclear palsy: extensive neuropil threads in addition to neurofibrillary tangles. Very similar antigenicity of subcortical neuronal pathology in progressive supranuclear palsy and Alzheimer's disease. Acta Neuropathol 1988; 77: 61-68

天野直二, 岩淵　潔, 横井　晋, 柳下三郎, 伊藤洋二, 斉藤　惇, 長友秀樹, 松下正明. 進行性核上性麻痺におけるアルツハイマー原線維変化の超微形態, 3自験例と文献との比較検討から. 脳神経 1989; 41: 35-44

Kato S, Nakamura H, Otomo E. Reappraisal of neurofibrillary tangles. Immunohistochemical, ultrastructural, and immunoelectron microscopical studies. Acta Neuropathol 1989; 77: 258-266

Takahashi H, Oyanagi K, Takeda S, Hinokuma K, Ikuta F. Occurrence of 15-nm-wide straight tubules in neocortical neurons in progressive supranuclear palsy. Acta Neuropathol 1989; 79: 233-239

Gazeley S, Maguire JA. Familial progressive supranuclear palsy. Clin Neuropathol 1996; 15: 215-220

Hauw JJ, Daniel SE, Dickson D et al. Preliminary NINDS neuropathologic criteria for Steele-Richardson-Olszewski syndrome (progressive supranuclear palsy). Neurology 1994; 44: 2015-2019

小森隆司. タウオパチーを病理学的にどう理解するか. Brain Medical 1999; 11: 339-346

6) corticobasal degeneration (CBD)

1967 年に Rebeiz et al が parkinsonism と dementia を主徴とする corticodentatonigral degeneration with neuronal achromasia と題する症例を記載した。その後 Gibb は corticobasal degeneration と命名した。本症は substantia nigra と fronto-parietal cortex にとくに強い変性をきたし，さらに globus pallidus, thalamus や frontal and superior temporal lobe もおかされる。本症は phosphorylated neurofilament 陽性の **balooned neuron**，tau 陽性神経細胞およびグリアの細胞骨格線維の変性をきたす。本症の neurofibrillary tangle は，

long periodic constriction または 15 nm の straight filament より構成される。glial fibrillary tangle は多数の argentophilic thread, coiled bodies のほか本症に特徴的な astrocytic plaque が散在する。astrocytic plaque は GFAP 陽性の astrocyte の突起の末端が tau 陽性であたかも senile plaque のようにみえることから命名されたものである (Feany 1995)。しかし PSP に出現する tuft-shaped astrocyte はまれである。PSP においては neurofibrillary tangle が CBD では glial fibrillary tangle が主座を占める。

文献
Feany MB, Dickson DW. Widespread cytoskeletal pathology characterizes corticobasal degeneration. Am J Pathol 1995 ; 146 : 1388-1396
若林孝一, 高橋　均. Corticobasal degeneration の病理. 脳神経 1996 ; 48 : 521-532
Ikeda K. Basic pathology of corticobasal degeneration. Neuropathology 1997 ; 17 : 127-133

b. Huntington 病

これは常染色体優性遺伝型式をとる疾患で臨床的には中年期に徐々に発病し, chorea と器質性精神症候群を伴う。病理所見は大脳皮質および基底核, とくに尾状核と被殻に強度の萎縮を起こす。そのため脳室の前角が著明に拡大し, 特徴ある肉眼的病理所見を示す(図237)。しかし, 例外もあり, ほとんど正常に近いものから典型例まで症例により幅がある (Vonsattel et al 1985)。一方, Guam 島の parkinsonism-dementia complex, Pick 病, Alzheimer 病, その他の症例でも Huntington 病に類似した肉眼所見を呈することがときに認められている。

Huntington 病では striatum の large-size neuron よりも medium-size neuron がより著しく減少することが知られていたが, さらに medium-size spiny neuron (globus pallidus と黒質

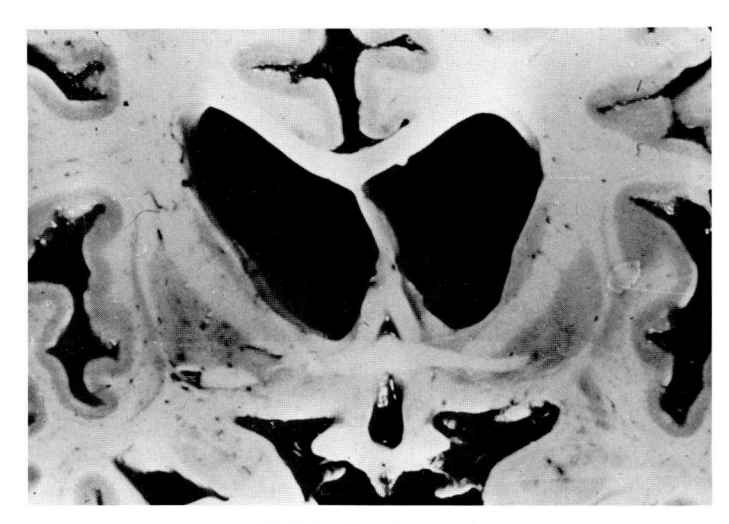

図 237 Huntington 病
尾状核の両側性萎縮が強く, 脳室が拡大する。

への主要投射ニューロン）がとくに強くおかされることが指摘されている。一方，somatostatin と neuropeptide Y を共有している aspiny neuron は選択的に保存されることも報告されている。Goto ら（1989）は medium-sized neuron の marker となる calcineurin を免疫組織学的に検索し，この細胞の強度の脱落を報告している。興味深いことにその脱落がモザイク型を呈することを指摘している。striosome との関係を考えさせる。astrocyte の変化としては fibrillary gliosis の程度は強くなく，脂質顆粒が認められる。しかし，juvenile rigid form では gliosis が顕著であると記載されている。

Huntington 病では，視床，視床下核，黒質の zona reticularis をはじめ，ほかの脳幹や小脳核もおかされる。それに対して，nucleus basalis of Meynert は正常であることは注目に値する。

基底核の dopamine は正常であるのに対し，γ-aminobutyric acid (GABA) と glutamic acid decarboxylase (GAD) が減少する。黒質と globus pallidus の substance P と met-enkephalin も低下する。

1983 年に Gusella らによりリンパ球から Huntington 病の遺伝子の marker が見つけられ，患者の発見に飛躍がもたらされた。

本症の原因遺伝子は **huntingtin** と呼ばれる蛋白をコードしており，第 4 番染色体短腕上にある。その coding region に CAG (cytosine-adenine-guanine) の繰り返し配列が存在し，患者ではこの CAG 繰り返し部分が不安定で，正常者の 2〜3 倍に増大している。

striatum の変性細胞の核の中に ubiquitin 陽性の核小体と同じくらいの封入体が出現することが明らかにされた。その後この核内封入体は Huntington 病の transgenic mice でも確認され，また以前には一般に気づかれていなかった fibrillary structure が電顕で確認されている。封入体は核の他に neurites にも報告されている。

はっきりした家族歴のない孤発性の Huntington 病でも遺伝子解析で確定診断を下すことができることが報告されている（Davis et al 1994；冨安ら 1996）。また，たまたま Huntington 病と家族性 ALS の合併した珍しい症例をみたことがある（Rubio et al 1996）。

文献

Gusella JF, Wexler NS, Conneally PM, et al. A polymorphic DNA marker genetically linked to Huntington's disease. Nature 1983；306：234-238
Martin J-B. Huntington's disease：new approaches to an old problem. Neurology 1984；34：1059-1072
Vonsattel J-P, Myers RH, Stevens TJ, Ferrante RJ, Bird ED, Richardson EP Jr. Neuropathological classification of Huntington's disease. J Neuropathol Exp Neurol 1985；44：559-577
Graveland GA, Williams RS, DiFiglia M. Evidence for degenerative and regenerative changes in neostriatal spiny neurons in Huntington's disease. Science 1985；227：770-773
Goto S, Hirano A, Rojas-Corona RR. An immunohistochemical investigation of the human neostriatum in Huntington's disease. Ann Neurol 1989；25：298-304
Paul J, Vonsattel G, DiFiglia M. Huntington Disease. J Neuropathol Exp Neurol 1998；57：369-384
Maat-Schieman MLC, Dorsman JC, Smoor MA et al. Distribution of inclusions in neuronal nuclei and dystrophic neurites in Huntington disease brain. J Neuropathol Exp Neurol 1999；58：129-137

Rubio A, Steinberg K, Figlewicz. Coexistence of Huntington's disease and familial amyotrophic lateral sclerosis : case presentation. Acta Neuropathol 1996 ; 92 : 421-427
Davis MB, Bateman D, Marsden CD et al. Mutation analysis in patients with possible but apparently sporadic Huntington's disease. Lancet 1994 ; 344 : 714-717
冨安　斉, 吉井文均, 永山富子, 他. 家族歴が不明で, DNA解析により診断が確定したハンチントン病の1例. 臨床と研究 1996 ; 73 : 2075-2077
Davies SW, Turmaine M, Cozens BA et al. Formation of neuronal intranuclear inclusions underlies the neurological dysfunction in mice transgenic for the HD mutation. Cell 1997 ; 90 : 537-548
Scherzinger E, Lurz R, Turmaine M et al. Huntingtin-encoded polyglutamine expansions form amyloid-like protein aggregates in vitro and in vivo. Cell 1997 ; 90 : 549-558

付] **chorea-acanthocytosis**

本症は Huntington 病のような不随意運動を呈し, 家族性に発症し, 主として線条体の萎縮をきたす疾患である。しかし, Huntington 病とは異なり著明な痴呆のないこと, 咬舌・咬唇の傾向を有すること, その他 acanthocytosis を特徴とすることなどから鑑別される疾患である。大脳皮質および線条体の glutamic acid decarboxylase は正常であるといわれている。

文献
Chorea-Acanthocytosis(1)(Levine-Critchley症候群). 神経内科 1981 ; 15 : 1-35
Chorea-Acanthocytosis(2)(Levine-Critchley症候群). 神経内科 1981 ; 15 : 103-145

c. その他

1) hemiballismus

これはその名のように劇的で重篤な臨床像をもってよく知られた疾患である。その原因は視床下核またはその付近の病巣により起こる。ほとんどすべての場合, 血管性の出血性梗塞による。この神経核に分布する血管は後大脳動脈の穿通枝である。変性疾患には入らないが, 錐体外路系疾患に属するので便宜上ここで述べた。

2) Hallervorden-Spatz 病

きわめてまれな常染色体劣性型式で遺伝する疾患である。これは淡蒼球と黒質とくに網状帯 zona reticularis が著明な褐色を呈するので肉眼的にすぐに目立つ。これは神経細胞の消失, 残存した神経細胞およびグリアの変化, とくに鉄や脂質などが沈着したためである。軸索の dystrophic な腫脹が目立ち, Seitelberger 病 (infantile neuroaxonal dystrophy) をはじめ, ほかの疾患とともに neuroaxonal dystrophy の分類に入れられている (151頁参照)。adult onset の症例で Alzheimer's neurofibrillary changes を伴う症例が報告されている (100頁参照)。また, juvenile-onset の症例で α-synuclein 陽性の Lewy body を伴う症例も報告されている (Wakabayashi et al 2000)。

文献
Wakabayashi K, Fukushima T, Koide R et al. Juvenile-onset generalized neuroaxonal dystrophy (Hallervorden-Spatz disease) with diffuse neurofibrillary and Lewy body pathology. Acta Neuropathol 2000 ; 99 : 331-336

3) double athetosis

本症は athetosis といわれる奇怪な不随意運動および特殊な発音障害を示すので，一見して臨床的に診断できる．この病理所見は線条体に**大理石様状態** status marmoratus とよばれる特有な所見を呈する．これは髄鞘染色をしたとき髄鞘が不規則に配列されて大理石のようにみえるためにつけられた名前である(図267)．これを髄鞘の過剰増殖によるという説もあるが，この所見の真の pathogenesis は不明である．本症はすでに停止した進行性でない古い病巣で，いわゆる static encephalopathy に属する．すなわち出産前後の無酸素症や出産時外傷により生じた脳の病変の結果である．本症にみられる異常配列の髄鞘の電顕的所見の記載は髄鞘の過剰増殖を支持するものとはいえない．

文献

Bignami A, Ralston HJ 3rd. Myelination of fibrillary astroglial processes in long term Wallerian degeneration. The possible relationship to 'status marmoratus.' Brain Res 1968 ; 11 : 710-713

Borit A, Herndon RM. The fine structure of plaques fibromyéliniques in ulegyria and in status marmoratus. Acta Neuropathol 1970 ; 14 : 304-311

4. 小脳を主としておかす疾患

ここでは小脳皮質およびそれに出入りする神経路をおかす変性疾患である脊髄小脳変性症 (SCD) について述べる．以前は原因不明のため病理解剖学的分類が採用されていたが，最近は分子遺伝学に基づく分類が主流である．しかしそれらは成書を参照していただき，ここではあえて別の視点から考えて理解を深めたい．まず小脳の正常構造の大略を述べて解剖学的連絡を簡単に示し (図238)，それに沿って病巣を列挙してみる．

小脳皮質の中心の神経細胞は **Purkinje 細胞**で，これは枝分かれした大樹のように無数の樹状突起 dendrite を分子層 molecular layer に出し，その軸索は主として歯状核 dentate nucleus にいき，そこで神経細胞を変えて上小脳脚 superior cerebellar peduncle を唯一の出口として通過し，赤核 red nucleus および視床に至る．小脳に入る神経線維は**苔状線維** mossy fiber と**登上線維** climbing fiber の二つである．前者は主として橋核から由来し，顆粒層で主に顆粒細胞の樹状突起とシナプスを形成する．顆粒細胞の軸索は上行して分子層に至り，T字形に分かれて平行線維 parallel fiber となる．これは Purkinje 細胞の末梢の細い樹状突起についている棘 spine とシナプスを形成する．一方，climbing fiber はおもに下オリーブ核 inferior olive から由来し Purkinje 細胞の太い樹状突起についている spine とシナプスを形成する．Purkinje 細胞層には **Bergmann glia** といわれる astrocyte があり，その突起は Purkinje 細胞の樹状突起を包みながら上方に向かい柔膜に達する．

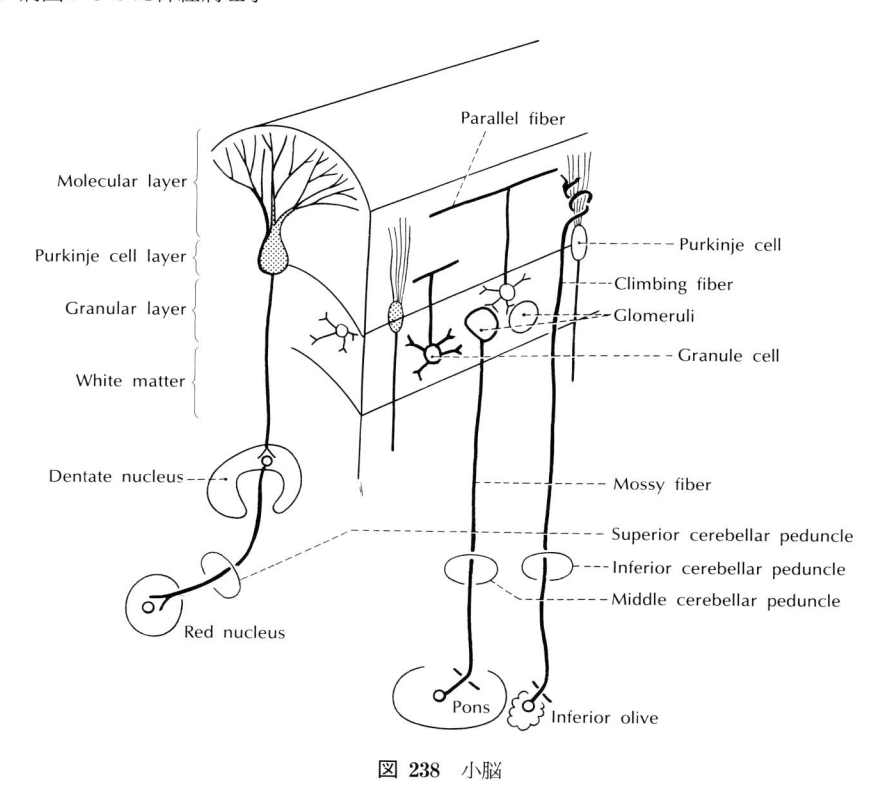

図 238 小脳

文献
Palay SL, Chan-Palay V. Cerebellar Cortex. New York: Springer-Verlag, 1974
御子柴克彦. 脳の形態形成とその異常. 小脳皮質形成を中心に. Neuropathology 2000 ; 20 (supple) : 3

a. 小脳皮質を主としておかす疾患
1) Purkinje 細胞を主としておかすもの

　Purkinje 細胞の著明な消失をきたし，顆粒細胞も相当に減少する．そのために Bergmann glia の増殖が目立ち，小脳が肉眼的にも萎縮する．その場合，下オリーブ核の神経細胞もおかされる．下オリーブ核の変性は retrograde transsynaptic degeneration のためであるといわれる．しかし歯状核およびそこから出る軸索，すなわち上小脳脚はおかされない．まれであるが臨床家によく知られている Holmes' familial cerebello-olivary atrophy はこの型に入る．そのほかに散発型もある．一方，後天性に栄養障害によるもの，中毒，感染，無酸素症などさまざまの原因でも Purkinje 細胞の消失をきたす．

2) 顆粒細胞を主としておかすもの cerebellar degeneration of granular cell type

　顆粒細胞およびその軸索である parallel fiber が著しく減少しているにもかかわらず Purkinje 細胞は比較的よく保存されている．しかしその配列は一般に不規則である（図 239）．Purkinje 細胞の樹状突起はしばしば異常に太くふくれて星状の突起を出し，**dendritic expansion**

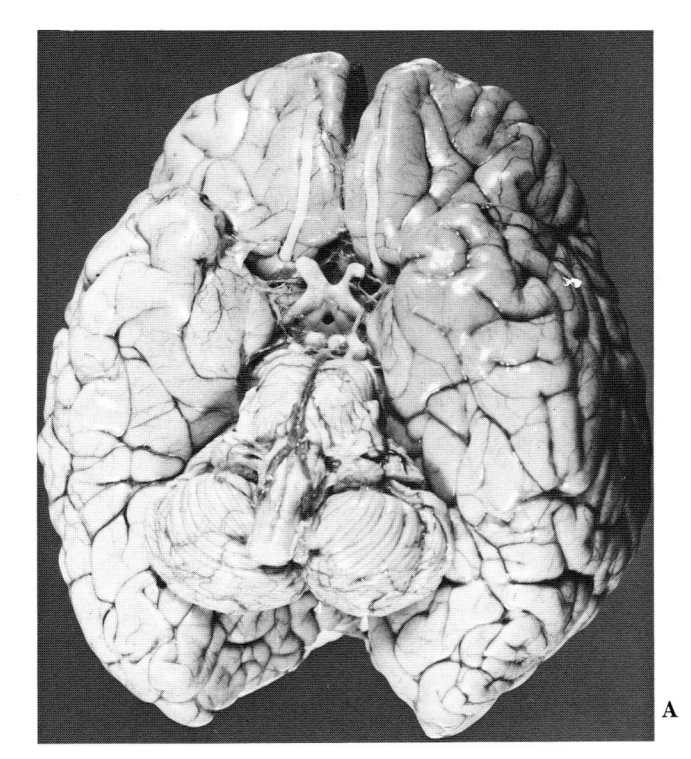

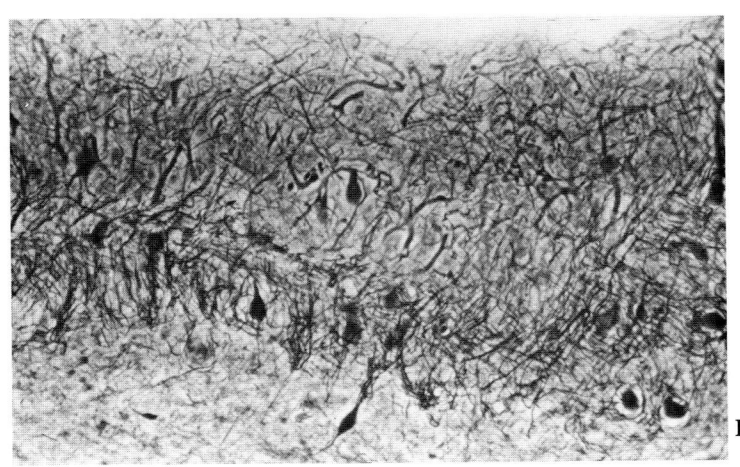

図 239 小脳変性症 granule cell type（鍍銀染色）
顆粒細胞が欠如し，Purkinje 細胞の配列が乱れている。

とよばれる。軸索は正常であるが，ときに **torpedo** とよばれる顆粒層内の軸索の膨化をきたし，銀染色で濃染する。

　電顕では，Purkinje 細胞の樹状突起棘は，それとシナプスを形成すべき parallel fiber がないのにもかかわらず存在している。その点 **weaver** とよばれる murine mutant の所見とよく似ている。後者は遺伝性の原因で顆粒細胞となるべき外胚芽層 external germinal layer の形

成が不十分であり、さらに外顆粒細胞が小脳皮質を下行しても顆粒層をつくる以前にほとんど消失してしまう。そのために顆粒層がほとんど形成されない。そのほか動物の小脳の外胚芽層の出現する時期に中毒やウイルス感染を起こさせるとまったく同様の所見を実験的につくることができる。これらの諸研究は昔から長い間謎とされていた小脳変性疾患の理解に一条の光をさすものと考えられる（163頁参照）。

文献

Hirano A, Dembitzer HM, Jones M. An electron microscopic study of cycasin-induced cerebellar alterations. J Neuropathol Exp Neurol 1972 ; 31 : 113-125

Hirano A, Dembitzer HM. Cerebellar alterations in the weaver mouse. J Cell Biol 1973 ; 56 : 478-486

Hirano A, Dembitzer HM, Ghatak NR, Fan K-J, Zimmerman HM. On the relationship between human and experimental granule cell type cerebellar degeneration. J Neuropathol Exp Neurol 1973 ; 32 : 493-502

Hirano A, Dembitzer HM. Observations on the development of the weaver mouse cerebellum. J Neuropathol Exp Neurol 1974 ; 33 : 354-364

Hirano A, Dembitzer HM. The fine structure of staggerer cerebellum. J Neuropathol Exp Neurol 1975 ; 34 : 1-11

Ferrer I, Sirvent J, Manresa JM, Galofré E, Fernández-Alvorez E, Pineda M. Primary degeneration of the granular layer of the cerebellum (Norman type) : a Golgi study. Acta Neuropathol 1987 ; 75 : 203-208

Goto S, Hirano A, Rojas-Corona RR. A comparative immunocytochemical study of human cerebellar cortex in X-chromosome-linked copper malabsorption (Menkes' kinky hair disease) and granule cell type cerebellar degeneration. Neuropathol Appl Neurobiol 1989 ; 15 : 419-431

b. その他

1) オリーブ・橋・小脳萎縮症 olivopontocerebellar atrophy (OPCA)

Purkinje 細胞のほかに下オリーブ核と橋の神経細胞もおかす系統変性疾患である。以前は家族性に起こる Menzel type と，散在性にみられる Dejerine-Thomas type としてよく知られていた疾患である。顆粒細胞は比較的よく保存されている。実際の症例にあたった場合に以上の三つの神経細胞系のほかにほとんど必ずほかの神経核にも多少の変化がみられ，その組み合わせは多様である。さまざまの神経核中，黒質はとくにおかされやすい。歯状核がおかされることもあり，その場合にはその軸索である上小脳脚も変性する。Friedreich's ataxia 型の脊髄の所見を伴うものもあり，とくに遺伝性のものにみられやすい。

孤発性の OPCA には主として橋核，延髄弓状核に胞体内嗜銀性封入体が出現することが報告されている。免疫組織学的には ubiquitin 陽性であり，電顕で観察すると，この封入体を構築している線維は約24nm径の線維に多数のオスミウム好性顆粒の付着した線維である (Kato and Nakamura 1990)。oligodendroglia の胞体内にも，嗜銀性を有し，ubiquitin 陽性の構造物がみられる (Kato et al 1991)。この neuron と oligodendroglia の argyrophilic inclusion は multiple system atrophy の診断に specific であるといわれている。

文献

Duvoisin RC, Plaistakis A, ed. The Olivopontocerebellar Atrophy. Advances in Neurology, Vol 41. New York: Raven Press, 1984

Kato S, Nakamura H. Cytoplasmic argyrophilic inclusions in neurons of pontine nuclei in patients with olivopontocerebellar atrophy: immunohistochemical and ultrastructural studies. Acta Neuropathol 1990; 79: 584-594

Kato S, Nakamura H, Hirano A, Ito H, Llena JF, Yen SH. Argyrophilic ubiquitinated cytoplasmic inclusions of Leu-7-positive glial cells in olivopontocerebellar atrophy (multiple system atrophy). Acta Neuropathol 1991; 82: 488-493

付〕 Shy-Drager syndrome

　ShyとDragerにより，自律神経系をおかし，orthostatic hypotension，尿失禁，無汗症など特徴的な臨床症状をきたす症候群が記載された。

　この症候群は，しばしばolivopontocerebellar atrophyの症状も伴う。病理所見は，小脳，錐体外路，錐体路および自律神経系に変性をきたす。中枢性の自律神経核は必ずおかされるが，他の系統のおかされ方によって，二つの型に分けられる傾向がある。一つは，olivopontocerebellar atrophyまたはstriatonigral degeneration（両方ともおかされる場合もある）を伴う型。第二は，黒質をおかし，Lewy小体の出現を伴う型である。

文献

特集／多系統萎縮症：特にShy-Drager症候群を中心に，脳神経 1985; 37: 621-705

平野朝雄，水澤英洋．自律神経系の病理について―Montefioreにおける2, 3の考察．自律神経 1989; 26: 249-254

Penney JB Jr. Multiple system atrophy and nonfamilial olivopontocerebellar atrophy are the same disease. Ann Neurol 1995; 37: 553-554

Lantos PL. The definition of multiple system atrophy: a review of recent developments. J Neuropathol Exp Neurol 1998; 57: 1099-1111

2) 歯状核赤核淡蒼球ルイ体萎縮症 dentatorubral pallidoluysian atrophy (DRPLA)

　DRPLAは日本で最初に記載され，日本で疾患概念が確立され，さらに日本で遺伝子が発見されたautosomal dominantの神経変性疾患である。myoclonus, epilepsy, 小脳性のataxia, choreoathetosisおよびdementiaを呈するが，年齢により症状に相違があり，若年型ではmyoclonus, epilepsy, およびmental retardationが，成人型ではataxia, choreoathetosisやdementiaが前景となる（内藤明彦）。また同じ家系内で世代を経るごとに発症年齢が若くなり，より重症化する傾向（anticipation）が認められる。病理学的にはdentatorubral systemとpallidoluysian systemがおかされる（小柳新策）。淡蒼球は外節優位に変性する。また，ubiquitin陽性の神経細胞核内封入体が認められ，これは後述するatrophinにも免疫反応陽性である（Igarashi et al 1998）。なお，視床，脳幹および大脳白質の病変も注目されてきている（Uyama et al 1995; Tomiyasu et al 1998）。原因遺伝子は第12番染色体短腕上にあり，**atrophin**という蛋白をコードしている。患者ではその遺伝子のCAG繰り返し配列が異常に増大していることがわかった（辻省次）。遺伝子異常と臨床症状および病理像との関連が注目されている。これまでMontefioreに本症はない。

文献

辻省次, 内藤明彦, 小柳新策, 編集. DRPLA. 臨床神経学から分子医学まで. 東京: 医学書院, 1997

Uyama E, Kondo I, Uchino M et al. Dentatorubral-pallidoluysian atrophy (DRPLA): clinical, genetic and neuroradiologic studies in a family. J Neurol Sci 1995; 130: 146-153

Tomiyasu H, Yoshii F, Ohnuki Y et al. The brainstem and thalamic lesions in dentatorubral-pallidoluysian atrophy: an MRI study. Neurology 1998; 50: 1887-1890

Igarashi S, Koide R, Shimohata T et al. Suppression of aggregate formation and apoptosis by transglutaminase inhibitors in cells expressing truncated DRPLA protein with an expanded polyglutamine stretch. Nat Genet 1998; 18: 111-117

Yamada M, Tsuji S, Takahashi H. Pathology of CAG repeat diseases. Neuropathology 2000; 20: 319-325

Yamada M, Wood JD, Shimohata T, Hayashi S, Tsuji S, Ross CA, Takahashi H. Widespread occurrence of intranuclear atrophin-1 accumulation in the central nervous system neurons of patients with dentatorubral-pallidoluysian atrophy. Ann Neurol 2001; 49: 14-23

3) Machado-Joseph disease (SCA-3/MJD)

MJD は以前はポルトガル領 Azores 諸島由来のまれな疾患と考えられていたが, ポルトガルとは無関係の地域にも MJD が存在する可能性がおもに日本から提起され (Sakai et al 1983), 結局遺伝子の発見で決着がついたが, 現在わが国で autosomal dominant の脊髄小脳変性症の中で最も多い病気と考えられている. 原因遺伝子は第 14 染色体長腕にあり, **ataxin-3** という蛋白をコードしている. DRPLA 同様, 患者では遺伝子内の CAG 繰り返し配列が異常に増大する triplet repeat disease の一つである.

1976 年に Rosenberg らがポルトガル領 Azores 諸島に祖をもつ一大家系を autosomal dominant の遺伝性 striatonigral degeneration として報告した. しかし 1997 年に Nielsen は Rosenberg らの報告した症例の剖検所見を再検討し, striatum の変化は極めて軽いことを指摘している. 主要な神経病理学的変化は Clarke 核および spinocerebellar tracts の変性, および前角の脱落で, 下オリーブ核が変性を免れている点は重要である. 黒質は zona compacta の神経細胞の脱落と gliosis である. さらに本疾患では小脳皮質は総じて保たれているが, 小脳の歯状核と中脳の赤核がおかされる. 視床下核と淡蒼球も変性する. 淡蒼球は内節優位に変性し, 外節優位に変性する DRPLA との重要な鑑別点になる. また, ubiquitin 陽性の神経細胞核内封入体が認められ, ataxin-3 にも免疫反応陽性である (Paulson 1997).

文献

Rosenberg RN, Nyhan WL, Bay C et al. Autosomal dominant striatonigral degeneration: a clinical pathologic, and biochemical study of a new genetic disorder. Neurology 1976; 26: 703-714

Nielsen SL. Striatonigral degeneration disputed in familial disorder. Neurology 1977; 27: 306

Sakai T, Ohta M, Ishino H. Joseph disease in a non-Portuguese family. Neurology 1983; 33: 74-80

Paulson HL, Perez MK, Trottier Y et al. Intranuclear inclusions of expanded polyglutamine protein in spinocerebellar ataxia type 3. Neuron 1997; 19: 333-344

佐々木秀直, 田代邦雄. 日本におけるトリプレットリピート病の疫学調査と頻度統計―脊髄小脳変性症を中心に. 日本臨床 1999; 57: 787-791

4) kinky hair disease (Menkes 病)

1962 年に, Menkes らは家族性に起こり, 男児の中枢神経系をおかす新しい疾患を発表した.

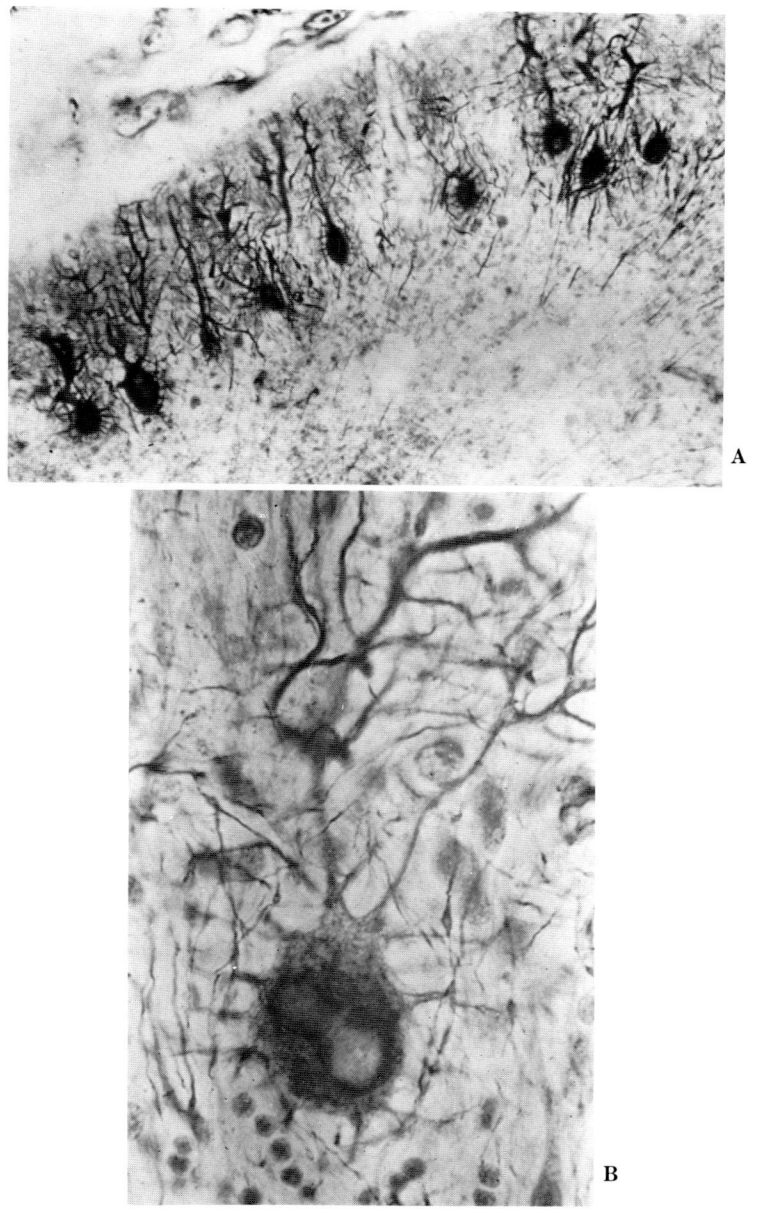

図 240 kinky hair disease の小脳皮質（鍍銀染色）
Purkinje 細胞体から，いが栗のような小さい細胞突起が放射している。

臨床的には発育不良および seizure を伴う高度の神経障害が生後間もなく発生し，薄くて短い，ちぢれ毛様の頭髪を特徴とする。鴨下（重彦）らは M.J. Aguilar とともに同様な症例を報告し，kinky hair disease と名づけた。伴性劣性遺伝の疾患で患者は数カ月から2年以内に死亡する。この疾患の原因遺伝子は Xq13.3 に位置し copper-transporting P-type ATPase をコードしている。患者ではこの遺伝子の欠失，重複や点変異が報告されている。日本における症例を含め，

本症の剖検報告はすでに，当院の5例（OS-1333，A 19178，A 21805，A 22069，A 77-78）を含め20例以上に達している（岩田 1983）。神経病理学的にも独特な所見を呈する。神経細胞の広範な消失に伴い，脳全般にわたる高度の萎縮があるほかに，小脳に特別な変化がみられる。すなわち，多数の Purkinje 細胞は主要な樹状突起のほかに，細胞体から多数の短い突起を四方に出し，ちょうど，いが栗のようにみえ，この所見だけで kinky hair disease の診断を下すことができる（図240）。脊髄では Clarke 細胞の消失および，脊髄小脳路の変性がみられる。視床はとくに強い変性がみられる。視床内の神経核のおかされ方には選択性がみられる（Iwata and Hirano 1979）。脳動脈の著明な蛇行や分枝の増加が認められているが，こうした変化は，四肢の動脈でも記載されている。本病は銅の吸収異常によるといわれ，血清銅および ceruloplasmin 値の減少がある。

　ヒトにおける kinky hair disease とよく似た動物モデルとして，brindled mouse および macular mottled mouse の研究が注目されている（Yajima and Suzuki 1979）。この動物では，伴性劣性遺伝による腸管からの銅吸収障害があり，体毛の色素脱失や kinky hair，発育障害が起こる。大脳皮質や視床の神経細胞の変性および脱落をきたす。さらにこれらの神経細胞内のミトコンドリアの巨大化と，その中に電子密度の高い沈着物質がみられることは，kinky hair disease によく似ている。Purkinje 細胞の dendrite に平野小体が出現する（Peterson et al 1985）。

文献

Menkes JH, Alter M, Steigleder GK, Weakley DR, Sung JH. A sex-linked recessive disorder with retardation of growth, peculiar hair, and focal cerebral and cerebellar degeneration. Pediatrics 1962 ; 29 : 764-779

Aguilar MJ, Chadwick DL, Okuyama K, Kamoshita S. Kinky hair disease. I. Clinical and pathological features. J Neuropathol Exp Neurol 1966 ; 25 : 507-522

Ghatak NR, Hirano A, Poon TP, French JH. Trichopoliodystrophy. II. Pathological changes in skeletal muscle and nervous system. Arch Neurol 1972 ; 26 : 60-72

Purpura DP, Hirano A, French JH. Polydendritic Purkinje cells in X-chromosome linked copper malabsorption : Golgi study. Brain Res 1976 ; 117 : 125-129

今井輝国, French JH, 平野朝雄. Menkes' kinky hair disease. 神経内科 1976 ; 5 : 469-477

Iwata M, Hirano A, French JH. Thalamic degeneration in X-chromosome-linked copper malabsorption. Ann Neurol 1979 ; 5 : 359-366

Iwata M, Hirano A, French JH. Degeneration of the cerebellar system in X-chromosome-linked copper malabsorption. Ann Neurol 1979 ; 5 : 542-549

Yajima K, Suzuki K. Neuronal degeneration in the brain of brindled mouse. A light microscopic study. J Neuropathol Exp Neurol 1979 ; 38 : 35-46

Yajima K, Suzuki K. Neuronal degeneration in the brain of the brindled mouse. An ultrastructural study of the cerebral cortical neurons. Acta Neuropathol 1979 ; 45 : 17-25

岩田　誠, 平野朝雄, French JH. Kinky hair disease における視床変性について. 神経進歩 1980 ; 24 : 304-314

吉村教暭, 工藤　一. Menkes' kinky hair 病の脳病変：脳血管の病変と循環障害病変について. 脳神経 1982 ; 34 : 311-319

平野朝雄, 中野今治. Menkes' syndrome (kinky hair disease). Syndrome 1982. 日本臨床 1982 ; 40 : 270-271

岩田　誠. Kinky hair disease. 織田敏次, 五島雄一郎, 編. 新しい病気のシリーズ 1. 脳・神経・筋疾患. 東京：朝倉書店, 1983 : 108-126

Peterson C, Suzuki K, Kress Y, Goldman JE. Microfilament lattices (Hirano bodies) in brindled mice. J

Neuropathol Exp Neurol 1985 ; 44 : 326

Goto S, Hirano A, Rojas-Corona RR. A comparative immunocytochemical study of human cerebellar cortex in X-chromosome-linked copper malabsorption (Menkes' kinky hair disease) and granule cell type cerebellar degeneration. Neuropathol Appl Neurobiol 1989 ; 15 : 419-431

Horn N, Tφnnesen T, Tümer Z. Menkes Disease : an X-linked neurological disorder of the copper metabolism. Brain Pathol 1992 ; 2 : 351-362

Sparano M, Hirano A, Hirano M et al. Cytochrome C oxidase deficiency and neuronal involvement in Menkes' kinky hair disease : immunohistochemical study. Brain Pathol 1993 ; 3 : 349-354

Shibata N, Hirano A, Kobayashi M et al. Cerebellar superoxide dismutase expression in Menkes' kinky hair disease : an immunohistochemical investigation. Acta Neuropathol 1995 ; 90 : 198-202

吉村教晫. Menkes病. 現代病理学大系. 補遺 3. 東京 : 中山書店 1996 ; 2 : 223-237

5) 悪性腫瘍に伴う亜急性小脳変性症

　悪性腫瘍を伴った患者が，脳内の転移がないのにもかかわらず，小脳の Purkinje 細胞の変性，脱落をきたす疾患である。患者の血清中に宿主の癌細胞のみならず Purkinje 細胞に対する抗体ができる。これは癌の発生に対する宿主の自己免疫によるものと推測される。卵巣癌，子宮癌，乳癌などの婦人科系の腫瘍が多い（369頁）。

文献

塚本哲郎. 悪性腫瘍に伴う亜急性小脳変性症. 臨床神経 1995 ; 35 : 823

　遺伝性脊髄小脳変性症，とくに autosomal dominant の脊髄小脳変性症は **spinocerebellar ataxia (SCA)** としてまとめられ，遺伝子座位が決定された順にSCA-1, SCA-2, SCA-3.... という具合に命名され整理されてきている。原因遺伝子がわかっているものの多くは，3 塩基繰り返し配列が増大する **triplet repeat disease** で，triplet repeat が CAG (cytosine-adenine-guanine) のものに SCA-1, -2, -3/MJD, -6, -7, -12, -17 と DRPLA があり，CTG (cytosine-thymine-guanine) のものに SCA-8 がある。ちなみに autosomal recessive の Friedreich ataxia の triplet repeat は GAA (guanine-adenine-adenine) である。歴史的に有名な Menzel や Marie の原著症例を病理学的に再考してみると，それぞれ SCA-2 と SCA-3 に相当することが Iwabuchi et al により指摘されている (Iwabuchi et al 1999)。また詳細な分類と臨床については遺伝子の解明を含めた近年の優れた総説を参照されたい（阿部 1997）。また，これらの一部では ubiquitin 陽性の神経細胞核内封入体が認められ，発症メカニズムの解明の手がかりとして注目を浴びている（81頁）。

文献

Iwabuchi K, Tsuchiya K, Uchihara T, Yagishita S. Autosomal dominant spinocerebellar degenerations. Clinical, pathological, and genetic correlations. Rev Neurol 1999 ; 155 : 255-270

阿部康二. 遺伝性脊髄小脳変性症の分類と臨床. 脳神経 1997 ; 49 : 591-601

5. 脊髄を主としておかす疾患

　これにはさまざまの臨床疾患があり，脊髄の特定の解剖学的系統をおかす。脊髄そのものは上は大脳・基底核・小脳・脳幹から，下は神経根・神経節・末梢神経・筋肉などと連絡する位置にある。

　まず簡単に脊髄の解剖を図示する（図241）。後根から脊髄の後索に入る神経線維は神経細胞を変えず同側を上行する。Clarke 柱に入るものはそこで細胞を変え，その Clarke 細胞の軸索は同側の後脊髄小脳路 dorsal spinocerebellar tract を上行する。脊髄の側索を下行する錐体路は同側の前角細胞に連絡する（Iwatsubo et al 1990）。前角細胞の軸索は前根から外に出て筋を支配する。

文献
Iwatsubo T, Kuzuhara S, Kanemitsu A, Shimada H, Toyokura Y. Corticofugal projections to the motor nuclei of the brain stem and spinal cord in humans. Neurology 1990 ; 40 : 309-312

a. フリードライヒ病 Friedreich's ataxia （図242,243）

　家族歴があり，幼児期に発症する。神経系のほか，心筋の変性をきたし，骨格の変化も起こる。

　三つの系が両側性，かつ対称的におかされる。第一に脊髄小脳路とくに後脊髄小脳路とその起原の神経細胞である Clarke 核の消失がみられる。第二に後索の変性である。その起原である後根神経節の神経細胞の消失および末梢神経系の変性もみられる。この場合，大型神経細胞（Inoue and Hirano 1980）および大径有髄神経線維（Said et al 1986 ; Goto and Hirano 1990）が選択的におかされる。また，神経細胞が脱落した部分には Nageotte 結節とよばれる

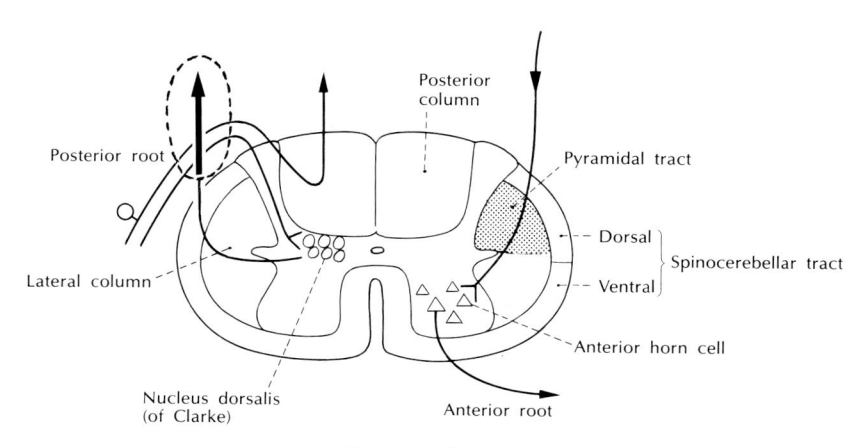

図 241　脊髄の解剖

Schwann 細胞が増殖してつくった結節状構造物がみられる。第三は錐体路の変性である。脳や視神経の病変の記載も報告されている。

　原因遺伝子は第9染色体長腕にあり，frataxin という蛋白をコードしている。患者ではその遺伝子の第1エクソン下流のイントロンにある GAA（guanine-adenine-adenine）繰り返し配列が増大している。

　以上のほかに前述した小脳系または運動神経系，すなわち舌下神経や前角細胞が同時におかされる例も少数ながらあると記載されている。

文献
Inoue K, Hirano A, Hasson J. Friedreich's ataxia selectively involves the large neurons of the dorsal root ganglia. Trans Am Neurol Assoc 1979 ; 104 : 75-76
Said G, Marion M-H, Selva J, Jamet C. Hypotrophic and dying-back nerve fibers in Friedreich's ataxia. Neurology 1986 ; 36 : 1292-1999
Goto S, Hirano A. Immunohistochemical evidence for the selective involvement of dorsal root fibers in Friedreich's ataxia. Neuropathol Appl Neurobiol 1990 ; 16 : 365-370

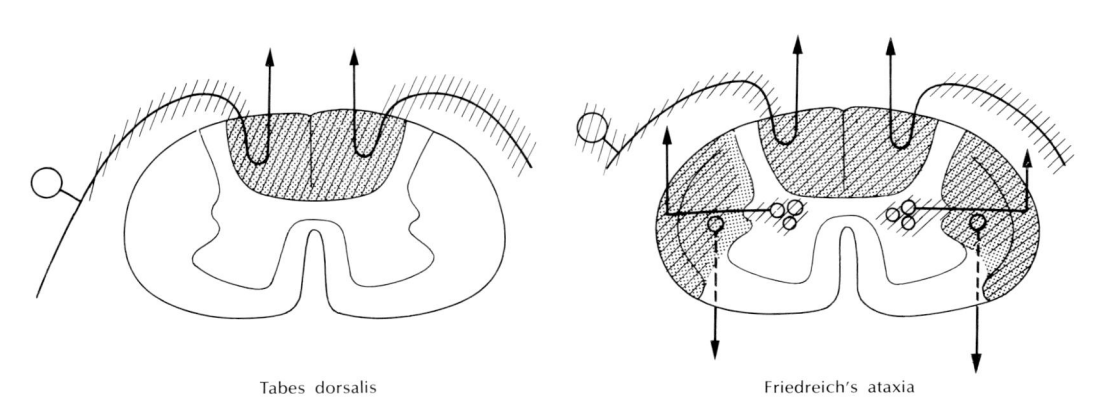

図 242　tabes dorsalis と Friedreich's ataxia

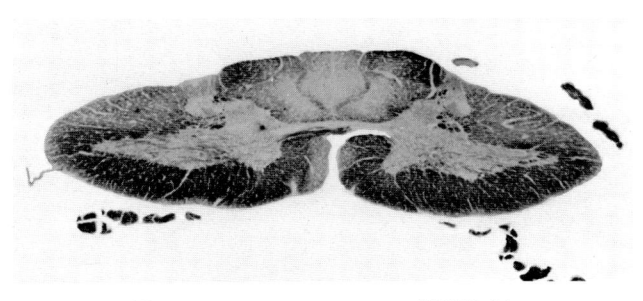

図 243　Friedreich's ataxia（髄鞘染色）

b. 運動ニューロン疾患（図244）

　一つの前角細胞の変化は多数の筋細胞の変性をきたし，いわゆる神経原性萎縮を起こす。motor neuron (MN) system は upper と lower MN system に分かれ，前者は Betz 細胞に代表され，後者は舌下神経はじめ脳幹の諸運動神経核および脊髄前角細胞とその軸索である。この系統の変性疾患中 upper と lower MN をおかす筋萎縮性側索硬化症 amyotrophic lateral sclerosis と lower MN のみをおかす LMN disease とがある。

1) 筋萎縮性側索硬化症 amyotrophic lateral sclerosis (ALS)（図245）

　筋萎縮性側索硬化症は **ALS** または **Charcot** 病ともいわれる。中年の成人をおかし，進行性の神経原性筋萎縮 neurogenic muscular atrophy を起こし，上肢とくに末梢部に始まるのが普通で，初めに脳幹の下部がおかされるときには**進行性球麻痺** progressive bulbar palsy とよ

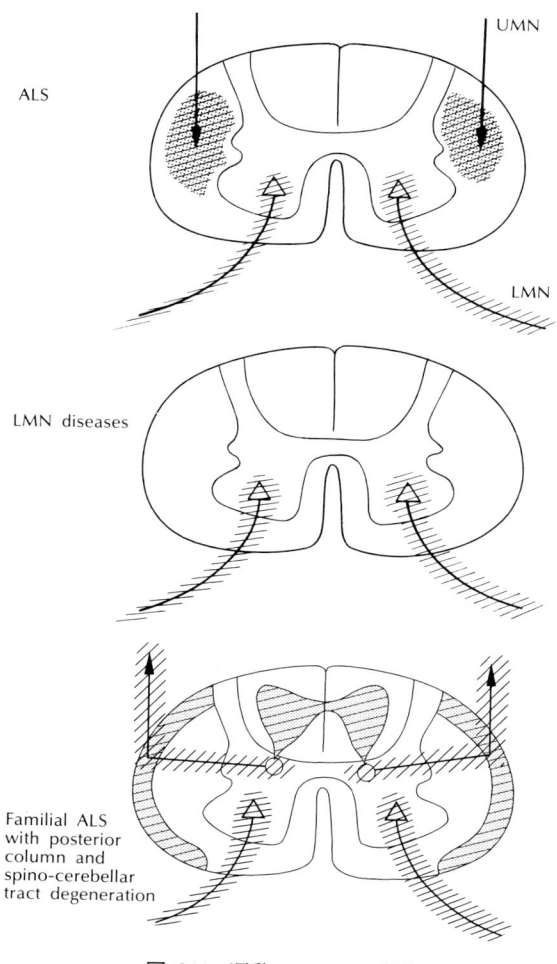

図 244　運動ニューロン疾患

ばれる。この場合はとくに舌筋の変化が著明である。筋力の低下，萎縮，線維束攣縮 fasciculation を特徴とするが，通常眼筋はおかされず，括約筋の機能は末期までおかされない特徴がある。光顕像上，最も著明な所見は，前角の大型神経細胞の脱落である。病変の高度に進行した場合は，中型や小型の前角細胞も減少する。残存している前角細胞を注意深くみると，萎縮して濃染している細胞や，lipofuscin の存在の目立つ前角細胞のほかに，少数ではあるが，chromatolysis を起こしているもの，Bunina 小体（130 頁参照）をもつもの，その他の変性所見を呈するものも認める。一見して正常にみえるような前角細胞も存在するが，その大きさは正常に比べて小さい傾向を示す。そのほかに，spheroid と呼ばれる嗜銀性の 20 μm 以上の大きさをもった構造物が散在している。これは前角細胞の突起または，細胞内に多数の 10 nm neurofilament が小さな束をなして，さまざまな方向に密に集合したものである。neurofilament の束の間にはミトコンドリア，vesicle，endoplasmic reticulum の断片などがごく少数散在する。細胞体の中に存在する場合には，そのほかに lipofuscin，粗面小胞体や核の一部などが近くに認められる。chromatolysis, spheroid および Bunina 小体はそれぞれ，すべての標本にみられるわけでなく，一般に前角細胞の比較的よく保存されている症例にみられやすく，とくに腰髄に認められることが多い。脊髄の前角を免疫組織学に検査すると，前角細胞の細胞体および樹状突起の neurofilament は non-phosphorylated であるのに対し，軸索は phosphorylated neurofilament を有する。spheroid および ALS の前角細胞体内に異常に蓄積された neurofilaments はリン酸化されたものである。ALS の変性した前角細胞には ubiquitin 陽性物質が認められている。これは skein-like inclusion と round hyaline inclusion があり，ALS の marker とみなされている（127 頁）。gliosis は存在するが，著明な hypertrophic astrocyte は通常，目立たない。neuronophagia や血管周囲のリンパ球浸潤はまれである。前角細胞の突起の萎縮がみられ，前根では大型有髄神経の消失，萎縮が起こる。脳幹の第三，四，六の運動神経核(Okamoto et al 1993)，および仙髄の Onufrowicz 核には通常は変化がほとんど認められない。Clarke 核は

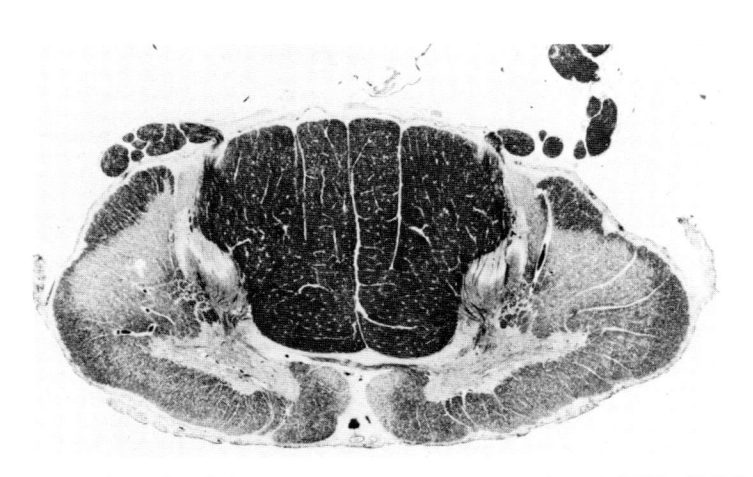

図 245　筋萎縮性側索硬化症 amyotrophic lateral sclerosis（ALS）（頸髄の髄鞘染色）

前角細胞に比べてよく保存されている。Clarke 核の細胞の減少について検討した報告もある。自律神経系の諸核はおかされない。

側索の変化は主として太い神経線維がおかされ，軸索も髄鞘も両方消失する。よほど長い経過を経た症例でないかぎり，ふつう sudanophilic lipid を充満したマクロファージが多数みられる。gliosis は前角にも錐体路にもみられる。錐体路の変性は延髄，中脳の脚や大脳の内包とさかのぼって追求できる。さらに splenium of corpus callosum や motor strip の白質の変化もしばしばみられる。ALS は一般には孤発性で世界各国おしなべて，だいたい 1,000 例の成人の剖検中 1 例の割合である。少数例ながら遺伝性の ALS も存在する。これは一般には孤発性の症例と同じ臨床および病理所見を呈するが，そのほかに特殊な病変を呈する症例もある（445頁）。

Guam および日本の紀伊半島の一部に発生する ALS は 50～100 倍の高い発生率を示す。やや若年者をおかし，経過が長期に及ぶ傾向のあるほかは臨床的には典型的な ALS である。しかし Guam 島の Chamorro 族の ALS の剖検では ALS の所見とともに Alzheimer 神経原線維変化を一定の中枢神経領域に認めることができる。しかしその程度は parkinsonism-dementia complex に比べて一般に軽い。この変化は New York の Montefiore Medical Center の ALS の症例では認められない。ALS の原因は不明で，理想的な動物実験モデルもない。しかし近年，家族性 motor neuron disease の一部の症例において遺伝子異常が明らかにされている（445頁）。

なお，ALS の患者の皮膚の変化に伴い，collagen fiber の直径が減少し，その基質の化学分析が尾野らにより報告されている（Ono et al 1986）。この collagen fiber の変化は ALS の患者にみられるが，対照例や spinal muscular atrophy にはみられないことが注目される（Ono et al 1989）。

Engelhardt ら（1989）はウシの前角細胞を guinea pig に接種し 4 カ月後に neurogenic atrophy および前角細胞の脱落，変性および phagocytosis をきたすことを発表した。実験動物の血中の IgG が増加し，前角細胞および end-plates に IgG が免疫組織学的に陽性である。この experimental autoimmune motor neuron disease の報告は，1989 年 12 月の Tuoscon で開かれた Muscular Dystrophy Association 主催の ALS and other motor neuron diseases の国際学会で注目を浴びた。

Gonatas らは ALS の前角細胞の Golgi 装置に fragmentation が認められることを記載している（Mourelatos et al 1990；Gonatas et al 1991）。ALS についての知見は豊富で，それらについては最近いくつかの本が発行されている（Nakano and Hirano 1996；Mitsumoto 1998；Younger 1999）。

文献
萬年　徹, 岩田　誠, 豊倉康夫, 長嶋和郎. 筋萎縮性側索硬化症（ALS）の仙髄前角の所見とその臨床的意義. 神

経内科 1975 ; 3 : 169-175

Iwata M, Hirano A. Sparing of Onufrowicz nucleus in sacral anterior horn lesion. Ann Neurol 1979 ; 4 : 245-249

Iwata M, Hirano A. Current problems in the pathology of amyotrophic lateral sclerosis. In : Zimmerman HM, ed. Progress in Neuropathology, Vol 4. New York : Raven Press, 1979 : 277-298

Tsubaki T, Toyokura Y, eds. Amyotrophic Lateral Sclerosis. Tokyo : University of Tokyo Press, 1979

岩田　誠, 平野朝雄. 筋萎縮性側索硬化症の神経病理学的研究. 神経内科 1979 ; 11 : 569-594

井上聖啓, 平野朝雄. 筋萎縮性側索硬化症の初期病変. 全経過10ケ月の1剖検例. 神経内科 1979 ; 11 : 448-453

平野朝雄, 井上聖啓. 筋萎縮性側索硬化症の初期病変. Chromatolysis, spheroid, Bunina 小体の電顕的観察. 神経内科 1980 ; 13 : 148-180

中野今治, 平野朝雄. 筋萎縮性側索硬化症. 長期生存例2例の臨床病理学的研究. 神経内科 1981 ; 15 : 45-53

Rowland LP, ed. Pathogenesis of Human Motor Neuron Diseases. New York : Raven Press, 1982

村上信之, 高松淳一, 日下博文, 佐々木彰一, 中野今治, 皆川正男, 平野朝雄. 筋萎縮性側索硬化症と自殺. 神経内科 1982 ; 17 : 411-412

中野今治, Donnenfeld H, 平野朝雄. 筋萎縮性側索硬化症の神経病理. とくに脊髄前角の Nissl 小体中心崩壊と spheroid および運動皮質の変化について. 神経内科 1983 ; 18 : 136-144

村上信之, 中野今治, 平野朝雄. 筋萎縮性側索硬化症における舌下神経核病変の神経病理学的研究. 臨床神経 1983 ; 23 : 131-139

中野今治, 平野朝雄. ヒト脊髄前角運動ニューロンの突起の形態について. 鍍銀軸索染色による観察. 神経内科 1983 ; 18 : 567-574

Rose FC, ed. Research Progress in Motor Neuron Disease. London : Pitman, 1984

Hirano A, Donnenfeld H, Sasaki S, Nakano I. Fine structural observations of neurofilamentous changes in amyotrophic lateral sclerosis. J Neuropathol Exp Neurol 1984 ; 43 : 461-470

Kusaka H, Hirano A. Fine structure of anterior horns in patients without amyotrophic lateral sclerosis. J Neuropathol Exp Neurol 1985 ; 44 : 430-438

日下博文, 平野朝雄. 後索の変性を伴う孤発生筋萎縮性側索硬化症の1例. 神経内科 1985 ; 22 : 220-225

日下博文, 平野朝雄. 筋萎縮性側索硬化症における central chromatolysis の検討. 神経内科 1985 ; 22 : 246-251

日下博文, 平野朝雄. 筋萎縮性側索硬化症における"正常"残存前角細胞の検討. 神経内科 1985 ; 22 : 359-362

日下博文, Donnenfeld H, 平野朝雄. 束状の ribosome-associated lineal structures. 神経内科 1985 ; 23 : 96-98

日下博文, 平野朝雄. 筋萎縮性側索硬化症における脊髄前根 : その微細構造上の変化. 神経内科 1985 ; 23 : 374-384

平野朝雄. 筋萎縮性側索硬化症における運動ニューロンの形態学的所見について. 過去30年間に辿ってきた道. 文部省特定研究「神経難病」第3班（班長　塚越　廣）「運動ニューロンの変性機序」 昭和60年度ワークショップ講演. 1986年3月, 1-36

Ono S, Toyokura Y, Mannen T, Ishibashi Y. Amyotrophic lateral sclerosis, histologic, histochemical, and ultrastructural abnormalities of skin. Neurology 1986 ; 36 : 948-956

Nakano I, Hirano A. Atrophic cell processes of large motor neurons in the anterior horn in amyotrophic lateral sclerosis : observation with silver impregnation method. J Neuropathol Exp Neurol 1987 ; 46 : 40-49

水澤英洋, 平野朝雄, 新宅雅幸. 筋萎縮性側索硬化症の脊髄前角における小型神経細胞障害. 神経内科 1987 ; 27 : 331-336

Kato T, Hirano A, Donnenfeld H. A Golgi study of the large anterior horn cells of the lumbar cords in normal spinal cords and in amyotrophic lateral sclerosis. Acta Neuropathol 1987 ; 75 : 34-40

松本禎之, 水澤英洋, Yen S-H, 平野朝雄. 筋萎縮性側索硬化症の脊髄前角細胞における燐酸化 neurofilament の免疫組織化学的検討. 神経内科 1989 ; 30 : 370-377

Kato T, Katagiri T, Hirano A, Kawanami T, Sasaki H. Lewy body-like hyaline inclusions in sporadic motor neuron disease are ubiquitinated. Acta Neuropathol 1989 ; 77 : 391-396

Engelhardt JI, Appel SH, Killian JM. Experimental autoimmune motor neuron disease. Ann Neurol 1989 ; 26 : 368-376

Waki R, Kato S, Llena JF, Hirano A, Rojas-Corona RR. Perivascular lymphocytic infiltrates in the spinal cord of amyotrophic lateral sclerosis. J Neuropathol Exp Neurol 1990 ; 49 : 276 (abst)

Murayama S, Mori H, Ihara Y, Bouldin TW, Suzuki K, Tomonaga M. Immunocytochemical and ultrastructural studies of lower motor neurons in amyotrophic lateral sclerosis. Ann Neurol 1990 ; 27 : 137-148

Iwatsubo T, Kuzuhara S, Kanemitsu A, Shimada H, Toyokura Y. Corticofugal projections to the motor nuclei of the brainstem and spinal cord in humans. Neurology 1990 ; 40 : 309-312

Leigh PN, Dodson A, Swash M, Brion J-P, Anderton BH. Cytoskeletal abnormalities in motor neuron disease. Brain 1989 ; 112 : 521-535

Martin JE, Swash M, Schwartz MS. New insights in motor neuron disease. Neuropathol Appl Neurobiol 1990 ; 16 : 97-110

Sobue G, Hashizume Y, Yasuda T, Mukai E, Kumagai T, Mitsuma T, Trojanowski Q. Phosphorylated high molecular weight neurofilament protein in lower motor neurons in amyotrophic lateral sclerosis and other neurodegenerative diseases involving ventral horn cells. Acta Neuropathol 1990 ; 79 : 402-408

Hirano A, Hirano M, Dembitzer HM. Pathological variations and extent of the disease process in ALS. In : Hudson A, ed. Amyotrophic Lateral Sclerosis : Concepts in Etiology and Pathogenesis. Toronto : University of Toronto Press, 1990 : 166-192

Hirano A. Neuropathological aspects of motor neuron diseases. In : Gourie-Devi M, ed. : Proceedings of the International Symposium on Motor Neuron Disease. New Delhi : Oxford IBM, 1987 : 131-142

Hirano A. Cytopathology of amyotrophic lateral sclerosis. In : Rowland LP, ed. Amyotrophic Lateral Sclerosis and Other Motor Neuron Diseases. New York : Raven Press, 1991 : 91-101

Hirano A. Kato S. Fine structural study of sporadic and familial amyotrophic lateral sclerosis. In : Smith RA, ed. Handbook of Amyotrophic Lateral Sclerosis. New York : Marcel Dekker Inc, 1992 : 183-192

Hirano A. ALS on Guam. In pursuit of pathology over 30 years. In : Rose FC, Norris F, eds. Amyotrophic Lateral Sclerosis. London : Smith-Gordon, 1990 : 103-111

Kozlowski MA, Williams C, Hinton DR et al. Heterotopic neurons in spinal cord of patients with ALS. Neurology 1989 ; 39 : 644-648

Mourelatos Z, Adler H, Hirano A et al. Fragmentation of the Golgi apparatus of motor neurons in amyotrophic lateral sclerosis revealed by organelle-specific antibodies. Proc Natl Acad Sci USA 1990 ; 84 : 4393-4395

Gonatas NK, Stieber A, Mourelatos Z et al. Fragmentation of the Golgi apparatus of motor neurons in amyotrophic lateral sclerosis. Am J Pathol 1991 ; 140 : 731-737

Kato T, Katagiri T, Hirano A et al. Calcitonin gene-related peptide immunoreactivity in spinal spheroids in motor neuron disease. Acta Neuropathol 1991 ; 82 : 302-305

Takahashi H, Oyanagi K, Ohama E, Ikuta F. Clarke's column in sporadic amyotrophic lateral sclerosis. Acta Neuropathol 1992 ; 84 : 465-470

Pullen AH, Martin JE, Swash M. Ultrastructure of pre-synaptic input to motor neurons in Onuf's necleus : controls and motor neuron disease. Neuropathol Appl Neurobiol 1992 ; 18 : 213-231

Martin JE, Mather K, Swash M. Heterotopic neurons in amyotrophic lateral sclerosis. Neurology 1993 ; 43 : 1420-1422

Okamoto K, Hirai S, Amari M et al. Oculomotor nuclear pathology in amyotrophic lateral sclerosis. Acta Neuropathol 1993 ; 85 : 458-462

Takahashi H, Oyanagi K, Ikuta F. The intermediolateral nucleus in sporadic amyotrophic lateral sclerosis. Acta Neuropathol 1993 ; 86 : 190-192

Sasaki S, Maruyama S. Decreased synaptophysin immunoreactivity of the anterior horns in motor neuron disease. Acta Neuropathol 1994 ; 87 : 125-128

Sasaki S, Maruyama S. Immunocytochemical and ultrastructural studies of the motor cortex in amyotrophic lateral sclerosis. Acta Neuropathol 1994 ; 87 : 578-585

Wakai M, Mokuno K, Hashizume Y et al. An immunohistochemical study of the neuronal expression of manganese superoxide dismutase in sporadic amyotrophic lateral sclerosis. Acta Neuropathol 1994 ; 88 : 151-158

Umahara T, Hirano A, Kato S et al. Demonstration of neurofibrillary tangles and neuropil thread-like structures in spinal cord white matter in parkinsonism-dementia complex on Guam and Guamanian amyotrophic lateral sclerosis. Acta Neuropathol 1994 ; 88 : 180-184

Pullen AH, Martin JE. Ultrastructural abnormalities with inclusions in Onuf's nucleus in motor neuron disease (amyotrophic lateral sclerosis). Neuropathol Appl Neurobiol 1995 ; 21 : 327-340

Mochizuki Y, Mizutani T, Takasu T. Amyotrophic lateral sclerosis with marked neurological asymmetry : clinicopathological study. Acta Neuropathol 1995 ; 90 : 44-50

Hilton DA, Love S, Ferguson I et al. Motor neuron disease with neurofibrillary tangles in a non-Guamanian patient. Acta Neuropathol 1995 ; 90 : 101-106

Sasaki S, Iwata M. Synaptic loss in the proximal axon of anterior horn neurons in motor neuron disease.

Acta Neuropathol 1995 ; 90 : 170-175
Hirano A. Neuropathology of ALS : an overview. Neurology 1996 ; 47(Suppl 2) : S 63-S 66
Engelhardt JI, Siklos L, Appel SH. Altered calcium homeostasis and ultrastructure in motor neurons of mice caused by possibly transferred anti-motoneuronal IgG. J Neuropathol Exp Neurol 1997 ; 56 : 21-39
Kihara T, Wakayama I, Tuta J et al. Membranous cytoplasmic bodies in a patient with amyotrophic lateral sclerosis with short clinical duration. Neuropathology 1997 ; 17 : 21-24
Takahashi T, Yagishita S, Amano N et al. Amyotrophic lateral sclerosis with numerous axonal spheroids in the corticospinal tract and massive degeneration of the cortex. Acta Neuropathol 1997 ; 94 : 292-299
Wakabayashi K, Horikawa Y, Oyake M et al. Sporadic motor neuron disease with severe sensory neuronopathy. Acta Neuropathol 1998 ; 95 : 426-430
Martin LJ. Neuronal death in amyotrophic lateral sclerosis is apoptosis : possible contribution of a programmed cell death mechanism. J Neuropathol Exp Neurol 1999 ; 58 : 459-471
Nakano I, Hirano A, ed. Amyotrophic Lateral Sclerosis. Progress and Perspectives in Basic Research and Clinical Application. Amsterdam : Elsevier, 1996
Mitsumoto H, Chad DA, Pioro EP. Amyotrophic Lateral Sclerosis. Philadelphia : F.A.Davis Company, 1998
Younger DS. Motor Disorders. Philadelphia : Lippincott Williams & Wilkins, 1999

付1〕 原発性側索硬化症 primary lateral sclerosis (PLS)

　primary lateral sclerosis は，臨床的には昔からよく知られている病名であるが，神経病理学的検査が行われた症例はまれである。Beal と Richardson の 1981 年の 1 例報告は，66 歳の女性で dysphagia を主訴とし，3½ 年の経過で死亡した症例である。両側の precentral gyrus に萎縮があり，Betz 細胞が乏しく，corticospinal tract の有鞘線維の脱落が認められた。1985 年の岡山での神経病理学会において，葛原らは PLS に Pick 病が合併した症例を報告した。われわれの研究室にて痴呆を主徴とし，その後 dysarthria と spastic tetraplegia を起こした症例を検査したところ，両側性の Betz 細胞の著明な脱落，その部分に限局した白質の海綿状変化，両側の pyramid に高度の大型神経線維の消失と海綿化を認めた。脳幹下部運動核にまれに chromatolysis と Bunina 小体があったが細胞脱落は認められなかった。残念なことに，脊髄はとられていない。1992 年に Canada より 1 例の剖検を含めた 8 例の PLS の臨床例が報告され，下肢より発症すること，3 年以上の経過，運動皮質の著明な萎縮などを記載している（Pringle et al 1992）。

文献
Beal MF, Richardson EP Jr. Primary lateral sclerosis : a case report. Arch Neurol 1981 ; 38 : 630-633
葛原茂樹, 名村裕之, 猪股文岳, 豊倉康夫, 朝長正徳. B-81 原発性側索硬化症（PLS）の臨床症状と病理所見に加えて, Pick 病類似の著明な前頭・側頭葉萎縮を呈した 1 例. Neuropathol 1985 ; 6 : 295 (abst)
加藤修一, 平野朝雄, Llena JF. 原発性側索硬化症と考えられる一剖検例. 神経内科, 1990 ; 32 : 501-506
Pringle CE, Hudson AJ, Munoz DG et al. Primary lateral sclerosis. Clinical features, neuropathology and diagnostic criteria. Brain 1992 ; 115 : 495-520
Watanabe R, Iino M, Honda M. Primary lateral sclerosis. Neuropathology 1997 ; 17 : 220-224

付2〕 痴呆を伴った運動ニューロン疾患（MND）

　典型的な ALS には痴呆はみられない。しかし痴呆を伴った ALS は，Guam の症例や，後述するように特殊な家族性などに知られている（Hudson 1981）。散発性で痴呆を伴った MND は日本で湯浅により 1964 年と 1970 年に報告された。1984 年に，三山は自験例を含め日本人の 36 例の同様な症例をまとめて報告し，痴呆のほかにも共通した特徴のあることを指摘した。すなわち，18 例の剖検例において，進行性痴呆があるのにもかかわらず Pick 病や Alzheimer 病のような特徴のある病理所見を

欠き，軽度の非特異的変性が存在するのみであること，はっきりとした pyramidal sign は通常なく，pyramidal tract の変性は通常の ALS よりはるかに軽度で，しかもその半数の症例のみにしか認められないこと，さらに黒質もしばしばおかされることなどである．こうした症例は，日本では**三山型**とよばれている．Horoupian らは，New York でもこうした症例を報告した．その後日下ら，および二瓶らは，同様な一症例の脊髄前角細胞の変化を追求し，典型的 ALS と同様な所見を認めている．

　Okamoto et al (1992) は dementia を伴う ALS の hippocampal granular cells および temporal および frontal cortex の上層部の小型の神経細胞内に ubiquitin 陽性の封入体を報告した（133 頁）．

　その他痴呆を伴う ALS については Nakano の temporal lobe の atrophy を伴う症例（Nakano 1993）をはじめ frontotemporal dementia with motor neuron disease のテーマは活発に発表されている（Mann 1998；Okamoto 1998）．

文献

湯浅亮一. 痴呆を伴う筋萎縮性側索硬化症. 臨床神経 1970；10：569-577
Mitsuyama Y. Presenile dementia with motor neuron disease in Japan: clinicopathological review of 26 cases. J Neurol Neurosurg Psychiatry 1984；47：953-959
Hudson AJ. Amyotrophic lateral sclerosis and its association with dementia, parkinsonism and other neurological disorders: a review. Brain 1981；104：217-247
Horoupian DS, Thal L, Katzman R, Jerry RD, Davies P, Hirano A, De Teresa R, Fuld PA, Petito C, Blass J, Ellis JM. Dementia and motor neuron disease: morphometric, biochemical, and Golgi studies. Ann Neurol 1984；16：305-313
日下博文, 今井輝国, 立岡良久. 痴呆を伴う運動ニューロン疾患の1剖検例. 神経病理学 1989；10：221-222
Knopman DS, Mastri AR, Frey II WH, Sung JH, Rustan T. Dementia lacking distinctive histologic features: a common non-Alzheimer degenerative dementia. Neurology 1990；40：251-256
二瓶邦信, 加藤丈夫, 鯨井　隆, 片桐　忠, 佐々木英夫. 痴呆を伴った筋萎縮性側索硬化症の1剖検例. 神経内科 1989；31：491-496
Okamoto K, Murakami N, Kusaka H et al. Ubiquitin-positive intraneuronal inclusions in the extra motor cortices of presenile dementia patients with motor neuron disease. J Neurol 1992；239：426-430
Nakano I. Temporal lobe lesions in amyotrophic lateral sclerosis with or without dementia: a neuropathological study. Neuropathology 1993；13：215-227
Kusaka H, Imai T. Pathology of motor neurons in amyotrophic lateral sclerosis with dementia. Clin Neuropathol 1993；12：164-168
Mitsumoto S, Kusaka H, Ito H et al. Sporadic amyotrophic lateral sclerosis with dementia and Cu/Zn superoxide dismutase-positive Lewy body-like inclusions. Clin Neuropathol 1996；15：41-46
Okamoto K. Temporal lobe pathology in patients with amyotrophic lateral sclerosis. Neuropathology 1998；18：222-227
Mann DMA. Dementia of frontal type and dementia with subcortical gliosis. Brain Pathol 1998；8：325-338
Forno LS, Langston JW, Herrick MK, Wilson JD, Maruyama S. Ubiquitin-positive neuronal and tau 2-positive glial inclusions in frontotemporal dementia of motor neuron type. Acta Neuropathol 2002；103：599-606

付3〕 sporadic juvenile ALS with basophilic inclusion

　古典的 sporadic ALS と異なり，若年に発症し，前角細胞に basophilic inclusion（135 頁）を認める．motor system のみならずほかの system もおかされる．日下は成人に発症した症例を初めて報告している（Kusaka and Hirano）．

文献

Kusaka H, Hirano A. Cytopathology of the motor neuron. In: Younger DS, ed. Motor Disorders. Philadelphia: Lippincott Williams & Wilkins, 1999：93-101

2) 下位運動ニューロン疾患 (LMN disease)

a) spinal muscular atrophy (SMA)

Werdnig-Hoffmann 病と **Kugelberg-Welander** 病は, autosomal recessive な lower motor neuron disease で, 移行型の存在や同一家系に両者がみられることなどから, 以前よりその異同が問題となっていた. 最近, 第5染色体長腕に存在する **survival motor neuron (SMN) gene** の異常が両者の発症に関係していることがわかった. 現在 pediatric neurologist は発症年齢より SMA type 1 (6カ月以前), SMA type 2 (6〜18カ月) と SMA type 3 (18カ月以降) の3型に分けている. SMA type 1 が Werdnig-Hoffmann 病に, SMA type 3 が Kugelberg-Welander 病に相当する.

SMA type 1 (Werdnig-Hoffmann 病): これは通常, 遺伝性で生後数カ月で気づかれ, 1カ年内外で死亡する急性の LMN disease である. 筋肉の所見は特徴的で小さな筋線維 (とくに変性しているとはみえないものが多い) と大きな筋線維が共存しているのがみられる. 大型前角細胞の消失があり, 消失した場所はいわゆる empty cell bed (168頁) といわれるように, 神経線維を染める鍍銀標本では, その部分がぽっかりと穴のあいたような所見を呈する. これは ALS にも認められることもあるが, Werdnig-Hoffmann 病では著明である. chromatolysis や細胞体がすっかりガラス状に腫大した所見が目立ち, neuronophagia もみられる. しかし, ALS にみられる spheroid や Bunina 小体は認められない. 免疫組織学的検査では, Werdnig-Hoffmann の変性細胞は ALS の変性した前角細胞と異なり, phosphorylated neurofilament は細胞体周辺部に陽性であるのに ubiquitin は中心部に顆粒状に出現する傾向が認められる (Kato and Hirano 1990).

脊髄の前根および後根, さらに脳神経根には, glial bundle (186頁) が特徴的に, はっきりと認められる. ALS の前根にはこの所見はごく小規模で, しかもまれにしか認められない. 横隔膜および錐体路には変化はみられない. ALS と異なり, Werdnig-Hoffmann 病は運動ニューロン系に限定せず, 視床, 脊髄後根神経節, lateral geniculate body (Peress et al 1986) などにも chromatolysis や neuronophagia がしばしば認められる. さらに Clarke 核, 眼球運動をつかさどる神経核や Onufrowicz 核にも少数ながら chromatolysis がみられている. 脊髄後根神経節の大型神経細胞が, 支持細胞に囲まれることなしに集合している像も認められ, cell colony と呼ばれている (大浜, 生田 1980). cell colony はときとして, 正常例でも少数ではあるが認められることがある.

SMA type 2 (Kugelberg-Welander病): きわめて良性で経過がよく, したがって剖検例もまれである.

乳幼児の進行性神経変性疾患で Werdnig-Hoffmann 病に似ているが, これと異なる臨床および病理所見を呈する症例の報告がある (Steiman et al 1980). 筋の hypertonicity, 小脳の萎縮や脳のほかの部分の灰白質や白質の変性, さらに末梢神経の脱髄が記載されている. 興味ある点は, これらの症例には前角細胞の消失や chromatolysis があるのにもかかわらず, glial bundle の記載がない.

文献

岩田　誠, 平野朝雄. Werdnig-Hoffmann 病の神経病理学的研究. 神経内科 1978 ; 8 : 40-53

大浜栄作, 生田房弘. Werdnig-Hoffmann 病と Kugelberg-Welander 病の pathogenesis についての一考察. 神経内科 1980 ; 12 : 326-334

Steiman GS, Rork LB, Brown MJ. Infantile neuronal degeneration : Masquerading as Werdnig-Hoffmann disease. Ann Neurol 1980 ; 8 : 317-324

真屋キヨミ, 井上聖啓, 平野朝雄. 遷延型 Werdnig-Hoffmann 病の病理所見. 経過12年の1剖検例について. 神経内科 1981 ; 14 : 243-252

佐々木彰一, 平野朝雄. 後根神経節にみられる cell colony の検討. 神経内科 1983 ; 19 : 331-336

Peress NS, Stermann AB, Miller P, Kaplan CG, Little BW. "Chromatolytic" neurons in lateral geniculate body in Werdnig-Hoffman disease. J Neuropathol 1986 ; 5 : 69-72

Kato S, Hirano A. Ubiquitin and phosphorylated neurofilament epitopes in ballooned neurons of the extraocular muscle nuclei in a case of Werdnig-Hoffmann disease. Acta Neuropathol 1990 ; 80 : 334-337

Iannaccone ST. Childhood spinal muscular atrophy. In : Younger DS, ed. Motor Disorders. Philadelphia : Lippincott Williams & Wilkins, 1999 : 349-355

Kohn R. Postmortem findings in a case of Wohlfart-Kugelberg-Welander disease. Confin Neurol 1968 ; 30 : 253-260

加藤丈夫, 川並　透, 佐藤憲弘, 片桐　忠, 佐々木英夫, 荒川　茂, 布川繁美. Kugelberg-Welander 病の脊髄病変. Neuropathology 1989 ; 9 : 240-241 (abst)

Schmalbruch H, Hasse G. Spinal muscular atrophy : present state. Brain Pathol 2001 ; 11 : 231-247

付〕　平山病

Hirayama らは平山病とよばれ, 若年者の上肢をおかす症例の一剖検例を検討している.

文献

Hirayama K, Tomonaga M, Kitano K et al. Focal cervical poliopathy causing juvenile muscular atrophy of distal upper extremity : a pathological study. J Neurol Neurosurg Psychiatry 1987 ; 50 : 285-290

b）進行性脊髄性筋萎縮症　progressive spinal muscular atrophy（PSMA）

これは, 昔からいわれる成人型の spinal muscular atrophy で **Aran-Duchenne type** ともよばれる. 独立した疾患か, または ALS の中に含まれるものか, 学者により意見を異にする. 経過の長い例が多い.

文献

水澤英洋, 平野朝雄. 脊髄前根に限局性の onion-bulb 形成を認めた下位運動ニューロン疾患. 神経内科 1987 ; 26 : 309-311

付〕　**Kennedy-Alter-Sung disease（KAS）**

この疾患は X-linked recessive の遺伝形式をとる, 比較的若年（10〜40歳代）に発症する lower motor neuron disease で, 伴性劣性球脊髄性筋萎縮症（spinal and bulbar muscular atrophy）や X-linked recessive bulbospinal neuronopathy（X-BSNP）ともよばれる. 舌, 構音筋などの球筋と四肢近位筋の筋力低下と筋萎縮のほか, 手の振戦, 女性化乳房, 不妊, 耐糖能異常や肝機能障害などの合併を特徴とする. 原因遺伝子はX染色体長腕にあり, androgen receptor をコードしている. この androgen receptor gene の exon 1 にある CAG（cytosine-adenine-guanine）繰り返し配列が, 患者で異常に増大している.

3) SOD1 遺伝子異常を伴った家族性 ALS

　Rosen らにより，第 21 染色体長腕にある SOD1 gene の mutation が一部の家族性 ALS に認められることが Nature に発表された．この論文は大きな反響をよび，1993 年に医学のみならず科学全般にわたっての最高引用論文となった．現在までに 70 以上の SOD1 gene の mutation が見出され，このテーマは ALS の原因に初めての大きな足がかりを与えるものとして，活発な研究対象となっている．

　家族性 ALS は ALS の 5〜10％を占め，その家族性 ALS の 25％に SOD1 gene の mutation が認められる．この SOD1 遺伝子異常を伴う家族性 ALS の中で，米国において大多数を占めるのは codon 4 の alanine から valine への変異（A4V）をもつ患者である．ここでは A4V およびほかの神経病理学的検索の対象となった変異について紹介する．

a) A4V

　米国の"C family"（Hirano et 1967；中野ら 1984）の患者にみられるように，臨床的には遺伝性の LMN disease の臨床像を示し，とくに上肢でなく下肢から始まり，一般には 1 年内外の比較的急速な経過で死亡する．散発性の症例も最近報告されている．

　剖検上では後索に蝶々型の中間帯 middle zone の変性および Clarke 柱の消失と脊髄小脳路の変性が認められる．前角細胞の消失のほかに残っている前角細胞の細胞体にはときに Lewy body-like inclusion（LBLI）を認める．さらに前角細胞の突起，とくに軸索はしばしば棍棒状に太くなっている．Lewy 小体様の構造物をみると，10 nm neurofilament が granule-associated linear density と混在し，中心部から放射状に周囲に配置されている．棍棒状構造物の場合には 10 nm neurofilament が一つの大きな束をなして，軸索の走行に平行して走っている．これらの neurofilament の配列のしかたは，散発性の ALS にみられる spheroid とは異なる．phosphorylated neurofilament および ubiquitin の抗体反応は強い陽性を示す．ubiquitin は granule-associated linear density に陽性であるとの記載がある（Murayama et al 1989）．spheroid や Bunina 小体は，一般に，認められない．A4V 症例の研究の中で世界で最初の報告がわが国よりなされている．Shibata ら（1993）の LBLI の SOD1 陽性所見および Takahashi H ら（1994）の A4T（alanine→threonine）の確認されている神経病理学的検索で，A4V の所見と同様である．"C family"の症例の A4V は formalin 固定脳の検査により確認された．A4V 症例は現在のところ日本，欧州および米国以外の家系にはまだ見出されていない．

文献

Hirano A, Kurland LT, Sayre GP. Familial amyotrophic lateral sclerosis. Arch Neurol 1967；16：232-243
Hughes JT, Jerrome D. Ultrastructure of anterior horn motor neurons in the Hirano-Kurland-Sayre type of combined neurological system degeneration. J Neurol Sci 1969；8：363-397
Metcalf CW, Hirano A. Amyotrophic lateral sclerosis. Clinicopathological studies of a family. Arch Neurol 1971；24：518-523
中野今治, 平野朝雄, Kurland LT, Mulder DW, Holley P, Saccomanno G. 家族性筋萎縮性側索硬化症, 米国 C 家系 2 兄弟例の神経病理. 神経内科 1984；20：458-471
Hirano A, Nakano I, Kurland LT, Mulder DW, Holley PW, Saccomanno G. Fine structural study of

neurofibrillary changes in a family with amyotrophic lateral sclerosis. J Neuropathol Exp Neurol 1984 ; 43 : 471-480

Kato T, Hirano A, Kurland LT. Asymmetric involvement of the spinal cord involving both large and small anterior horn cells in a case of familial amyotrophic lateral sclerosis. Clin Neuropathol 1987 ; 6 : 67-70

Mizusawa H, Matsumoto S, Yen S-H, Hirano A, Rojas-Corona RR, Donnenfeld H. Focal accumulation of phosphorylated neurofilaments within anterior horn cell in familial amyotrophic lateral sclerosis. Acta Neuropathol 1989 ; 79 : 37-43

Murayama S, Ookawa Y, Mori H, Nakano I, Ihara Y, Kuzuhara S, Tomonaga M. Immunocytochemical and ultrastructural study of Lewy body-like hyalin inclusions in familial amyotrophic lateral sclerosis. Acta Neuropathol 1989 ; 78 : 143-152

Kato S, Hirano A. Involvement of the brain stem reticular formation in familial amyotrophic lateral sclerosis. Clin Neuropathol 1992 ; 11 : 41-44

Rosen DR, Siddique T, Patterson D et al. Mutations in Cu/Zn superoxide dismutase gene are associated with familial amyotrophic lateral sclerosis. Nature 1993 ; 362 : 59-62

Takahashi H, Makifuchi T, Nakano R et al. Familial amyotrophic lateral sclerosis with a mutation in the Cu/Zn superoxide dismutase gene. Acta Neuropathol 1994 ; 88 : 185-188

b) codon 126 の two base pair deletion

　A4T の家系は佐渡島で発見されたが，隠岐島より発見された家系には codon 126 に two base pair deletion が存在する。隠岐島の2症例について臨床および神経病理学的検索がなされている。本家系の症例の所見は A4V および A4T の家系とは注目すべき共通点と相違点をもっている。共通所見は lower motor neuron (LMN) がおかされ，その前角細胞に LBLI が出現し SOD1 強陽性である。さらに motor neuron system のほかの system に著明な病変を呈する。相違点は A4V では全症例の臨床像および病理像がほとんど同じであるが codon 126 の two base pair deletion の2症例うち女性では A4V の症例のごとく1年くらいの短い経過であったのに対し，その弟は respirator を装着されて11年の長い経過であった。その病変は女性ではほとんど LMN に限局されていたのに対し，弟には極めて広範囲の著明な系統変性が LMN 以外にも存在し，さらに LBLI が前角細胞のみならず病巣の astrocytes にも認められた。この astrocytes の LBLI は米国のほかの長い経過を呈した家族性 ALS の症例 (Metcalf 1971) にも見出されている。興味あることに SOD1 mutation の transgenic mice においても前角細胞のほかに LBLI が報告されている (Bruijin et al 1997 ; 1998)。

文献

Metcalf CW, Hirano A. Amyotrophic lateral sclerosis : clinicopathological studies of a family. Arch Neurol 1971 ; 24 : 518-523

Takahishi K, Nakamura H, Okada E. Hereditary amyotrophic lateral sclerosis : histochemical and electron microscopic study of hyaline inclusions in motor neurons. Arch Neurol 1972 ; 27 : 292-299

Bruijin LI, Becker MW, Lee MK et al. ALS-linked SOD1 mutant C85R mediates damage to astrocytes and promotes rapidly progressive disease with SOD1-containing inclusions. Neuron 1997 ; 18 : 327-338

Bruijin LI, Houseweat MK, Kato S et al. Aggregation and motor neuron toxicity of an ALS-linked SOD1 mutant independent from with-type SOD1. Science 1998 ; 281 : 1851-1854

Kato S, Nakashima K, Horiuchi S, Nagai R, Cleveland DW, Liu J, Hirano A, Takikawa M, Kato M, Nakano I, Sakoda S, Asayama K, Ohama E. Formation of advanced glycation end-product-modified superoxide dismutase-1 (SOD-1) is one of the mechanisms responsible for inclusions common to familial amyotrophic lateral sclerosis with SOD1 gene mutation, and transgenic mice expressing human SOD1 gene mutation. Neuropathology 2001 ; 21 : 67-81

Shibata N, Oda H, Hirano A, Kato Y, Kawaguchi M, Dal Canto MC, Uchida K, Sawada T, Kobayashi M. Molecular biological approaches to neurological disorders including knockout and transgenic mouse model. Neuropathology 2002 ; 22 : 337-349

c) その他

SOD 1 mutation の gene についての報告はきわめて多く，新しい知見が続々と発表されている。それに対して pathomechanism の解明に必要な神経病理学的な検索がなされている症例は非常に少ない。これまでの報告を review してみると SOD 1 gene の異常が motor neuron system (MNS) をおかすことは記載されているが，その病変や MNS 以外の system の病巣についての所見には注目すべき heterogeneity がある。このことは SOD 1 mutation を有する同一家系内にすら存在する。A 4 V と A 4 T における均一性は例外的なことのように思われるが，なにぶんにも病理学的検討がなされた報告症例の数が少ないため，現状で結論を出すのは控えたい。さらに報告例の記載が研究者の間で同一でないために，その結果の判定が困難である。たとえば LBLI が存在するかしないのかという問題や，存在した場合の SOD 1 の immuno-histochemistry についての所見はどうかという問題などがある。またその判定について使用した抗体や検査法の吟味が必要であるように思われる。さらに SOD 1 の変異を伴う症例の所見は典型的孤発性の ALS とは一般に同一ではないことに留意すべきである。

文献
Hirano A. Cytopathology of amyotrophic lateral sclerosis : a personal perspective of recent development. Neuropathology 1995 ; 15 : 1-6
Hirano A. Neuropathology of familial amyotrophic lateral sclerosis patients with superoxide dismutase 1 gene mutation. Neuropathology 1998 ; 18 : 363-369
Yanagita M, Llena JF, Hirano A. Heterogeneity of familial amyotrophic lateral sclerosis (FALS) with SOD 1 gene mutation. Neuropathol Exp Neurol 1999 ; 58 : 547
Tomiyasu H, Yanagita M, Llena JF et al. Pathological heterogeneity of familial amyotrophic lateral sclerosis with SOD 1 gene mutation. Brain Pathol 2000 ; 10 : 625

4) その他の特殊な遺伝性 ALS について

a) 痴呆を伴う遺伝性若年筋萎縮性側索硬化症 (ALS)

オランダの家系にみられる ALS で痴呆を伴うものが，Staal and Bots により発表された。ALS の所見のほかに大脳には tubulovesicular structure が膨化したシナプスの中に認められる。infantile neuroaxonal dystrophy と ALS の相関を暗示する珍しい症例である。

文献
Staal A, Bots GTAM. A case of hereditary juvenile amyotrophic lateral sclerosis complicated with dementia : clinical report and autopsy. Psychiatr Neurol Neurochir 1969 ; 72 : 129-135
Staal A, Went LN. Juvenile amyotrophic lateral sclerosis-dementia complex in a Dutch family. Neurology 1968 ; 18 : 800-806,
Bots GTAM, Staal A. Amyotrophic lateral sclerosis-dementia complex, neuroaxonal dystrophy, and Hallervorden-Spatz disease. Neurology 1973 ; 23 : 36-39

b) 痴呆を伴う家族性筋萎縮性側索硬化症 (ALS)

カナダの 2 家系に痴呆を伴った ALS の患者が Finlayson らにより報告されている。典型的

なALSとともに大脳皮質の神経細胞の消失が認められているが，Alzheimer 神経原線維変化，老人斑や neuroaxonal dystrophy はない。

文献
Finlayson MH, Guberman A, Martin JB. Cerebral lesions in familial amyotrophic lateral sclerosis and dementia. Acta Neuropathol 1973 ; 26 : 237-246
Pinsky L, Finlayson MH, Libman I, Scott BH. Familial amyotrophic lateral sclerosis with dementia. A second Canadian family. Clin Genet 1975 ; 7 : 186-191

c）黒質の変性を伴う家族性筋萎縮性側索硬化症（ALS）

最近多数の家族性 ALS の家系の中の 40 歳の男性の 1 剖検例が報告されている。3 年の経過をもち，respirator を 2 年半使用されていたが，痴呆や眼球運動障害はなく，病理学的に黒質の著明な変性および脊髄の anterolateral columns の強い変化が特徴的であった。前角細胞の強度の脱落と gliosis が存在したが，残存細胞には封入体や，その他の所見についての記載はない。後索および Clarke 核の変化も認められなかったことが注目される。一般に家族性の ALS は各々の家系により必ずしも同じ病像を呈するものでなく，散在性に対して家族性の ALS をまとめて対比して同一の症例群とみなすことは避けるべきである。

文献
Wolf HK, Crain BJ, Siddique T. Degeneration of the substantia nigra in familial amyotrophic lateral sclerosis. Clin Neuropathol 1991 ; 10 : 291-296

c. Charcot-Marie-Tooth 病（CMT）

これは一般に遺伝性の疾患で運動ニューロンと末梢の感覚ニューロンの両方をおかす。昔から下肢の筋萎縮が末梢部に強くシャンペン・ボトルを逆にしたようだといわれている。病変も主として末梢神経の変性である。脊髄の変化は前角細胞および後索にみられる。筋肉の所見はgroup atrophy と dystrophic 変化の両方が共存することが特徴であると記載されている。

末梢神経の変化は Dejerine-Sottas 病，Refsum 病，再発性多発性神経炎 recurrent polyneuritis のように onion bulb の形成を特徴とする（217 頁参照）。

現在，この疾患は臨床像，電気生理学的所見および病理所見をもとに myelin の障害が主体の CMT 1 と axon の障害が主体の CMT 2 の二つに大きく分類される。それらはさらに遺伝形式，遺伝子座や病因遺伝子に基づき細分化されている。CMT の一部では末梢 myelin 構成蛋白である peripheral myelin protein 22（PMP 22），P zero protein および gap junction protein の connexin 32 の各遺伝子に異常があることが明らかにされている。

Dejerine-Sottas 病は症状が重症である点や遺伝形式の違い（Dejerine-Sottas 病は autosomal recessive）から CMT 3 として CMT 1 とは区別されてきたが，最近 CMT 1 同様に PMP 22 の遺伝子変異があることがわかった。今後 CMT の分類を再検討する必要があるかも

しれない。

文献
吉井文均. 末梢神経障害の遺伝子診断. 臨床成人病 2000;30:303-306

I 脱髄疾患 demyelinating disease

　髄鞘は神経系にだけみられる。その量からみても神経系の主要構成物の一つである髄鞘は,中枢神経系では oligodendroglia から,末梢神経では Schwann 細胞からつくられる。神経組織が破壊されるときは,その原因のいかんにかかわらず,髄鞘も一緒におかされる。

　しかし,そのほかに髄鞘だけが破壊され,ほかの神経組織,とくに軸索が保存される一群の疾患がある。これを脱髄疾患という。多数の疾患がこの群に属するが,ここでは便宜上四つに分けて述べる。

1. 脱髄疾患

a. 多発性硬化症 multiple sclerosis（MS）（図 246～248）

　多発性硬化症は本項の諸疾患中,最も多いもので,アメリカで約 100,000 人が罹患している。18 歳ごろから 42 歳ごろ,すなわち社会に最も貢献できる働き盛りの年齢の男女に発病する。経過は長く,寛解 remission と増悪 exacerbation の反復を特徴として,末期には慢性病院に入院を余儀なくされ,欧米では深刻な社会問題である。本症では髄鞘は正常につくられるが,中枢神経系に多数の**脱髄斑** demyelinating plaque が散発性に現れる。その真の原因は不明であるが,幼年期の environmental factor（たとえばウイルスなど）と autoimmune response gene の関与の可能性などが考えられている。脱髄斑の発生する場所や数は,各症例により多様である。好発部位としては脳室周辺部・視神経・脳幹および脊髄があげられる（図246）。本症は熱帯地方にはまれである。脱髄巣は CT よりも MRI によりみられやすい。visual evoked response や brainstem auditory evoked response も髄液の所見（oligoclonal band やミエリン塩基性蛋白の出現）とともに診断に役立つ。

　脱髄斑（図247）は H.E. 染色では,一般に認めにくい。ときには eosin の染まりが悪く,その部分が明るくみえることもある。しかし髄鞘染色では,明白に病巣を認めることができる（図248）。一般に plaque は周辺の正常部から明瞭に区別され,カミソリで切ったようにみえる。髄鞘の消失は,節性 segmental である。軸索は通常,よく保存されて,髄鞘染色で髄鞘がまったく消失したところでも,軸索染色で多数の軸索を認めるのが特徴である。強くおかされた場合には軸索も多少なりとも失われるが,梗塞などに伴う組織の壊死とは違い,空洞をつくること

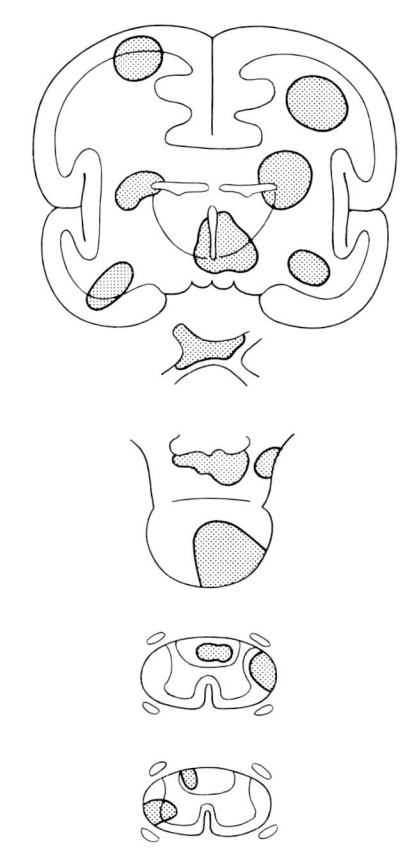

図 246　脱髄巣の分布

はない。破壊された髄鞘はマクロファージにより摂取，消化されて，最後に cholesterol ester と neutral fat になる。Sudan 染色で sudanophilic lipid として認められる。病巣が古くなると，マクロファージは少なくなり，gliosis が強くなるが，結合組織の反応は少なく，かつ血管周辺部に限られている。陳旧性の髄鞘巣の軸索が太くなる所見がとらえられている。しかし，この場合に neurofilament の分布はまばらである (Shintaku et al 1988)。初期には，perivascular lymphocytic cuffing およびマクロファージの集積がみられる。系統変性疾患と違い，脱髄は原則として，孤立かつ散発性の plaque である。すなわち特定の tract が変性するのではない。この点は脊髄のさまざまのレベルを調べるとよくわかる。本症では末梢神経系には脱髄はみられない。

　中枢神経系では髄鞘の再生はきわめて徐々で，そのうえ不完全である。脊髄や脳幹では，末梢神経の神経根その他より　Schwann　細胞が入り込んで末梢性の髄鞘をつくることもある (Itoyama et al 1983)。

　ルーチンの brain cutting で，偶然に脱髄斑を発見して驚くことがある。この場合に plaque に相当する臨床所見の記録がみつからないことがある。または症状出現のエピソードはきわめ

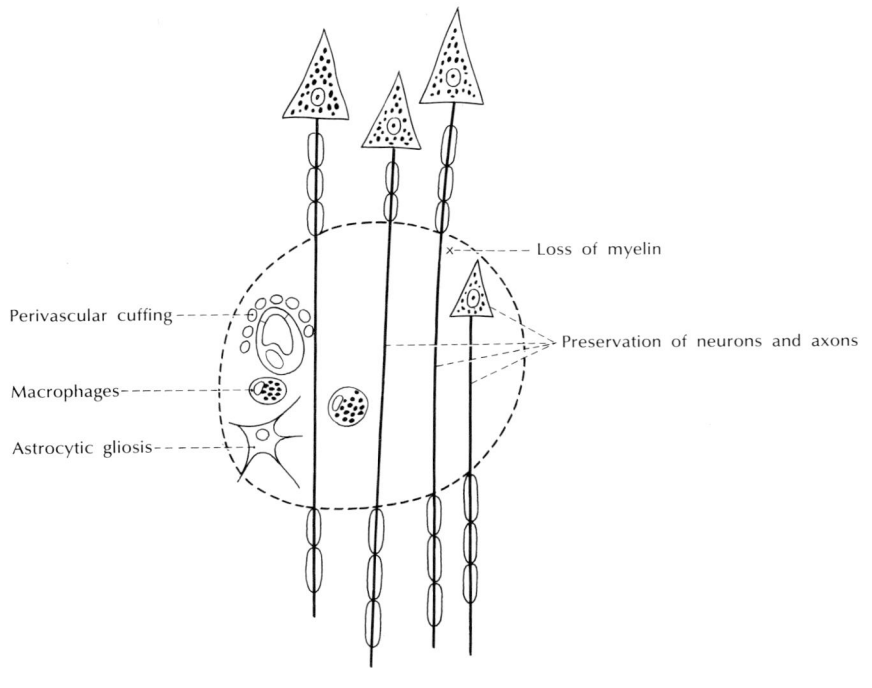

図 247　脱髄斑

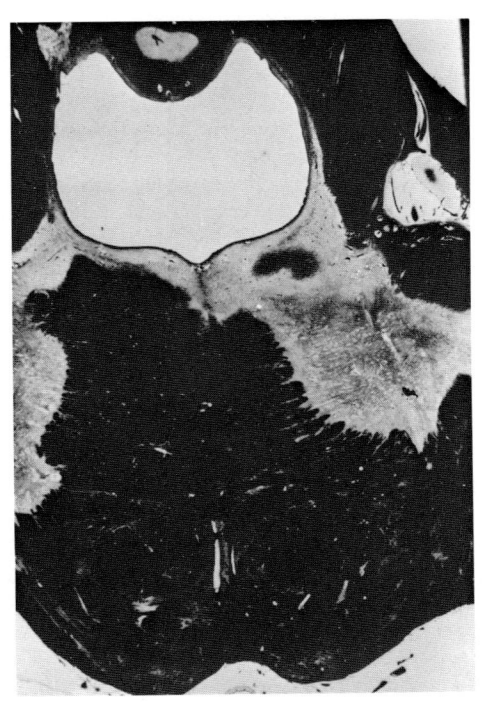

図 248　多発性硬化症（髄鞘染色）橋の脱髄巣

て古く，無症状が長く続き，すっかり忘れられていたこともある。以上の事実は，良性多発性硬化症 benign multiple sclerosis の存在を裏づけるもので，多発性硬化症の頻度も，現在想像されるものより多いのではないかと思う。

Balóʼs concentric sclerosis は Balóにより記載された特殊な脱髄疾患で，急速に悪化する脳症状を呈し，短期間に死亡する。その病変は主として，大脳白質に特徴的な同心円状の脱髄巣である。本疾患は有名ではあるが，欧米では極めてまれな病気である。しかし本疾患と多発性硬化症との混合型または移行型が存在する。最近，フィリピンのマニラで数例の本疾患が報告されている。日本では，古典的多発性硬化症が欧米に比べて少なく，Devic 型の傾向をとるといわれているが，Baló型の所見も一部の脱髄巣にみられる症例が最近発表されている (Itoyama et al 1985)。

文献

Waxman SG, Ritchie JM, eds. Demyelinating Diseases : Basic and Clinical Electrophysiology. New York : Raven Press, 1981

Yonezawa T, ed. International Symposium on the leucodystrophy and allied diseases. Kyoto, September 19-20, 1981 "Neuropathology" Supplement 1

Itoyama Y, Webster H de F, Richardson EP Jr, Trapp BD. Schwann cell remyelination of demyelinated axons in spinal cord multiple sclerosis lesions. Ann Neurol 1983 ; 14 : 339-346

Raine CS. Biology of disease. Analysis of autoimmune demyelination. Its impact upon multiple sclerosis. Lab Invest 1984 ; 50 : 608-635

Itoyama Y, Tateishi J, Kuroiwa Y. Multiple sclerosis with concentric or lamellar demyelinated lesions. Two Japanese autopsy cases. Ann Neurol 1985 ; 17 : 481-487

Shintaku M, Hirano A, Llena JF. Increased diameter of demyelinated axons in chronic multiple sclerosis of the spinal cord. Neuropathol Appl Neurobiol 1988 ; 14 : 505-510

Hirano A. Review of morphological aspects of remyelination. Dev Neurosci 1989 ; 11 : 112-117

Yao D-L, Webster H de F, Hudson LD et al. Concentric sclerosis (Balo) : morphometric and in situ hybridization study of lesions in six patients. Arch Neurol 1994 ; 35 : 18-30

Raine CS. The lesion in multiple sclerosis and chronic relapsing experimental allergic encephalomyelitis : a structural comparison. In : Raine CS, McFarland HF, Tourrellote WW, eds. Multiple Sclerosis : Clinical and Pathogenetic Basis. London : Chapman & Hall, 1997 : 243-286

Liedtke W, Edelmann W, Chiu F-C et al. Experimental autoimmune encephalomyelitis in mice lacking glial fibrillary acidic protein is characterized by a more severe clinical course and an infiltrative central nervous system lesion. Am J Pathol 1998 ; 152 : 251-259

Trapp BD, Peterson J, Ransohoff RM et al. Axonal transection in the lesions of multiple sclerosis. N Engl J Med 1998 ; 338 : 278-285

b. 病巣が限定されたまれな脱髄疾患

1) 視神経脊髄炎 neuromyelitis optica

視神経脊髄炎または **Devic 病**では脊髄と視神経がおかされる。

2) adrenoleukodystrophy

Schilder は3種類の大脳白質脱髄病変を記載した。それは現在の metachromatic leukoencephalopathy (455頁参照)，SSPE (386頁参照) および，Schilder 病とよばれた疾患である。これは diffuse sclerosis とも名づけられ通常小児に起こり，その大脳半球の病巣は広範であ

る。しかし，正常な白質は必ずどこかに認める。その後，男性に発生し，大脳白質の変性のほかに副腎皮質や testis に大きな eosin 好性細胞が認められる疾患が注目され，**adrenoleukodystrophy** とよばれる。電顕では，特有な針状の結晶状構造が細胞体内に集合しているのが認められる。これまで Schilder 病とよばれていた症例の大多数は，adrenoleukodystrophy であるといわれる。その後，女児の症例も報告され，さらに脊髄型すら記載されている（Kuroda et al 1983）。

本疾患における特定の enzyme の欠損はなお不明であるが，saturated unbranched very long-chain fatty acid，とくに hexacosanoate（C 26 : 0）の増加が知られている。これは peroxisome の欠損によりこの fatty acid が分解されないためである。本疾患は Zellweger's cerebrohepatorenal syndrome とともに，現在，peroxisomal disorder の分類に加えられている。

adrenoleukodystrophy において，この long-chain fatty acid の増加は unsaturated fatty acids の混合物である"Lorenzo's oil"の治療で低下させることができる（Min and Benzer 1999）。なお，adrenoleukodystrophy の原因遺伝子は Xq 28 にあり，peroxisomal membrane-associated protein である adrenoleukodystrophy protein をコードしている。

文献

Schaumburg HH, Richardson EP, Johnson PC, Cohen RB, Powers JM, Raine CS. Schilder's disease. Sex-linked recessive transmission with specific adrenal changes. Arch Neurol 1972 ; 27 : 458-460
Kuroda S, Hirano A, Yuasa S. Adrenoleukodystrophy : cerebello-brainstem dominant case. Acta Neuropathol 1983 ; 60 : 149-152
Moser HW, Moser AE, Singh I, O'neil P. Adrenoleukodystrophy : survey of 303 cases. Biochemistry, diagnosis and therapy. Ann Neurol 1984 ; 16 : 628-641
Min K-T, Benzer S. Preventing neurodegeneration in the Drosophila mutant bubblegum. Science 1999 ; 284 : 1985-1988

2．dysmyelinating disease（leukodystrophy）

leukodystrophy は一般に遺伝性のもので，正常につくられた髄鞘がこわれるのではなくて，初めから正常な髄鞘ができない疾患である。

a. 異染性白質ジストロフィー metachromatic leukodystrophy

metachromatic leukodystrophy は，arylsulfatase A 活性の欠損により，cerebrosulfatide が異常に蓄積される。患者では，第 12 染色体にある arylsulfatase A 遺伝子の点変異や欠失の報告がある。この蓄積物質はとくに白質のグリア細胞，末梢神経の Schwann 細胞およびマクロファージの中にみられる。この異常物質は異染性を示す。すなわち toluidine blue 染色をすると，一般の神経組織は青く染まるのに対して，蓄積物質は赤くみえる。sulfatide は神経細胞の中や，腎臓の尿細管上皮の中にも蓄積される。すなわち全身性の lipidosis の一つである。異

染性の異常物質は尿の中にも排出される。尿中，とくに白血球中の酵素の欠損は診断の基礎となる。late infantile, juvenile および adult form があり，adult form は診断が難しいことが多く，痴呆を起こすことが報告されている（Wulff and Trojaborg 1985）。

　蓄積物質の電顕像は多様であり，少なくとも2種類が記載されている。その一つは層状をなした球状小体である。これは規則的に配列された2枚の2nmの厚さの電子密度の高い層の間に，2nmの電子密度の低い層をはさんでいて，この3層が6nmの単位をなして約4nmの中等度の電子密度を隔てて，同心状に配列されている。

　第二のものは，通常扇状に配列されていて，その単位は約3nmの電子密度の高い部分と，6nmの電子密度の低い部分とが重なり合っている。これは本症に特有な蓄積物質である。

文献

Austin JH, Armstrong D, Shearer L. Metachromatic form of diffuse cerebral sclerosis. V. The nature and significance of low sulfatase activity : a controlled study of brain, liver and kidney in four patients with metachromatic leukodystrophy (MLD). Arch Neurol 1965 ; 13 : 593-614
Gregoire A, Perier O, Dustin P Jr. Metachromatic leukodystrophy, an electron microscopic study. J Neuropathol Exp Neurol 1966 ; 25 : 617-636
Austin JH. Chase, Chance and Creativity. New York : Columbia University Press, 1977
Wulff CH, Trojaborg W. Adult metachromatic leukodystrophy : neurophysiologic findings. Neurology 1985 ; 35 : 1776-1778
服部達哉，田中茂樹，下　由美，他. 進行性の痴呆・行動異常を呈した40歳女性. 脳神経 1999 ; 51 : 185-194

b. Krabbe's globoid cell leukodystrophy

　Krabbe 病は autosomal recessive の乳幼児の疾患で，通常2歳までに死亡する。galacto-cerebroside β-galactosidase の欠損のために galactocerebroside が白質の **globoid cell** とよばれる大きな細胞体の中に蓄積される。この細胞は histiocyte で，とくに血管周囲に集まってみられることが多い。組織学的には，oligodendroglia および髄鞘に乏しい白質が hypertrophic astrocyte で占められ，血管周辺に存在する phagocyte の著明な集団が，特徴的所見である。metachromatic leukodystrophy の lipid と同様に蓄積物質は sudanophilic lipid ではなく，PAS 陽性である。しかし Krabbe 病の脂質は異染性を示さない。metachromatic leukodystrophy などと同様に，白質に gliosis を起こし，昔から汎発性硬化症 diffuse sclerosis とよばれているものの一つである。第14染色体長腕にある galactocerebrosidase の遺伝子解析が可能となり，より正確に診断できるようになった。

　電顕で，globoid cell の中に多数の真っすぐまたは曲がった管状封入体 tubular inclusion がみられ，その長径はさまざまであり，横断面で不規則な crystalloid をなし，その短径は10〜100 nm である。そのほかに細いねじれた管状構造も認められる。その構造は実験動物の脳内に挿入した galactocerebroside と同一である。

　末梢神経ははじめ正常とみなされていたが，やはりおかされる。同様な細胞内封入体が Schwann 細胞や macrophages に認められる。Krabbe 病の診断は leukocyte または cultured fibroblast の enzyme assay が最適である．本疾患の動物モデルもある．

少数ではあるが late infantile または adult onset の症例も報告されている．

文献
Yunis E, Lee RE. The ultrastructure of globoid (Krabbe) leukodystrophy. Lab Invest 1969 ; 21 : 415-419
Suzuki K, Suzuki Y. Globoid cell leukodystrophy (Krabbe's disease) : deficiency of galactocerebroside β-galactosidase. Proc Nat Acad Sci USA 1970 ; 66 : 302-309
Suzuki K, Grover WD. Krabbe's leukodystrophy (globoid cell leukodystrophy). An ultrastructural study. Lab Invest 1970 ; 22 : 385-396

c. Alexander 病

白質は astrocyte で占められていて，その細胞体の中に Rosenthal fiber (188 頁参照) が多数みられる．ほかの leukodystrophy と違って，この疾患は家族性というよりも孤発性にみられる．Rosenthal fiber は血管周囲，subpial にとくに多数認められるのに，神経細胞の周囲には乏しい．本病の代謝障害を起こす欠損物質はまだ不明である．小児の epilepsy の外科的治療において，astrocyte の核周辺部に Rosenthal fiber が出現する．

文献
Herndon RM, Rubinstein LJ, Freeman JM, Mathieson G. Light and electron microscopic observation on Rosenthal fibers in Alexander's disease and in multiple sclerosis. J Neuropathol Exp Neurol 1970 ; 29 : 524-551
Borrett D, Becker L. Alexander's disease. A disease of astrocytes. Brain 1985 ; 108 : 367-385
Messing A, Goldman JE, Johnson AB, Brenner M. Alexander disease : new insight from Genetics. J Neuropathol Exp Neurol 2001 ; 60 : 563-573

d. Canavan 病

Canavan 病はユダヤ人の乳幼児にみられる autosomal recessive な疾患である．生後 6 カ月以内に発症し，apathy, hypotonia をきたし，多くの症例が失明し optic atrophy がみられる．Alexander 病のように著明な megacephaly を起こす．光顕像上，海綿状変化を特徴とし (図 249)，白質と大脳および小脳の深層をおかし，ほかの leukodystrophy と違い U fiber をおかす．Alzheimer type II astrocyte がみられる．灰白質の astrocyte には多数のミトコンドリアの matrix に filament がぎっしりと結晶状に細長く幅をなして走り，特徴的像を呈する．白質にはこうしたミトコンドリアの所見は乏しく，triethyltin のような髄鞘の split がみられる．神経細胞は通常おかされない．組織化学的には ATPase の活性低下がみられるが，N-acetylaspartate ethylase の減少が指摘されている．

近年 aspartoacylase の gene が単離され，その mutation が患者に証明されることから Canavan 病は現在出生前に容易に診断される．

文献
Adachi M, Wallace BJ, Schneck L, Volk BW. Fine structure of spongy degeneration of the central nervous system (van Bogaert and Bertrand type). J Neuropathol Exp Neurol 1966 ; 25 : 598-616

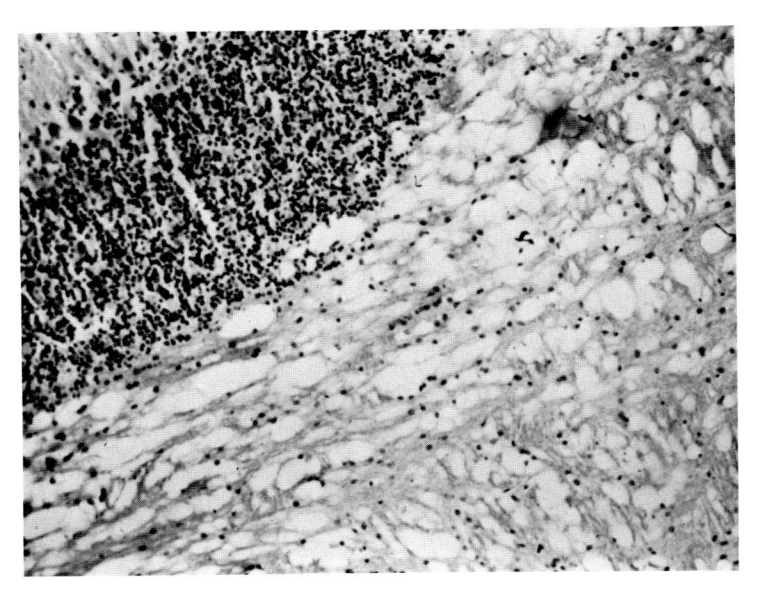

図 249 Canavan 病（H.E. 染色）
小脳白質の海綿状変化

Kaul R, Gao GP, Balamurugan K et al. Cloning of the human aspartoacylase cDNA and a common missense mutation in Canavan disease. Nature Genetics 1993 ; 5 : 118-123

e. Pelizaeus-Merzbacher 病

Pelizaeus-Merzbacher 病は生後間もなく症状が現れて長い経過をとる X-linked の dysmyelinating disease である。原因遺伝子はX染色体長腕にある proteolipid protein gene である。この病気の脱髄の特色は，血管周囲には髄鞘が認められるので斑状をなした像を呈する。

文献
Watanabe I, Patel V, Gobel HH, Siakotos AN, Zeman W, DeMyer W, Dyer JS. Early lesion of Pelizaeus-Merzbacher disease : electron microscopic and biochemical study. J Neuropathol Exp Neurol 1973 ; 32 : 313-333
Inoue K, Osaka H, Kawanishi C et al. Mutations in the proteolipid protein gene in Japanese families with Pelizaeus-Merzbacher disease. Neurology 1997 ; 48 : 283-285

f. lipidosis

さまざまの lipidosis に白質の変化が伴うことは昔からよく知られている。

g. Cockayne's syndrome

1936年に Cockayne により初めて記載された，まれな常染色体劣性の遺伝性疾患である。Cockayne's syndrome は分子遺伝学的には heterogenous なもので，これまでに少なくとも二

つの遺伝子が単離されている。Chromosome 5 上にある CSA gene と 10q11.2 に存在する CSB (ERCC 6) gene である。乳幼児の後期に発症し, 網膜色素変性, 難聴を伴った小人症, 頭蓋骨の肥厚およびほかの骨格異常, 視神経萎縮, 進行性の神経系障害などの臨床症状を特徴とする。神経病理学的には脳が小さく, くも膜は肥厚し, 基底核部とくに血管壁などに石灰化を起こし, 大脳皮質およびとくに白質の著明な萎縮をきたす。白質には虎斑に似た散在性の脱髄が存在し, 血管周囲の髄鞘は保存される傾向をもつ。Alzheimer 神経原線維変化も報告されている (99頁参照)。病因の本態は不明である。

文献
佐々木彰一, 平野朝雄, Llena JF. Cockayne 症候群の1剖検例. 神経内科 1983 ; 19 : 450-458
Henning KA, Lei L, Iyer N et al. The Cockayne syndrome group A gene encodes a WD repeat protein that interacts with CSB protein and a subunit of RNA polymerase II TFIIH. Cell 1995 ; 82 : 555-564
Mallery DL, Tanganelli B, Colella S et al. Molecular analysis of mutations in the CSB (ERCC 6) gene in patients with Cockayne syndrome. Am J Hum Genet 1998 ; 62 : 77-85

h. murine mutant

ハツカネズミの遺伝性疾患である jimpy および quaking では, 中枢神経系の髄鞘形成が乏しく, 末梢神経系の髄鞘の形成がほとんど正常なことに比して対照的である。とくに jimpy では髄鞘形成はほとんどなく, ただ1層の oligodendroglia の突起が軸索をとりまき, その一部が, わずかに fusion を起こして major dense line を形成しているのみである。すなわち oligodendroglia の先天性髄鞘形成不全である (図109参照)。shiverer といわれる mutant の oligodendroglia は major dense line を形成できない(215頁参照)。そのほか twitcher, trembler, dystrophic mice など多くの murine mutant で髄鞘形成不全を呈するものが知られており, 研究対象となっている。

文献
Hirano A, Sax DS, Zimmerman HM. The fine structure of the cerebella of jimpy mice and their "normal" litter mates. J Neuropathol Exp Neurol 1969 ; 28 : 388-400

3. 免疫疾患 immune disease

a. 中枢神経系

これに属する疾患は, 実験的につくられる **EAE** (experimental allergic encephalomyelitis 実験的アレルギー性脳脊髄炎)によく似ている。EAE は髄鞘を含んだ中枢神経組織と Freund's adjuvant (これは tubercle bacilli と mineral oil からなる) を実験動物に注射すると, リンパ節で感作単核細胞 sensitized mononuclear cell がつくられる。それが血中に出て, 中枢神経系の主として白質およびくも膜下腔の細動脈の壁を通って血管外に出て髄鞘をおそい, 破壊す

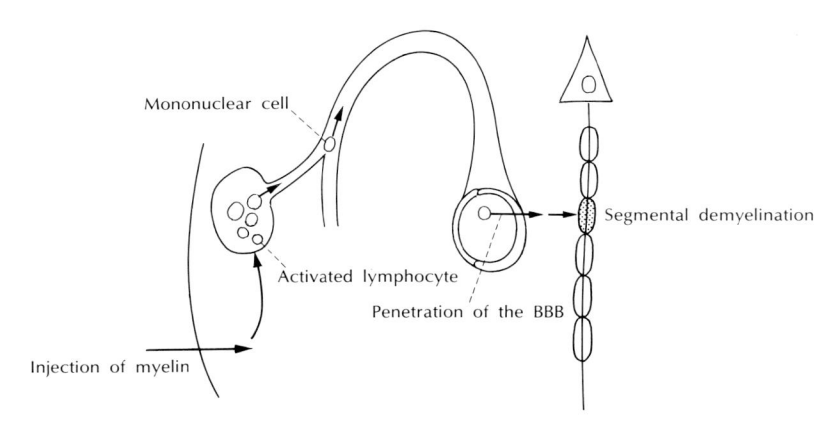

図 250 EAE

る。注射後1週間から3週間後に症状が出る。神経病理学的には軸索が保存され，節性脱髄 segmental demyelination を呈する（図250）。

これは動物の種類に特有ではなく，組織に特有な現象である。免疫抑制剤 immunosuppressant，ステロイド剤，胸腺因子，X線放射により，その変化を抑えたり，進行させたりすることができる。

電顕の所見は単核細胞が血管壁を通って組織内に侵入し，髄鞘の崩壊は regular separation of lamellae や vesicular dissolution などの形をとって現れる。

特殊な guinea pig を感作することにより，症状の再燃が起こる現象が発見され，chronic relapsing EAE といわれ，多発性硬化症に似た pathomechanism が想定されている。白質からの抽出物を動物に注射すると，炎症と脱髄が起こるのに対し，myeline basic protein を注射した場合には，炎症だけが起こり，脱髄現象はみられない。髄鞘の崩壊，消失にはマクロファージの介在が大きな役割を果たしている。

文献
Adachi M, Hirano A, Aronson SM, eds. Pathology of the Myelinated Axon. New York : Igaku-Shoin, 1985
Kato S, Nakamura H. Suppression of acute experimental allergic encephalomyelitis by synthetic serum thymic factor : clinical, histopathological, and immunohistochemical studies. Acta Neuropathol 1988 ; 75 : 337-344
Kato S, Nakamura H, Naiki M, Takeoka Y, Suehiro S. Suppression of acute experimental allergic encephalomyelitis by neurotropin : clinical, histopathologic, immunologic and immunohistochemical studies. J Neuroimmunol 1991 ; 35 : 237-245

1）種痘後および感染後脳脊髄炎 post-vaccinal and post-infectious encephalomyelitis

種痘後および感染後脳脊髄炎は単核細胞の浸潤が，軟膜および白質の小静脈周囲部 perivenular region にみられ，同時にその部分に髄鞘の消失が起こる。

文献
Shiraki H. The comparative study of rabies postvaccinal encephalomyelitis and demyelinating encephalomyelitides of unknown origin, with special reference to the Japanese cases. In : Bailey OT, Smith DE, eds. The Central Nervous System : International Academy of Pathology Monograph, No 9. Baltimore : Williams & Wilkins, 1968 : 87-123

2) 急性出血性白質脳炎 acute hemorrhagic leukoencephalitis, **Hurst's disease**（Weston Hurst）

急性出血性白質脳炎では単核細胞のほかに，多核球，fibrin，そして，とくに赤血球の浸潤が強く，急性であり，短時日で死に至る。この原因は不明であるが，**hyperacute form of EAE** といわれる。hyperacute form は髄鞘を含んだ脊髄の homogenate のほかに百日咳ワクチン pertussis vaccine を加えて注射することにより，実験動物に同様の所見をつくることができる。

文献
Levine S, Hirano A, Zimmerman HM. Hyperacute allergic encephalomyelitis. Am J Pathol 1965 ; 47 : 209-221
Hirano A, Dembitzer HM, Becker NH, Levine S, Zimmerman HM. Fine structural alterations of the blood brain barrier in experimental allergic encephalomyelitis. J Neuropathol Exp Neurol 1970 ; 29 : 432-440
Lampert P. Electron microscopic studies on ordinary and hyperacute experimental allergic encephalomyelitis. Acta Neuropathol 1967 ; 4 : 99-126

b. 末梢神経系

これの動物実験のモデルは **EAN**（experimental allergic neuritis 実験的アレルギー性神経炎）である。すなわち，この場合は末梢神経組織を注射することにより，末梢神経の脱髄を起こす。

Guillain-Barré 症候群（GBS）

Guillain-Barré 症候群では，単核細胞の浸潤に伴って，末梢神経の節性脱髄を起こす。

文献
Asbury AK, Arnason BG, Adams RD. The inflammatory lesions in idiopathic polyneuritis. Its role in pathogenesis. Medicine 1969 ; 48 : 173-215
Hirano A, Cook SD, Whitaker JN, Dowling PC, Murray MR. Fine structural aspects of demyelination *in vitro*. The effects of Guillain-Barré serum. J Neuropathol Exp Neurol 1971 ; 30 : 249-265
Whitaker JN, Hirano A, Cook SD, Dowling PC. The ultrastructure of circulating immunocytes in Guillain-Barré syndrome. Neurology 1970 ; 20 : 765-770
Yonezawa T, Ishihara Y, Matsuyama H. Studies of experimental allergic peripheral neuritis. J Neuropathol Exp Neurol 1968 ; 27 : 453-463

軸索型 Guillain-Barré 症候群：1986 年に Feasby et al が従来の脱髄性 GBS とは異なる軸索変性が主体である急性軸索型 GBS を提唱し，1990 年に Yuki らが「抗 GM1 抗体を伴う

Campylobacter jejuni 腸炎後急性軸索型ポリニューロパチーが GBS のサブグループを形成する」という説を発表した。1991 年に McKhann らは中国北部の農村地帯に多発する感覚障害を伴わない急性の四肢筋力低下をきたす疾患を Chinese paralytic syndrome として報告したが，その後中国だけでなく他の国でも同様の疾患がみられることがわかり acute motor axonal neuropathy (AMAN) とよばれるようになった。これらの報告がきっかけとなり GBS は脱髄性ニューロパチーという既成概念が打ち破られ，軸索型 GBS が認知されるようになった

文献

Feasby TE, Gilbert JJ, Brown WF et al. An acute axonal form of Guillain-Barré polyneuropathy. Brain 1986 ; 109 : 1115-1126

Yuki N, Yoshino H, Sato S et al. Acute axonal polyneuropathy associated with anti-GM 1 antibodies following Campylobacter enteritis. Neurology 1990 ; 40 : 1900-1902

McKhann GM, Cornblath DR, Ho T et al. Clinical and electrophysiological aspects of acute paralytic disease of children and young adults in northern China. Lancet 1991 ; 338 : 593-597

結城伸泰. カンピロバクターニューロパチーと IgG 抗 GM 1 抗体. 神経進歩 1997 ; 41 : 213-221

4．その他

a. 中毒

1) トリエチル錫 triethyl-tin

トリエチル錫中毒による髄鞘の split は中枢神経系に限局されている。同様な所見は **INAH** (isonicotinic acid hydrazide) および hexachlorophene 中毒でもみられる。後者の場合には発育途上の髄鞘に病変を起こし，末梢神経系の髄鞘の split も起こる。

文献

Hirano A, Dembitzer HM, Becker NH, Zimmerman HM. The distribution of peroxidase in the triethyl-tin intoxicated rat brain. J Neuropathol Exp Neurol 1969 ; 28 : 507-511

2) ジフテリア毒素 diphtheric toxin

ジフテリア神経炎はよく知られた末梢神経系の脱髄疾患である。

文献

Wiśniewski HM, Raine CS. An ultrastructural study of experimental demyelination and remyelination. V. Central and peripheral nervous system lesions caused by diphtheria toxin. Lab Invest 1971 ; 25 : 73-80

b. Marchiafava-Bignami 病

Marchiafava-Bignami 病では脱髄は脳梁 corpus callosum，前交連 anterior commissure および，視交叉 optic chiasm に限局し，とくにその中央部に病変が起こり，周辺部を残す特徴

がある。

文献
Ishizaki T, Chitanondh H, Laksanavicharn U. Marchiafava-Bignami's disease. Report of the first case in an Asian. Acta Neuropathol 1970 ; 16 : 187-193

c. central pontine myelinolysis

central pontine myelinolysis では脱髄は橋に起こり，その病巣はやはり中央部で，周辺部は正常である(図251)。本症は低ナトリウム血症の急速な補正後に発症する。診断は剖検により下されていたが，近年は CT および MRI により確立されるようになった。症例によっては，とくに病変の強いものでは橋部以外の中枢神経に脱髄巣をみることがあり，extrapontine myelinolysis といわれる。

文献
Adams RD, Victor M, Mancall EL. Central pontine myelinolysis : a hitherto undescribed disease occurring in alcoholic and malnourished patients. Arch Neurol Psychiatry 1959 ; 81 : 154-172
Valsamis MP, Peress NS, Wright LD. Central pontine myelinolysis in childhood. Arch Neurol 1971 ; 25 : 307-312
Goldman JE, Horoupian DS. Demyelination of the lateral geniculate nucleus in central pontine myelinolysis. Ann Neurol 1981 ; 9 : 185-189
Ghatak NR, Hadfield MG, Rosenblum WI. Association of central pontine myelinolysis and Marchiafava-Bignami disease. Neurology 1978 ; 28 : 1295-1298
Kleinschmidt-De Masters BK, Norenberg MD. Rapid correction of hyponatremia causes demyelination : relation to central pontine myelinolysis. Science 1981 ; 211 : 1068-1070
柳下三郎，田中俊夫，駒形清則，水泉博史，鈴木健世．低ナトリウム血症の急速な補正後に発症した central pontine and extra-pontine myelinolysis の1剖検例．脳神経 1986 ; 38 : 501-508

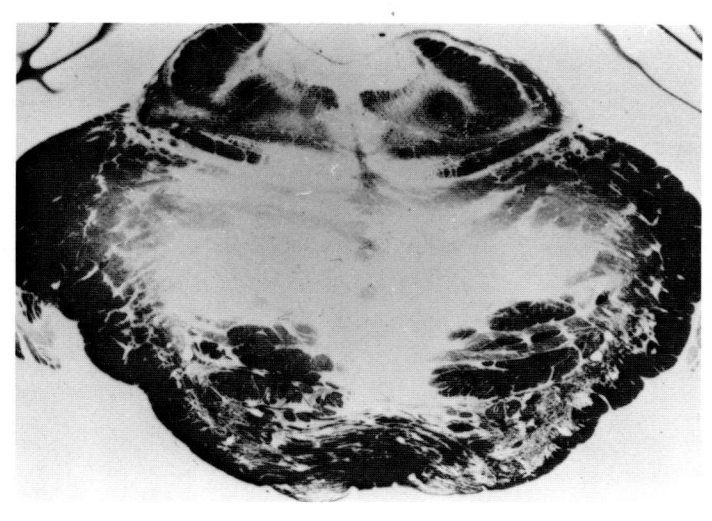

図 251　central pontine myelinolysis（髄鞘染色）

付〕 橋底部多発性海綿状壊死 multiple spongy necrosis of pontine base

この疾患の原因はわかっていないが，主に AIDS，白血病などの immunosuppressed patients に発生する。

文献
Anders KH, Becker PS, Holden JK et al. Multifocal necrotizing leukoencephalopathy with pontine predilection in immunosuppressed patients: a clinicopathologic review of 16 cases. Hum Pathol 1993; 24: 897-904

d. Binswanger 病

Binswanger 病では，脱髄斑は白質の動脈硬化に伴ってみられる。本症は元来，臨床像と脳の肉眼的所見だけでつけられた病名であるために，その定義が漠然としているので，診断がしばしば問題となる。血管性の浮腫が主として起こるといわれる（264 頁参照）。

文献
Olszewski J. Subcortical arteriosclerotic encephalopathy. Review of the literature on the so-called Binswanger's disease and presentation of two cases. World Neurol 1962; 3: 359-394
Feigin I, Popoff N. Neuropathological changes late in cerebral edema: the relationship to trauma, hypertensive disease and Binswanger's encephalopathy. J Neuropathol Exp Neurol 1963; 22: 500-511

付〕 vascular dementia

Binswanger 病を含め vascular dementia の病理については Ogata の最近の報告がある（Ogata 1999）。

文献
Ogata J. Vascular dementia: the role of changes in the vessels. In: Alzheimer Disease and Associated Disorders, Vol 13, Suppl 3. Philadelphia: Lippincott Williams & Wilkins, 1999: S 55-S 58
Román GC, Tatemichi TK, Erkinjuntti T et al. Vascular dementia: diagnostic criteria for research studies. Report of the NINDS-AIREN International Workshop. Neurology 1993; 43: 250-260

e. 進行性多巣性白質脳症 progressive multifocal leukoencephalopathy （387 頁参照）

f. carmofur による subacute leukoencephalopathy

抗癌剤の 5-fluorouracil derivative である carmofur の副作用として発生する subacute leukoencephalopathy が知られている（Kuzuhara et al 1987）。

文献
Kuzuhara S, Ohkoshi N, Kanemaru K et al. Subacute leucoencephalopathy induced by carmofur, a 5-fluorouracil derivative. J Neurol 1987; 234: 365-370

J 蓄積症 storage disease

　蓄積症は特定の酵素欠損による遺伝性代謝障害である。おそらく lysosome 酵素と推定される破壊酵素が欠損，または，あっても作用不能な状態におかれたために，一種，または，いくつかの前駆物質 precursors が分解されずにたまる。ある場合にはそのために生じた別の回り道の分解経路がつくられて，この結果として，いくつかの違った種類の物質がたまることもある。たとえば gargoylism では，脳にはいくつかの種類の ganglioside がたまり，内臓にはムコ多糖体がたまる。別の例としては neurovisceral lipidosis では，脳には GM_1 ganglioside がたまり，内臓には ganglioside とムコ多糖体がたまる。

　蓄積症はたとえ臨床像では一つの器官系だけをおかすようにみえても，全身をおかす systemic disease である。つまり酵素学的，生化学的，ときには組織学的にさえ，さまざまの組織から診断ができる。たとえば皮膚の線維芽細胞，白血球，骨髄，肝臓，脳や尿など，さらに，羊膜細胞 amniotic cell からも診断可能である。このことは出生前に診断することができるということで，遺伝的要素のあるものを予防できるという点で重要である。

文献
Korey SR, Terry RD et al. Studies in Tay-Sachs disease. J Neuropathol Exp Neurol 1963 ; 22 : 2-104
Hirano A, Zimmerman HM, Levine S, Padgett GA. Cytoplasmic inclusions in Chediak-Higashi and wobbler mink. An electron microscopic study of the nervous system. J Neuropathol Exp Neurol 1971 ; 30 : 470-487
Suzuki K. Metabolic diseases. In : Johannessen JV, ed. Electron Microscopy in Human Medicine, Vol 6, Nervous System, Sensory Organs, and Respiratory Tract. New York : McGraw-Hill, 1979 : 3-53
鈴木衣子. 先天性代謝異常. 現代病理学大系 23A〔神経系〕神経疾患 I. 東京：中山書店, 1985 : 331-381

1. lipidosis

　遺伝的に生まれつき特定酵素がないために，脂質代謝の block が起こり，その結果，特殊な脂質が多量にたまる疾患である。昔は神経細胞に脂質がたまるという意味で **neurolipidosis** という言葉が用いられて，全身をおかす systemic lipidosis とは別に取り扱われてきた。後者の例は Fabry 病や Gaucher 病の若年型などである。さらに Krabbe 病や metachromatic leukodystrophy など脳の白質に主として変化がみられるものとも区別されていた。現在では，昔からなじまれてきた古典的臨床像や光顕からの分類を捨てて，生化学の立場より欠損酵素からみた分類がとられるようになり，まったく新しい分野となった。

　臨床像は，分解過程のどこが阻止されているか，またどの器官系がおかされやすいかによりさまざまである。Tay-Sachs 病では，脳と網膜がおかされて，昔から**黒内障性白痴** amaurotic idiocy とよばれ，眼底にみられる cherry red spot は有名である．Gaucher 病の若年型では骨髄・肝臓および脾臓をおかす．Hurler 病や，GM_1 gangliosidosis では中枢神経系および全身の内臓器官，すなわち骨髄・肝臓・脾臓・角膜などをおかす．metachromatic leukodystrophy では，中枢および末梢神経系と胆囊ならびに腎をおかす．Fabry 病や Refsum 病では，末梢神経系および，腎その他の組織をおかす．

以上述べた組織の変化と，臨床像との関連については不明なことが多い．蓄積された物質，またはその蓄積の過程が細胞にとって有毒なために，細胞の消失を起こすこともある．この例としては，Gaucher 病の乳児型に蓄積される glucocerebroside や，Krabbe 病に蓄積される galactocerebroside があげられる．中枢神経系の髄鞘をつくる oligodendroglia の細胞内に，その代謝過程の障害が起これば，中枢性の髄鞘はできない．つまり，Krabbe 病や metachromatic leukodystrophy がその例である．さらに metachromatic leukodystrophy では Schwann 細胞の髄鞘をつくる過程も阻止されるために，末梢神経系の髄鞘もできにくい．

以上の諸疾患で中枢神経をおかすものは，後期に強い gliosis を残す．Tay-Sachs 病はその典型的なものである．そのほか Hurler 病では髄膜に強度の線維化を起こし，その結果，水頭症をきたすこともある．一方，Gaucher 病や Niemann-Pick 病にみられる脾臓の肥大では，その実質細胞には脂質がたまり大きくなっているが，破壊されているようにはみえない．しかし，その機能は低下している．骨髄に多量の脂質がたまれば骨折を起こしやすく，病的骨折の原因となる．

発病の年齢と症状の強さは，一般に症状が幼年に出現するほど症状はひどく，その予後は悪い．その例として acute infantile Gaucher 病と juvenile Gaucher 病を比べ，infantile Niemann-Pick 病と adult Niemann-Pick 病を比べることができる．

病理で最も特徴的な所見は，おかされた細胞には各疾患それぞれに特殊な一定異常脂質が多量にたまり，細胞体が大きくふくれあがることである．光顕ではどの病気でもそれぞれのふくれあがった神経細胞はだいたい同じような所見で，通常疾患の区別をつけにくいものである（図46 参照）．電顕では，各脂肪顆粒の微細構造の相違がみられることが多い．さらに生化学的方法でその診断は決定される．この異常蓄積物は細胞内構造物としてとくに lysosome の中にみられ，その特徴的微細構造は，それを構成する分子と，その他の細胞内物質との組み合わせにより決まる．脂質のたまる細胞は，Tay-Sachs 病のように主として神経細胞であること，そのほかに主としてグリアや間葉系細胞のこともある．後者の例としては，Krabbe 病や metachromatic leukodystrophy があげられる．

以前は，生検で，おかされた組織の形態学的診断をつけることが決定的手段であった．たとえば Niemann-Pick 病の骨髄穿刺や Tay-Sachs 病の直腸生検などはその例である．その後ムコ多糖体沈着症では尿中にムコ多糖体の排出が増加するために，本症中のさまざまの亜型まで分類，鑑別診断が可能になった．さらに，酵素学的診断は，皮膚の線維芽細胞，培養した白血球，血清などを利用して決定することが可能になっている．最近は一部の疾患で遺伝子解析を

表 4 lipidosis

Lipids involved		病名	欠損酵素
Sphingolipids	Glycosphingolipids — Gangliosides GM$_2$	a. GM$_2$ gangliosidosis (Tay-Sachs disease)	Hexosaminidase
	Gangliosides GM$_1$	b. GM$_1$ gangliosidosis (generalized gangliosidosis) (neurovisceral gangliosidosis)	β-galactosidase
	Glucocerebrosides	c. Glucocerebrosidosis (Gaucher's disease)	Glucocerebrosidase
	Cerebrosulfatides	d. Cerebrosulfatidosis (metachromatic leukodystrophy)	Arylsulfatase A
	Galactocerebrosides	e. β-galactocerebrosidosis (Krabbe's disease)	Galactocerebroside β-galactosidase
	Ceramide-trihexosides	f. Ceramide-trihexosidosis (Fabry's disease)	Trihexosidase
	Sphingomyelin	g. Sphingomyelinosis (Niemann-Pick's disease)	Sphingomyelinase
Phytanic acid		h. Refsum's disease	Phytanic oxydase
		i. Neuronal ceroid-lipofuscinosis	
		j. その他	

することにより診断が確実になった．これは carrier detection に重要である．lipidosis の研究途上の初期に，構造および生化学上に重要な役割を果たした脳の生検を典型例に行うことは，現在ではもはや必要でないばかりか，ときには正当化されない場合も多いことを留意すべきである．現在では，Tay-Sachs 病，metachromatic leukodystrophy，Krabbe 病，Niemann-Pick 病などでは，胎児のときに欠損酵素を明らかにしたり，遺伝子解析をすることにより早期診断が可能となった．これは患者の家族にとってきわめて重要なことである．

　lipidosis という名称はきわめてあいまいに用いられて，多数の疾患群を含む．その分類は典型的疾患をあげた簡単な表を参照して（表4）ここでは短い説明をつける程度にする．ここでは cholesterol やリポ蛋白代謝に関する病気は省く．lipidosis の分野は過去 50 年の間に急速に研究が実り，その原因がつきとめられて，脚光を浴びたものであるが，なにぶんにも，その症例はきわめて少ない．

a. GM$_2$ gangliosidosis（Tay-Sacks disease）

　これは lipidosis 中，最もよく知られた疾患で，90% はユダヤ人に発生する．

　神経細胞の中に，**membranous cytoplasmic body**（図252）が蓄積される．この電顕像からつけられた名は **MCB** ともいわれ，Robert D. Terry が最初に記載したものである．2 nm の層状物質が輪をなして集まり，しばしば，二つの層が重なって約 3〜4 nm の厚さの電子密度の高い層を形成する．境界膜は判定しがたいか，またはない．しかし acid phosphatase は陽性に出る．正常の神経細胞にみられる lipofuscin はできない．グリア細胞の中にみられる脂質は，MCB ではない．昔からよく知られている **Tay-Sachs 病**はだいたいこれに相当する．MCB は

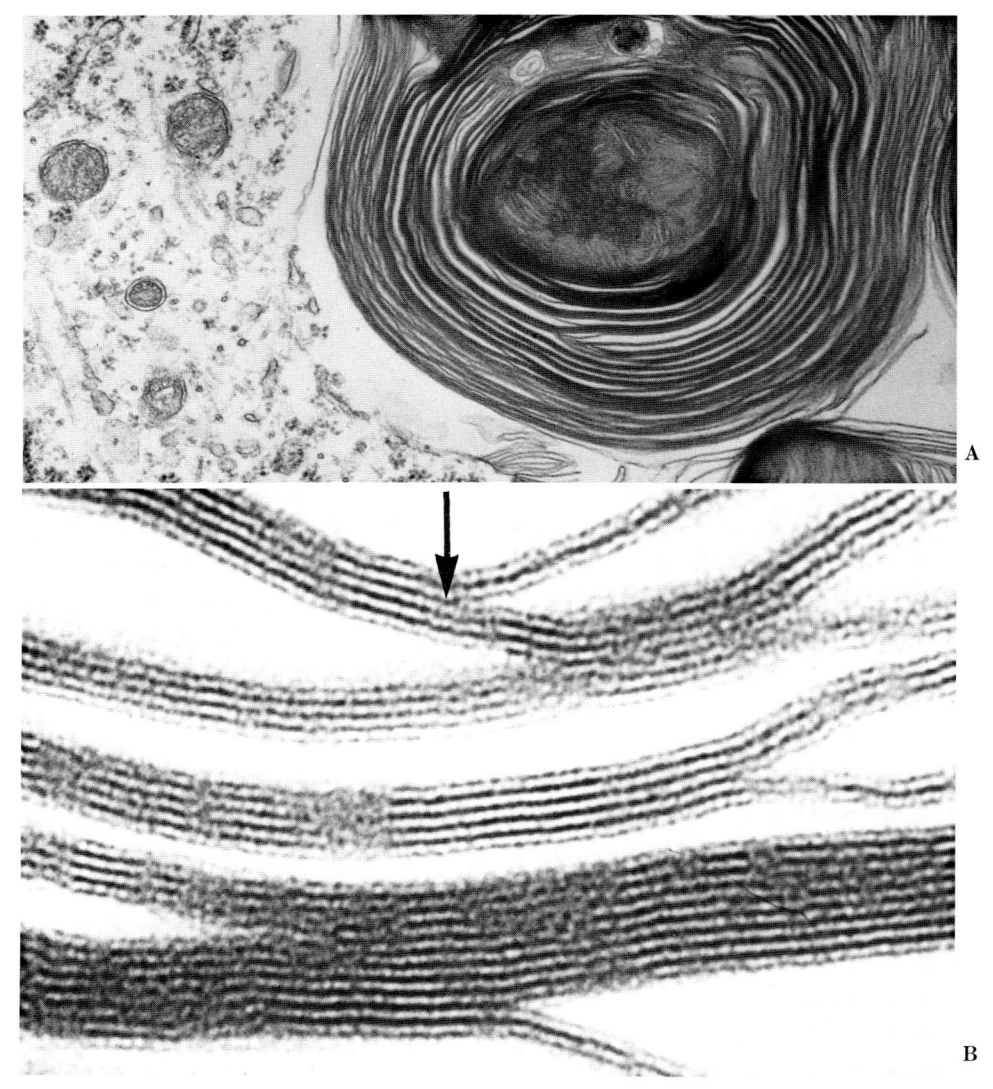

図 252　membranous cytoplasmic body（MCB）
矢印は2枚の膜状構造の結合部
A．×12,000　　B．×360,000
(Hirano A et al. J Neuropathol Exp Neurol 1971 ; 30 : 470)

遠沈で分離されて，その化学的成分が分析され，それに基づいて主成分を組み合わせて，MCBと同じような構造物質が試験管の中でつくられている。

　通常の Tay-Sachs 病は Type 1 といわれて，hexosaminidase A が欠如する．Type 2 の臨床像は Type 1 とまったく同じであるが，hexosaminidase A と B が欠如して，GM_2 ganglioside のほかに globoside も蓄積する．なお Type 3 とよばれる型は若年型ともいわれ，hexosaminidase A の部分的障害で，生後1年以内でなく，遅れて2〜6歳ごろに発病する．発

表例はきわめて少ない。

b. GM$_1$ gangliosidosis

これは中枢神経には GM$_1$ ganglioside がたまり，ほかの内臓器官には ganglioside とムコ多糖体が蓄積するので **generalized gangliosidosis** または **neurovisceral gangliosidosis** とよばれる。欠損酵素の相違，および発病年齢その他の相違よりさらに2型に分かれる。Type 2 は Type 1 よりも発病年齢が遅れて，生後7～14カ月に発症するために late infantile systemic lipidosis ともよばれる。Type 1 は β-galactosidase A, B & C, Type 2 は β-galactosidase B & C の欠損がある。

この疾患は第3染色体にある β-galactosidase gene の mutation だけでなく，第20染色体にある β-galactosidase protector gene の mutation でも起こる。

c. Gaucher 病

この疾患は一般に autosomal recessive 形式で遺伝するので家族歴が認められないこともある。脾，肝，骨髄などの網内系がおかされ，神経症状も加わる。glucocerebroside が細胞内に沈着し，肥大した細胞は光顕像上 PAS 陽性で，しわのよった紙状の構造がみられ **Gaucher 細胞**といわれている。この細胞を確認することや，さらに glucocerebrosidase が白血球，皮膚の線維芽細胞，および羊水の細胞内や，さらに肝などの生検により，低下していることを認めることにより診断可能である。乳児型，若年型，および成人型があり，急激な神経症状を呈するのは乳児型で，若年型は亜急性，または慢性である。成人型では神経症状を呈さない。神経系では，Gaucher 細胞は血管周囲に認められる。成人型でも程度は軽いが，同じ所見が報告されている (Soffer et al 1980)。Gaucher 細胞は，電顕像上，細胞体の中に Krabbe 病にみられる構造に類似した 20～40 nm の tubule の集積をみることができる。この tubule は約 150 nm の間隔で，ねじれているようにみえる。神経細胞の中には，この構造は一般にみられない。神経細胞の消失および変性と，gliosis がとくに calcarine cortex，基底核，小脳の歯状核および脳幹にみられる。こうした変化の原因は現在のところ不明である。ほかの lipidosis のように特殊な脂質の沈着が神経細胞の中に認められないといわれていることは注目すべき所見である。

この疾患は 1q21 に存在する glucocerebrosidase の mutation で起こるが，saposin C という cofactor の低下でも発生することが知られている。したがって saposin C の precursor である prosaposin gene の mutation でも発症する。これは 10q21 に存在する。

文献
Soffer D, Yamanaka T, Wenger DA, Suzuki K, Suzuki K. Central nervous system involvement in adult-onset Gaucher's disease. Acta Neuropathol 1980 ; 49 : 1-6

d. metachromatic leukodystrophy （455頁参照）

e. Krabbe 病 （456頁参照）
この二つの疾患は脱髄疾患で述べた。

f. Fabry 病
これは **angiokeratoma corporis diffusum** ともいわれる。軟部組織，血管壁すなわち内皮細胞，pericytes および平滑筋や組織球が泡沫細胞 foamy cell となる。これを含む肉芽性増殖のほかに神経細胞の中に glycolipid が過剰に蓄積する。脳には血管の変化に基づく ischemia を生ずる。

細胞内の脂質顆粒の電顕所見は，MCB のように電子密度の高い層と低い層が交互に規則正しく 4～5 nm の周期性をなして重なり，電子密度の高い部分は 2～3 nm の厚さをもつ。

末梢神経では小さな有髄線維と無髄線維がおかされ，足に痛み発作を起こす。脊髄後根神経節においては小型細胞が消失する（Friedreich 病の反対）。原因遺伝子は Xq 22.1 にある α-galactosidase A gene である。この疾患は伴性劣性遺伝形式であるが保因者である女性にも程度は軽いが何らかの症状が出現する。

文献
Frost P, Tanaka Y, Spaeth GL. Fabry's disease-glycolipid lipidosis. Histochemical and electron microscopic studies of two cases. Am J Med 1966 ; 40 : 618-628

Sung JH. Autonomic neurons affected by lipid storage in the spinal cord in Fabry's disease : distribution of autonomic neurons in the sacral cord. J Neuropathol Exp Neurol 1979 ; 38 : 87-98

g. Niemann-Pick 病
本症は Type A から E までの亜型に分けられ，大多数の症例は Type A または classical infantile form に属する。脳ならびにほかの内臓器官と網内系をおかす。sphingomyelin の貯えは神経細胞，くも膜細胞，血管内皮および microglia の中にみられ，多数の foamy cell として現れる。

神経細胞やマクロファージの細胞体内の蓄積物質は空胞の集合としてみられる。その一つ一つの空胞の中に不規則でまばらに配列した concentric な層状物質がみえることがある。しかし，成人型では著明な dense body がみえ，4.5～5 nm の周期性をもった層状構造を形成していると報告されている。

Type C または juvenile dystonic lipidosis の症例では，Alzheimer 神経原線維変化が認められることは興味深い（100頁参照）。

文献

Wallace BJ, Volk BW, Schneck L, Kaplan H. Fine structural localization of two hydrolytic enzymes in the cerebellum of children with lipidoses. J Neuropathol Exp Neurol 1966 ; 25 : 76-96

Lynn R, Terry RD. Lipid histochemistry and electron microscopy in adult Neimann-Pick disease. Am J Med 1964 ; 37 : 987-994

林　泰明, 品川晶二, 村上元正, 黒田重利. Niemann-Pick 病C型の一剖検例. Neuropathology 1985 ; 6 : 203-204 (abst)

Tanaka J, Nakamura H, Miyawaki S. Cerebellar involvement in murine sphingomyelinosis : a new model of Niemann-Pick disease. J Neuropathol Exp Neurol 1988 ; 45 : 291-300

h. Refsum 病

phytanic acid が蓄積する autosomal recessive な遺伝性疾患である。retinitis pigmentosa その他の全身症状を伴うが, 神経系では肥厚性間質性神経炎 hypertrophic interstitial neuritis を特徴とする。

とくに注目すべきことは, 遺伝性疾患ではあるが, 貯蔵される物質は, おそらく体内でつくられるものでなく外部から入るものなので, 摂取する phytol および phytanic acid を含有する食物を制限すれば, 病気の軽減ないし経過を好転できる点である。

肥大した末梢神経を電顕でみると, 軸索のまわりに多数の Schwann 細胞がとりまき onion-bulb を形成する。これはほかの原因で起こる肥厚性間質性神経炎と同様な所見である。

i. neuronal ceroid-lipofuscinosis（NCL）

貯蔵物質の生化学的性質および欠損酵素の確立はまだできていないが, 昔から家族性黒内障性白痴や Batten's disease などとよばれる遺伝性神経疾患としてよく知られ, 神経病理学的にも著明な形態学的変化がみえる lipidosis がある。これまでは発症年齢より乳児型（Santavuori-Haltia 型）, 幼児型（Jansky-Bielschowsky 型）, 若年型（Batten-Spielmeyer-Vogt 型）および成人型（Kufs 型）の4型に分けられていたが, 最近は遺伝子座により CLN 1 (infantile NCL ; 1p32), CLN 2 (classical late infantile NCL ; 11p15), CLN 3 (juvenile NCL ; 16p12), CLN 4 (adult NCL ; 遺伝子座は不明), CLN 5 (Finnish variant late infantile NCL ; 13q22) および CLN 6 (variant late infantile ; 15q21-23) に分類される。CLN 1, CLN 2 と CLN 3 の一部では遺伝子変異が明らかにされている。

以上の疾患は光顕では神経細胞の膨化は, とくに脊髄の前角細胞, 小脳の Purkinje 細胞などの大きな神経細胞に著明に起こる。電顕では通常三つの型の構造物が重要である。すなわち, 通常の神経細胞にみられる lipofuscin と同一構造のものが異常に多量蓄積されること, **curvilinear body**, および **finger print profile** とよばれるものである。神経・血管系以外の組織, たとえば筋肉中にもこの種の脂質が認められている。

文献

Fine DIM, Barron KD, Hirano A. Central nervous system lipidosis in an adult with atrophy of the cerebellar granular layer: a case report. J Neuropathol Exp Neurol 1960; 19: 355-369

Suzuki K, Johnson AB, Marquet E, Suzuki K. A case of juvenile lipidosis: electron microscopic, histochemical and biochemical studies. Acta Neuropathol 1968; 11: 122-139

Duffy PE, Kornfeld MD, Suzuki K. Neurovisceral storage disease with curvilinear bodies. J Neuropathol Exp Neurol 1968; 27: 351-370

Gonatas NK, Gambetti P, Baird HW. A second type of late infantile amaurotic idiocy with multilamellar cytosomes. J Neuropathol Exp Neurol 1968; 27: 371-389

Towfighi J, Baird HW, Gambetti P, Gonatas NK. The significance of cytoplasmic inclusions in late infantile and juvenile amaurotic idiocy. An ultrastructural study. Acta Neuropathol 1973; 23: 32-42

Zeman W. Studies in the neuronal ceroid-lipofuscinoses. J Neuropathol Exp Neurol 1974; 33: 1-12

冨安 斉, 高橋若生, 太田多美ら. 拡張型心筋症を呈した若年型 neuronal ceroid-lipofuscinosis の一剖検例. 臨床神経 2000; 40: 350-357

Callagy C, O'Neill, Murphy SF et al. Adult neuronal ceroid lipofuscinosis (Kufs' disease) in two siblings of an Irish family. Clin Neuropathol 2000; 19: 109-118

Haltia M. The neuronal ceroid-lipofuscinoses. J Neuropathol Exp Neurol 2003; 62: 1-13

2. ムコ多糖体沈着症 mucopolysaccharidosis (MPS)

　全身のムコ多糖体の代謝障害を主体とする蓄積症で神経細胞には二次的に脂質, とくに ganglioside がたまる. lipidosis の中に入れて取り扱われることも多いが, 一般には区別して記載されている. 現在, 六つの亜型が生化学的および臨床的に分類されているが, まれな遺伝性の疾患で, ここではその中の四つをあげて短い説明をつけるだけにする.

a. Hurler 病 (MPS-I・H)

　この疾患は生後間もなく, 大きく奇怪な顔や全身の形態異常が現れてきて, 怪物のようにみえ, **gargoylism** とよばれる. ムコ多糖体が全身の内臓器官にたまり, その生化学的成分は chondroitin sulfate B ならびに hepatin sulfate である. 両物質は尿の中にも多量に排泄される. 一方, 脳には数種の ganglioside がたまり, 知能低下を伴う. 視力の低下は, 視神経の萎縮のほかに, 角膜に多糖体がたまり濁るためである. α-L-iduronidase の欠損に加え, β-gangliosidase の低下も認められる.

　電顕では, 神経細胞の中にたまる脂質顆粒は gangliosidosis にみられるものとよく似ている. とくに縞馬の模様を連想させる **zebra body** (図253) とよばれる構造物と, MCB が主体をなす. そのほかに zebra body や MCB の破壊されたものなどを含み, 限界膜に囲まれた小体がみられる. zebra body は層状の構造物が平行に集積し, 同心円状の配列をする MCB とは一見して違った形を示すが, 両者を構成する基本の層状構造物はよく似ている. zebra body と MCB はそれぞれ Hurler 病および Tay-Sachs 病に特徴的な構造物であるが, ときにはほかの疾患にもみられる. Hurler 病の血管周囲にある周皮細胞 pericyte の中の貯蔵物質は神経細胞とはまったく違った電顕像を呈し, 多数の空胞 vacuole として認められる.

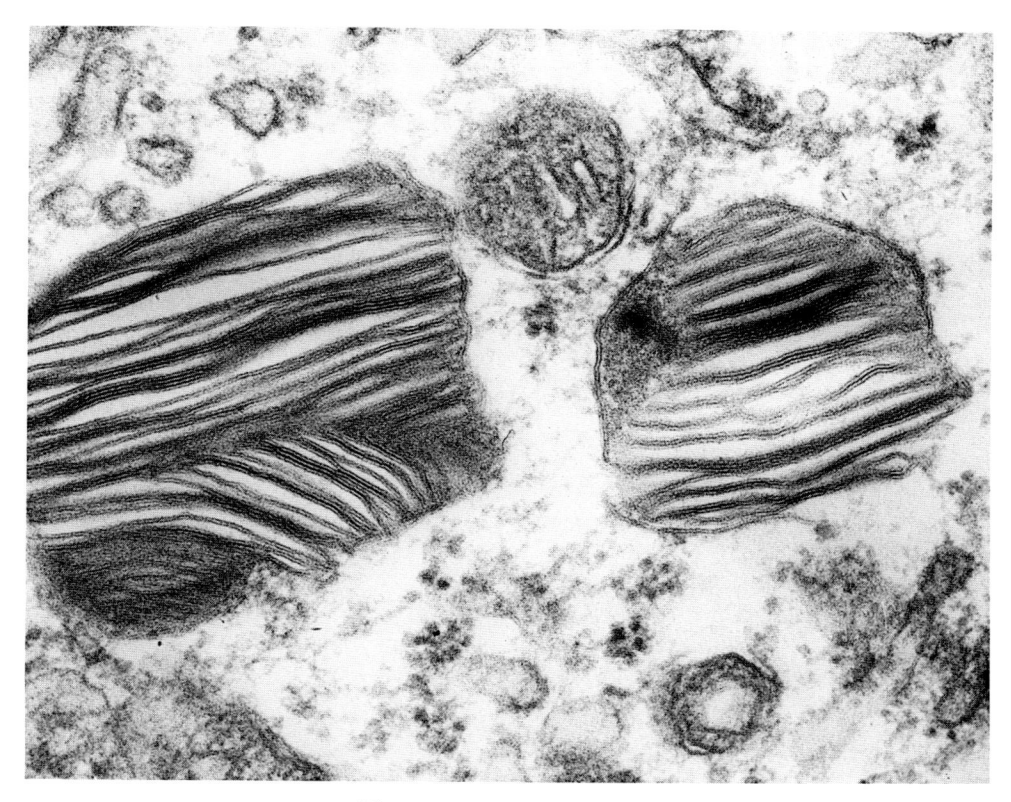

図 253 zebra body ×96,000
(Hirano A. Progress in Neuropathology, Vol 1. Grune & Stratton, 1971 : 1)

文献
Aleu FP, Terry RD, Zellweger H. Electron microscopy of two cerebral biopsies in gargoylism. J Neuropathol Exp Neurol 1965 ; 24 : 304-317

b. Hunter 病（MPS-II）

　生化学的には Hurler 病と同一であるが，遺伝的には Hurler 病が常染色体劣性 autosomal recessive なのに対して伴性劣性 sex-linked recessive である。欠損酵素は iduronate-2 sulfatase である。臨床的には Hurler 病より軽度の経過をとり，角膜の混濁はないことから区別される。両疾患ともに胎児期に羊膜細胞を検査することにより，出生前に診断を確立できる。

c. Sanfilippo 病（MPS-III）

　これは全身症状が軽く，神経系統が強くおかされ，組織の貯蔵物質および尿中の排泄物質は hepatin sulfate である。

文献
Ghatak NR, Fleming DF, Hinman A. Neuropathology of Sanfilippo syndrome. Ann Neurol 1977 ; 2 : 161-166

d. Morquio 病（MPS-IV）

これは骨格をはじめ全身の器官に強度の異常をきたし，keratosulfate が，全身器官および尿中に増加するが，神経系統の障害は軽い。欠損酵素は galactosamine 6-sulfate sulfatase で，この gene は 16q24.3 に局在する。

3. glycogen 蓄積症（糖原病）glycogen storage disease (glycogenosis)

glycogen ならびにブドウ糖の代謝異常は，さまざまの遺伝性疾患に生じ，それぞれ特別の酵素の欠損による。その臨床像は，どの組織をおかすかによって決まり，神経系をおかすものはきわめて例外的であり，ここでは省略する。Pompe 病，McArdle 病などは筋肉系統をおかすので，その方面の本を参照されたい。

4. amino acid 代謝の障害

多くの疾患が，神経系障害の臨床像を伴うが，その神経病理学的所見は，漠然としているので，ここではただフェニールケトン尿症 phenylketonuria と楓シロップ病 maple syrup urine disease について一言するにとどめる。

a. フェニールケトン尿症 phenylketonuria

これは autosomal recessive の遺伝性疾患で，肝臓の中の phenylalanine hydroxylase の欠損により，amino acid である phenylalanine の代謝障害を起こすことによる。乳児期の初めから精神薄弱，痙攣発作などの神経症状が現れる。

正常では phenylalanine は代謝され，tyrosine になる。ところが phenylalanine hydroxylase の欠損があると，さまざまの異常代謝物質，たとえば phenylpyruvic acid, phenyllactic acid および orthohydroxyphenylacetic acid が尿中に排出される。神経系の病理所見は常に一定しているとはいえないが，白質の変化が知られている。

白質の変化は海綿状態と脱髄の形でみられる。後者は，adrenoleukodystrophy とよく似た所見を呈する。電顕所見の発表はまだなく，海綿状態の詳細や，髄鞘の変化についての機構は，現在のところ，まったく不明である。

文献
Malamud N. Neuropathology of phenylketonuria. J Neuropathol Exp Neurol 1966 ; 25 : 254-268

b. 楓シロップ病 maple syrup urine disease (branched-chain ketoaciduria)

これも遺伝性の全身疾患で，生後間もなく重篤な神経障害を呈し，1カ月以内に死亡する。尿中の楓シロップ maple syrup の特異臭は ketoacid の増加による。

神経病理学上の変化は，脳の白質の高度な海綿状変化である。これは髄鞘の形成不全といわれているが，その pathogenesis はまったく不明である。電顕所見の報告はない。早期に branched-chain amino acid の含有量の少ない合成ミルクや，食事を与えることにより，正常の発育成長をすることができるという報告もある。

5. porphyrin 代謝の障害 porphyria

porphyrin の代謝障害では尿中および便に過剰の porphyrin が排出される。鉛の中毒などにより後天的に起こるものと，遺伝性のものがある。後者は先天性の代謝障害によるもので，数種の型がある。その中で，間歇型ポルフィリン症 intermittent porphyria は常染色体優性遺伝 autosomal dominant で，発作的に繰り返される胃腸障害，精神・神経障害，とくに polyneuropathy が特徴である。本症は症状を現さない潜在的な型としても存在する。生化学的には porphobilinogen (PBG) およびその前駆物質の delta-aminolevulinic acid (ALA) の過剰生産および尿中排泄である。このために尿を放置すると濃い赤みを帯びることがあり，これはさまざまの porphyrin または porphobilin の形成のためである。肝臓内の ALA の合成の上昇に由来し，**急性肝性ポルフィリン症** acute hepatic porphyria といわれる。

臨床像は toxin による直接作用といわれるが，PGB も ALA も実験的には有害作用がないといわれる。そのほか血管の収縮作用や，それに伴う虚血などが考えられるが，その pathogenesis は不明である。本症の代謝失調は，おそらく多少なりとも一生涯あるのであろうが，症状の発生するのは20歳から40歳である。

病理所見は急性に死亡した症例では認められないことがある。そのほかの場合には，自律神経系も含む末梢および中枢神経の脱髄が，ところどころにみられる。ときには軸索の変性も起こし，それに伴う脊髄や脳幹の運動神経核の chromatolysis がみられる。

K 栄養障害および中毒症

1. vitamin 欠乏症

栄養障害 nutritional disorder の中で，vitamin の欠乏症 hypovitaminosis，とくにB群欠乏症が神経障害を起こす。

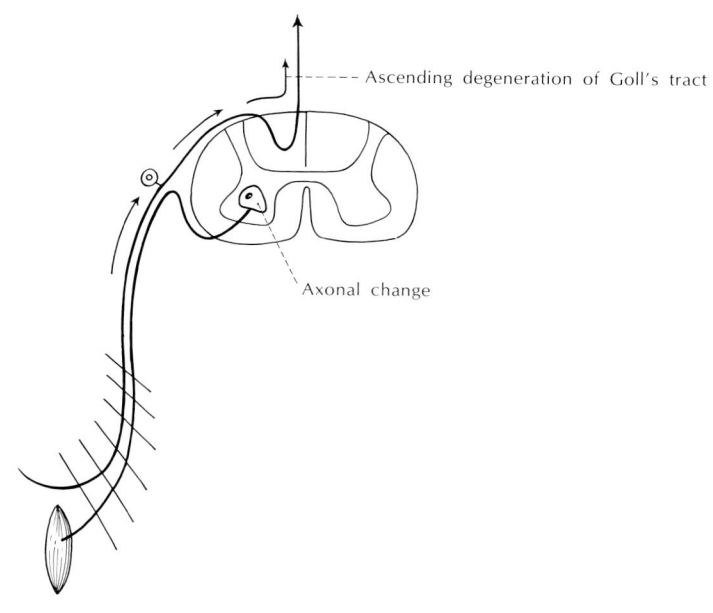

図 254　peripheral neuropathy

a. thiamine（vitamin B₁）欠乏症

　これは脚気 beriberi，戦時などに起こる飢餓，慢性アルコール中毒，慢性消化器系障害により栄養の摂取および吸収が阻害されて起こる。

1）末梢神経障害 peripheral neuropathy（図254）

　これは四肢，とくに下肢の末端部にはじまり，両側性に末梢神経をおかし，臨床的には神経原性筋萎縮および，いわゆる手袋および靴下状 glove and stocking type の感覚低下を起こす。またそれに伴う腱反射消失をきたす。組織学的には末梢神経は髄鞘も軸索もおかされる。Waller 変性も節性脱髄 segmental demyelination も起こりうる。末梢神経の変性の結果として脊髄後索に，いわゆる ascending degeneration をきたし，とくに Goll 索に著明である。

2）Wernicke 症候群；Wernicke 脳症

　この昔から有名な症候群はおかされる場所が非常に特徴的である。すなわち第三脳室底部，とくに乳頭体，視床の背内側核 dorso-medial nucleus，第三，第四脳室および中脳水道の周囲をおかす（図255）。そのために自律神経障害および精神または意識障害をきたす。また四丘体の下丘や，眼球運動神経核をおかし，さまざまの眼球運動障害を伴う。さらに延髄の前庭神経核をおかすことにより失調症をきたす。これらの臨床像は急性に起こり vitamin B₁ の注射により劇的な効果をみるといわれる。組織学的変化は急性壊死 acute necrosis であり，実質細胞である神経細胞およびその突起，さらにグリアを含む neuropil の海綿状の変化をきたし，組織がばらばらにゆるんだようにみえる。毛細血管の内腔拡張および内皮細胞の増殖を伴い，出血がしばしばみられる。出血は毛細管の透過性の変化のほかに，高度の肝臓障害の結果生ずる出血

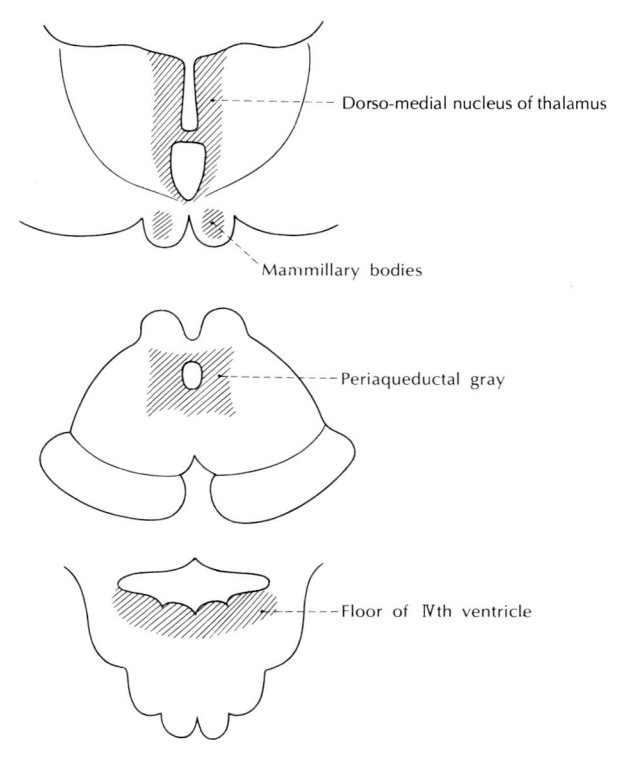

図 255　Wernicke 症候群と Korsakoff's psychosis

性素因の上昇によるといわれる。出血が起こると上述の病巣は肉眼で容易に認められる。また組織の反応として gliosis やマクロファージが出現する。

　一般に血管の変化がまず起こって，それによる二次的に局所的虚血性変性が生ずるといわれる。しかし，これらの病変の真の病因 pathogenesis は不明である。病変が慢性になると組織は萎縮し，髄鞘の欠損，出血後の色素沈着などにより黄色みがかってみえる。この慢性症状は臨床的には有名な Korsakoff's psychosis にあたるといわれる。これは痴呆と作話症 confabulation を特徴とするものである。作話症とは，たとえば患者が初めてみた医師にどこの街角でいつかみたことがあり，そのときこれこれの服を着ていたなどといい，びっくりさせるなど，自分の記憶減退を補うために作り話をすることをいう。本症は慢性であるため一般に末梢神経障害を伴う。

文献
Torvik A. Topographic distribution and severity of brain lesions in Wernicke's encephalopathy. Clin Neuropathol 1987 ; 6 : 25-29

3) Leigh 病（乳児性亜急性壊死性脳症 infantile subacute necrotizing encephalomyelopathy）
　家族性に乳児や幼い子供に起こる病気で，病巣の所見および分布は Wernicke 脳症によく似

ているが，Leigh 病では乳頭体をおかさないことと基底核，視床，延髄および脊髄をしばしばおかす点が異なる。その原因は不明であるが，遺伝性の代謝の障害であり，とくに thiamine 代謝に関係するといわれている。最近は若年者や成人にも同疾患が発見されている。

成人に発症する場合は孤発性である。末梢神経や筋もおかされることがある。本症における生化学的欠損は不明であるが，pyruvate 代謝異常および lactic acidosis が記載されている。なお，ミトコンドリアの異常が指摘されている。

文献
Sipe JC. Leigh's syndrome : the adult form of subacute necrotizing encephalomyelopathy with predilection for the brainstem. Neurology 1973 ; 23 : 1030-1038
Di Mauro S, Bonilla E, Zeviani M, Nakagawa M, De Vivo DC. Mitochondrial myopathies. Ann Neurol 1985 ; 17 : 521-538

b. ニコチン酸 nicotinic acid の欠乏症

これは **pellagra** を起こす。pellagra は d を頭文字にした四つの臨床像をきたす。すなわち dementia（痴呆），diarrhea（下痢），dermatitis（皮膚炎）および精神病院での death（死）をさす。中枢神経を広範におかし，さまざまの神経症状がみられる。そのほか vitamin B_1 の欠乏を伴うために末梢神経障害もきたす。組織学的変化の特徴は大きな神経細胞（たとえば Betz 細胞や前角細胞など）の chromatolysis で，しかもグリアや血管の変化を伴わないといわれている。

文献
小川　宏. 慢性アルコール中毒症における Pellagra 症候群と Wernicke 症候群の臨床と病理の関連. 自験5剖検例と本邦56例剖検報告例の再検討から. 新潟医学会誌 1980 ; 94 : 479-487

c. vitamin B_{12} 欠乏症

神経系の障害は古来，**亜急性連合変性症** subacute combined degeneration としてよく知られている（図256）。本症は摂取する食物の中に vitamin B_{12} が多量に含有しているにもかかわらず，小腸粘膜から吸収できないために起こる。これは内因子 intrinsic factor の欠損によるといわれている。病巣は主として脊髄後索および側索に両側性に起こる。変化は多発性で散在的な海綿状を呈する。両側性ではあるが必ずしも左と右の病巣は厳密には対称性でない。すなわち，この病気は後索と側索がおかされるために combined といった言葉を用いたもので系統変性 system degeneration に属する病気ではない。しいていえば造血系統と神経系統の2系統をおかすからといえる。この変化は臨床的には上肢の感覚障害が初期に現れる。病理学的には病巣は胸髄上部とくに後索より始まり上下の方向に進展し，脊髄全長に及ぶ。組織像としては無数の空胞が存在し，その間に sudanophilic lipid を含んだマクロファージがみられる。通常 gliosis は乏しいが，治療を受けた慢性の症例では著明になる。主として髄鞘の崩壊であるが，

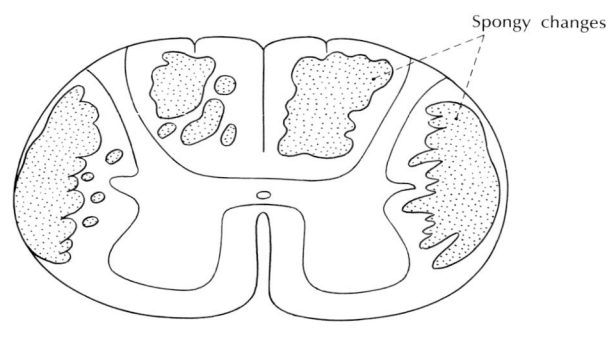

図 256　亜急性連合性変性症

軸索もおかされて上行性または下行性の Waller 変性を伴うようになる。これはとくに Goll 索と錐体路にみられやすい。臨床像としては後索の変化に伴う下肢の運動失調，錐体路の障害による痙性対麻痺が主体となる。精神障害はじめ痴呆や，視神経をおかされるための失明をきたす例もある。末梢神経障害を通常伴う。

文献

Agamanolis DP, Chester EM, Victor M et al. Neuropathology of experimental vitamin B_{12} deficiency in monkeys. Neurology 1976 ; 26 : 905-914

付〕　慢性 alcohol 中毒に伴う神経系障害について

　alcohol そのものが直接に神経系に中毒作用を及ぼすものといわれているが，これはまだはっきりしていない。一般には胃腸障害のために起こる vitamin B_1 を主とする vitamin 欠乏が原因で起こるといわれている。そのほかに肝硬変に伴う脳変化も関係する。前述した多発性末梢神経障害や Wernicke ならびに Korsakoff 症候群のほかにさまざまの著明な神経症状がみられる。**振戦せん妄** delirium tremens は **D.T.** とよばれ，アメリカの市民病院ではよくみられる。alcohol 中毒患者がてんかん発作 epileptic seizure と幻覚 hallucination を伴う意識障害をもって救急車で運びこまれ，治療の上で通常翌日はけろりとした一時的回復をきたすものである。これは alcohol の禁断現象といわれている。また小脳の変性は **alcohol 性小脳萎縮症** alcoholic cerebellar atrophy として知られている。とくに虫部 vermis に所見が強い。その病因は現在まだ不明である。

　central pontine myelinolysis（463頁参照）および Marchiafava-Bignami 病（462頁参照）は初め慢性 alcohol 中毒患者にみられるといわれた病気である。これらはまれな疾患で，それぞれ脱髄疾患の項で述べた。そのほかもっと実際的に知っておかねばならぬことは，とくに外傷に伴う脳および筋肉障害であり，慢性の subdural hematoma はしばしばみられる。

　約6％の alcoholic mother の子供は fetal alcoholic syndrome をきたす。成長障害，mental retardation，facial and other dysmorphic feature などを起こし，これらはアルコールの胎児に対する直接の作用といわれる。

2. ガス中毒

a. 無酸素脳症 anoxic encephalopathy

これは脳に供給される酸素の量が減少するために起こる。その原因はさまざまであるが，通常三つに大別されている。第一に窒息，呼吸筋の麻痺そのほか呼吸障害によるもの（**anoxemic anoxia**）。第二に心臓麻痺などの循環器障害によるものや，さまざまの貧血に由来するもの（**anemic anoxia**）。第三にたとえばシアン化物 cyanide 中毒など，細胞内の呼吸酵素系の障害によるものである（**histotoxic anoxia**）。シアン化物中毒については特徴があり次頁で述べる。

急性期に死亡した場合には，一般には肉眼的に充血を伴った脳の浮腫のほかに変化はみられない。しかしときに白質に無数の微細な血管周囲の出血斑をみることがある。生きのびて日が経過するほど病理所見は著明となる。根本的には前述した神経細胞およびグリアの虚血性変化（169頁参照），それに伴う細胞の壊死，消失および，その後の gliosis である。急性期には大脳皮質が海綿状に一様に腫脹する。亜急性期または慢性期にはいわゆる **pseudolaminar necrosis** とよばれる大脳皮質の層状の強度の gliosis を伴った壊死巣がみられ，とくに第3層が強くおかされる。昔から Ammon 角の Sommer 扇形部の錐体細胞および小脳の Purkinje 細胞の選択的変化と消失がよく知られている。なぜ選択的に特定部がおかされるかについては通常，血管支配の問題や，特別にその部分のニューロンの酵素系の感受性が強いなどといわれている。いわゆる**境界域壊死** boundary zone necrosis といわれる特徴的病巣分布も関係する。すなわち脳の主血管の狭窄や閉鎖による梗塞と異なり，脳の主血管の分布領域の境界部に病巣がみられる（図20参照）。通常両側性に前・中・後大脳動脈の境界部にみられる。とくに大脳後部に壊死をおこしやすい。淡蒼球もその好発部位の一つである。病巣は前述したように脳底動脈の先天的な個人差や，動脈硬化による後天性変化により，その組み合わせはさまざまであるが，軟化巣はだいたい以上述べた分布領域を占める。そのために脳の所見から全身性の無酸素症があったことを推測できる場合もある。

付〕 pontosubicular neuronal necrosis

pons と subiculum の神経細胞が壊死をきたし，karyorrhexis という核の chromatin が不規則な顆粒状を呈して，細胞が脱落する病態である。Friede によると胎生30週から生後2カ月までの比較的狭い年齢層に認められる anoxic change であるという。

文献

加藤丈夫, 山本 徹, 平野朝雄. pontosubicular neuronal necrosis. 神経内科 1985; 23: 519-520

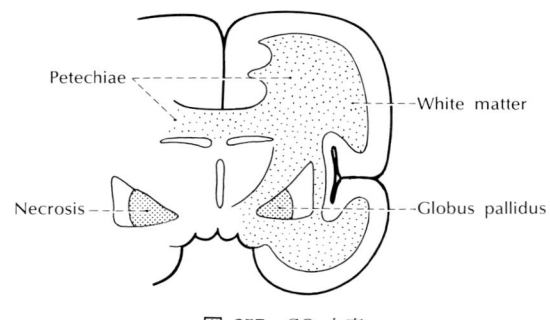

図 257 CO 中毒

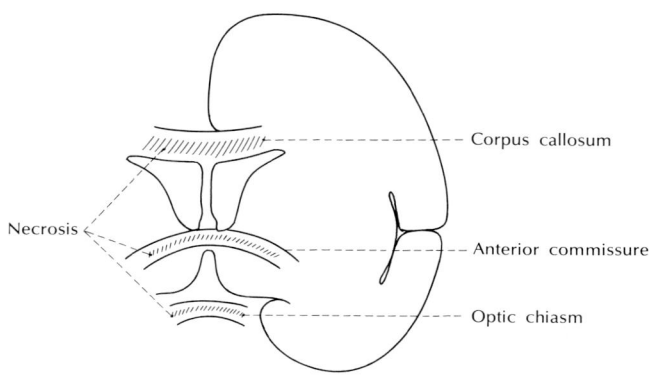

図 258 シアン化物中毒

b. 一酸化炭素中毒 carbon monoxide poisoning（図 257）

　これはガス中毒の中で古くから有名であり，とくに炭坑の悲劇として知られている。無酸素脳症の所見を主体とし，昔から両側の淡蒼球の壊死および，急性期にみられる白質の無数の微細な血管周囲の出血巣が特徴とされており，両者とも必ずしも本症に独特のものではない。これは一般的にほかの無酸素脳症にもよくみられる所見である。ただし，一酸化炭素中毒にみられる病巣でもっと重要な所見は長い経過をとった例にしばしばみられる白質の広範な脱髄である。これはいわゆる U-fiber を残し，かつ血管周囲の髄鞘が保存（再生？）されているという特徴をもち，この所見はまったく原因の異なる家族性に起こる脱髄疾患すなわち，Pelizaeus-Merzbacher 病の所見を思い出させる。乳幼児の白質の oligodendroglia が無酸素症におかされやすいことは別の項で述べた。

c. シアン化物中毒（図 258）

　シアン化物が中枢神経に劇毒であり，cytochrome oxidase に直接に作用することが知られている。実験的には主として白質，それも主として左右の大脳半球を連絡する交連線維である脳梁と前交連，および視交叉を選択的におかす。しかも，それらの周辺部は正常で中央部のみ

に病巣をつくることが特徴である。その変化はこの部分を構成するすべての要素，つまり軸索，髄鞘および oligodendroglia の壊死を起こす。急性期には軸索や oligodendroglia の変化が目立ち，約1週間後には脱髄が著明となり，数カ月後には不完全ながらも髄鞘の再生 remyelination 過程がみられる。

文献
Hirano A, Levine S, Zimmerman HM. Experimental cyanide encephalopathy : electron microscopic observation of early lesions in white matter. J Neuropathol Exp Neurol 1967 ; 26 : 200-213
Hirano A, Levine S, Zimmerman HM. Remyelination in the central nervous system after cyanide intoxication. J Neuropathol Exp Neurol 1968 ; 27 : 234-245

3. 重金属中毒

近年，重金属をはじめその他の物質による環境汚染で，とくに神経系の疾患が問題となりとりあげられてきた。

文献
Spencer P, Schaumberg HH, eds. Experimental and Clinical Neurotoxicology. Baltimore : Williams & Wilkins, 1980
Roizin L, Shiraki H, Grcevic N, eds. Neurotoxicology, Vol 1. New York : Raven Press, 1977

a. 鉛 lead

鉛中毒は近代工業に伴った環境の汚染および職業病として昔から知られている。現在ますます深刻な保健衛生上の問題として注目を浴びている。鉛は皮膚から，肺からまた消化管から吸収され，大部分は便，尿および汗から排出される。急性中毒症は消化器系障害に伴って脳症状および貧血を起こす。慢性中毒は全身のさまざまの組織をおかす。昔からよく知られている歯肉の lead line は lead sulphide が粘膜下乳頭 submucosal papillae の血管周囲に沈着する結果であり，貧血に伴う赤血球の好塩基性斑点 basophilic stippling は赤血球の表層に lead phosphate が形成されるためである。消化器系障害のほかに骨の epiphyseal end の変化はX線の陰影としてみられる。鉛の存在は尿，便，血液および髄液の中に証明される。腎臓の proximal tubule の核の中には好酸性の封入体がみられ，その本質はなお不明である。電顕像では鉛を含んだ細い spicule が密集したものである。神経系の症状は慢性の多発性末梢神経変性または急性の脳症状として起こる。

1) 急性鉛脳症 acute lead encephalopathy

ほとんど子供または乳幼児にみられ，昔は鉛を含んだ家具や玩具などの塗料による中毒が問題とされた。現在は劇的な急性中毒は少なくなったものの，家屋の古い塗料や自動車の排気ガスによる汚染問題が深刻である。このことは New York 市での集団検査によると，検査を受

けた乳幼児の 5% 以上に血中の鉛含有量が中毒量を超過していると，報告されていることによってもうかがわれる．病理所見は一言でいえば毛細血管の障害による高度の脳浮腫である．当然その結果として白質の変化が二次的に著明となる．動物実験では，小脳と線条体がおかされやすいといわれる．現在，edathamil calcium disodium (Ca EDTA) と 2,3,dimercapto-1-propanol（BAL）の療法が薦められている．

2) 慢性多発性 neuropathy　chronic polyneuropathy

これはほとんど例外なく成人にみられ，昔から垂れ手 wrist drop としてよく知られている．これは橈骨神経支配の指と手首の伸筋がおかされるために起こる．なお鉛の中毒は酸化物の代謝に関係する酵素のほかにポルフィリン代謝の障害を起こし，急性間歇性ポルフィリン症 acute intermittent porphyria によく似た臨床像を起こすといわれる．その区別は尿の生化学的検査により可能である．すなわち急性ポルフィリン症では coproporphyrin または aminolevulinic acid, uroporphyrin および porphobilinogen が著しく増加しているが，鉛中毒の場合はその反対であるといわれる．鉛中毒による neuropathy の血管変化については大西の報告がある．これは鉛脳症の場合と比較して興味ある所見である．

付〕著者らは，鉛を chick embryo に投与すると後頭部に髄膜瘤 meningocele のような，cyst が発生することを実験的に証明した．これは鉛が発生期の中枢神経の血管に障害を起こし出血をきたし，その結果，中枢神経実質の重篤な破壊を起こすためである．

文献

Hirano A, Kochen JA. Neurotoxic effects of lead in the chick embryo : morphologic studies. Lab Invest 1973 ; 29 : 659-668

Lampert P, Garro F, Pentschew A. Lead encephalopathy in suckling rats. Electron microscopic studies. In : Klatzo I, Seitelberger F, eds. Brain Edema. New York : Springer-Verlag, 1967 : 207-222

Lampert PW, Schochet SS Jr. Demyelination and remyelination in lead neuropathy. Electron microscopic studies. J Neuropathol Exp Neurol 1968 ; 27 : 527-545

Roy S, Hirano A, Kochen JA, Zimmerman HM. Ultrastructure of cerebral vessels in chick embryo in lead intoxication. Acta Neuropathol 1974 ; 30 : 287-294

Hirano A, Iwata M. Neuropathology of lead intoxication. In : Vinken PJ, Bruyn GW, eds. Handbook of Clinical Neurology, Vol 36. Amsterdam : North-Holland, 1979 : 35-64

岩田　誠, 平野朝雄. 急性鉛脳症の神経病理. 神経内科 1977 ; 6 : 254-266

平野朝雄, 岩田　誠. 神経系における鉛中毒. 神経進歩 1978 ; 22 : 768-769

Hirano A, Kochen JA. Experimental lead encephalopathy. Morphological study. In : Zimmerman HM, ed. Progress in Neuropathology, Vol 3. New York : Grune & Stratton, 1976 : 319-342

Ohnishi A, Schilling WS, Brimijoin WS, Lambert EH, Fairbanks VF, Dyck PJ. Lead neuropathy. I. Morphometry, nerve conduction and choline acetyltransferase transport : new finding of endoneurial oedema associated with segmental demyelination. J Neuropathol Exp Neurol 1977 ; 36 : 499-518

b. 有機水銀

日本の水俣市一帯に 1950 年頃より発生した**水俣病** Minamata disease は重篤な神経症状を呈し，熊本大学を中心に諸研究者のたゆまぬ積年の努力の結果，アルキル水銀化合物 alkyl mercury compound とくにメチル水銀 methyl mercury の中毒によるものであることが確立さ

れ，工業による汚染に対する対策に画期的な第一歩を踏み出したことはアメリカでも有名な事実である。その後さらに新潟をはじめ各地の endemic がとりあげられ，世界的注目をあびた。これは有機水銀を含む工場の廃液によって汚染された海水から，中毒を起こした魚介を食用した結果起こる神経系の疾患である。病理所見はとくに小脳，visual cortex（視覚領皮質），pre- and post-central areas（前および後中心野）を強度におかし，それに相応した臨床像を呈する。光顕像上では海綿状変化を伴った神経細胞の脱落および gliosis を主変化とする。水銀は死体の脳・血液・毛髪その他の内臓器官内に多量に認められている。同様の所見は動物実験でも認められている。なお胎児が胎盤を介して重篤な症状を呈するほどの中毒量を吸収する可能性も記載されている。

文献

Minamata disease. Study group of Minamata disease. Kumamoto University, Japan, 1968

4．金属代謝障害による encephalopathy

a．銅 copper 代謝障害

1）hereditary hepatolenticular degeneration（Wilson 病）

Wilson 病または遺伝性肝レンズ核変性症 hereditary hepatolenticular degeneration は遺伝性の銅代謝障害により起こる疾患で，肝硬変および脳の特定部分が変性を起こす。Wilson 病の原因遺伝子は 13q14.3 にあり，copper-transporting P-type ATPase をコードしている。この蛋白は前述した Menkes 病（432 頁）のものとは 60％の相同性を有する。患者ではこの遺伝子の点変異や欠失などの mutation が報告されている。臨床的には進行性の痴呆と choreo-athetoid 運動を伴う。角膜の周辺に緑がかった褐色の輪は **Kayser-Fleischer 角膜輪**とよばれて臨床診断上，有名な所見である。これは銅が角膜の第 4 層である Descemet 膜に沈着した結果である。生化学的変化の特徴は脳・肝および尿の中の銅の増加と血清中の銅と ceruloplasmin の低下である。脳の所見は基底核，視床および大脳皮質などをおかす。とくに尾状核と被殻は強度におかされ，空洞を伴った萎縮をきたす。光顕像上の所見は神経細胞の消失と，前述した Alzheimer II 型グリア（182 頁参照）の増加が主体をなす。そのほか細胞体も核も大きく，不正な形をした Alzheimer I 型グリアや **Opalski 細胞**がみられることがある（図 259）。後者は PAS 陽性の顆粒に富む巨大な細胞体をもち，核が片隅におしやられた細胞で，成書では有名ではあるが，本疾患そのものがまれな病気であることと，本疾患にはあっても数が少ないために，著者自身 Wilson 病の昔の保存の標本で一度みたことがあるだけである。慢性 alcohol 中毒などによる肝硬変に伴う脳の所見は昔からよく記載され，**肝性脳症** hepatic encephalopathy とよばれている。その程度は軽度であるが，似た病理所見をもつと一般にいわれている。しかし Kayser-Fleischer 角膜輪はなく，銅の代謝障害はない。肝性脳症にみられる大脳皮質の深層から白質境界部

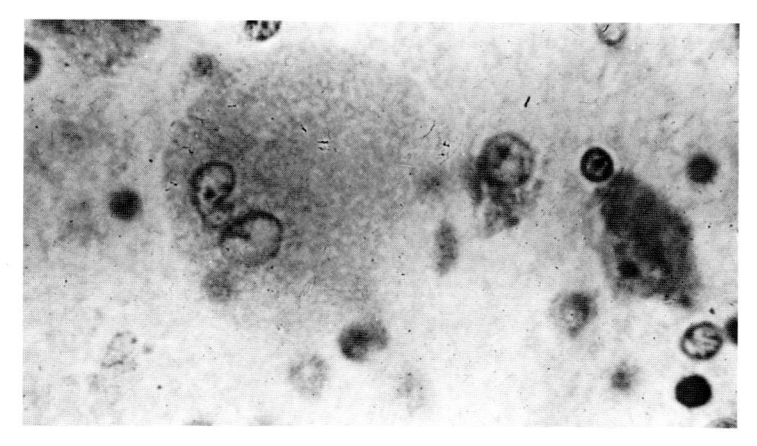

図 259 Opalski 細胞（Nissl 染色）

の pseudolaminar necrosis は海綿状変性と Alzheimer II 型グリアの出現を特徴とする．この所見は，一般の肝性脳症に記載されているが，Wilson 病にもみられる．

文献
Zamora AJ, Cavanagh JB, Kyv MH. Ultrastructural responses of the astrocytes to protocaval anastomosis in the rat. J Neurol Sci 1973 ; 18 : 25-45

2) kinky hair disease (Menkes 病) （432 頁参照）

b. calcium 代謝の障害

calcium の代謝障害は副甲状腺機能低下症 hypoparathyroidism に伴い，脳内にも異常な石灰沈着を伴うことがある．古い病巣や血管周囲に沈着を起こしやすい．

一般に，成人とくに老人脳では淡蒼球，Ammon 角の Sommer's sector と end plate の境界部および小脳の歯状核などに H.E. 染色で青く染まる，いわゆる類石灰 pseudocalcium が沈着する．主として血管壁に著明に起こるが，組織内にも沈着をみる．H.E. 染色では石灰沈着と区別できないが，組織化学的検査では calcium の含有量は少なく，一種の蛋白質よりなるといわれる．

Fahr 病とよばれる疾患は，上述した部分，とくに基底核に多量の calcium も含んだ鉱物質が沈着する．hypoparathyroidism を伴わない症例も少なくない．

文献
Adachi M, Wellmann KF, Volk BW. Histochemical studies on the pathogenesis of idiopathic non-arteriosclerotic cerebral calcification. J Neuropathol Exp Neurol 1968 ; 27 : 483-499

5. 薬物中毒

　薬物中毒の全身とくに神経系統に及ぼす影響は，医学の発達に伴って，益々深刻化している問題である。これについては neurotoxicology の専門書を参照されたい(482頁参照)。日本におけるキノホルム中毒による SMON (subacute myelo-optico-neuropathy) の研究は世界的に有名である。神経病理学的所見は distal axonopathy (dying-back axonal degeneration) に相当する。

文献
豊倉康夫, 塚越　広, 井形昭弘, 高須俊明. SMON—その臨床病理学的研究. 診療手帖 1970 ; 28 : 15-22
Tateishi J, Kuroda S, Saito A, Otsuki S. Experimental myelo-optico-neuropathy induced by clioquinol. Acta Neuropathol 1972 ; 24 : 304-320

6. その他の全身疾患に伴う神経障害

a. 悪性腫瘍に伴う神経障害

　全身の腫瘍がある場合に，神経系統の障害をみることは多い。この場合に神経系統が腫瘍細胞により直接浸潤されて症状を起こすことはよく知られている。しかし腫瘍の転移および浸潤なしに神経障害を起こすことが，臨床家により強調され paraneoplastic neurologic syndrome (369頁)と呼ばれるようになった。一般にこの病因機序は，まったくあいまいで，形態学的にみた場合には，その裏づけを確立しがたいことが多い。昔からいわれる **carcinotoxin** とよばれる本体不明の物質の作用，化学療法の副作用，長期の疾患による栄養障害，アレルギー反応，二次的感染の問題などが考えられるが，近年これらの一部では患者の血清や髄液から神経細胞に対する抗体が検出されるものがあり，その発症に自己免疫に基づいた機序が想定されている(368頁)。しかし臨床で問題となるのは神経症状がまず出現し，その後の work-up の過程に，悪性腫瘍が二次的に発見される場合である。つぎに述べる神経症状が臨床家に有名である (360頁参照)。

1) neuropathy

　癌の患者に neuropathy をみた場合に，投与薬剤による副作用，vitamin 欠乏症 hypovitaminosis および腫瘍細胞の直接浸潤を除外することはきわめて困難である。とくに末梢神経を広範に調べることがいかに実際には困難なものであるかは剖検で神経をとって調べた人以外にはなかなか実感できないものである。臨床的には sensory neuropathy と motor neuropathy があげられて，前者は末期には後索の上行性変性を伴う。一般には程度の差はあるが，運動および感覚神経が両方共おかされる。

2) **necrotizing myelopathy**

　この場合にも腫瘍の硬膜外腔 epidural space への浸潤による直接の脊髄への圧迫および血管障害，さらに腫瘍細胞の塞栓をまず第一に検査すべきである．つぎに大動脈の動脈硬化や Adamkiewicz 動脈などの脊髄への分布血管の障害，さらに全身の無酸素症や虚血によるものなどを考えるべきである．肺癌の硬膜外転移 epidural metastasis による脊髄圧迫が原発巣発見以前に最初の臨床像として起こることはまれではない．

3) **小脳萎縮** cerebellar atrophy （369頁参照）

b. amyloidosis

　全身の amyloidosis が神経系をおかすのは一般に末梢神経と筋肉系に限られていて BBB をもつ部分の中枢神経系の変化はまずない．一方，老人斑で述べたように老人斑の芯をなすのは amyloid であり，光顕による染色反応，また電顕でもその所見は全身にたまる amyloid と同一構造物である．しかし老人斑の出現と全身の amyloidosis とは一般になんらの関連性もないことは興味ある事実である．

　全身の amyloidosis では腎などの内臓器官のほかに末梢神経および筋肉系が好発部位である．amyloid の研究は免疫の立場から，現在注目を浴びている．

文献
Ceimbra A, Andrade C. Familial amyloid polyneuropathy : an electron microscope study of the peripheral nerve in five cases. I. Interstitial changes. Brain 1971 ; 94 : 199-206
Araki S, Mawatari S, Murai Y, Nakajima A, Kuroiwa Y. Polyneuritic amyloidosis in a Japanese family. Arch Neurol 1968 ; 18 : 593-602
中野今治, 平野朝雄. 全身性アミロイドーシスの1剖検例. 血液脳関門欠如部分への選択的沈着. 神経内科 1982 ; 17 : 36-42
荒木淑郎. 家族性アミロイドポリニューロパチーの新しい診断法の確立. 豊倉康夫, 編. 文部省特定研究, 神経難病の発症機構(1), 昭和59年度研究業績集, 1985 : 593-596

c. 糖尿病

　糖尿病に伴う神経病理学的変化は複雑で，多岐にわたり，その pathogenesis は不明のことが多い．insulin shock や糖尿病性 acidosis などによる変化，動脈硬化症や，細動脈硬化症による血管障害が起こりやすい．末梢神経や筋肉の変化もその本体は血管性ともいわれているが，真の解明は今後の問題である．一般的にいって糖尿病の患者の脳は死後変化の進行が速い．糖尿病に伴う末梢神経の病変は主として節性脱髄であるといわれる．

L 発生障害

　中枢神経の発生異常はきわめて深刻なもので，かつその数も多く，臨床的に問題となる全身

の発生異常の約60%を占める。その中でも水頭症は中枢神経の発生異常の約1/3を占める。中枢神経系の発生異常をもつ新生児の約1/4は死産であり，生きていても約90%は生後1年以内に死亡する。

その原因は他の全身の発生異常と同様にさまざまであるが，だいたい外因と内因によるものに分けられる。

外因によるもの

子宮内感染 とくにrubella（風疹，三日はしか，German measlesともよばれる）に妊娠初期に感染した場合には，中枢神経を含めて全身各器官の高率の発生異常を起こす。そのほか巨細胞性封入体病 cytomegalic inclusion encephalitis，先天性梅毒およびtoxoplasmosisも有名である。

放射線 たとえばX線，原爆にさらされることによるものなど。

毒物 とくにさまざまの薬物，化学製品。大気や水などの環境の汚染によるもの。

内因によるもの

遺伝性および染色体の異常によるもの とくにtrisomy 21-22またはDown症候群（498頁参照）は**mongolism**ともよばれるように特徴的顔だちをもち，精神発育障害を呈する。通常脳のさまざまの形態学的異常を伴う。そのほかtrisomy 10-15やfragile X症候群も代表例としてあげられている。

文献

Mori K. Anomalies of the Central Nervous System. Neuroradiology and Neurosurgery. New York : Thieme-Stratton Inc, 1985

Friede RL. Developmental Neuropathology, 2nd ed. Berlin : Springer-Verlag, 1989

Norman MG, McGillivray BC, Kalousek DK, Hill A, Poskitt KJ. Congenital Malformations of the Brain. Pathological, Embryological, Clinical, Radiological and Genetic Aspects. New York : Oxford University Press, 1995

1. 水頭症

水頭症 **hydrocephalus** は髄液の量が異常に増加し，脳が大きくふくれあがった状態である。通常は脳室系の拡大を伴っている。とくに小児の場合には脳圧亢進および脳室拡大が，頭蓋骨が閉じる以前に起こるために頭全体が大きくなり，いわば福助頭となる。この病的状態が長く続けば，shunting操作で髄液のはけ口をつくって脳圧を下げないかぎり，脳の実質は当然その圧力により萎縮する。

水頭症は閉塞性水頭症 obstructive（または非交通性 non-communicating）hydrocephalusと非閉塞性水頭症 non-obstructive（または交通性 communicating）hydrocephalusとに大別される。

a. 閉塞性水頭症 obstructive hydrocephalus（図260）

これは水頭症の大部分を占める。髄液は血流より由来し，主として脈絡叢で生産される。大脳では脈絡叢は側脳室の体部 bodyと側頭角 temporal hornにあり，側脳室の髄液はMonro孔を通って第三脳室に現れ，下行して中脳水道 aqueduct of Sylviusを通り第四脳室に出て，

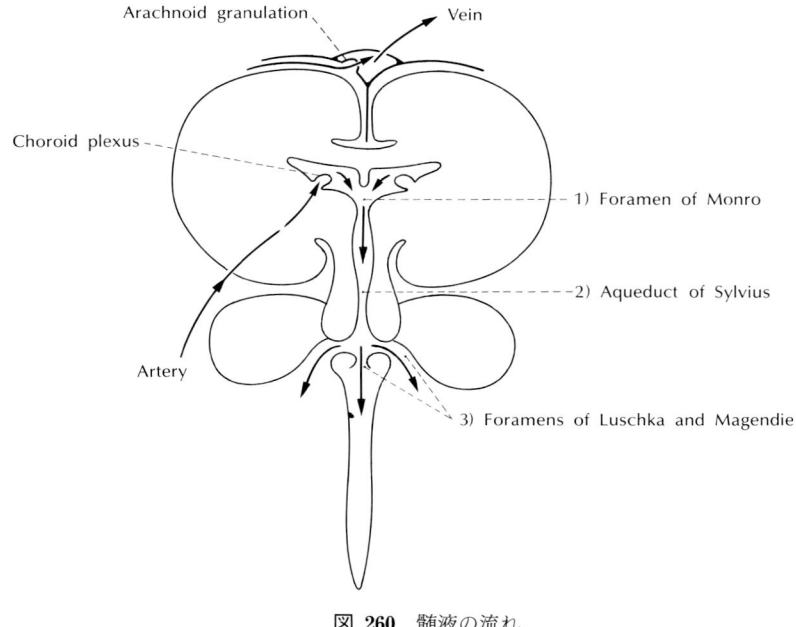

図 260 髄液の流れ

そこから左右の Luschka 孔と中央部の Magendie 孔を経てくも膜下腔に拡がる。その後，主としてくも膜顆粒より静脈洞に流れ込むとされている（図260）。故に，この流れの道のどこにでも狭窄または閉鎖点ができれば，その上流の脳室は拡大する。その閉鎖は発生異常として初めから存在する場合もあるし，また後天的に発生する場合もある。まず流れに沿っておもな場所および原因をとりあげる。

1) Monro 孔

　Monro 孔を閉鎖するものとしてよく知られているのは第三脳室の colloid cyst である。一層の上皮細胞に囲まれ，colloid 状の物質を入れた囊腫で，大きさはさまざまであるが，Monro 孔を閉鎖することにより突然症状を起こすことが多い。小さな囊腫は解剖のときに偶発所見としてみることもある。

　さて，この場所で閉鎖された場合には，両方の側脳室が対称的に拡大するが，他の脳室系には変化はない。比較的少ない病気であるが，発病がしばしば劇的であることと手術的効果がある点で忘れてはならない囊腫の一つである。

　第三脳室付近の腫瘍は脳室を狭窄することにより水頭症を起こしうるが，横から圧迫する視床 glioma の場合でも，また下から押し上げる鞍上部の腫瘍，たとえば craniopharyngioma, germinoma, 下垂体腺腫などでも第三脳室は相当に幅が広いので，これを閉鎖するには巨大な大きさに達しなければならず，そのための臨床所見の方が水頭症の所見より先行するので，一般に水頭症は単に二次的な末期の問題にとどまる。

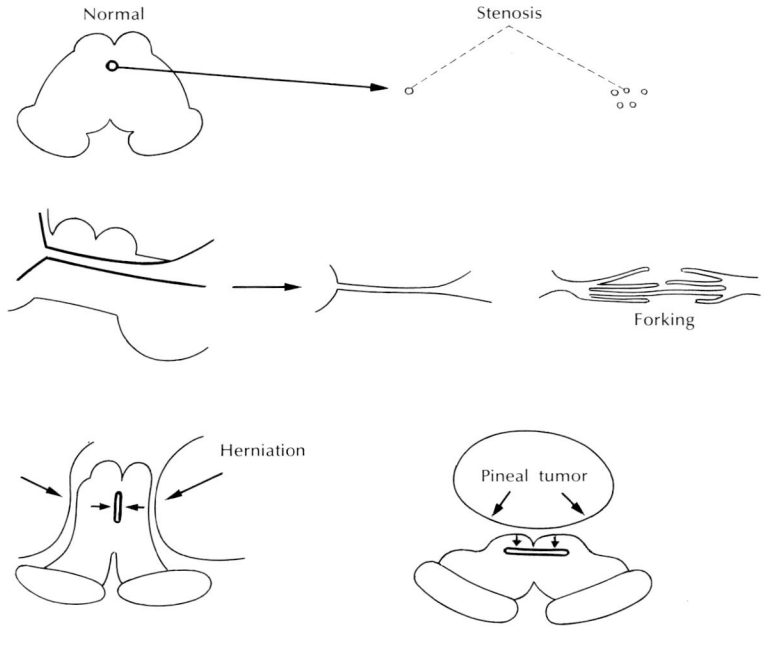

図 261　aqueductal stenosis

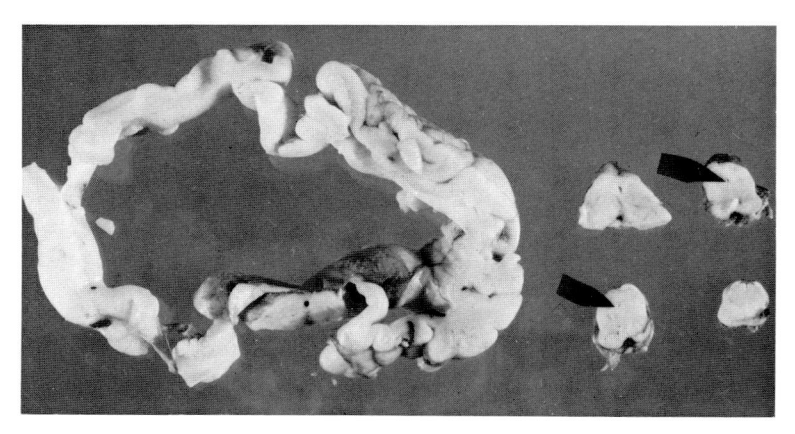

図 262　aqueductal stenosis

2) 中脳水道 aqueductus of Sylvius（図 261, 262）

　　ここは閉塞性水頭症を起こす場所の中でも最も大切である。脳室系の中でこの部分が一番細い通路であり，その狭窄は想像以上に多い。第三脳室および側脳室系の拡大がある場合には，臨床歴の有無にかかわらず，なによりもまず水道の大きさに注意を向けるべきである。これにはいわゆる先天性の狭窄として細い孔が一つあることも，またいくつかの小さな孔がフォークのように分岐していることもある。これが遺伝的なものか，または胎生時にウイルスの感染やほかの原因で起こったものかは一般にはまったく手がかりがつかめない。subependymal の gliosis が多いか少ないかで炎症性か否かを決めるのは一般には無理である。一方，中脳水道は

周囲に発生した glioma で押され，また浸潤閉鎖されることもある。またテント上の expanding lesion による脳圧亢進のためにテントヘルニアが起こり，中脳が圧迫される場合には左右に狭くなる（図14参照）。一方，松果体部の腫瘍や Galen 大静脈瘤などで上から押されたときには水平に平たくなるので，中脳水道の形で圧迫の方向がよくわかる。中脳水道の狭窄では第四脳室は正常の大きさを保っている。

3) Luschka および Magendie 孔

一般に，慢性頭蓋底髄膜炎 chronic basilar meningitis の結果として髄膜線維化 meningeal fibrosis が起こり，脳幹部の foramen をせばめ，または閉鎖すると水頭症が発生する。この髄膜炎は細菌感染によることもあれば腫瘍の浸潤，または出血その他の機械的刺激によることもある。脳外科の研究室で水頭症の動物実験に利用されている silicone や kaolin の挿入はそのよい例である。この場合には第四脳室を含めてすべての脳室系が拡大し，脳圧が亢進する。

文献

Takei F, Hirano A, Shapiro K, Kohn IJ. New ultrastructural changes of the ependyma in experimental hydrocephalus. Acta Neuropathol 1987 ; 73 : 400-402

Takei F, Shapiro K, Hirano A, Kohn I. The influence of the rate of ventricular enlargement on the ultrastructural morphology of the white matter in experimental hydrocephalus. Neurosurgery 1987 ; 21 : 645-650

b. 非閉塞性水頭症 non-obstructive hydrocephalus

局所的閉鎖なしに脳室系全体が拡大する場合を非閉塞性水頭症とよぶ。その原因として髄液の過剰生産と吸収能力の減退が理論的に考えられる。前者の例としては脈絡叢乳頭腫 choroid plexus papilloma があげられ，後者の例としては髄膜炎，くも膜下出血，硬膜下血腫の結果としてくも膜顆粒がおかされることが知られている。

一般に水頭症の真の原因ははっきりわからないことの方が多い。他の脳の発育異常を伴っていることもしばしばあり，とくに Dandy-Walker 症候群と Arnold-Chiari 奇形が有名である。

Dandy-Walker syndrome は水頭症，小脳虫部の dysplasia および第四脳室の拡大による後頭窩の cyst を特徴とする。脳梁の欠損，大脳の gyrus の形成異常，皮質の heterotopia などのほかの発生異常もしばしば存在する。病因機序は不明である。第四脳室の出口の開孔ができないという説明は不適当である。なぜなら小脳と大脳の発生異常は Luschka 孔および Magendie 孔が形成されるに先立ってすでに起きているからである。

さらに一言すべきことは **hydrocephalus ex vacuo** である。これは脳萎縮に伴って脳室系およびくも膜下腔が容積を増すことになったもので，水頭症とはいうが脳圧の亢進はなく，真の水頭症とはまったく意味を異にする。

付 1〕脊髄空洞症 syringomyelia

脊髄空洞症は脊髄の中に空洞が存在し，一番多いのは頸胸髄であり，腰髄をおかすことはまれであ

る。延髄にみられるときは**延髄空洞症** syringobulbia とよぶが橋にはまれである。生前はその部分はふくらんでいるが，死後検査では反対に平たくしぼんで小さくなっている。空洞は通常一つであるが多数あることもある。一般に中央部に位置しているためにそこを横切る痛覚および温度感覚の神経束を破損している。しかし，空洞の大きさ，および位置はさまざまであり，それにより臨床像は異なる。空洞は fibrillary astrocyte でおおわれているが，しばしばヒアリン化した血管を含み，ときには ependyma の層がみられる。またときとして glioma を合併することが報告されている。脊髄空洞症によくみられる側彎症は脊椎周囲の筋肉を支配する脊髄神経核の障害によるものとされている。さらに脊髄空洞症はほかの脳や脊髄の発生異常を伴うことがある。W.J. Gardner によると脊髄空洞症は，胎児期に第四脳室の出口が閉じているために脳室圧の上昇が起こり，そのために中心管が拡大した結果生じたものであるという。

文献
Barnett HJM, Foster JB, Hudgson P. Syringomyelia. London : WB Saunders, 1973

付2〕　**透明中隔腔** cavum septi pellucidi

透明中隔 septum pellucidum に腔があるときには透明中隔腔または第五脳室という。透明中隔の後方に腔が存在する場合には **cavum Vergae** または第六脳室という。両者が交通していることも一方だけ存在することもあるが，透明中隔腔がはるかに多い。これらの腔は ependyma でおおわれていないので，実際には脳室系には入らない。ほとんどの場合が無症状で正常脳にしばしば残存している偶発的な所見である。

2. 神経溝の閉鎖障害（縫合障害状態 dysraphic state）（図263）

外胚葉の一部が神経板 neural plate となり，それが凹み神経溝 neural groove となり，胎生期の第4週の末には閉じて神経管 neural tube となり，さらに中枢神経系となり，それより末梢神経ができる。その周囲を中胚葉性組織が次第に取り囲み，髄膜となり，骨格組織となる。さらにその外層を結合組織および皮膚がおおうことになる。ただし髄膜は神経外胚葉 neuro-ectoderm に起原するという学者もある。この中胚葉性および髄膜の囲いは受胎後5週の末には完成するとのことから，それに関連する閉鎖障害はそれ以前に起こるものと推測されている。胎児の発生中この時期に実験的に，たとえばX線照射や中毒物質で脳を破壊することにより縫合障害状態 dysraphic state をつくることができる。

craniorachischisis totalis は神経管全体の縫合障害である。rachisis は spina, schisis は fissure または cleft を意味する。

anencephaly は頭部の閉鎖障害で，頭蓋骨の形成不全を伴う。眼球や顔面は形成されており，脳幹や脊髄は保存されている。エジプトのミイラの時代からすでに知られているが，その原因はなお不明である。Treip は著書の139頁に典型的な写真をのせ，おそらく頭蓋骨の形成不全が第一次的な原因で，そのために脳は正常に形成されるが，子宮内での圧力により脳がつぶされるという変わった説を記載している。

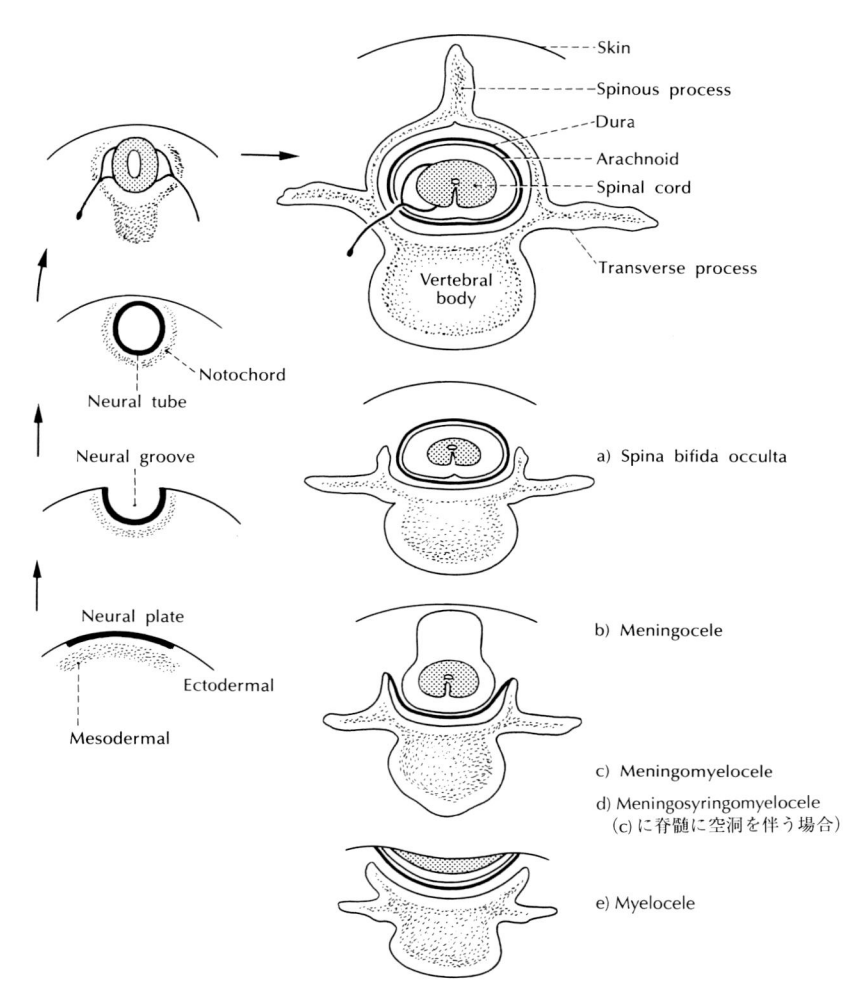

図 263　failure of fusion

　正常では脊髄は脳軟膜および硬膜でおおわれ，その周囲は脂肪組織と血管の多い硬膜外組織があり，それはさらに脊椎骨の椎体およびそれから伸びた横突起と棘突起に囲まれた楕円形の骨の脊椎弓 vertebral arch の中に保護されている。つぎに fusion defect を程度の軽いものから列挙する。

文献
Treip CS. Color Atlas of Neuropathology. Chicago : Year Book Medical Publishers, 1978 : 139

a. 潜在性脊椎披裂　spina bifida occulta
　これは欠損が単に一つかまたは二，三の椎弓のみに限られて脊髄自体や脊髄膜の異常はない。この閉塞欠損は腰仙部 lumbosacral region に限局しているのが通常であり，最も多い型である。一般には症状はなく脊椎骨のX線検査で初めて気づかれることが多い。

b. 髄膜瘤 meningocele

これは骨および硬膜の欠損があり，突出した部分の囊腫の中には皮膚に包まれた軟膜と髄液があるだけで神経組織はない．髄膜瘤は脊髄にもまた脳にも起こりうる．それぞれ **spinal** または **cranial meningocele** とよばれる．

c. 髄膜脊髄瘤 meningomyelocele

この場合には突出部の囊腫の中には軟膜，髄液のほかに，神経根および脊髄の一部が入っている．脳の場合には**髄膜脳瘤** meningoencephalocele とよび，大脳または小脳の一部が囊腔の中に陥入している．

d. 髄膜空洞脊髄瘤 meningosyringomyelocele

髄膜脊髄瘤にさらに脊髄に空洞 syrinx を伴ったものである．つまり前述の脊髄空洞症が加わった状態である．

e. 脊髄瘤 myelocele

これは神経管が直接に外界に露出している状態である．
脊髄瘤をおおう皮膚はびらんを起こしやすく，そこからしばしば感染を起こす．

付〕 Arnold-Chiari 奇形（図 264〜266）

この複雑な先天性異常は小脳と延髄が大孔 foramen magnum を通過して頸椎の脊椎管 spinal canal の中を下降し，円錐状の形に突出した状態をいう．これにはさまざまの周囲組織の異常が伴ってい

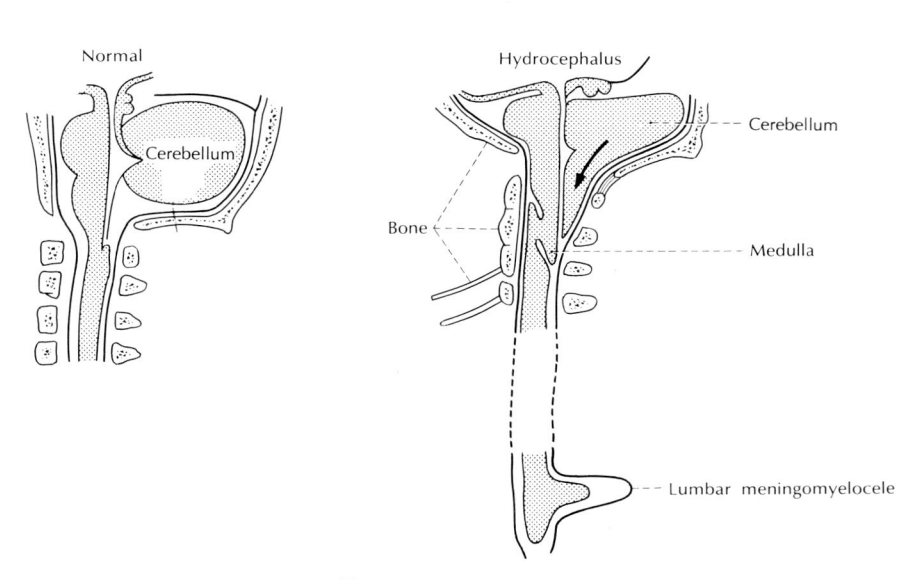

図 264 Arnold-Chiari 奇形

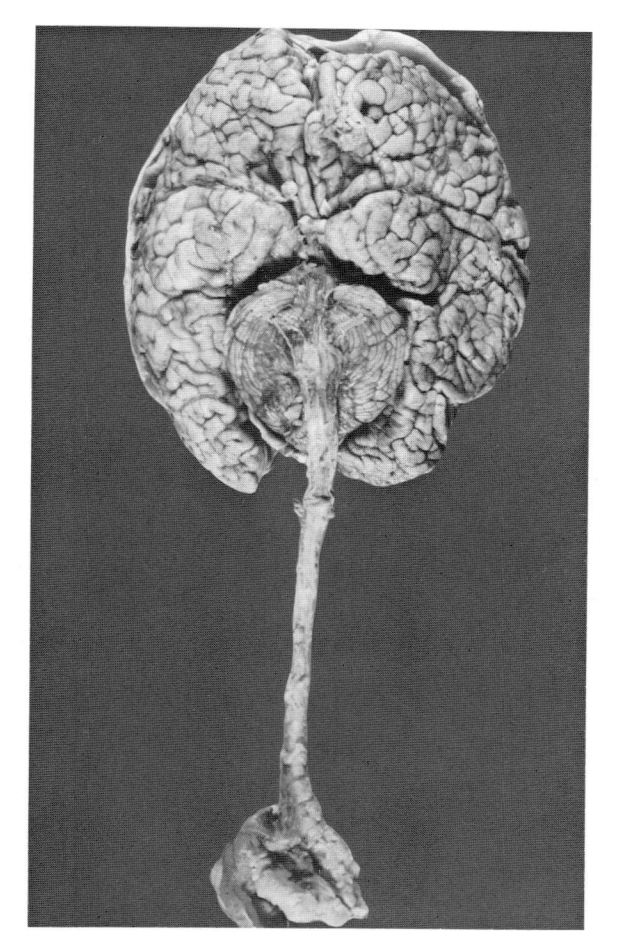

図 265　micropolygyria, Arnold-Chiari 奇形および髄膜脊髄瘤

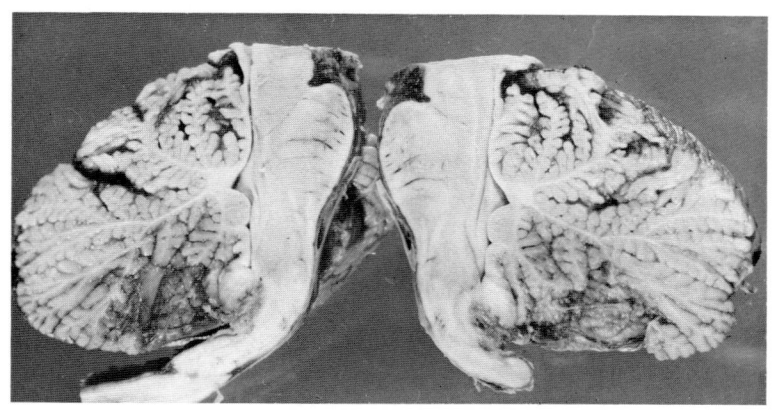

図 266　Arnold-Chiari 奇形

る。まず骨では頭蓋底の平坦化 platybasia, 上部の頸椎体の癒着, 後頭骨脊椎癒合 occipitovertebral joint および頸肋などがみられる。小脳では形成不全がみられ, とくに虫部や扁桃に強い。後者は細長く伸展して大孔の中にヘルニアを起こしている。また, 小脳全体が水平面に拡がる。延髄は下降し, ひどいときは折れ曲がったＳ字状態になり, 頸髄ではその下降のために神経根が正常の場合には下方に向かい走るのが, 逆に上方に向かって並ぶ結果になる。

また, これに伴い Magendie および Luschka 孔が閉鎖され, 第四脳室と中脳水道が圧迫されるために水頭症を起こし, そのために四丘体は正常の垂直面から水平面に位置の変化を起こす。さらに腰椎の髄膜脊髄瘤を伴うことが多い。そのためにこの髄膜脊髄瘤の固定があることからして, 脊髄の発育速度よりも脊椎骨の発育速度がはるかに早いために延髄と小脳が引きおろされる結果, Arnold-Chiari 奇形が生ずるとの説がある。ただし小脳の発育不全や頭蓋や脊椎の異常などは, 以上述べた過程の起こる以前にすでにみられることや, その他のさまざまの所見よりこれらの組織の発育不全がむしろ原因ではないかといわれている。

Arnold-Chiari 奇形は Chiari Type II または Chiari II ともよばれる。Type I は小脳 tonsils のヘルニアで脳幹部の変化が少ないものをさす。Type III は occipital encephalocele を, Type IV は小脳の hypoplasia を伴う。

3. 欠損症および発育不全 agenesis and dysgenesis

a. 小頭症 microencephaly

小さい脳で, 変性病巣がなく, しかも脳の重量が成人で 900 g 以下のものを指す。原因は不明であり, ときに家族性に現れる。臨床的には精神機能の低下を伴うことがある。

b. 巨大頭症 megalencephaly

これは正常人にもまた idiot にもみられる。脳の重量が 1,800 g 以上のものをいう。脳の所見は正常のこともあり, また多岐にわたる異常所見をみることもある（たとえば脳リピドーシス, 結節性硬化症 tuberous sclerosis, Alexander 病など）。

c. 単眼症 cyclopia

単眼症はいわゆる一つ目小僧である。左右に二つに分かれるべき大脳および目が一つにとどまっているときには **cyclocephalus** という。この場合は脳室は一つであり, 第三脳室でつながっている。この左右の大脳半球の形成不全を **holotelencephaly** とよぶ。

d. 脳孔症 porencephaly

これは局所的な大脳皮質の発育阻止のために脳室から突出した大きな空洞が生じ, その壁は ependyma でおおわれている。ときにはくも膜下腔に開いていることもある。この言葉はしばしば大脳内のさまざまの破壊的過程の結果生じた二次的空洞に誤って用いられることもあるから注意すべきである。この場合には空洞の壁は ependyma でおおわれていない（**偽脳孔症** false porencephaly という）。この二次的空洞が脳室に開いている場合もあり, hydranencephaly と

いう。脳孔症に似ているが，ependyma でおおわれていないこと，および，薄い皮質が空洞と脳表面の間に存在する点が異なるという。

e. 欠損 agenesis および交連奇形 commissural malformation
1) 中隔欠損 septal agenesis

中隔欠損は珍しくない。ただし大きな水頭症の例で中隔が二次的に破れたものと区別すべきである。

2) 脳梁欠損 agenesis of corpus callosum

ふつう脳梁の一部分の欠損で全体に及ぶものは少ない。ほかの発生異常を合併する場合もある。lipoma や血管異常を伴っていることもまれでない。

f. 無嗅脳症 arrhinencephaly

単に嗅球 olfactory bulb だけがない場合がある (olfactory aplasia)。この場合，同時に直回 rectal gyrus も認められないこともある。嗅球は脳をとり出すときにちぎれて失うこともあるから，その欠損を確かめるためにも直回および眼窩回を注意すべきである。無嗅脳症はさらに辺縁系などほかの発生異常を伴う。trisomy 13-15 は先天性心臓疾患，眼の異常，および中枢神経の発育不全をきたす。中枢神経の発育障害中，最も多いのは無嗅脳症である。ただし，すべての無嗅脳症に染色体の異常がみられるわけではない。

proencephalon (forebrain 前頭) の中央部の切れ込み (分割) の欠損を強調して，holoproencephaly という表現が一般に使用されている。この複雑な奇形は軽度な olfactory aplasia から強度な cyclopia まである。

g. 大脳および小脳の欠損

大脳半球のないのはまれで，あっても発育不全である。胎生期の血管障害の結果といわれる。小脳半球のない場合は反対側のオリーブ核の変化を伴うものである。

4. migration disorder (cortical anomaly)

ここでは胎生 2 カ月末ごろから起こる胚芽層 germinal layer の成熟化の変化，すなわち神経管の胚芽層から脳表層への細胞の移動期に起こる変化に基づいた異常を述べる。

a. 脳回欠損 lissencephaly または agyria

胎児の 7 カ月ごろまでの脳は正常でも裂 fissure また脳回 gyrus がない。この状態が脳の一部または全般に残った状態が脳回欠損であり，脳に凹凸がなく，二次的に起こる脳回の数は少なく，溝はあってもきわめて浅い。

pachygyria は脳の convolution が広く，かつ厚くて，割面では 3～4 カ月の胎児にみられるような皮質が 4 層からなることが多い。大脳回 macrogyria は異常に大きな脳回である。

b. 大脳皮質の異所存在 heterotopic gray matter

これは神経細胞の群が白質の中で異常な場所に孤立してみられるものである。とくに尾状核の付近や小脳の白質などにみられやすく，小さな heterotopia は日常の検査でときどきみられるものである。小脳の顆粒細胞が分子層の中に残っていることもこの例に属する。

c. microgyria および polymicrogyria

これは多数の小さな脳回が群をなしていて，その数や形は不規則である。これはほかの発生異常に伴ってみられ，まれなものではなく，大脳や小脳の一部に起こりやすく，しばしば両側性であり，また対称的である。割面で 4 層形成をなすことが多い。脳表面をみた場合，一見似ているので，これと区別しなければならないのは瘢痕回 ulegyria である。後者は新生児期に生じた脳回の萎縮より生じたものである。溝の深部をおかし，4 層編成はなく，boundary zone（境界域）にみられることから出生期前後に起こった虚血性の循環障害によるものとされている。

d. Down 症候群

さまざまな染色体の異常に伴う脳の変化の中で，とくに Down 症候群（mongolism, trisomy 21）について一言する。この場合は一般に脳は小さく丸い。これは前頭葉がほかの部分に比べて発育が悪いためである。上側頭回 superior temporal gyrus が発育不良のこともある。小脳の発育不全や異所性 heterotopia を伴うことが知られている。しかし，以上の諸変化が Down 症候群全例にみられるわけではない。とくに興味あることは，年が若いのに老人性変化といわれる Alzheimer 神経原線維変化や老人斑が起こりやすいことが知られ，40 歳以上の脳ではとくに早老 premature senility に注目して調べる必要がある。

文献
Wiśniewski KE, Wiśniewski HM, Wen GY. Occurrence of neuropathological changes and dementia of Alzheimer's disease in Down's syndrome. Ann Neurol 1985 ; 17 : 278-282

e. Warburg's syndrome

hydrocephalus と，agyria とか polymicrogyria などの脳の発生異常と，さらに retinal dysplasia などの目の発生異常を伴った症候群を HARD±E，または Warburg's syndrome とよぶことがある。±E は encephalocele が伴う症例も，ない症例もあるという意味である。autosomal recessive の遺伝といわれる。

文献
Bordarier C, Aicardi J, Goutieres F. Congenital hydrocephalus and eye abnormalities with severe developmental brain defects : Warburg's syndrome. Ann Neurol 1984 ; 16 : 60-65

f. Zellweger syndrome（cerebro-hepato-renal syndrome）

autosomal recessive で人種特異的な疾患ではない。生まれたときから異常で，特徴的な点は肝と腎の実質に peroxisome が欠けていることである。ミトコンドリアの異常が肝細胞や astrocyte にみられる患者もある。こうした変化は細胞の呼吸および oxydative metabolism の機能低下に関与する。脳では細胞の migration の異常がみられ，種々の細胞体内に pleomorphic cytosome がみられるという。

文献
Rapin I. Zellweger syndrome. In : Rowland LP, ed. Merritt's Textbook of Neurology, 7th ed. Philadelphia : Lea & Febiger, 1984 ; 443-444

g. 脆弱 X 症候群 fragile X syndrome

脆弱X症候群は先天性の精神遅滞症のうちで Down 症候群の次に頻度の高い X-linked の遺伝性疾患である。以前は染色体検査によりX染色体上に脆弱部位（Xq27.3）を確認することで診断されており，名前はこれに由来している。臨床症状は精神遅滞のほか細長い顔，前頭部と下顎の突出，大耳介，巨大睾丸などが特徴である。

本疾患の遺伝子変異は 1991 年に報告され，ほかの triplet repeat disease 発見の先駆けとなった。脆弱X症候群の原因遺伝子（fragile X mental retardation 1 : FMR 1）の 5' 側非翻訳部位（5'-UTR）に存在する CGG (cytosine-guanine-guanine) 繰り返し配列が，正常者では 6〜54 回であるのに対し，患者では 230〜1,000 回以上と異常に増大している。三塩基繰り返し配列が蛋白翻訳部に存在する KAS, Huntington 病や SCA などの場合は，患者でもせいぜい 2〜3 倍とある限度までしか増大しないのに対し，三塩基繰り返し配列が非翻訳部にある場合は際限なく増大しているのは興味深い。これは後述する筋緊張性ジストロフィーにも当てはまるが，最近報告された SCA-8 は CTG (cytosine-thymine-guanine) 繰り返し配列が 3'-UTR にあるにもかかわらず，正常者が 16〜92 回であるのに対し，患者では 110〜130 回と限度がある。

fragile X syndrome では，病理学的には microcephaly, neuronal heterotopias や synaptic immaturity に関連する dendritic spine の異常（Rudelli et al 1985）が指摘されている。

文献
Rudelli RD, Brown WT, Wiśniewski K et al. Adult fragile X syndrome. Clinico-pathologic findings. Acta Neuropathol 1985 ; 67 : 289-295

付〕 triplet repeat disease

　遺伝子の異常には点変異, 挿入, 欠失や重複が知られており, これらに尽きると考えられていたところ, 1991年にKASとfragile X syndromeが, これまでにない三塩基の繰り返し配列 (triplet repeat) の異常増大という新しい形式の変異で起こることが明らかにされ, 世界中を驚かせた。しかもそれが特殊なものではなく, ほかの神経・筋疾患でみられることが毎年のように報告され, triplet repeat diseaseとして認識されるようになった。triplet repeat diseaseには, すでに述べたfragile X syndrome, Huntington病 (424頁), 遺伝性脊髄小脳変性症 (435頁), KAS (446頁) のほかに筋緊張性ジストロフィーと眼咽頭型筋ジストロフィーなどがある。この二つについてはまだ述べていないので, ここで紹介する。

　筋緊張性ジストロフィー myotonic dystrophyはautosomal dominantの遺伝形式をとる成人で最も多い筋ジストロフィーで, 顔面 (hatchet face), 頸部 (胸鎖乳突筋に強い) と四肢 (やや distal dominant) の脱力を伴う筋萎縮, ミオトニア, 白内障, 早期前頭部脱毛, 知能低下, 耐糖能異常, 性腺機能障害, 心電図異常, 頭蓋骨の肥厚, 消化管運動異常やIgGの低下などの特徴があるmulti-systemic diseaseである。本疾患の原因遺伝子は19q13.3にあり, DM protein kinase (DMPK) をコードしている。この遺伝子の3'-UTRにCTG繰り返し配列が, 正常者が40回未満なのに対し, 前述したように患者では100回以上, ときに数千回を越えることもある。

　病理学的には筋肉の所見は核の増加, central nuclei, chained nucleiやpyknotic nuclear clumpなどの核の変化が特徴的であるが, 不思議なことに壊死, 再生は乏しい。中枢神経系では尾状核, 黒質と視床の神経細胞体内のeosin好性小顆粒 (135-137頁) と黒質の神経細胞核内封入体が知られている。しかしDMPKがこの核内封入体の構成蛋白であるかどうかは不明である。また, Alzheimer病やParkinsonism-dementia complex on Guamなどに比べて数は少ないがneurofibrillary tangleが海馬, 海馬傍回, 側頭葉などを中心に出現し, その分布が健常高齢者のそれと一致することから, 早期老化をきたし知能障害が出現するのではといわれている。

　眼咽頭型筋ジストロフィー oculopharyngeal muscular dystrophy (OPMD) はautosomal dominantの遺伝性疾患で眼筋, 咬筋と咽頭筋が侵され, 四肢筋はあまり侵されないのが特徴である。原因遺伝子は14q11にあり, poly (A)-binding protein 2 (PABP 2) をコードしている。このcoding region内に, 正常で6回, 患者では8〜13回のGCG (guanine-cytosine-guanine) の繰り返し配列がある。

　今後もいくつかの疾患がtriplet repeat diseaseとして報告されると思う。発病のメカニズムの解明と治療法の確立が最終的な目標であるが, それまでにtriplet repeatがexpandするメカニズムの解明と, なぜこの変異があると特定の細胞が死に至るかなどの問題を解決するのが当面の課題である。

文献

La Spada AR, Paulson HL, Fischbeck KH. Trinucleotide repeat expansion in neurological disease. Ann Neurol 1994 ; 36 : 814-822

Oyanagi K, Ogawa H, Nakajima T. Rod-like intracytoplasmic inclusions in large neurons of the caudate nucleus : frequent appearance in myotonic dystrophy. Clin Neuropathol 1994 ; 13 : 134-138

Ono S, Inoue K, Mannen T et al. Intracytoplasmic inclusion bodies of the thalamus and the substantia nigra, and Marinesco bodies in myotonic dystrophy : a quantitative morphological study. Acta Neuropathol 1989 ; 77 : 350-356

酒井素子, 橋詰良夫, 小長谷正明, 他. 筋緊張性ジストロフィーにおけるneurofibrillary tangleの分布の検討―健常高齢者との比較. Neuropathology (supple) 1999 ; 19 : 245

Lieberman AP, Fischbeck KH. Triplet repeat expansion in neuromuscular disease. Muscle Nerve 2000 ;

23 : 834-850
金澤一郎. 謎の多いトリプレット・リピート病. 脳の科学 2000 ; 22 : 837-840

5. 増殖性異常（母斑症）proliferation disorder（phakomatosis）

これに属する一群の疾患は神経系統ならびに皮膚系統の両方に発生異常がみられる。決定的な遺伝性素因があり，一般には**神経皮膚発育不全** neurocutaneous dysgenesis または**母斑症** phakomatosis (lentiform neoplasia) とよばれる。これにはつぎの五つの疾患が昔から有名である。

a. neurofibromatosis

neurofibromatosis は二つの明白な型が認識されているが，そのほかにも異型が存在するらしい。

最もよくみられるのは neurofibromatosis 1 または NF-1 で，従来 von Recklinghausen 病または peripheral neurofibromatosis といわれていた。autosomal dominant の病態で，約 4,000 人に 1 人の割にみられ，多発性の皮膚の "café au-lait" spot および neurofibroma を特徴とする。本症は glioma を伴うこともあり，その大部分は pilocytic astrocytoma で，主として optic nerve にみられるが，そのほか diffuse astrocytoma および glioblastoma が記載されている。さらに skeletal dysplasia を伴うことがある。NF-1 の gene は 17q11.2 に局在している。

neurofibromatosis 2 または NF-2 は，従来 bilateral acoustic neurofibromatosis あるいは central neurofibromatosis とよばれていたもので，autosomal dominant の疾患で約 5 万人に 1 人の割にみられる。両側性に第八脳神経がおかされるのが特徴であるが，他の頭蓋内および脊椎内の腫瘍および dysplasia もしばしば存在する。すなわち Schwann cell の dysplasia (schwannosis)，meningioma, meningio-angiomatosis, glioma および glial microhamartoma である。また，presenile cataract もみられることがある。NF-2 の gene は 22q12 に存在する。

文献
Neurofibromatosis. Conference statement. Arch Neurol 1988 ; 45 : 575-578
黒岩敏彦, 平野朝雄, 加藤丈夫, 他. Neurofibromatosis に合併した小脳 glioblastoma multiforme の 1 例. 神経内科 1987 ; 26 : 558-563

b. 結節性硬化症 tuberous sclerosis（**Bourneville 病**）

これは皮膚の変化のほかに，神経系では主としてグリアの増殖がみられる。皮膚の変化は皮脂腺腫 sebaceous adenoma が顔の，とくに鼻から口元にかけて起こる。臨床的には通常小児

または思春期にかけて現れ，精神薄弱およびてんかん発作が知られている．神経病理学的には大脳皮質（cortical tuber）または基底核に限局した硬いしこりがあり，これは巨大な神経細胞およびグリア細胞およびその突起からなる．異所性の塊は白質にもみられ，また脳室内に突出する（Monro 孔のところに出現する subependymal giant cell astrocytoma は 314 頁を参照のこと）．しばしば石灰化してX線検査で発見される．この異常神経細胞中に老人性痴呆の代表的所見とされる Alzheimer 神経原線維変化，Pick 小体および granulo-vacuolar body を 13 歳の小児にみたことがある．まれではあるが興味ある所見として追加しておく．なお，心筋の横紋筋腫 rhabdomyoma ならびにほかの器官の腫瘍を伴うこともある．そのほか shagreen 斑点および爪周囲線維腫 periungual fibroma が結節性硬化症に伴う皮膚の病変として昔から記載されている．約半数の患者に家族歴が認められる．このことから高率の de novo mutation が存在することになる．autosomal dominant の遺伝型を示すが phenotype はバラエティーに富んでいる．本疾患には 2 種類の遺伝子の異常がある．TSC 1 gene は 9q34 に，そして TSC 2 gene は 16p13.3 に存在する．

文献
Hirano A, Tuazon R, Zimmerman HM. Neurofibrillary changes, granulovacuolar bodies and argentophilic globules observed in tuberous sclerosis. Acta Neuropathol 1968 ; 11 : 257-261

c. Sturge-Weber 病 (encephalotrigeminal angiomatosis)

本症における皮膚と神経系の変化は主として血管内皮細胞の増殖である．ほかの母斑症と違い一般に家族歴はない．皮膚では片側性に，広範ではあるが平坦な顔面の血管腫が port-wine のように三叉神経の領域にみられる．脳では軟膜の一般に静脈性の hemangiomatosis があり，主として側頭葉から後頭葉に現れやすい．その部分の脳皮質は表層の gliosis があり，ことに石灰沈着があり，皮質の第2，第3層に強いために，X線検査で平行した線状の陰影が特徴としてみられる．

d. von Hippel-Lindau 病

Sturge-Weber 病と並んでよく知られている血管性の疾患は von Hippel-Lindau 病である．この疾患は家族性（autosomal dominant）で，多発性の hemangioblastoma が起こる．これは主として網膜と小脳に限局することが多く，**網膜小脳血管腫症** retino-cerebellar angiomatosis ともいわれる．内臓器官，とくに腎および膵の多発性囊腫および腎の癌（clear cell carcinoma），および内耳の腫瘍（aggressive papillary tumor of middle ear/temporal bone）（334頁）が伴っていることがある．毛細血管性の母斑が皮膚にみられることもあるが，主要症状ではない．本疾患の gene は 3p25-26 にある．

e. 神経皮膚 melanin 症 neurocutaneous melanosis

melanin 色素をもつ細胞は正常の leptomeninges とくに延髄下部に多く存在する。しかし，その数が異常に多く，限局され，または広範な脳組織が一見して目立つ黒色を呈する症例がある。これは **neurocutaneous melanosis**（神経皮膚 melanin 症）とよばれ，通常は家族性でなく，大きな皮膚の母斑を伴い，乳幼児に発生する。

中枢神経の原発性の meningeal melanoma も存在する。この場合は皮膚の母斑はみられない場合もあり，年齢も広範囲に及ぶ。大部分は悪性腫瘍である。この診断は綿密な全身解剖でほかの組織に melanoma のないことを確かめて初めて下されるべきである。

文献
Hirano A, Carton CA. Primary malignant melanoma of the spinal cord. J Neurosurg 1960 ; 17 : 935-944

6. 周産期病理学 perinatal pathology

胎児の出産時前後の窒息，外傷，血液循環障害などの原因で重篤な脳の変化が起こる。これは早産児の場合にとくにひどい。臨床的には出産直後の死亡から，片麻痺 hemiplegia, 両麻痺 diplegia, 両側 athetosis, 先天性てんかんなどに至るまで多様な症状を呈する。

a. 急性の病変

急性の病変は一般に出血性のものである。外傷に伴うことが多い。その程度および出血の場所はさまざまであり，硬膜下，くも膜下または脳内出血である。一般に新生児の脳の出血巣は早産児の場合にとくに起こりやすい。この場合は上衣下 subependymal または脳室内に出血がみられる。この **periventricular hemorrhage** は臨床的に CT により診断ができるために，それについての知見が最近増加してきた。早産児の約1/3に起こり，一側性にみられることもあるが，通常両側性である。出血は視床線条体静脈 thalamostriate vein の破裂による。このために胚芽層の破壊をきたす。出血はさらに拡大して，大脳の白質および基底核も両側性におかされることがある。

この病巣部は解剖学的にいって Galen 大静脈に入る内大脳静脈部分に相当する。一説に出産時の機械的圧迫により，この部分の静脈が伸びて狭くなり，循環障害を起こすためともいわれる。しかしそのほかに気道につまった異物による窒息や，そのほかの原因による無酸素症の関与することも十分に考えられる。

b. 二次的病変

急性の出血または壊死性障害の結果として二次的にさまざまの病変が引き起こされる。
広範な葉性 lobar または半球萎縮 hemispheric atrophy は血管の閉塞によるものと考えられ

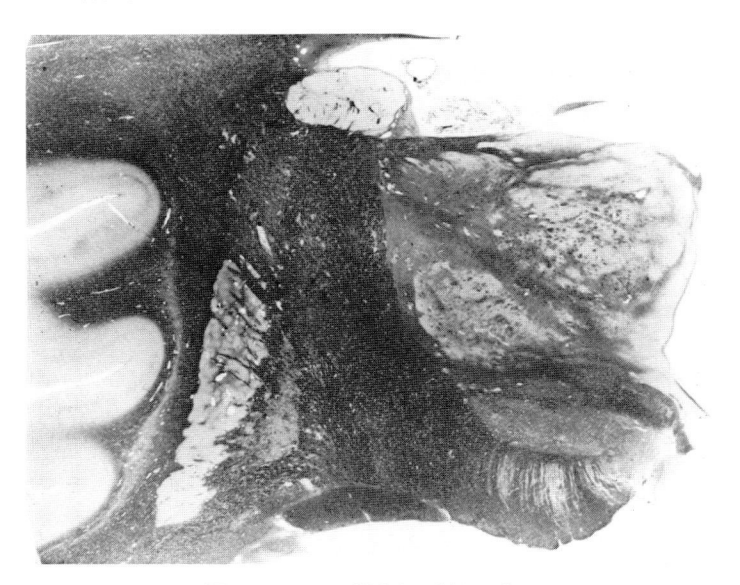

図 267　大理石様状態（髄鞘染色）

るが，その証明は通常困難である。

　皮質の変化のなかで**瘢痕回** ulegyria は最も特徴的なものであるが，これは polymicrogyria のところで比較として述べた（498頁参照）。

　白質の変化はとくに**脳室周囲性白質軟化** periventricular leukomalacia とよばれ，髄鞘形成細胞である oligodendroglia が新生時から乳児期にかけてきわめて活発な状態にあり，神経細胞とともにとくに anoxic effect を受けやすく，その anoxic effect は広範な白質の変化を引き起こし，結果的には髄鞘の不全，欠乏および星状膠細胞 gliosis をきたし，昔からしばしばほかの原因による小児の demyelinating condition と混同して取り扱われてきた。これは出産時の静脈の循環障害に基づくものであるといわれる。

　白質の梗塞の結果として極端なものは前述した偽脳孔症 pseudoporencephaly である。

　基底核の病変の中でよく知られているのは**大理石様状態** status marmoratus（図267）である。病巣は神経細胞の消失，gliosis と有髄部の組み合わせで大理石のようにみえる。臨床的には両側 athetosis として知られている。瘢痕回 ulegyria を伴うことが多い。

　小脳の変化，とくに Purkinje 細胞の anoxic change や消失のほかに外顆粒細胞 external granule cell は生後なお増殖し，下行して内顆粒細胞 internal granule cell になるため出産時やその後にとくにさまざまの因子により障害を受けやすく，小脳の異常形成を起こす。その1例は顆粒細胞型小脳変性症 cerebellar degeneration of granular cell type である（428頁参照）。

　正常の乳児の脳を光顕でみると傍脳室部 paraventricular region や小脳の外顆粒細胞層 external granule cell layer は小さな多数の胚芽細胞が集団として認められる。これは一見して脳炎と見間違わぬよう注意すべきである。この項ではとくに述べなかったが，子宮内感染症

の存在も心得ておくべきである。

文献
Johnson RT. Effects of viral infection on the developing nervous system. N Engl J Med 1972 ; 287 : 599-604

付〕 **核黄疸** kernicterus, nuclear jaundice

　核黄疸 nuclear jaundice は Rh 不適合 incompatibility により溶血性新生児貧血 hemolytic neonatal anemia の結果としてよく知られている。脳を切ると淡蒼球・視床下核・視床・海馬・歯状核および下オリーブ核などが黄色く着色している。これは bilirubin の沈着のためである。生存例では後遺症として，これらの諸核に著明な gliosis がみられる。このときに海馬の中でとくに強くおかされるのは end plate である。

　核黄疸の pathogenesis はつぎの二つの原因による。第一は母の抗 Rh 抗体により同種免疫 isoimmunization が起こり，胎児の溶血を起こすこと。第二は肝臓中の酵素である glucuronyl transferase の欠乏により有毒な遊離型 unconjugated form の bilirubin が増加するためである。20〜40% の遊離型（unconjugated bilirubin）は血液-脳関門を通って bilirubin encephalopathy を起こすといわれる（直接抱合型 direct conjugated bilirubin は血液-脳関門を通らない）。

　Wister 系ラットの Gunn strain は遺伝的に肝臓の glucuronyl transferase の欠乏があり，そのために glucuronic acid と結合した bilirubin をつくることができない。そのために溶血はなくても，黄疸が起こり，核黄疸を生ずる。新生児，とくに未熟児は肝臓に glucuronyl transferase が少なく，胎児赤芽球症 erythroblastosis fetalis のように溶血が多量に起こると，遊離型 bilirubin が血清および組織の中に増加しやすい。

文献
Schutta HS, Johnson L. Bilirubin encephalopathy in the Gunn Rat : a fine structure study of the cerebellar cortex. J Neuropathol Exp Neurol 1967 ; 26 : 377-396

索引

和文索引

あ

アーノルド-キアリ（Arnold-Chiari）奇形　494
アクチン　96
アダムキーウィッツ（Adamkiewicz）動脈　262
アポトーシス　174
アミロイドーシス　487
アルカリフォスファターゼ染色　71
アルコール性小脳萎縮症　479
アルコール中毒，慢性　479
アルツハイマー（Alzheimer）II型グリア　182
アルツハイマー（Alzheimer）原線維変化　60,99
アルツハイマー（Alzheimer）病　409
アルボウイルス脳炎　381
アレクサンダー（Alexander）病　457
アレルギー性神経炎，実験的　461
アレルギー性脳脊髄炎，実験的　205,459
亜急性壊死性脊髄炎　273
亜急性海綿状脳症　401
亜急性硬化性全脳炎　386
亜急性封入体脳炎　386
亜急性連合変性症　478

い

インフルエンザ桿菌　371
異染性白質ジストロフィー　455
萎縮，神経細胞の　169
萎縮症，オリーブ・橋・小脳　430
萎縮症，小脳オリーブ　428
遺伝性肝レンズ核変性症（Wilson病）　484
一酸化炭素中毒　481
犬条虫　379

う

ウィリス（Willis）動脈輪　17,18
ウイルス　379
ウイルス血症　392
ウイルス性脳炎，急性　380
ウィルソン（Wilson）病（遺伝性肝レンズ核変性症）　484
ウェルニッケ（Wernicke）症候群　476
ウェルニッケ（Wernicke）脳症　476
運動ニューロン疾患　438
——，痴呆を伴った　443

え

S-100蛋白　308
エイズ（AIDS）　389
エイズ（AIDS）脳炎　390
エオジン好性小顆粒
　　——，黒質の神経細胞体内の　135
　　——，視床の神経細胞体内の　136
エオジン好性封入体，尾状核の神経細胞体内の　136
エオジン好性杆状構造物　112
壊死性脊髄炎，亜急性　273
壊死性脳炎，急性　381
壊死性脳炎，乳児性亜急性　477
延髄外側症候群　260
延髄空洞症　492

お

オパルスキー（Opalski）細胞　484
オリーブ・橋・小脳萎縮症　430

か

カルシウム　485
ガルゴイリズム　472
ガレン（Galen）静脈の動脈瘤　273
下位運動ニューロン疾患　445
下オリーブ核　427
下垂体腺腫　348
下垂体ホルモン　308
化膿性髄膜炎，急性　371
家族性CJD　402
家族性致死性不眠症　406
顆粒空胞変性　92
解離性動脈瘤　273

海綿状血管腫　275
海綿状脳症　398
外傷性神経腫　301
外傷性てんかん　295
外膜, 動脈の　234
楓シロップ病　475
核黄疸　505
核小体　79
核小体糸　79
核内封入体
　　──, astrocyte の　182
　　──, 好酸性　80
核膜孔　79
隔膜, 小孔の　237
肝性脳症　484
肝レンズ核変性症, 遺伝性（Wilson 病）　484
乾酪壊死　373
貫通創　292
感染後脳脊髄炎　460
管状小胞状構造　157
眼咽頭型筋ジストロフィー　500

き
ギラン-バレ（Guillain-Barré）症候群　461
奇形腫　353
　　──, 松果体の　353
規則的 intraperiod line の分離　207
疑脳孔症　496
逆行性変性　82
吸虫　379
急性ウイルス性脳炎　380
急性壊死性脳炎　381
急性肝性ポルフィリン症　475
急性鉛脳症　482
急性化膿性髄膜炎　371
急性灰白脊髄炎　385
急性出血性白質脳炎　461
急性単純ヘルペス脳炎　381
急性封入体脳炎　381
嗅球　394
嗅上皮　394
巨細胞性封入体病　383
巨大頭症　496
虚血性変化　169
狂牛病　405
狂犬病　385
境界域壊死　480
橋底部多発性海綿状壊死　464
橋の梗塞　260

類粘液変性　198
均一部, 核小体の　79
筋萎縮, 神経原性　438
筋萎縮症, 進行性脊髄性　446
筋萎縮性側索硬化症（ALS）　438
筋緊張性ジストロフィー　500
筋原性変化　71
筋周膜　66
筋生検　65
筋内膜　66

く
グリア原線維　178
グリア線維の染色　57
グリコゲン蓄積症（糖原病）　474
クリプトコッカス　221, 222
グルモース変性　163
クロイツフェルト-ヤコブ病（症候群）　401　→ Creutzfeldt-Jakob disease
くも膜　15, 232
くも膜下腔　15
くも膜下出血　16, 268
くも膜顆粒　15
くも膜絨毛　15

け
ケラチン　97
形質性星状膠細胞　176
系統変性疾患　406
結核腫　373
結節性硬化症（Bourneville病）　501
結節性動脈周囲炎　234
血管奇形　273
血管腫
　　──, 海綿状　275
　　──, 静脈性　275
血管周囲性軟化　264
血管周皮腫　343
血管足　175
血腫
　　──, 硬膜下　296
　　──, 硬膜下, 慢性　297
　　──, 硬膜外　295
血栓　251
　　──, 壁在　252
血栓性静脈炎　372
原線維性グリオーシス　184
原線維性星状膠細胞　176
原虫　377
原発性側索硬化症（PLS）　443

こ
コクシジオイデス症　377
コロイド状封入体, 運動神経細胞体内の　130
ゴーシャ（Gaucher）細胞　469
ゴーシャ（Gaucher）病　469
ゴム腫　373
ゴモリ（Gomori）・トリクローム染色　65
ゴルジ（Golgi）装置　88
孤発性 CJD　402
虎斑　82
好酸性核内封入体　80
高血圧性出血　265
後下小脳動脈血栓症　260
後天性免疫不全症候群（AIDS）　389
梗塞　253
　　──, caudate-putamen complex の　259
　　──, 橋の　260
　　──, 出血性　255
　　──, 貧血性　253
硬化症
　　──, 結節性（Bourneville 病）　501
　　──, 多発性　35, 451
　　──, 多発性, 良性　454
硬化性全脳脳炎, 亜急性　386
硬膜　13, 232
硬膜下血腫　14, 296
　　──, 慢性　297
硬膜下膿瘍　372
硬膜外血腫　14, 295
黒質　105
黒内障性白痴　465
混合分泌腺腫　349

さ
サイトケラチン　307
サイトメガロウイルス　383
サンフィリッポ（Sanfilippo）病　473
細動脈硬化症　252
作話症　477
残留体　89

し
シアン化物中毒　481
シナプス　152　→ synapse
シナプス型（CJD）　403

和文索引

シャルコ-ブシャール(Charcot-Bouchard)の microaneurysm 265
シュミット-ランテルマン(Schmidt-Lanterman)裂溝 219
シルダー(Schilder)病 454
ジストロフィン 73
ジストロフィン染色 73
ジフテリア毒素 462
ジャマイカの myeloneuropathy 392
視神経脊髄炎 454
歯状核 427
歯状核赤核淡蒼球ルイ体萎縮症(DRPLA) 431
嗜眠性脳炎 398
色素性萎縮 89
軸索 140
軸索型 Guillain-Barré 症候群 461
軸索周囲腔 201
軸索小丘 82, 141
軸索鞘 141
軸索染色 55
軸索反応 82
軸索変化 82
軸索変性 82
軸索輸送 142
実験的アレルギー性神経炎 461
実験的アレルギー性脳脊髄炎 205, 459
種痘後脳脊髄炎 460
腫瘍形成ウイルス 370
樹状突起 137
周産期病理学 503
住血吸虫 379
柔膜 15, 232
重金属中毒 482
銃創 292
粥状硬化 250
粥状斑 250
出血性梗塞 255
出血性白質脳炎, 急性 461
小群集萎縮 67
小孔, 血管の 236
小膠細胞 221
小窓, 血管の 236
小頭症 496
小脳の neuroblastoma 332
小脳萎縮症, アルコール性 479
小脳オリーブ萎縮症 428

小脳顆粒細胞の死後変化 35
小脳橋角 344
小脳扁桃ヘルニア 26
松果体 351
—— の germinoma 352
—— の奇形腫 353
硝子化 252
硝子様変性 252
上衣 225
上衣腫 321
上矢状静脈洞血栓症 275
上小脳脚 427
条虫 379
静脈性血管腫 275
静脈洞血栓症 14
白子 91
神経炎, 実験的アレルギー性 461
神経原性筋萎縮 438
神経原性変化 67
神経原線維 94
神経溝 492
神経細管 94
神経細胞の萎縮 169
神経細胞体内封入体 119
神経腫, 外傷性 301
神経鞘腫 344
神経線維 94
神経内膜 213
神経板 492
神経皮膚発育不全 501
神経皮膚メラニン症 502
神経メラニン 91
振戦せん妄 479
真菌 375
真珠腫 357
進行性核上性麻痺 422
進行性球麻痺 438
進行性脊髄性筋萎縮症 446
進行性多巣性白質脳症 367, 387
新変異型 CJD 405

す

スイスチーズ様死後変化 7, 8
スタージ-ウェーバー(Sturge-Weber)病 502
スフィンゴミエリン 470
スモン(SMON) 150, 486
ズダン染色 59, 61
水頭症 488
——, 非閉塞性 491
——, 閉塞性 488

髄鞘 200
——, 中枢性 201
——, 末梢神経 212
—— 再生 210
—— 染色 58
—— 板 211
髄膜 15, 232
髄膜炎 371, 372
——, 急性化膿性 371
——, 頭蓋底 373
——, 慢性肉芽腫性 373
髄膜炎菌 371
髄膜空洞脊髄瘤 494
髄膜腫 336
髄膜脊髄瘤 494
髄膜脳瘤 494
髄膜瘤 494

せ

セロイジン切片 50
セロトニン 410
成長ホルモン産生腫瘍 348
星状膠細胞 174
——, 形質性 176
——, 原線維性 176
—— の核内封入体 182
青斑 410
脆弱X症候群 499
石灰沈着 170
脊髄 45
脊髄炎, 亜急性壊死性 273
脊髄横断障害 300
脊髄空洞症 491
脊髄瘤 494
脊髄癆 373
脊椎披裂, 潜在性 493
節足動物媒介脳炎 381
先天性ミオパチー 72
染色
——, acid phosphatase 67
——, alkaline phosphatase 67
——, Bielschowsky 55
——, Bodian 56
——, dystrophin 73
——, elastica van Gieson 61, 62
——, glial fibrillary acidic protein (GFAP) 57
——, Gomori-trichrome 変法 65
——, hematoxylin-eosin 53

染色（つづき）
　——, Holzer　57
　——, Klüver-Barrera　58
　——, Kultschitzky　58
　——, Luxol fast blue(LFB)　58
　——, Mallory's phosphotungstic acid hematoxylin (PTAH)　57
　——, Mallory's PTAH　57
　——, Masson の trichrome　61, 62
　——, myelin basic protein (MBP)　59
　——, myelin-associated glycoprotein(MAG)　59
　——, Nissl　55, 60
　——, reticulin　62
　——, Sudan　59, 61
　——, toluidine blue　63
　——, Wilder の reticulin　62
　——, Woelcke　58
　——, グリア線維の　57
　——, 軸索　60
　——, 髄鞘　58
　——, 免疫組織化学　64
染色質　79
潜在性脊椎披裂　493
線条体黒質変性症　419
繊毛　225
全脳脳炎，亜急性硬化性　386
前角細胞　60
前交通動脈瘤　268

そ
ソマー(Sommer)扇形部　92, 105
粗面小胞体　82
層状壊死　34
増殖性異常　501
側索硬化症
　——, 筋萎縮性(ALS)　438
　——, 原発性(PLS)　443
側頭動脈炎　253
側頭葉の小窩　25
塞栓　252
　——, 脂肪　252
　——, 動脈　252
卒中動脈　265

た
タウ　102
ダウン(Down)症候群　498

ダンディ-ウォーカー(Dandy-Walker)症候群　491
多核巨細胞　390
多発性硬化症　35, 451
　——, 良性　454
多発動脈瘤　271
苔状線維　427
帯状回ヘルニア　22
大群集萎縮　67
大後頭孔ヘルニア　26
大腸菌　371
大脳回　498
大脳皮質顆粒萎縮　264
大理石様状態　427, 504
第三脳室の choroid cyst　326
第八因子　238, 307
脱髄　205
脱髄疾患　451
脱髄斑　451
単眼症　496
単純ヘルペス脳炎，急性　381

ち
チャモロ(Chamorro)族　420
チュブリン　96
痴呆　408
　——, 老人性　409
　—— を伴った運動ニューロン疾患　443
遅発性放射線障害　367
蓄積症　465
中隔欠損　497
中心性ヘルニア　26
中枢性髄鞘　201
中大脳動脈の閉塞　257, 258
中大脳動脈瘤　271
中毒，トリエチル錫　462
中脳水道　490
中膜，動脈の　234
跳躍伝導　141

て
テイ-ザックス(Tay-Sachs)病　467
テント切痕ヘルニア　22
デスミン　97
デスメ(Descemet)膜　484
転移性腫瘍　360

と
トキソプラズマ症　377
トリエチル錫　462

　—— 中毒　462
トリソミー21　498
トリパノソーマ症　379
トルイジンブルー染色　63
トロポミオシン　97
ドゥシェンヌ(Duchenne)型筋ジストロフィー(DMD)　73
ドパミン　415　→ dopamine
登上線維　427
透明中隔　492
透明中隔腔　492
糖原病(glycogen 蓄積症)　474
糖尿病　487
頭蓋咽頭腫　354
頭蓋骨折　291
頭蓋底髄膜炎　373
頭蓋内圧亢進　21
頭蓋内動脈の吻合　254
頭節　379
動脈炎　253
動脈塞栓　252
動脈瘤
　—— ガレン(Galen)静脈の　273
　——, 解離性　273
　——, 前交通　268
　——, 多発性　272
　——, 中大脳　271
　——, 内頸動脈-後交通動脈分岐部　269
　——, 嚢状　267
動脈輪，Willis　16, 17
銅代謝障害　484
鈍傷　293

な
邪須病　414
内頸動脈-後交通動脈分岐部動脈瘤(IC-PC aneurysm)　269
内耳道　344
内弾性板　234
内皮　233
内皮細胞の増殖　246
内皮増殖　317
内膜，動脈の　234
鉛　482
軟膜　15, 232

に
ニーマン-ピック(Niemann-Pick)病　470
ニコチン酸　478
ニッスル(Nissl)小体　82

ニッスル(Nissl)染色 55,60
ニューロパシー,慢性多発性 483
ニューロフィラメント 97
日本脳炎 381
肉芽腫性髄膜炎,慢性 373
乳児性亜急性壊死性脳症(Leigh病) 477

ね
ネグリ(Negri)小体 385
熱帯熱マラリア原虫 377

の
ノカルジア症 377
ノルアドレナリン 410
脳炎
　――, AIDS 390
　――, von Economo 398
　――, アルボウイルス 381
　――, 亜急性封入体 386
　――, 急性ウイルス性 380
　――, 急性壊死性 381
　――, 急性単純ヘルペス 381
　――, 急性封入体 381
　――, 嗜眠性 398
　――, 節足動物媒介 381
　――, 流行性 392
脳炎後 parkinsonism 398,419
脳回欠損 497
脳孔症 496
脳挫傷 293
脳室周囲性白質軟化 504
脳症
　――, Wernicke 476
　――, 壊死性,乳児性亜急性 477
　――, 肝性 484
脳振盪 293
脳神経 18
脳脊髄炎
　――, アレルギー性,実験的 205,459
　――, 感染後 460
　――, 種痘後 460
脳内出血 265
脳膿瘍 374
脳表ヘモジデリン沈着症 272
脳梁欠損 497
囊状動脈瘤 267

は
ハーラー(Hurler)病 472
ハンター(Hunter)病 473
ハンチントン(Huntington)病 424
バーベック(Birbeck)小体 360
バー(Barr)小体 79
パーキンソニズム(parkinsonism) 415
　――, 脳炎後 419
パーキンソン病 415
パキオニ小体 15
パス(PAS)染色(反応) 65
パラフィン用の切片 52
　→ paraffin
胚細胞性腫瘍 354
肺ジストマ 379
肺炎球菌 371
白質ジストロフィー 455
　――, 異染性 455
白質軟化,脳室周囲性 504
白質脳炎,急性出血性 461
白質脳症,進行性多巣性 367,387
発癌性炭化水素 369
発生障害 487
瘢痕回 504

ひ
ビタミン欠乏症 475
ビタミン B_1(thiamine)欠乏症 476
ビタミン B_{12} 欠乏症 478
ビメンチン 97,306
ビルショウスキー(Bielschowsky)染色 55
ビンスワンガー(Binswanger)の subcortical encephalopathy 264
ビンスワンガー(Binswanger)病 464
ピック(Pick)細胞 413
ピック(Pick)小体 119,413
ピック(Pick)病 412
日和見感染症 389
皮脂腺腫 501
肥胖細胞性 312
非閉塞性水頭症 491
微小細管 94
微小絨毛 229
平野小体 112
平山病 446
表在性鉄沈着症 187
貧血性梗塞 253

ふ
ファブリ(Fabry)病 470
フィブリン様壊死 368
フィブロネクチン 307
フェニールケトン尿症 474
フォン・ウィルブラント(von Willebrand)関連抗原 307
フォン・ウィルブラント(von Willebrand)蛋白 238
フォン・エコノモ(von Economo)脳炎 398
フォン・ヒッペル-リンドウ(von Hippel-Lindau)病 502
フォン・レックリングハウゼン(von Recklinghausen)病 501
フリードライヒ(Friedreich)病 436
ブドウ球菌 371
ブニナ(Bunina)小体 130
ブラストミセス症 377
ブローカ(Broca)の diagonal band 410
プラーク型(CJP) 403
プリオン蛋白 398,400
プリオン病 398,401
プルキンエ(Purkinje)細胞 140,427
　―― の dendritic expansion 138
浮腫 276
封入体, Cowdry type A 383
封入体脳炎 386
　――, 亜急性 386
　――, 急性 381
風疹 488
副甲状腺機能低下症 485
分子層,小脳皮質の 427

へ
β蛋白 161
ヘマトキシリン-エオジン染色 53
ヘルニア
　――, テント切痕 22
　――, 小脳扁桃 26
　――, 帯状回 22
　――, 大後頭孔 26
　――, 中心性 26
ヘルペス脳炎 381

ベッカー(Becker)型筋ジストロ
　　フィー(BMD)　73
ペラグラ　478
閉塞性水頭症　488
閉塞性動脈内膜炎　234
壁在血栓　252
壁在小結節　311
扁桃核　105
変性疾患　406

ほ

ホルツァー(Holzer)染色　57
ボディアン(Bodian)染色　56
ポリオ　385
ポルフィリア　475
ポルフィリン　475
母斑症　501
包虫　379
放線菌症　377
縫合障害状態　492
蜂巣様管状構造　147
乏突起膠細胞　195
傍腫瘍性神経症候群　369
帽状腱膜　290

ま

マイクロフィラメント　97
マクロファージ　59, 221
マジャンディー(Magendie)孔
　　491
マッソン(Masson)の三重染色
　　61, 62
マリネスコ(Marinesco)小体　80
末梢神経髄鞘　212
慢性アルコール中毒　479
慢性硬膜下血腫　297
慢性多発性 neuropathy　483
慢性肉芽腫性髄膜炎　373

み

ミエリン　200　→ myelin
ミオシン　97
ミクローヌスてんかん　127

ミトコンドリアミオパチー　72
ミトコンドリア脳筋症　119
未分化胚細胞腫, 松果体の　352
三日はしか　488
三山型　443
水俣病　483
脈絡叢　229

む

ムコ多糖体沈着症　472
無嗅脳症　497
無酸素脳症　480
無脳症　492
無名質　415

め

メラニン　91
メラニン症, 神経皮膚　502
メラニン保有細胞　91
メラノーマ特異抗原　307
免疫組織化学染色法　64

も

モルキオ(Morquio)病　474
モンロー(Monro)孔　489
毛細血管拡張症　275
盲嚢　394
網膜小脳血管腫症　502

ゆ

ユビキチン　92
癒着帯　235
有機水銀　483
有鉤条虫　379

よ

幼若神経細胞　172
葉性萎縮　412

ら

ライ(Leigh)病(乳児性亜急性壊
　　死性脳症)　477
ライ(Reye)症候群　289

ラトケ(Rathke)囊　356
ラフォラ(Lafora)小体　127
ラミニン　307
ランヴィエ(Ranvier)絞輪　141
ランゲルハンス(Langerhans)顆
　　粒　360
卵巣の germinoma　352

り

リピドーシス　458, 465
リポフスチン　89
リンパ腫　365, 390
流行性脳炎　392
良性多発性硬化症　454

る

ルイ(Lewy)小体　59, 121
　──を伴う痴呆症　124, 418
ルシュカ(Luschka)孔　491
類石灰　485
類表皮囊腫　357

れ

レフスム(Refsum)病　471
レンズ核線条体動脈　265
裂傷　295
連鎖球菌　371

ろ

ローゼンタール(Rosenthal)線維
　　188, 314, 457
老人性痴呆　409
老人斑　157

わ

ワイベル-パラーデ(Weibel-
　　Palade)小体　237, 244
ワラー(Waller)変性　150
ワレンバーグ(Wallenberg)症候
　　群　260
ワン・ギーソン(van Gieson)弾性
　　染色　61, 62

欧文索引

A

aberrant synaptic development 164
abscess wall 375
achromasia 83
acid phosphatase 染色 67
acoustic neurinoma 344
acquired immune deficiency syndrome → AIDS
ACTH secreting adenoma 348
actin 96
actinomycosis 377
acute anterior poliomyelitis 385
acute hemorrhagic leukoencephalitis 461
acute hepatic porphyria 475
acute herpes simplex encephalitis 381
acute inclusion body encephalitis 381
acute lead encephalopathy 482
acute motor axonal neuropathy (AMAN) 462
acute necrotizing encephalitis 381
acute purulent meningitis 371
acute viral encephalitis 380
Adamkiewicz 動脈 262
adenoma, corticotropic 348
———, ACTH secreting 348
———, gonadotrophin secreting 349
———, non-functioning 349
———, null cell 349
———, pituitary 348
———, prolactin-secreting 348
———, silent 349
———, somatotrophic 348
adrenoleukodystrophy 454
adventitia 234
AFP(alpha-fetoprotein) 308
agenesis, of corpus callosum 497
———, septal 497
aggressive papillary tumor of the temporal bone 334
agyria 497
AIDS 389
——— に伴う subacute encephalitis 390
——— 脳炎 390
albino 91
alcohol 中毒, 慢性 479
alcoholic cerebellar atrophy 479
Alexander 病 457
alkaline phosphatase 染色 71
α-B-クリスタリン 189
α₁-antichymotrypsin 162
alpha-fetoprotein(AFP) 308
ALS(amyotrophic lateral sclerosis) 438
Alz 50 102
Alzheimer II 型グリア 182
Alzheimer 病 409
Alzheimer's neurofibrillary changes 60, 99
amaurotic idiocy 465
amebiasis 379
amelanotic melanoma 364
amyloidoma 360
amyloid precursor protein (APP) 409
amyloidosis 487
amyotrophic lateral sclerosis (ALS) 438
anaplastic (malignant) ependymoma 323, 324
anaplastic (malignant) meningioma 340
anaplastic (malignant) oligodendroglioma 321
anemic anoxia 480
anemic infarction 253
anencephaly 492
aneurysm, anterior communicating 268
———, dissecting 273
———, fusiform 271
———, internal carotid-posterior communicating 269
———, middle cerebral 271
———, mycotic 273
———, of great vein of Galen 273
———, saccular 267
angitis, granulomatous 373
angioendotheliosis, neoplastic 247
angiokeratoma corporis diffusum 470
angioma, cavernous 275
———, venous 275
angiomatosis, encephalotrigeminal 502
———, retino-cerebellar 502
angiomatous meningioma 343
angiopathy, amyloid, cerebral 275
———, congophilic 275
annulate lamellae 86
anomaly, cortical 497
anoxemic anoxia 480
anoxia, anemic 480
———, anoxemic 480
———, histotoxic 480
anoxic encephalopathy 480
anterior communicating aneurysm 268
anterograde axonal transport 142
anterograde 変性 172
Antoni A type 345
Antoni B type 345
aplasia, olfactory 497
apolipoprotein E 409
apoplexy, pituitary 350
aqueductus of Sylvius 490
arachnoid 15, 232
——— granulation 15
——— villi 15
Aran-Duchenne type 446
arbovirus encephalitis 381
arhinencephaly 497
Arnold-Chiari 奇形 494
arterial emboli 252
arteriolosclerosis 252
arteritis 253
———, temporal 253
arthropod borne encephalitis 381
arylsulfatase A 455
aspergillosis 376
astroblastoma 325

astrocyte 174
——, fibrillary 177
——, gemistocytic 184
——, hypertrophic 184
—— に包まれた oligodendroglia 182
—— の核内封入体 182
—— の細胞質内好酸性封入体 187
——, protoplasmic 176
astrocytic plaque 191
astrocytoma 310
——, giant cell, subependymal 314
——, anaplastic 313
——, pilocytic 314
ataxin-3 432
atheromatous plaque 250
atherosclerosis 250
ATPase 活性 pH10.3 66
atrophy, cerebello-olivary, familial, Holmes' 428
——, dentatorubral-pallidoluysian(DRPLA) 431
——, granular 264
——, large grouped 67
——, lobar 412
——, muscular, neurogenic 438
——, olivopontocerebellar (OPCA) 430
——, pigmentary 89
——, small grouped 67
atropin 431
atypical meningioma 340
axolemma 141
axon 140
—— hillock 82, 141
axonal changes 82
axonal degeneration 82
axonal injury, diffuse 300
axonal reaction 82
axonal transport 142
——, anterograde 142
——, ortho 142
——, retrograde 142
axonopathy, distal 150

B
B リンパ球の marker 309
B cell 365
ballooned neuron 83, 423
Baló's concentric sclerosis 454
Barr bodies 79
basilar meningitis 373
basophilic fiber 67
basophilic inclusion 135
basophilic stippling 482
Batten's disease 471
Battle's sign 291
Becker 型筋ジストロフィー (BMD) 73
benign multiple sclerosis 454
Bergmann glia 427
β-galactosidase 469
β-pleated sheet 102
Bielschowsky 染色 55
bilateral acoustic neurofibromatosis 501
Binswanger 病 464
Binswanger's subcortical encephalopathy 264
binucleated neuron 171
Birbeck body 360
blastomycosis 377
blepharoplast 228, 323
blood fluke 379
blunt injury 293
BMD → Becker 型筋ジストロフィー 73
Bodian 染色 56
bone marrow emboli 252
border zone(watershed area) 255
boundary zone necrosis 480
Bourneville 病(tuberous sclerosis) 501
bouton(synapse) 153
bouton terminalis 155
brain abscess 374
branched-chain ketoaciduria (maple syrup urine disease) 475
brindled mouse 434
Brown-Séquard syndrome 300
budding fungi 375
bullet injury 292
Bunina body 130
burned out plaque 161

C
calcification 170
calcineurin 419
calcium 485
—— phosphate 224
Canavan 病 457
Candida albicans 375
candidiasis 375
capillary telangiectasis 275
carbon monoxide poisoning 481
carcinoembryonic antigen (CEA) 308
carcinogenic hydrocarbon 369
carcinomatosis, meningeal 361
carcinotoxin 486
carmofur 464
CAT(choline acetyltransferase) 410
caudate-putamen complex の梗塞 259
cavernous angioma 275
cavum septi pellucidi 492
cavum Vergae 492
CD34 307
CEA(carcinoembryonic antigen) 308
cell, clear 358
——, cytotrophoblastic 354
——, folliculo-stellate 351
——, germinal 75
——, globoid 456
——, matrix 75
——, physaliphorous 357
——, Pick 413
——, Purkinje 140, 427
——, stromal 358
——, syncytiotrophoblastic 354
—— associated viremia 396
cellular ependymoma 323
celloidin 切片 50
central chromatolysis 82
central core 72
central density 96
central herniation 26
central myelin 201
central neurocytoma 333
central neurofibromatosis 501
central pontine myelinolysis 463
centronuclear myopathy 71
cerebellar atrophy, alcoholic 479
cerebellar coning 26

cerebellar cortical hypertrophy 333
cerebellar degeneration of granular cell type 428
cerebellar neuroblastoma 166, 332
cerebellar tonsillar herniation 26
cerebello-olivary atrophy, familial, Holmes' 428
cerebellopontine angle 344
cerebral amyloid angiopathy 275
cerebral autosomal dominant arteriopathy with subcortical infarcts and leukoencephalopathy (CADASIL) 264
cerebral β-amyloid disease 110
cerebro-hepato-renal syndrome 499
cerebrosulfatide 455
ceroid-lipofuscinosis, neuronal 471
ceruloplasmin 484
Chamorro 族 420
Charcot 病 438
Charcot-Bouchard の microaneurysm 265
Charcot-Marie-Tooth 病 450
cherry red spot, 眼底の 466
Chiari, Type I 496
――, Type II 496
――, Type III 496
――, Type IV 496
cholesteatoma 357
choline acetyltransferase (CAT) 410
chondroitin sulfate B 472
chordoid glioma, third ventricular 357
chordoid meningioma 340
chordoma 357
chorea-acanthocytosis 426
choriocarcinoma 354
chorioepithelioma 354
choroid plexus 229
―― carcinoma 326
―― papilloma 326
chromatin 79
chromatolysis 82
――, central 82

chromogranin A 307
chronic granulomatous meningitis 373
chronic polyneuropathy 483
chronic relapsing EAE 460
chronic subdural hematoma 299
cilia 225
cingulate herniation 22
circle of Willis 17, 18
Clarke 柱 436
clear cell 358
clear cell meningioma 340
cleft material 154
climbing fiber 427
clivus 357
coccidioidomycosis 377
Cockayne's syndrome 458
coiled body 200
colchicine 96
colloid cyst, 第三脳室の 326
compact plaque 160
compound fracture 291
concentric sclerosis, Balo's 454
concussion 293
confabulation 477
congenital myopathy 72
congophilic angiopathy 275
contrecoup 293
contusion 293
copper 484
corpora amylacea 188
cortical anomaly 497
corticobasal degeneration (CBD) 423
corticotropic adenoma 348
coup contrecoup 293
coup contusion 293
Cowdry type A 封入体 383
cranial meningocele 494
craniopharyngioma 354
Creutzfeldt-Jakob 病 401
Crooke's hyalin change 350
cryptococcosis 376
Cryptococcus 221, 222
―― neoformans 376
cuffing, lymphocytic 318
――, lymphocytic, perivascular 381
cul-de-sac 394
curvilinear body 471
cyclocephalus 496

cyclopia 496
cyst, epidermoid 357
――, neuroepithelial 326
cysticercosis 379
cytokeratin 307
cytomegalic inclusion disease 383
cytomegalovirus 383
cytoplasmic body, membranous 467
cytotrophoblastic cell 354

D

Dandy-Walker syndrome 491
Dawson's encephalitis 386
degenerative disease 406
Dejerine-Sottas 病 450
delayed neuronal necrosis 169, 368
delayed radiation change 367
delayed radiation necrosis 368
delirium tremens (D. T.) 479
dementia 408
――, senile, of Alzheimer type 409
―― with Lewy body 124, 418
demyelinating disease 451
demyelinating plaque 451
demyelination 205
dendrites 137
dendritic expansion 428
――, Purkinje 細胞の 137
dentate nucleus 427
dentatorubral pallidoluysian atrophy (DRPLA) 431
Descemet 膜 484
desmin 97
desmoplastic 335
―― astrocytoma of infancy 335
―― infantile ganglioglioma 335
Devic 病 454
diagonal band of Broca 410
diaphragm 237
diffuse axonal injury 300
diffuse Lewy body disease 124, 418
diffuse plaque 161
diffuse sclerosis 454
diphtheric toxin 462
dissecting aneurysm 273

disseminated intravascular coagulopathy (DIC) 266
distal axonopathy 150
DMD 73 → Duchenne 型筋ジストロフィー
dog tape worm 379
dopamine 415
dorsal raphe nucleus 105
dorsal spinocerebellar tract 436
double athetosis 427
Down syndrome 498
DRPLA (dentatorubral pallido-luysian atrophy) 431
D. T. (delirium tremens) 479
Duchenne 型筋ジストロフィー (DMD) 73
dura mater 15, 232
dying back 現象 150
dysembryoplastic neuroepithelial tumor (DNT) 335
dysgenesis, neurocutaneous 501
dysgerminoma 352
dysmyelinating disease 455
dysplastic gangliocytoma 333
dysraphic state 492
dystrophic mice 459
dystrophin 73
—— 染色 73
dystrophy, neuroaxonal 151
——, neuroaxonal, infantile 151

E

Eescherichia coli 371
EAE (experimental allergic encephalomyelitis) 205, 459
——, chronic relapsing 460
——, hyperacute form of 461
echinococcosis 379
ectopic pinealoma 352
edema 276
elastic lamina, internal 234
elastica van Gieson 法(染色) 61, 62
EMA (epithelial membrane antigen) 307
emboli 252
——, arterial 252
——, bone marrow 252
——, fat 252
——, shower 252

embryonal carcinoma 354
empty basket 168
empty cell bed 168
empyema, subdural 372
en passant 155
encephalitis, arthropod borne 381
——, arbovirus 381
——, Dawson's 386
——, epidemic 392
——, herpes simplex, acute 381
——, inclusion body, acute 381
——, inclusion body, subacute 386
——, necrotizing, acute 381
——, viral, acute 380
—— lethargica 398
encephalomyelitis, allergic, experimental (EAE) 205, 459
——, post-exanthematous 460
——, post-vaccinal 460
encephalomyelopathy, necrotizing, infantile subacute 477
encephalopathy, hepatic 484
——, lead, acute 482
——, pugilistic 300
——, spongiform, subacute 401
——, static 427
——, subcortical, Binswanger's 264
encephalotrigeminal angiomatosis (Sturge-Weber 病) 502
endoarteritis obliterans 234
endodermal sinus tumor 354
endomysium 66
endoneurium 213
endoplasmic reticulum, granular 82
——, rough 82
endothelial proliferation 246, 317
endothelium 233
Entamoeba histolytica 379
eosin 好性封入体, 尾状核の神経細胞体内の 136
eosin 好性杆状構造物 112
eosin 好性小顆粒, 黒質の神経細胞体内の 135
eosin 好性小顆粒, 視床の神経細

胞体内の 136
eosinophilic granuloma 360
eosinophilic intranuclear inclusion body 80
eosinophilic rod-like structure 112
ependyma 225
ependymal rosette 322
ependymoblastoma 324
ependymoma 321
——, anaplastic (malignant) 323, 324
——, mixed subependymoma 324
——, myxopapillary 324
——, papillary 323
epidemic encephalitis 392
epidermoid cyst 357
epidural abscess 372
epidural hematoma 295
epilepsy, myoclonus, progressive 127
epithelial membrane antigen (EMA) 307
esthesioneuroblastoma 332
ethylnitrosourea 370
Ewing sarcoma の marker 309
experimental allergic encephalomyelitis (EAE) 205, 459
experimental allergic neuritis (EAN) 461
extradural hematoma 295

F

Fabry 病 470
Factor VIII 238, 307
Fahr 病 485
false porencephaly 496
familial cerebello-olivary atrophy, Holmes' 428
fat emboli 252
fatal familial insomnia (FFI) 406
feeding vessel 273
female sex chromatin 79
fenestration 236, 383
ferrugination 170
fiber type grouping 67
fibrillary astrocyte 177
fibrillary astrocytoma 311
fiibrillary gliosis 184
fibrinoid necrosis 368

fibronectin 307
fibrous sclerosis 368
finger print profile 471
florid plaque 405
fluke 379
folliculo-stellate cell 351
fracture, compound 291
——, open 291
fragile X syndrome 499
frataxin 437
Freund's adjuvant 459
Friedreich's ataxia 436
frontotemporal dementia and parkinsonism linked to chromosome 17 (FTDP-17) 413
fungus 375
fusiform aneurysm 271

G

G, actin 97
GABA (γ-aminobutyric acid) 425
galactocerebroside 456
—— β-galactosidase 456
galea aponeurotica 290
Galen 静脈の動脈瘤 273
γ-aminobutyric acid (GABA) 425
gangliocytic paraganglioma 334
gangliocytoma 331
gangliocytoma, dysplastic 333
ganglionic hematoma 265
gangliosidosis, generalized 469
——, GM_1 469
——, GM_2 467
——, neurovisceral 469
gargoylism 472
Gaucher 病 469
Gaucher 細胞 469
gemistocytic astrocyte 184
gemistocytic astrocytoma 312
generalized gangliosidosis 469
germ cell-related proteins 308
germ cell tumor 354
German measles 488
germinal cell 75
germinoma 352
——, 松果体の 352
——, 卵巣の 352
Gerstmann-Sträussler-Sheinker (GSS) 病 404

GFAP (glial fibrillary acidic protein) 178, 306
—— stain 57
giant cell glioblastoma 319
gland, pineal 351
glia, Bergmann 428
glial bundle 186
glial fibril 178
glial fibrillary acidic protein (GFAP) 178, 306
glial fibrillary tangle 189
glial stain 57
glioaxonal invagination 149
glioblastoma, giant cell (magnocellular) 319
glioblastoma multiforme 315
gliofibrillary oligodendrocyte (minigemistocyte) 321
glioma 310
——, mixed 304, 319
——, pontine 310
gliosarcoma 318
gliosis, fibrillary 184
——, subcortical, progressive 414
globoid cell 456
globule 144
glomerular formation 105
glucocerebrosidase 469
glucocerebroside 469
glycogen 蓄積症(糖原病) 474
glycogen storage diseases 474
glycogenosis 474
GM_1 gangliosidosis 469
GM_2 gangliosidosis 467
Golgi 装置 88
Golgi type I 78
Golgi type II 78
Gomori-trichrome 変法 65
gonadotropin, chorionic, human 308
gonadotropin secreting adenoma 349
grain 411
granular atrophy 264
granular cell tumor 359
granular endoplasmic reticulum 82
granular hazy inclusion 191
granulation, arachnoid 15
granuloma 379
——, eosinophilic 360

granulomatosis, lymphomatoid 367
granulomatous angitis 373
granulovacuolar degeneration 92
grumose または foamy spheroid bodies 191
group B streptococcus 372
growth hormone secreting adenoma 348
grumose degeneration 163
Guillain-Barré 症候群 461
——, 軸索型 461
gumma 373
Gunn strain, Wister 系ラットの 505

H

Hallervorden-Spatz 病 151, 426
HAM (HTLV-I-associated myelopathy) 391
HARD±E 498
hCG (human chorionic gonadotropin) 308
hemangioblastoma 358
hemangiopericytoma 343
hematoma, epidural 295
——, extradural 295
——, ganglionic 299
——, lobar 299
——, subdural 295
——, subdural, chronic 297
hematoxylin-eosin 染色 53
hemiballismus 426
Hemophilus influenzae 371
hemorrhage, "Duret" 25
——, hypertensive 265
——, intracerebral 265
——, periventricular 503
hemorrhagic infarction 255
hepatic encephalopathy 484
hepatin sulfate 473
hereditary hepatolenticular degeneration (Wilson 病) 484
herniation, central 26
——, cerebellar tonsillar 26
——, cingulate 22
——, subfalcial 22
——, transtentorial 22
——, uncal 22
herpes simplex virus 381

heterochromatin X chromosome 79
heterotopic gray matter 498
hexachlorophene 205
hexosaminidase A 468
Hirano body 112
histiocytosis X 360
histotoxic anoxia 480
HIV (human immunodeficiency virus) 390
—— 脳炎 390
HNK-1 (Leu 7) 308
Holmes' familial cerebello-olivary atrophy 428
holoproencephaly 497
holotelencephaly 496
Holzer 染色 57
honeycomb-like tubular structure 147
HTLV-I-associated myelopathy (HAM) 391
human adenovirus type 12 370
human chorionic gonadotropin (hCG) 308
human immunodeficiency virus (HIV) 390
Hunter 病 (MPS-II) 473
huntingtin 425
Huntington 病 424
Hurler 病 (MPS-I・H) 472
Hurst's disease 461
hyaline degeneration 252
hyalinization 252
hydranencephaly 496
hydrocephalus 488
——, non-obstructive 491
——, obstructive 488
—— ex vacuo 491
hyperacute form of EAE 461
hypercellularity 317
hypertensive hemorrhage 265
hypertrophic astrocyte 184
hypoparathyroidism 485
hypovitaminosis 475

I

IC-PC aneurysm 269
INAH (isonicotinic acid hydrazide) 205
incomplete infarction 411
infantile neuroaxonal dystrophy 151

infantile subacute necrotizing encephalomyelopathy 477
infarct, pontine 260
infarction 253
——, anemic 253
——, hemorrhagic 255
——, incomplete 411
inferior olive 427
initial segment 141
injury, axonal, diffuse 300
inner loop の変化 219
intercellular junction 241
internal auditory meatus 344
internal carotid-posterior communicating aneurysm 269
internal elastic lamina 234
internode 202
interperiod line 201
intima 234
intracerebral hemorrhage 265
intracytoplasmic colloid inclusions 130
intracytoplasmic hyaline inclusions 130
intracytoplasmic inclusions 119
intralamellar split 205
intramedullary microneuroma 152
intramedullary neuroma 152
intranuclear inclusion body, eosinophilic 80
intraperiod line 207
intravascular malignant lymphomatosis 247
ischemic change 169
isonicotinic acid hydrazide (INAH) 205

J

Jamaica の myeloneuropathy 392
JC virus 388
jimpy 459
—— mouse (mice) 215
juvenile rigid form 425

K

karyorrhexis 480
Kayser-Fleischer 角膜輪 484
Kennedy-Alter-Sung disease (KAS) 446

keratin 97
keratohyaline 顆粒 357
keratosulfate 474
kernicterus 505
Kernohan's notch 24
kinky hair disease 432
Klüver-Barrera 染色 58
Korsakoff's psychosis 477
Krabbe's globoid cell leukodystrophy 456
Kugelberg-Welander 病 445
Kultschitzky 法 58
kuru 398
—— plaque 398

L

laceration 295
Lafora body 127
lamellar body 85
laminar necrosis 34
laminin 307
Langerhans granule 360
Langerhans cell histiocytosis 360
large grouped atrophy 71
lateral medullary syndrome 260
lateral sclerosis, amyotrophic (ALS) 438
——, primary (PLS) 443
lattice-like intranuclear inclusion 80
layer pre-β 411
LCA (leucocyte common antigen) 308
lead line 482
Leigh 病 (乳児性亜急性壊死性脳症) 477
lenticulo-striate artery 265
leptomeningitis 16, 372
leptomeninx (ges) 15, 232
Leu 7 (HNK-1) 308
leucocyte common antigen (LCA) 308
leukemia, T-cell 391
leukodystrophy 455
——, globoid cell, Krabbe's 456
——, metachromatic 455
leukoencephalitis, hemorrhagic, acute 461

欧文索引 | 519

leukoencephalopathy, multifocal, progressive 367, 387
leukomalacia, periventricular 504
Lewy body(ルイ小体) 60, 126
——, dementia with 124, 418
—— -like (hyaline) inclusion (LBLI) 127, 191, 447
LFB(Luxol fast blue)染色 58
Lhermitte-Duclos disease 333
lipidosis 458, 465
lipodystrophy, membranous 414
lipofuscin 89
lipoma 359
lipomeningocele 359
lissencephaly 497
LMN disease 445
lobar atrophy 412
lobar hematoma 265
lung fluke 379
Luschka 孔 491
Luse 小体 346
Luxol fast blue(LFB)染色 58
lymphocytic cuffing 318
lymphoma 365, 390
lymphomatoid granulomatosis 367
lymphoplasmacyte-rich meningioma 340

M

Machado-Joseph disease (SCA-3/MJD) 432
macroglobulinemia, Waldenström's 208
macrogyria 498
macrophage 59, 221
—— の marker 309
macular mottled mouse 434
mad cow disease 405
Magendie 孔 491
magnocellular basal forebrain neuron 410
magnocellular glioblastoma 319
major dense line 201
malignant peripheral nerve sheath tumor (MPNST) 347
——, epithelioid 347
Mallory's phosphotungstic acid hematoxylin (PTAH)染色 57

MAP1 96
MAP1a 96
MAP1b 96
MAP2 96
maple syrup urine disease (branched-chain ketoaciduria) 475
MAPs (microtubule associated proteins) 96
Marchiafava-Bignami 病 462
Marinesco 小体 80
Masson の trichrome 染色 62
Masson 染色 61
matrix cell 75
matrix vesicle 224
MBP (myelin basic protein)染色 59
MCB 467
media 234
medulloblastoma 329
medullomyoblastoma 330
megacephaly 457
megalencephaly 496
meganeurites 173
melanin 91
melanoma specific antigen 307
melanotic medulloblastoma 330
melanophore 91
melanosis, neurocutaneous 503
melanotic schwannoma 347
membrane-particle complex 86
membranous cytoplasmic body 467
membranous lipodystrophy 414
meningeal carcinomatosis 361
meningeal lymphomatosis 366
meningeal sarcoma 336
meningioma 336
——, anaplastic (malignant) 340
——, angiomatous 343
——, atypical 340
——, chordoid 340
——, clear cell 340
——, lymphoplasmacyte-rich 340
——, microcystic 340
——, papillary type 340
——, secretory 340

meningitis 371
——, basilar 373
——, granulomatous, chronic 373
——, purulent, acute 371
meningocele 494
meningococcus 371
meningoencephalocele 494
meningomyelocele 494
meningosyringomyelocele 494
Menkes 病 432
metachromatic leukodystrophy 455
metastatic tumor 360
metastatic carcinoma の marker 309
met-enkephalin 64
methenamine silver 375
microadenoma 348
microaneurysm, Charcot-Bouchard の 265
microcyst 312
microcystic meningioma 340
microencephaly 496
microfilament 97
microglia 221
—— の marker 309
microgyria 498
microtubule 94
—— associated proteins (MAPs) 96
microvilli 229
middle cerebral aneurysm 271
migration disorder 497
Minamata disease 483
minor dense line 201
mitochondria myopathy 72
mitotic spindle inhibitor 99
mixed glioma 304, 319
mixed subependymoma-ependymoma 324
molecular layer 427
mongolism 488
moniliasis 375
Monro 孔 489
Morquio 病 (MPS-IV) 474
morular cell 379
mossy fiber 427
mouse, brindled 434
——, dystrophic 459
——, jimpy 215
——, macular mottled 434

MPS-I・H(Hurler 病) 472
MPS-II(Hunter 病) 473
MPS-III(Sanfilippo 病) 473
MPS-IV(Morquio 病) 474
MPTP 417
MPS(mucopolysaccharidosis) 472
mucoid degeneration 198
mucopolysaccharidosis(MPS) 472
multifocal necrotizing leukoencephalopathy 464
multinucleated giant cell 390
multiple sclerosis(MS) 451
——, benign 454
multiple spongy necrosis of pontine base 464
multiple system tauopathy with presenile dementia (MSTD) 414
mural nodule 311
mural thrombus 252
murine mutant 459
muscular atrophy, neurogenic 438
myoclonus epilepsy 127
myelin 200
——, central 201
——, peripheral 212
myelin-associated glycoprotein (MAG)染色 59
myelin basic protein(MBP)染色 59
myelinolysis, central pontine 463
myelitis, subacute necrotizing 273
myelocele 494
myeloma, plasma cell 360
myeloneuropathy, Jamaica の 392
myelopathy, HTLV-I-associated(HAM) 391
——, necrotizing 487
——, transverse 300
——, vacuolar 391
myoclonic jerk 401
myoendothelial junction 234
myopathy, mitochondria 72
——, myotubular 72
——, nemaline 72
myosin 97

myotonic dystrophy 500
myotubular myopathy 72
myxopapillary ependymoma 324

N
10 nm neurofilament 98
NADH-TR 染色 71
Nasu-Hakola disease 414
nbM(nucleus basalis of Meynert) 105,410
necrosis, fibrinoid 368
——, laminar 34
——, neuronal, delayed 169
——, neuronal, pontosubicular 480
——, pseudolaminar 480
——, radiation, delayed 368
necrotizing encephalomyelopathy, infantile subacute 477
necrotizing myelitis, subacute 273
necrotizing myelopathy 487
Negri body 385
nemaline body 72
nemaline myopathy 72
neoplastic angioendotheliosis 247
nerve fiber 94
neural groove 492
neural plate 492
neurilemmoma 344
neurinoma 344
——, acoustic 344
neuritic plaques 160
neuritis, allergic, experimental (EAN) 205,459
neuroaxonal dystrophy 141
——, infantile 141
neuroblastoma 329
——, cerebellar 332
——, olfactory 332
——, 小脳の 332
neurocutaneous dysgenesis 501
neurocutaneous melanosis 503
neuroepithelial cyst 326
neurofibril 94
neurofibroma 347
neurofibromatosis 501
——, acoustic, bilateral 501
——, central 501
——, peripheral 501

—— 1 501
—— 2 501
neurofilament 56,97,306
——, 10 nm 98
—— triplet 97
neurogenic muscular atrophy 438
neurolipidosis 465
neuroma, intramedullary 152
——, traumatic 301
neuromelanin 91
neuromyelitis optica 454
neuron, binucleated 171
neuron-specific enolase(NSE) 308
neuronal ceroid-lipofuscinosis (NCL) 471
neuronal necrosis, pontosubicular 480
neuronophagia 170
neuropil 277
neuropil thread 410
neurotubule 94
neurovisceral gangliosidosis 469
NF-1 501
NF-2 501
nicotinic acid 478
Niemann-Pick 病 470
Nissl body(ニッスル小体) 82
Nissl 染色 55,58
nitrosourea 370
nocardiasis 377
node of Ranvier 141
non-functioning adenoma 349
non-obstructive hydrocephalus 491
non-perfused brain (respirator brain) 27
non-specific esterase 活性 65
nonseptate 375
noradrenaline 410
NRD (nucleus raphe dorsalis) 410
NSE(neuron-specific enolase) 308
nuclear body 182
nuclear bridge 390
nuclear pore 79
nucleolonema 79
nucleus basalis of Meynert (nbM) 105,410

nucleus paranigralis 415
nucleus raphe dorsalis(NRD) 410
null cell adenoma 349

O

Obersteiner-Redlich area 48
obstructive hydrocephalus 488
oculopharyngeal muscular dystrophy (OPMD) 500
olfactory aplasia 497
olfactory bulb 105, 394
olfactory epithelium 394
olfactory neuroblastoma 332
oligodendroglia 195
——, satellite 199
oligodendroglial microtubular tangle (OMT) 199
oligodendroglioma 320
——, anaplastic (malignant) 321
olivary hypertrophy 173
olive, inferior 427
olivopontocerebellar atrophy (OPCA) 430
oncocytoma 349
oncogenic virus 370
onion bulb 217
Onufrowicz 核 439
Opalski 細胞 484
OPCA(olivopontocerebellar atrophy) 430
open fracture 291
orthogonal assemblies 179
ortho axonal transport 142

P

pachygyria 498
paired helical filament (PHF) 99, 108
palisade 318, 345
pallido-ponto-nigral degeneration (PPND) 414
palsy, bulbar, progressive 438
palsy, supranuclear, progressive 422
panencephalitis, sclerosing, subacute 386
papillary ependymoma 323
papillary type meningioma 340
papilloma, choroid plexus 326
papova virus 387

paraffin 用の切片 52
paraganglioma 334
—— of the filum terminale 334
paragonimiasis 379
paraneoplastic neurologic syndrome 369
paranode 202
paraplegia, tropical spastic (TSP) 391
pacchionian body 15
parkinsonism 415
——, post-encephalitic 419
parkinsonism-dementia complex on Guam 420
Parkinson 病 415
Pars amorpha 79
PAS 反応(染色) 65
pearly tumor 357
pedunculopontine nucleus 105, 417
Pelizaeus-Merzbacher 病 458
pellagra 478
penetrating injury 292
periarteritis nodosa 234
periaxonal space 149, 201
perimysium 66
perinatal pathology 503
periodic-acid-Schiff (PAS) reaction 65
peripheral myelin 212
peripheral neurofibromatosis 501
periungual fibroma 502
perivascular lymphocytic cuffing 381
perivascular malacia 264
periventricular hemorrhage 503
periventricular leukomalacia 504
peroxisomal disorder 455
phakomatosis 501
phenylalanine 474
—— hydroxylase 474
phenylketonuria 474
phycomycosis 376
physaliphorous cell 357
phytanic acid 471
pia mater 15, 232
Pick body 119, 413
Pick disease 412
Pick 細胞 413

pigmentary atrophy 89
pilocytic astrocytoma 314
pineal gland 351
pinealoma 351
——, ectopic 352
pineoblastoma 352
pineocyte 351
pineocytoma 351
pinocytotic vesicle 236, 243
pits, temporal 25
pituitary adenoma 348
pituitary carcinoma 351
pituitary apoplexy 350
placental alkaline phosphatase 352
plaque, atheromatous 250
——, burned out 160
——, compact 160
——, demyelinating 451
——, diffuse 161
——, kuru 398
——, neuritic 160
——, primitive 160
——, senile 157
plasma cell myeloma 360
plasma transthyretin (TTR) 230
plasmacytoma 360
plasmalemmal vesicle 236, 243
Plasmodium falciparum 377
pleomorphic xanthoastrocytoma 315
plexiform neurofibroma 347
PML(progressive multifocal leukoencephalopathy) 387
PNET(primitive neuroectodermal tumor) 324, 330
pneumococcus 371
polar spongioblastoma 345
poliomyelitis, acute anterior 385
polyglucosan body axonopathy 129
polymicrogyria 498
polyneuropathy, chronic 483
polyoma virus 370
polysome 84
pontine glioma 310
pontine hypertrophy 310
pontine infarct 260
pontosubicular neuronal necrosis 480

pore 236
porencephaly 496
——, false 496
pork tape worm 379
porphyria 475
porphyrin 475
post-encephalitic parkinsonism 419
post-infectious encephalomyelitis 460
post-traumatic epilepsy 295
post-vaccinal encephalomyelitis 460
posterior inferior cerebellar artery (PICA) thrombosis 260
postsynaptic ending 153
prealbumin 230
presenilin 1 409, 412
presenilin 2 409
presynaptic ending 153
primary lateral sclerosis (PLS) 443
primitive neuroectodermal tumor (PNET) 324, 330
primitive plaque 162
prion 399
prion disease 398, 401
prion protein 398, 400
proencephalon 497
progressive bulbar palsy 438
progressive multifocal leukoencephalopathy (PML) 367, 387
progressive myoclonus epilepsy 127
progressive subcortical gliosis 414
progressive spinal muscular atrophy (PSMA) 446
progressive supranuclear palsy (PSP) 422
prolactin-secreting adenoma 348
prolactinoma 348
proliferation disorder 501
——, endothelial 246, 317
proliferation marker 309
protoplasmic astrocyte 177
protozoa 377
psammoma body 339
pseudocalcium 485
pseudohyphae 375

pseudolaminar necrosis 480
pseudolymphoma 367
pseudopalisade 318
pseudorosette, vascular 322
PSP (progressive supranuclear palsy) 422
pugilistic encephalopathy 300
Purkinje cell 140, 427
pyknotic nuclear clump 71

Q, R

quaking 459
rabies 385
radiation change, delayed 367
radiation necrosis, delayed 368
ragged red fiber (RRF) 72
Ranvier, node of 141
Rathke's cleft cyst 356
Rathke's pouch 354
recanalization 251
receptor-mediated endocytosis 244
Refsum 病 471
remyelination 210
residual body 89
respirator brain 27
reticulin 染色 59
retilineal arrays 179
retino-cerebellar angiomatosis 502
retinoblastoma 329
retispersion 83
retrograde axonal transport 142
retrograde degeneration 82
Reye's syndrome 289
ribosome 84
rimmed vacuole (RV) 72
ring fiber 73
Rosenthal fiber 188, 314, 457
rosette 322, 329
——, ependymal 322
——, vascular 322
rough endoplasmic reticulum 84
round hyaline inclusion (spherical inclusion) 127
Rous sarcoma virus 370
routine ATPase 66
RRF (ragged red fiber) 72
rubella 488
RV (rimmed vacuole) 72

S

S-100 蛋白 308
saccular aneurysm 267
saltatory conduction 142
Sanfilippo 病 (MPS-III) 473
sarcoglioma 318
sarcoidosis 373
sarcoma, meningeal 336
sarcoplasmic mass 72
satellite oligodendroglia 199
satellitosis 84
Schilder 病 454
schistosomiasis 379
Schmidt-Lanterman cleft 219
schwannoma 344
——, cellular 347
——, melanotic 347
——, spinal 345
sclerosis, concentric, Balo's 454
——, diffuse 454
——, fibrous 368
——, multiple 451
——, multiple, benign 454
——, tuberous (Bourneville 病) 501
scolex 379
scrapie 398
sebaceous adenoma 501
secretory meningioma 340
seminoma 352
senile dementia of Alzheimer type 409
senile plaques 157
septal agenesis 449
septal nuclei 410
septum pellucidum 492
serotonin 410
sex chromatin, female 79
shower emboli 252
Shy-Drager syndrome 431
siderosis, superficial 187
silent adenoma 349
simian virus 40 370
Simchowicz 小体 92
sinus thrombosis 14
skein-like inclusion 133
skull fracture 291
slow virus disease 402
small grouped atrophy 67

SMON (subacute myelo-optico-neuropathy) 150, 486
somatotrophic adenoma 348
Sommer's sector (Sommer 扇形部) 92, 105
spherical inclusion 133
spheroid 144
sphingomyelin 470
spina bifida occulta 493
spinal muscular atrophy (SMA) 445
spinal meningocele 494
spinal schwannoma 345
spine (synapse) 152
——, unattached 164
——, apparatus 154
spinocerebellar ataxia (SCA) 435
spongioblastoma, polar 345
spontaneously hypertensive rats (SHR) 266
sporadic juvenile ALS with basophilic inclusion 444
SSPE (subacute sclerosing panencephalitis) 386
stab injury 292
stain, acid phosphatase 67
——, alkaline phosphatase 67
——, Bielschowsky 55
——, Bodian 56
——, dystrophin 73
——, elastica van Gieson 61, 62
——, GFAP (glial fibrillary acidic protein) 57
——, hematoxylin-eosin 53
——, Holzer 57
——, Klüver-Barrera 58
——, Kultschitzky 58
——, LFB (Luxol fast blue) 58
——, MAG (myelin-associated glycoprotein) 59
——, Mallory's phosphotungstic acid hematoxylin (PTAH) 57
——, Masson's trichrome 61, 62
——, MBP (myelin basic protein) 59
——, myelin basic protein (MBP) 59
——, myelin-associated glycoprotein (MAG) 59
——, Nissl 55, 58
——, PAS (periodic-acid-Schiff) 65
——, reticulin 59
——, Sudan 59, 61
——, toluidine blue 63
——, Wilder's reticulin 59
——, Woelcke 58
static encephalopathy 427
status marmoratus 427, 504
Steele-Richardson-Olszewski syndrome 422 → PSP
stellate body 138
storage disease 465
straight tubules 109
streptococcus, group B 372
stretch lesion 300
striatonigral degeneration 419
Strich lesion 300
stromal cell 358
Sturge-Weber 病 (encephalotrigeminal angiomatosis) 502
subacute combined degeneration 478
subacute inclusion body encephalitis 386
subacute leukoencephalopathy, carmofur による 464
subacute myelo-optico-neuropathy (SMON) 150, 486
subacute necrotizing myelitis 273
subacute sclerosing leukoencephalitis 386
subacute sclerosing panencephalitis (SSPE) 386
subacute spongiform encephalopathy 401
subarachnoid space 15
subclavian steal syndrome 256
subcortical encephalopathy, Binswanger's 264
subdural abscess 372
subdural empyema 372
subdural hematoma 296
subdural hygroma 299
subependymal giant cell astrocytoma 314
subependymoma 324
subfalcial herniation 22
subplasmalemmal linear density 226
substance P 64
substantia innominata 415
substantia nigra 105
Sudan 染色 59, 61
superficial siderosis 187, 272
superior cerebellar peduncle 427
superior sagittal sinus thrombosis 275
SOD 1 (Cu/Zn superoxide dismutase) 447
—— 遺伝子異常を伴った家族性 ALS 447
—— A 4 V 447
—— codon 126 の two base pair deletion 448
—— 陽性の hyaline inclusion 191
surface modulation 244
survival motor neuron (SMN) gene 445
SV-40-like agent 388
"Swiss-cheese" 死後変化 7, 8
synapse 152
——, Type I 154
——, Type II 154
synaptophysin 307
syncytiotrophoblastic cell 354
syndrome, acquired immune deficiency (AIDS) 389
——, Brown-Séquard 300
——, cerebro-hepato-renal 499
——, Cockayne's 458
——, Creutzfeldt-Jakob 401
——, Dandy-Walker 491
——, Down 498
——, lateral medullary 260
——, paraneoplastic neurologic 369
——, Reye's 289
——, Shy-Drager 431
——, subclavian steal 256
——, Wallenberg 260
——, Warburg's 498
——, Zellweger 499
syringobulbia 492
syringomyelia 491

T

T リンパ球の marker　309
T cell　365
T-cell leukemia　391
tabes dorsalis　373
Taenia echinococcus　379
Taenia solium　379
tanycyte　228
tape worm　379
target fiber　72
tau　102
tauopathy　413
taxol　96
Tay-Sachs disease　467
telangiectasis, capillary　275
temporal arteritis　253
temporal pits　25
teratoma　353
terminal bar　76
thiamine(vitamin B_1)欠乏症　476
thioflavin S　102
thorn-shaped astrocyte　190
thread　411
thrombophlebitis　372
thrombosis, posterior inferior cerebellar artery(PICA)　260
―――, sinus　14
―――, superior sagittal thrombus　275, 251
―――, mural　252
tight junction　232, 236
tigroid　82
toluidine blue 染色　63
tooth paste artifact　9, 10
torpedo　144, 429
toxin, diphtheric　462
Toxoplasma gondii　377
toxoplasmosis　377
transneuronal 変性　172
transsynaptic 変性　173
transtentorial herniation　22
transverse myelopathy　300
traumatic neuroma　301
trembler　459
triethyl-in　205, 462
triplet repeat disease　435, 500
trisomy 21　498
tropical spastic paraplegia (TSP)　391
tropomyosin　97
trypanosomiasis　379
TTR(plasma transthyretin)　230
tuberculoma　373
tuberous sclerosis(Bourneville 病)　501
tubular aggregate　72
tubular array　246
tubular body　237
tubule-containing vacuoles　244
tubulin　96
tubulovesicular structure　157
tuft-shaped astrocyte　190
tumor, endodermal sinus　354
―――, granular cell　359
―――, metastatic　360
―――, yolk sac　354
twisted tubules　108
twitcher　459
type I synapse　154
type II synapse　154

U

U-fiber　35
ubiquitin　92
UEA I　307
ulegyria　498
Ulex europaeus I lectin(UEA I)　307
unattached spine　164
uncal herniation　22

V

vacuolar myelopathy　391
vacuolation　402
vascular dementia　464
vascular foot　175
vascular malformation　273
vascular pseudorosette　322
vascular rosette　322
venous angioma　275
ventral tegmental area　415
Verocay body　345
vesicular dissolution　209
villus(i), arachnoid　15
vimentin　97, 306
vinblastine　145
vinca alkaloids　99, 145
viremia　392
―――, cell associated　396
virus　379
visna　398
vitamin B_1(thiamine)欠乏症　476
――― B_{12} 欠乏症　478
――― 欠乏症　475
von Economo 脳炎　398
von Hippel-Lindau 病　502
von Recklinghausen 病　501
von Willebrand-related antigen　307
von Willebrand 蛋白　238

W

Waldenström's macroglobulinemia　208
Wallenberg syndrome　260
Wallerian degeneration(Waller 変性)　150
Warburg's syndrome　498
watershed area(border zone)　255
weaver　429
Weibel-Palade body　237, 244
Werdnig-Hoffmann 病　445
Wernicke 症候群　476
Wernicke 脳症　476
Weston Hurst　461
whorl 形成　339
Wilder の reticulin 染色　59
Willis 動脈輪　17, 18
Wilson 病(hereditary hepatolenticular degeneration)　484
Woelcke 染色　58

X, Y, Z

xanthoastrocytoma, pleomorphic　315
yolk sac tumor　354
zebra body　472
Zellweger syndrome　499
zonula occludens　235

著者紹介

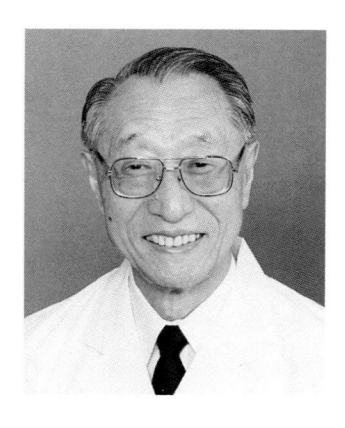

平野　朝雄（ひらの　あさお）
1926年　群馬県に生まれる
1952年　京都大学医学部卒業，大阪の米陸軍病院にてインターン
1953年　留学のため渡米．New York の Montefiore Hospital
　　　　（Albert Einstein College of Medicine）にて神経内科
　　　　レジデント
1956年　Dr. Zimmerman に師事し，神経病理学を専攻
1971年　Professor, Department of Pathology, Albert Einstein
　　　　College of Medicine（New York）
1974年　Professor, Department of Neuroscience, Albert Einstein
　　　　College of Medicine（New York）
1995年　The Harry M. Zimmerman Professor of Neuropathology,
　　　　Montefiore Medical Center（New York）
　　　　現在に至る
［その他の著書］
　　Guide to Neuropathology（医学書院）
　　Color Atlas of the Central Nervous System（医学書院）
　　カラーアトラス神経病理（医学書院）

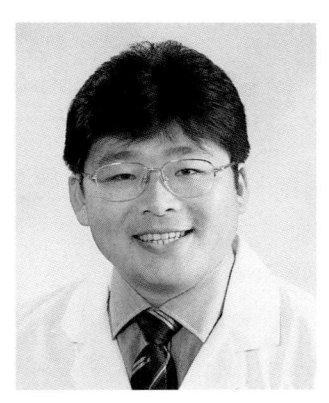

冨安　斉（とみやす　ひとし）
1990年　東海大学医学部卒業，JR 東京総合病院で内科研修
1992年　東海大学　神経内科入局
1996年　横浜市立市民病院　神経内科
1998年　横浜市老人リハビリテーション友愛病院　神経内科
1999年　横浜市脳血管医療センター　神経内科
1999年10月から2000年9月
　　　　Montefiore Medical Center（New York）神経病理学教室
2000年　医療法人豊田会刈谷総合病院　内科
　　　　現在に至る